Restorative Dental Materials

牙科修复材料学

（第 11 版）

主　编　（美）Robert G. Craig
John M. Powers
主　译　赵信义　易　超

世界图书出版公司
ELSEVIER SCIENCE Elsevier (Singapore) Pte. Ltd.

Restorative Dental Materials 11th Edition
Robert G. Craig, John M. Powers
ISBN: 0 - 323 - 01442 - 9

Authorized Simplified Chinese translation edition published by the Proprietor.
ISBN: 7 - 5062 - 7203 - 2

Elsevier (Singapore) Pte Ltd.
3 Killiney Road
#08 - 01 Winsland Hose I
Sinagpore 239519
Tel: (65)6349 - 0200
Fax: (65)6733 - 1817

First Published
2002 年初版

Restorative Dental Materials

牙科修复材料学

(第 11 版)

主　编　(美)Robert G. Craig
John M. Powers

主　译　赵信义　易　超

世界图书出版公司

西安　北京　广州　上海

图书在版编目(CIP)数据

牙科修复材料学/[美]罗伯特(Robert G.Craig)等主编. 赵信义等主译.—西安:世界图书出版西安公司,2005.4

ISBN 7-5062-7203-2

Ⅰ.修... Ⅱ.①罗...②赵... Ⅲ.口腔科材料 Ⅳ.R783.1

中国版本图书馆 CIP 数据核字(2005)第 025985 号

版权贸易合同登记号 25-2003-187

牙科修复材料学

主　　译　赵信义　易　超
策　　划　任卫军　马可为
责任编辑　邵小婷
封面设计　飞洋美术

出版发行　世界图书出版西安公司
地　　址　西安市南大街 17 号
邮　　编　710001
电　　话　029-87214941　87233647(市场营销部)　029-87232980(总编室)
传　　真　029-87279675　87279676
经　　销　各地新华书店
印　　刷　西安市建明工贸有限责任公司
开　　本　889×1194　1/16
印　　张　29
字　　数　600 千字

版　　次　2006 年 1 月第 1 版　2006 年 1 月第 1 次印刷
书　　号　ISBN 7-5062-7203-2/R·691
定　　价　140.00 元

编译人员名单

主　编　(美)Robert G. Craig　John M. Powers

编　者　George R. Baran, PhD　Glen H. Johnson, DDS, MS

Stephen C. Bayne, PhD　David H. Kohn, PhD

Robert G. Craig, PhD　Andrew Koran, Ⅲ, DDS, MS

Joseph B. Dennison, DDS, MS　John M. Powers, PhD

Isabelle L. Denry, DDS, PhD　John C. Wataha, DDS, PhD

主　译　赵信义　易　超

译者的话

近年来我国口腔医学事业蓬勃发展，特别是各种新型口腔材料的临床应用更是日新月异，极大地推动了口腔医学的发展。作为一名临床口腔医生，如何选择并使用好各种修复材料是口腔修复成功的保证。因此，口腔专业医生、学生，学习掌握相关口腔材料的知识是必要的。

《牙科修复材料学》是口腔材料方面的一部经典教科书，到目前已出版了第11版。该书内容全面、图文并茂，通过大量的临床问题来阐明材料学专业化的原理，深入浅出、通俗易懂。该书每章后还列有精选的问题，这些问题大多是临床实践中遇到的实际问题，并配有答案，具有很强的针对性。

我是在1986年读硕士研究生期间首次拜读这本教科书，当时就被该书广泛的基本概念、基础知识和紧密联系材料与临床应用所吸引，并产生了将来把该书翻译成中文的愿望。这次世界图书出版西安公司购买了该书的版权，使我有机会将此书翻译成中文并出版，深感荣幸。在本书翻译出版过程中，第四军医大学口腔医学院林珠教授、世界图书出版西安公司邵小婷编辑给予大力支持，在此表示感谢。

由于时间和本人水平有限，翻译中难免有不妥之处，望各位读者批评指正。

赵信义

2005年8月18日

前　言

《牙科修复材料学》的第 11 版，亦即新世纪版，继续定位于牙科本科生的教科书，也适用于牙科专业人员和进行毕业后教育的牙科卫生员，本书将成为他们了解有关修复材料基础和应用信息方面杰出的综合性书籍。本教科书也适用于一般牙科专业人员，因为它包括最新牙科材料发展的重要信息。

John M. Powers 博士是第 11 版的副主编。Powers 博士在密执安大学牙科材料系获得哲学博士学位，随后成为该系的教员，现在是德克萨斯大学休斯敦牙科分校卫生科学中心牙科修复学及生物材料系的教授和《牙科顾问》杂志的副主编。

我们感谢下列新加入第 11 版编写的人员在改进本书内容方面做出的努力：坦普尔大学的 George R. Baran 博士、北卡来罗纳大学的 Stephen C. Bayne 博士、密执安大学的 Joseph B. Dennison 博士、俄亥俄州立大学的 Isabelle L. Denry 博士及华盛顿大学的 Glen H. Johnson 博士。我们也对密执安大学的 David H. Kohn 博士和 Andrew Koran Ⅲ博士的宝贵工作表示感谢，对乔治亚医学院的 John C. Wataha 博士对本书第 11 版新的贡献表示感谢。

第 11 版增加了两章新内容：第 8 章预防材料和第 10 章牙科基底物的黏结。对各种表面黏结的重要性的不断增加不仅局限于牙齿结构，在牙科修复学里有单独的章节论述这个方面。本书论述了黏结的基础知识、黏结材料的组成及材料对不同表面的应用。对化学治疗剂的变化、窝沟点隙封闭剂、玻璃离子体和杂化离子体，以及体育用口腔保护器将在预防材料一章内介绍。

所有章节内容已进行更新，更新内容较多的是介绍生物相容性、牙科合金、金属的铸造、复合树脂修复材料、陶瓷、金属－陶瓷及水门汀的章节。

本书继续保留了一些特色，包括每章后的问题和答案、回顾性段落及添加一些新的重要的参考文献。在保持本书合理篇幅的同时，压缩了一些较老的内容，为新内容提供足够的空间。

我们特别感谢 Patricial J. Sellinger，感谢她对从各位编写人员那里收到的书稿进行最终整理所付出的勤奋和努力。

Robert G. Craig
John M. Powers

序

为纪念 Robert G. Craig 博士，特将《牙科修复材料学》第 11 版中文版献于他。Craig 博士于 2003 年 3 月去世。他从第 8 版开始接过第一任主编 Floyd Peyton 博士的工作担任该书的主编。Craig 博士从 1957 年以来，一直在密执安大学任教，并获得 Marcus L. Ward 牙科学荣誉退休教授称号。他将化学和工程方面的渊博知识应用于牙科材料的研究中，为数千名攻读牙科博士学的、硕士位的研究生的教育做出了贡献。这本教科书反映了他在临床实践方面传播准确的、最新的牙科材料知识的愿望。

John M. Powers
德克萨斯大学休斯敦牙科分校
高等教育部门主任
修复牙科学及生物材料系主任
哲学博士，教授
2004 年 11 月 18 日

目 录

第一章 修复材料的范围和历史

第二章 应用表面现象

第三章 光学、热学及电学性能

第四章 力学性能

第五章　牙科材料的生物相容性

第六章　金属和合金的性质

第七章 聚合物和聚合反应

第八章 预防材料

第九章 复合树脂修复材料

第十章 牙科基底物的黏结

第十一章 银汞合金

第十二章 印模材料

第十三章 石膏产品及包埋材料

第十四章 蜡

第十五章 牙科贵金属合金和焊料

第十六章 铸造和锻造贱金属合金

第十七章　铸造及焊接过程

第十八章　陶瓷

第十九章　瓷 - 金属系统

第二十章 水门汀

第二十一章 聚合物在口腔修复上的应用

第一章 修复材料的范围和历史

Robert G. Craig

人类总是被修复因事故或疾病所致的身体部分缺失问题所困扰。自从有牙科以来，牙科专业人员一直面临这一问题，而且用人工材料替代已缺失的牙齿结构的方法一直占了牙科学的大部分。

渴望修复缺失牙齿有两个原因：美观和功能的修复(部分或全部)。牙科医生达到所期望结果的能力受到某些基本因素的限制，一个是能否获得用于制作修复体的合适材料，另一个是对使用可获得材料的合适技术方法的开发和控制。这种对合适材料的追寻及对操作和应用技术方法的寻求，从牙科开始出现到现在，一直在持续着。在所有这些年代里，牙科学在很大程度上依赖于同时代用于材料、方法改进的技术和科学的发展，而且这一现象仍将持续。不论是材料多样性和操作技术，还是应用的相关科学，修复材料的领域是广泛的。

修复牙科所涵盖材料的范围

牙科修复材料包括：贵金属和贱金属、银汞合金、水门汀、复合树脂、玻璃离子体、陶瓷、石膏化合物、铸造包埋材料、牙科蜡、印模膏、义齿基托树脂及其他用于牙科修复操作的材料。在介绍这些材料时，通常在物理及化学特性的基础上对它们进行比较。区别牙科修复材料和治疗剂的界限通常不明显，例如，药物水门汀、洞衬剂或根管充填材料等，其特性并不突出。通常在这种界线不明确材料均包含在两个研究领域的情况下，强调其涉及应用的相关性能。

我们应当从这一观点出发去认识这门学科，即确定该材料在化学上是什么？当它产生物理地或机械地作用时，它为什么能起作用？采用何种技术操作才可以产生最令人满意的性能？

牙科材料的应用并非局限于牙科学任何一个分支。几乎没有哪个牙科治疗过程不或多或少地使用牙科材料。修复牙科学的某些方面的存在与否极大程度取决于各种材料及其良好的性能。牙科学的其他分支，如微小口腔外科学及牙周病学，需要使用的材料极少，但在这些领域，设备的物理特性和所使用材料的化学特性都是重要的。然而，因为大多数材料直接地或间接地用于修复，所以本学科被描述为涉及牙科修复材料的一门学科。

通常通过一系列可重复的物理、化学或力学试验来测定大多数修复材料，而且作为这些试验的结果，正在做出努力以控制材料的质量和对材料的宣传，在本专业可获得材料方面，这些措施已导致大量逐步地改进。因为在性能方面的改进已经达到，在应用技术上的改进已变得很有必要。

应用于修复材料的基础科学

牙科医生主要感兴趣的科学，源自三个基础学科现象：生物学、化学和物理学。关于这三个学科对牙科学的相对重要性，并不能做出明显的区别，原因有两点：①这些学科趋于相互重叠而产生了知识领域的连续性；②每一个学科的研究常常要涉及其他学科。

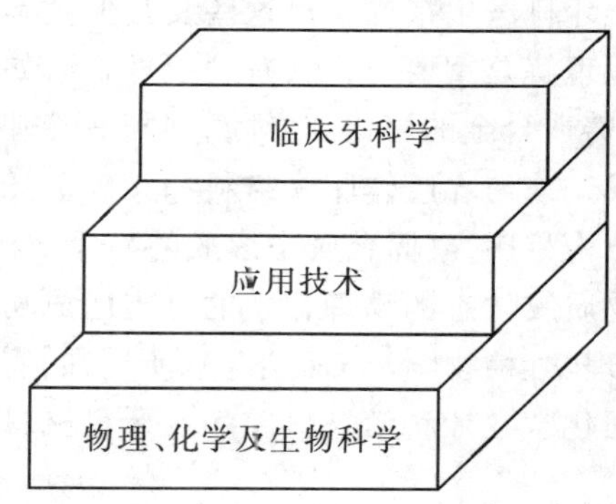

图 1－1　理解材料科学在牙科学中关系的台阶示意图

图 1－1 指出了三个基础学科与应用技术和临床牙科学的关系。临床牙科学的实践不仅取决于对各种应用技术的全面理解，而且还取决于对应用技术所包含的基础生物学、化学和物理学原理的理解。对于应用技术的科学原理不了解，通常会导致应用错误。

很明显，化学、物理学及相关工程科学是修复材料科学的基础。牙科学的生理学和生物学方面决不服从于对牙科材料的物理学论述，但是，通过它的加入,修复牙科学、矫正牙科学及预防牙科学的整个结构得到加强。尽管本学科取决于一门或多门这些学科,但在该领域主要的问题是正确地实践、应用和对科学研究所得信息的解读。大多数使用修复材料的人员相信,物理、化学和力学性能不能与支持并与修复体相处的组织的生理、病理或其他生物学研究分开。当然,从临床角度来看,保持这些研究及解释尽可能地切实可行是最好的。如果允许实用临床牙科学和修复材料理论的科学观互相无关联地发展，那么既不可能按照它应当的那样发展，也不能对其他有益处。

各种科学的应用

物理科学的基本原理在比较物理特性在修复材料结构上应用。通常这种情况没有充分被重视,因为各种科学原理在牙科学的应用在大学生教科书中没有给予重视。在随后的章节中,将举出大量基本原理的实际例子,在整个讨论中将强调基本特性,还略微强调试验方法和操作技术。

在有限的篇幅内是不能详细地论述所有的理论方面和物理、化学及工程原理的应用。这样的论述也是不必要的，因为牙科专业前的学习包括对许多基本原理的理解,甚至可以忽略实际应用。因此重点放在如何将重要的原理应用于牙科操作中。

对于牙科医生来说，对这些及其他基本原理更为全面地理解是重要的，它有助于理解诸如下列典型现象:铸造合金的熔化和凝固,伴随有冷却作用的液体挥发，或与水胶体印模材料和义齿基托材料的非晶体结构相比,凝固金属中形成的晶体结构。数年来涉及物质胶体态的物理化学的分支已成功地用于医学、生理学、植物学及工程学。众所周知,有许多胶体及表面化学在牙科学、口腔病及牙科材料上应用的例子。

为了理解用于铸造合金或活动部分义齿的金属和合金复杂的性质,应当知道一些在液态和固态下影响金属和合金结合的物理及化学反应。那些需要热处理才能形成最佳性能的合金成为这些物理化学原理应用的例证。拥有物理化学原理和许多良好冶金学铸造操作及通过焊接制作结构的原理知识,就有可能设计并制作出非常有效的牙科结构和修复体。

对于设计并制作全口义齿来说，涉及全口义齿修复的有机物和聚合物化学方面的知识、修复结构和咀嚼的力学以及某些生物物理原理是值得掌握的。各种类型修复体的应力分析涉及与成功设计和支持结构生物物理分析密切相关的物理学原理。

由于各种各样的材料已被使用，而且联邦部门对这一领域越来越关注，因而牙科材料的毒性和组织对材料的反应正受到越来越多的关注。从通过美国牙科协会(ADA)的主办及赞助而制定的推荐性操作及试验标准可进一步看出材料和组织相互反应的重要性。

经过许多世纪的牙科实践，我们仍然面临修复因事故或疾病所至牙齿组织缺失问题。在不断改进我们的修复能力的努力中，牙科专业将继续从当代科学技术中汲取养分来进一步发展成为一个综合的牙科学。

历　史

对牙科学的历史回顾表明,在任何给定的时期,可获得的各种牙科材料对同时代的牙科修复手术来说总是重要的。数世纪来，牙科学的进步缓慢而稳定，这与同时代其他科学领域的发展速度大致一样。因此很明显,许多已接受的技术、材料和方法源于系统的评价和发展，所以现在修复材料学分支已成为牙科学公认的一部分。在过去的30年中,牙科修复材料的质量比牙科历史上任何时期获得的改进都要多。了解导致这一进步的因素可使我们更好地正确评价这一时期牙科学的不足、发展和未来的可能发生的情况。

虽然还没有完整的修复材料历史被写出来，但通过数世纪修复牙科学在科学技术上取得的成就,有可能了解该学科的总体发展。直到最近,这一学科一直不是一门明确的科学，而仅是牙科科学技术的一个方面。在牙科学发展的早期,该学科完全是基本知识,以至于没有单独的材料方面的研究。随着牙科学的发展并变得越来越综合，修复材料也得到发展。因此,关于材料方面积累起来的大量信息变得越来越多,以至于要建立一门单独的科学。作为一门科学,该学科是新的,但作为修复方法的一部分,则它和牙科学本身一样久远。

早期历史

最早记录的牙科修复体的例子有腓尼基人、特鲁里亚人以及较晚些的希腊人和罗马人的金修复体。它们的修复体可追溯至公元前数百年,从实用角度看，它们与文明人制作的第一个修复体几乎没有明显的区别。更加有趣的是,许多现在常用的材料和方法已在数千年前被使用过。

金是使用最早的材料之一。它用于修复牙齿至少有2500年了。古代巴比伦人、亚述人和埃及人(公元前4500年~公元前4000年)熟悉金、银、铜和铅。腓尼基人(大约公元前2700年)后来沿着地中海沿岸传播这一文化。在公元前1000年~公元前300年间,他们实际控制着锡的贸易(这对青铜工业是至关重要的),他们被认为是古代最熟练的金属学家。早在公元前990年,他们就知道了铁。

在我们所了解的这些例子之前的数百年,推测用金作为牙科器件是常见的。通过对这些器件的检查,发现了有利于该技术的古代遗物的证据。许多是通过很仔细地组装后再焊接而制作的,当然这些技术并不只是为遗存一些例子而发展起来的。

尚不十分确定是谁或是如何制作这些器件的。它们可能是由熟练的金属工匠制作,而不是那些从事牙科技术的人。正如历史学家指出那样,那时内科医生和兼作外科医生与牙医的理发匠从事着治疗和检查,而金匠和其他匠人制作人工修复体。金匠和其他匠人的作用可与现代技工室技工相比。即使功能设计由牙科医生负责,但具有实践经验的人员通常可用比那些光看但未操作过的人更少的时间内制作出更具艺术性的修复体。

早在公元前700年~公元前500年,在埃特鲁斯坎和罗马,使用金冠和桥体曾流行一时。这些人必须了解焊接和铆钉技术,以便从焊接在正确关系的纯金戒指制作修复体,通过穿透人工牙和金戒指的钉将人工牙固定在位。广泛使用焊接来制作器件说明已具有简单的金合金方面的知识和制作及使用焊剂方面的知识。

古代修复体中使用的牙齿既有人牙,也有从动物牙雕刻而来的。早期的腓尼基人所做的牙修复体,使用丝材将牙齿或多或少地固定在位,这是令人感兴趣的例子。因此,看来丝材制作技术这一古老文明为人所熟知。生于公元前460年的希波克拉底在骨折修复中使用了金丝和亚麻线进行缝合,他也被认为是一种粗糙牙科镊子和其他牙科器械的发明者。在现代牙科学中,口腔外科学者不但对缝线材料的性能和行为感兴趣,而且对皮下针、钴-铬合金和钛合金螺钉及器件、钽或钛板和各种器械感兴趣。

在古代文明中充填龋齿以保存牙齿明显未被广泛应用。赛尔斯(1世纪)推荐在试图拔除牙齿前用亚麻、铅及其他物质充填大的龋洞,以防止牙齿在器械的压力下破裂,这也许是用于龋齿的充填材料的起源。

古时期末,牙科修复材料在特性上相对简单而且数量也很少。然而,已经有了开端,且人类知道修复缺失牙齿的愿望。由于工具和装备简单,从事牙科专业的人员依靠自然提供材料并依靠工匠制作修复体。

中世纪和现代早期

牙科历史学家认为,从公元纪年开始到公元1500年左右这段时间,牙科专业的发展很慢。然而,历史学家怀疑这是一个衰退期或不活跃的“黑暗时代”。可能也有许多活动、创造性思想和发明,但是相关记录或者没有保留下来,或者被随后的迷信或宗教狂热活动所摧毁。这一时期对牙科的主要贡献似乎是在实践上从义齿修复向龋坏牙齿修复进行了某些转变。

一些历史学家认为16世纪是中世纪的末尾。印刷机的发明(1436年)有助于知识的传播以及把希腊人的知识和科学传播到意大利,因而它是暗示中世纪结束的重要事件。在这一时期的晚期(1116年~1286年),开设医学专业的大学在博洛尼亚、牛津、巴黎及蒙彼利埃相继建立。

牙科专业书籍的发展对于牙科修复材料的进步是至关重复的。独立于医学之外,涉及牙科学的第一批书之一是由瓦尔特·赫尔曼·拉夫于1548年在德国所写。这本以德文出版的书很重要,因为所有以前描述牙齿的著作均为拉丁文。

从修复材料的角度看,使用金箔充填龋洞也许是这一时期最重要的发明。关于使用金充填材料来保存人牙的第一个权威记录,似乎是由一位意大利人乔汉耐斯·阿克兰斯于1480年左右进行的,他那时在博洛尼亚大学,随后在帕多瓦。乔凡尼·比戈(1460年~1520年)描述了在用金箔充填牙齿前去除牙齿内龋坏物质的方法。用金箔充填牙齿的方法不是由这两位作者最先提出,因为有一些迹象表明,该方法可追溯至几百年前的中东地区。然而,金箔在过去的500年间一直在被使用。

金箔被用于镀金和古代其他的商业目的。尽管金箔生产技术可能源于远东,但古代埃及人、希伯来人和希腊人熟悉这一技术。早期的希腊可生产出大约1/100 000英寸薄的金箔,这一薄度接近于现代金箔的薄度,现在的薄度大约为1/300 000英寸。多年来,用于生产金箔的方法几乎没有改变。

根据阿拉伯作家拉兹所述,在大约1050年~1122年,是用磨碎的乳香、明矾和蜂蜜或其他物质来充填龋坏牙齿。里维埃拉（1589年）提到丁香油可用于牙科手术，但可能已被埃姆布劳斯·派尔更早地用于缓解牙痛上，派尔还有从骨或象牙制作人工牙的名声。杰奎·桂勒缪是派尔的学生，通过将一定的蜡、树胶、磨碎的乳香、珍珠粉和珊瑚熔化在一起而制备一种补牙物质。这也许是美观性熔合瓷的先驱。

一些中世纪时期的技术

这一时期也出现了一些当时最新的技术。普里尼（23年～79年）、斯菲勒斯（11世纪）及赛尔里尼（1558年）的著作描述了油漆匠、金匠、陶瓷艺人、铁匠和其他人是如何应用它们技术的。没有一个作者声称他们是所有方法完全的原创者，而是指出这些方法是常规方法。

普里尼在其《自然历史》一书中描述了公元100年前普通的铜像和其他铸铜或银的家用工艺品，如烛台及杯子。普里尼列出了许多看起来是基于普通常识而不是基于专家实践的牙科方法。

在“对各种技术的评论”中，牧师斯菲勒斯表现出比以前的作者有一定的进步并删除了前一时期一些错误的方法。在第一册书中，他主要论述了涂料和相关的技术。令人相当感兴趣的是他对用锤击法从纯金制备金叶方法的描述，这与最近通过击打金以形成金箔的方法相似。第二册主要涉及陶瓷技术并对早期玻璃加工中的方法有详细的描述。

在第三册中，斯菲勒斯描述了金属加工并对金匠的工作给予了相当篇幅的描述，其中有对银杯手柄铸造的描述，并详细描述了“失蜡法”。斯菲勒斯对铸造方法进行了很详细的描述，以至于既可遵循他的方法，又可遵循其原理。在用蜡制作手柄后，蜡型被连上铸道，这种铸道被描述成像细长蜡烛那样的圆形，长度约为半指，其顶端有些厚，这种称为漏斗的蜡型是用热铁快速制作的。充分击打的黏土被用来仔细覆盖蜡型，以便充填到雕刻蜡型的细节内。此后将这些模型放置于靠近热煤火处，当模型变热时，有可能倾出其中的蜡。在黏土模型充分烧制并仍然是热的时候，将熔化的金属灌注入漏斗内。当模型和铸件变冷时，去除黏土模型，出来的就是蜡型的金属复制品。

如果使用了牙科铸造包埋材料或模型材料，并与合适的嵌体蜡、半脱氧铸造合金及现代的铸造机一起使用，该描述完全可用于当今的牙科铸造中。

佛罗伦萨艺术家本维纳托·赛尔里尼在其1558年所写的《回忆》一书的第四十一章里描述了与斯菲勒斯描述的极其相似的金属铸造方法。赛尔里尼制备了蜡型并用可塑性黏土包裹蜡型，然后让黏土干燥并硬化，随后熔化蜡并灌注金属。他暗示在以前的铸件中他经常使用蜡型。虽然他指出他用的熔化炉是他原创的，但他声称他不是该铸造方法的原创。

像普里尼和斯菲勒斯一样，赛尔里尼也通过使用醋酸铜、硝酸及硼砂来焊接金，这是一种被认为是非常有效的方法。由此可见，匠人们可获得他们行业需用的某些金属和材料。毫无疑问，这些方法的秘密通常被保护起来，以便不让行业以外的人知道。这样的牙科学更像一门手艺，而不是科学，所以充分的应用可能并不是由已存在的技巧和技术组成，当然通过“失蜡”法铸造修复体的方法只是在数世纪之后才被牙科引入。

牙科学的开端——1600年～1840年

在从1600年～1840年这段时间内，建立起了牙科学的基础。在此之前取得的发展极少，以至于牙科学仅仅主要是理发师、外科医生或匠人们从事的行业。几乎没有保存下来任何结果，而且在17世纪开始之前，几乎没有对这些方法进行改进的想法。不过，一种特殊类型的医学——牙科从业者被医学专业所认可。

到16世纪末，有限的牙科知识已在欧洲大多数国家传播开。封建制度时代后期，法国、英国及其他国家已相继建立。在法国、德国及意大利，出现用金及银丝将雕刻的骨和象牙类牙齿捆绑固定到邻牙上的修复方法。

同时代的化学和物理学在17世纪初开始发展。伽俐略发表了自由落体定律并发明了望远镜，已开始使用组合式显微镜和印刷机。17世纪末，罗伯特·鲍勒已对化学元素作了定义，而且牛顿也已揭示引力定律。在细菌学、解剖学和生理学及生物科学方面也已有类似的发展。

大约在1700年，马提亚斯·高特弗里德·普曼首次提到用蜡型制作赝复体并推测先将蜡雕刻成所需形态，然后由雕刻匠人按蜡型在骨或象牙上雕刻制成修复体。

18世纪，牙科学取得了许多进步。皮埃尔·福查德在1728年出版的著作《牙外科学》(*Le chirurgien dentiste, ov Traité des dents*)中描述了那个时代的材料和方法。他描述了牙科学的许多过程，包括手术过程和义齿制作过程。他收集了那个时代对牙科学有益的大量信息。在福查德之前，已经有牙科试验，但它们在广度和应用上太过局限。

福查德提到作为充填材料的铅、锡和金。由于锡易于与洞壁贴合，因此他优先选锡。用封闭蜡、松节油和白柯巴脂组成的水门汀混合物，将单独的带有木制轴的象牙质或天然牙质牙齿黏固就位或者插入已充填到根管内的低熔点合金内。在福查德生活的那个时期，根管锉的使用已很普遍，而且在17世纪后半叶，一位荷兰内科医生克奈尔·凡·苏棱恩引入砂轮来打磨牙齿。按照温森诺·桂里尼的说法，是劳任茨·黑斯特（1683年～1758年）首先提到活动义齿。

16世纪早期是有用的牙科文献的开端，而17世纪是牙科实践技术在与过去许多世纪中形成的科学知识协调下的快速发展时期。1789年引入的烤瓷牙技术被认为是牙科历史上最重要的事件。它标志着牙科实践修复技术科学改造的开始。

描写机械牙科学的第一本书是1746年克劳德·毛顿所著的 *Essay d'odontotechnie, ou dissertation sur les dents artificielles*。他提到了用锻模将一片金属锻制成金壳冠的技术，以及使用金卡环而不是结扎丝来固定假牙。1796年，使用卡环固定部分义齿很普遍。18世纪后期和19世纪早期，出版了许多牙科教科书。埃蒂尼·鲍德特（1775年）首次提到用金钉将象牙质假牙固定在金基底上，以金基底支持假牙。1770年简·达赛特介绍了低熔金属合金。

1788年法国牙科医生尼古拉斯·杜鲍·御曼特首先展示了一种在单个整块金属上烧有烤瓷的全口义齿，他用英语写了一本描述烤瓷的书，即《关于人工牙的论述》。大约在1806年～1808年间，一位居住在巴黎的意大利牙科医生桂赛蓬杰勒·邡芝因制作了第一个连有铂环的烤瓷单个牙而名噪一时。他也因为通过使用金属氧化物制作出26种色泽烤瓷而名声大振。

据悉，关于牙科学的第一本书是由美国R.C.斯金勒在1801年左右出版的《关于人类牙齿的论述》。至此，牙科学不再完全出自理发师或匠人之手，而是由具有专业知识的牙科医生制作或警告公众以防冒牌的外科医生制作。在1800年～1840年间，在美国发表了44部关于牙科学的专题论文。除了在医学杂志上出现的大量关于牙科学的文章外，平均每年有多于一部专题论文发表。

1826年巴黎的O·塔维欧公布了一种由银和汞结合所形成的“银膏”银汞合金。这是牙科银汞合金的起始，被认为是修复材料领域的杰出发现。

虽然在这一时期法国牙科医生被认为是先驱者，但在欧洲其他国家，牙科医生的水平很快赶上了法国医生，而且在某些方面还做出了更多的贡献。在德国16世纪之前几乎没有什么进步。但在这一世纪中，德文文献中提到金箔的应用相当常见。菲利普·普法浮（1756年）因为首先在口腔分段蜡印模上灌制石膏模型而著名。

18世纪之前在英国，牙科学未获得发展。福查德的工作在英国一般都不为人所知，而且第一部英文综合性教科书出版于1768年，尽管在1686年查尔斯埃伦已经写过一本关于牙齿的书，在此书中他描述了一种移植的方法。19世纪上半叶，英国的牙科技术已有明显进步。1787年，在爱丁堡，已出现用于金充填物的固位形窝洞的制备。

吉姆·斯奈尔（1832年）写到，在拔牙时，他更喜欢使用钳子而不是楔子。他选择金来充填龋坏牙齿，而且他描述了两种可供使用的水门汀，尽管这些水门汀对成功带来的希望很小。直到20年之后才开始使用氯氧锌水门汀。

1840年之前，在法国、英国及美国，瓷牙在迈向完善的方向上取得了相当大的进步。1817年，这些瓷牙被从法国引入美国。1825年，美国已生产瓷牙并获得改进。瓷牙代替雕刻的骨质牙及象牙质牙或天然牙是迈向专业化的另外一步，并且代表了牙科材料首批巨大发展之一。1838年出现的ash tube牙齿直到最近才停止生产，且形式上改进很少。

在美国，据说是武奋德勒在1767年移居纽约后从事牙科时将金箔引入的。此时锡和铅也用作充填材料。雕刻的象牙和骨质义齿、带有金属枢轴的象牙质和天然牙质牙齿、丝质或金属结扎丝及去除龋坏物的锉都是常用的。保罗·里韦尔是一位熟练的象牙车工及金匠，他医将其技艺应用于人工牙生产而出名。1805年，在费城，爱德华·胡德森将金尖用于充填根管。“银膏”，即银和汞的汞齐化合金，是克劳克兄弟于1833年作为充填料引入美国的。

在19世纪上半叶，美国开始有牙科材料生产，在此之前则是从欧洲进口。1800年人们将金币辊压成无黏性金充填材料，1812年，康涅狄格州哈特福德市的马库斯·布尔开始生产敲击法金箔。他建立了一家后来成为J.M.奈的公司，后者是一家最主要的牙科金合金制造商。因此，美国第一个牙科产品是金箔和牙科烤瓷。

1840年，牙科学在美国的发展已到了一个明显的转折点。世界上第一本牙科杂志，《美国牙科学杂志》，于1839年创刊；第一个全国性牙科协会，美国牙外科协会于1840年建立；第一个牙学院，巴尔的摩牙外科学院，同年建立。H. H. 黑登和C. A. 哈里斯在这三个方面都是活跃分子。同年，查尔斯·固特异发现了橡胶干热硫化法，在此法中，他将天然橡胶、硫磺和白铅一起加热，这使得最有用处的牙科材料——硬橡皮用于牙科成为可能。

随着牙科学会、牙科杂志及牙学院的出现，美国牙科学发展的基础已建立起来。过去数百年的知识和方法的协同和实际应用已开始，而且在所有分支可见到一致的发展。1840年时的牙科材料仍然相对简单，但是工业正在取得这样的进步，以至于可以预期发展将要到来。化学、物理、医学及牙科材料学在学校里正在开始兴起。这些发展有助于提升牙科学并为总体文明创造一个转折点。在美国和欧洲，大量受尊敬的人们从事牙科学工作。虽然这些人改进的努力集中专业方面，但理发师外科被迫中止他们的行业。

19世纪上半叶，取得的发展并不快速，但牙科学正在转向为改进和已建立起来的科学。据估计，到1830年美国牙科医生的总数已达到300人左右，并伴随着牙科学每个分科成为学科的到来。19世纪可被称为同时期领域中机械进步时期和牙科医生在上流社会中建立时期。

机械改进时期——1840年~1900年

像同类的科学技术一样，牙科学充分利用了19世纪下半叶和20世纪早期的机械发展。与生物科学的发展结合在一起，化学、物理学和工程原理的应用，对于牙科学来说，就像一剂滋补剂。相关科学技术的发展刺激了修复材料领域的进一步的成长。在这一时期，应用力学被认为是对牙科生物学原理必要的补充。很明显，与其他国家相比，这一观念在美国牙科医生中认识的更快、更彻底，因此使美国牙科学提升到今天仍保持的地位。只有很少国家在早期才具有将力学构造和研究与牙科生物学原理相结合并保持平衡的观念。

1839年~1884年，美国创刊了44种牙科杂志，而且1842年~1884年，创建了103个牙科学会。这些均显著地促进了有关方法和技术方面牙科科学信息在整个专业中的传播。在这一时期的开始，相比起来，牙科材料在数量上是很少的，但这是物理原理在牙科方法和过程中应用的开始阶段，而且已经开始寻找更好的修复材料。

从1840年创~1900年，这60年的末期，许多现在还应用的一些材料被引入该专业，随之还有操作和使用技术。1840年之后，美国开始在创造及生产修复牙科材料方面获得领导地位，并在这一领域建立起繁荣的工业。从该产业中牙科学派生出许多有价值的贡献和相互关系，并有利于研究和科学发展的形成。

在这一时期，牙科学取得了很大的进步和发展，这里按年代顺序列举一些最重要的发展。如1844年，怀特开始对生产瓷牙及它们的颜色和形态的改进感兴趣，随后怀特成为牙科材料领导性的制造商和销售商，建立了怀特牙科制造公司。因此，记录显示，内伊和怀特公司位列贸易最古老的公司之列。

美国牙科外科学会早期行动之一是禁止其成员使用银汞合金修复牙齿缺损。像许多其他禁止行动一样，这一行动在客观上促进了对银汞合金性质和使用的研究。多年后，经过许多研究，研制出经过改进的银汞合金，并使其最终成为所有修复材料中最受欢迎、最有用处的材料。

大约在该学会发起针对使用银汞合金的“战争”时，以铜汞合金为形式的伴生材料被引入(1884年)。几乎同时，是用石膏来制取口腔印模的。1842年在南亚次大陆发现了古塔(波)胶，到1847年已将它用于根管充填材料，使用时与氯仿调和。直到最近，这种氯仿牙胶还被用作深洞的洞衬剂和护洞漆。1948年，阿莎·黑尔将古塔(波)胶与氧化锌混合后用于充填。1883年，有人将古塔(波)胶溶于桉油精，然后用作根管充填料。这也许是现在用于根管充填的牙胶尖的开端。含有3/4金、1/4的铂的铂金合金于1847年被引入。

1851年，尼尔森·固特异宣布研制出能生产硫化或硬橡胶的方法，这一方法是基于查尔斯·固特异早期发现橡胶干热硫化法。硬橡皮的发现及其随后1855年3月5日开始用作“牙板”，这是牙科材料的另一项杰出的发展。虽然该材料作为义齿基托并不是最理想的，但通过选择患者，它在临床使用了许多年，硬橡皮也是雕刻象牙义齿的第一个替代物。之后不久(1869年)，史密斯·海特引入了赛璐珞，他当时正寻找适用于制造台球的材料，随后不久，该材料被用作义齿基托材料。这样在硬橡皮被引入牙科不久，赛璐珞成为硬橡皮的替代物。然而，直到80年后(1937年)，一种替换硬橡皮且令人满意的材料出现，它就是称为丙烯酸树脂的材料。

美国第二所牙科学院于1845年在辛辛那提建

立。截止 1860 年，超过 200 部牙科书籍在德国、西班牙、意大利、法国及英国面世。期刊性文献也增加了，主要有美国、德国、英国和法国的期刊。

对银汞合金使用的限制并没有完全成功。1855 年以利沙·汤森德介绍了一种银-锡-汞合金（银汞合金），随后 J. F. 弗莱格于 1860 年也推出另一配方的银汞合金。随着巴尔地摩的罗勃特·亚瑟于 1855 年引入具有内聚性的退火金箔后，金箔越来越受欢迎。这一时期氯氧锌水门汀是一种常用充填和黏固介质。1856 年，阿尔佛雷德 A·布兰笛研制出低熔点含金基底板；1858 年，圣路易斯的查尔斯·玛丽介绍了一种可挠曲的牙科电机电缆；1864 年，蒙蒂塞洛的菲尼亚斯·泰勒·巴纳姆提出使用橡皮障来隔开牙齿与唾液；4 年后，牙科专业就从此项技术中获得好处。最早使用磷酸锌水门汀大约在 1870 年，在 1879 年被引入牙科。数年后出现硅酸盐水门汀。

自从 1838 年匹兹堡的 E·麦里特引入用击打金箔充填牙齿的方法以来，这种方法逐渐普遍起来。从这种方法开始，相继出现了许多自动的小锤，其中最早是由 J. C. 笛恩于 1867 年研制的。尽管成功程度不同，但自动机械压紧器械的引入已经持续到现在。

1850 年时，轴冠还是粗糙的结构，它是用木钉固定到牙齿上。1878 年出现了里士满牙冠，随后是 1885 年的戴维斯牙冠，同年 H. D. 朱斯蒂对戴维斯牙冠进行了改良，所有这些牙冠都是用金属钉代替木钉。这些仅是当时常见许多瓷轴冠中的 3 种。在烧结烤瓷制作嵌体、壳冠、用于硬橡皮上的瓷牙及其他改良瓷结构上做了很多的试验。多年后，随着用于烤瓷的煤气炉及汽油炉的引入，查尔斯·兰德（1889 年）制作出烤瓷壳冠和高熔点瓷嵌体；莱维特·埃尔斯沃思·卡斯特（1894 年）介绍了一种烤瓷用电炉；W. E. 克里斯泰森（1895 年）推出高熔烤瓷嵌体；E. B. 斯保汀（1903 年）提出烤瓷壳冠的龈肩台；在 J. Q. 拜拉姆发表的技术报告中对瓷嵌体的制作进行了总结。

经打磨后就位的圈形嵌体从 1858 年～1890 年应用的很普遍。大约 1884 年，巴黎的奥桂弘·莎兰因将熔化的 24K 金铸入包埋模型内来制作嵌体而声名大噪。1887 年美国的 J. R. 纳普发明了吹风管，直到 1907 年，芝加哥的 W. H. 泰戈特成功地将实用铸造技术应用于金嵌体的制作。这是一项期待已久的发明，虽然在关于泰戈特发明的权威性的记录上及其上市的道德规范上存在问题，但该方法和其对修复牙科学所具有的贡献是毫无疑问的。与泰戈特毫不认识的巴黎人苏勒布里戈在同一时期以类似的方法铸造金嵌体，1879 年费尔布鲁克描述了铸造金属充填体的方法。这表明在整个专业对该问题进行许多研究，而且解决的方法是研究的自然结果。它为什么不在早期被解决现在是一个有趣的推测，因为众所周知，赛里尼和赛欧费勒斯在此之前的 1 000 年前就已使用过相同的原理。

19 世纪末，银合金粉取得了持续的发展。1895 年 G. V. 布莱克发表了其研究结果，这标志着银合金粉精确测定的开始。布莱克先前发表了关于洞型设计及制备方面的理论，这些理论与牙科材料具有较远的关系，但包含了一些涉及用于修复材料性能的力学原理。

这些例子仅是 19 世纪后期开始出现的许多技术、方法及原理的一部分。在 20 世纪后期，在考虑各种材料及其使用时，常常忘却了这一事实。在诸如为各种材料制备洞型、取印模操作、蜡型、模型、间接代型、全口及部分活动义齿的制作和许多其他类型修复体中所具有的基本原理都是在 20 世纪之前获得的。目前的发展和对各个材料历史背景额外的考虑将在本书其他讨论中涉及。

1900 年以来的发展

随着 20 世纪的开始，各种牙科材料质量和用于修复牙科学的方法出现许多改进和提高。物理和力学试验及工程方法原理被应用于结构设计和修复材料中。从物理和力学行为的研究中观察到结构和材料中的一些缺陷。当探测出这些缺陷后，便开始了用化学研究的方法来改进过程或制作方面的物理改进过程。这样，首次集中精力来研制及改进具有特别性能的材料，这些材料具有明确的应用目的。

1900 年以前，有很少的人从事牙科材料的改进工作或能够证实其对某材料拥有发明权。现在，许多在物理学、工程学、化学及牙科学方面具有培训经验的人都在从事这一领域的研究与发展，而且超过 65 所大学提供生物材料方面的研究生课程。从 1900 年～1925 年，在文献中经常出现有关材料和结构的改良、试验及改进方面的参考文献。不幸的是，试验条件缺少一致性，这经常导致不能重现的结果并对科学及研究整体产生一些误导。自从 1950 年以来，学者们进行了许多方面的工作以建立一致的标准，感谢下面各方面的合作努力：一些牙科学院、本专业的负责人、美国牙科协会牙科材料、器械和设备委员会（现在的科学事务理事会)、国家标准局(现在的国家标准和技术协会)以及许多著名制造商的研究部门。

现在修复牙科学及材料学领域工作人员间合作努力的程度似乎比过去任何时候都要密切。在这一领域的研究人员,不论是从事专业工作,还是在学院及制造厂工作,都要比较试验结果并选择一致的试验方法。现在学院和制造商研究部门交换数据及他们为专业人士提供信息是普遍的事情。这意味着与过去相比,现在的牙科医生在实践中有机会更容易比较不同研究者的结果,而且他们从不同研究者得到的数据相互冲突的可能性也越来越少。

在20世纪前期,一些从事改进修复材料性能的人总是与牙科学院联合,其他人则从事开业或与制造商一起从事研究。G. V. 布莱克仍然在专业上及在西北大学牙科学院很活跃。他的教科书《手术牙科学》的各种不同版本含有各种牙科材料的参考资料,特别是银汞合金用合金平衡配方所需的参考资料。此外,他关于洞型设计方面的规则现在仍被总体接受,尽管倾向于略为保守的设计。在有关的冠桥修复领域,F. A. 倍索在提高及改良这些修复技术和设计上是起到作用的。在密执安大学牙科学院,M. J. 沃尔德在改进测定银汞合金的尺寸变化、流动性及性能方法上起了作用。用于测定银汞合金尺寸变形的光学杠杆测微计的出现是用于银汞合金及相关材料尺寸变化测定仪器中首批精密改进地方之一。沃尔德也研究了水门汀、改进器械和洞型的设计,并对文学有诸多贡献。许多这些成就在其编辑的《美国手术牙科学教科书》的好几个版本内有描述。

在20世纪前期,术语"牙科冶金学"很常用,而且有数本书是写这一主题的。C. J. 埃赛哥和奥古斯特斯·考尼戈所著《牙科冶金学》第六版于1909年出版。这本书阐述了各种元素的冶金学,熔化和合金化的过程。在完整地介绍了从矿石提炼金属并精炼各种金属后,有一章是关于银合金粉在牙科的应用。紧跟相同的主题模式,1924年由J. D. 豪德金和G. S. 米勒贝利所著的《实用牙科冶金学》第六版是另一部畅销书。到那时关于各种金属,特别是银汞合金和用于牙科的某些合金,已积累了大量的信息,因此该书比以前的书内容更加全面。然而,那时的牙科冶金学没有高度专业化,这也许是估计到的,因为这一主题仅仅刚开始出现且关于各种材料和牙科合金的资料有限。在随后几年中这一领域所写的书,如O. E. 哈德的《现代牙科冶金学》、K. W. 雷的《牙科学生用冶金学》、J. S. 谢尔的《豪德金－谢尔牙科材料科学》及E. W. 斯肯纳尔的《牙科材料科学》,选择了完全不同的风格并包括了更广的主题范围。

在20世纪的前期,期刊文献的著者中有A. W. 格里、保罗·普埃特斯科、R. V. 威廉姆斯和W. S. 科罗威尔。格里报告了许多关于银合金粉及各种操作方法下其行为的研究。他首先提出尺寸变化源于银汞合金调和物的硬化。普埃特斯科报告了对银汞合金和牙科水门汀的研究。威廉姆斯描述了测试方法和改进牙科金合金的方法,而科罗威尔报告了对水门汀及各种其他材料的研究和试验方法。

大约同时,英格兰的吉姆麦克拜恩及其合作者正在研究各种不同调和过程对银合金粉性能的影响。随后在同一实验室工作的M. L. V. 格里勒对汞和银结合的方法进行了重要的观察。这一时期德国的研究涉及对金属和各种合金在各种条件下结合时理论行为的研究。在德国,也进行了结构设计理论行为的研究。20世纪前期,俄国的试验室报告了金和铜结合方法的重要研究,随后被美国和英国的研究所证实。铜－金化合物形成的发现在牙科铸造合金的发展及改进史上是最重要的。

1919年,美国政府要求位于华盛顿的国家标准局起草一份规范,用于指导联邦雇员选择使用牙科银汞合金。威尔默·寿德指导了这一研究并在1920年提交了一份受到欢迎的报告,这影响了随后对其他材料的研究。此后不久,温斯顿研究实验室成为国家标准局研究准会员并开始其他材料研究。第一批合作人有R. L. 考勒曼、W. L. 斯万杰及W. A. 鲍勃,他们是在寿德博士指导下工作的。他们的研究包括铸造金合金、锻造金合金及辅助铸造材料的物理和力学性能的调查研究。作为这一研究的结果,含有许多基本信息的第32号研究报告于1928年12月公开发表。

自1928年4月以来,ADA一直与国家标准局保持着研究伙伴关系。在此关系下的研究进展报告推动了许多牙科修复材料信息的发展。这一研究伙伴体系基于对每一类型材料的性能调查研究,起草了许多规范。这些规范对口腔专业有很大的价值,可确保修复材料更好的一致性和质量。有关这些规范的详细内容将在随后的讨论中阐述。

许多国家也已建立起相关的规范,最引人注目的是澳大利亚和美国。在全世界,材料和器械的规范对牙科实践是重要的,这可以从国际标准的建立得到佐证。现在,所有美国标准(规范)是由ADA牙科产品标准委员会起草并认可,再由ADA科学事务理事会审查通过。所有通过的标准报送美国国家标准协会批准，如果获得批准，就成为了美国国家标准。这些标准可提交国际标准化组织，如果获得通过，就成为国际标准。当然，许多国家参与国际标准化组织，因而规范可能需要多次修改才能成为国际标准。国际标准的建立将影响全世界范围的材料和器械的改进和有效提高，并免除了每个国家发展其自己的标准和规范的需要。

因为规范的起草和通过通常需要许多年，美国牙科协会建立起一套对已上市的但现有规范未涵盖的牙科材料的认可程序。制造商必须提交证明其材料在指定应用情况下能成功发挥功能的试验数据。根据实验室和临床结果的延伸性，确定给予该材料临时认可或完全认可。

1993年美国牙科协会发表了一份报告，即用于牙科的临床产品—桌面参考资料，它列出了认可的、鉴定过的和验证过的牙科材料、器械及设备和认可的治疗性产品。它被设计成牙科医师了解新产品状态的快速参考资料，并有助于他们选择材料。

于1976年签署而成为法律的医疗器械修正案用于保护公众免于有害的和无效的器械。对市售医疗器械管理的责任被分至19个专门小组，其中一个是牙科专门小组。每个专门小组负责对器械的分类，确定已知的危害，推荐将要起草标准的性能，对协议草案的详细说明提出建议并审查进入市场前的批准申请，建议对某些器械进行豁免并对FDA就器械安全性和有效性的质询进行回答。牙科器械分类专门小组将器械分为用于生命维持和生命支持的器械、种植体和为建立标准的优先项目。牙科医疗器械包括11个诊断类器械，1个监控类器械，51个义齿修复类器械、82个外科类器械、2个治疗类器械和166个其他类器械。

如果某人打算列出自1900年以来发展或介绍的主要新材料、技术和方法，他或她将很快意识到，人们一直不断地探索新的和改进了的材料或方法。这些探索集中在使修复材料对患者更加合意和耐用且对操作者更加方便上。

自从1900年以来，在修复材料和方法领域，已引入几项主要项目，如铸造方法、用丙烯酸树脂替代硫化橡胶制作义齿、贱金属铸造合金制作义齿、用于正畸和其他器件的不锈钢及各种弹性印模材料。每一个项目都使现代牙科方法更易于被患者和牙科医生所接受。碳化钨车针及金刚石切割器械的发展和高速旋转器械的成功引入，已经从材料上帮助了对牙齿组织的切割。复合树脂、玻璃离子体及复合体材料、用于修复和取印模的新的及改良的聚合物、新的酚类和树脂水门汀、窝沟封闭剂、改进的贱金属合金和银汞合金、诸如钯基合金这样的低金及无金铸造合金、瓷熔附金属系统及用于单个修复体的改进了的陶瓷的发展，为修复材料的使用和发挥功能做出了贡献。

为复合树脂提供黏结的牙齿结构、贱金属和陶瓷酸蚀的广泛应用对修复及正畸牙科治疗产生了戏剧性的影响。最近用于复合树脂和金属黏结到釉质和本质的黏结剂的发展，已为洞型设计的较大变化提供了机遇。复合树脂的改进已将其应用扩展至后牙修复。用于牙科种植体的钛及钛合金的临床和生物学成功的证据，已使它替代由于拔牙所致的牙齿缺失成为可能。

诸如实验应力分析研究这样的生物物理应用，已为用于修复体设计中的材料提供了更好的指导作用。用于颌面部的材料或作为牙科种植体的材料已受到越来越多的关注，对改进的急需推动了在这些领域的研究。

正如牙科材料和器械理事会1971年11月通过的牙科材料生物学评价推荐标准方法的临时认可条款所指出的那样，材料和口腔组织的相互反应在评价这些材料中越来越重要。也已出版了一系列手册，回顾了关于牙科材料生物相容性的现有知识。

20世纪生物材料的许多新技术出现在1950年之后。这些新技术包括高速切割、碳化钨车针、金属–瓷系统、橡胶印模材料、化学固化及光固化复合树脂、窝沟封闭剂、釉质和其他表面的酸蚀、黏结剂、各种材料的自动混合方法、体育用口腔保护器的真空成型、用于种植体的钛及其合金、玻璃离子体、高铜银汞合金、标准化的根管器械、强化陶瓷、硅橡胶颌面材料及复合体，这里仅列出了100项技术中的部分项目或主要的技术。

生物材料的未来发展

基于1996年全国卫生和营养普查报告，据估计年龄小于20岁的人群需要少的活动义齿，但将需要单个的牙齿修复或固定桥。年龄大于20岁的人群中，年龄大的人会需要各种义齿的维护和制作，而年龄小的人将需要固定桥和单个牙齿修复。因此，单个牙齿的修复将变得比固定桥或活动部分义齿更加重要。

随着对预防性治疗的更加重视，未来的修复需求将移向冠内龋及根龋牙的修复。据估计未来的研究将转向前牙和后牙的美观性修复材料的改进以及这些材料对牙齿结构黏结系统的改进。对单个牙齿修复的需求将导致对牙科种植体及表面处理的持续研究,以形成令人满意的骨整合。

此外，生物材料和生物学领域的相互作用也将增加。在修复材料进入市场之前对确保它们生物相容性的需求，将成为研究离体短期和长期试验的动力。对组织再生的研究将继续下去,对控制材料表面特性的研究也继续下去。由于细胞和分子生物学领域将持续发展，这些技术的应用对修复牙科学和生物材料的发展将产生冲击。

参考书目

American Dental Association: *Guide to dental materials and devices,* ed 8, Chicago, 1976, American Dental Association.

American Dental Association: *Dentist's desk reference: materials, instruments and equipment,* ed 2, Chicago, 1983, American Dental Association.

American Dental Association: *Clinical products in dentistry; a desktop reference,* Chicago, 1993, American Dental Association.

Coleman RL: Physical properties of dental materials, *J Res Nat Bur Stand* 1: 868, 1928.

Council on Dental Materials and Devices, American Dental Association: Medical device legislation and the FDA Panel on Review of Dental Devices, *J Am Dent Assoc* 94: 353, 1977.

Craig RG, Farah JW: Stress analysis and design of single restorations and fixed bridges, *Oral Sci Rev* 10: 45, 1977.

Craig RG: Advances in biomaterials from 1957 – 1997, *J Oral Rehabil* 26: 841, 1999.

Diefenbach VL: A national center for applied dental research, *J Am Dent Assoc* 73: 587, 1966.

Docking AR: A critique of common materials used in dental practice, *Int Dent J* 12: 382, 1962.

Essig CJ, Koenig A: *Dental metallurgy,* ed 6, Philadelphia, 1909, Lea & Febiger.

Gabel AB: The role of physics in dentistry, *J Appl Physics* 12: 712, 1941.

Guerini V: *A history of dentistry,* Philadelphia, 1909, Lea & Febiger.

Harder OE: *Modern dental metallurgy,* Minneapolis, 1930, Burgess-Roseberry.

Hodgen JD, Millberry GS: *Practical dental metallurgy,* ed 6, St Louis, 1924, Mosby.

Kohn DH: Current and future research trends in dental biomaterials, *Biomat Forum* 19(1): 23, 1997.

Lufkin AW: *A history of dentistry,* ed 3, Philadelphia, 1948, Lea & Febiger.

McLean JW: Restorative materials for the 21st century, *Saudi Dent J* 9(3): 116, 1997.

National Institute of Dental Research, National Institutes of Health: *International state-of-the-art conference on restorative dental materials,* Bethesda, Md, Sept 8 – 10, 1986.

Peyton FA: Significance of dental materials science to the practice of dentistry, *J Denl Educ* 30: 268, 1966.

Ray KW: *Metallurgy for dental students,* Philadelphia, 1931, P Blakiston's Son.

Robinson JB: *The foundations of professional dentistry,* Baltimore, 1940, Waverly Press.

Shell JS: *Hodgen-Shell dental materials,* St Louis, 1938, Mosby.

Smyd ES: Bio-mechanics of prosthetic dentistry, *Ann Dent* 12: 85, 1953.

Souder WH, Paffenbarger GC: Physical properties of dental materials, National Bureau of Standards Circular No. C433, Washington, DC, 1942, U. S. Government Printing Office.

Stanley HR: Biological testing and reaction of dental materials. In Craig RG, editor: *Dental materials review,* Ann Arbor, 1977, University of Michigan School of Dentistry, p 205.

Sturdevant CM, Barton RE, Sockwell CL, Strickland WD: *The art and science of operative dentistry,* ed 2, 1985, Mosby.

Taylor JA: History of dentistry, Philadelphia, 1922, Lea & Febiger.

Townsend RB: Porcelain teeth and the Chevalier Dubois de Chemant, *Dent Mag & Oral Topics* 58: 249, 1941.

Tylman SD, Malone P: *Theory and practice of crown and fixed partial prosthodontics (bridge),* ed 7, St

Louis, 1978, Mosby.

Von Recum AF, editor: *Handbook of biomaterials evaluation,* ed 2, Philadelphia, 1999, Taylor & Francis.

Weinberger BW: *Orthodontics, an historical review of its origin and evolution,* St Louis, 1926, Mosby.

Weinberger BW: The dental art in ancient Egypt, *J Am Dent Assoc* 34: 170, 1947.

Weinberger BW: *An introduction to the history of dentistry,* St Louis, 1948, Mosby.

Williams DF, editor: *Biocompatibility of dental materials,* vols 1 – 4, Boca Raton, Fla, 1982, CRC Press.

Williams DF, editor: *Concise encyclopedia of medical and dental materials*, New York, 1990, Pergamon Press.

第二章 应用表面现象

Robert G. Craig

固体或液体表面的原子或分子与固体或液体内部的原子或分子有很大的不同，而且相邻的原子排列方向可能不同。另外，一些原子或分子可能在表面聚集，这样会造成不寻常的物理和化学性能。在固体表面，根据其密度，大约每平方厘米的面积可含有 10^{15} 个原子或分子。这些固体表面的原子具有比内部原子更高的能量，因为缺少一些相邻原子，因而易于吸附周围环境中的原子或分子。经测定，为形成一个干净的固体表面，即吸附的单原子（分子）层少于1%，需要 10^{-9} 托或 1.33×10^{-7} 帕的真空才能保持表面干净一个小时。在大约 3×10^{-6} 托的真空下，刚清洗干净的表面将在数秒内被周围环境的原子或分子所覆盖。因此，所有牙科材料和牙齿表面将覆盖一层周围环境的原子或分子，因而黏结剂将与这些吸附的单原子(分子)层黏结。

表面层与其下的基体结合的通常比所吸附的分子要强。这样表面可分为两层：基体层和吸附层。最大的相互反应是在基体层和吸附层之间进行的，反应可涉及好几层吸附的分子。如果基体为绝缘物，而且在固体和液体间的界面上存在电荷，那么电荷会延伸数层直至固体和液体。

原子或分子吸附至基体所涉及的能量可达到化学反应级或化学吸附级，或者为范德华反应级，甚至物理吸附级。前两者为不可逆的，后两者是可逆的。

这样在表面化学中就产生了一个重要的概念：与本体性能相比，材料表面层的化学及其组成可能与重要性能更为关系密切。这样的表面效应支配着黏结和摩擦的表面力学性能、对颜色和质地感受的光学表面现象、组织对材料的反应、细胞对材料的附着、表面的润湿和毛细管作用、固体的晶核形成和生长及生物材料中许多其他极为重要的方面。

以下例子可说明表面化学在牙科的重要性：主要用于正畸的不锈钢含有72%～74%的铁，但它在口腔内具有可接受的耐腐蚀性，因为18%的铬含量在表面能形成黏附紧密的氧化物层，它提供了耐腐蚀性。钛及其合金和含有少量铟和锡的贵金属合金，由于表面钛、铟和锡的氧化物的作用，具有良好的生物相容性。

传统的方法和仪器允许科学家和技术人员测定原子或分子对表面的吸附和解吸附，测定诸如自由能和吸附热及热函这样的热动力学性能，评价液体在固体表面的接触角，并且研究黏结、晶核形成、摩擦、润滑及表面反应。

过去20多年的发展，仪器和技术已能够在原子水平上研究表面。这些技术中最常见的有光子、电子、原子或离子的散射、吸收或发射。在许多方法中，我们只介绍3种已用于牙科生物材料研究的方法，其他技术在有关表面化学和催化的教科书中有充分的阐述。

固体表面特性

已研究出几种方法，使常规表面分析更易进行。因为已发现与生物材料表面接触的组织对表面污染和组成敏感，因而这些方法被常规地用于研究中。3个广泛用于表面分析的方法：X线光电发射光谱分析、用于化学分析的电子光谱及俄歇电子光谱分析。

X线光电发射光谱（XPS）很常用，因为X线不能深深地穿入试样，因而它对少量表面污染很敏感。用XPS研究试样时，用X线光子轰击试样，导致试样表面原子发射电子，然后按能级分析电子并且得到图2－1所示的牙科钛种植体的光谱。该光谱显

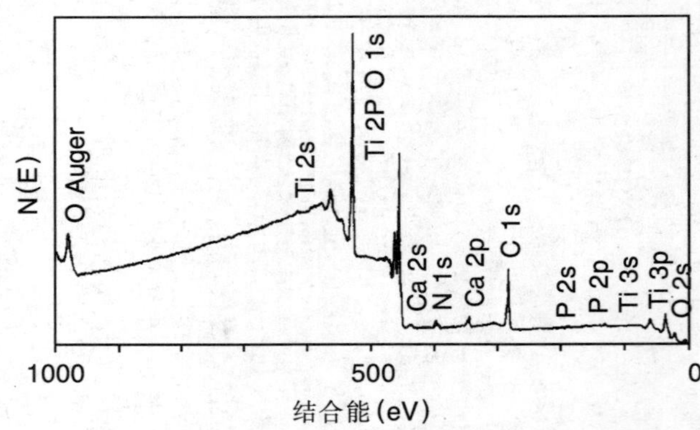

图2－1 牙科钛种植体的XPS光谱。表面主要是 TiO_2 峰及源之于表面污染的较小的碳、氮、钙及磷的峰

（引自 Kasemo B, Lausmaa J: Int J Oral and Maxillofac Implants 3: 253, 1988.）

示有钛和氧峰存在，这表明是氧化钛。碳、氮、钙及磷的小峰可能是污染的结果，这些在组织对种植体的附着中可能重要，也可能不重要。

用于化学分析的电子光谱(ESCA)也使用X线，它能产生表面原子组成的电子谱性。ESCA的解析度可通过将X线聚焦于小斑，允许在小至200μm区域内进行化学分析。图2-2显示了等离子清洗后羟基磷灰石表面的ESCA光谱。该光谱显示有氟、硅及钠污染的存在，以及预期的钙、磷和氧峰。碳峰可能来自碳酸盐。

俄歇电子光谱(AES)是另一项可提供元素深度浓度曲线的技术。AES涉及用电子对试样进行轰击，而不是X线，而且对发射的二次电子进行测定。同时，通过离子轰击过程对表面蚀刻，此过程称为溅射，以便对深度变化进行元素分析。图2-3显示了钛种植体试样表面的AES光谱，表明随着溅射时间和由此产生的深度的变化，该光谱显示有钛、氧及磷的存在。表面主要是氧化钛，并有源于磷酸处理的磷污染。在更深的水平，溅射揭示了氧化物层下的钛。

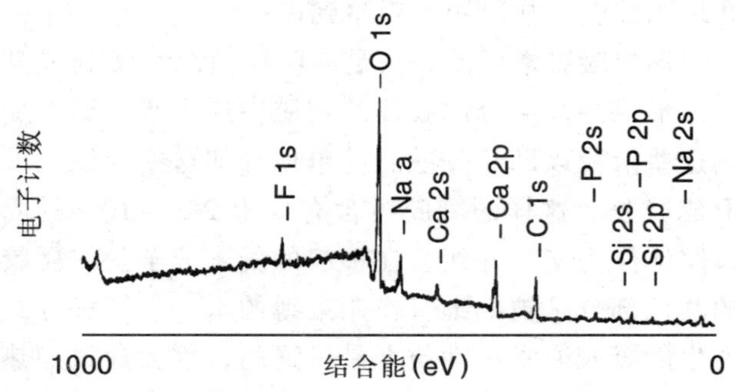

图2-2 等离子清洗后羟基磷灰石表面的ESCA光谱

(引自 Smith DC, Pilliar RM, Metson JB, Mclntyre NS: J Biomed Mater Res 25: 1080, 1991.)

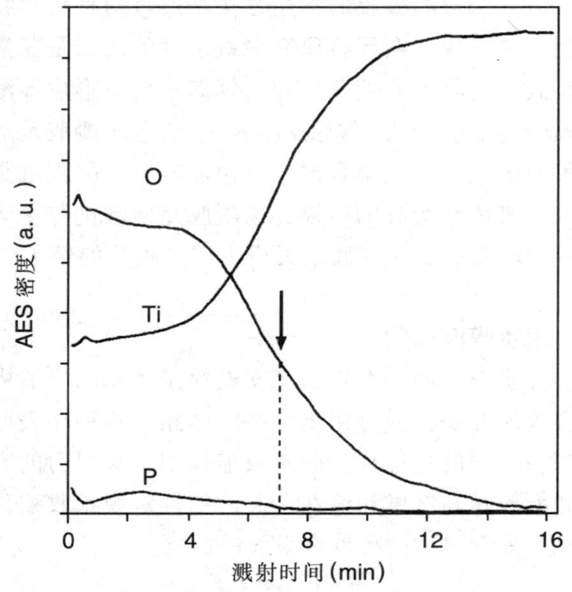

图2-3 钛种植体表面随溅射去除的深度而变化的AES深度曲线

(引自 Kasemo B, Lausmaa J: Int J Oral and Maxillofac Implants 3: 253, 1988.)

最近，已经有使用原子力显微镜(AFM)来研究生物材料界面和处理牙齿表面的方法。在最先的研究中，使用钻石刀切片机来制备用于AFM观察的牙齿-生物材料黏结界面的试样，而且观察结果支持更早的XPS测定。这表明玻璃离子体与羟基磷灰石间有明显的化学键形成。在第二个研究中，使用了AFM来观察抛光、酸蚀、脱水及再润湿牙本质表面的图像。

对人牙釉质表面、修复材料的填料颗粒表面及复合树脂的聚合物-牙本质黏结区域的纳米压入试验已被用来确定这些材料的硬度和弹性。

胶体态

胶体首先被托马斯·葛拉汉姆(1861年)在其对溶液的扩散研究结果中提出。他观察到，诸如淀粉、白蛋白及其他凝胶状材料的行为与酸、碱及盐的行为不同。因为这些物质在性质上是胶样的，葛拉汉姆将它们称为胶体，这个词衍生于表示"胶"的希腊字kolla,-oid-意思是"样的"。随着研究的深入，对胶体物及其性质的理解也更深，其名称的含意也比原来的含意更多。现在，术语"胶体"用来描述物质的一种态，而不是一种物质。胶体物质的主要特征是它们的高度细分化。这些细小的颗粒也具有一定的物理性能，如电荷和表面能，这些控制着胶体的特性。因此，将胶体的定义仅局限于颗粒大小是不够的。

胶体的性质

当物质由两个或更多相组成时，而且至少一个相的最小单元的尺寸略大于简单分子的尺寸，这时该物质称为胶体。虽然尺寸范围有点武断，通常认为尺寸最大应大约在1~500nm*。这样胶体体系可以是细分散体、凝胶体、膜、乳液或泡沫。

除了气体向气体的扩散外，当然这是一种真正的溶液，物质3种形式的每一种——气体、液体和固体都可像胶体颗粒那样在其他物质及其本身中分散。每一种都有许多工业和商业上重要性的例子，而且已知许多在牙科学、口腔内条件和修复材料上有

* 1μm = 0.001mm(10^{-3}mm), 1nm = 0.000 001mm(10^{-6}mm); 100nm = 0.0 001mm 或 0.1μm。

不少的应用。分散相可以是气体、液体或固体形式，它们可在各种条件下存在。这些分散相的例子有：①胶体二氧化硅作为填料用于复合树脂；②分散于水中的胶体二氧化硅与高强度人造石混合，以增加耐腐蚀性；③分散于水中的油滴被用来防止牙科器械在蒸汽消毒中生锈；④用于橡胶印模材料中的填料可控制诸如黏度这样的性能；⑤分散于水中的洗涤剂分子的凝聚体可用作蜡型润湿剂。

胶体态表示某一相的细小颗粒在另一相内的高度分散体系。分散相的特点是具有巨大的表面积。不论是乳液中的油滴分散相，还是悬浮于液体中的细小固体颗粒，情况都是如此。为了使表面积的增加和其与颗粒大小的关系形象化，设想有一个边长 1cm 的立方体固体，其总表面积为 $6cm^2$，当将此物体分切至 1 000 个立方体时，每一个的边长为 1mm，而总表面积增加到 60 cm^2。同样的材料减小至边长为 1μm 的立方体，而这一尺寸仍未在胶体颗粒范围内，但其总表面积达 60 000 cm^2。将颗粒进一步减小到边长 0.1μm，这一尺寸是胶体的上限，这时从原来表面积为 6 cm^2 的同一物体所产生的巨大表面积为 600 000 cm^2。如果设想颗粒大小一致，则边长 1cm 的立方体能形成 10^{15} 个颗粒。这种表面积的增加带来了相应表面能和表面反应的增加。因此对胶体的研究是对小颗粒和以表面电荷形式或表面吸附相关的表面效应的研究。不仅表面能是重要的，而且两相间的界面也赋予胶体体系重要的和特征性的性能。

悬浮的胶体颗粒具有能使光线散射的性能。它们也通过相互吸引或者相互排斥来对叠加静电荷做出反应。这样的反应不是真溶液或集合颗粒的特征。通常区别物质的胶体范围与真溶液或物质的集合态是困难的，因此，不仅有必要研究颗粒的大小，更有必要研究体系的表面现象。

典型胶体体系

一些胶体体系在与修复材料相关性上比其他的更为重要。例如，如何区别溶胶与凝胶是非常重要的，因为它们在牙科操作中均有许多应用。溶胶像真溶液，但它是由分散于液体中的胶体颗粒组成。当溶胶冷却后或通过加入合适的化学物质而引起反应时，它可以转变为凝胶。处于凝胶形式时，体系呈现为半固体或胶冻样状态。

溶胶或凝胶的液体相通常是水，但也可以是诸如乙醇这样的有机液体。以水作为一个成分的体系称为水溶胶或水凝胶。更为通用的术语可以是水胶体，它常用于牙科，来描述用作弹性体印模材料的琼脂或藻酸盐凝胶。用来描述具有有机液体成分体系的通用术语应当是有机溶胶或有机凝胶。

凝胶

涉及凝胶结构的两个材料的例子是琼脂及藻酸盐水胶体印模材料。

凝胶具有固体胶体颗粒纠缠在一起的网络结构，其中水被包裹在间隙中并被毛细管作用束缚住。根据结构固体存在的程度，这样的凝胶具有一定的刚性。

用水形成的凝胶具有亲水性，而且将其浸入水后它会吸收大量的水分。这种吸水伴随着体积的膨胀和物理尺寸的变化，当将其放入干燥空气中，凝胶会挥发其水分，伴随着体积的收缩。这样的变化容易在琼脂或藻酸盐凝胶中观察到。

形成凝胶常用的方法是向明胶、琼脂、淀粉或其他能形成溶胶型分散胶体的物质中加入水，通常加热这些溶胶以助于分散。简单地冷却这些溶胶就可形成凝胶。这样的凝胶可含有少至 2% ~10% 的固体胶体作为交织并纠缠在一起的凝聚分子丝。凝胶的其他部分是被毛细管作用束缚的水。以这种方式产生的凝胶通常在性质上是可逆的，因为通过加热可转变回溶胶，再冷却又回到凝胶。这种凝胶的常见例子是琼脂。在一定限度内，可通过放在空气中使这一类型的凝胶脱水，通过浸入水中使它们再水化。

另一个形成凝胶的常用方法是通过两种化学物质反应来形成。在牙科研究中最著名的例子是藻酸盐凝胶，它是可溶性藻酸钾与钙离子反应形成不溶性藻酸钙凝胶所致。与琼脂凝胶相比，这种凝胶是热不可逆的。硅酸盐结合剂牙科包埋材料的凝固就是形成二氧化硅凝胶的结果，该凝胶是硅酸钠与盐酸反应的产物。这一凝胶是无机不可逆凝胶的例子。

脱水收缩作用

许多凝胶的一个特点是在贮存于密闭的容器中时会收缩并挤出或分泌出一些液体相。这种在表面聚积渗出物的过程称为脱水收缩作用。吸引力的大小和凝胶丝与纤维纠缠在一起的韧性对脱水收缩作用和产生渗出物的程度有很大的影响。

乳状液

一种液体的微小液滴在另一液体内的均匀分散构成乳状液。这两种液体高度不相容和不混溶，但通过机械的方式可将一种液体分散到另一液体中，形成胶体分散系。使用机械混合、匀质机或胶体磨可制备乳状液。

大多数乳状液是油分散于水中或水分散于油中。通常通过机械分散一种纯液体而制备的乳状液是不稳定的并很快就破乳，液滴相互结合并分层。通过加入少量的称为乳化剂的第三种物质可使乳状液稳定。乳化剂进入小液滴和分散液间的界面，使体系稳定。乳化剂的作用是降低两种液体间的界面张力。一般可使用少量的乳化剂来产生稳定的乳状液。

使用固体乳化剂可获得甲基丙烯酸甲酯在水中的乳状液。在引发剂过氧化苯甲酰存在下，甲基丙烯酸甲酯小液球聚合后成为聚甲基丙烯酸甲酯。这些聚合物小球呈粉状，用于丙烯酸义齿材料和制作正畸间隙保持器。

透过膜的扩散和渗透压

渗透压是一种液体或溶剂扩散过膜而产生的压力。溶剂穿过分开两液体的膜从浓度较低的一方到浓度更高的另一方溶液中。溶解于其中一种溶剂中的材料降低了溶剂分子逃逸出此溶液的倾向。材料浓度越大，降低的幅度也越大。因此，溶剂将扩散或穿过膜到浓度更高的区域，从而稀释了溶液的浓度。

渗透压的形成已被用来解释牙本质过敏现象。现在认为，龋坏牙的自然牙本质中溶液压力的变化（因接触唾液或高浓度溶液）引起穿过结构的扩散，从而增加或降低了神经系统的压力。

正如透过膜的扩散是重要的那样，在许多牙科材料中，从给定浓度的物质向该物质另一浓度的扩散也是重要的。研究表明，盐及染料可扩散过人牙本质；染色剂及变色剂能扩散过塑料修复材料；同样，盐及酸扩散过有机涂膜类洞衬剂已成为一个问题。

吸附、吸收和吸着

液体和固体吸附气体或其他液体至其表面是常见的；这一过程总是放热的。在吸附过程中，液体或气体通过分子附着牢牢地黏附到固体或液体的表面，这样降低了它们的表面自由能。在物理意义上，如果两个物质是相似的，例如将同一金属的两片材料紧紧地压在一起，两者形成黏着。当不相似的物质，如气体或液体，与固体表面紧密接触，可说它们黏附到表面。附着或黏附到物质表面的过程在润湿中是重要的，在此过程中，物质被诸如液体这样的外来物覆盖或润湿。例如，唾液润湿或黏附到义齿树脂表面的程度取决于表面吸附的倾向。表面容易被水润湿的物质，如玻璃、烤瓷或自然牙表面，其表面吸附有一层水分子，当一个润湿的人牙釉质表面被干燥时，首先蒸发的水分是本体水分，留下物理吸附或化学吸附的水分。去除物理吸附水分需要一定时间的加热，去除化学吸附水分需要更高的温度。因此，任何将修复材料黏结到牙釉质的努力必须考虑到可能是黏结到吸附水上，而不是羟基磷灰石上。诸如金属这样的高能表面比蜡这样的低能表面更易于吸附分子，氧化物则具有中等的表面能。

吸附过程有些不同于吸收过程。在吸收过程中，吸收的物质通过扩散过程扩散入固体材料内，而且此过程不存在分子在表面聚集的情况。

在已知吸附和吸收都存在，且不清楚哪一个过程占主导的情况下，整个过程称为吸着。在测定牙科树脂水分含量时，该过程被描述为树脂对水分的吸着。

已发现这些过程的大量例子被用于各种牙科修复材料中。水胶体印模材料对水分的吸收过程对这一类型化合物的稳定性特别重要。当某物质吸收的液体相对较多时，可能伴有该物质尺寸的变化。

表面张力和润湿

表面张力是按液体每厘米的表面所具有的力（达因）来测定的。以20℃水为例，该值为72.8 dyn/cm。在同样的温度下，苯为29 dyn/cm，乙醇为22 dyn/cm，乙醚为 17 dyn/cm。相比之下，汞在 20℃下的表面张力为 465 dyn/cm。这些物质的表面张力值受到诸如温度和纯度这样的因素影响。一般地，随着温度的升高，所有液体的表面张力都会下降。例如 0℃时水的表面张力为 76 dyn/cm，25℃时为 72 dyn/cm，50℃时为 68 dyn/cm，100℃时为 59 dyn/cm。

有杂质存在时，液体的表面张力也会降低，某些杂质的作用特别明显。清洁剂，如月桂磺酸钠或肥皂的一些成分，包括具有连接到亲水基（如—COONa）长碳氢链的硬脂酸钠和油酸钠，在降低水的表面张力上特别有效。微量油酸钠有效性的一个例子见表 2－1。注意，在水中仅加入 0.02% 或 0.2g/L，表面张力便大约下降一半。

这些表面活性剂通过聚集在液－气或其他界面

表 2-1　水中的油酸钠(室温 22℃)

溶质浓度	浓度(%)	表面张力(dyn/cm)
蒸馏水		72.8
1 份/500 000	0.0 002	63.0
1 份/50 000	0.002	48.3
1 份/5 000	0.02	35.3

或表面来影响表面张力。因为这些分子在水-气表面占据表面位置,它们代替表面水分子,从而在表面降低水分子间的内聚力,因为水与表面活性剂间的内聚作用小于水与水间的内聚。图 2-4 说明了这一效应,该图显示了蜡表面的两个液滴,其中之一是水,另一个是含有肥皂的水。表面活性剂在表面层的存在降低了液体内部对表面分子的拉力,从而降低了表面张力并提高了润湿性。肥皂分子被取向,亲水端与水接触,疏水(碳氢)端朝向蜡或空气。

用降低了的表面张力的液体可增加对固体的润湿性,这在大量的牙科应用中是重要的。液体的润湿能力表明它在固体表面扩展的倾向。在牙科修复操作中,常常需要制作蜡型,然后该蜡型将被诸如石膏或铸造包埋材料这样的水剂或水悬浮液所润湿。但水不能很好地润湿蜡型,因此,先在蜡型上涂少量某些润湿剂(如 0.01%气溶胶)的稀溶液,以帮助水调和物在随后的操作中扩展。

通过测定液体和固体表面上的接触角,可以了解许多关于液体在固体上的扩展或在表面润湿倾向方面的情况。不同液滴在平板玻璃表面的接触角示意见图 2-5。接触角是表面和界面能平衡的结果。注意液体的表面能表示为 erg/cm²,它在数值上等于以 dyn/cm² 为单位的表面张力。图 2-6 显示了固体和液体的这些能量的平衡,图中 γ 表示表面能,下标 *sa*、*sl* 和 *lv* 表示固-气、固-液及液-蒸汽界面。注意对于给定液体来说,当接触角 θ 为 0 度时,$\gamma_{sa}-\gamma_{sl}$ 将为最大,因为 θ 为此值时,余弦为最大值 1。

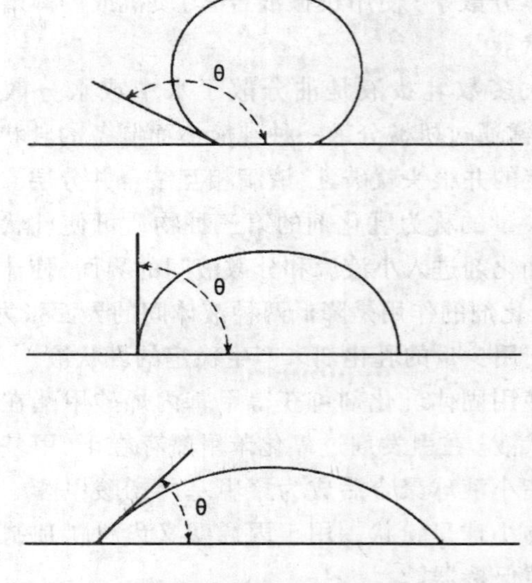

图 2-5　接触角与液体在固体上的扩展或润湿

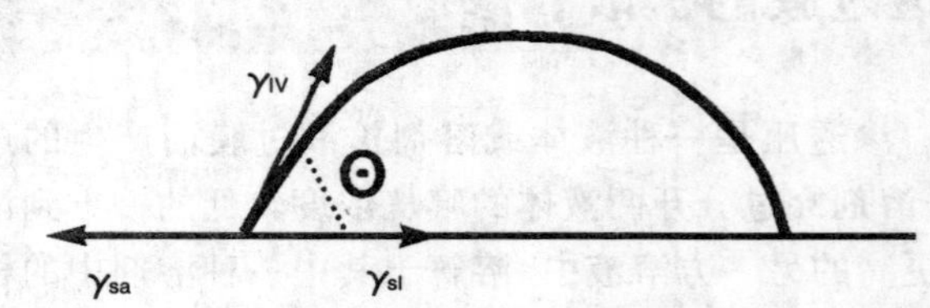

图 2-6　通过液体和固体间能量平衡形成的接触角示意图

润湿表面倾向越大,接触角就越小,直至接触角等于零而发生完全润湿。

已有研究测定水和唾液在全口义齿塑料上的接触角,因为该角度与义齿固位有关(见第二十一章)。图 2-7 比较了水滴在石蜡表面和在牙科甲基丙烯酸甲酯塑料表面的扩展倾向和接触角。水在蜡上的接触角大约为 110°,水在丙烯酸塑料上的接触角大约为 75°,刚涂于丙烯酸塑料表面的唾液的接触角为 75°,这与水的值一样。当唾液与塑料材料持续接触,那么唾液的接触角降至大约 68°,这说明与唾液持续接触后表面润湿性得到一些改善。表 2-2 列出了水在选定材料上的接触角。

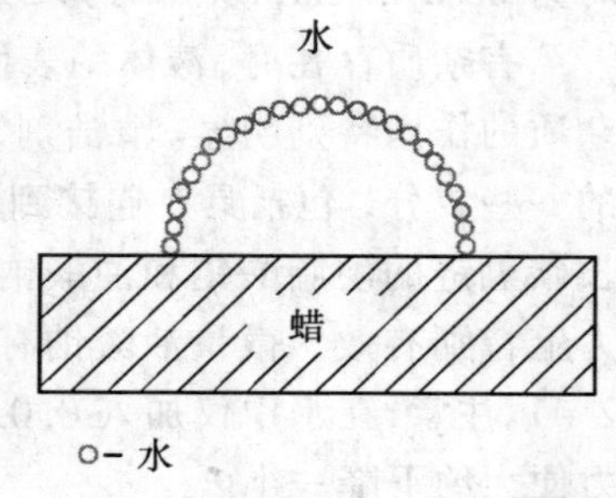

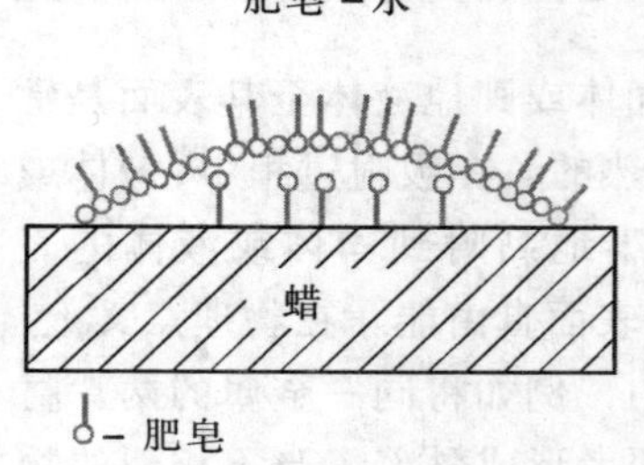

图 2-4　纯水及含肥皂的水分子在蜡上的扩展

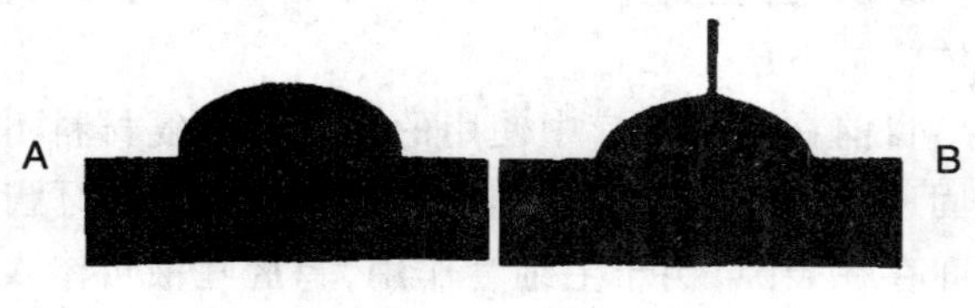

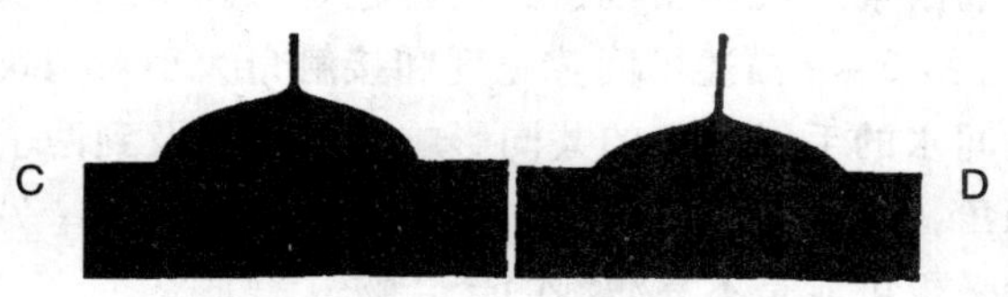

图 2-7　一滴水或唾液在蜡和丙烯酸塑料上形成的接触角照片。A. 在蜡上的水滴；B. 在塑料上的水滴；C. 在塑料上的新鲜唾液滴；D. 与塑料持续接触后的唾液滴

表 2-2　27℃以下水在固体上的接触角

固体	接触角(°)
丙烯酸聚合物	74
特氟隆	110
玻璃	14
银汞合金	77
丙烯酸充填材料	38
复合树脂充填材料	51

引自 O'Brien WJ: Capillary penetration of liquids between dissimilar solids, doctoral thesis, Ann Arbor, 1967, University of Michigan, p40.

水在各种不同的牙科橡胶印模材料上的接触角列于表 2-3，同时还列出了要求很高的梳子样模型印模的可灌注率。随着润湿性的增加（表现为接触角），牙科人造石与水调和物灌注并成模的容易程度也增加。亲水性加成型硅橡胶不同于疏水型，前者加有表面活性剂，它可降低人造石调和物中水的表面张力并提高印模材料的润湿性。

表 2-3　人造石模型材料在橡胶印模材料上的润湿性和可铸造性

	水的接触角(°)	高强度人造石水调和物的可灌注率(%)
缩合型硅橡胶	98	30
加成型硅橡胶-疏水型	98	30
聚硫橡胶	82	44
聚醚橡胶	49	70
加成型硅橡胶-亲水型	53	72

液体润湿表面的其他例子包括在熔化或焊接操作中，熔化的焊剂在炽热金属上的扩展。熔化的焊料在被焊接部件表面的扩展是液态金属润湿固体金属表面的实例。如果这些润湿不充分，操作就可能不成功，如果焊料的接触角太大，它将不能渗入被焊结构的微细之处。可将诸如石墨这样的抗焊剂涂于不打算焊接部位的金属表面，因为焊料不润湿石墨，因而它不会流向涂有石墨的表面。

与其他液体相比，金属的表面张力相对较高，这表明在液-气表面，液体金属原子间存在的内聚力大于诸如乙醇或水这样的液体化合物分子间的内聚力。除了汞之外，在室温下不能测定大多数金属的表面张力，因为它们的熔点高。几种金属的典型数值列入表 2-4，可见各种金属的表面张力有所不同，而且这些数值比其他液体大得多。

表 2-4　金属的表面张力

金属	温度(℃)	表面张力(dyn/cm)
铅	327	452
汞	20	465
锌	419	758
铜	1 131	1 103
金	1 120	1 128

与其他液体一样，随着温度的增加，熔化金属的表面张力也降低。对于铸造熔化金属的操作来说这是幸运的，因为升高一些温度将有助于铸造精细结构。然而，这必须是在假设金属不会过度氧化前提下才行，否则加热至更高的温度会损害金属。在合适的助熔剂存在下，将有助于防止加热过程中的损害。

由于汞对银合金粉的润湿度低，因而银汞合金的研磨在汞齐化过程中非常重要。已发现汞在银合金粉中两个常见相（银-锡相和银铜共晶相）上的接触角较大，并且与市售银合金粉具有相同的水平。这可能是由于银和氧化锡在合金粉颗粒表面存在的原因，因此汞在已凝固牙科银汞合金（Dispersalloy）上的接触角值是相似的，如表 2-5 所示。研磨能使合金颗粒断裂，产生干净的合金表面，容易被汞润湿，发生汞齐化反应。

表 2-5　汞在不同材料上的接触角

材料	接触角(°)
γ(73.%Ag/26.8%Sn)	145
共晶体(71.9%Ag/28.1%Cu)	138
Mynol	150
牙科银汞合金	145
AgO	130
Ag_2O	135
SnO	107
SnO_2	130

引自 Baran G, O'Brien WJ: J Am Dent Assoc 94: 898, 1977.

毛细上升

液体向窄小缝隙渗入的现象称为毛细管作用。

当一个直径 r 的小管插入表面张力为 γ 的液体，接触角为 θ 时，就会产生不同的毛细管压力，压力差为：

$$\Delta P=\frac{2\gamma\cos\theta}{r}$$

由此得出结论，如果液体在固体上的接触角小于 90°，如图 2－8 A 所示，ΔP 将为正值，液体将会渗入；如果接触角大于 90°(图 2－8 B)，ΔP 将为负值，液体将被下压。

目前在牙科治疗中使用的大多数修复材料不能牢固地黏附于牙齿结构上。结果在修复体和牙齿组织间存在裂隙，由于毛细管作用，口腔唾液可渗入其中。人们已经认识到间隙大小或宽度作为影响边缘渗漏因素的重要性。其次，润湿也是渗漏中的重要因素。图 2－9 描述了间隙宽度和接触角大小对两块平板间水的毛细渗入的共同影响。图中涉及到两个接触角，因为一块平板可能容易润湿，例如玻璃；另一块平板可能是不易润湿的聚合物。

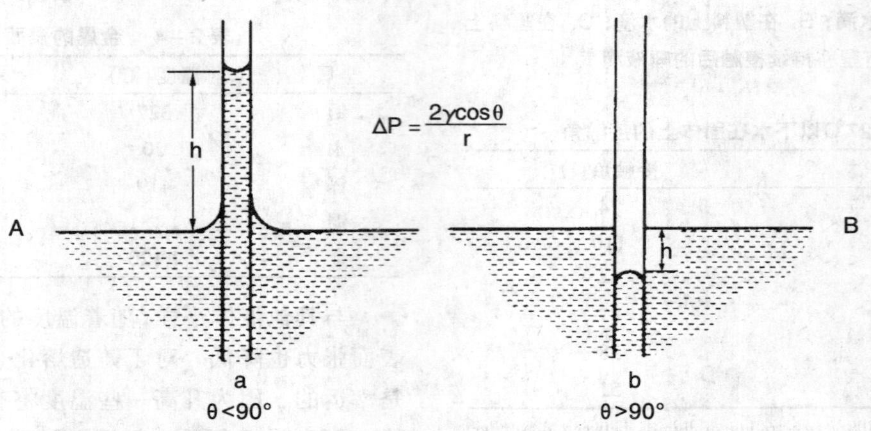

图 2－8　毛细管渗入 A. 及毛细管下压 B

(引自 O'Brien WJ, Craig RG, Peyton FA: J Prosthet Dent 19: 400, 1968.)

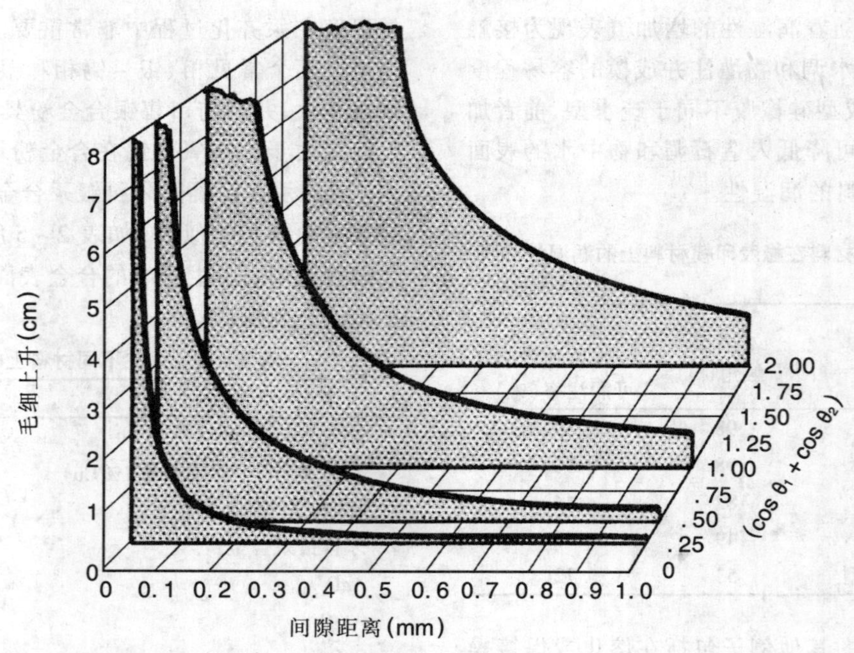

图 2－9　两块不同材料平板间水的毛细上升曲线

(引自 O'Brien WJ, Craig RG, Peyton FA: J Colloid Interface Sci 26: 507, 1968.)

渗透系数

毛细管现象的一个方面涉及液体向缝隙内的渗透速率，例如，液体聚合物封闭剂向点隙内及酸蚀釉质表面形成的精细显微空隙内渗入。影响渗入速率的液体性能可能与渗透系数（PC）有关，此处 γ 是表面张力，η 是黏度，θ 是封闭剂在釉质上的接触角：

$$PC = \frac{\gamma\cos\theta}{2\eta}$$

封闭剂的渗透系数在 0.6～12cm/s 范围内。当将封闭剂涂于殆面裂隙的近中边缘并使其流向其他边缘时，如果渗透系数值最低为 1.30cm/s，那么狭窄的殆面裂隙就几乎可以被完全充满。如果将封闭剂涂于整个殆面，空气就会陷入裂隙中，阻碍封闭剂充分渗入。同样的分析也适用于液体封闭剂在酸蚀釉质表面的渗入，以形成树脂突，如图 2－10 所示。

孤立毛细管

毛细管现象的另一个方面是两个固体间液体桥的黏附。当在义齿基托与黏膜间存在一层唾液时，液体桥被认为是形成义齿固位（图 2－11A）的因素之一。毛细管黏附来源于称为孤立毛细管的装置。如图 2－11 C 所示，毛细管和与其相连的容器间的压差通过毛细上升的静水压得到平衡。如图 2－11 A 和 B 所示，在没有容器的毛细管中，负压差产生黏附力。

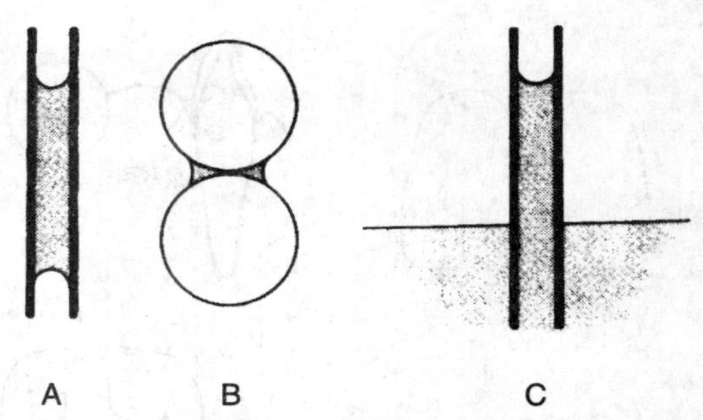

图 2－11　两类毛细管系统。A 和 B 为孤立毛细管；C 为连接毛细管

（引自 O'Brien WJ: J Dent Res 52: 545, 1973.）

这个力是形成义齿固位的部分原因，但它只在唾液膜与义齿边缘被隔离时起作用。如果义齿下的唾液膜与义齿边缘以外的唾液相连，就不会形成负压差。然而，唾液的黏度可产生阻止义齿从黏膜分离的阻力，因此也是产生固位的原因。

如图 2－12 所示，当少量的唾液存在于牙间隙及殆面裂隙时，在牙齿周围会形成孤立毛细管。令人感兴趣的是，已发现在负压状态下，细菌的生长速度会增加。

涉及义齿固位的力

义齿适合的准确性被认为是义齿基托固位的重要因素，但一直未有解释为什么更好的适合性会产

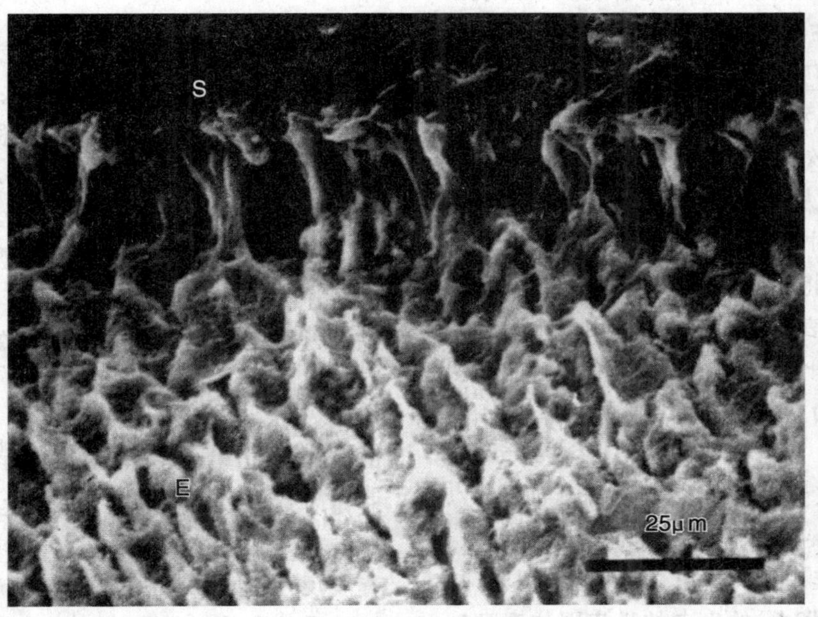

图 2－10　封闭剂（S）和釉质（E）界面的扫描电镜照片，显示封闭剂渗入酸蚀釉质表面并形成树脂突

（引自 O'Brien WJ, Fan PL, Apostolidis A: Oper Dent 3: 53, 1978.）

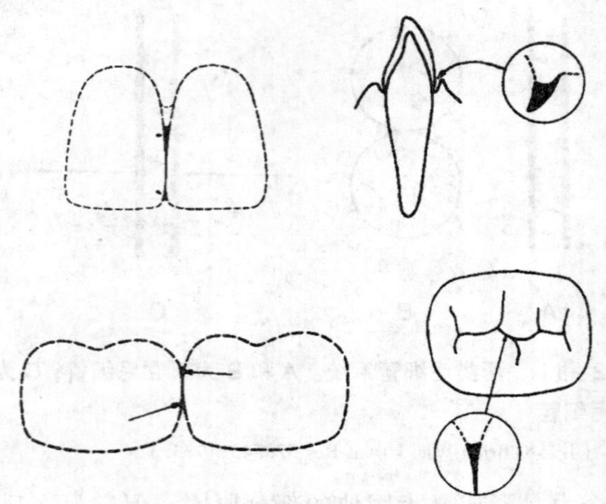

图 2-12　孤立毛细管在牙齿周围会形成

（引自 O'Brien WJ: J Dent Res 52:547,1973.）

生更好的固位。本教科书不对义齿固位中所涉及的所有技术因素进行讨论，但对其进行定性讨论有助于理解适合性在义齿固位中的作用。这些因素包括：①涉及口腔组织和义齿基托间液体膜的毛细管作用力；②控制唾液在塑料义齿上润湿的表面力；③作用于义齿上的就位力，此力在最大程度上决定了义齿和口腔组织间唾液膜的厚度；④唾液的表面张力；⑤唾液的黏度；⑥大气压力。

使义齿产生固位的毛细管作用力 F 可用下式来表达：

$$F = \frac{\gamma A(\cos\theta_1 + \cos\theta_2)}{dg}$$

这里 γ 是唾液的表面张力，A 是义齿组织面的表面积，θ_1 和 θ_2 是唾液在塑料和口腔黏膜上的接触角，d 是义齿和口腔组织间唾液膜的厚度，g 是重力常数。

在静止状态下，对于义齿固位而言，一些因素，如润湿更为重要；当外力试图使义齿脱位时，其他因素，如毛细管作用和大气压力，则更为有效。对塑料表面的润湿取决于固体和液体间的能量关系。如果形成完全润湿，液体将在固体上扩展开。如果只是部分润湿，液体就会在表面形成小液滴。用于牙科的塑料只能被唾液部分润湿，但与口腔唾液接触后润湿性会得到改善，因为塑料表面能吸附唾液中的一些成分。

通过完全润湿义齿表面、唾液的高表面张力以及义齿较大的组织接触面可以增加毛细管作用力，它有助于抑制任何作用于义齿上的脱位力。具有黏性拉丝唾液（低表面张力）的患者的义齿固位观察较困难。唾液黏度低时，不论外力作用快还是慢，观察到的固位差异很小。然而，使用义齿黏附糊剂可形成一层厚度和黏度增加的膜，如果使用它们，当外力快速作用时可观察到较大的固位力。已经表明使用黏附剂对支持组织的健康没有不利影响。

有牙和无牙患者的唾液黏度不同，无牙患者的唾液黏度较低。通过刺激唾液分泌可造成较低黏度。作为外来物的义齿可造成较多的低黏液素含量的唾液分泌。另一种可能是下颌义齿可阻碍颌下腺导管，这可以产生较大比例的黏液糖蛋白。唾液也可表现为非牛顿流体，在较高剪切速率或剪切稀释时呈现出较低黏度。

当义齿和口腔组织间的距离增加时，毛细管作用力就下降。如果义齿周缘浸入唾液或其他液体中，它则降至很小的值。这解释了当患者喝水时会遇到一些固位困难以及下颌义齿与上颌义齿固位力的差异。大气压的作用充其量是一种暂时性限制力，因为唾液膜内的压力仅略低于大气压。然而，在施加外力过程中，在义齿之下的压力会下降，这会暂时地阻止其移动。

上面提到的两个因素可以部分地解释边缘封闭的功用。对于特别患者，如果其他因素都保持恒定，则义齿的适合性就控制着它与口腔组织间的距离，这又反过来决定了使义齿脱位所需的力。当患者持续戴义齿一段时间，口腔组织和骨结构外形的变化可最终导致义齿适合性变弱和固位力下降。

黏　结

黏结是不同材料通过原子或分子的吸引力而形成的结合。因为原子间总有一些吸引力，因此黏结强度只是大小问题。热膨胀系数和黏结剂凝固过程中的尺寸变化会产生应力，造成黏结强度下降。黏结的水解也会造成黏结下降。

有两种黏结机制可能比较重要：化学的和机械的。化学性黏结涉及原子或分子水平的黏结；机械性黏结是基于相互嵌合或一个相在其他相表面的渗入而形成的固位力。在许多情况下，化学和机械黏结同时起作用。

通过使用诸如磷酸或丙烯酸这样的酸蚀釉质可获得对复合树脂的黏结。即使贮存于水中后，对牙釉质的黏结强度接近于釉质的拉伸强度。高倍镜下检查发现，酸蚀后的釉质被极大地粗糙化了。树脂对酸蚀釉质的黏结，是向表面凹凸不平处毛细渗透的结果。这些渗入釉质的聚合物称为树脂突。酸蚀釉质已被应用于窝沟点隙封闭剂的使用中和复合树脂充填材料中，以获得对釉质边缘的黏结。

即使具有微机械酸蚀效果，通过使用像甲基丙烯酸羟乙酯这样的化合物的中间层，可以改善疏水性的复合树脂对亲水性的釉质和牙本质的黏结。该分子的一端是亲水的，而另一端是疏水的并具有可聚合的碳双键。亲水端可对牙齿结构形成良好的润湿，疏水端可与复合树脂中的树脂形成良好的相容性和反应性。

具有聚合物酸基团的玻璃离子体可与牙齿结构表面的吸附水反应，产生中等程度且十分稳定的黏结。然而，这些材料的力学强度没有黏结复合树脂高。

问题精选

问题 1

在没有受污染的操作情况下，为什么汞难以操作？

答案

汞的高表面张力和在大多数表面上的高接触角造成汞内聚并在大多数表面上滚动。室温下汞的蒸汽压较高，其在空气中的浓度具有毒性。解决的办法是在有边缘凸起的桌面上操作自由流动的汞，这样可以收集溅落的汞，或者使用胶囊银汞合金系统。

问题 2

用失蜡技术制作的金嵌体铸件是粗糙的，什么造成了此问题？

答案

造成粗糙铸件的原因有多个。一方面，在包埋之前可能在蜡型上未使用清洁剂或润湿剂。蜡型不易被水基石膏包埋材料润湿，除非使用润湿剂。若不使用，粗糙的模型腔内表面会导致粗糙的铸件。

另一方面，蜡型表面涂的润湿剂太多，会影响包埋材料的凝固，同样会导致表面粗糙。可以将润湿剂涂于蜡型表面并用干毛刷去除过多的润湿剂。(见表 2-1)。

问题 3

发现刚从冰箱中取出的窝沟点隙封闭材料与酸蚀牙釉质的黏结较差，为什么？

答案

窝沟点隙封闭剂对釉质的黏结取决于封闭剂向酸蚀后所形成的微细显微结构内的毛细渗入作用，毛细渗透率取决于封闭剂的润湿和黏度。在较低温度下，对于快速渗入来说，封闭剂的黏度太大，因此，在应用前有必要让冷藏过的封闭剂升温至室温。

问题 4

将高强度人造石灌注入加成型硅橡胶印模，结果很难再现制备窝洞的精细边缘，原因是什么？

答案

很可能使用了疏水性加成型硅橡胶印模材料，高强度人造石调和物对其表面的润湿存在问题。查一下制造商提供的资料，可能并未指出这是一种亲水性材料。如果是亲水性的，制造商会特别指出，但如果是疏水性的，就不会特别指出。

问题 5

某位全口义齿患者的上颌义齿固位困难，应当检查哪些因素来改进固位？

答案

确信义齿边缘有充分的延伸，以使义齿移动时不会破坏封闭。

边缘的适合性是特别重要的，因为它控制着义齿和组织间唾液膜的厚度以及使义齿脱位所需的力。唾液膜越薄，固位力越大。

参考书目

Baler RE, Meyer AE: Surface analysis. In von Recum, AF: *Handbook of biomaterials evaluation,* New York, 1986, Macmillan.

Baran G, O'Brien WJ: *Wetting of amalgam alloys by mercury,* *J Am Dent Assoc* 94: 897, 1977.

Craig RG, Berry GC, Peyton FA: Wetting of poly (methyl methacrylate) and polystyrene by water and saliva, *J Phys Chem* 64: 541, 1960.

Dental composites and adhesives in the 21st century; The Gunnar Ryge Memorial Symposium, *Quintessence Internat* 24(9): 605, 1993.

Iler RK: *The chemistry of silica-solubility, polymerization, colloid and surface properties, and biochemistry,* New York, 1979, John Wiley & Sons.

Myers CL, Ryge G, Heyde JB et al: In vivo test of bond strength, *J Dent Res* 42: 907, 1963.

Norman AL: Frictional resistance and dental prosthetics, *J Prosthet Dent* 14: 45, 1964.

O'Brien WJ: Surface energy of liquids isolated in narrow capillaries, *J Surface Sci* 19: 387, 1970.

O'Brien WJ: Capillary action around dental structures, *J Dent Res* 52: 544, 1973.

O'Brien WJ: *Capillary effects in adhesion,* Proceedings of Conference on Dental Adhesive Materials, New York, 1973, New York University Press.

O'Brien WJ, Craig RG, Peyton FA: Capillary penetration around a hydrophobic filling material, *J Prosthet Dent* 19: 400, 1968.

O'Brien WJ, Craig RG, Peyton FA: Capillary penetration between dissimilar materials, *J Colloid Interface Sci* 26: 500, 1968.

O'Brien WJ, Fan PL, Apostolidis A: Penetrativity of sealants and glazes, *Oper Dent* 3: 51, 1978.

Rosales JI, Marshall GW, Marshall SJ et al: Acidetching and hydration influence on dentin roughness and wettability, *J Dent Res* 78: 1554, 1999.

Shaw DJ: *Electrophoresis*, New York, 1969, Academic Press.

Somorjai GA: *Introduction to surface chemistry and catalysis,* New York, 1994, John Wiley & Sons.

van Meerbeek B, Williams G, Celis JP et al: Assessment by mono-indentation of the hardness and elasticity of the resin-dentin bonding area, *J Dent Res* 72: 1434, 1993.

van Pelt AWJ: *Adhesion of oral streptococci to solids,* Groningen, The Netherlands, 1985, Drukkerij Van Denderen B. V.

WiIlems G, Celis JP, Lambrechts P et al: Hardness and Young's modulus determined by nanoindentation technique of filler particles of dental restorative materials compared with human enamel, *J Biomed Mater Res* 27: 747, 1993.

Williams BF, von Fraunhofer JA, Winter GB: Tensile bond strength between fissure sealants and enamel, *J Dent Res* 53: 23, 1974.

Yoshida Y, van Meerbeek B, Nakayama Y et al: Evidence of chemical bonding at biomaterial-hard tissue interfaces, *J Dent Res* 79: 709, 2000.

Yoshida Y, van Meerbeek B, Snowwaert J et al: A novel approach to AFM characterization of adhesive tooth-biomaterials interfaces, *J Biomed Mater Res* 47: 85, 1999.

第三章　光学、热学及电学性能

John M. Powers

牙科修复材料是由制造商开发，牙科医生根据材料的物理、化学、力学和生物性能而选择。

不能使用哪一项单项性能来评定材料的质量。通常将好几项性能结合起来，经标准化技工室和临床试验，来评定质量。从有秩序的试验室评价中获得的信息极有助于对特定产品或技术的临床评价，可缩短临床试验所需时间。

由于所涉及材料或设备的性质，一般不能设计出与临床情况一模一样的试验。在这样的情况下，需要进行系统的研究，并尽可能地与实际情况接近，然后在比较的基础上对结果作以说明。

然而，为了控制质量并便于其他研究者对试验结果进行重复，试验过程必须标准化。如果有可能，试样大小应接近实际使用中结构的尺寸和形状，并且混合和操作过程与临床情况相当。

虽然了解不同修复材料性能的比较值是重要的，但了解支持组织的性能也是必须的。鉴于许多修复体因断裂或变形而发生临床失败，对于一个构筑良好的修复体而言，由于支持组织的失效而变得无用的情况也不少见。因此，在设计修复体及说明试验结果时，应记住某一修复体的成功不仅取决于其物理性质，也取决于支持组织的生物物理或生理性质。

本章介绍的物理性能包括色彩及光学性能、热学性能、电及电化学性能。色彩及光学性能有颜色及其测定、着色、条件配色、荧光、不透明性、折射常数和光学常数。热学性能有温度、熔化热、热传导性、比热、热扩散性及热膨胀系数。电及电化学性能有电传导性、电介常数、电动势、流电现象、腐蚀及ζ电位。其他不太特定的性能有失泽和变色、吸水性、溶解性及分解性、凝固时间和有效期。不像力学性能那样，这些性能一般与作用于人体的力没有联系。

光学性能

颜色

对物体颜色的感知是对物理刺激生理反应的结果。这种感知是一种主观经验，而光线是产生这种感知的物理刺激，它完全是客观的。感知到的颜色是对白光或其中一部分的反射或透射的反应。按照格拉斯曼(Grassmann)定律，眼睛只能以颜色的三个参数辨别出颜色的差异。这些参数是主波长、光反射率及色纯度。

颜色的主波长(λ)是某种单色光的波长，当以适当的比例与非彩色颜色(灰色)混合时，将与感知到的颜色相吻合。短波长(400nm)光线是紫色的，长波长(700nm)光线是红色的。这两个波长之间的光线依次为蓝、绿、黄及橙色光线。这种颜色感知上的属性称为色调。

在所有看得见的颜色中，只有3种原色：红、绿和蓝(或紫)。任何其他颜色可通过这3原色的适当混合而形成。例如，适当地混合绿光和红光可得到黄光。

根据颜色的光反射率，对于光漫射物体来说，可将物体分类为从黑到白的一系列无色物体中的某一个等级。对于光透射物体，可将物体分类为从黑到完全透明无色的一系列无色物体中的某一个等级。标准黑色是指光反射率为0，而标准白色是指光反射率为100。这种颜色感知属性在一种颜色测定视觉系统中被称为明度。

一种颜色的色纯度或色饱和度描述了该颜色和与其感知最相似的无色颜色的差异程度。用来表示色纯度的数字在0到1范围内。这种颜色感知属性又称为饱和度。在反射光下测定的一些材料和人体组织的主波长、光反射率和色纯度的典型数值列于表3-1中。

颜色测定

牙科修复材料的颜色大多是用仪器或视觉技术测定其反射光来确定的。

仪器技术　用记录光谱光度计或积分球在可见光范围(405~700nm)内测绘出光谱反射率对波长的曲线。一种复合树脂在老化箱内加速老化之前及加速老化300h后的典型曲线见图3-1。从反射率值和列成表的颜色匹配函数，可计算出相对于特定光源下的三刺激值(X, Y, Z)。这些三刺激值与需要放出的三原

表 3－1　反射日光(C.I.E 光源 C)下测定的颜色典型数值

材料	主波长(nm)	光反射率	色纯度
义齿树脂	601～623	22.5～28.6	0.30～0.38
义齿树脂(Meharry 色)	－493*	22.2	0.15
复合树脂	576～580	51.6～78.9	0.16～0.31
玻璃离子体(V 类洞修复)	577～579	55.2～67.7	0.19～0.27
人牙	566～586	35.8～44.8	0.34～0.40
人面部皮肤			
黑人	588～594	9.8～33.4	0.25～0.44
白人	584～599	19.1～44.9	0.20～0.44
东方人	588～593	22.4～37.4	0.27～0.38
贴面树脂	577～580	56.0～64.4	0.26～0.31

*负号表明是紫色调内的互补波长和主波长。

色的量有关，通过加色法配色，可达到与所考虑的颜色匹配。一般是相对于国际照明委员会(C.I.E)光源A(充气白炽灯)或光源C(晴天平均日光)来计算三刺激值的。某一颜色的每个三刺激值对其总值的比例称为色度坐标(x, y, z)。某一颜色的主波长及色纯度可通过将其色度坐标与如图 3－2 所示的色度图相比较而确定。光反射率等于三刺激值的第二值(Y)。牙科材料的一些典型颜色数值见表 3－1。

C.I.E 的 $L^* a^* b^*$颜色空间示意见图 3－3。$L^* a^* b^*$颜色空间的特点是具有均匀的色度。明度标记为 L^*，色度标记为红($+a^*$)、绿($-a^*$)、黄($+b^*$)和蓝($-b^*$)。从色差公式可确定两种颜色的差异。这样的一个公式如下：

$$\Delta E^*(L^* a^* b^*) = [(\Delta L^*)^2 + (\Delta a^*)^2 + (\Delta b^*)^2]^{1/2}$$

此处 L^*、a^*和 b^*取决于试样和完全白色物体的三刺激值。在标准条件下，半数观测者可肉眼观察到ΔE^*为 1 的值。临床上可分辨出ΔE^*为 3.3 的值。

视觉技术　一种广为应用的孟塞尔颜色视觉表示系统，如图 3－4 所示，其参数以三维空间来表示。将被测颜色与一套色标比较。首先通过选择一个与被测颜色的亮度或明暗度最接近的色标来确定明度值。明度范围从白(10/)到黑(0/)。然后用与已测定的明度接近颜色饱和度不断增加的色标来确定饱和度。饱和度从无色或灰色(/0)到高度饱和色(/18)。通过与已经确定明度和饱和度的色标比较的方

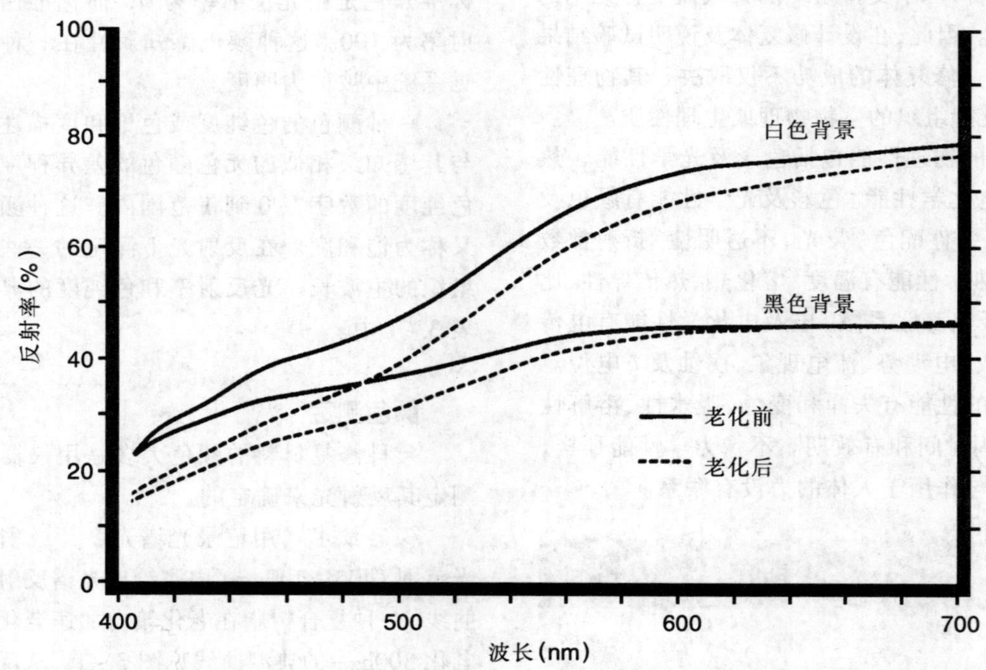

图 3－1　一种复合树脂加速老化之前及加速老化后的光谱反射率对波长的曲线。试样连续地受到 2 500w 氙灯照射 300h 并间断地喷水。老化箱保持在 43℃及 90%相对湿度。通常用黑色及白色背景来获得透明试样的光谱反射曲线

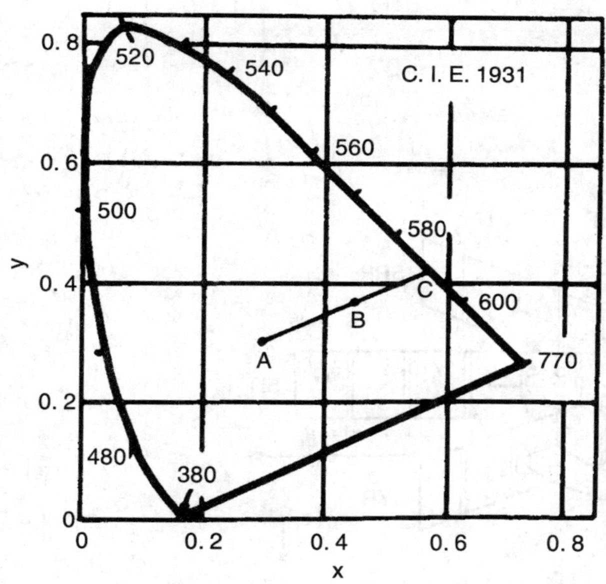

图3-2 按照CIE 1931标准观察者及坐标系统的色度图(x, y)。主波长值确定了波长轨迹。色纯度是色度图上两长度(AB/AC)的比值，这里A是指标准光源，B是指正在考虑的颜色。C点即AB线与波长轨迹的交点，是主波长

法确定颜色的色调。色调的范围在2.5~10，增量值为2.5，共有10个色系(红R; 黄红YR; 黄Y; 绿黄GY; 绿G; 蓝绿BG; 蓝B; 紫蓝PB; 紫P; 红紫RP)。例如，健康人附着龈的颜色已测定为5R 6/4，表明色调为5R，明度为6，色度为4。

两个相似的颜色也可以通过尼克森推导出来的色差公式在孟塞尔系统中进行比较：

$$I = (C/5)(2\Delta H) + 6\Delta V + 3\Delta C$$

这里C是平均色度，ΔH、ΔV和ΔC是两个颜色色调、明度及饱和度的差值。例如，如果某牙周病患者附着龈的颜色为2.5R 5/6，该患病组织与前面提到的健康组织(5R 6/4)的色差I为：

$$I = (5/5)(2)(2.5) + (6)(1) + (3)(2) = 17$$

一名经过训练的观察者可辨别出等于5的色差I。

表面磨光及厚度 当白光照射到固体上时，一些光线直接从表面反射出来且仍然是白光。该光线与材料实体反射的光线混合并稀释了颜色。结果，极为粗糙的表面看起来比同一材料光滑的表面要亮一些。这一问题与未抛光的或磨损的玻璃离子体和复合树脂修复体有关。例如，当复合树脂的树脂基质被磨掉时，修复体看起来要亮一些，但色度低一些(更灰一些)。

修复体的厚度会影响其外观。例如，随着放在白色背景上的复合树脂厚度的增加，其亮度和色纯度则下降。变化最明显的是随着厚度的增加，不透光性也增加。

着色

有时通过在诸如复合树脂、义齿基托树脂、硅橡胶颌面材料及牙科陶瓷这样的非金属材料中加入着

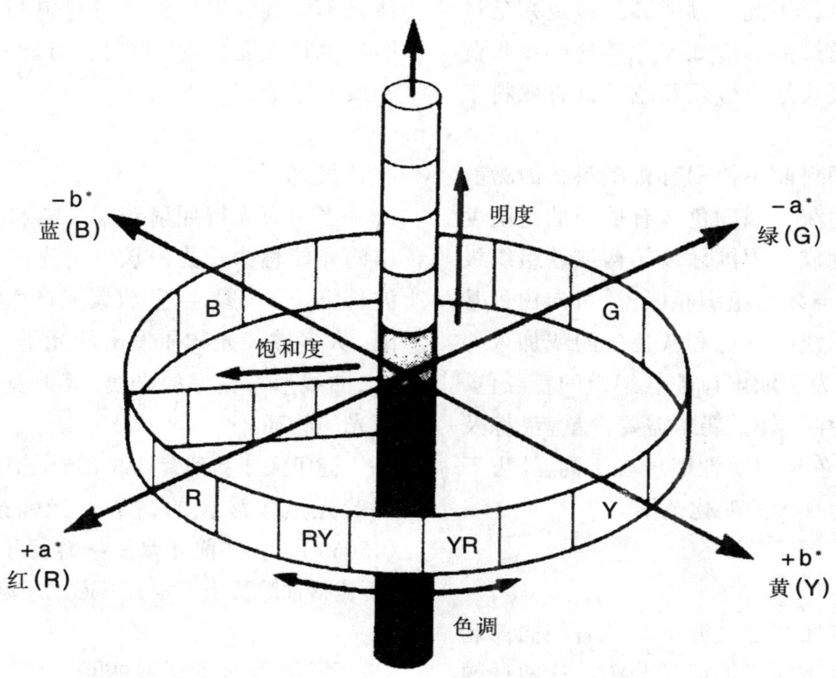

图3-3 C.I.E L*a*b*颜色排列

(引自 Seghi RR, Johnston WM, O'Brien WJ: J Prosthet Dent 56: 35, 1986.)

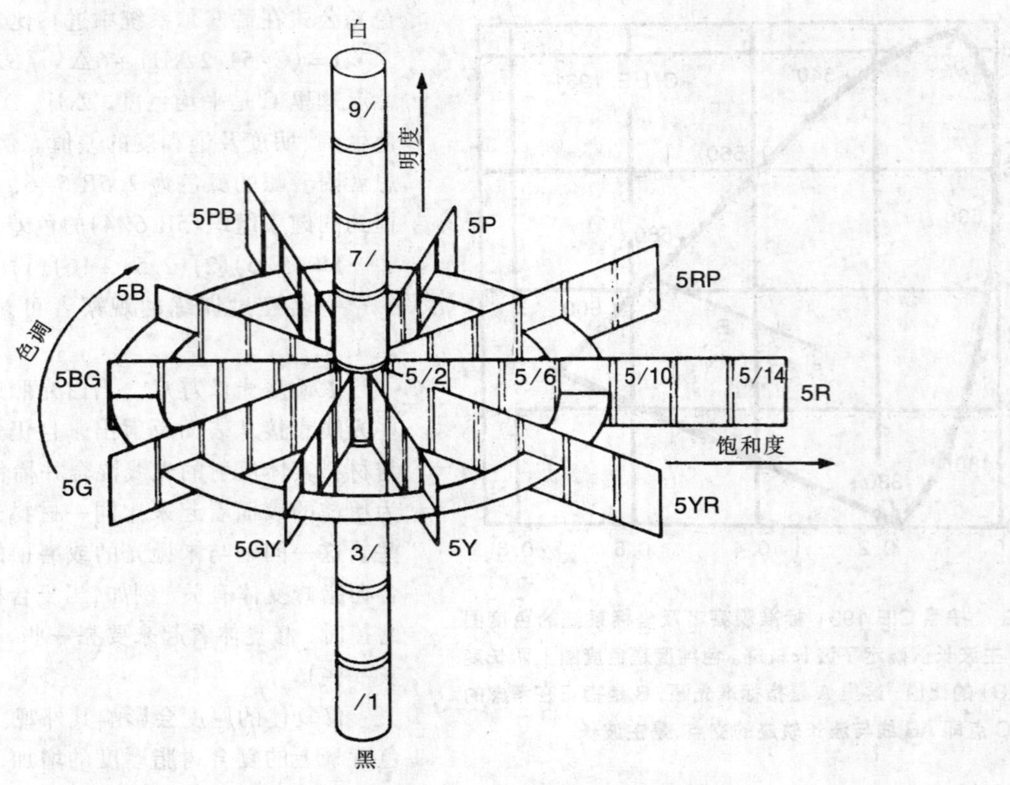

图 3-4　色调、明度及饱和度在颜色空间中的孟塞尔等级

(引自 Powers JM, Koran A: J Dent Res 56: 112, 1977.)

色剂以获得美观效应。当加入着色剂时，观察到的颜色是由颜料的选择性吸收和对一定颜色的反射所造成的。硫化汞或朱砂是红色颜料，因为它们吸收除红色外的所有颜色，因此，颜料调配涉及减色过程。例如，绿色可通过混合诸如硫化镉这样吸收蓝色和紫色的颜料与吸收红、橙及黄色的群青颜料来获得。

通常使用无机颜料而不使用有机颜料，因为颜料颜色质量更高且耐久。当颜色具有适当的透明度时，修复材料可配制成与周围牙齿结构或软组织极为相近的颜色。为了与牙齿组织相匹配，可向白色基底材料中加入各种深浅的黄色和灰色，间或加入一些蓝色或绿色颜料。为了配出口腔软组织的粉红色，需要红和白色的各种混合色，偶尔需要少量蓝、棕及黑色。人体组织的颜色和透明性因患者不同、牙齿不同或口腔区域不同而有大的变化范围。

同色异谱

同色异谱色是指在特定光源下，具有相同三刺激值的颜色刺激具有不同光谱能量分布。这两种颜色的光谱反射率曲线较为复杂，可能有 3 个或更多的交叉点。在某些光线下这样的颜色看起来是相同的，但在其他光线下它们可能不相同。

在牙科修复体配色时，光线的性质和强度是必须控制的因素。因为来自白炽灯、荧光灯及阳光的光线是不同的，着色的牙科材料和牙齿结构间颜色的匹配也是有变化的。只要有可能，应当在相应使用的光线下进行配色。

荧光

当一束光线照射到某一材料上时，该材料发射出的光能称为荧光。该发射光的波长通常比激发光波长更长。一般地，蓝或紫光产生的荧光属于可见范围。大多数荧光物质发出的光是一种单纯的、波长宽的、曲线形态良好的光线，其波宽及波峰取决于发出荧光的物质。

健康人牙受到紫外线(365nm)照射时会发出荧光，该荧光是多波长的，最大光强位于光谱蓝色区域(450nm)。一些前牙修复材料及牙科烤瓷加有荧光剂(不包括铀的稀土元素)，以形成牙齿结构的自然外观。

不透明、半透明及透明

物体的颜色不但受到颜色或着色剂的饱和度的影响，也受到物体的半透明性或不透明性的影响。人体组织表现出来的不透明度是变化的。大多数具有半透明性。牙釉质和牙齿周围的支持组织更是如此。

不透明性是材料阻止光线穿过的性能。当来自诸如阳光这样的白色光源光谱的所有颜色被物体完全反射,物体便呈现白色。当所有光谱颜色被完全吸收,则物体呈现为黑色。不透明材料可吸收部分光线并反射其余光线。例如,如果红色、橙色、黄色、蓝色及紫色被吸收,物体反射白光后呈现绿色。

半透明性是物体允许光透过,但使光线弥散的性能,这时不能透过材料看物体。用于牙科的一些半透明材料有陶瓷、复合树脂及义齿塑料。

透明性材料允许光线穿过,而且光线很少扭曲,可透过材料看到其他物体。如果诸如玻璃这样的透明物质吸收一定波长的光线并透过其他光线,它们就呈现出颜色。例如,如果一片玻璃吸收了除红色外的所有其他波长光线,它就会透射出红色。如果不含红色的光线照在此玻璃上,它将表现为不透明的,因为其余的光线全被吸收。

反差比率的测定 牙科材料的不透明性可通过仪器或与乳色玻璃标准样品肉眼比较的方法来测定。不透明性用反差比率来表示,反差比率是当以标准黑色板作为试样(一般为1mm厚)背景时的日光表观反射率与当以标准白色板作为试样背景时的日光表观反射率之比,标准白色板具有相对于氧化镁70%的表观日光反射率(或有时为100%)。复合树脂的反差比率($C_{0.70}$)应在0.55和0.70之间。以黑色和白色为背景的复合树脂的光谱反射曲线见图3-1。反差比率也可从后面讨论的光学常数来计算。

折光指数

任何物质的折光指数(ξ)是光线在真空(或空气)中的速度与其在介质中的速度之比。当光线进入介质时,其速度低于在空气中的速度(300 000km/s)并且可能改变方向。例如,当一束光线从空气中射来,以斜角照射到水面,光线会折向法线。法线是垂直于水面并穿过光线接触水面的那一点。如果光线穿过水并以斜角接触水-空气表面,则光束会折离法线。折光指数是物质的特性(表3-2)并广泛用于鉴定。折射的一项最重要的应用是对诸如复合树脂和牙科陶瓷这样的材料中的分散相和基质相的折光指数的控制,以制备出具有牙齿组织半透明样的外观。折光指数完美的匹配会产生透明的固体,而差异较大会使材料不透明。

表3-2 几种材料的折光指数

材料	折光指数
长石质烤瓷	1.504
石英	1.544
合成羟基磷灰石	1.649
牙齿结构,釉质	1.655
水	1.333

光学常数

诸如陶瓷、复合树脂这样的美观性牙科材料及人牙齿结构是高度光散射或混浊性材料。在混浊性材料中,当光线穿过试样时,入射光的强度明显降低。这些材料的光学性能可以Kubelka-Munk等式来描述,该等式建立了单色光在无限厚材料上的反射和吸收及散射系数间的关系。这些等式可通过Kubelka推导出来的双曲线函数来求得代数解。

二级光学常数(a和b)可如下计算出来:

$$a = [R(B) - R(W) - R_B + R_W - R(B)R(W)R_B + R(B)R(W)R_W + R(B)R_BR_W - R(W)R_BR_W] / 2[R(B)R_W - R(W)R_B]$$

$$b = (a^2 - 1)^{1/2}$$

这里R_B是暗背景(标准黑板)的反射率,R_W是浅背景(标准白板)的反射率,R(B)是有暗背景试样的光反射率,R(W)是有浅背景试样的光反射率。

这些等式是在如下假设下使用的:①材料是混浊的、阴暗的且有恒定有限厚度;②边缘被忽视;③光学不均性比试样厚度小得多,而且均匀地分布;④照明是均匀的且是漫散射的。

散射系数 散射系数是由于光线在基本粒子层发生方向反转所造成的入射光通量损失的分数。对于单位厚度的材料,散射系数S可定义如下:

$$S = (1/bX)\ Ar\ ctgh[1 - a(R + R_g) + RR_g / b(R - R_g)],\ mm^{-1}$$

这里X是试样实际厚度,$Ar\ ctgh$是双曲线反余切,R是背景反射率为R_g的试样的光反射率。

散射系数随入射光波长和着色剂层的性质变化而变化,如图3-5中的一种复合树脂几种色泽所示那样。散射系数大的复合树脂透光性更差。

吸收系数 吸收系数是由于光线在基本粒子层被吸收所造成的入射光通量损失的分数。单位厚度材料的吸收系数K定义如下:

$$K = S(a - 1),\ mm^{-1}$$

吸收系数也随入射光波长和着色剂层性质的变化而变化,如图3-6中的一种复合树脂几种色泽所示那样。吸收系数大的复合树脂透光性更差且颜色

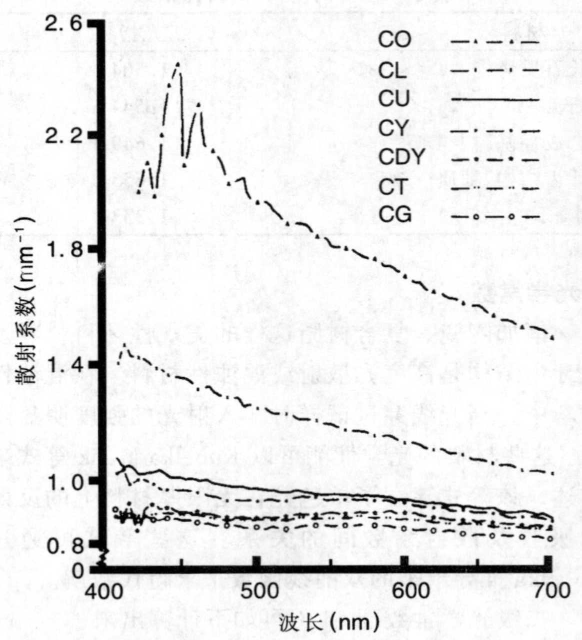

图 3-5　一种复合树脂几种色泽的散射系数与波长的关系。C: 复合树脂;O: 不透明的;L: 浅色;U: 通用色;Y: 黄色;DY: 暗黄; T: 半透明;G: 灰色

(引自 Yeh CL, Miyagawa Y, Powers JM: J Dent Res 61: 797, 1982.)

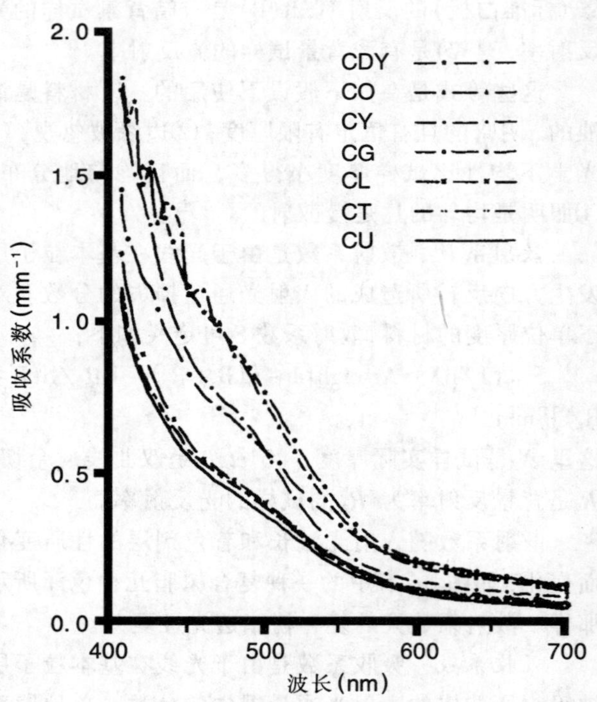

图 3-6　一种复合树脂几种色泽的吸收系数与波长的关系。C: 复合树脂;DY: 暗黄; O: 不透明的;Y: 黄色;G: 灰色 L: 浅色;T: 半透明;U: 通用色

(引自 Yeh CL, Miyagawa Y, Powers JM: J Dent Res 61: 797, 1982.)

越深。

光反射率　光反射率 RI 是指无限厚度材料的光反射率,可定义如下:

$$RI = a - b$$

这一性能也随入射光波长和着色剂层性质的变化而变化。

光反射率可被用于计算厚度 XI, 在此厚度时,带有理想黑暗背景的材料反射率达到其反射率的 99.9%。单色光照射时的无限光学厚度 XI 可定义如下:

$$XI = (1/bs) \mathrm{Ar\ ctgh}[(1-0.999aRI)/0.999bRI], \mathrm{mm}$$

复合树脂的 XI 随波长的变化见图 3-7。有趣的是,与红光相比,复合树脂对蓝光更不透明,而且蓝光被用来固化光复合树脂。

反差比率　一旦获得 a、b 和 S, 与任何反射率 (R_g) 背景有关的任何厚度 (X) 试样的光反射率 (R) 可通过下式计算:

$$R = [1 - R_g(a - b\ \mathrm{ctgh}\ bSX)]/(a + b\ \mathrm{ctgh}\ bSX - R_g)$$

1mm 厚试样的不透明度的估算可从反差比率 (C)计算出:

$$C = R_0/R$$

这里 R_0 是带有黑色背景的试样计算所得的光反射率。如果 R_g 为 0.70,就可计算出来 $C_{0.70}$(见反差比率的测定)。

热学性能

温度

可用温度计或热电偶测量物质的温度。测量温度在牙科学中的一项重要应用是测量在牙齿备洞过程中产生的热。大量的试验针对转速和压力对牙齿温度升高的影响进行了研究。也对用各种不同类型钢车针、碳化钨车针及金刚石车针切割牙齿过程中温度的升高进行了研究。此外,已经测定了离切割器械不同距离处牙齿温度的升高情况。转速和冷却剂对牙齿结构温度升高影响的例子见图 3-8。将热电偶塞入牙齿上一个延伸至釉-牙本质结合处的小孔内来测定温度。然后顺着朝向热电偶的方向切割牙齿并记录最高温度。

转化温度

温度影响着材料中原子和分子的排列,因此,热技术在了解牙科材料上很重要。这些技术有差热分析、差示扫描量热法、热重分析法、热力学分析及动

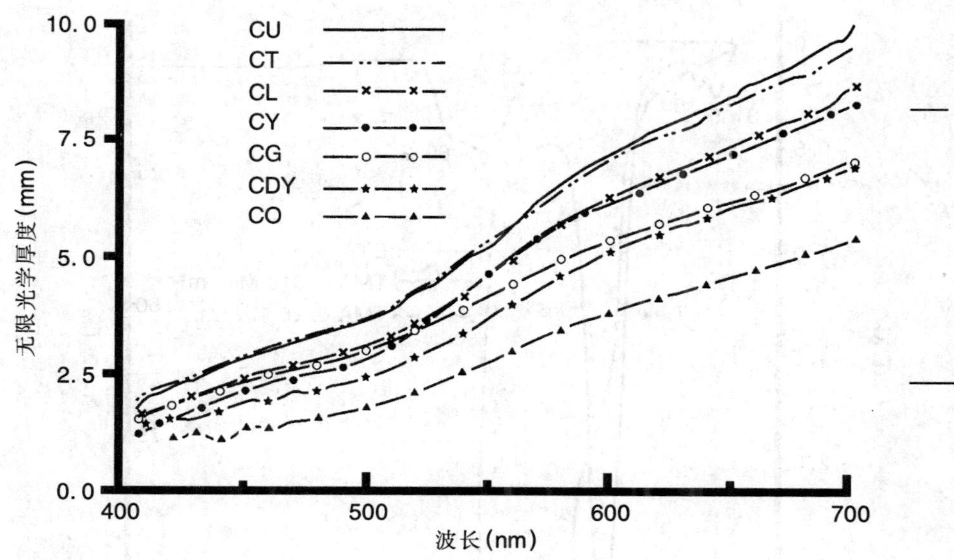

图 3-7　一种复合树脂几种色泽的无限光学厚度与波长的关系。C: 复合树脂; U: 通用色; T: 半透明; L: 浅色; Y: 黄色; G: 灰色; DY: 暗黄; O: 不透明的

(引自 Yeh CL, Miyagawa Y, Powers JM: J Dent Res 61: 797, 1982.)

态力学分析。差热分析已被用来确定转化温度，并用于研究一些诸如组成和热处理这样的变量对转化的影响。差示扫描量热法可用来测定转化和反应热。热重分析法是用来测定材料重量随温度和环境的变化而变化的情况，它给出了与材料热分解或它们在各种不同环境下的稳定性有关的信息。热力学分析测定的是在有载荷或无载荷下，尺寸随温度的变化。当温度增加后材料发生变形的难度也发生变化，这说明存在着转化。该法也可用来测定随温度变化的热膨胀系数。动态力学分析测定的是弹性模量和损耗因数随温度的变化。这一技术也可用来测定聚合物玻璃化温度。

差热分析 (DTA) 已被用来研究牙科蜡。石蜡和小烛树蜡的混合物的 DTA 曲线见图 3-9。在相同加

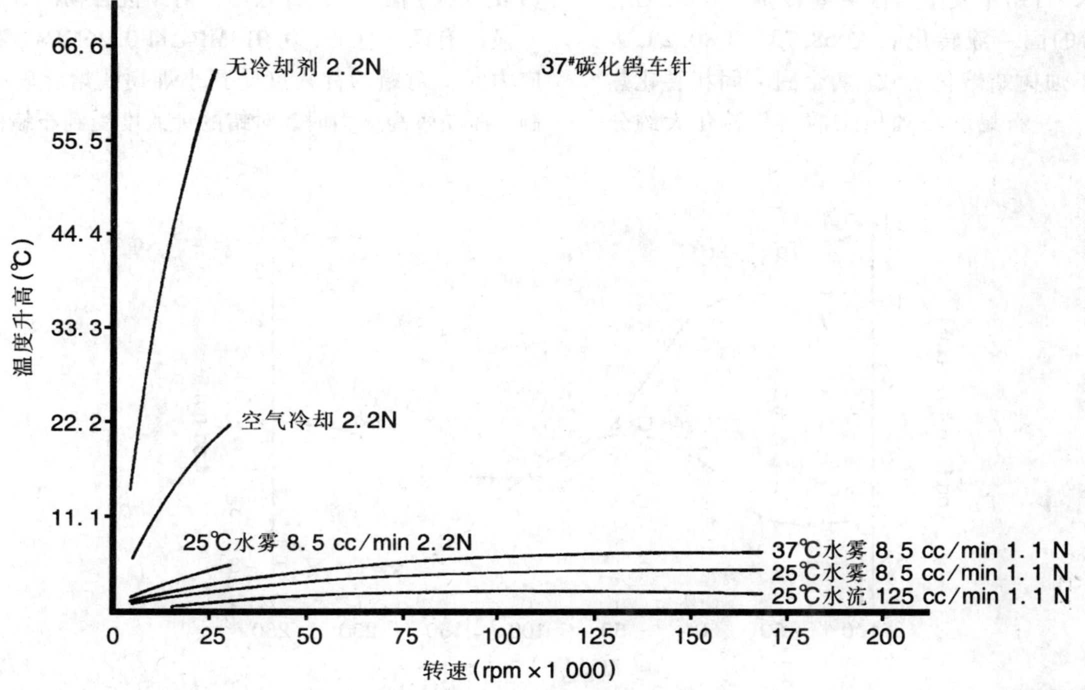

图 3-8　在牙齿磨切过程中碳化钨钻头导致的温度升高，以不同的转速及有或没有冷却剂的情况下进行操作

(引自 Peyton FA: J Am Dent Assoc 56: 664, 1958.)

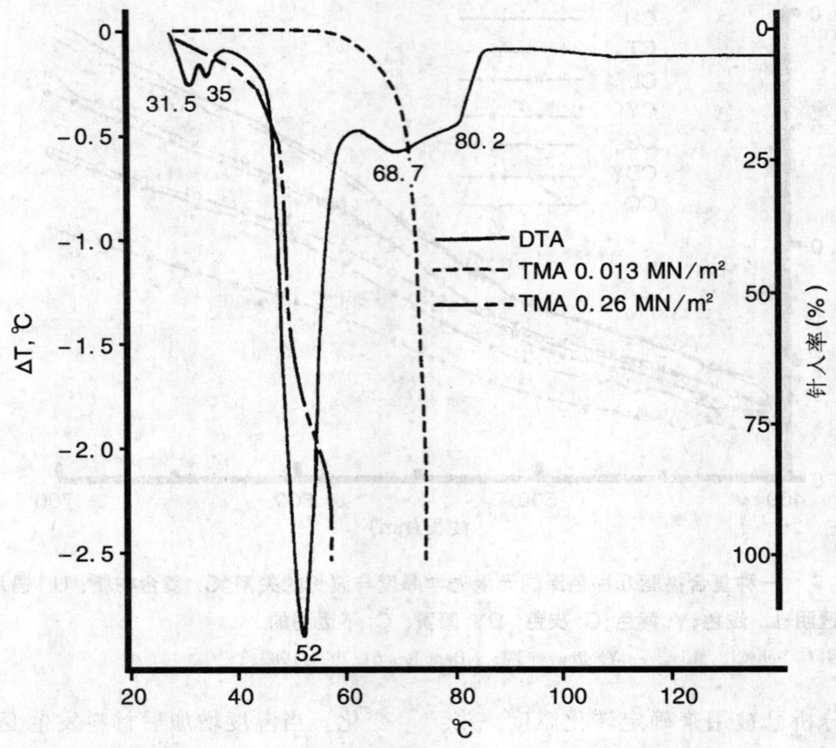

图 3-9　75%石蜡-25%小烛树蜡混合物的温谱图

热条件下，当记录下蜡和标准样品之间温度差异时，用热电偶可测得温谱图。记录下的温度差异是随周围温度而变化的。温度下降ΔT时说明试样内是吸热过程。在31.5℃和35℃出现吸热，说明由于晶体结构的变化，石蜡中发生了固-固转化。在52℃吸热表示石蜡的固-液转化。在68.7℃和80.2℃吸热，是由于小烛树蜡熔化所致。两个固-固相转化热大约为8cal/g，石蜡和小烛树蜡的熔化转化大约分别为39cal/g和11cal/g。这些和其他吸热说明，加入到石蜡中25%的小烛树蜡对石蜡的熔化点没有影响，只是将熔化范围增加了28℃。

对小烛树蜡和石蜡的混合物的热力学分析(TMA)列于图3-9。针入度计对蜡混合物的针入百分率显示有两个应力：0.013MPa和0.26MPa。在较低应力时，对蜡的针入度受到小烛树蜡熔化转化的控制，而在较高应力时，对蜡的针入度受到石蜡的固-

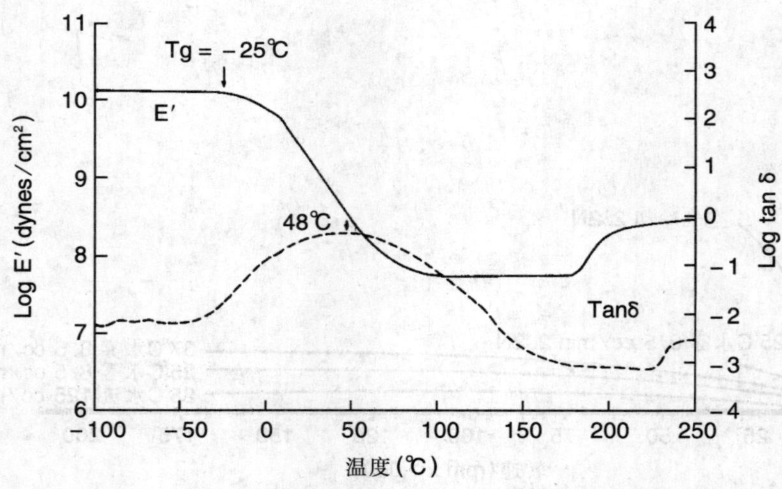

图 3-10　75wt% Bis-GMA/25wt% TEGDMA 共聚物的动态力学性能

(引自 Wilson TW, Turner DT: J Dent Res 66: 1032, 1987.)

固转化和固－液转化的控制。大约44%的针入度发生在到达石蜡熔点之前，而这种针入度与流动性有关。

其他性能与温谱图有关系。石蜡的热膨胀系数在固－固转化之前从大约$300\times10^{-6}/℃$增加至$1400\times10^{-6}/℃$，而流动性在这一温度范围增加巨大。

对二甲基丙烯酸酯共聚物的动态力学分析见图3－10。该共聚物薄膜承受频率为11Hz的正弦拉伸应变。当温度增加时，便可获得弹性模量（E'）和损耗因数（$\tan\delta$）。通过确定E'随温度开始快速下降点来确定玻璃化温度（Tg）。Tg值是玻璃样聚合物受热后变为更为柔软、橡胶样状态时的温度。较低的双键转化率或吸收饱和的水会导致较低的Tg值。如在后面讨论的那样，聚合物的热膨胀系数值在Tg时发生变化。

熔化热

熔化热（L）是1g材料在熔化温度从固态转化为液态所需的热量，单位为cal或焦尔（J）。计算熔化热的公式为$L=Q/m$，这里Q是吸收的总热量，m是熔化物质的质量。因此，在实际应用中，被熔化材料质量越大，将所有材料熔化所需的热量就越多，这一点很明显。熔化热与物质的熔点或凝固点关系密切，因为在物态发生变化时，总是需要给予额外的加热以使其液化，只要材料保持熔化，熔化热就存在于其中。当材料凝固或固化时，熔化状态所保持的热量就会释放出来。为维持动态分子运动，能量含量差异是必须的，这是液态的特征。

一些常见物质的熔化热（数值为约整数）列于表3－3。可见，金和用于牙科金合金的金属（银和铜）的熔化热值低于许多其他金属和化合物。金及其合金的比热也是如此。

表3－3 一些材料的熔化热

材料	温度（℃）	熔化热[cal/g(J/g)]
金属		
汞	－39	3[12]
金	1 063	16[67]
银	960	26[109]
铂	1 773	27[113]
铜	1 083	49[205]
钴	1 495	58[242]
铬	1 890	75[314]
铝	660	94[393]
化合物		
乙醇	－114	25[104]
石蜡	52	35[146]
蜂蜡	62	42[176]
甘油	18	47[196]
冰	0	80[334]

热导率

物质的热导率（K）是指，当温差为1℃时，每秒钟通过截面积为$1cm^2$、厚1cm物体的热量（cal或J），单位为$cal/s/cm^2/(℃/cm)$。材料的热导率随周围温度的变化而略有变化，但一般地，温度变化所导致的差异比不同材料间存在的差异要小得多。

经验说明，金属比非金属导热性更好。热导率在牙科材料中有几项重要应用。例如，邻近牙髓的部位有大的金或银汞合金充填物或牙冠，当热或冷的食物导致口腔温度变化时，这会造成患者极为不适。当保留有足够的牙齿组织或在牙齿和充填物之间充填有非金属物质隔热时，这种作用会减轻。诸如水门汀这样的充填材料是相对不良导体，可隔绝牙髓部位。

义齿基托材料的热传导率的差异同样可造成不同的软组织反应。如图3－11所示，金属基托是热的良导体，会产生迅速的组织反应，而丙烯酸义齿基托会产生对热变化反应慢得多的组织反应。牙科文献指出，作为义齿基托，热的良导体对保持支持组织良好健康是首选的，因为它容易将热传递至组织。这一观念并不是建立在实验数据的基础上的。

更好地理解各种修复材料的传导性，对于为牙髓组织形成可与天然牙相比的、充分的绝热度，以及对全口义齿下支持软组织产生正常的热刺激来说都是值得的。一些牙科材料的热传导率列于表3－4。非金属材料的热传导性比金属差，因此它们被用于热绝缘体。牙科陶瓷具有与牙本质和牙釉质相似的热导率。注意在减少传向牙髓的热量上，水门汀基底的厚度及其热传导率是重要的。应记住温度在绝缘体内的扩散取决于热的程度或冷却时间的长短以及温差的大小。

比热

物质的比热（Cp）是指1g物质温度升高1℃所需的热量。通常选择水作为标准物质，而且1g作为标准质量。1g水从15℃升至16℃所需的热量为1cal，这被用作定义热量单位的基础。大多数物质比水更容易加热。

很明显，将物质升高1℃所需的总热量取决于物质的总质量和比热。例如，100g的水升高1℃所需热量大于50g水所需热量。同样，由于水和乙醇比热的差异，100g水与100g乙醇升高同样的温度时，前

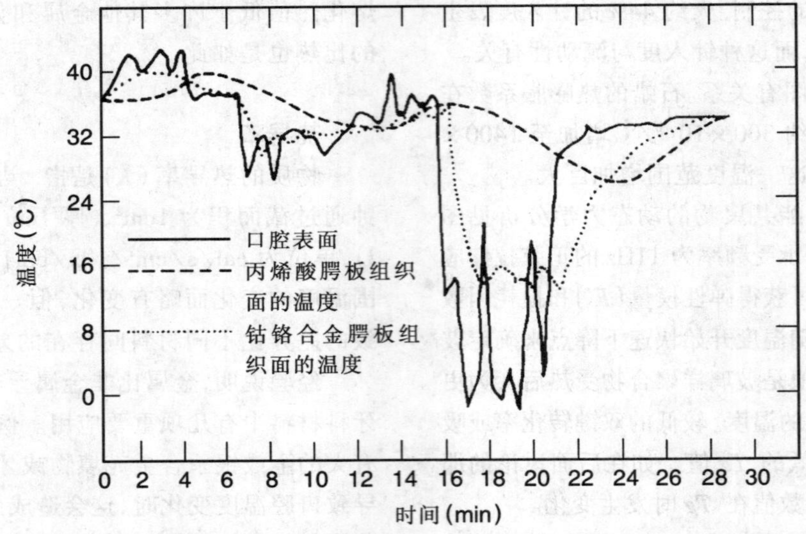

图3-11　正在进食时口腔表面的温度及丙烯酸腭板和钴铬合金腭板组织面的温度

(引自 Wehner PJ: Heat transfer properties of denture base materials, master's thesis, University of Michigan School of Dentistry, 1959.)

表3-4　各种材料的热传导率

材料	热导率 cal/s/cm²/(℃/cm)	热导率 J/s/cm²/(℃/cm)
金属		
银	1.006	4.21
铜	0.918	3.84
金	0.710	2.97
铂	0.167	0.698
银汞合金	0.055	0.23
汞	0.020	0.084
非金属		
石膏	0.0031	0.013
磷酸锌水门汀	0.0028	0.012
复合树脂	0.0026	0.011
烤瓷	0.0025	0.010
牙釉质	0.0022	0.0092
牙本质	0.0015	0.0063
氧化锌丁香油水门汀	0.0011	0.0046
丙烯酸树脂	0.0005	0.0021
蜂蜡	0.00009	0.0004

者需要更多的热量。一般液体的比热比固体的大。一些金属的比热值甚至不足水的10%。

在熔化和铸造过程中，由于施加于金属块上的总热量必须能使其温度升至熔点，因此金属或合金的比热是重要的。幸运的是，金和用于金合金中的金属的比热较小，因此不必延长加热。如表3-5所示，已发现牙本质和牙釉质的比热比充填所用金属的大。

热扩散率

热扩散率(Δ)是测定瞬时热流的指标，定义为热导率(*K*)除以比热(*Cp*)，再乘以密度(ρ)：

$$\Delta = K/Cp \times \rho$$

热扩散率的单位为 mm^2/s。

热扩散率表示了温度不均匀的物体达到平衡的速率。对于金嵌体或金冠或牙科银汞合金，低比热与高热导率结合，使得这些材料比正常牙齿结构更容易形成热震。一些材料的热扩散率值列于表3-6。

表3-5　各种材料的比热

材料	比热[cal/g/℃(J/g/℃)]
固体	
金	0.031[0.13]
铂	0.032[0.13]
银	0.056[0.23]
铜	0.092[0.38]
牙釉质	0.18[0.75]
石英	0.19[0.79]
铝	0.21[0.88]
烤瓷	0.26[1.09]
牙本质	0.28[1.17]
丙烯酸树脂	0.35[1.46]
液体	
水	1.000[4.18]
石蜡	0.69[2.88]
甘油	0.58[2.42]
乙醇	0.547[2.29]
汞	0.033[0.14]

表 3-6 各种材料的热扩散率

材料	热扩散率(mm^2/s)
纯金	119.0
银汞合金	9.6
复合树脂	0.675
烤瓷	0.64
牙釉质	0.469
氧化锌丁香油水门汀	0.389
磷酸锌水门汀	0.290
牙科印模膏	0.226
聚丙烯酸锌水门汀	0.223
玻璃离子水门汀	0.198
牙本质	0.183
丙烯酸树脂	0.123

这些数值可随特定修复材料组成变化而有所变化。例如，当粉/液重量比从 0.5 增加到 5.0 时，聚丙烯酸锌水门汀的热扩散率从 $0.14mm^2/s$ 增加至 $0.51mm^2/s$。

正如在热传导率讨论中提到那样，材料的厚度是重要的。控制垫底效率(Z)的参数与厚度(T)和热扩散率(△)有如下关系：

$$Z = \frac{T}{\sqrt{\Delta}}$$

热膨胀系数

单位长度的材料，温度每变化 1℃所引起的长度变化 ($l_{终} - l_{始}$) 称为线性热膨胀系数 (α)，以下式计算：

$$\frac{(l_{终} - l_{始})}{l_{始} \times (℃_{终} - ℃_{始})} = \alpha$$

单位以/℃表示，而且因为其数值通常很小，因而它们以诸如 22×10^{-6}/℃这样的数式表示。不常用的表示法是以每百万分之几(ppm)来表示，前面提到的数值将表示为 22ppm。

修复牙科学中一些重要材料的线性热膨胀系数列于表 3-7。虽然该系数是一项材料常数，但它在温度大范围变化时并不保持恒定。例如，牙科蜡的线性热膨胀系数在高至 40℃时平均值为 300×10^{-6}/℃，而在从 40℃~50℃时，其平均值为 500×10^{-6}/℃。当聚合物从玻璃态向更柔软、橡胶样材料转变时，其热膨胀系数也发生变化。这种系数的变化对应着玻璃化温度(Tg)。

线性或体积热膨胀系数均可测定，而且对于大多数各向同性材料来说，可认为体积热膨胀系数是线性热膨胀系数的 3 倍。

对于修复材料和加工过程来说，线性热膨胀系数和体积热膨胀系数都是重要的。很明显，随着温度的下降或冷却，物质会发生收缩，这种收缩等于其受热膨胀的量。因此，口腔内的牙齿结构和修复材料在受到热食物和饮料加热时会发生膨胀，当它们接触冷物质时会收缩。这样的膨胀和收缩会破坏牙齿上嵌体或其他充填体边缘的密封性，特别在牙齿和修复材料的热膨胀系数差别很大时，情况更是如此。在构筑适合性良好的修复体时，模型蜡的高热膨胀系数是一项重要因素。冷却造成的体积变化是造成金合金铸件在凝固过程中常常出现的收缩点或表面裂纹的原因。如果要获得精确的金铸件，在金合金冷却过程中必须对其收缩进行补偿。因此，在某些材料和某些操作中，热膨胀系数可能与材料的强度、硬度和美观同样重要。表 3-7 所列数值表明，在可比较的温度变化下，诸如丙烯酸树脂和银汞合金这样的材料比牙齿组织膨胀大，而陶瓷膨胀较小。当与其他材料相比时，嵌体蜡的热膨胀系数特别大。

表 3-7 各种材料的线性热膨胀系数

材料	热膨胀系数($\times 10^{-6}$/℃)
嵌体蜡	350~450
硅橡胶印模材料	210
聚硫橡胶印模材料	140
窝沟及点隙封闭剂	71~94
丙烯酸树脂	76.0
汞	60.6
复合树脂	14~50
氧化锌丁香油水门汀	35
银汞合金	22~28
银	19.2
铜	16.8
金	14.4
烤瓷	12.0
牙齿(冠部)	11.4
玻璃离子体(Ⅱ型)	10.2~11.4

在铸造包埋材料中特别重要的是石英的三种晶体多晶形式的热膨胀。作为牙科包埋材料中的一种主要成分，它们在金属铸造前被加热，在不同的温度下的膨胀量是关键和重要的。石英化合物这一与铸造包埋有关的性质在 1932 年被阐明。图 3-12 中的曲线说明了在温度低于 800℃左右下石英的 4 种形式的热膨胀相对百分率。在结晶状态，方石英在最低的温度下显示出最大的热膨胀，而石英需要达到较高的温度才能产生与方石英等量的热膨胀。而熔融石英的热膨胀极低。

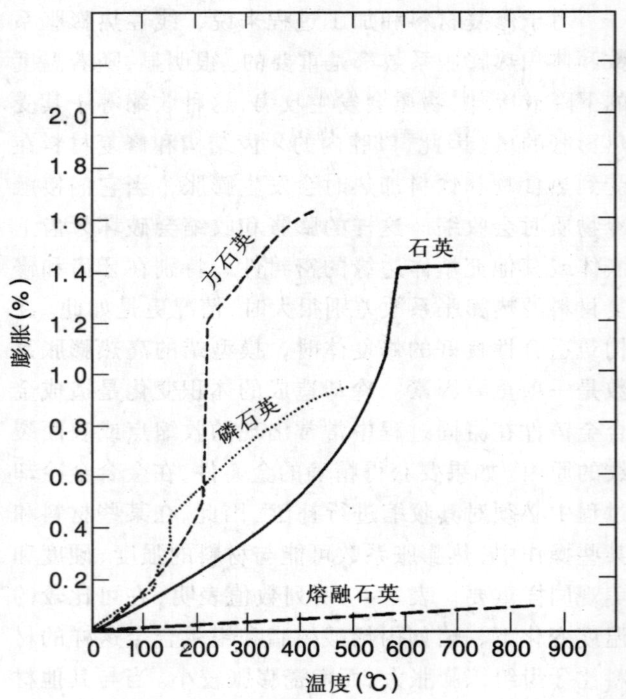

图3-12　4种类型石英的热膨胀曲线

(引自 Volland RH, Paffenbarger GC: J Am Dent Assoc 19: 185, 1932.)

电学性能

电导率和电阻率

材料传导电流的能力可描述为电导率或电导，或者反过来，称为电阻率或电阻。电阻是更为常用的术语。在恒定温度下，均匀截面的均质导体的电阻与其长度成正比，与截面积成反比：

$$R=\rho\frac{l}{A}$$

这里 R 是电阻，单位为 Ω，ρ 是电阻率，l 是长度，A 是截面积。电阻率取决于材料的性质。如果使用了边长为 1cm 的单位立方体，则 l 和 A 等于 1，这时 $R=\rho$。这时的电阻率表达为 Ω · cm，这里 R 的单位为 Ω，l 的单位为 cm，A 的单位为 cm^2。

已经使用电阻的变化来研究热处理时各种合金内部结构的变化。一项通过电导率的方法对金-铜合金系统的早期研究揭示，内部晶体结构的变化伴随着电导率的变化。这些有关电导率的研究与其他性能相应变化的相关性，建立了与牙科金合金热处理操作有关的结构改变的基础。

人牙齿结构的电阻率值例于表 3-8。电阻率在研究因施加电刺激和离子移动所造成的牙齿内液体位移而产生的痛感阈值方面很重要。已经观察到正常和龋坏牙齿的电阻率不同，龋坏组织的电阻率较小。健康牙釉质是相对的电不良导体，而牙本质导电性要大一些(见表 3-8)。

表3-8　人牙齿结构和几种牙科水门汀的电阻率值

材料	电阻率(Ω · cm)
人牙釉质	
Bjorn(1946)	$(2.9\sim3.6)\times10^6$
Mumford(1967)	$(2.6\sim6.9)\times10^6$
人牙本质	
Bjorn(1946)	$(0.7\sim6.0)\times10^4$
Mumford(1967)	$(1.1\sim5.2)\times10^4$
牙科水门汀	
玻璃离子体	$(0.8\sim2.5)\times10^4$
氧化锌丁香油	$10^9\sim10^{10}$
聚丙烯酸锌	$(0.4\sim4)\times10^5$
磷酸锌	2×10^5

用于替换牙齿组织材料的电导率在修复牙科学上是重要的。绝缘的水门汀基底和其他非金属修复材料的有效性还未确定。有几项研究已经测定了牙科水门汀的电阻率(见表 3-8)。氧化锌丁香油水门汀的电阻率最大，其后是聚丙烯酸锌及磷酸锌水门汀。玻璃离子体水门汀是水门汀中导电性最大的，其电导率与牙本质最接近。

介电常数

能提供电绝缘作用的材料称为电介质。介电常数或相对电容率(ε_r)是指电介质的电容(ε)与真空时的电容(ε_0)之比：

$$\varepsilon_r=\varepsilon/\varepsilon_o$$

这里真空的 ε_o 为 8.854×10^{-12}F/m。介电常数随温度、黏结、晶体结构及电介质的结构缺陷变化而变化。

人牙本质和几种牙科水门汀的介电常数值列于表 3-9 中。牙科水门汀的介电常数随材料的凝固而下降。这一下降反映了材料从相对离子性的和极性的糊剂向离子性和极性更小的固体的转变。正如表 3-9 所示那样，玻璃离子体和聚丙烯酸锌水门汀具有较高的电容率值，与氧化锌丁香油水门汀和人牙

表3-9　人牙本质和一些牙科水门汀的介电常数

材料	介电常数
人牙本质	8.6
牙科水门汀(凝固的)	
玻璃离子体	$(2\sim7)\times10^5$
氧化锌丁香油	10
聚丙烯酸锌	$4\times10^3\sim2\times10^5$

本质相比，这些水门汀含有较多的离子且相当极性。

电介质测定已被用来研究含有或不含硅烷偶联剂的牙科复合树脂的聚合物－填料间的界面，以及潮湿对这些界面的影响。这些测定显示，增加填料含量限制了主要聚合物链的活动性，而且相容的硅烷并不在聚合物－填料界面形成分离相。还显示如果填料未经硅烷处理，在界面处可能存在大量水。因此，对用于牙科复合树脂的填料进行正确的硅烷化，对其成功应用是必须的。

口腔内由金属修复体形成的原电池所致的流电现象使电绝缘问题更加复杂。最近的研究表明，水门汀基底并不能有效地将牙髓与口腔内金属修复体所产生的电流隔绝开来。目前尚不清楚多大的绝缘作用是必须的，或如何有效地修复牙齿至其原有平衡状态。

电动势

利用金属和合金制作牙科修复体或者利用易腐蚀的器械，需要了解金属在电动势序列中的相对位置。电动势序列是金属的电极电位按照它们在溶液中氧化能力下降的顺序而排列的顺序，可作为比较金属在空气中氧化趋势的基础。那些具有高负电极电位的金属比那些具有高正电极电位的金属更耐腐蚀。一般地，在此序列中铜以上的金属，如铝、锌及镍，更易氧化，而那些电极电位低于铜的金属，如银、铂和金，则更耐氧化。一些在水中及盐水中常见腐蚀反应的氧化－还原电位见表3－10。当在盐水溶液中而不在水中测定时电极电位值和序列顺序会改变。在35℃人工唾液中测得的一些牙科合金的电极电位列于表3－11。

表3－11 一些牙科合金在35℃人工唾液中的电极电位

材料	在35℃下的电极电位(V)*
锡冠型	+0.048
氢/H^+	0.000
银汞合金	
传统球形	-0.023
分散高铜	-0.108
镍铬合金	-0.126～-0.240
钴铬合金	-0.292
金合金	
Au-Cu-Ag	-0.345
Au-Pt-Pd-Ag	-0.358～-0.455

改之 Arvidson K, Johansson EG: Scand J Dent Res 85: 485, 1977.
*高的正值说明这种金属具有强烈的溶解趋势

同样，有可能从电动势序列得出这样的结果，与那些具有更高电动势值的金属相比，金、铂及银的氧化物更易于还原成纯金属。

流电现象

在口腔中存在的金属修复体可能造成流电作用的现象。这是由于对颌牙或邻牙间不同充填物的电

表3－10 在水中及盐水中的腐蚀反应的氧化－还原电位

金属	腐蚀反应	在25℃水中电极电位(对常规氢电极的V值)	在25℃盐水中电极电位(对0.1N甘汞标尺V值)
铝	$Al \rightarrow Al^{3+} + 3e$	+1.662*	+0.83
锌	$Zn \rightarrow Zn^{2+} + 2e$	+0.763	+1.10
铬	$Cr \rightarrow Cr^{3+} + 3e$	+0.744	+0.4～-0.18
铁	$Fe \rightarrow Fe^{2+} + 2e$	+0.440	+0.58
钴	$Co \rightarrow Co^{2+} + 2e$	+0.277	—
镍	$Ni \rightarrow Ni^{2+} + 2e$	+0.250	+0.07
锡	$Sn \rightarrow Sn^{2+} + 2e$	+0.136	+0.49
氢	$H_2 \rightarrow 2H^+ + 2e$	0.000	—
铜	$Cu \rightarrow Cu^{2+} + 2e$	-0.337	+0.20
	$4(OH^-) \rightarrow O_2 + 2H_2O + 4e$	-0.401	—
汞	$2Hg \rightarrow Hg_2^{2+} + 2e$	-0.788	—
银	$Ag \rightarrow Ag^+ + e$	-0.799	+0.08
钯	$Pd \rightarrow Pd^{2+} + 2e$	-0.987	—
铂	$Pt \rightarrow Pt^{2+} + 2e$	-1.200	—
	$2H_2O \rightarrow O_2 + 4H^+ + 4e$	-1.229	—
金	$Au \rightarrow Au^{3+} + 3e$	-1.498	—

改之 Flinn RA, Trojan PK: Engineering materials and their applications, ed 3, Boston, 1986, Houghton Mifflin.
*正值表明金属具有进入溶液的强烈倾向。高的正值说明更加阳极性，而高的负值说明更加阴极性。

位不同所造成。这些充填物与唾液或骨组织液这样的电解质相接触，构成一个原电池。当相对的充填物相互接触时，电池就发生短路，如果电流穿过牙髓，患者就会感到疼痛，而且阳极化更强的修复体会被腐蚀。单个的充填物加上唾液和骨组织液也可以构成液体结合型原电池。如图 3－13 所示，能够导电的离子能容易地穿过牙本质和修复体边缘。

研究表明，当金属修复体开始接触时，相对较大的电流流过金属充填物。如果保持充填物相互接触，则电流快速减小，这可能是电池极化所致。然而，电压的大小并不重要，因为有迹象表明，患者对电流的敏感性对其是否感到疼痛有极大的影响。虽然电流在 20～50μA 之间时大多数患者会感到疼痛，但有些患者在 10μA 就会感到疼痛，而其他一些人在电流低于 110μA 时并不感到疼痛。这也许能够解释这样的事实，即使口腔内条件相似，一些患者受到流电作用困扰，而其他人并无此问题。

流电性电流是由于两个金属修复体接触而引发并取决于它们的组成和表面积。当不锈钢合金与银汞合金修复体接触时，能产生比金或钴铬合金更高的电流密度。当负极（如金合金）体积相对于正极（如银汞合金）而增大时，电流密度也可能增加。同样，较大的负极也会增加较小正极的腐蚀。不含 γ_2 相的银汞合金的电流密度似乎小于含有 γ_2 相的银汞合金。

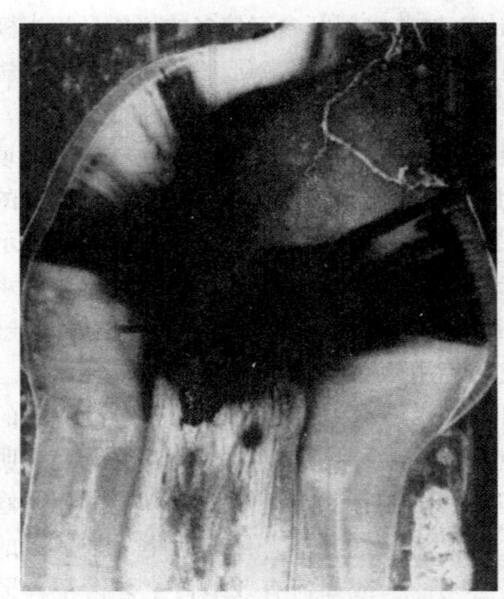

图 3－13　狗恒牙纵切片放射自显影，牙髓已用 45/20 氢氧化钙盖髓。牙齿中黑暗区域是钙离子发生迁移的证据，也可能是电路存在的证据

（Courtesy Avery JK, University of Michigan School of Dentistry, 1958.）

电化学腐蚀

近来，人们对研究诸如金合金和银汞合金这样的多相体系修复材料的腐蚀和电化学行为感兴趣。例如，已通过电化学手段研究了银汞合金中 γ、γ_1 和 γ_2 相的腐蚀。正极和负极极化测定表明，在人工唾液

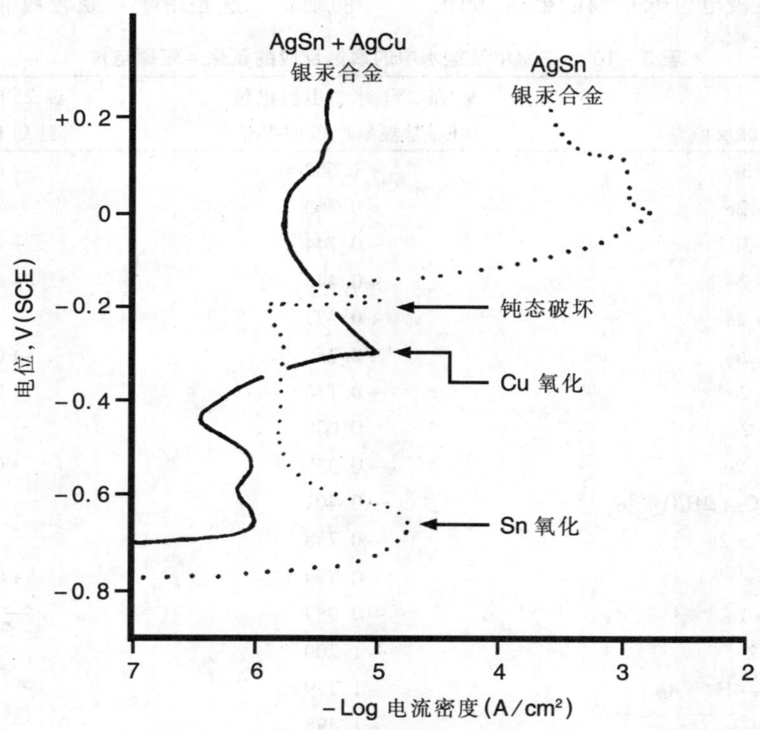

图 3－14　两种类型银汞合金在人工唾液内的阳极化曲线

（引自 Fairhurst CW, Marek M, Butts MB, Okabe T: J Dent Res 57: 725, 1978.）

中这些相无强烈的钝态行为。在牙科银汞合金试样内，相的边界处或在 γ_2 相内出现小凹腐蚀。然而，其他研究表明，银汞合金呈现出不断下降的电化学电位，当将其贮存在中性溶液中时就会产生很大的值。向银合金粉中加入铜以便在凝固过程中形成铜－锡化合物可提高银汞合金耐氯化物的性能和耐流电腐蚀性能。如图 3－14所示，AgSn 银汞合金的正极活性明显不同于 AgSn＋AgCu 银汞合金。AgSn＋AgCu 银汞合金在测试条件下保持钝态，而 AgSn 银汞合金则不是。

对外科用不锈钢、不锈钢正畸托槽及根管银钉的研究报告表明，这些合金及其他的腐蚀可导致力学性能下降和腐蚀产物的形成，在某些情况下这些产物会在人体器官内聚集。如前面表 3－10 所示，腐蚀会受到环境的影响，诸如钴和铜这样的金属在含有血清蛋白和成纤维蛋白的生理盐水中腐蚀的更快。

ζ－电势

悬浮在电解质溶液中的带电颗粒能吸引相反电荷至其表面。这些离子形成的表面层称为紧密层。为维持悬浮液的电荷平衡，相反电荷的离子被吸引至紧密层。在其表面离子扩散双电层处的电势称为电动电势或 ζ－电势。

可通过测定流电势 (E) 来确定作为多孔塞子的固体的 ζ－电势 (ζ)，当液体沿着一静电表面流动时所形成的电场就是流电势。其关系如下：

$$\zeta=(8.47\times10^{8})(\eta/\varepsilon)(\Delta E/\Delta P)(R_{0.1N\ KCl}\cdot k_{0.1N\ KCl}/R_{p})$$

这里 η 是以 cp 为单位的黏度，E 的单位为 mV，R_p 是多孔塞的电阻，单位为 Ω，k 的单为 $\Omega^{-1}cm^{-1}$，P 是以 Hg/cm 为单位的压力。R_k 是在 0.1 N KCl 下的原电池常数。ε 为介电常数，25℃水的介电常数为 78.54。

电泳现象可用来提高胶体稳定性、模拟离子吸附以及表现出颗粒表面特点。pH、表面活性剂及酶对 ζ－电势的影响是重要的。ζ－电势也会影响材料近表面的力学性能(如磨耗)。一些材料的 ζ－电势列于表 3－12。

表 3－12　一些牙科材料的 ζ－电势

材料	ζ－电势(mV)
羟基磷灰石	－9.0～－10.9
牙齿结构*	
牙结石	－15.3
牙骨质	
暴露的	－6.96
未暴露的	－9.34
牙本质	－6.23
牙釉质	－9.04～－10.3

引自 O'Brien WJ, editor: Dental materials: properties and selection, Chicago, 1989, Quintessence.

＊在 30℃平衡盐溶液中测定

其他性能

不论是在口腔内应用还是在技工室应用，在选择及操作材料时，以下五个性能通常非常重要，它们是失泽和变色、吸水率、溶解率及分解、凝固时间和有效期。

失泽和变色

任何原因所致材料的变色都是一个令人讨厌的现象。因氧化、硫化或其他任何能造成表面反应的材料所致的金属修复体表面失泽，是口腔内及技工室金属修复体和临床器械的一项关键性能。对外科器械的蒸汽消毒过程早已造成一系列失泽和腐蚀问题。许多诸如水门汀和复合树脂这样的非金属材料在使用中易于变色，因为有色物质渗入材料并继续在复合树脂内反应。

已经提出了各种离体试验来研究失泽，特别是冠桥和部分义齿合金。试验一般是通过控制合金接触富含硫化物、氯化物及磷酸盐的溶液来进行。最近，通过分光光度法测定本章前面讨论过的色差参数来评价接触上述溶液合金的变色。

吸水率

材料的吸水率是指在制作过程中或修复体在使用中，材料表面吸附的和内部吸收的水量。例如，义齿丙烯酸树脂的吸水率是测定浸水 7d 后重量的变化，单位为 $\mu g/mm^3$。塑料义齿基托材料易于吸水的倾向正是美国国家标准局／美国牙科协会 (ANSI/ADA) 将吸水率列入关于这一类材料的第 12 号规范内的原因。通常认为材料的严重翘曲和尺寸变化与高吸水率有关。如果让水胶体印模材料持续浸水，它就有吸水的趋向，然后产生尺寸变化，导致使用中出现严重问题。

溶解率和分解率

冠桥水门汀的溶解率和分解率，可通过将两片直径 20mm、厚 1.0mm 的试样浸入 37℃水中 24h 或更长时间，通过重量分析来确定。单位为 $\mu m/mm^3$。一种用于研究溶解率和分解率的电导计法具有可测定挥发性成分的挥发并可使用更小的试样的优点。在从水中试验预测在体性能时应格外谨慎，因为在口腔内常常发生磨损和其他化学物对材料作用的现象。

水门汀在体降解试验和前述的水中溶解率和分解率试验间缺乏相关性，这导致了其他离体试验的出现。一个试验是将水门汀置于两个平行的圆玻璃片(直径 16mm)之间，然后使试样接触各种酸性介质，用照相法记录试样的变化。结果提示，在连续的吸附、分解及溶解后可发生降解。诸如水门汀的组成、厚度、体积克分子浓度及介质的 pH 值这样的变量是重要的。最近，一种酸蚀试验已被用于测定水门汀(见第二十章)。

凝固时间

凝固时间特征与反应速度有关，并影响许多材料在修复牙科学的实际应用。诸如水门汀、印模材料、牙科石膏、人造石及包埋材料这样的材料，它们成功的应用取决于关键的反应时间和硬化速度。从操作实践和成功应用的角度来看，材料从可塑状态或流动状态至凝固或硬化所需时间可能是其最重要的性能。凝固时间并不表明反应完全的时间，而反应可能持续长得多的时间。根据应用不同，不同材料的凝固时间也不同。

有效期

有效期是一个用于材料在运输和贮存过程中整体质量降低和变化的术语。温度、湿度和贮存时间长短和涉及的材料的多少以及贮存容器的类型是重要因素，而这些因素因材料的不同会有很大变化。具有非常好性能的材料在刚开始生产时，如果它在数天或数周后性能退化严重，则可能不能使用。这些性能将在涉及石膏材料和印模材料的章节中讨论。近年来，已进行了一些各种材料的该性能的研究，通过加速老化试验，有时可对质量进行改进。X 线胶片、麻醉药及一些其他产品标注有使用截止日期，超过此日期不能再使用。这一措施可以确保材料在一定时期内不因老化而变质。大多数符合美国牙科协会规范要求的材料都标注有生产日期，作为一系列序号的一部分，或列为单独的标注。

问题精选

问题 1

为了根管治疗方便，在金冠上钻一个孔，随后用银汞合金充填该孔。数月后，银汞合金看起来发生变色和腐蚀。是什么造成了这个问题？如何避免？

答案

银汞合金对于金合金来说是阳极，而且金修复体表面积远大于银汞合金，这些因素将造成银汞合金因流电作用而腐蚀。上述小孔应当用金箔充填，以减少腐蚀。

问题 2

将要黏结到前牙的瓷贴面的颜色与比色板上的颜色匹配，但与邻牙不匹配。造成这一问题最有可能的原因是什么？如何避免？

答案 a

如果使用不同的光源来匹配条件等色的颜色，当在一种光源下而不在其他光源下观察时，颜色看起来可能匹配的很好。在用比色板对牙齿比色时，应在合适的光线条件下进行。

答案 b

陶瓷是半透明材料，其颜色可受黏固修复体的水门汀颜色的影响，特别是贴面没有遮色层时更是如此。应选用合适颜色的树脂水门汀来黏结贴面。

问题 3

应用于瓷修复体上的釉层在冷却时出现裂纹。是什么造成釉层出现裂纹？如何避免这一问题？

答案

瓷只有较低的热扩散性，受到热震时也易于开裂。应确保按制造商推荐的方法来冷却瓷修复体，以减小较大的热梯度。

问题 4

在热水中清洗的义齿发生变形，戴入患者口腔后不再合适，为什么？

答案

在清洗义齿过程中，如果温度超过树脂的玻璃化温度，就易于发生变形。应当使用冷水清洗义齿。

参考书目

颜色及光学性能

Asmussen E: Opacity of glass-ionomer cements, *Acta Odontol Scand* 41: 155, 1983.

Baran GR, O'Brien WJ, Tien T-Y: Colored emission of rare earth ions in a potassium feldspar glass, *J Dent*

Res 56: 1323, 1977.

Colorimetry, official recommendations of the International Commission on Illumination (CIE), *Publication CIE* No 15 (E-1. 3. 1), 1971.

Crisp S, Abel G, Wilson AD: *The quantitative measurement of the opacity of aesthetic dental filling materials*, *J Dent Res* 58: 1585, 1979.

Dennison JB, Powers JM, Koran A: Color of dental restorative resins, *J Dent Res* 57: 557, 1978.

Hall JB, Hefferren JJ, Olsen NH: Study of fluorescent characteristics of extracted human teeth by use of a clinical fiuorometer, *J Dent Res* 49: 1431, 1970.

Johnston WM, O'Brien WJ, Tien T-Y: The determination of optical absorption and scattering in translucent porcelain, *Color Res Appl* 11: 125, 1986.

Johnston WM, O'Brien WJ, Tien T-Y: Concentration additivity of Kubelka-Munk optical coefficients of porcelain mixtures, *Color Res Appl* 11: 131, 1986.

Jorgenson MW, Goodkind RJ: Spectrophotometric study of five porcelain shades relative to the dimensions of color, porcelain thickness, and repeated firings, *J Prosthet Dent* 42: 96, 1979.

Judd DB: Optical specification of lightscattering materials, *J Res Nat Bur Standards* 19: 287, 1937.

Judd DB, Wyszecki G: *Color in business, science, and industry*, ed 3, New York, 1975, John Wiley & Sons.

Koran A, Powers JM, Raptis CN, Yu R: Refiection spectrophotometry of facial skin, *J Dent Res* 60: 979, 1981.

Kubelka P: New contributions to the optics of intensely light-scattering materials, Part I, *Opt Soc Am J* 38: 448, 1948.

Kubelka P, Munk F: Ein Beitrag zur Optik der Farbanstriche, *Z Tech Phys* 12: 593, 1931.

Miyagawa Y, Powers JM: Prediction of color of an esthetic restorative material, *J Dent Res* 62: 581, 1983.

Miyagawa Y, Powers JM, O'Brien WJ: Optical properties of direct restorative materials, *J Dent Res* 60: 890, 1981.

Nickerson D: The specification of color tolerances, *Textile Res* 6: 509, 1936.

Noie F, O'Keefe KL, Powers JM: Color stability of resin cements after accelerated aging, *Int J Prosthodont* 8: 51, 1995.

O'Brien wJ, Johnston WM, Fanian F: Doublelayer color effects in porcelain systems, *J Dent Res* 64: 940, 1985.

O'Brien wJ, Johnston WM, Fanian F et al: The surface roughness and gloss of composites, *J Dent Res* 63: 685, 1984.

O'Keefe KL, Powers JM, Noie F: Effect of dissolution on color of extrinsic porcelain colorants, *Int J Prosthodont* 6: 558, 1993.

Panzeri H, Fernandes LT, Minelli CJ: Spectral fluorescence of direct anterior restorative materials, *Aust Dent J* 22: 458, 1977.

Powers JM, Barakat MM, Ogura H: Color and optical properties of posterior composites under accelerated aging, *Dent Mater J* 4: 62, 1985.

Powers JM, Capp JA, Koran A: Color of gingival tissues of blacks and whites, *J Dent Res* 56: 112, 1977.

Powers JM, Dennison JB, Koran A: Color stability of restorative resins under accelerated aging, *J Dent Res* 57: 964, 1978.

Powers JM, Dennison JB, Lepeak PJ: Parameters that affect the color of direct restorative resins, *J Dent Res* 57: 876, 1978.

Powers JM, Koran A: Color of denture resins, *J Dent Res* 56: 754, 1977.

Powers JM, Yeh CL, Miyagawa Y: Optical properties of composite of selected shades in white light, *J Oral Rehabil* 10: 319, 1983.

Ruyter IE, Nilner K, Moller B: Color stability of dental composite resin material for crown and bridge veneers, *Dent Mater* 3: 246, 1987.

Seghi RR, Johnston WM, O'Brien WJ: Spectrophotometric analysis of color differences between porcelain systems, *J Prosthet Dent* 56: 35, 1986.

Specifying color by the Munsell system, D1535-68 (1974). In ASTM Standards, 1975, Part 20, Philadelphia, 1975, American Society for Testing and Materials.

Sproull RC: Color matching in dentistry. Part III. Color control, *J Prosthet Dent* 31: 146, 1974.

Van Oort RP: *Skin color and facial prosthetic— a colorimetric study*, doctoral dissertation, The Netherlands, 1982, Groningen State University.

Wyszecki G, Stiles WS: *Color science,* New York, 1967, John Wiley & Sons.

Yeh CL, Miyagawa Y, Powers JM: *Optical properties of composites of selected shades,* *J Dent Res* 61: 797, 1982.

Yeh CL, Powers JM, Miyagawa Y: Color of selected shades of composites by reflection spectrophotometry, *J Dent Res* 61: 1176, 1982.

热学性能

Antonucci JM, Toth EE: Extent of polymerization of dental resins by differential scanning calorimetry, *J Dent Res* 62: 121, 1983.

Brady AP, Lee H, Orlowski JA: Thermal conductivity studies. of composite dental restorative materials, *J Biomed Mater Res* 8: 471, 1974.

Brauer GM, Termini DJ, Burns CL: Characterization of components of dental materials and components of tooth structure by differential thermal analysis, *J Dent Res* 49: 100, 1970.

Brown WS, Christiansen DO, Lloyd. BA: Numerical and experimental evaluation of energy inputs, temperature gradients, and thermal stress during restorative procedures, *J Am Dent Assoc* 96: 451, 1978.

Brown WS, Dewey WA, Jacobs HR: Thermal properties of teeth, *J Dent Res* 49: 752, 1970.

Civjan S, Barone JJ, Reinke PE et al: Thermal properties of nonmetallic restorative materials, *J Dent Res* 51: 1030, 1972.

Craig RG, Eick JD, Peyton FA: Properties of natural waxes used in dentistry, *J Dent Res* 44: 1308, 1965.

Craig RG, Peyton FA: Thermal conductivity of tooth structure, dental cements, and amalgam, *J Dent Res* 40: 411, 1961.

Craig RG, Powers JM, Peyton FA: Differential thermal analysis of commercial and dental waxes, *J Dent Res* 46: 1090, 1967.

Craig RG, Powers JM, Peyton FA: Thermogravimetric analysis of waxes, *J Dent Res* 50: 450, 1971.

Dansgaard W, Jarby S: Measurement of nonstationary temperature in small bodies, *Odont Tskr* 66: 474, 1958.

de Vree JH, Spierings TA, Plasschaert AJ: A simulation model for transient thermal analysis of restored teeth, *J Dent Res* 62: 756, 1983.

Fairhurst CW, Anusavice KJ, Hashinger DT et al: Thermal expansion of dental alloys and porcelains, *J Biomed Mater Res* 14: 435, 1980.

Henschel CJ: Pain control through heat control, *Dent Dig* 47: 294, 444, 1941.

Lisanti VF, Zander HA: Thermal conductivity of dentin, *J Dent Res* 29: 493, 1950.

Lloyd CH: The determination of the specific heats of dental materials by differential thermal analysis, *Biomaterials* 2: 179, 1981.

Lloyd CH: A differential thermal analysis (DTA) for the heats of reaction and temperature rises produced during the setting of tooth coloured restorative materials, *J Oral Rehabil* 11: 111, 1984.

McCabe JF, Wilson HJ: The use of differential scanning calorimetry for the evaluation of dental materials. I. Cements, cavity lining materials and anterior restorative materials, *J Oral Rehabil* 7: 103, 1980.

McCabe JF, Wilson HJ: The use of differential scanning calorimetry for the evaluation of dental materials. II. Denture base materials, *J Oral Rehabil* 7: 235, 1980.

McLean JW: Physical properties influencing the accuracy of silicone and thiokol impression materials, *Br Dent J* 110: 85, 1961.

Murayama T: *Dynamic mechanical analysis of polymeric materials,* New York, 1978, Elsevier Science.

Pearson GJ, Wills DJ, Braden M et al: The relationship between the thermal properties of composite filling materials, *J Dent* 8: 178, 1980.

Peyton FA: Temperature rise and cutting efficiency of rotating instruments, *NYJ Dent* 18: 439, 1952.

Peyton FA: Effectiveness of water coolants with rotary cutting instruments, *J Am Dent Assoc* 56: 664, 1958.

Peyton FA, Morrant GA: High speed and other instruments for cavity preparation, *Int Dent J* 9: 309, 1959.

Peyton FA, Simeral WG: The specific heat of tooth structure, *Alum Bull U Mich School Dent* 56: 33, 1954.

Powers JM, Craig RG: Penetration of commercial and dental waxes, *J Dent Res* 53: 402, 1974.

Powers JM, Hostetler RW, Dennison JB: Thermal expansion of composite resins and sealants, *J Dent Res* 58: 584, 1979.

Rootare HM, Powers JM: Determination of phase transitions in gutta-percha by differential thermal analysis, *J Dent Res* 56: 1453, 1977.

Soderholm KJ: Influence of silane treatment and filler fraction on thermal expansion of composite resins, *J Dent Res* 63: 1321, 1984.

Souder WH, Paffenbarger GC: *Physicalproperties of dental materials, National Bureau of Standards Circular No C433, Washington, DC, 1942, U. S. Government Printing Office.*

Soyenkoff BC, Okun JH: Thermal conductivity measurements of dental tissues with the aid of thermistors, J Am Dent Assoc 57: 23, 1958.

Tay WM, Braden M: Thermal dfffusivity of glass-ionomer cements, *J Dent Res* 66: 1040, 1987.

Walsh JP, Symmons HF: A comparison of the heat conduction and mechanical efficiency of diamond instruments, stones, and burs at 3,000 and 60,000 rpm, *NZ Dent J* 45: 28, 1949.

Watts DC, Smith R: Thermal diffusivity in finite cylindrical specimens of dental cements, *J Dent Res* 60: 1972, 1981.

Watts DC, Smith R: Thermal diffusion in some polyelectrolyte dental cements: the effect of powder/liquid ratio, *J Oral Rehabil* 11: 285, 1984.

Wilson TW, Turner DT: Characterization of polydimethacrylates and their composites by dynamic mechanical analysis, *J Dent Res* 66: 1032, 1987.

电及电化学性能

Arvidson K, Johansson EG: Galvanic series of some dental alloys, *Scand J Dent Res* 85: 485, 1977.

Bergman M, Ginstrup O, Nilner K: Potential and polarization measurements in vivo of oral galvanism, *Scand J Dent Res* 86: 135, 1978.

Bjorn H: Electrical excitation of teeth, *Svensk Tandlak T* 39(Suppl): 1946.

Braden M, Clarke RL: Dielectric properties of zinc oxide-eugenol type cements, *J Dent Res* 53: 1263, 1974.

Braden M, Clarke RL: Dielectric properties of polycarboxylate cements, *J Dent Res* 54: 7, 1975.

Cahoon JR, Holte RN: Corrosion fatigue of surgical stainless steel in synthetic physiological solution, *J Biomed Mater Res* 15: 137, 1981.

Clark GCF, Williams DF: The effects of proteins on metallic corrosion, *J Biomed Mater Res* 16: 125, 1982.

Fairhurst CW, Marek M, Butts MB et al: New information on high copper amalgam corrosion, *J Dent Res* 57: 725, 1978.

Gjerdet NR, Brune D: Measurements of currents between dissimilar alloys in the oral cavity, *Scand J Dent Res* 85: 500, 1977.

Holland RI: Galvanic currents between gold and amalgam, *Scand J Dent Res* 88: 269, 1980.

Maijer R, Smith DC: Corrosion of orthodontic bracket bases, *Am J Orthodont* 81: 43, 1982.

Marek M, Hochman R: *The corrosion behavior of dental amalgam phases as a function of tin content.* Microfilmed paper no 192, delivered at the Annual Meeting of the International Association for Dental Research, Dental Materials Group, Washington, DC, April 12 – 15, 1973.

Mohsen NM, Craig RG, Filisko FE: The effects of different additives on the dielectric relaxation and the dynamic mechanical properties of urethane dimethacrylate, *J Oral Rehabil* 27: 250, 2000.

Mumford JM: Direct-current electrodes for pulp testing, *Dent Pract* 6: 236, 1956.

Mumford JM: Direct-current paths through human teeth, master's thesis, Ann Arbor, Mich, 1957, University of Michigan School of Dentistry. Mumford JM: Electrolytic action in the mouth and its relationship to pain, J Dent Res 36: 632, 1957.

Mumford JM: Resistivity of human enamel and dentin, *Arch Oral Biol* 12: 925, 1957.

Mumford JM: Path of direct current in electric pulp-testing, *Br Dent J* 106: 23, 1959.

O'Brien WJ: Electrochemical corrosion of dental gold castings, *Dent Abstracts* 7: 46, 1962.

Phillips LJ, Schnell RJ, Phillips RW: Measurement of the electric conductivity of dental cement. III. Effect of increased contact area and thickness: values for resin, calcium hydroxide, zinc oxide eugenol, *J Dent Res* 34: 597, 1955.

Phillips LJ, Schnell RJ, Phillips RW: Measurement of the electric conductivity of dental cement. IV. Extracted human teeth; in vivo tests; summary, *J Dent Res* 34: 839, 1955.

Rootare HM, Powers JM: Comparison of zeta-potential of synthetic fiuorapatite obtained by stepwise and continuous methods of streaming, *J Electrochem Soc* 126: 1905, 1979.

Schreiver W, Diamond LE: Electromotive forces and electric currents caused by metallic dental fillings, *J Dent Res* 31: 205, 1952.

Shaw DJ: *Electropboresis*, New York, 1969, Academic Press.

Tay WM, Braden M: Dielectric properties of glass ionomer cements, *J Dent Res* 47: 463, 1968.

Wilson AD, Kent BE: Dental silicate cements. V. Electrical conductivity, *J Dent Res* 47: 463, 1968.

Zitter H, Plenk H, Jr: The electrochemical behavior of metallic implant materials as an indicator of their biocompatibility, *J Biomed Mater Res* 21: 881, 1987.

其他性能

German RM, Wright DC, Gallant RF: In vitro tarnish measurements on fixed prosthodontic alloys, *J Prostbet Dent* 47: 399, 1982.

Koran A, Powers JM, Lepeak PJ et al: Stain resistance of maxillofacial materials, *J Dent Res* 58: 1455, 1979.

Mesu FP: Degradation of luting cements measured in vitro, *J Dent Res* 61: 655, 1982.

Raptis CM, Powers JM, Fan PL et al: Staining of composite resins by cigarette smoke, *J Oral Rebabil* 9: 367, 1982.

Solovan DF, Powers JM: Effect of denture cleansers on partial denture alloys and resilient liners, *Mich Dent Assoc J* 60: 135, 1978.

Walls AW, McCabe JF, Murray JJ: An erosion test for dental cements, *J Dent Res* 64: 1100, 1985.

Wilson AD, Merson SA, Prosser HJ: A sensitive conductimetric method for measuring the material initially water-leached from dental cements. I. Zinc polycarboxylate cements, *J Dent* 8: 263, 1980.

第四章 力学性能

David H. Kohn

大多数修复材料在制作或咀嚼过程中，需要抵抗外力，因此，力学性能在了解及预测材料受力情况下的行为是重要的。由于没有哪一个单项力学性能能真实、全面地反映材料的质量，因此，必须了解有关各种力学性能的原理，以便充分利用材料。力、应力、应变、强度、韧性、硬度、摩擦及磨损的量值有助于确定材料的性能。一般在载荷下固体的稳定性取决于其原子间结合力的性质及强度。本章将介绍弹性、黏弹性的概念及表面力学性能，以及这些概念在口腔医学的重要性。

力

一个物体推或拉另一个物体便产生力。既可以通过实际接触而产生力，也可以离开一定距离产生力（如重力）。对物体施加外力可使静止的或运动的物体位置改变。如果受力物体维持静止不动，外力可使物体外形改变。力有三个特性：力的作用点、大小及作用方向。力的作用方向是力类型的特征。力的单位为牛顿(N)。

咬合力

材料科学在口腔医学上最重要的应用之一是关于作用在牙齿和牙科修复体上力的研究。牙科文献中的许多报告阐述了牙齿咬合力的测定。通过应变片、遥测仪或许多模拟试验测定出最大咬合力在200～3 500N范围内。

成人牙齿咬合力从磨牙区向切牙逐渐减小，第一磨牙、第二磨牙在400N～800N范围内变化。双尖牙、尖牙及切牙各自平均咬合力分别为300N、200N及150N。在成长中的儿童的咬合力虽有些不规律，但呈现明确的增长，从235N增至494N，年平均增加22N。

作用在修复体上的力

与研究作用在自然牙列的力同等重要的是测定作用在诸如嵌体、固定桥、活动部分义齿及全口义齿等修复体上的力及修复体内的应力。最初研究咬合力的一项研究表明，有一侧第一磨牙有固定桥的患者，其修复侧平均咬合力为250N，而另一侧自然牙列的平均咬合力为300N。相比起来，恒磨牙、双尖牙及切牙的平均咬合力分别为665N、450N、220N。戴部分活动义齿患者的咬合力在65N～235N范围。戴全口义齿的患者的磨牙及双尖牙的平均咬合力大约为100N，切牙的平均咬合力为40N。咬合力值范围较大的原因是患者人群年龄及性别的差异之故。一般女性的咬合力为90N，小于男性。

这些研究和其他研究表明戴固定桥患者的第一磨牙的咬合力大约是自然牙列患者的40%，而全口义齿及部分活动义齿患者的咬合力还要更低，大约是自然牙的15%。

最近，通过应变片可获得更精确的测定，但总体上结论是相似的。在全口义齿的第一双尖牙、第二双尖牙及第一磨牙间的力的分布大约分别是正常的15%、30%及55%。患者咀嚼花生、可可豆或葡萄干时第一双尖牙、第二双尖牙及第一磨牙所需平均咬合力分别为6.6N、12.0N及22.6N。这些力之所以低，是因为咀嚼这些食物所需的力不是最大的。因此，戴有全口义齿的患者可以通过增加咬合力或咀嚼次数或来回搓动食物至小双尖牙上，将有助于咀嚼韧性食物，小双尖牙上的应力较大。由于咬合力小，将食物向前搓动是一较好的办法。

咬合力的总结

上述引用的研究均为患者人数较少的样本或不同年龄的患者。基于报告的数据范围，关于咀嚼力的研究应当在大数量受控患者群内进行，以获得更准确的数量。然后，我们可以推测，咬合力及组织下的反应随解剖部位、年龄、错𬌗畸形及牙齿修复而改变。因此，足以抵抗儿童切牙𬌗力的材料或设计可能不足以抵抗有错𬌗畸形或桥体的成人第一磨牙。

应　力

当外力作用于一物体并欲使其变形时，物体内部便产生抵抗外力的力，这个力称为应力，大小与外力相等，但方向相反。外力及应力均分布于物体的给定区域，因此，物体中的应力定义为单位面积承受的力。在这一方面，应力与压强相似，因为应力与压强均以下式表示：

$$应力=\frac{力}{面积}$$

由于应力是不可能直接测定的，更方便的方法是测定作用在截面积上的外力，可称为应力，一般记做S或σ。因此，应力的单位是力的单位(N)除以面积的单位，一般称作帕(Pa, $1Pa=1N/m^2=1MN/mm^2$)。通常记录应力的单位是兆帕(MPa)，$1MPa=10^6Pa$。

因为物体内的应力与外力成正比关系，与面积成反比关系，因此，有必要认识外力作用面积的重要性。这一点在牙科修复上尤其重要，因为外力作用面积通常很小。例如，活动义齿上的卡环、正畸弓丝或咬合面上的小修复体的截面积可能只有 $0.16\sim0.016cm^2$。

以20号正畸弓丝为例，其截面直径为0.8mm，截面积为 $0.5mm^2$，如果220N的力作用在这一直径的弓丝上，所产生的应力等于 $220N/0.5mm^2$，即 $440N/mm^2$(MPa)。

应力总是定义为 $1m^2$ 截面所受的力，但是牙科修复体的咬合面明显没有 $1m^2$ 的面积。如果修复体的边长为2mm，小的殆尖修复体的表面积可能不超过 $4mm^2$，如果440N的咬合力作用在此面积上，所产生的应力将达到100MPa。因此，在许多牙科修复体上会产生几百MPa的应力。

应力的类型

外力可以任何角度或方向作用于物体上，而且通常是几种外力同时作用，使物体内部产生复合应力。总体上，单个施加的外力可以是轴向的（如张力或压力）、剪切的、弯曲的或扭曲的。这些失向力以图4－1所示简化的方式表示出来。然而，所有应力可被看作是两种基本力的结合作用—轴向力和剪切力。

当物体所受两个外力在一条直线上，但方向相背时，物体受到拉伸。当物体所受两个外力在一条直线上，但方向相对时，物体受到压缩，若两力相互平行，则物体受到剪切。若物体扭转则物体受到扭曲，当物体弯曲时产生弯曲。当物体受到拉伸时，其内部的分子势必抵抗拉伸。当物体受到压缩时，其内部的分子势必抵抗压缩。当物体受到剪切时，物体内部一部分势必抵抗与另一部分滑动。材料这种抵抗变形的性质代表了固体的弹性性质。

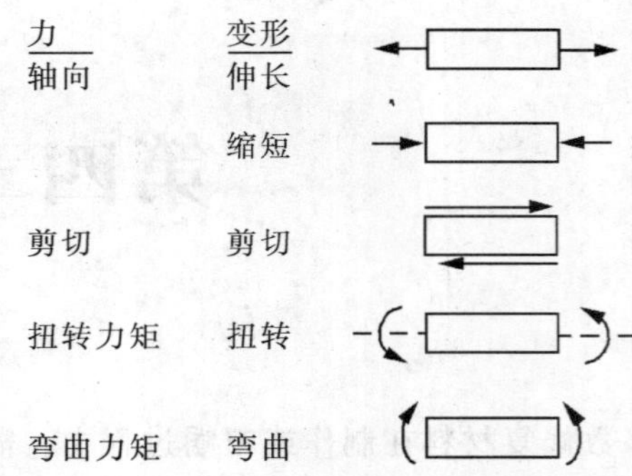

图4－1　不同类型应力及其产生变形的示意图

口腔中所受应力方向多向性、量值的多样性及复杂性可见于图4－2所示的例子中，该图显示了一个三单元的桥体在对殆压力下所产生力的光弹模型。图4－2 A中箭头所示处为压应力作用点。图4－2 B显示了模型边缘的应力类型，说明桥体的殆面交替受到压缩和拉伸，而桥体龈侧部分受到拉应力。然而在焊接处既受到拉应力，又受到剪应力。

应变

在讨论力时，已指出物体受力时会产生变形。认识到每种应力能够使物体产生相应的变形是重要的(图4－1)。物体在张力或拉力作用下所产生的变形是沿受力方向伸长，而物体在压力或推力作用下所产生的变形是沿受力方向压缩或缩短。应变ε定义为当受到应力时，单位长度的物体(L_o)发生的长度变化($\Delta L=L-L_o$)。应变无测定单位，而是以下式计算出的纯数字：

$$应变(\varepsilon)=\frac{变形}{原长}=\frac{L-L_o}{L_o}=\frac{\Delta L}{L_o}$$

因此，若一原长为2mm的试样被拉长至2.02mm，其变形量为0.02mm，应变为0.02/2＝0.01，即1%。因而应变值为绝对值或百分数。应变量因不同的材料受到不同的应力而不同。应注意，不管材料的组成或性质，不管应力的大小和类型，均会产生应变。应变在牙科学的重要性如下：诸如卡环或正畸弓丝这样在失效前能抵抗大应变的修复材料，能够弯曲、变形而很少折断。

应力－应变曲线

设想一杆状材料受到一外力F。我们可测定力及产生变形的大小(δ)。如果我们再取另一相同材料的杆，但尺寸不同，那么力－变形特性就会改变(图4－3A)。然而，如果我们将外力除以杆的截面积A，

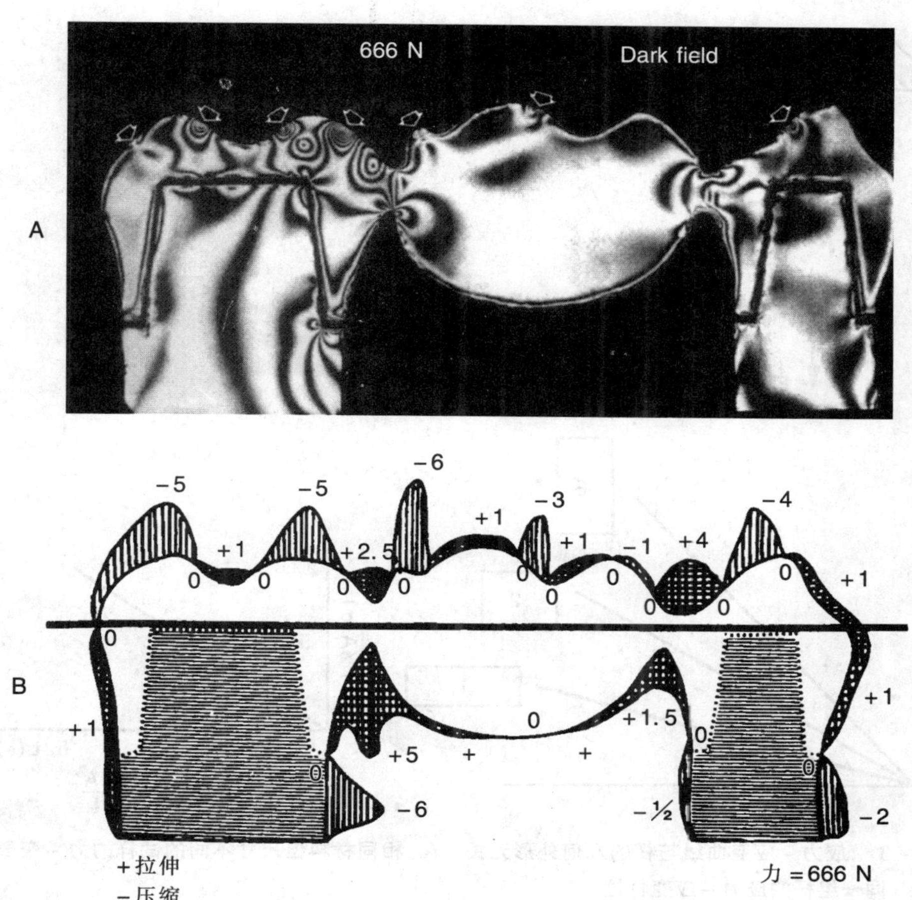

图4-2 牙科固定桥模型的应力分布。A. 当受到压力时桥体中因有持续的应力而产生的等差条纹;B. 在修复体周边产生的等差条纹级数

(引自 EI-Ebrashi MK, Craig RG, Peyton FA: J Prosthet Dent 23:177,1970.)

将变形量除以杆的原长，所得应力-应变曲线与杆的几何外形无关(图4-3B)。因此,应当优先报告材料的应力-应变关系,而非外力-变形特性。牙科材料的应力-应变关系是通过测定载荷及变形量，然后计算出相应的应力和应变。

许多材料的测试需要2 220N或更高的载荷及需要测量0.02mm或更小的变形。而且,应以均衡一致的速度加载载荷,或者变形速率应均衡一致。进行拉伸、压缩或剪切试验的典型仪器见图4-4，一圆杆被夹持在两夹头间，然后拉伸该试样以测定拉伸性能。通过电子测力传感器测定所加载荷,用固定在试样上给定长度的伸长测定仪测定变形量。由此可得载荷-变形曲线图，通过上述简单的计算转变为应力-应变曲线。

在计算应力时，假设试样的横截面积在测试中保持不变。所得应力-应变曲线称工程应力-应变曲线,其应力基于原横截面积计算。对于许多材料来说，当其测试时，试样的横截面积发生了显著的改变。基于非恒定截面积计算出的应力-应变曲线称为真实应力-应变曲线。在大载荷下,真实应力-应变曲线可能与工程应力-应变曲线明显不同，这是因为试样的截面积发生明显改变。例如,如果对一试样进行拉伸试验,其截面积减小,则计算出的工程应力小于真实应力。在以后的章节中将涉及工程应力-应变曲线。

假设某材料承受逐渐增加的张应力直至断裂,其应力-应变曲线见图4-5。应力为纵坐标，应变为横坐标。当应力增加时,应变也增加。事实上,在曲线的最初部分,即从0点至A点,应变与应力呈线性比例关系,当应力增加2倍,应变也增加2倍。当应力超过A点时的应力时，应变不再与应力呈线性比例关系。A点的应力值称作比例极限。

比例极限和弹性极限

比例极限是指材料承受载荷过程中，其应力与应变成线性比例的最大应力值。低于比例极限,材料

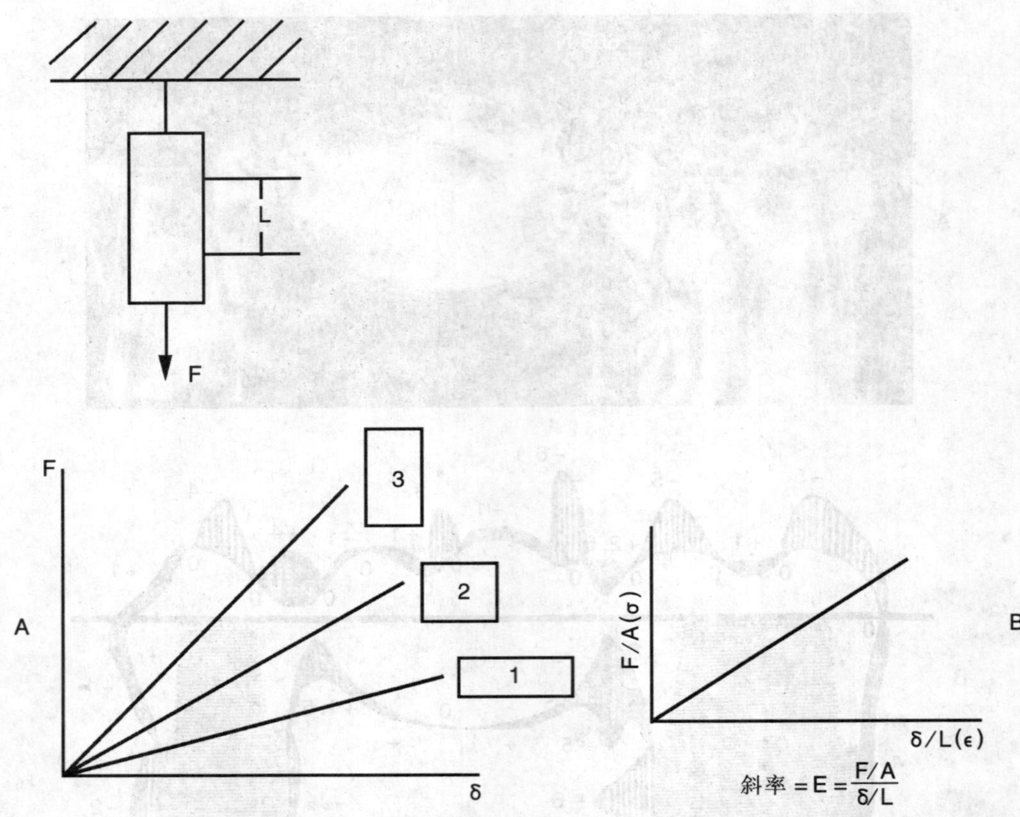

图 4－3　应力－应变曲线与杆的几何外形无关。A. 相同材料但尺寸不同的试样的力－变形特性；B. 同一组杆的应力－应变特性

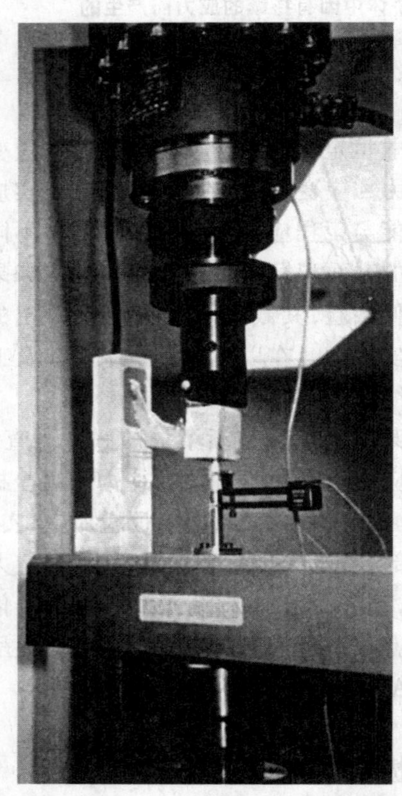

图 4－4　能进行轴向、剪切、弯曲及扭转加载的液压伺服力学试验机

不发生永久变形。去除应力后，物体将恢复原有尺寸。当应力在此范围内时，材料具有弹性，当材料承受比例极限以下的应力时，材料发生弹性的、可恢复的应变。应力－应变曲线上比例极限以前的部分称为弹性区域。当应力大于弹性模量，试样产生永久或不可恢复的应变。应力－应变曲线上比例极限以后的部分称为塑性区域。

弹性极限定义为材料受外力作用不发生永久变形的最大应力值。因此，为便于操作，物体的比例极限和弹性极限代表同一应力，因而也经常相互替换应用。但应记住，它们的基本概念不同，前者涉及材料应力与应变的比例，后者涉及材料的弹性性质。图 4－5 中材料的比例极限大约为 330MPa。不同材料的比例极限和弹性极限明显不同。拉伸或压缩的比例极限和弹性极限值可以确定，但同一种材料的拉伸比例极限和弹性极限值不同于压缩的值。

弹性和塑性行为可用固体中原子在应力下变形简单示意模型来说明（图 4－6）。图 4－6 A 所示原子未受到应力作用，图 4－6 B 所示原子受到比例极限以下的应力作用。当图中应力去除后，原子又回到图 A 所示的位置。当所加应力大于比例极限，原子可移动至图 4－6 C 所示的位置，去除应力后，原子仍保留在

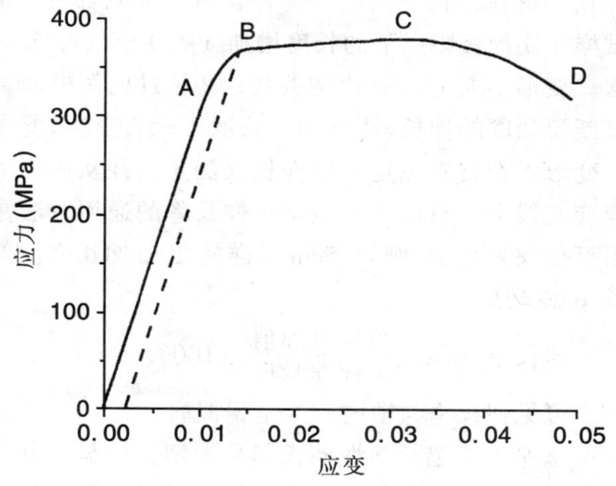

图 4－5 材料受到拉伸应力时的应力－应变曲线

新的位置上。所加应力小于比例极限或弹性极限时，会产生可恢复的应变，而当应力大于比例极限或弹性极限时，则试样产生不可恢复的或永久的应变。

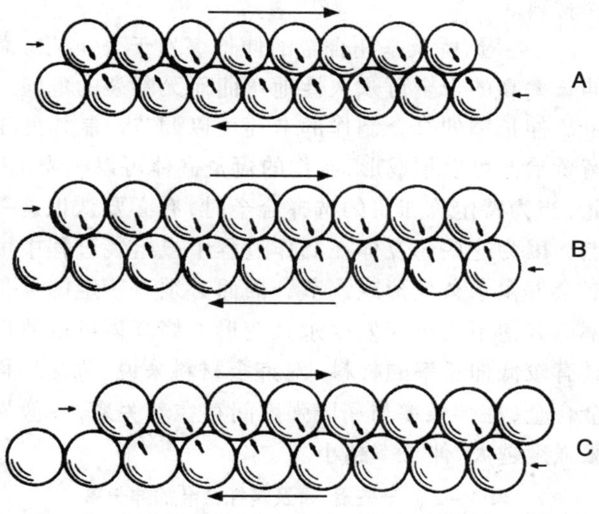

图 4－6 原子模型示意图。A. 原子的原来位置；B. 弹性变形后的位置；C. 塑性变形后的位置

（引自 Cottrell AH：Sci Am 217[3]：90，1967.）

图 4－6 所示模型过于简化，更实际但更复杂的塑性变形模型见图 4－7。在此图中，原子可移动至新的、稳定的位置，通过固体结构中位错或缺陷（图 4－7 中所示的黑色圆点）的运动导致塑性变形。这些缺陷可使原子连续移动而不必整排或整个平面的运动。

屈服强度

实验测定中所得的应力－应变曲线很少象图 4－5 那样理想。因此，并不总是能明确地测定出比例极限和弹性极限。材料的屈服强度或屈服应力是一种容易测定的性能，通常用来表示材料开始呈现塑性行为时的应力。在此应力下，材料发生有限的永久应变。屈服强度定义为材料发生偏离比例极限规定限度时的应力值。永久应变量一般为规定值，可以表示为 0.1%、0.2% 或 0.5% 永久应变。永久应变量可称为百分偏移。许多标准使用 0.2% 作为规则。

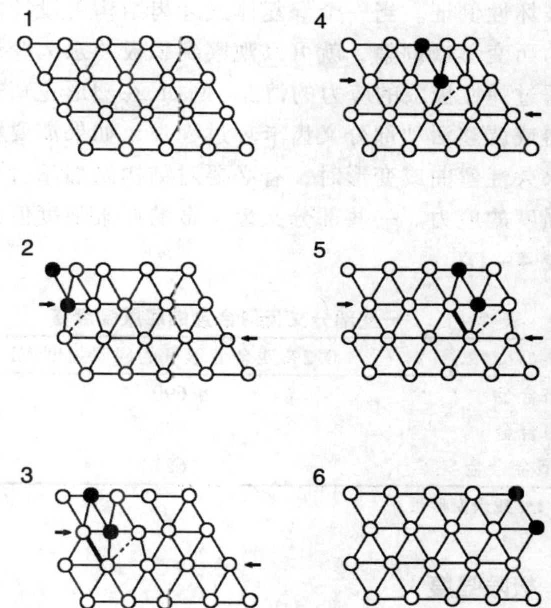

图 4－7 通过位错运动而塑性变形的原子模型示意图

（引自 Cottrell AH：Sci Am 217[3]：90，1967.）

屈服应力是通过选择所需偏移和划一条平行于应力－应变曲线上直线部分的直线来确定的。在所划直线与应力－应变曲线相交点处的应力即为屈服应力。例如，在如图 4－5 所示的应力－应变曲线中，B 值代表了屈服强度，此点表示应变量偏移比例极限 0.25% 时的应力大约为 360MPa。此屈服应力略大于比例极限时的应力，也表示了规定的变形量。当一物体发生永久变形，即使是很小程度（如屈服强度时的变形量），即使去除应力，物体也不会恢复原有尺寸。因此，材料的比例极限、弹性极限及屈服强度列于最重要的性能之中。

任何牙科材料，在咀嚼力下发生永久变形，意味着发生某种程度的功能性失效。例如，某一桥体因咬合力过大而发生永久变形，会导致原有合适的殆关系发生位移。由于材料中产生的应力等于或大于材料的屈服强度，所以修复体发生永久变形。错殆改变了作用在修复体上的应力，变形的修复体因此可能承受比原来所能承受的更大的应力。通常在此种情况下修复体并不断裂，而只产生永久变形，这是变形的破坏性例证。当一个修复体或牙齿结构因设计的目的而变形或调整，就可以观察到积极的永久变形和超过弹性极限的应力的情况。例如，在塑形正畸矫治器或调整活动部分义齿卡环过程中，如果需要材料永久性弯曲或变形时，有必要对结构施加超过屈服强度的应力。一些部分义齿合金的屈服强度值列于表 4－1。

表 4－1　一些部分义齿用合金的屈服强度值

材料	0.2%残余变形量的屈服强度 MPa
镍铬合金	690
钴铬合金	572
Ⅳ型金合金	621*

*0.1%残余变形量。

极限强度

在图 4－5 中，试样在 C 点受到最大应力。极限拉伸强度或应力是指材料抵抗拉伸外力而不破坏的最大应力，而极限压缩强度或应力是指材料抵抗压缩外力而不破坏的最大应力。如果载荷方向已事先确定，则常常使用极限强度(应力)。极限应力等于最大载荷(拉伸或压缩)除以试样原始横截面积。图 4－5 所示的极限拉伸强度大约为 380MPa。

在牙科学中，合金的极限强度可以用于指示某一给定修复体所需的尺寸及截面积。注意当合金受到接近极限强度的应力时会发生永久变形，所以修复体在功能过程中受到这样的应力量将会是无效的。因此，虽然牙科学使用的有关材料的数据通常指极限强度，使用极限强度作为评价各种不同材料的相对优点不应被过分强调。屈服强度比极限强度更重要，因为它是材料开始变形时的量值。

断裂强度

在图 4－5 中，试样在 D 点断裂，此时的应力称为断裂强度或失效应力。注意材料在受到最大应力时并不一定折断。一些材料在受到最大应力时，它们开始过量伸长，由外力除以截面积所计算的应力可能在断裂前减小，在曲线末端的应力会比曲线中间某点的应力小。因此，在大多数情况下，极限强度和断裂强度是不同的。然而，对于许多承受拉伸的牙科合金特例来说，极限强度和断裂强度是相同的。

伸长率

因拉伸力作用而发生的变形称为伸长。伸长极为重要，因为它表明了合金的可加工性。从图 4－5 可见，材料在拉伸试验中的伸长可分为两部分：①试样在比例极限以下的长度增加（从 0 至 A)，属非永久变形，与应力呈比例关系；②超过比例极限直至断裂强度的伸长(从 A 至 D)，属于永久变形。此永久变形可在材料测定中用伸长仪测定，并从应力－应变曲线上计算出来。表示总伸长率的通用方法是用百分数来表示，例如，5cm 试样的 20% 伸长率。伸长率按下式计算：

$$伸长率(\%)=\frac{长度增加值}{试样原长度}\times 100\%$$

可见伸长率与轴向应变是相似的。

总伸长率包括弹性伸长部分和塑性伸长部分。塑性伸长通常更大，材料脆性很大或弹性模量很小的情况除外。当材料断裂时呈现 20% 总伸长率时，意味着材料长度伸长了$\frac{1}{5}$。这些材料，如许多牙科金合金，塑性大或伸长率大，总体上是韧性合金，而只有 1% 伸长率的材料的永久伸长很小，被认为是脆性材料。

一些冠、桥及基托合金的伸长率列于表 4－2。总伸长率高的合金可永久性地弯曲而无断裂的危险。由高伸长率的合金制作的卡环可以调节，制作的正畸矫治器可以预成形，制作的冠及嵌体可以抛光。因此，当为特定临床目的选择合金时，有必要认识这一点，因为这些修复体在制作过程中或组装过程中可能会发生永久变形或调节，因而必须有一定的伸长率。其他不太可能发生永久变形的修复体可以使用具有较低伸长率的材料。对许多材料来说，包括牙科金合金，在伸长率与屈服强度间存在着关系，一般屈服强度越大，伸长率越小。

表 4－2　一些冠、桥及基托合金的伸长率

合金	伸长率(%)
冠和桥	
金合金(Ⅲ型)	34.0
40% Au－Ag－Cu	2.0
镍－铬	1.1
部分活动义齿	
金合金(Ⅳ型)	6.5
镍－铬	2.4
钴－铬	1.5
铁－铬	9.0
钴－镍－铬	8～10

弹性模量

材料弹性的测定可用弹性模量表示，又称为杨氏模量，用变量 E 表示。弹性模量表示材料在弹性范

围内的刚性。可以通过计算应力－应变曲线上应力与应变的比率或曲线上直线部分的斜率来得出。弹性模量可用下式计算：

$$弹性模量=\frac{应力}{应变}\quad 或E=\frac{\delta}{\varepsilon}$$

因为应变是无量纲的，所以弹性模量与应力有着相同的单位，通常为 MPa 或 GPa(1GPa = 1 000MPa)。

材料的弹性模量表明了材料的基本性能。材料内部原子间或分子间力是产生弹性性能的原因（见图 4－6)。基本引力越强，弹性模量越大，材料刚性就越大。因为这个性能与材料内吸引力有关，当材料承受拉伸或压缩时，弹性模量通常是相同的。弹性模量一般与金属或合金所接受的热处理或机械处理无关，但与材料的组成密切相关。

弹性模量是通过计算应力－应变曲线上弹性部分的斜率而得。计算时，选择曲线上弹性或直线部分上任意两个应力及应变坐标值，以图 4－5 为例，图中曲线的直线部分的斜率可通过选择下面两坐标值来计算：

$\sigma_1 = 150MPa, \epsilon_1 = 0.005$；又：

$\sigma_2 = 300MPa, \epsilon_2 = 0.010$

因此斜率为：

$(\sigma_2-\sigma_1)/(\epsilon_2-\epsilon_1) = (300-150)/(0.010-0.005) = 30\ 000MPa = 30GPa$

两种组成不同的假想材料(A 和 B)的应力－应变曲线列于图 4－8，由图可见，在某一给定应力下，A 比 B 发生较少的弹性变形，因而 A 的弹性模量大于 B。这种差异可用计算两种材料承受相同应力 300MPa 时的弹性模量数值来表示。当应力为 300MPa 时，材料 A 的应变为 0.010(1%)，其弹性模量为：

$$E=\frac{300MPa}{0.010}=30\ 000MPa=30GPa$$

另一方面，材料 B 的应变为 0.02(2%)，是材料 A 的 2 倍，其弹性模量为：

$$E=\frac{300MPa}{0.020}=15\ 000MPa=15GPa$$

材料 A 的曲线中直线部分的斜率大于材料 B，这意味着材料 A 发生给定变形时所需应力大于材料 B。从图 4－8 所示曲线可见，使材料 A 发生与材料 B 在 150MPa 应力下发生的弹性变形量所需的应力为 300MPa。因此，可以说材料 A 比 B 的刚性大。反过来说，材料 B 比材料 A 更加柔韧。像橡胶和塑料这样的材料具有较低的弹性模量，而许多金属和合金则具有较高的弹性模量。表 4－3。

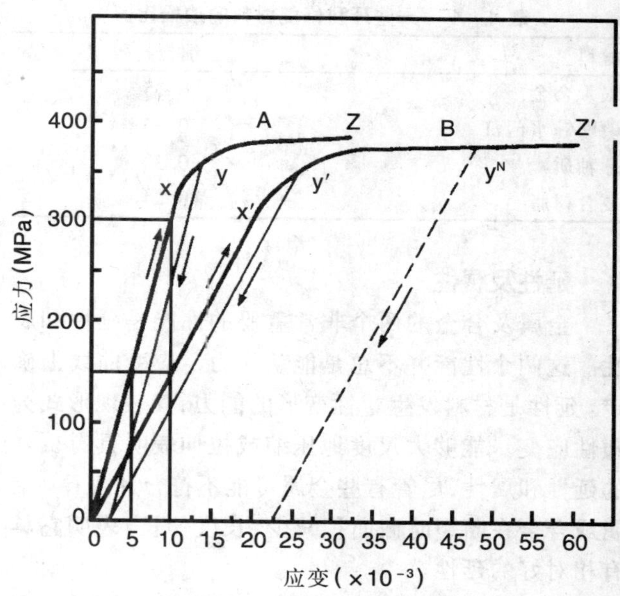

图 4－8　承受拉伸应力的两种假想材料的应力－应变曲线

表 4－3　一些牙科修复材料的弹性模量

材料	弹性模量(GPa*)
钴－铬部分义齿合金	218.0
金合金(Ⅳ型)	99.3
牙釉质	84.1
长石质烤瓷	69.0
磷酸锌水门汀(垫底用)	22.4
银汞合金	27.6
牙本质	18.3
复合树脂	16.6
磷酸锌水门汀(封固用)	13.7
丙烯酸基托树脂	2.63
硅橡胶(颌面赝复用)	0.002

* 1GPa = 10^3 MPa

泊松比

在拉伸或压缩中施以轴向载荷的过程中，同时会产生轴向和侧向应变。在拉伸载荷下，若材料在载荷方向被拉长，则材料的横截面积将减小。在弹性范围内，侧向应变与轴向应变的比率称为泊松比(v)。在拉伸载荷时，泊松比表明在弹性变形过程中，试样截面积的减小与试样伸长呈比例。试样截面积减小直至断裂。

一些牙科材料的泊松比值列于表 4－4 中。像硬质金合金及牙科银汞合金那样的脆性物质在拉伸试验过程中截面很少发生永久变形。而像含金量高的软质金合金则在试验中发生较大的截面积减小。

表 4－4　一些牙科修复材料的泊松比值

材料	泊松比
银汞合金	0.35
磷酸锌水门汀	0.35
牙釉质	0.30
复合树脂	0.24

延性及展性

金属及合金的两个非常重要的性能是延性和展性。这两个性能并不总是能从应力－应变曲线上确定。延性是材料发生塑性变形的能力，其表现形式为塑性应变。能够大尺度地压缩或拉伸表明具有良好的延性和展性，尽管有些金属可能不符合此规律。金属或合金在断裂时截面积减少，长度伸长，表明它具有相对好的延性。

延性表明了材料在拉力作用下被拉成丝的能力。当受到这些拉力时，材料发生永久变形。材料的展性表示了其锻造成薄片而不断裂的能力。

材料的延性与其在口腔中加工能力有关，也与铸造体边缘抛光性有关。虽然延性重要，但也应考虑在抛光操作中所必需施加的力量。可用抛光指数来评价合金抛光的难易程度，此指数等于延性（伸长率）除以屈服强度。

表 4－5　金属的相对延性和展性递减的顺序

延性	展性
金	金
银	银
铂	铝
铁	铜
镍	锡
铜	铂
铝	铅
锌	锌
锡	铁
铅	镍

注：一些权威人士认为钨是延性最大的金属。

牙科及工业上使用的 10 种金属的相对延性和展性递减的顺序见表 4－5。有趣的是，在牙科学广泛应用的金、银是最具延展性的金属，但其他金属在延性和展性的顺序并不相同。总体上金属有韧性，而陶瓷有脆性。

弹性

弹性是材料抵抗永久变形的能力。它表示了在弹性极限内使材料变形所需的能量。因此，通过测定应力－应变曲线上弹性部分下的面积来计算弹性，如图 4－9A 所示。可以将此面积看作是一三角形，通过计算其面积可得弹性。例如，图 4－5 所示材料的弹性为 $1/2 \times 0.011 \times 330 = 1.82 mMN/m^3$。弹性的单位是 mMN/m^3，它表示单位体积材料的能量。

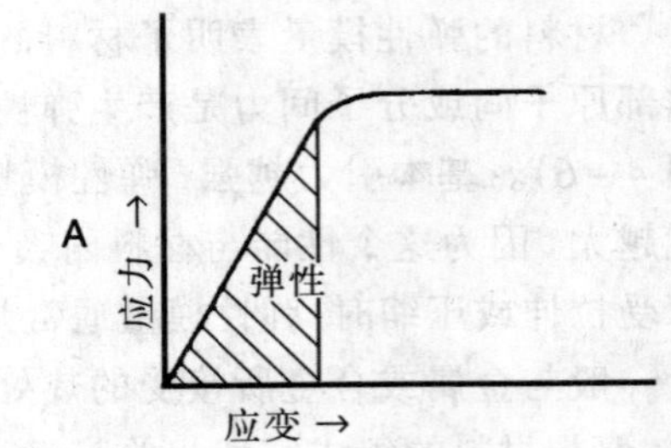

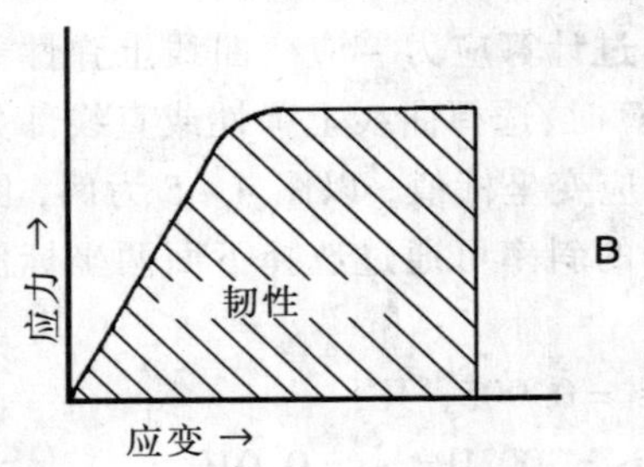

图 4－9　应力－应变曲线。A. 阴影面积表示弹性；B. 阴影面积表示韧性

在评价正畸弓丝时弹性特别重要，因为在移动牙齿中，某一特定簧的期望工作量是关键之点。在比例极限时的应力、应变量同样重要，因为这些因素决定了可以作用于牙齿上的力的大小以及簧在失去效应前牙齿的移动量。例如，图 4－10 显示了一种镍－钛正畸弓丝载荷－挠曲曲线，注意曲线的加载部分不同于卸载部分。这种差异称作滞后作用。

韧性

韧性是材料抵抗断裂的能力，表示了造成材料断裂所需的能量。如图 4－9B 所示的应力－应变曲线中的弹性和塑性部分的面积表示了材料的韧性。韧性并不像弹性那样容易计算，通常用数字积分法。韧性的单位与弹性相同，即 mMN/m^3 或 mMPa。因此，韧性表示材料断裂时所需的能量。注意，材料既可以因具有高屈服强度和高极限强度以及断裂时有较大的应变而坚韧，又可以因具有较高的屈服强度和极限强度以及断裂时具有大应变而坚韧。

断裂韧性

近来，断裂力学的许多概念已应用于牙科材料

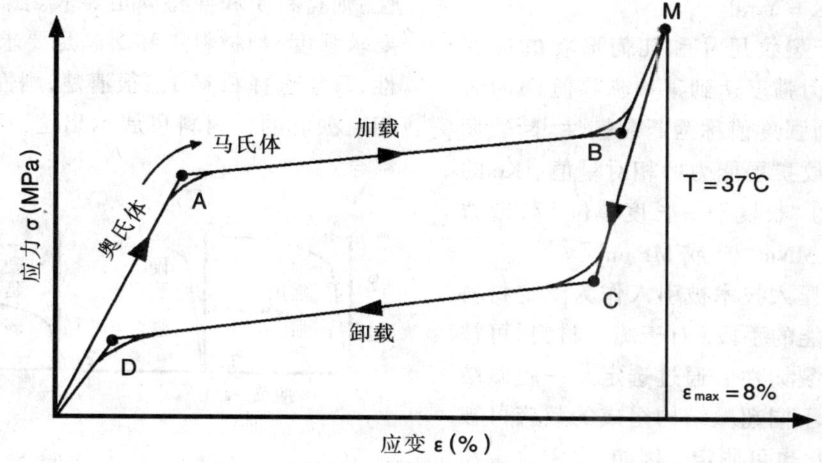

图 4-10 镍-钛正畸弓丝载荷-挠曲曲线，注意曲线的加载部分不同于卸载部分

中的许多问题。断裂力学是研究有裂纹或缺陷的材料的行为的。缺陷或裂纹会在材料中自然产生或在使用一段时间后聚集起来。不论何种情况，缺陷总使材料衰弱，因此，当应力还未达到屈服应力时就会突然断裂。突然的、灾难性的断裂通常发生在脆性材料上，它们不具备塑性变形和再分散应力的能力。断裂力学范畴提供了防止这些断裂的分析和设计方面的基础。

两个简单例子可以说明缺陷在材料断裂中的重要性。如果某人拿一张纸并试图撕开它，若先在纸张的一边剪一个小缺口，则撕起来要容易的多。同理，折断一根玻璃棒时，如事先在要断裂处刻一缺口，只需很小的力就可使其断裂。如果用延性材料做同样的试验，就会发现，表面小缺口对折断所需的力并无影响，延性材料会被折弯而不发生断裂(图 4-11)。对于玻璃这样的脆性材料，断裂时不会发生塑性变形，而对延性材料来说，只会发生塑性变形而弯曲，不会断裂。发生塑性变形而不断裂的能力，或者断裂所需要的能量，就是断裂韧性。

一般裂纹越大，断裂所需应力越小。这是因为材料中应力在裂纹处发生集中。裂纹造成材料断裂的能力取决于材料的断裂韧性。断裂韧性是材料的一项性能，与材料塑性变形中所吸收的能量成比例。

材料可用能量释放率 (G) 和应力强度因子 (K) 表示。能量释放率是裂纹扩展中涉及的能量的函数，而应力强度因子表明了裂纹尖端的应力，应力强度因子按照下式随裂纹长度和应力而变：

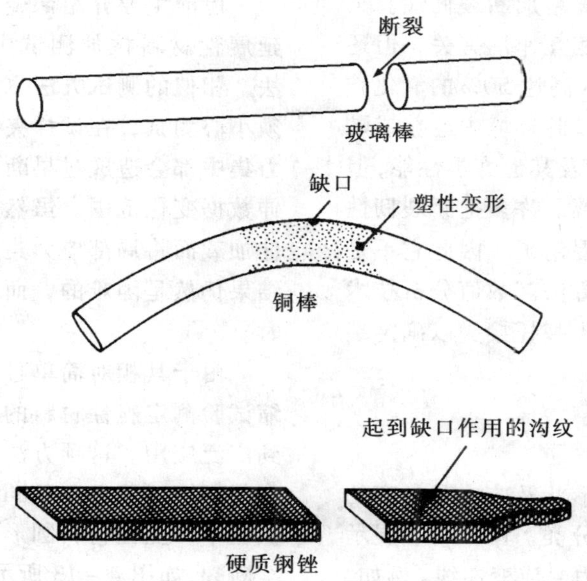

图 4-11 具有相同直径及缺口大小的脆性材料(玻璃、钢锉)和延展性材料(铜)的不同变形类型示意图

(引自 Finn RA, Trojan PK: Engineering materials and their applications, Boston, 1981, Houghton Mifflin, p535.)

$$K = Y\sigma a^{1/2}$$

这里 Y 是取决于裂纹尺寸和几何形状的应变量。当某一材料的应力强度达到某一临界值(Kc)时才断裂。断裂时的应力强度值称为断裂韧性。断裂韧性表达了材料抵抗裂纹扩展能力的相对量值。Kc 的单位为应力的单位(力/长度 ^{2})×长度单位 $^{1/2}$,或力×长度 $^{-3/2}$,通常记作 $MNm^{-3/2}$ 或 $MPam^{1/2}$。

近来,纳米尺度压入技术被引入作为测定材料微米尺度范围力学性能的手段。对于脆性材料,可被测定的性能之一是断裂韧性。通过选定某一超微结构压入的特定区域,不同超微结构组成的效应可被测定。性能的空间变化也可测定。例如,银汞合金在断裂韧性方面随离材料边缘的距离而变化,且有显著差异。

一些重要修复材料的断裂韧性(K_{IC})已被测定,包括银汞合金、丙烯酸基托材料、复合树脂、陶瓷、正畸托槽、水门汀及人牙釉质和牙本质。复合树脂、陶瓷、人牙釉质和牙本质的典型数值列于表 4-6。

表 4-6 一些牙科材料的断裂韧性

材料	$K_{IC}(MNm^{-3/2})$
银汞合金	1.3
陶瓷	1.5~2.1
复合树脂	0.8~2.2
烤瓷	2.6
牙釉质	0.6~1.8
牙本质	3.1

K_{IC},断裂韧性

在聚合物中加入填料可显著增加断裂韧性。其增韧机制可能与填料-树脂间相互作用有关,但还未确定。同样地,在陶瓷中加入高达 50% 的氧化锆可增加断裂韧性。在模拟人工口腔环境中老化或贮存,或提高温度可降低断裂韧性及其他力学性能,但与资料记载中有关结果不尽一致。许多把断裂韧性和耐磨性关联在一起的尝试被混淆了,因此它不是一种能准确预测材料耐磨性的方法。数值分析技术已被用于复合树脂和牙齿-义齿基托接头以确定裂纹存在下的能量释放率。

性能与应力-应变曲线

可根据应力-应变曲线的形状及应力和应变的大小对材料以其总体性能进行分类。图 4-12 展示了各种物理性能材料的理想应力-应变曲线。例如,材料 1 至材料 4 的刚性大,材料 1、2、5 及 6 的强度大,材料 1、3、5 及 7 的韧性大。如果应用上只要求刚性,则材料 1 和 4 将满足要求。然而,既要求刚性,又要求强度,则材料 1 和 2 满足要求。如果还要求延展性,只能选择材料 1。很清楚,刚性、强度及延展性是相互独立的,材料可展示出这三种性能的各种不同结合。

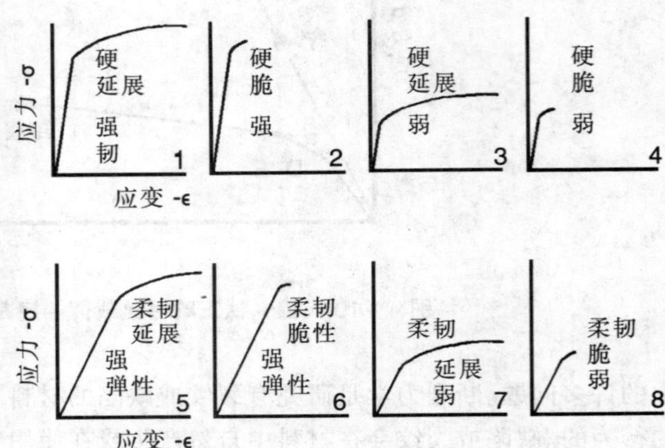

图 4-12 具有不同性能结合的材料的应力-应变曲线

其他力学性能

脆性材料的拉伸性能

包括银汞合金、水门汀、陶瓷、石膏、人造石及某些印模材料等各种脆性修复材料在牙科实践中很重要。在许多情况下,材料的性能在拉伸中比在压缩中要弱,这可能导致材料在应用中失效。因此,这类材料只能用于承受压应力的部位。

以前主要介绍像金属、合金及一些塑料这样的延展性材料拉伸测试中的应力-应变曲线测试方法。相似的测试方法也用于脆性材料。脆性材料必须小心测试,在试样夹持处或其他任何地方出现应力集中都会造成过早断裂。脆性材料具有较大的拉伸数据变化范围。虽然用特制夹持头可确保轴向拉伸加载而将局部应力集中减至最小,但得到整齐的结果仍然是困难的,而且这样的试验相对缓慢和费时。

由于其相对简单且结果重复性好,一项通过压缩试验测定脆性材料的极限拉伸强度的替代方法得到广泛应用。这项方法在文献中被称为测定拉伸的直径压缩试验、Brazilian 试验或间接拉伸试验。在此试验中,脆性材料圆形试片在试验机中径向受压直至断裂,如图 4-13 所示。作用在试样上的压缩应力在试验机的力的作用平面上产生拉伸力。拉伸应力与压缩载荷成正比:

$$(拉伸应力)\sigma_X = \frac{2P\ (载荷)}{\pi \times D \times T\ (直径 \times 厚度)}$$

注意，如果试样在断裂成相等的两片前发生明显的变形，所得数据可能无效。当在不同的加载速率下测试时，一些材料会得到不同的直径拉伸强度，这叫做应变－速率敏感。应变－速率相关性将在本章后面阐述。对于这些材料来说，直径拉伸试验并不失效。当用此试验评价某一材料的拉伸强度前，应确定材料的应变－速率敏感性。一些牙科材料的直径拉伸强度和极限拉伸强度值列于表 4－7。

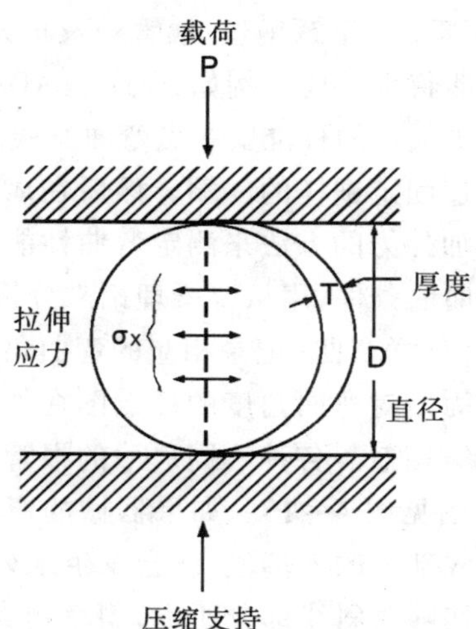

图 4－13 脆性材料直径拉伸试验示意图，说明如何通过压力在材料中产生拉伸应力

表 4－7 一些牙科材料的直径拉伸强度和极限拉伸强度

材料	直径拉伸强度（MPa）	极限拉伸强度（MPa）
金合金	—	448
银汞合金	65.7	—
牙本质	—	98.7
复合树脂	45.5	—
长石质烤瓷	—	24.8
牙釉质	—	10.3
磷酸锌水门汀	8.1	—
高强度人造石	7.66	—
氢氧化钙垫底材料	0.96	—

压缩性能

对许多牙科修复材料和用于牙科技术及操作中的辅助材料而言，压缩强度是重要的。此性能在咀嚼过程中特别重要，因为许多咀嚼力均为压缩力。压缩强度在较脆材料中非常有用，这些材料一般在拉伸时强度低，因而不用于口腔中主要承受拉力的部位。测定像金合金这样的延性材料的压缩强度用处不大。在比较银汞合金、复合树脂及水门汀时，压缩强度是一项有意义的性能，它在评价像石膏、包埋材料及一些印模材料的质量时也很有用处。一些牙科修复材料的典型压缩强度值列于表 4－8。

表 4－8 一些牙科修复材料的典型压缩强度值

材料	压缩强度（MPa）
牙釉质	384
银汞合金	388
牙本质	297
复合树脂	277
长石质烤瓷	149
磷酸锌水门汀	117
高强度人造石	81
氢氧化钙垫底材料	8

一些在材料受到拉伸时才能观察到的特性在材料受到压缩时也能观测到。例如，材料受到压缩时所得的应力－应变曲线与受到拉伸时所得的曲线相似。这样的曲线表明，尽管塑性区域小，当受到压应力时，材料既具有弹性特性，又具有塑性特性。材料在压缩时的弹性模量可以用材料在弹性区域内的应力与应变的比值来确定。对于某一材料来说，不论是压缩试验还是拉伸试验，所测弹性模量通常是相似的。在压缩中的比例极限或屈服强度可以观测到。极限压缩强度是通过试样原始截面积和试样上所加最大力来计算的，与计算极限拉伸强度的过程相似。

当一试样承受压缩时，注意试样的主体部分会由于复合应力的形成而破坏。这可以由图 4－14 所示的承受压缩的圆柱状试样的截面观来说明。从图 4－14 可见，作用在试样两端的压缩力可分解为沿试样端部锥体面上的剪切力，以及由试样两端锥体作用而在试样中轴产生的张力。由于力在体部的分解，有必要选择标准大小和尺寸以便获得具有重复性的结果。由图 4－14 可知，如果试样太短，由于试样端部锥体相互重叠，从而导致力的分布变得更加复杂。如果试样太长，试样会被压弯。因此，柱状试样的长度应为直径的两倍，这样可得到最满意的结果。

剪切强度

剪切强度是指材料承受剪切载荷下，在失效前所承受的最大应力。在研究两种材料界面时，例如瓷熔附金属或种植体界面，剪切强度特别重要。一种测定牙科材料剪切强度的方法是冲压或推压法，即向其中一个材料施加轴向载荷，以使其相对于另一个材料相向运动。剪切强度（τ）按下式计算：

$$剪切强度(\tau) = F/\pi dh$$

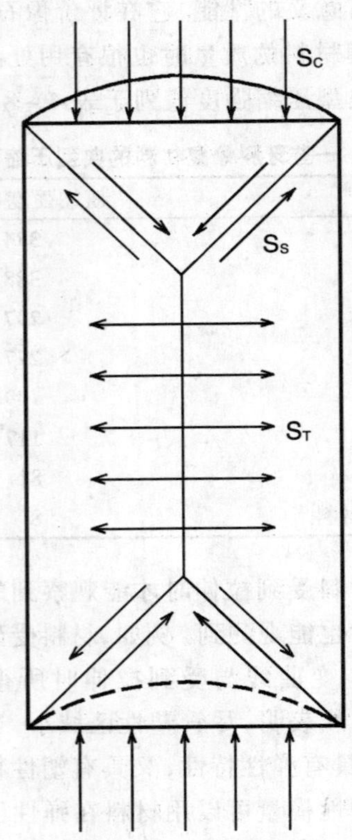

图 4-14　柱状试样承受压缩应力时所产生的复合应力示意图

此处 F 是作用于试样上的压力，d 是直径，h 是试样厚度。注意，此法所产生的应力分布不是纯剪切，而且由于试样尺寸、表面几何形状、组成、制样及测试过程的不同，结果也常常不同。然而，此法操作简单，已被广泛应用。作为选择，可以使试样承受扭转载荷来确定剪切性能。一些牙科修复材料的剪切强度值列于表 4-9。

表 4-9　一些牙科修复材料的剪切强度值

材料	剪切强度(MPa)
银汞合金	188
牙本质	138
丙烯酸基托树脂	122
烤瓷	111
牙釉质	90
磷酸锌水门汀	13

黏结强度

人们研究了各种试验来测定两个材料的黏结强度，如烤瓷或技工室用复合树脂对金属的黏结，水门汀对金属的黏结，或聚合物、陶瓷、复合树脂及黏结剂对人牙釉质和牙本质的黏结。虽然少量的试验，特别是陶瓷与金属的黏结，是测定剪切时的黏结强度，但大多数的试验是测定拉伸黏结强度。为模拟口腔条件，许多试验在测试黏结强度前对试样进行不同温度的循环，温度变化范围为 5℃ 至 50℃。由于测试试样的几何形状和临床应用间的差异，这样的黏结强度值也许并不符合临床情况。黏结强度值往往高于临床使用中的黏结强度，因而应当审慎待之。

弯曲

许多材料的弯曲性能与其拉伸或压缩性能同等重要，甚至更重要。不锈钢丝、根管锉及扩大针、皮下针的弯曲性能特别重要。例如，ANSI/ADA 28 号关于根管锉及扩大针的标准要求做弯曲试验。

通常通过固定试样的一端，然后在离开固定点某一距离施加外力的方法来测定弯曲性能。试样承受类似纯弯曲的条件，用悬臂梁理论来分析数据。随着力的增加，试样弯曲，记录相应的弯曲角度及弯曲力矩。弯曲力矩对弯曲角度的描点图在外形上与应力-应变曲线相似。各种不同尺寸的根管扩大针的一系列描点图见图 4-15。如果器械的弯曲角度超过曲线上直线部分的末端值，就会发生永久弯曲。如图中曲线最初陡直斜线部分所示，斜率越大，则刚性越大。较大器械的曲线起初直线部分较短，因此在较小弯曲角度时便发生偏离线性的偏差。

线材的最大弯曲应力 σ 为：

$$\sigma = My/I$$

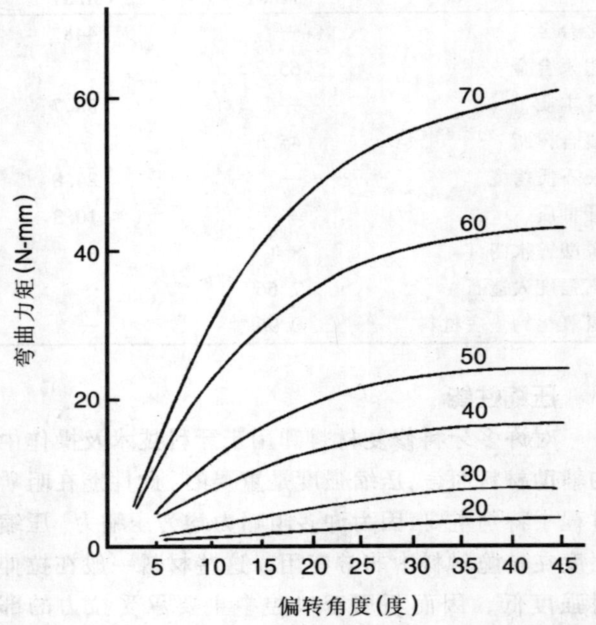

图 4-15　20 至 70 号根管扩大针的弯曲力矩-偏转角度曲线

式中 M 为弯曲力矩，y 是从中性轴（无应力的试样平面）到试样外表面的距离，I 为转动惯量，它表明了与试样几何形状有关的力的分布。

一端固定的线材的最大弯曲角度（θ_{max}）可以用下式计算：

$$\theta_{max} = MI/EI$$

式中 I 为从力作用点到固定端的距离，E 为弹性模量。对 l/d～15 且 l = 25mm 的圆线材，弯曲弹性模量（也称为刚性模量）与拉伸弹性模量相似。公式为：

$$E = (32l/\pi d^4)M/\theta$$

式中 l 为线材跨度长，d 为线材直径，M/θ 是弯曲力矩对弧向弯曲角度曲线的斜率。用悬臂梁理论来计算 E 所得数据大约为拉伸试验的$\frac{2}{3}$。

横向强度

当某一简单梁的两端获得支撑，在其中部施加载荷（图 4－16），所得强度为横向强度。这样的试验称为三点弯曲试验，而且横向强度通常在技术、牙科及工程文献中称为断裂模量或挠屈强度。几种牙科材料的横向强度列于表 4－10。横向强度试验在比较基托材料时特别有用，因为基托在咀嚼过程中承受的是这种应力。这一试验不但确定了材料的强度，也确定了材料预期变形量。横向强度试验是 ANSI/ADA 关于基托树脂的 12 号标准（ISO 1567）中的一项试验。横向强度及伴随的变形在承受咬合力的长桥修复体中是重要的。

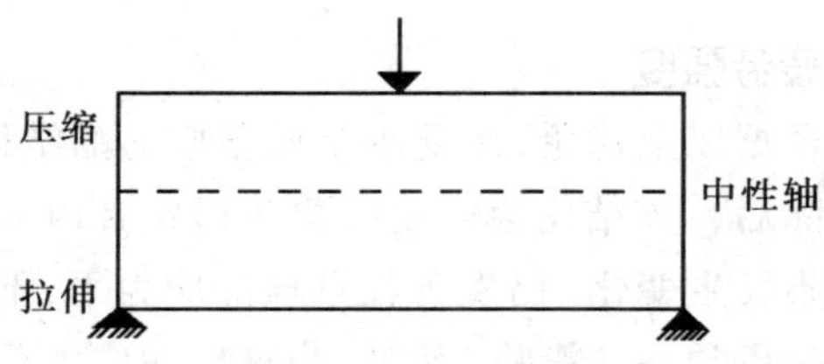

图 4－16　三点弯曲（横向强度、挠屈强度、断裂模量）试验示意图

表 4－10　一些牙科材料的横向强度值

材料	横向强度（MPa）
金箔	292
复合树脂	139
屑形银汞合金	124
长石质烤瓷	65
高强度人造石	17

三点弯曲试验中的应力及挠度可以作为上一节中所列的通用公式的特例来计算。横截面为宽 b、高 d 的长方形的梁的惯性力矩为：

$$I = bd^3/12$$

对于作用于中点的载荷 P，弯曲力矩为：

$$M = \frac{1}{4Pl}$$

将上述 I 及 M 的等式代入方程式 θ = My/I 中，用以计算在长方形梁中点加载后产生的最大应力的公式变为：

$$\text{应力} = \frac{3 \times \text{载荷} \times \text{长度}}{2 \times \text{宽度} \times \text{厚度}^2}$$

或

$$\sigma = \frac{3Pl}{2bd^2}$$

在这样的梁或桥体上所产生的形变或位移可以下式计算：

$$\text{形变} = \frac{\text{载荷} \times \text{长度}^3}{4 \times \text{弹性模量} \times \text{宽度} \times \text{厚度}^3}$$

或

$$\delta = \frac{Pl^3}{4Ebd^3}$$

从上式可知，修复体的长度、厚度及宽度对其强度及形变有显著的影响，其中长度及厚度最为重要，因为形变随这两因素的立方而变化。

假设一个如图 4－16 所示的简单梁，其长方形截面的厚度为 6.4mm，高度为 25.4mm，666N 的载荷作用于中点，梁的总长度是 102mm，两支点间距离为 89mm。因为是静态（即梁不运动），所以每个支点的反作用力为 333N。这一梁的解法可用下式计算：

$$M = \frac{1}{4}Pl = \frac{1}{4} \times 666\text{N} \times 89\text{mm} = 14\ 800\text{mmN}$$

惯性力矩由下式计算：

$$I = (6.4)(25.4)^3/12 = 8\ 740\ \text{mm}^4$$

这样在梁的底面，y = 12.7 mm，而且

$$\sigma = \frac{14\ 800\text{mmN} \times 12.7\text{mm}}{8\ 740\text{mm}^4}$$

或 21.5MPa。梁的底面承受 21.5MPa 的拉应力，梁的上面承受 21.5MPa 的压应力。最大挠度为：

$$\frac{-PL^3}{48EI} = -0.36\ \text{mm}$$

梁的横向强度也可通过光弹应力分析来确定。图 4－17 A 所示为一简单梁模型的光弹图。等差条纹或恒定主应力线见于图 4－17A，NA 为中性轴。等差条纹级数见图 4－17 B，同性点在中央可见。在载荷点下及支撑点上部位，梁受到压缩，而在梁下部中心则受到拉伸。沿任何一条等差条纹，主应力的差值是恒定的，在应力状态下，条纹间差值为 0.41MPa/条纹。

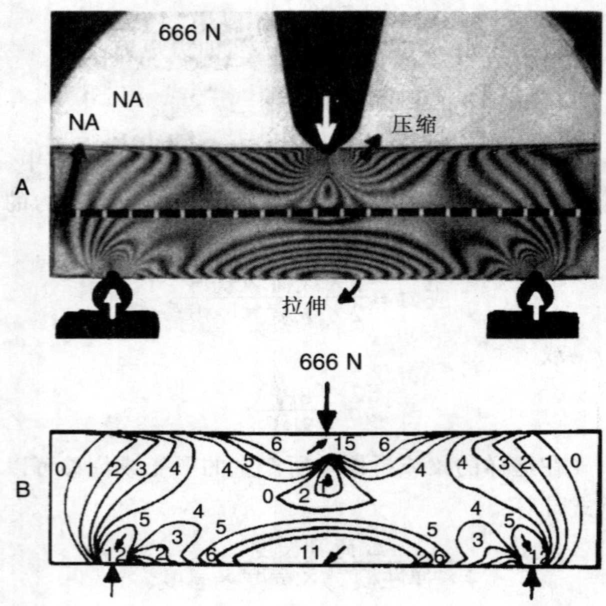

图 4－17　横向弯曲分析。A. 光弹模型显示等差条纹；B. 等差条纹级数示意图

永久弯曲

许多牙科修复体在制作过程中受到永久弯曲。活动部分义齿卡环的调节以及正畸矫治器的塑形是这种弯曲操作的两个例子。皮下针及根管锉在使用过程中也常常遇到弯曲。不同组成及直径的线材和针常被反复弯曲 90°以进行比较。材料能承受弯曲的次数受到其组成、尺寸以及制作过程处理的影响。这样的试验是重要的，因为所得信息与拉伸性能或硬度等标准力学测试的数据相关性不大。承受永久弯曲的材料可在其内部诱发多种拉伸和压缩应力。材料的拉伸和压缩试验之所以重要，这也是原因之一。

扭曲

另一个对牙科学重要的加载模式是扭曲或扭转。例如，当根管锉的尖端卡在根管深部，而其柄仍转动时，根管锉便受到扭曲。因为在根管治疗过程中，大多数根管锉及扩大针在根管内旋转，它们的扭曲性能就特别重要。ANSI/ADA 关于根管锉及扩大针的 28 号标准阐述了用扭矩计测定扭曲过程中材料抗断裂性能的方法。扭曲在试样内产生剪切应力并使试样转动。在这些应用类型中，我们对扭转力矩（M_t = 剪切力 × 距离）与角旋转（π）间的关系感兴趣。图 4－18 是扭转力矩作为角旋转的函数测得的一系列曲线。在这个例子中，器械顺时针方向扭转，这会使器械解螺旋而伸直。与弯曲试验相似，扭转的曲线与应力－应变曲线相似，起初为直线部分，随后为非直线部分。在临床使用中，器械不应承受永久角旋转，旋转角度也应限制在扭转力矩－角旋转曲线的直线部分。在扭转中，大器械的刚性比小器械的刚性大，但前者的线性部分却较少。器械在解螺旋时会产生较大的角旋转，使曲线形状不规则。

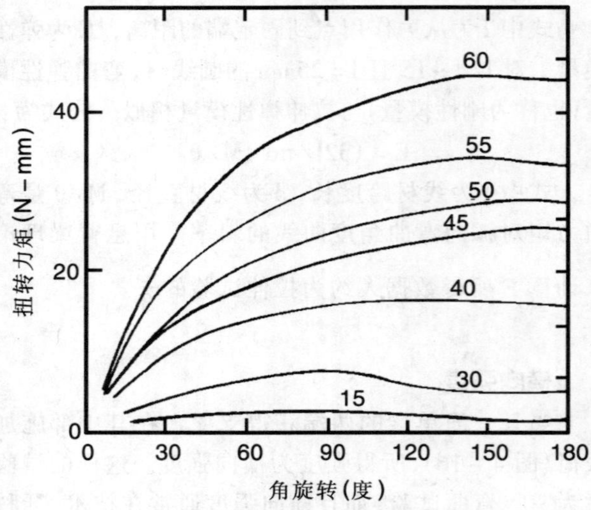

图 4－18　15～60 号根管锉的扭转力矩－角旋转曲线

半径为 r 的线材内产生的剪应力可以下式计算：

$$\tau = M_t \times r / I_z$$

式中 I_z 为惯性极力矩。角旋转可用下式计算：

$$\phi = \frac{M_t L}{G I_z}$$

式中 L 为位移长度，G 为剪切模量。

疲劳强度

根据以上讨论，承受小于屈服应力的结构，当应力去除后，该结构会恢复到原有形状且内部结构和性能不发生变化。已发现在这样的应力下，不会对材料产生可觉察的影响。然而，当这样的应力反复作用很多次后，材料的强度可急剧下降，最终导致失效。疲劳是指材料在反复加载下发生渐进性的破坏。一般将试样置于小于屈服强度的交变应力下直至其发生破坏来进行疲劳试验。拉伸、压缩、剪切、弯曲及扭曲疲劳试验均可进行。

疲劳强度是指材料在反复载荷作用下发生失效时的应力。因此，在反复或循环载荷下的失效取决于载荷的大小及反复施加的次数。疲劳数据常以 S－N 曲线表示，该曲线描述了材料在循环载荷作用下将要失效时的应力（或应变）。图 4－19 为这一曲线的例子。从这一曲线可见，当应力足够大时，试样在循环载荷次数较少时就发生断裂。随着应力的减小，需要更多循环载荷次数才能使试样破坏。因此,在确定疲劳强度时,循环载荷次数也必须确定。对于某些材料,试样反复承受某一应力无数次而不失效是最终可以达到的,这一应力称为疲劳极限。

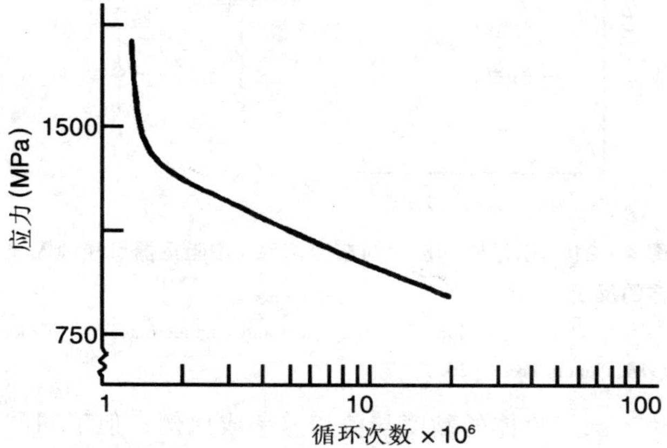

图 4-19 部分义齿用钴-铬-镍合金的挠屈疲劳曲线

对于在咀嚼过程中承受交变外力的某些牙科材料来说,确定其疲劳性能是相当重要的。像全口义齿、种植体及部分活动义齿的卡环这样的结构,是一些承受重复性载荷的修复体的例子,它们是通过将卡环加力于牙齿上而获得固位的。据估计,在咀嚼过程中产生的交变应力作用次数可达约 300 000 次/年,而在摘、戴修复体过程中产生更大应力的次数少于 1 500 次/年。因为牙科材料可以反复承受数次中等应力,因此知道材料在一定的加载次数下能承受多大的应力是重要的。修复体应设计成其在临床所承受的循环应力低于疲劳极限。例如,当所受应力小于屈服应力时,许多铸造金合金可承受(100 万~2 500 万)次的挠屈而不断裂。

疲劳断裂从材料中微小裂纹开始发展并在材料的晶粒间增长。一般地,材料的循环失效是非均质的和各向异性的。这些缺陷首先导致微裂纹的出现,随后微裂纹相互融合形成大裂缝,使材料失效。应力集中区域,如表面缺陷处或缺口处,特别危险,可导致灾难性失效。

疲劳性能并不总与其他力学性能密切有关。一些影响疲劳的参数是晶粒大小及形状、材料组成、质地、表面化学及粗糙度、材料既往历程(如制作及热处理)和环境因素。例如,由树脂制作的牙科修复体,在其塑形、加工过程中,内部会产生内应力,会使材料遭至疲劳失效。

注意,在确定疲劳性能时,材料所处环境是关键因素。任何可以使材料退化的环境因素都会降低材料的疲劳强度。因此,升高温度及湿度、水介质、生物性物质及 pH 值偏离中性的变化均可降低疲劳性能。结果,基于实验室在室温空气中测试所得的疲劳数据,并不总是与临床口腔使用条件相关。较高的温度及湿度、含盐份及蛋白质环境以及变化的 pH 值会降低材料的疲劳强度。

黏弹性

在前面讨论应力与应变的关系中,没有考虑加载速率的影响。对于许多金属和脆性材料来说,这种影响很小。然而,对于许多材料而言,特别是聚合物及软组织,加载速率很重要。许多牙科材料的力学性能,如琼脂、海藻酸盐、弹性体等印模材料以及蜡、银汞合金、塑料、牙本质、口腔黏膜、牙周膜,均取决于应力作用速度。对于这些材料,提高加载速率会产生不同的应力-应变曲线,弹性模量、比例极限及极限强度会增加。力学性能与加载速率无关的材料称为弹性体。力学性能取决于加载速率的材料称为黏弹性材料。换言之,这些材料兼有弹性固体和黏性液体的特性。弹性固体的性能已在前面详细讨论过。在阐述黏弹性材料和性能之前,先回顾一下流体行为和黏度。

流体行为和黏度

除了许多具有一定流体特性的牙科材料外,像水门汀、印模材料这样的牙科材料,它们在凝固前为流体。因此,黏流体现象是重要的。黏度(η)是流体对流动的阻力,等于剪切应力除以剪切应变速率,或

$$\eta = \tau / [d\varepsilon / dt]$$

当水门汀或印模材料凝固时,黏度增加,使其成为固体。黏度的单位为泊(p)(1p = 0.1Pa s = 0.1 N s/m²),但是经常用厘泊(cp)报告数据(100cp = 1p)。一些牙科材料的典型黏度值列于表 4-11。作为比较的基础,水在 20℃时的黏度为 1cp。

重新排列黏度公式,可见流体行为可以像弹性固体那样可用应力和应变来表述。

$$\tau = \eta [d\varepsilon / dt]$$

对于弹性固体,应力(σ)与应变(ε)成比例关系,比例常数是弹性模量(E)。上面的等式表明,黏流体情况相似,剪切应力与应变率成比例关系,比例常数是黏度。由此可知,应力具有时间依赖性,因为它是应变速率(或加载速率)的函数。为了更好地理解应变速率依赖性的概念,可考虑两个极端情况,快速变形和缓慢变形。以极快的速度拉某一材料(dt→0),

表 4-11 一些牙科材料在混合后不久的黏度

材料	温度(℃)	黏度(cp)
水门汀		
磷酸锌	18	43 200
	25	94 700
聚羧酸锌	18	101 000
	25	109 800
根管封闭材料	37	7 000 ~ 678 000
流体基托树脂	23	67 ~ 575
印模材料		
琼脂	45	281 000
藻酸盐	37	252 000
印模石膏	37	23 800
聚硫橡胶(稀)	37	57 200
聚硫橡胶(稠)	36	1 360 000
硅橡胶(注射型)	37	95 000
硅橡胶(常规)	36	420 000
氧化锌丁香油	37	99 600

会导致无限大的应力，而以无穷小的速率推这一材料，会产生零应力。

弹性固体和黏流体的行为可从简单力学模型来理解。弹性固体可看作弹簧(图 4-20)。当外力 F 拉伸弹簧时，弹簧伸长了 x 距离。外力与距离成正比，比例常数是弹簧常数 k。因此

$$F = k \times x$$

注意，该关系式等于下式：

$$\sigma = E \times \varepsilon$$

还应注意，弹性元件未涉及时间。弹簧在被拉伸的同时便起作用。换言之，弹性固体不依赖于加载速率。

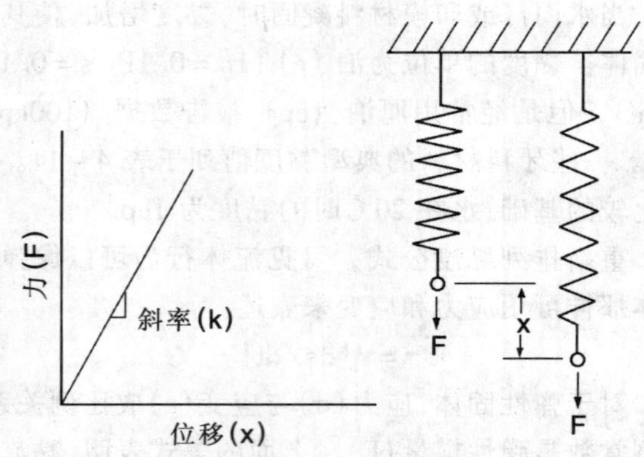

图 4-20 弹簧受力与其位移，可模拟固体的弹性反应

(引自 Park JB：Biomaterials science and engineering，New York，1984，Plenum Press，p26.)

黏流体可被看作阻尼器或阻尼流体缓冲器(图 4-21)。当充满流体的容器被拉时，应变速率($d\varepsilon/dt$)正比于应力(τ)，比例常数是流体的黏度(η)。

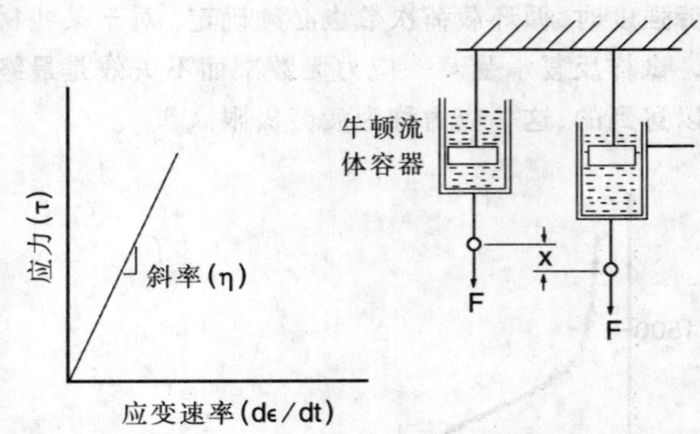

图 4-21 阻尼器的应力对应变速率，该阻尼器可模拟黏流体的反应

(引自 Park JB：Biomaterials science and engineering，New York，1984，Plenum Press，p26.)

虽然流体的黏度与剪切速率成比例，但不同的流体比值却不同。根据黏度如何随剪切速率变化将流体分为牛顿流体、假塑性流体及胀流型液体(图 4-22)。牛顿流体的黏度是恒定的，不依赖于剪切速率。某些牙科水门汀及印模材料属于牛顿流体。假塑性流体的黏度随剪切速率的增加而减小。几种根管充填用水门汀属于假塑性流体，单相橡胶印模材料也是假塑性流体。当在调和过程中承受低剪切速率时或用托盘制取印模时，这些印模材料黏度大，在托盘中很有“形”。然而，这些材料也可以注射，因为材料在通过注射头时遭遇高剪切速率，黏度降低达 10 倍。胀流型液体的黏度随剪切速率的增加而增加。牙科中胀流型液体的例子包括流体基托树脂。

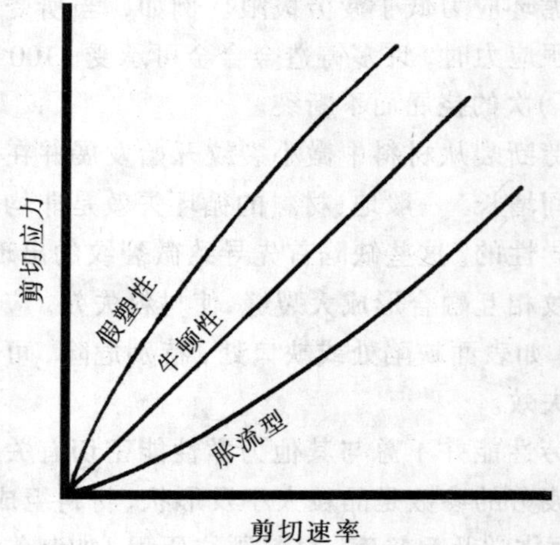

图 4-22 牛顿流体、假塑性流体及胀流型液体剪切曲线图。曲线斜率为黏度

影响材料黏度的另两个因素是时间和温度。未凝固液体的黏度通常不依赖于时间，并随温度升高而减小。然而，大多数牙科材料在调和后便开始凝

固，它们的黏度随时间延长而增加，大多数牙科水门汀和印模材料便是如此。特别的例外是氧化锌丁香油水门汀，该材料需要湿气来固化。在调和垫上，这些材料保持一定的黏度，在临床上称为工作时间长。然而，一旦置于口腔内，氧化锌丁香油水门汀黏度快速增加，因为口腔的热和潮湿加速了凝固反应。

一般地，对于正在凝固的材料而言，黏度会随温度的增加而增加。然而，热对正在凝固材料黏度的影响取决于凝固反应的性质。例如，对磷酸锌水门汀（材料 A）和聚羧酸锌水门汀（材料 B）在 3 种温度下的初始黏度进行了比较（图 4－23）。A 的凝固反应是大量放热的，降低调和温度可以降低黏度。B 材料的凝固反应受温度影响相对小一些。临床上常常通过冷却或冷冻玻璃调拌板来延长这些材料的工作时间。

黏弹性材料

对于黏弹性材料，改变应变速率会改变应力－应变性能。例如，当加载速率从 2.5cm/min 增加至 25cm/min 时，藻酸盐印模材料的撕裂强度大约增加 4 倍。应变速率依赖性的另一个例子是牙科银汞合金的弹性模量，在低加载速率时为 21GPa，在高加载速率时为 62GPa。因而黏弹性材料依据加载速率有广的力学性能范围，对于这些材料，在试验结果中明确加载速率特别重要。

那些依靠应变速率的材料性能最好以应力或应变为时间函数来表示。黏弹性材料的两项重要性能是应力松弛和蠕变。应力松弛是指材料受到恒定应变时应力减小的现象，而蠕变是指材料在恒定应力作用下应变增加的现象。

作为应力松弛的例子，试想在恒定变形时，载荷－时间曲线对评价正畸弹性带簧是何等重要。对于同一尺寸的乳胶和塑料带簧，均拉伸 95mm，它们的载荷（或外力）随时间下降情况列于图 4－24。塑料带簧的初始力大得多，而乳胶带簧的力随时间而下降的程度小得多。因此塑料带簧可用于加载较大的力，而乳胶带簧可用于加载较小的力，但作用力在口腔中随时间延长降低很慢，可见乳胶带簧适合于更持续的加载。

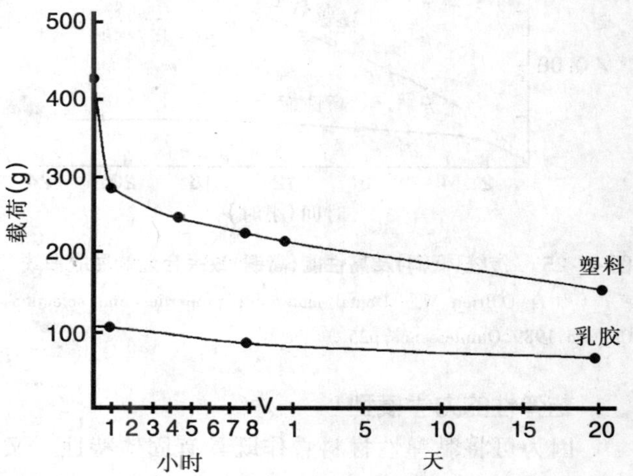

图 4－24　乳胶和塑料带簧拉伸 95mm 后载荷随时间下降情况

（引自 Craig RG, editor: Dental materials: a problem-oriented approach, St Lous, 1978, Mosby-Year Book.）

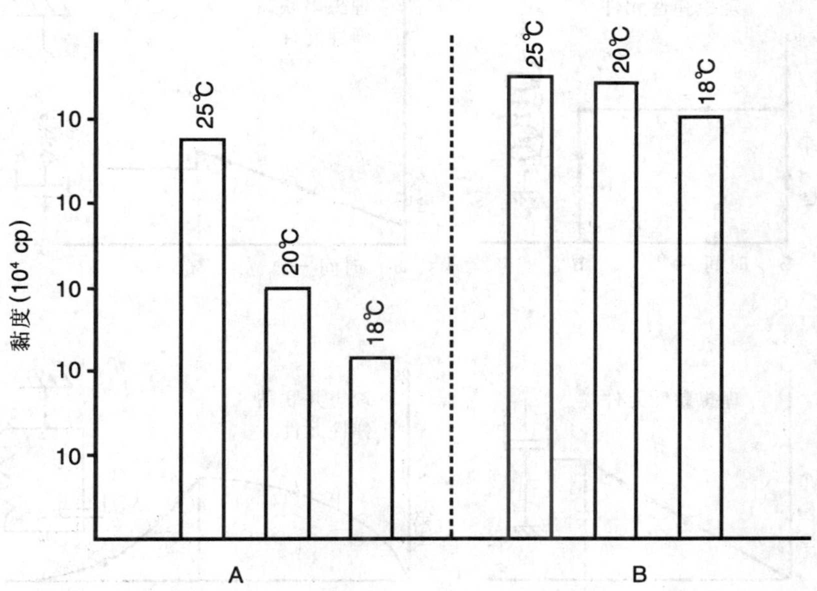

图 4－23　初始黏度随温度而改变。A. 磷酸锌水门汀；B. 聚羧酸锌水门汀

（引自 Vermilyea S, Powers JM, Craig RG: J Dent Res 56:762, 1977.）

通过解读图 4-25 中的数据可以看出蠕变的重要性，该图呈现了低铜及高铜银汞合金的蠕变曲线。在给定时间及给定载荷下，低铜银汞合金具有较大的应变。此结果隐含的意义和临床重要性是低铜银汞合金的蠕变较大、更容易产生应变累积和断裂以及修复体边缘破碎，可导致继发龋。注意，低铜银汞合金在牙科不再常规应用。

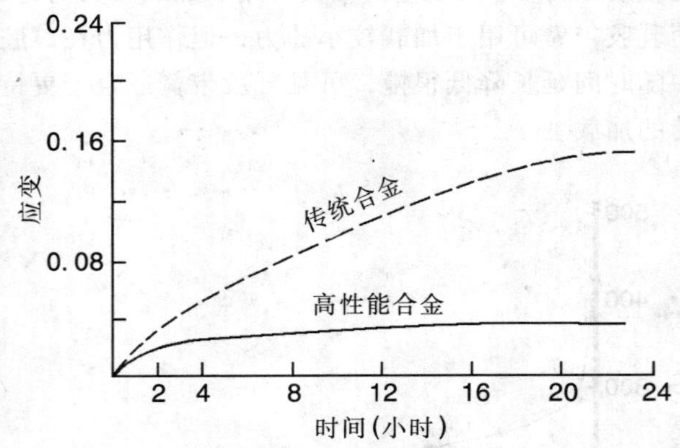

图 4-25　传统(低铜)及高性能(高铜)银汞合金的屈服曲线

(引自 O'Brien WJ: Dental materials: properties and selection, Chicago, 1989, Quintessence, p25.)

黏弹性的力学模型

因为可将黏弹性材料看作既具有固体特性，又具有流体特性的材料，所以我们可以按照前述那样，将黏弹性材料作为弹簧和阻尼器结合的简单力学模型来理解其行为。应变作为各种不同结合的时间的函数列于图 4-26 中。当一恒定载荷在时间 t_0 作用于一弹簧(理想弹性元件)时，立即产生应变，应变随时间变化保持不变，在时间 t_1 去除载荷时，应变立即降至零。当一恒定载荷作用于一理想黏性元件时，应变随时间延长而线性地增加，去除载荷后，应变不会进一步增加或降低。弹性元件随载荷变化而同时改变，而黏性元件则在一段有限时间后改变。

当两个理想元件弹簧和阻尼器结合在一起时，就会观察到它们相关的时间-过程反应。当弹性元件和黏性元件串联排列(马克思威尔模型)并承受一固定载荷，应变会快速增加，之后为应变随时间而线性地增加。所产生的应变，经常称为黏弹性应变，代表了弹性和黏性反应的结合。应变的快速增加代表了应变的弹性部分(即弹簧的反应)，而线性增加部分代表了应变的黏性部分(即黏性元件的反应)。去除载荷后，弹性应变同时恢复，但黏性应变部分仍保持着。

当一恒定载荷作用于由弹性元件和黏性元件并联而成的结构(开尔文模型或 Voigt 模型)时，由于黏性元件存在会造成应变随时间的非线性增加，同时由于弹性元件存在，应变会达到某恒定值。去除载荷后，弹性元件的作用使应变回到零位，然后，由于阻尼作用，应变并不立即回到零位。应当注意，实际材料的情况比这些简单模型所说明的要复杂，而且建立应变-时间模型需要上述各元件的结合。已经通过马克思威尔模型及开尔文模型建立了像琼脂、藻酸盐、聚硫橡胶及硅橡胶印模材料的系列模型。

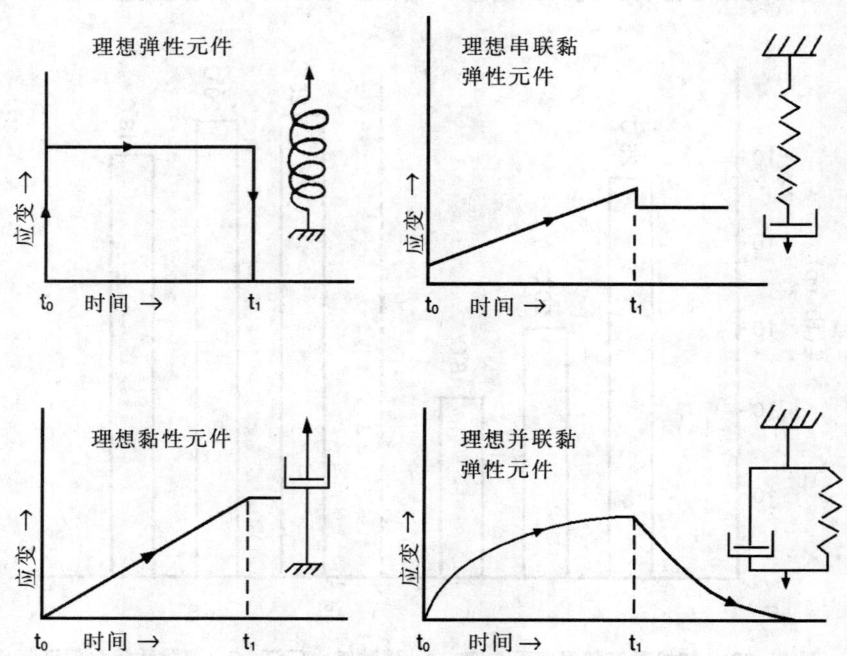

图 4-26　弹簧与黏性元件结合在一起的应变-时间关系。在时间 t_0 加载恒定载荷并在时间 t_1 去除载荷

黏弹性重要性的例子可用印模材料说明。因为具有黏弹性，这些材料在载荷去除后并不立即失去应变。因此，当印模从口腔内取出时，材料内仍然有应力，因而在灌制石膏模型前应使印模恢复一段时间。口腔组织的黏弹性也有重要的临床意义。与牙周韧带相比，腭部黏膜对载荷几乎没有抵抗性。因而，作为载荷的函数，腭黏膜支持的义齿基托与牙齿支持的义齿相比，表现出更多的位移(图 4－27)。在载荷作用下，腭黏膜的蠕变是持续的，而且由于其变形机制和形变恢复受生理和物理因素控制方面的原因，蠕变的恢复是长期的和可变的。制取休息状态的黏膜组织印模时，需要在黏膜组织不受义齿压迫而放松几小时以后进行。另一方面，牙齿在受力后数分钟即可恢复。在压力下记录黏膜组织会使该组织退缩，结果使义齿基托和人造牙最初位移到高于自然牙的位置。然而，义齿承受压力后，组织会回到退缩的位置。

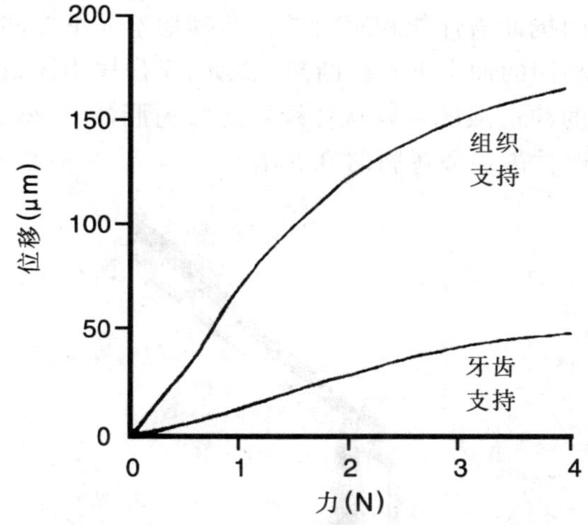

图 4－27　由 6 颗牙齿支持的义齿基托和由黏膜单独支持的义齿基托的外力对位移关系，外力加载速率为 4 牛顿/秒

(引自 Wills DJ, Manderson RD: J Dent 5:310, 1977.)

蠕变柔量

蠕变曲线使我们能够了解黏弹性材料相对弹性、黏性及滞弹性反应，该曲线可根据相关材料的分子结构来解读，正是分子结构使它们具有弹性、黏性及滞弹性。一旦载荷移除，便可得到蠕变恢复曲线(图 4－28)。在这样的曲线中，移除载荷后，应变会立即下降，随后为缓慢地下降，并趋向于一固定应变值(可以是非零)。应变的立即下降说明是弹性应变的恢复。随后的缓慢下降代表了滞弹性应变，再之后的永久应变代表了黏性应变。可通过不同的加载载荷得到系列蠕变曲线。通过计算蠕变柔量是表示这些数据的更有用处的方式。蠕变柔量(J_t)是指在给定的时间，应变除以应力所得之商。一旦得到蠕变曲线，相应的蠕变柔量便可计算出来。图 4－29 所示蠕变柔量曲线可用下式来表征：

$$J_t = J_0 + J_R + (t/\eta)$$

这里 J_0 是即时弹性柔量，J_R 是滞弹性柔量，而 t/η 代表了黏度在时间 t 时黏性反应。去除载荷后与 J_0 和 J_R 均有关的应变会完全恢复，然而，与 J_R 有关的应变并不立即恢复，而是需要一定的时间。与 t/η 有关的应变不恢复，代表了永久变形。如果单一蠕变柔量曲线是通过在不同载荷下所测得的一系列蠕变曲线计算而得，该材料便具有线性黏弹性。那么单一蠕变柔量曲线可用来精确地描述黏弹性质量。

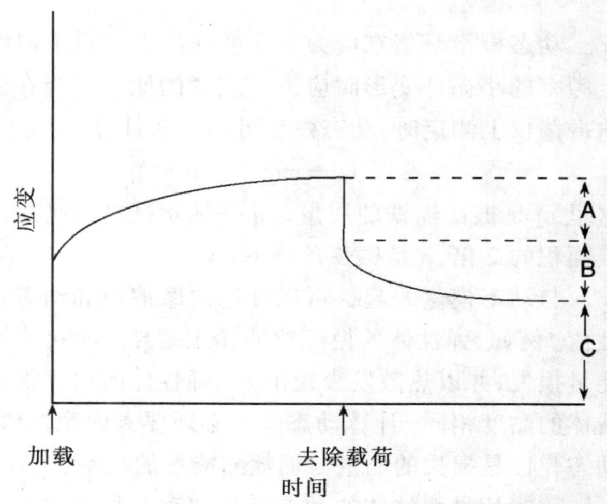

图 4－28　蠕变恢复曲线。A. 弹性；B. 滞弹性；C. 黏性应变

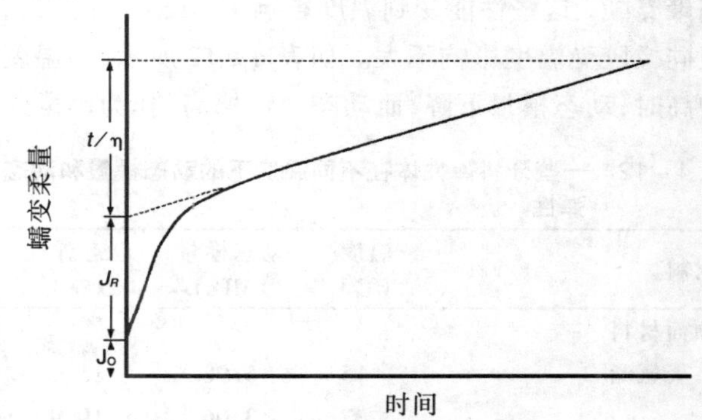

图 4－29　某一黏弹性材料的蠕变柔量与时间的曲线

(引自 Duran RL, Powers JM, Craig RG: J Dent Res 58:1801, 1979.)

通过蠕变柔量曲线可以估计材料弹性、滞弹性及黏性行为的相对量。J_0 表示柔性和变形后最初的恢复，J_R 表示预期的延迟恢复的量，t/η 表示预期的永久变形的量。一些弹性印模材料的蠕变柔量曲线列于第十二章的图 12－25。

动态力学性能

虽然经常将材料的静态力学性能与其动态条件下的功能联系在一起，但是用静态性能来评估承受动态载荷下材料的性能有许多局限性。静态测试是指在较低的加载速率下连续加力，而动态测试涉及交变载荷或高加载速率(通常是指冲击)。动态方法，包括用于确定动态模量的受迫振荡技术和用于冲击试验的扭力摆，已被用于研究像牙科聚合物这样的黏弹性材料。超声技术已被用于确定像牙科银汞合金及牙本质这样的黏弹性材料的弹性系数。冲击试验主要用于脆性牙科材料。

动态模量

动态模量是指在应力－应变曲线上某点上以给定频率的小循环变形时应力与应变的比率。当在受迫振荡仪上测定时，动态模量可用下式计算：

$$E_D = mqp^2$$

这里 m 是振荡轭铁的质量，q 是柱状试样的高除以其面积的 2 倍，p 是振荡角频率。

与动态模量一起，可以确定内摩擦值和动态弹性值。例如，弹性体的循环拉伸和压缩导致不可逆性能量损失，并以热散发表现出来。弹性体的内摩擦与液体的黏度相同。计算动态弹性必须要有内摩擦值，动态弹性是损失的能量与消耗的能量的比率。

一些牙科弹性体的动态模量和动态弹性列于表 4－12。对于一些颌面弹性体材料，如增塑的聚氯乙烯和聚氨酯，这些性能受到温度影响（－15℃～37℃），但硅橡胶受温度影响不大。如表 4－12 所示，当温度增高时，动态模量下降，而动态弹性增高。作为确凿的例子，用于体育用口腔保护器的聚合物动态弹性是对材料吸收外来打击性能量能力的衡量，以便保护口腔结构，然而，一旦口腔保护器用旧，性能就会下降。

表 4－12　一些牙科弹性体在不同温度下的动态模量和动态弹性

材料	温度（℃）	动态模量（MPa）	动态弹性（%）
颌面材料			
聚氨酯	－15	5.98	15.0
	37	3.06	19.9
聚氯乙烯	－15	12.2	6.0
	37	2.51	19.6
硅橡胶	－15	2.84	16.0
	37	2.36	23.2
聚醋酸乙烯－聚乙烯共聚物口腔保护器			
新的	37	9.39	23.4
旧的	37	7.23	20.2

冲击强度

材料可具有高静态强度值，如压缩、拉伸及剪切强度，甚至具有适当的伸长，但在冲击载荷下会失效。像熔融玻璃、水门汀、银汞合金及一些塑料类材料，受到冲击载荷时的抗折断性能低。这样的突然冲击可能在戴修复体的人遭遇事故时发生或在修复体掉落在地板时发生。

通过材料受到突然的打击而断裂时材料吸收的总能量来反应材料的抗冲击性能。通常将棒状材料视为梁，然后用悬摆对其一端或中部进行冲击。图 4－30 为一种悬摆式冲击试验机。冲击过程中试样吸收的能量可以通过比较悬摆冲击试样后上升的高度与悬摆自由上升的高度差值计算出来。对于特定形状的试样，其单位通常为焦耳 J(1J = 1Nm)。有些物质的抗冲击性能相对很差，而其他不同组成的物质在相同的冲击下不会断裂。例如，义齿树脂无缺口试样的冲击强度可以从传统丙烯酸树脂的 0.26J 到橡胶改性丙烯酸树脂的 0.58J。

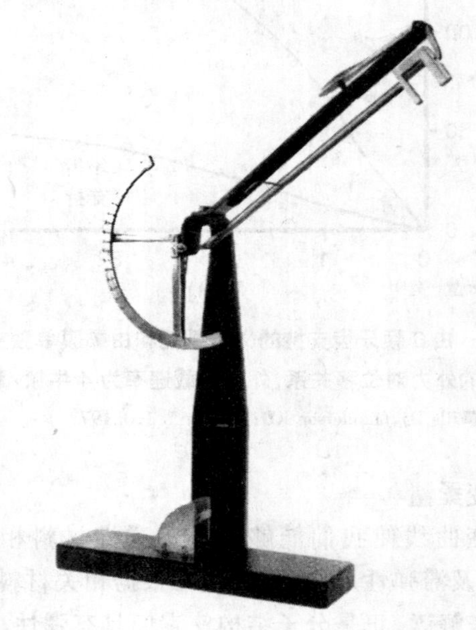

图 4－30　冲击试验机

撕裂强度和撕裂能

撕裂强度是指材料抵抗撕裂力的能力。撕裂强度是以薄片状应用的牙科材料的重要性能，如位于牙间隙部位的柔性印模材料、颌面修复材料及义齿软衬材料。试样通常为月牙形并带有缺口。带缺口试样的撕裂强度等于撕裂时的最大载荷除以试样厚度，撕裂强度的单位为 N/m。

由于被测材料的黏弹性质，撕裂强度取决于加载速率。较快的加载速率，所得撕裂强度较大。临床上将藻酸盐印模从口腔内取出时动作要快，这样可以提高材料的撕裂强度，并使永久变形减至最小。一些牙科材料的撕裂强度典型数值列于表 4－13。由表可见，与琼脂及藻酸盐水胶体相比，弹性印模材料具有较大的撕裂强度。

表 4－13 一些牙科材料的撕裂强度

材料	撕裂强度*(kN/m)
琼脂复模材料	0.22
义齿衬垫材料	2.6～45
印模材料	
琼脂	0.99
藻酸盐	0.47
聚硫橡胶	4.0
聚醋酸乙烯－聚乙烯共聚物口腔保护器	114

* 十字头速度为 25cm/min

撕裂能(T)是指撕开单位面积断面所需能量，通过撕裂 Y 形试样时所需载荷和下式来确定：

$$T = (F/t)(\lambda + 1)$$

此处 t 为试样厚度，λ 为延伸率。一些牙科印模材料和颌面修复材料的典型撕裂能列于表 4－14。

表 4－14 一些牙科材料的撕裂能

材料	撕裂能*(J/m²[Mergs/cm²])
印模材料	
藻酸盐	66[0.066]
聚醚橡胶	640[0.64]
聚硫橡胶	1 100～3 000[1.1～3.0]
硅橡胶	390～1 150[0.39～1.15]
颌面修复材料	
聚氨酯	1 800[1.8]
聚氯乙烯	11 000[11]
硅橡胶	660[0.66]

* 十字头速度为 2cm/min

复合材料的力学性能

用于牙科的许多材料并非是均匀性固体，而是由两种或更多的总体不溶相所组成。其中一种可以是连续相，另一种或更多的为分散相，或者有两种或更多的为连续相，每一连续相中含有一种或更多的分散相。这些材料称作复合材料。一般将复合材料定义为两种或更多的不同材料的结合，在最终材料中各成分材料仍保持单独的实体。虽然复合材料对各成分材料取长补短，但其物理及力学性能不同于各成分材料。开发适用于各种用途的材料的趋势是倾向于复合化，而不是研制完全崭新的材料。复合材料有金属基、陶瓷基和聚合物基复合材料。牙科复合树脂的重要例子包括用作直接美容修复的后牙复合树脂。这些复合树脂由有机聚合物基质(通常为二丙烯酸酯)和无机填料组成，无机填料有硼硅酸盐玻璃或锶玻璃、硅酸铝锂或钡、胶体二氧化硅。

影响复合材料性能的因素包括：①第二相(分散相)物质的状态；②第二相的几何形状；③第二相的取向；④分散相及连续相的组成；⑤各相之比例；⑥相之间的结合。性能可改变(若科学地研制复合材料，则其性能得到改善)的例子有模量、强度、断裂韧性、耐磨性、热膨胀系数、耐化学及耐磨性能。

现举例说明加入第二相是如何影响性能的。设想在塑料基质中有一组相互平行且取向相同的长玻璃纤维。如果拉伸载荷作用于该试样上，且与纤维方向一致，则复合材料的弹性模量 E_c 为：

$$E_c = E_f V_f + E_m V_m \text{ 或 } E_f V_f + E_m (1 - V_f)$$

这里 E_c、E_m、V_f 及 V_m 代表了纤维和基质的弹性模量和体积分数。另一方面，如果拉伸载荷作用方向垂直于纤维走向，则复合材料的弹性模量为：

$$E_c = \frac{E_f E_m}{E_m E_f + E_f V_m}$$

如果纤维的体积分数为零（即材料完全为聚合物），则弹性模量为聚合物的弹性模量；如果纤维的体积分数为 100%，则材料是一种玻璃，弹性模量也为玻璃的弹性模量。这样，聚合物和玻璃的弹性模量就是复合材料弹性模量的下限和上限。从以上两公式，我们可进一步看出，除了两组成相的比例外，第二相的取向对复合材料的性能具有重要影响。

基质中分散相功能的基本原理见图 4－31。假设一根单纤维被基质包裹，画出随纤维长轴向距离的纤维中的拉伸应力。载荷作用于基质中，在界面处通过剪切作用传递给纤维。如果基质的弹性模量低于纤维的弹性模量，基质中的弹性及塑性变形可传递给纤维。当然，基质与纤维间应保持结合，否则应力会降至摩擦力。随着载荷增加，纤维的拉伸应力可达到极限剪切应力，这样纤维会断裂。

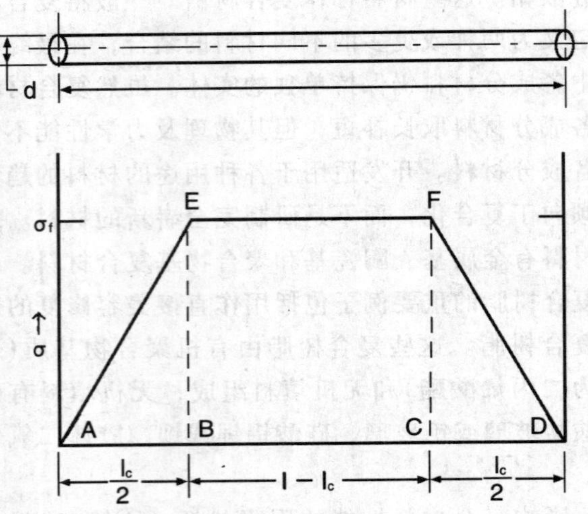

图 4－31　塑料基质中单根玻璃纤维的应力

(引自 Titelman AS, McEvily AJ, Jr: Fracture of structure materials, New York, 1967, John Wiley & Sons, pp635－661.)

连续增加纤维的体积分数会连续提高复合材料的强度。然而，随着纤维浓度的增加，纤维间无基质包裹的接触也越来越多，结果会导致过早断裂的发生。因此，对于许多复合材料，当分散相的体积分数为 80%时，可达最大强度。现以牙科复合材料为例来进一步说明影响复合材料性能的因素。尽管分散相随机取向后的强度低于取向分散相的 6 倍，许多牙科复合材料仍使用随机取向的分散相。然而，由于第二相的随机取向所导致的低强度可以用几种方式抵消。使用微细(例如<1μm)分散相可提高强度。另外，分散颗粒的形状也很重要，棒状或片状在改进强度方面比球形更有效。所需主要因素有：①高强度分散相；②韧性更好的基质相；③微细分散颗粒的体积分数达到最佳；④分散相与基质相间的结合。最后一条通常通过用有机硅烷处理分散相来达到。硅烷又称为偶联剂，能与玻璃或吸附于玻璃上的水分反应，进而与树脂形成黏结。

表面力学性能

到目前为止，我们所介绍和讨论的力学性能主要依赖于材料的整体特性。在本节中，将讨论与材料表面状况关系密切的力学性能。特别是将总结硬度、摩擦及磨耗的概念。

硬度

硬度性能是比较修复材料时的一项主要性能。硬度可广义地定义为材料抵抗永久表面压入的能力。

给硬度下一个更加严格的定义是困难的，因为任何测定方法在显微水平会涉及复杂的表面形态学及受试材料内的应力，因而在任一单一的硬度测试中涉及到各种性质。忽略这些因素，关于硬物质和软物质的最普通的概念是它们抵抗压入的相对能力。因此，硬度是抵抗塑性变形能力的度量，通过测定单位面积压入的力来确定(图 4－32)。

基于上述硬度定义，可见为什么这一性能对牙科是那样的重要。硬度表示了材料磨光的难易，以及其在应用中抗划伤的能力。对于美容目的而言，材料

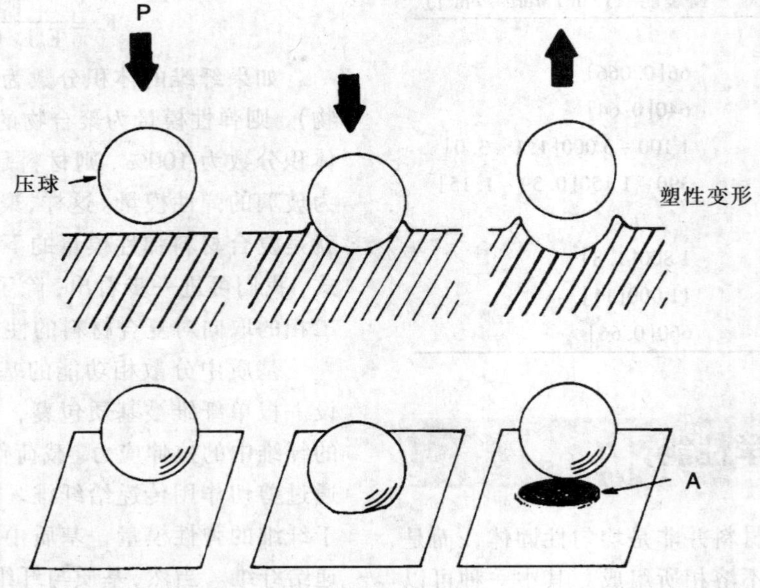

图 4－32　硬度测定示意。A. 塑性变形面积；P. 垂直载荷

(引自 Park JB: Biomaterials science and engineering, New York, 1984, Plenum Press, p18.)

的磨光及抛光是重要的，而且，如前所述，材料的表面划伤会使疲劳强度下降，导致材料过早失效。

测定修复材料硬度的最常用的一些方法有布氏、努氏、维氏、洛氏及邵氏A硬度试验。每个试验与其他试验略有不同，且各有各的优点和不足。然而，它们有共同点，即每一种方法均依靠外形小且对称的压头压入受试材料表面。各种方法不同点在于压头的材质、几何形状及载荷。压头可为钢制、碳化钨或金刚石，形状可为球形、锥形、金字塔形或针状。一般载荷在1～3 000kg范围内。应根据受试材料、估计硬度范围及理想定位程度来选择测定方法。

硬度测定的一般步骤(不是指某具体试验)如下：将标准力或重量加于压头上，然后将压头压在受试材料表面，在表面形成具有对称性的压痕，在显微镜下测定压痕深度、面积或宽度。然后根据压痕大小查表得到硬度值。对于作用于标准压头上某一固定载荷，压痕大小与材料抵抗压入的能力成反比。因此，对于较软的材料应用较小的载荷。

布氏硬度试验　布氏硬度试验是测定牙科金属和合金最老的方法之一。该方法根据材料抵抗钢制或碳化钨小球压入能力而测定，一般压球直径为1.6mm，载荷为123N。在测定布氏硬度时，压头压入材料后应保持30s，之后移除压头，测量压痕直径。图4－33显示了布氏硬度测定原理以及压头压入金合金的显微照片。所得硬度值称为布氏硬度值(BHN)，是由载荷除以压痕面积所得。布氏硬度计算公式如下：

$$BHN=\frac{L}{\frac{\pi D}{2}(D-\sqrt{D^2-d^2})}$$

公式中L是以kg为单位的载荷，D是以mm为单位的压球直径，d是以mm为单位的压痕直径，这样布氏硬度的单位是kg/mm²。压痕面积越小，材料越硬，布氏硬度值也越大。通过该公式已计算出不同压球直径所得的布氏硬度值表。由于布氏硬度测试时压痕面积相对较大，适用于测定平均硬度值，不适合于测定局部硬度值。一些牙科铸造合金及充填金的布氏硬度值列于表4－15。

表4－15　一些牙科铸造合金及充填金的布氏硬度值

材　料	BHN(kg/mm²)
充填金	
金箔	69
金粉	46
金合金*	
Ⅰ型	45
Ⅱ型	95
Ⅲ型	120
Ⅳ型	220
40% Au-Ag-Cu	252
99%贵金属合金†	165

*可硬化热处理的合金则为硬化态。

†用于金－瓷修复。

努氏硬度试验　努氏硬度是为了满足对微压痕试验的需要而设计的。将载荷施加于某一精密制作的金字塔形钻石压头，测定材料上棱形压痕的对角线长度。压头形状和所压之压痕见图4－34 A。努

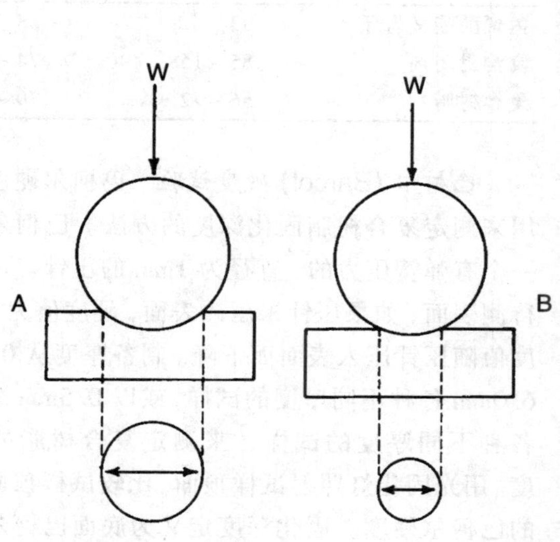

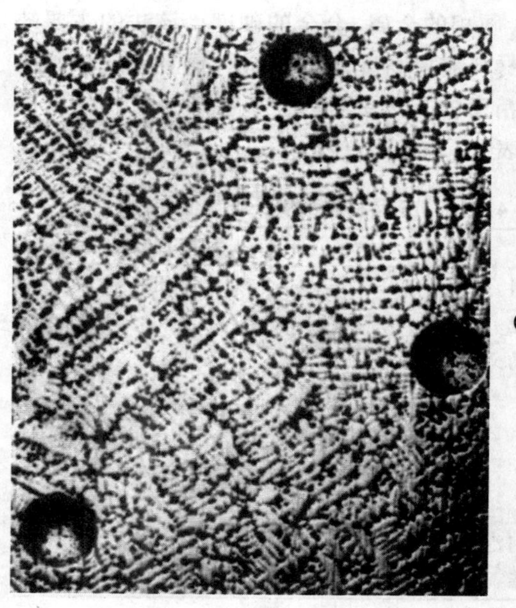

图4－33　布氏硬度试验。A. 压入较软材料；B. 压入较硬材料；C. 压痕的显微照片

氏硬度值（KHN）是所加载荷与压痕面积的比率，可以下式计算：

$$KHN=\frac{L}{l^2C_p}$$

公式中 L 为载荷，l 为压痕长对角线，C 为联系 l 与压痕投影面积的常数。努氏硬度的单位也是 kg/mm^2。与布氏硬度相似，较大的努氏硬度值表示材料较硬。

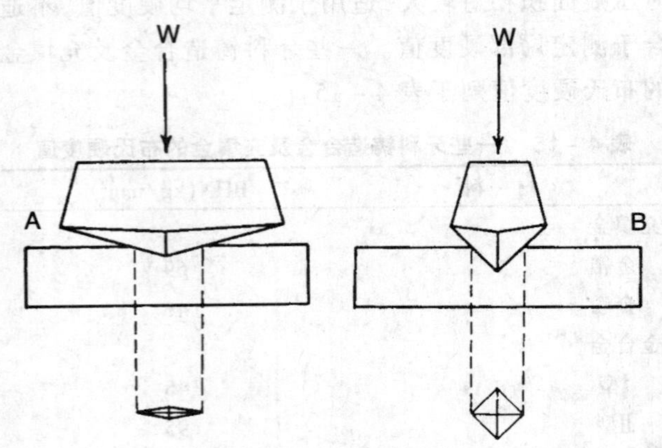

图 4－34　A．努氏硬度测定原理；B．四方锥体钻石压入试验（维氏硬度）

努氏硬度设计为可以施加各种不同的载荷。因此，所产生的压痕面积依所加载荷大小及受试材料的性质而变化。该法的优点是硬度范围变化很大的材料，可通过简单地变化载荷而测定。因为非常轻的载荷产生极精细的压痕，因此该法可用于测定小区域内材料硬度的变化。例如，努氏硬度已广泛用于测定离体牙牙釉质和牙本质的硬度，以及测定具有分离的软相、硬相的金属、合金的硬度。该法的主要缺点是受试材料需要高度磨平、抛光，而且完成试验比其他不太精密的方法更费时。一些牙科材料的努氏硬度列于表 4－16。

表 4－16　牙科材料的努氏硬度值（KHN）

材料	KHN(kg/mm^2)
碳化硅磨料	2 480
长石质烤瓷	460
钴－铬活动义齿合金	391
牙釉质	343
金箔	69
牙本质	68
牙骨质	40
磷酸锌水门汀	38
丙烯酸树脂	21

维氏硬度试验　维氏硬度试验，或 136°金刚石四方锥体，也适用于测定材料表面硬度。这个方法在一定程度上已用于牙科修复材料的硬度。该方法在原理上与努氏硬度和布氏硬度相似，只是压头为 136°金刚石四方锥体，且载荷有限。压痕为正方形，如图 4－34 B 那样测定对角线。用于测定努氏硬度的仪器也可以使用 136°压头。载荷可根据受试材料的硬度从 1kg 到 120kg 范围内变化。维氏硬度在测定小面积硬度及非常硬的材料时特别有用。

洛氏硬度试验　洛氏硬度是作为一种快速硬度测定方法被提出来的。通常使用球形或金属锥形压头，用敏感拨盘测微计测定压痕深度。有数种不同直径的压头球或锥体，也有不同的载荷（60～150kg），每种组合表示一种洛氏硬度规格，即洛氏硬度 A～G，标记为 RA，RB 等。表面洛氏硬度已用于测定牙科塑料。与标准洛氏硬度测试法相比，该法使用相对较轻的载荷（30kg）及大直径压球（12.7mm）。试验时，先以 3kg 初载荷压入材料表面，再加 30kg 主载荷并保持 10min，然后读数。因为牙科塑料为黏弹性，一旦除去主载荷，压痕会发生一定的恢复。同一试样的恢复率可通过下式计算：

$$恢复率=\frac{A-B}{A}\times 100\%$$

这里 A 是主载荷施压 10min 后所产生的压痕深度，B 是移除主载荷后 10min 时压痕深度。一些牙科塑料的压痕深度及恢复率列于表 4－17。洛氏硬度试验的优点是可以直接读取硬度值，并且较适用于黏弹性材料的测定。缺点是需要预载荷且费时，载荷去除后压痕会很快消失。

表 4－17　一些牙科塑料的压痕深度及恢复率

材料	压痕深度（μm）	恢复率（%）
丙烯酸酯义齿牙	93	88
窝沟封闭剂	85～158	74～86
复合树脂	56～72	70～83

巴柯尔（Barcol）硬度试验　巴柯尔硬度是一种用来测定复合树脂固化深度的方法。巴柯尔压头是一个有弹簧压力的、直径为 1mm 的压针。压针压入待测表面，如果压针未压入表面，硬度值为 100。硬度值随压针压入表面而下降。制备厚度从 0.5mm 到 6.0mm 各种不同厚度的试样，或以 0.5mm 为间隔的各种不同厚度的试样，来测定复合树脂的固化深度。用光固化灯照射试样顶面。比较试样顶面与底面的巴柯尔硬度。固化深度定义为底面巴柯尔硬度读数变化量不超过顶面巴柯尔硬度值的 10% 时的最

大厚度。研究表明，复合树脂的巴柯尔硬度下降10%，会导致弯曲强度下降20%。

邵氏A硬度试验 前面所讲的硬度测定方法不能用于测定橡胶，因为对橡胶来说，载荷除去后，压痕立即消失。一种叫做邵氏A硬度计用于橡胶工业来测定弹性体的相对硬度。该仪器包括一个端面直径0.8mm平头压头，压头与直径为1.6mm压杆相连，再与带指针的杠杆连接，表上刻度从0到100。如果压头完全压入受试材料内，则硬度值为0，如果压头一点也未压入材料中，则硬度值为100。由于橡胶是黏弹性的，压头会随时间缓慢地、不断地压入材料中，因而难于获得准确的读数。通常是将压头紧紧地压向材料，然后迅速读数。该试验已被用于评价义齿软衬、口腔保护器及颌面弹性体材料，它们的邵氏A硬度值列于表4-18。

表4-18 一些牙科材料的邵氏A硬度值

材料	邵氏A硬度
弹性义齿衬垫材料	48~85
聚醋酸乙烯-聚乙烯口腔保护器	67
硅橡胶颌面弹性体	25

纳米压入

传统的压入试验所加载荷高达好几千克，所产生压痕大至100μm。虽然在筛选材料及确定不同材料的相对硬度方面有价值，但这些材料仍有局限性。许多材料具有微结构成分，或填料相小于压头尺寸，如超微填料复合树脂。为了准确测定这些微小相的性能，有必要创造一种微小尺度的压入测定法，以控制压入空间的位置。在这方面，最近已经出现了一种压入技术。这种技术通常称为纳米压入法，加载载荷在0.1~5 000mg范围内，所产生的压痕尺寸大约为1μm。此外，压入深度可连续控制，从而避免必须通过压痕图像来计算力学性能的过程。虽然大多是用于测定显微尺度相的硬度，但该技术也用于测定模量。对于脆性材料，屈服强度和断裂韧性也可测定。

人牙釉质和牙本质以及釉质-本质结合区域的纳米硬度、动态硬度及弹性模量值列于表4-19。牙本质的纳米硬度值为71kg/mm^2，与表4-16所列的努氏硬度值一致，然而牙釉质的纳米硬度值为457kg/mm^2，明显高于努氏硬度值。这种差异可能是由于纳米压入试验中压头相对于釉柱尺寸要小得多造成的。动态硬度值小于相应的纳米硬度值，这是因为它们是以最大变形来计算的，而纳米硬度则是以永久变形来计算的。通过纳米压入所测牙釉质和牙本质的弹性模量为87.7GPa和24.0GPa，与压缩试验所测得的84.1GPa和18.3GPa相当吻合。特别有趣的是，釉质-本质结合区域的弹性模量为53.2GPa，介于牙釉质和牙本质之间。纳米压入试验在研究小区域上特别有用，而这又是压缩或拉伸试验所不能及的。

摩擦

摩擦是一个物体抵抗另一物体运动的能力。如果一个物体企图在另一个物体表面上运动，就会产生阻止运动的阻力(图4-35)。这一阻力就是(静止)摩擦力，因两物体接触面上的分子太接近而产

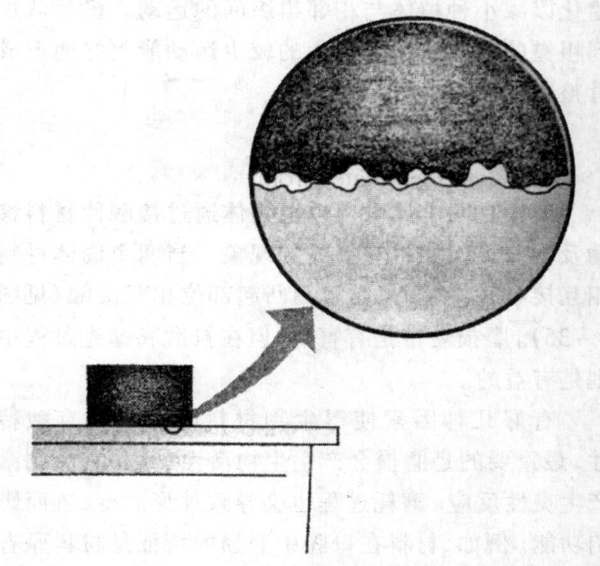

图4-35 两物体接触处的局部显微照片。阻止运动的摩擦力正比于正交力和摩擦系数

(引自Tipler PA: Physics, 1976, Worth, p156.)

表4-19 纳米压入试验所得牙齿组织的性能

组织	纳米硬度		动态硬度		弹性模量
	GPa	kg/mm^2	GPa	kg/mm^2	GPa
牙釉质	4.48(0.44)	457(45)	2.90(0.23)	295(23)	87.7(5.9)
釉质-本质结合处	2.37	242			53.2
牙本质	0.70(0.12)	71(12)	0.55(0.09)	56(9)	24.0(3.9)

选自Urabe I, Nakajima M, Sano H et al: Am J Dent 13:129, 2000.
括号内的数字为标准差

生。摩擦力 F_s 与两接触面间正交力($F_\perp$)的及(静止)摩擦系数(μ_s)成正比。

$$F_s = \mu_s \times F_\perp$$

摩擦系数在 0 和 1 之间变化，并且是两接触物体、它们的组成、表面光滑度及润滑度的函数。相似的材料间的摩擦系数较大，如果界面间有润滑介质，则摩擦系数减小。

使物体运动的条件是作用力要大于 F_s，一旦开始运动，分子间结合形成和破裂，表面有微小碎片磨脱。随着运动，产生了滑动或动态摩擦，动态摩擦力会阻止运动。

$$F_k = \mu_k \times F_\perp$$

因此摩擦行为来自表面，由于表面微观上是粗糙的，所以真正接触的面积不大(见图 4-35)。这些较小的接触面积使得接触应力很大，使局部出现屈服。抵抗接触处剪切失效导致摩擦力产生。当克服静态摩擦后，便开始相对运动，伴随着的是通过动态摩擦及磨损的界面改变。

牙科中摩擦重要性的例子是使牙种植体表面粗糙化以减小种植体与相邻组织间的运动。已经认识到粗糙的表面及由此产生的较少运动能更好地形成骨整合。

磨损

磨损是两个或两个以上物体通过接触使材料移动及再分配而使材料损失的现象。当两个固体材料相互接触时，它们只是表面凸起部位相互接触(见图 4-35)。磨损通常是有害的，但在打磨和抛光过程中则是有益的。

有好几种因素使得生物材料的磨损具有独特性，最重要的是磨损会产生生物活性颗粒，它会刺激产生炎性反应。磨耗过程也会导致外形改变，进而影响功能。例如，材料在口腔中磨损的特征是材料原有解剖外形的损失。牙齿结构和修复材料的磨损可能是由于力学的、生理的或病理的条件所致。正常的咀嚼可使牙齿结构或材料磨损，特别是那些进食不经加工的食物的群体。夜磨牙是一种磨损的病理形式，此时相对的牙面相对滑动。如果用牙膏刷牙不适当的话，可能会造成磨损。

磨损是许多材料和环境因素的函数，包括磨耗面的性质 (如不均匀性、晶体取向、相及存在内含物)、显微接触、滑动面的相互反应 (如应力、温度增高，接触点出现流动现象，导致局部出现屈服、熔化及硬化)、润滑以及不同材料的相互结合。一般地，磨损是相对材料及它们间界面的函数。润滑膜的存在，例如唾液，在相对运动中能隔离表面，减小摩擦力和磨损。

一般有 4 种类型磨损：①黏着磨损；②腐蚀磨损；③表面疲劳磨损；④磨料磨损。黏着磨损的特征是微结合的形成和破坏。磨损碎屑的体积 V 由下式计算：

$$V = \frac{kF_\perp x}{3p}$$

此处 x 是总滑动距离，k 是摩擦系数，$F_\perp$ 是垂直力，p 是(柔软材料的)表面硬度。

磨料磨损涉及与硬表面接触的软表面。在这种磨损的滑动过程中，一个表面脱落的颗粒黏着到另一表面上。磨料磨损有两种类型：2 体或 3 体磨损(耗)。如果表面光滑、坚硬且磨损表无颗粒，则这一类型磨损可降至最小。腐蚀磨损继发于保护层的物理性损失，因而与材料磨耗面化学活性有关。表面的滑动动作会去除任何表面障碍，也造成加速腐蚀。在表面疲劳磨损中，由粗糙及自由颗粒产生的应力导致表面或亚表面裂纹形成。在循环载荷及滑动下颗粒发生剥脱。

一般情况下，材料易发生黏着、腐蚀及 3 体磨损，而聚合物易发生磨料磨损及疲劳磨损。

已经通过下面几方面研究了磨损：①使用或临床试验；②模拟应用测试；③用各种不同磨耗机建立的模型系统；④测定像硬度那样的相关力学性能；⑤检查一次或较少滑动次数下表面失效量和类型。

现已用 2 体磨耗试验对修复材料的耐磨性进行了排序。如表 4-20 所示，复合树脂的耐磨性能取决于填料性质 (玻璃或石英) 及填料的硅烷处理。3 体磨耗试验通常用于比较牙齿结构耐牙膏和预防卫生材料的磨损性。牙釉质的耐磨性是牙本质的 5~20 倍。牙骨质的耐磨性最差。对牙釉质进行 30s 的卫生处理所引起的釉质损失的测定表明，釉质表面的氟已有磨除，根据所用磨料不同，估计釉质表面磨去了 0.6~4μm。

不幸的是，在临床观察到的磨损与实验所测的磨损之间很少完全一致。因此，大多数测试企图通过试验得到与临床一样的耐磨性排序。传统的磨耗试验只测定材料磨损中体积损失量，并不揭示磨耗机制，而一种称为单道滑动(single-pass sliding)的技术可以表征表面失效模型。一般地，磨损数据与其他力学性能数据相关性不是很好，使得从其他性能，如实验测试，来推断磨损性能很困难。

表4-20 修复材料的2体磨损

材料	2体磨损($10^{-4}mm^3$/mm 行程)
银汞合金	
球形	7.0
AgSn + AgCu	5.6
复合树脂	
玻璃填料	7.7
玻璃填料-未硅烷处理	13.8
石英填料	3.8
石英填料-未硅烷处理	5.6
超微填料	12.0
二丙烯酸树脂	17.0
窝沟封闭剂	21.5
无填料丙烯酸树脂	13.3

在研究和评价磨损中，应注意同时发生的多个过程，材料、力学及环境结合起来影响磨损。最重要的是磨耗颗粒的去向。这些颗粒溶解或散布开了吗？如果它们散布开了，那它们是局部的还是系统的？会导致怎样的生物性结果？

牙科结构的应力分析及设计

牙科修复材料的力学性能必须能够承受咀嚼反复作用所产生的应力和应变。如果要利用某材料的最佳优势，牙科修复体的设计特别重要。必须考虑的是修复体在临床条件下所产生的应力或应变不应大于材料的强度性能。

已经通过脆性涂层分析、应变计、全息术、二维或三维光弹、有限元分析及其他许多方法研究了牙科构件中的应力。关于牙齿、骨及口腔软组织以及嵌体、冠、支持修复体的基板、固定桥、全口义齿、部分活动义齿、根管桩及种植体的应力分析研究已有报道。应力分析资料太广泛了，已超出本书的范围，不能在此综述。这里只简单介绍二维光弹分析和有限元分析，以及它们的各自优、缺点。

二维光弹分析法

二维光弹分析法的过程是先制作修复体或构件的透明塑料或其他各向同性的模型，当有应力产生时，材料变成各向异性(其性能具有方向依赖性)，因此，光的行为受其振动方向影响。由于应力作用的结果，塑料模型因各向异性而呈现双折射现象，光源发出的光穿过起偏器，透射出振动波与偏振轴平行的光线，此光称为平面偏振光。平面偏振光通过1/4波片转化为环状偏振光，分解成顺着模型中主应力方向的两束光，该两束光的光速不同。光线从模型中射出后，穿过第二个1/4波片，该波片与第一个1/4波片成正交方向，光线最终到达偏振方向与起偏镜垂直的检偏镜。可以通过照相获得如图4-36所示的干涉条纹，这是一种等色条纹。这种等色条纹，或暗线，表示此处主应力差相等。应力的大小可通过确定等色条纹级数来确定。图4-36标记了一些条纹级数。条纹级数乘以常数，再除以模型厚度便是主应力的差值。模型中条纹相邻很近的区域比条纹较少的区域承受了更大的应力梯度，含有较高条纹级数的区域比较低条纹级数的区域承受了更大的应力。

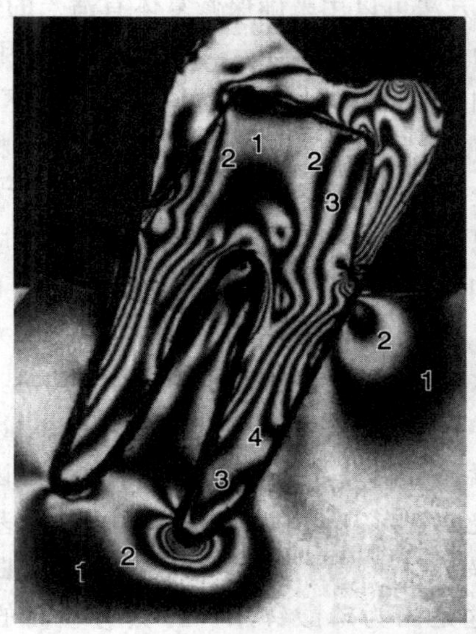

图4-36 一个有全冠修复体的磨牙的二维光弹模型在受到266N集中外力作用下产生的等色条纹，所标数字代表等色条纹级数

(引自 Hood JAA, Farah JW, Craig RG: J Prosthet Dent 34: 415, 1975.)

应用光弹分析法的优点是，可在三维结构上量化应力并确定应力梯度。然而，此法需要双折射性材料，而且对于几何形状复杂的模型技术上更困难。

有限元分析

有限元法是一种数值方法，具有许多光弹法没有的优点。该方法在分析复杂几何形状时有价值，可在三维结构上确定应力。在这种方法中，有限数量的离散结构单元被看作为有限数量的节点。当原结构分为许多具有适当形状的区域且每一区域仍保持原材料实际性能时，就形成了有限(单)元。在每个有限元模型中，为计算应力和位移所需的信息包括：①节点和单元总数；②用于确定每一节点和单元的数值体系；③与每一单元有关的材料的弹性模量和泊松比；④每一节点的坐标；⑤边缘收缩类型；⑥对外部节点所加力的评价。注意,有限元法是基于许多有限假设上的一种纯数值法。在所得数值被毫无问题地接受之前,在这一领域还需要做更多的研究。一般地,有限元法最适合于预测趋势和进行参数分析。人们越来越感到，对各向异性材料性能及构成关系的详细了解，在建立一有效的有限元模型中是重要的。而且越来越强调对数值结果的实验确认。

总结

口腔修复体的力学性能必须足以抵抗咀嚼应力。多种方法可以用来确保修复体有适当的强度。在恒定外力作用下,应力与接触面积成反比,因此,可以通过增加受力面积来减小应力。在高应力区域,如果可能,应使用具有高弹性模量和强度性能的材料。如果某一较弱的材料具有理想的性能，如弹性模量，在可能情况下,可以通过增加材料体积来减小应力。

例如，设想一下用于银汞合金修复体下的水门汀基底。作用于银汞合金修复体上的咬合力在银汞合金与水门汀基底接触部位产生拉伸应力。银汞合金的拉伸强度较小,如果水门汀的弹性模量也很小,将会使紧邻水门汀基底的银汞合金发生足以引发其断裂的挠曲变形。使用磷酸锌水门汀作为基底而不是氧化锌丁香油水门汀，能减少银汞合金断裂的可能性，这是因为磷酸锌水门汀具有较高的弹性模量。如果需要氧化锌丁香油水门汀来保护牙髓,应尽量减少用量,并且其上需要再垫磷酸锌水门汀,以提供抗挠曲性能。

修复体及器件应当设计得使咀嚼力尽可能地均匀分布。同样地,应当避免出现尖锐的线角、不均匀的面积及缺口、划痕或带小凹的表面,以使应力集中减至最小。例如,在制作上颌全口义齿时,两中切牙间的中线缺口应保持最小。这一区域在咀嚼过程中,由于义齿的横向弯曲,经历着反复的应力。如果这一区域存在尖锐的缺口，义齿的抗疲劳或冲击力性能将变差。

部分活动义齿的金属环形卡环的最大拉伸应力是在其内面中部。因为脆性材料一般在拉伸时较脆弱，当卡环尖端受力时，尖端部位可能成为失效部位。其他因素,如卡环锥度的不均匀性、卡环内的气孔或金属表面的缺口及划痕,均可改变应力模式。如果在卡环的尖端至结合部之间存在薄或多孔区域,失效就会发生在这些部位,而不是中部。有缺口的或划伤的部位受到疲劳或冲击后特别容易断裂。因为部分活动义齿卡环是在屈服点以下弯曲大量的次数,因而疲劳引起的失效特别明显。

牙科医生通常对器件断裂的关心不像对其加力时所发生的变形那样重视。以一个固定桥为例,它既可以通过铸造而成一个整体，也可通过焊接而成一个整体。正如本章开始所讨论的那样,梁的挠曲,或这个固定桥的挠曲,正比于梁长度的立方,反比于梁厚度的立方。梁长度增长1倍,挠曲增加8倍。同样地,梁的厚度减少一半,挠曲增加8倍。如果需要太大的体积来获得所希望的刚性，最好换用弹性模量更大的材料。这方面正是镍铬合金或钴铬合金优于金合金的优点，因为它们的弹性模量大于200GPa,而金合金的弹性模量小于100GPa。

这些在牙科修复体中应用咬合力和应变知识的例子，说明了为什么对执业牙科医生来说了解这方面的知识是必要的。

总而言之,在牙科修复材料的长期功能过程中,三个相互关联的因素是重要的：①材料的选择；②各部件形状(例如减小应力集中)；③部件设计(例如尽可能地均匀分布应力)。应当注意,失效是有可能的并且的确可以发生。在这种情况下,应当质问几个问题：①为什么失效?②如何失效的?③谁之错?④这样的失效将来能预防吗?最后,记住牙科材料的行为依赖于相互关联的物理、化学、光学、力学、热学、电学及生物学性能,某一特定性能的改进通常导致另一性能的下降。

牙科材料规范

在本章和其他章中描述的性能成为一系列为修复材料、器械和设备设置的标准的基础。其中一个系列就是美国国家标准局/美国牙科协会标准化委员会关于牙科产品的标准。由该委员会提出并批准的标准已经美国牙科协会科学事务理事会复审,该理事会负责批准通过规范。目前已通过了59个规范,另外27个正在制定。一个称为联邦规范和标准的更大系列已被提出,以管理联邦政府服务署对采购及应用材料的要求。在过去$\frac{1}{4}$世纪中这一类型规范是可以提供的，而且还有新的规范不断加入其中。在澳大利亚、日本及几个其他国家也有相似的规范。1963年,在国际牙医联盟与国际标准化组织的共同努力下,建立了国际规范通过应用规范的方法、使用物理试验控制的准则被很好地建立起来。牙科专业学生和执业者不能只认识到特定材料的规范是可行的,而且还要在一定程度上了解每个规范所控制的质量。通过规范来维持和改进每种产品的质量。

美国牙科协会规范

美国牙科协会的第一个规范是针对银汞合金的,于1930年发布并报道。从那时起,发布或正在发布其他许多规范,如表4-21所列。

可以从位于芝加哥的美国牙科协会科学事务理事会索取规范及用于记录所测数据的表格的复印件。该理事会的网页上列有已接受牙科产品的商品名和制造商。这些也可以从美国牙科协会那里获得。

对每一规范的细查可揭示标准的总体模式,而总体模式对每一材料都是相同的。

1. 这些特征包括一项关于该材料的范围和分类的条款,它明确了每种材料的应用和一般性能。

2. 每个规范包括了有关其他可应用规范的信息。

3. 除了试验数值的一般限值外,还考虑材料的均匀性、色彩或一般工作特性作为对每种材料的要求。

4. 包括样品制备及将要进行的物理测试详细情况的制样、检查和试验过程的方法。

5. 每一个规范包括关于交货的准备、有关包装的说明、使用说明及标记批号和生产日期的信息。

6. 每一个规范包括能提供有关潜在用途的额外信息,及参考文献或其他特别款项。

这些规范的重要特征将会在以后的章节中适当地阐述。

表4-21 美国国家标准局/美国牙科协会有关牙科材料、器械及设备的规范清单

ANSI/ADA编号	ISO编号*	标题	日期†
1	1559	牙科银合金粉	1993
2	7490	用于牙科金合金的石膏铸造包埋材料	1995
4	1561	牙科嵌体铸造蜡	2000
5	1562	牙科铸造合金	1997
6	1560	牙科汞	1995
11	1564	牙科琼脂印模材料	1997
12	1567	义齿基托树脂	1999
13	—	牙科自凝修补树脂	1999
14	6871	牙科贱金属铸造合金	1998
15	3336	丙烯酸树脂牙	1999
16	—	牙科印模膏——氧化锌丁香油型	1999
17	—	义齿基托暂时性重衬树脂	1999
18	1563	牙科藻酸盐印模材料	1992
19	4823	弹性体牙科印模材料	1993
20	—	牙科复模材料	1995
23	3823‡	牙科挖针	1999
24	12163	牙科基板蜡	1997
25	6873	牙科石膏产品	2000
26		牙科放射性设备及辅助器械	1999
27	4049	直接充填树脂	1993
28	3630-1	根管锉及扩大针	1996
30	3107	氧化锌丁香油和非丁香油水门汀	2000
32	—	正畸弓丝	2000
33	1942	牙科术语	1999
34	—	牙科吸唾器	2000
35	7785‡	高速、气驱动手机	NS
36	7711	牙科金刚石旋转切割器械	NS
37	—	牙科打磨粉	2000
38	9693	金属-陶瓷系统	2000
39	6874	窝沟及点隙封闭剂	1999

*ISO标准号代表了等效的或类似的标准或草案。
†为标准最新版本或重新确认的日期;NS-正在制定的新标准。
‡有几种ISO等效标准。

ANSI/ADA 编号	ISO 编号*	标　题	日期 †
40	5832－2‡	牙科种植体	NS
41	7405	牙科材料的生物学评价	2000
42	9694	磷酸盐包埋材料	NS
43	7488	电动牙科银汞合金混合机	1995
44	—	牙科电外科器械	1999
45	4824	牙科瓷牙	NS
46	6875	牙科患者椅	1997
47	7494	牙科综合治疗台	1997
48	10650	牙科光固化灯	1989
53	10477	冠桥塑料	2000
54	—	牙科针	2000
57	6876	根管封闭材料	2000
58	3630	H 型根管锉	1997
59	—	便携式蒸汽消毒器	1992
62	—	牙科打磨剂	NS
63	3630－1	根管锉及倒刺扩大针	1999
65	—	低速手机	NS
69	6872	牙科陶瓷	1999
70	—	牙科射线照相用保护性挡板及辅助器械	1999
71	3630－3	根管充填器及输送针	1995
73	7551	牙科吸湿尖	1993
74	7493	牙科工具	NS
75	10139－1	弹性义齿衬垫材料	1997
76	—	用于牙科的未消毒乳胶手套	1999
77	8627	牙刷毛簇的硬度	NS
78	6877	牙科充填尖	1994
79	—	牙科真空泵	NS
80	7491	色稳定性测试方法	1997
82	13716	复合的可逆性和不可逆性水胶体	1998
85	—	橡皮磨杯	NS
87	—	印模托盘	1995
88	9333	牙科铜合金	2000
89	9680	牙科手术灯	1999
90	—	牙科橡皮障	NS
91	11246	硅酸乙酯铸造包埋材料	1999
92	11245	耐火代型材料	NS
93	11244	焊接包埋材料	2000
94	—	牙科用压缩气体质量	1996
95	3630－2	根管扩大针	NS
96	9917	牙科水基水门汀	2000
97	10271	失泽及腐蚀试验	NS
98	—	根管桩	NS
99	—	口腔保护器	NS
100	—	正畸托槽和夹侧管	NS
101	3630	根管器械一般要求	NS
102	—	用于牙科的未消毒腈橡胶手套	1999
103	—	用于牙科的未消毒聚氯乙烯手套	1999
104	—	口腔外颌面部赝复弹性体	NS
105	—	正畸弹性体材料	NS

ANSI/ADA 编号	ISO 编号*	标题	日期†
106	13897	牙科银汞合金胶囊	NS
107	—	用于预防、灭活及去除牙科综合治疗台水导管内生物膜的抗菌剂及其他化学物质	NS
3950	3950	用于牙齿和口腔区域的标记系统	1997

美国牙科协会认可程序

美国牙科协会通过其科学事务委员会负责对牙科材料、器械及设备的认可工作。如果有相应规范存在,生产商可提供其产品符合相应规范的证据。如果该产品符合要求,它将被列入认可名单,并允许生产商在其产品上印上美国牙科协会认可章。如果相应规范处于制定中或尚不存在,制造商可提供其产品能发挥所声称功能的证据,经委员会审查后,才可被列入认可名单。这样产品的例子有牙科黏结剂、义齿黏附剂、牙线、弹性重衬材料及牙刷。

联邦规范和标准索引

联邦规范和标准索引包括了许多它处未介绍过的牙科修复材料规范。这些规范主要用于联邦政府部门来进行牙科产品的一些质量控制,因此对这些材料的供应商是有价值的。在某些情况下,在随后的章节中具体的联邦规范和标准将被列入参考文献中。

问题精选

问题 1

第一或第二磨牙的平均咬合力为 565N,对于某一患者来说,怎么可能在使用中折断金合金桥体?金合金的拉伸强度为 690MPa。

答案

咬合所产生的应力是桥体截面和外力作用接触面积的函数。当对颌牙接触面积很小且在桥体截面积小的部位附近时,弯曲产生的拉伸应力可超过金合金的拉伸强度。例如,在上面的问题中,将 565N 的咬合力与 690MPa 的拉伸强度联系起来可看出,在这一桥体中,至少需要 0.82mm² 的截面积:

$$面积 = 外力 / 应力 = 565\ N/690\ MPa = 8.2 \times 10^{-7}\ m^2 = 0.82\ mm^2$$

问题 2

为什么修复材料的屈服强度是一项重要性能?

答案

屈服强度是指材料从弹性变形向塑性变形转变时的应力值。在弹性范围,咬合力去除后应力和应变回复至零,而在塑性范围,外力去除后仍残留有一些永久变形。即使不发生断裂,但显著的永久变形可导致修复体功能失效。

问题 3

对于铸造合金来说,为什么伸长率不总是铸件边缘可磨光性的指征?

答案

虽然合金的伸长率是其延展性的指征,或者具有拉成丝材而不断裂的能力。为磨光铸件边缘,必须施加超过屈服强度足够的外力,因此,具有高屈服强度的合金,即使具有高伸长率值,也难以磨光。

问题 4

当对颌牙的咬合力作用在近-殆-远(MOD)银汞合金修复体上并产生压缩时,为什么修复体以拉伸形式破坏?

答案

压缩性载荷使 MOD 银汞合金修复体发生弯曲,在修复体殆面产生压缩应力,在修复体基底产生拉伸应力。银汞合金是脆性材料,压缩强度远大于拉伸强度,因此最先在修复体基底发生破坏,裂纹向银汞合金修复体殆面扩展。

问题 5

因为镍铬合金的模量大约是金合金的两倍,为什么说前者厚度降低一半后具有与后者相同的弯曲挠度是不正确的?

答案

虽然在弯曲公式中挠度正比于模量,但它与厚度的立方成反比。因此,对于镍铬合金来说,只有厚度略为下降,才能维持相同的挠度。

问题 6

如何可能使用单个弹性体印模材料并在用于注射及托盘时均有正确的稠度?

答案

正确地配制聚合物和填料,以形成具有称为剪切稀释效应的材料。这样的材料在高剪切速率下稠度下降，如在调和或注射过程中；在低剪切速率下稠度较大，如放置在托盘时。

问题 7

正畸用乳胶橡皮圈拉长并戴在位后，它施加的力随时间延长而下降，为什么？

答案

乳胶橡皮圈行为上具有弹性、黏弹性和黏性。它主要表现为黏性形变，这是不可回复的变形，这可以解释随着牙齿移动，橡皮圈变短，其力量的下降比预期的大。用塑料圈而不是乳胶橡皮圈时，这一效应更加明显。

问题 8

如果牙科制造商向你展示他们的橡胶印模材料的顺应性对时间的曲线，并指出材料具有高弹性顺应性、适中的黏弹顺应性及很低的黏性顺应性，你如何评价该产品？

答案

材料应当具有高柔软性，应当能从适度的变形中快速回复，而且回复应当几近完全。

问题 9

如果你想测定某一材料的表面硬度，而该材料有相互隔离的小区域且硬度变化范围大，哪一种硬度试验最合适？为什么？

答案

维氏硬度。只有努氏硬度和维氏硬度适合于表面硬度测试且具有广的硬度范围。选择维氏硬度而不选努氏硬度是因为有不同硬度的相互隔离的小区域，维氏硬度可测定较小区域。纳米压入测试适用于显微相研究。

问题 10

对于银汞合金修复来说，为什么选择具有高弹性模量的水门汀基底那么重要？而对复合树脂修复来说，这种选择为什么不那么关键？

答案

银汞合金之下的水门汀基底应具有高模量（刚性），以提供支持并防止弯曲，从而减小拉伸应力。同样，当弹性模量值相似时在银汞合金-水门汀基底界面产生低应力梯度。与银汞合金相比，复合树脂具有较大的拉伸强度和较低的弹性模量，允许使用略低弹性模量的水门汀。

参考书目

Forces on Dental Structures

Black GV: An investigation of the physical characters of the human teeth in relation to their diseases, and to practical dental operations, together with the physical characters of filling materials, *Dent Cosmos* 37: 469, 1895.

Burstone CJ, Baldwin JJ, Lawless DT: The application of continuous forces in orthodontics, *Angle Orthod* 31: 1, 1961.

Dechow PC, Carlson DS: A method of bite force measurement in primates, *J Biomech* 16: 797, 1983.

Koolstra JH, van Euden TMGJ: Application and validation of a three-dimensional mathematical model of the human masticatory system in vivo, *J Biomech* 25: 175, 1992.

Plesh O, Bishop B, McCall Jr WD: Kinematics of jaw movements during chewing at different frequencies, *J Biomech* 26: 243, 1993.

Southard TE, Southard KA, Stiles RN: Factors influencing the anterior component of occlusal force, *J Biomech* 23: 1199, 1990.

应力分析和牙齿构件设计

Chen J, Xu L: A finite element analysis of the human temporomandibular joint, *J Biomech Eng* 116: 401, 1994.

Craig RG: Dental mechanics. In Kardestuncer H: *Finite element handbook*, New York, 1987, McGraw-Hill.

Craig RG, Farah JW: Stress analysis and design of single restorations and fixed bridges, *Oral Sci Rev* 10: 45, 1977.

Craig RG, Farah JW: Stresses from loading distal-extension removable partial dentures, *J Prosthet Dent* 39: 274, 1978.

Farah JW, Craig RG: Distribution of stresses in porcelain-fused-to-metal and porcelain jacket crowns, *J Dent Res* 54: 255, 1975.

Farah JW, Craig RG, Sikarskie DL: Photoelastic and finite element stress analysis of a restored axisymmetric first molar, *J Biomech* 6: 511, 1973.

Farah JW, Hood JAA, Craig RG: Effects of cement bases on the stresses in amalgam restorations, *J Dent Res* 54: 10, 1975.

Farah JW, Powers JM, Dennison JB et al: Effects of cement bases on the stresses and deflections in composite restorations, *J Dent Res* 55: 115, 1976.

Hart RT, Hennebel VV, Thonpreda N et al: Modeling the biomechanics of the mandible: a three-dimensional finite element study, *J Biomech* 25: 261, 1992.

Hylander WL: Mandibular function in galago crassicaudatus and macaca fascicularis: an in vivo approach to stress analysis of the mandible, *J Morph* 159: 253, 1979.

Kohn DH: Overview of factors important in implant design, *J Oral Implantol* 18: 204, 1992.

Ko CC, Kohn DH, Hollister SJ: Micromechanics of implant/tissue interfaces, *J Oral Implantol* 18: 220, 1992.

Koran A, Craig RG: Three-dimensional photoelastic stress analysis of maxillary and mandibular complete dentures, *J Oral Rehabil* 1: 361, 1974.

Korioth TWP, Hannam AG: Deformation of the human mandible during simulated tooth clenching, *J Dent Res* 73: 56, 1994.

有关应力-应变曲线的性能

Flinn RA, Trojan PK: *Engineering materials and their applications*, ed 4, New York, 1995, Wiley.

Park, JB, Lakes, RS: *Biomaterials: An introduction*, New York, 1992, Plenum Press.

Titelman AS, McEvily AJ, Jr: *Fracture of structural materials*, New York, 1967, John Wiley & Sons.

von Recum AF, editor: *Handbook of biomaterials evaluation: scientific, technical, and clinical testing of implant materials*, Philadelphia, 1999, Taylor and Francis.

断裂韧性

Cruickshanks-Boyd DW, Lock WR: Fracture toughness of dental amalgams, *Biomaterials* 4: 234, 1983.

de Groot R, Van Elst HC, Peters MCRB: Fracture mechanics parameters for failure prediction of composite resins, *J Dent Res* 67: 919, 1988.

Dhuru VB, Lloyd CH: The fracture toughness of repaired composite, *J Oral Rehabil* 13: 413, 1986.

El Mowafy OM, Watts DC: Fracture toughness of human dentin, *J Dent Res* 65: 677, 1986.

Ferracane JL, Antonio RC, Matsumoto H: Variables affecting the fracture toughness of dental composites, *J Dent Res* 66: 1140, 1987.

Ferracane JL, Berge HX: Fracture toughness of experimental dental composites aged in ethanol, *J Dent Res* 74: 1418, 1995.

Ferracane JL, Marker VA: Solvent degradation and reduced fracture toughness in aged composites, *J Dent Res* 71: 13, 1992.

Ferracane JL: Current trends in dental composites, *Crit Rev Oral Biol Med* 6: 302, 1995.

Fujishima A. Ferracane JL: Comparison of four modes of fracture toughness testing for dental composites, *Dent Mater* 12: 38, 1996.

Hassan R, Vaidyanathan TK, Schulman A: Fracture toughness determination of dental amalgams through microindentation, *J Biomed Mater Res* 20: 135, 1986.

Hill RG, Bates JF, Lewis TT, Rees N: Fracture toughness of acrylic denture base, *Biomater* 4: 112, 1983.

Kon M, Ishikawa K, Kuwayam N: Effects of zirconia addition on fracture toughness and bending strength of dental porcelains, *Dent Mater J* 9: 181, 1990.

Lloyd CH: The fracture toughness of dental composites. II. The environmental and temperature dependence of the stress intensification factor (K_{IC}), *J Oral Rehabil* 9: 133, 1982.

Lloyd CH: The fracture toughness of dental composites. III. The effect of environment upon the stress intensification factor (K_{IC}) after extended storage, *J Oral Rehabil* 11: 393, 1984.

Lloyd CH, Adamson M: The fracture toughness (K_{IC}) of amalgam, *J Oral Rebabil* 12: 59, 1985.

Lloyd CH, Adamson M: The development of fracture toughness and fracture strength in posterior restorative materials, *Dent Mater* 3: 225, 1987.

Lloyd CH, Iannetta RV: The fracture toughness of dental composites. I. The development of strength and fracture toughness. *J Oral Rehabil* 9: 55, 1982.

Lloyd CH, Mitchell L: The fracture toughness of tooth coloured restorative materials, *J Oral Rehabil* 11: 257, 1984.

Marcos Montes-G G, Draughn RA: Slow crack propagation in composite restorative materials, *J Biomed Mater Res* 21: 629, 1987.

Morena R, Lockwood PE, Fairhurst CW: Fracture toughness of commercial dental porcelains, *Dent Mater* 2: 58, 1986.

Mueller HI: Fracture toughness and fractography of dental cements, lining, build-up, and filling materials, *Scanning Microsc* 4: 297, 1990.

Neihart TR, Li SH, Flinton RJ: Measuring frac-ture toughness of high-impact poly (methy methacrylate) with the short rod method, *J Prostbet Dent* 60: 249, 1988.

Pilliar RM, Smith DC, Maric B: Fracture toughness of dental composites determined using the short-rod fracture toughness test, *J Dent Res* 65: 1308, 1986.

Pilliar RM, Vowles R, Williams DF: The effect of environmental aging on the fracture toughness of dental composites, *J Dent Res* 66: 722, 1987.

Roberts JC, Powers JM, Craig RG: Fracture toughness of composite and unfilled restorative resins, *J Dent Res* 56: 748, 1977.

Roberts JC, Powers JM, Craig RG: Fracture toughness and critical strain energy release rate of dental amalgam, *J Mater Sci* 13: 965, 1978.

Rosenstiel SF, Porter SS: Apparent fracture toughness of metal ceramic restorations with different manipulative variables, *J Prosthet Dent* 61: 185, 1989.

Rosenstiel SF, Porter SS: Apparent fracture toughness of all-ceramic crown systems, *J Prosthet Dent* 62: 529, 1989.

Sih GC, Berman AT: Fracture toughness con ~ cept applied to methyl methacrylate, *J Biomed Mater Res* 14: 311, 1980.

Taira M, Nomura Y, Wakasa K et al: Studies on fracture toughness of dental ceramics, *J Oral Rehabil* 17: 551, 1990.

Uctasli S, Harrington E, Wilson HJ: The fracture resistance of dental materials, *J Oral Rehabil* 22: 877, 1995.

剪切强度

Black J: "Push-out" tests, *J Biomed Mater Res* 23: 1243, 1989.

Johnston WM, O'Brien WJ: The shear strength of dental porcelain, *J Dent Res* 59: 1409, 1980.

弯曲和扭转

Asgharnia MK, Brantley WA: Comparison of bending and torsion tests for orthodontic wires, *Am J Orthodont* 89: 228, 1986.

Brantley WA, Augat WS, Myers CL et al: Bending deformation studies of orthodontic wires, *J Dent Res* 57: 609, 1978.

Dolan DW, Craig RG: Bending and torsion of endodontic files with rhombus cross sections, *J Endodont* 8: 260, 1982.

Ruyter IE, Svendsen SA: Flexural properties of denture base polymers, *J Prosthet Dent* 43: 95, 1980.

黏度

Combe EC, Moser JB: The rheological characteristics of elastomeric impression materials, *J Dent Res* 57: 221, 1978.

Herfort TW, Gerberich WW, Macosko CW et al: Viscosity of elastomeric impression materials, *J Prosthet Dent* 38: 396, 1977.

Koran A, Powers JM, Craig RG: Apparent viscosity of materials used for making edentulous impressions, *J Am Dent Assoc* 95: 75, 1977.

Vermilyea SG, Huget EF, de Simon LB: Apparent viscosities of setting elastomers, *J Dent Res* 59: 1149, 1980.

Vermilyea SG, Powers JM, Craig RG: Rotational viscometry of a zinc phosphate and a zinc polyacrylate cement, *J Dent Res* 56: 762, 1977.

Vermilyea SG, Powers JM, Koran A: The rheological properties of fluid denturebase resins, *J Dent Res* 57: 227, 1978.

黏弹性

Bertolotti RL, Moffa JP: Creep rate of porcelainbonding alloys as a function of temperature, *J Dent Res* 59: 2062, 1980.

Cook WD: Permanent set and stress relaxation in elastomeric impression materials, *J Biomed Mater Res* 15: 449, 1981.

Duran RL, Powers JM, Craig RG: Viscoelastic and

dynamic properties of soft liners and tissue conditioners, *J Dent Res* 58: 1801, 1979.

Ellis B, A1-Nabash S: The composition and rheology of denture adhesives, *J Dent* 8: 109, 1980.

Ferracane JL, Moser JB, Greener EH: Rheology of composite restoratives, *J Dent Res* 60: 1678, 1981.

Goldberg AJ: Viscoelastic properties of silicone, polysulfide, and polyether impression materials, *J Dent Res* 53: 1033, 1974.

McCabe JF, Bowman AJ: The rheological properties of dental impression materials, *Br Dent J* 151: 179, 1981.

Morris HF, Asgar K, Tillitson EW: Stressrelaxation testing. Part I: A new approach to the testing of removable partial denture alloys, wrought wires, and clasp behavior, *J Prosthet Dent* 46: 133, 1981.

Nikolai RJ, Crouthers RC: On the relaxation of orthodontic traction elements under interrupted loads, *J Dent Res* 59: 1071, 1980.

Park, JB, Lakes, RS: *Biomaterials: An introduction*, New York, 1992, Plenum Press.

Ruyter IE, Espevik S: Compressive creep of denture base polymers, *Acta Odont Scand* 38: 169, 1980.

Tolley LG, Craig RG: Viscoelastic properties of elastomeric impression materials: polysulphide, silicone and polyether rubbers, *J Oral Rehabil* 5: 121, 1978.

Wills DJ, Manderson RD: Biomechanical aspects of the support of partial dentures, *J Dent* 5: 310, 1977.

Xu HHK, Liao H, Eichmiller FC: Indentation creep behavior of a direct-filling silver alternative to amalgam, *J Dent Res* 77: 1991, 1998.

动态性能

Impact resistance of plastics and electrical insulating material, D 256－92. In ASTM Standards 1993, Vol. 8.01, Philadelphia, American Society for Testing and Materials, 1993.

Koran A, Craig RG: Dynamic mechanical properties of maxillofacial materials, *J Dent Res* 54: 1216, 1975.

复合材料性能

Bayne SC, Thompson JY, Swift EJ Jr et al: A characterization of first-generation flowable composites, *J Am Dent Assoc* 129: 567, 1998.

Braem MJA, Davidson CL, Lambrechts P et al: In vitro flexural fatigue limits of dental composites, *J Biomed Mater Res* 28: 1397, 1994.

Braem M, Van Doren VE, Lambrechts P et al: Determination of Young's modulus of dental composites: a phenomenological model *J Mater Sci* 22: 2037, 1987.

Choi KK, Condon JR, Ferracane JL: The effects of adhesive thickness on polymerization contraction stress of composite, *J Dent Res* 79: 812, 2000.

Condon JR, Ferracane JL: Reduction of composite contraction stress through non-bonded microfiller particles, *Dent Mater* 14: 256, 1998.

Ferracane JL: Current trends in dental composites, *Crit Ret Oral Biol Med* 6: 302, 1995.

Ferracane JL, Berge HX, Condon JR: In vitro aging of dental composites in water—effect of degree of conversion, filler volume, and filler/matrix coupling, *J Biomed Mater Res* 42: 465, 1998.

Ferracane JL, Condon JR: In vitro evaluation of the marginal degradation of dental composites under simulated occlusal loading, *Dent Mater* 15: 262, 1999.

Flinn RA, Trojan PK: *Engineering materials and their applications*, ed 4, New York, 1995, Wiley.

Goldberg Al, Burstone CJ, Hadjinikolaou I et al: Screening of matrices and fibers for reinforced thermoplastics intended for dental applications, *J Biomed Mater Res* 28: 167, 1994.

McCabe JF, Wang Y, Braem M: Surface contact fatigue and fiexural fatigue of dental restorative materials, *J Biomed Mater Res* 50: 375, 2000.

Peutzfeldt A: Resin composites in dentistry: the monomer systems, *EurJ Oral Sci* 105: 97, 1997.

Sakaguchi RL, Ferracane JL: Stress transfer from polymerization shrinkage of a chemical-cured composite bonded to a pre-cast composite substrate, *Dent Mater* 14: 106, 1998.

Urabe I, Nakajima M. Sano H et al: Physical properties of the dentin-enamel junction region, *Am J Dent* 13: 129, 2000.

Van der Varst PGT, Brekelmans WAM, De Vree JHP et al: Mechanical performance of a dental composite: probabilistic failure prediction, *J Dent Res* 72: 1249, 1993.

Willems G, Lambrechts P, Braem M et al: Composite

resins in the 21st century, *Quint Internat* 24: 641, 1993.

撕裂强度和撕裂能

Herfort TW, Gerberich WW, Macosko CW et al: Tear strength of elastomeric impression materials, *J Prosthet Dent* 39: 59, 1978.

MacPherson GW, Craig RG, Peyton FA: Mechanical properties of hydrocolloid and rubber impression materials, *J Dent Res* 46: 714, 1967.

Strength of conventional vulcanized rubber and thermoplastic elastomers, D 624 - 91. In ASTM Standards 1994, Vol. 9. 01, Philadelphia, American Society for Testing and Materials, 1994.

Webber RL, Ryge G: The determination of tear energy of extensible materials of dental interest, *J Biomed Mater Res* 2: 231, 1968.

硬度

DeBellis A: Fundamentals of Rockwell hardness testing. In Hardness Testing Reprints, WD - 673, Wilson Instrument Division, Bridgeport, Corm, 1967.

Doerner MF, Nix WD: A method for interpreting the data from depth-sensing indentation measurements, *J Mater Res* 1: 601, 1986.

Flinn RA, Trojan PK: *Engineering materials and their applications*, ed 4, New York, 1995, Wiley.

Lysaght VE: How to make and interpret hardness tests on plastics. In Hardness Testing Reprints, WD - 673, Wilson Instrument Division, Bridgeport, Conn, 1967.

Lysaght VE: *Indentation hardness testing*, New York, 1949, Reinhold.

Lysaght VE, DeBellis A: Microhardness testing. In Hardness Testing Reprints, WD - 673, Wilson Instrument Division, Bridgeport, Conn, 1967.

Tirtha R, Fan PL, Dennison JB, Powers JM: In vitro depth of cure of photo-activated composites. *J Dent Res* 61: 1184, 1982.

Van Meerbeek B, Willems G, Celis JP et al: Assessment by nano-indentation of the hardness and elasticity of resin-dentin bonding area, *J Dent Res* 72: 1434, 1993.

Willems G, Celis JP, Lambrechts P et al: Hardness and young's modulus determined by nanoindentation technique of filler particles of dental restorative materials compared with human enamel, *J Biomed Mater Res* 27: 747, 1993.

Xu HHK et al: Indentation damage and mechanical properties of human enamel and dentin, *J Dent Res* 77: 472, 1998.

规范

Council on Scientific Affairs: Clinical products in dentistry; a desktop reference, Chicago, 1996, American Dental Association.

United States General Services Administration: Index of Federal Specifications and Standards, Washington, DC, 1994, Superintendent of Documents, U. S. Government Printing Office.

磨耗

Abe Y, Sato Y. Akagawa Y. Ohkawa S. An in vitro study of high-strength resin posterior denture tooth wear. *Int J Prosthodont* 10: 28, 1997.

Barbakow F, Lutz F, Imfeld T: A review of methods to determine the relative abrasion of dentifrices and prophylaxis pastes, *Quint Internat* 18: 23, 1987.

Condon JR. Ferracane JL: Factors effecting dental composite wear in vitro. *J Biomed Mater Res* 38: 303, 1997.

Condon JR, Ferracane JL: In vitro wear of composite with varied cure, filler level, and filler treatment. *J Dent Res* 76: 1405, 1997.

Draughn RA, Harrison A: Relationship between abrasive wear and microstructure of composite resins, *J Prosthet Dent* 40: 220, 1978.

Ferracane JL, Mitchem JC, Condon JR, Todd R: Wear and marginal breakdown of composites with various degrees of cure, *J Dent Res* 76: 1508, 1997.

Hu X, Harrington E, Marquis PM et al: The influence of cyclic loading on the wear of a dental composite, *Biomat* 20: 907, 1999.

Hu X, Marquis PM, Shortall AC: Two-body in vitro wear study of some current dental composites and amalgams, *J Prosthet Dent* 82: 214, 1999.

Knibbs PJ: Methods of clinical evaluation of dental

restorative materials, *J Oral Rehabil* 24: 109, 1997.

Koczorowski R, Wloch S: Evaluation of wear of selected prosthetic materials in contact with enamel and dentin. *J Prosthet Dent* 81: 453, 1999.

Powers JM, Craig RG: Wear of dental tissues and restorative materials. In proceedings of national symposium on wear and corrosion, June 4–6, 1979, Washington, DC, 1979, American Chemical Society.

Powers JM, Fan PL, Craig RG: Wear of dental restorative resins. In Gebelein CG, Koblitz FF, editors: *Biomedical and dental applications of polymers: Polymer science and technology*, vol 14, New York, 1981, Plenum Press.

Roberts JC, Powers JM, Craig RG: Wear of dental amalgam, *J Biomed Mater Res* 11: 513, 1977.

Teoh SH, Ong LF, Yap AU et al: Bruxing-type dental wear simulator for ranking of dental restorative materials, *J Biomed Mater Res* 43: 175, 1998.

Wu W, McKinney JE: Influence of chemicals on wear of dental composites, *J Dent Res* 61: 1180, 1982.

Yap AU, Ong LF, Teoh SH et al: Comparative wear ranking of dental restoratives with the BIOMAT wear simulator, *J Oral Rehabil* 26: 228, 1999.

第五章　牙科材料的生物相容性

John C. Wataha

生物相容性是指在人体的应用中，材料引起适当生物反应的能力。这一定义的内在含义，是指某一单个材料并不在所有应用中均是生物可接受的。例如，一种材料作为全铸冠是可接受的，但作为牙种植体可能就不可接受。这一定义也暗示着对材料生物学特性的期望。在骨种植体中，这种期望就是材料能使骨组织与种植体融合。这样，对种植体合适的生物反应就是骨整合。在全铸冠中，期望材料不能引起牙髓或牙周组织的发炎，但并不期望有骨整合。因此，一种材料是否生物相容，取决于材料预期的功能以及我们要求它应具有怎样的生物反应。根据这一定义，任何一种给定材料是否生物相容则变得几乎无意义了，因为在我们能评价这一点之前需要明确材料是如何被使用的。在这一点上，生物相容性很像颜色，颜色是材料与其环境（光）相互作用的性能，而且材料的颜色依赖于光源和光线的观察者。与此相似，生物相容性是材料与其周围环境相互作用的性能。如果宿主、材料的应用或材料本身发生变化，生物反应也会改变（图 5－1）。

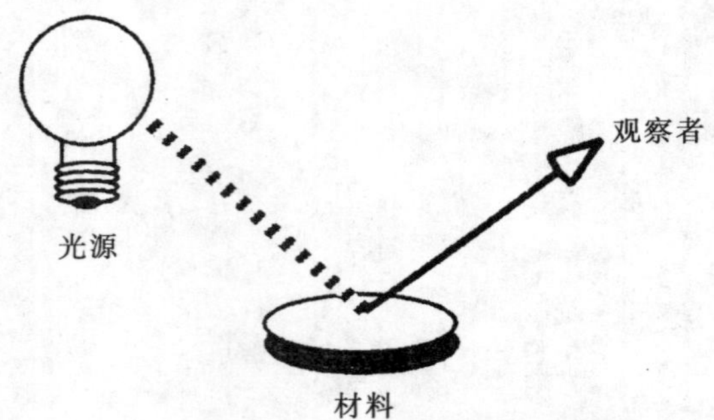

图 5－1　像颜色一样，生物相容性并不只是材料的性能，而是材料如何与周围环境相互作用的性能。材料的颜色依赖于光源的特性、光线如何与材料相互作用以及观察者如何解读反射光的。在这一点上，材料的颜色取决于其环境。材料的生物相容性在这方面是相似的，即取决于环境

牙科学与其他医学领域（如矫形学、心脏病学、血管生物学）一样关注生物相容性。当今，在任何生物材料的研制中，不但要考虑材料的强度、美观或功能，还要考虑其生物相容性。另外，当材料在体内行使更复杂的功能较长时间时，对合适生物反应的要求随之增加。因此，考虑生物相容性对于厂商、开业者、科技工作者及患者是重要的。生物相容性领域是跨学科的，需要有材料科学、生物工程、生物化学、分子生物学及其他的知识。

本章内容审视了用于评价牙科材料生物相容性的试验、管理这些试验的规范以及这些试验方法的优势和缺点。此外，在大的原则框架下讨论了用于牙科的各种不同材料的生物相容性。因为了解生物相容性需要了解材料应用的生物体系，所以本章将首先概述与牙科材料有关的口腔组织的解剖和病理方面的内容。

口腔组织的解剖和病理方面

牙齿

牙釉质　成熟牙釉质是高度矿化（96wt%）组织，只含有 1% 重量的有机分子和水。釉质的有机基质至少由两种类型的糖蛋白组成：成釉蛋白和釉蛋白。成釉细胞合成后，与诸如牙本质、骨及牙骨质等钙化组织相反，釉质钙化的有机基质似乎并不被细胞合成机制所保持。釉柱相互间有特定的取向，这种取向可使釉质强度最大。由于其高矿化物含量，釉质比牙本质脆性大的多，并且在很大程度上可被酸溶解。这一特性可用于黏结中，黏结时酸蚀釉质可为复合树脂材料提供微机械固位。由于釉柱在表面方向不同，酸蚀的结果也不同。釉质对大多数口腔内分子的通透性是很低的，因此釉质封闭了牙齿与外界的联系。然而，最近的证据表明釉质并不是不通透的。漂白剂的过氧化物能在数秒钟内穿透完整的釉质。

牙本质及牙髓　由于它们紧密的解剖关系，大多数的研究将牙本质和牙髓看作一单独器官。牙本质基质（钙化的和未钙化的）形成牙齿的大部分。钙化的牙本质大约含 20% 的有机质、70% 的无机质及约 10% 的水。胶原构成了大约 85% 的牙本质有机部分，羟基磷灰石是主要的无机化合物。牙本质基质也含有许多蛋白，包括胶原蛋白（主要是 I 型胶原及少

量的V型和I型三聚体胶原)、非胶原牙本质特定蛋白(磷蛋白、牙本质涎蛋白及牙本质基质蛋白-1),以及与矿化组织相关的几种非特异性蛋白(如骨钙蛋白和骨桥蛋白)。

牙本质基质环绕牙本质小管,小管内为造牙本质细胞突起,这些突起由位于牙髓中的造牙本质细胞伸出。牙本质小管贯穿整个牙本质。单位截面牙本质小管的数量从靠近釉牙骨质交界处的20 000/mm^2到靠近牙髓的50 000/mm^2。小管直径从釉牙骨质交界处的0.5μm左右到靠近牙髓的2.5μm左右(图5-2)。一些造牙本质细胞突起贯穿整个牙本质,直至釉牙骨质交界处。到达釉牙骨质交界处的细胞突起的百分率只能推测。

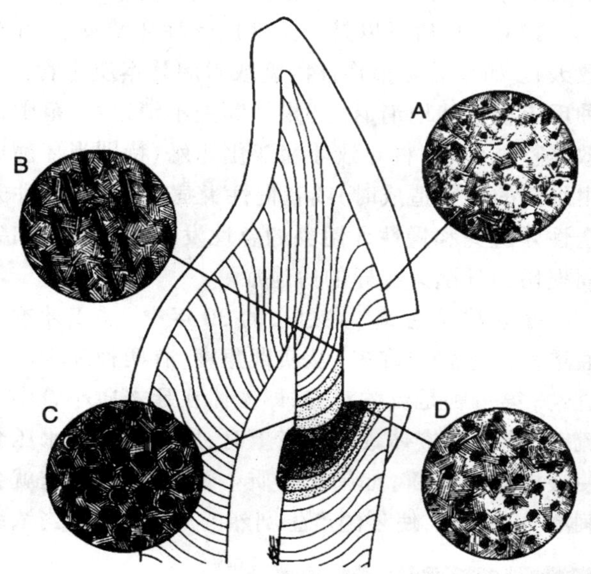

图5-2 牙本质小管示意图。牙本质小管穿过整个牙本质,但它们的直径和数量随着离牙髓的距离不同而不同。靠近釉-牙本质接合处(A),小管直径细小,每平方厘米内的小管数也相对较少。随着接近牙髓(B, D),小管直径越来越大且小管数量也更密。在牙髓处(C),小管非常密且直径最大。此外,小管并不径直从牙髓到达釉质,而是随牙齿外形变化而弯曲。这样,一个洞型可以与小管截面相交(D)或顺长相交(B)。牙本质的小管结构对于生物相容性是致关重要的,因为材料的成分可通过小管到达牙髓组织

(Courtsey Avery JK: Ann Arbor, 1987, 密执安大学牙科学院.)

血清样液体充满了牙本质小管。这种液体是牙髓组织细胞外液体的延续。牙髓中的循环保持细胞内压力为24mmHg(32.5cm H_2O),当釉质去除后,这一压力驱使液体在小管内从髓腔向外流动。外部静压力和渗透压也可造成液体向内或向外流动。暴露的牙本质内液体的向内或向外的移动能影响造牙本质细胞或神经末稍。这种影响是牙髓过敏动态压力理论的基础。

牙科医生在制备牙齿过程中,牙钻或手用器械对钙化牙本质作用后,在牙本质表面形成玷污层(图5-3)。这种由有机和无机颗粒组成的覆盖层在一定程度上封闭了牙本质小管。玷污层能有效减小静水压力,但在减小扩散方面效果不大,特别是当玷污层不连续或有缺陷时。酸蚀可去除玷污层,但也同时使牙本质小管开口脱矿(图5-4)。牙本质小管建立了与牙髓液体的连接,促进了分子向牙髓或离开牙髓的扩散,这些分子包括天然的或从材料中析出的分子。玷污层、牙本质小管及牙本质基质在牙本质黏结剂应用中,以及牙本质黏结剂各个成分扩散至牙髓并影响牙髓组织的能力中都很重要。

中等深度窝洞的制备中,由于切断造牙本质细胞突而对造牙本质细胞造成损害。深洞制备可以破坏大多数的牙本质并杀死造牙本质细胞。一些研究认为牙本质和牙髓的细胞外基质很大程度上分化形

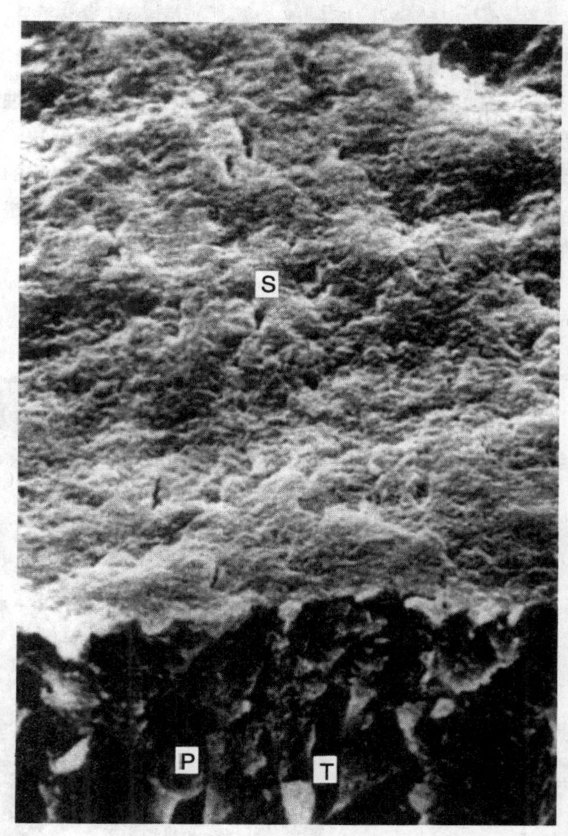

图5-3 牙本质切割面的扫描电镜照片。当使用牙钻切割牙本质表面时,一层称为玷污层(S)的磨屑层残余在表面。玷污层由有机和无机碎屑组成,覆盖在牙本质和小管(T)表面。通常这些碎屑充填入小管的远端口,形成玷污层管塞

(引自 Brännsträm M: Dentin and pulp in restorative dentistry, Stockholm, 1981, Dental Therapeutics AB.)

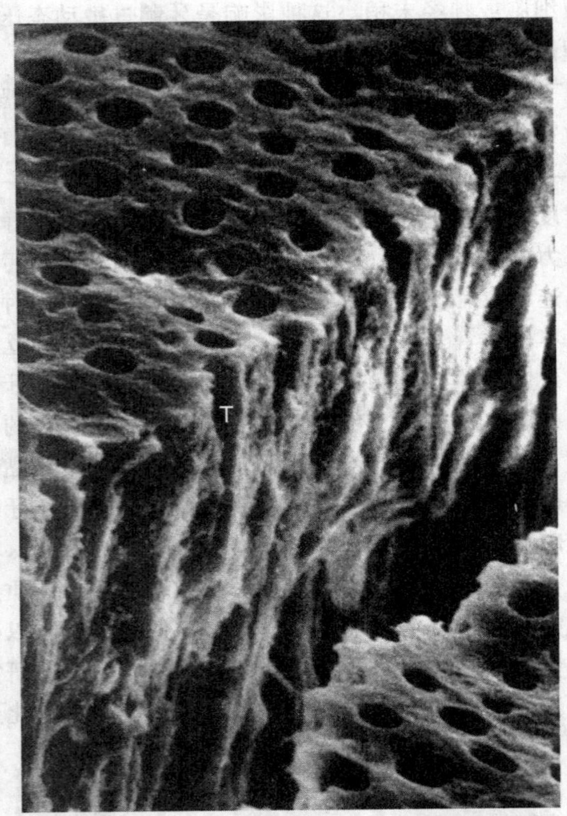

图 5-4 酸蚀过的牙本质的扫描电镜照片。当用酸酸蚀玷污层(如图 5-3 所示)时,玷污层被去除。酸蚀速度取决于酸和牙本质的特性。图中牙本质用 37%磷酸酸蚀 5min 的结果。玷污层已被完全去除,小管口(T)已开放。再酸蚀会进一步使小管开放

(引自 Brännström M: Dentin and pulp in restorative dentistry, Stockholm, 1981, Dental Therapeutics AB.)

成继发性造牙本质细胞,后者可形成修复性牙本质。继发性造牙本质细胞的来源尚不清楚,但是在牙髓受刺激后,肉芽组织的增生活动大多发生在最接近牙髓核心区域的血管周围。在猴子体内,在牙髓损伤和取代造牙本质细胞分化间的最短时间大约为5d,从牙髓核心区域分叉出来的神经和血管,在其接近造牙本质细胞层时,可影响炎性反应的程度以及牙本质修复过程中新牙本质基质形成的量。

在没有玷污层时,材料中的成分或细菌的产物逆压力梯度(扩散通透性,见后面的讨论)而上,向牙髓扩散。在龋坏下面的牙本质小管中或在制备窝洞的底部(有或没有修复体),有时能看到细菌(图 5-5)。当毒性细菌或化学产物穿越牙本质,造牙本质细胞和牙髓结缔组织往往首先反应,形成坏死(0~12h),随后可以是一急性广泛性牙髓炎(12h 至数天)。如果去除损伤性因素或封闭牙本质小管,这种反应会自然地消退。如果牙髓炎不消退,其范围扩散至整个牙髓,将导致牙髓液化坏死(特别当牙髓炎由细菌的产物造成时)或者慢性炎症。最后,急性完全性牙髓炎和慢性牙髓炎的急性发作可导致诸如尖周损伤和骨髓炎这样的后遗症。

牙本质通透性 在过去的 30 年中,关于牙本质通透性已了解了许多。从实践角度,有两种牙本质通透性。第一种是流体对流,即液体在牙本质小管中的流动。当冠或嵌体戴到牙齿上时,所产生的正水压会使液体流向牙髓。如果牙本质小管是开放的,这就会刺激 A-纤维,使牙髓产生剧烈的局部疼痛。当浓缩

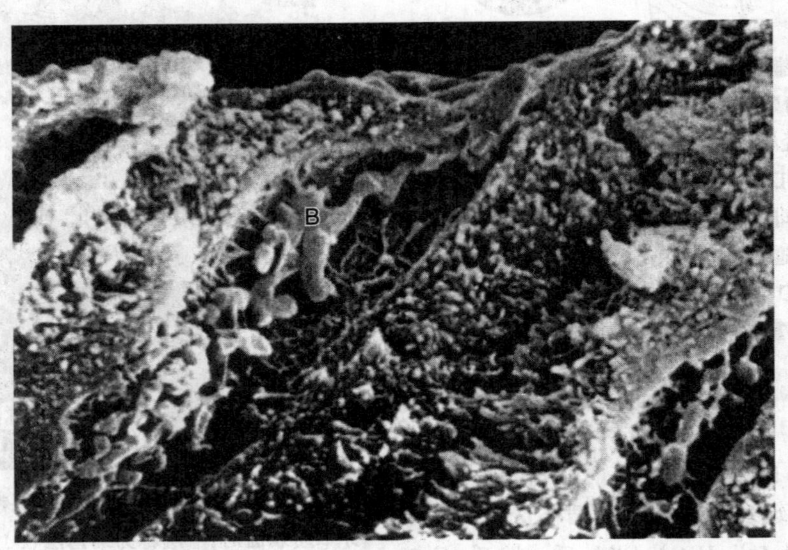

图 5-5 牙本质小管中细菌的扫描电镜照片。牙本质小管可为细菌及其产物形成到达牙髓的通道。在玷污层下小管内可见细菌(B),细菌在照片顶部截面处可见

(引自 Brännström M: Dentin and pulp in restorative dentistry, Stockholm, 1981, Dental Therapeutics AB and London, 1982, Wolfe Medical.)

溶液，如蔗糖或饱和氯化钙溶液，接触暴露的牙本质小管时，在负性渗透压下，液体会流出牙髓。这种情况在临床上会出现在牙颈部磨损或龋坏中。液体在牙本质中的流动随牙本质小管半径的4次方（r^4）而变化，因此对小管直径非常敏感。一般地，冠部牙本质比根部牙本质的对流通透性更大。窝洞轴壁牙本质比洞底牙本质通透性大，接近髓角的牙本质（此处牙本质小管直径最大）比远离髓角的牙本质通透性大。在牙本质小管口有玷污层或洞衬剂、封闭剂、诸如草酸钙那样的晶体甚至食物碎屑和细菌的存在，均可显著降低小管中液体的流动。

第二种类型的牙本质通透性是扩散。不论患者牙本质小管的直径多小，总是存在着扩散梯度，使得离子和分子可以运动，甚至逆正水压而上。扩散与牙本质小管长度成比例，因而可粗略地说，和窝洞底与牙髓间的厚度成比例。在限制扩散通透性方面，玷污层比洞衬剂和封闭剂的效果好。然而，如果玷污层不完整或断开或被除去，或者洞衬剂、封闭剂、基底有断裂，那么分子向牙髓的扩散就会发生。

已对天然及合成分子在牙本质的扩散进行了研究。一般地，在给定厚度的牙本质内扩散与分子的大小成比例。结果，像尿素[分子量(mw)为60]、酚(mw 94)及葡萄糖(mw 180)这样大小的分子比像右旋糖苷(mw 20 000)、白蛋白(牛血清白蛋白，mw 68 000)这样大小的分子更容易扩散。通过扩散，小的或诸如白蛋白、γ球蛋白以及双酚A－二甲基丙烯酸缩水甘油酯(Bis－GMA，一种牙科复合树脂用齐聚物)那样的球形分子，在扩散入牙本质近髓侧0.3～0.4mm深时，会被稀释2 000～10 000倍。大的、纤维状的分子，如纤维蛋白原，在同样的渗入深度下，会被稀释25 000～125 000倍。大多数分子可能某种程度地被牙本质吸收。一些分子和原子及离子，如四环素、锌、过氧化氢及荧光素，比上面提到的生物分子及树脂单体吸收的更多。最后，只要扩散入牙髓，在大多数健康牙髓中的毛细管床和血管动力学能够除去相当量的具有细胞毒性的化学物质和细菌产物。然而，如果牙髓已损伤(由于龋病或创伤所致炎症)，血肿和淤血可能会使移除这些物质受到很大的影响。关于宿主和外来分子扩散穿透牙本质和被吸收的动力学和重要性方面，还需要更多的了解。

骨

骨是伴随有细胞和组织的细胞外基质（ECM）。骨是矿化组织，含有23%左右的有机物质和77%左右的羟基磷灰石。与牙本质相似，大多数的有机基质(86%)是I型胶原，它赋予了骨的弹性和黏弹性。骨的羟基磷灰石晶体比牙本质的小，也没有牙本质形成的好。由于骨的循环系统，其矿物相是人体代谢过程中主要的钙和磷贮库。

骨的ECM是通过成骨细胞来合成，成骨细胞构成骨膜和骨内膜的最内层。成骨细胞也引发该ECM的矿化。随着骨的形成，成骨细胞被包埋在ECM中，成为位于骨陷窝中的骨细胞，并通过小管与其他骨陷窝中的细胞联系，保持骨的活性。如果外科手术破坏血管供应，或将骨持续加热至45℃以上超过数分钟，这些细胞就会死亡。另一个骨细胞类型，即破骨细胞，能使ECM脱钙，并吸收骨的有机部分。该细胞也会对生理刺激和损伤做出反应。几乎在人的一生中，成骨活动和破骨活动联合作用不断地重塑着骨组织。

骨具有杰出的自我修复能力。在拔牙后或骨折后造成的骨缺损中，骨折处最初充满血液。成纤维蛋白级联形成充满骨折处的血块并连接到牙槽嵴拔牙窝的骨壁上。随后，间叶细胞和内皮细胞从周围牙槽骨的结缔组织长入血块中，形成新生的血管肉芽组织。在随后的数周和数月，从肉芽组织内分化出新的成骨细胞并精细形成ECM，之后ECM逐渐矿化。通过成骨细胞和破骨细胞的影响，随后新骨自我改建以达到周围骨的外形结构。然而，由于缺少牙齿和牙周韧带的功能性拉力，牙槽骨的体积和高度会逐渐失去。

骨整合和生物整合　牙科医生，特别是种植医生，面临的一个问题是用做种植体的材料的发展，这种种植体需在物理上及生物上与牙槽骨相容。理想的情况是，骨组织并未识别该材料为外来物质，也没有在其周围形成纤维组织包裹，而是与该材料、物质或器械融合，形成改建的骨结构。在最佳环境下，与材料直接接触处出现骨的分化（骨整合）。骨整合理想地提供了稳定的骨－种植体间的结合，从而支持牙修复体。

骨整合是指骨对种植材料的紧密接触(图5－6)。为了取得骨整合，骨组织必须是活体，骨与种植体间的间隙小于100Å且无纤维组织，而且骨与种植体的界面必须能够承受牙科修复体的载荷而保持下来。在目前的应用中，骨整合是成功种植体支持牙科修复体的绝对要求。为在种植体与骨组织间形成骨整合，许多因素必须是正确的。骨预备时不能造成骨坏死或炎症（见本节前面的讨论）。必须允许种植体在无载荷下先愈合一段时间。最后,必须放置合适的材料,因为并不是所有的材料能促进骨整合。因为并不完全清楚的一些原因,到目前为止,钛合金是促进骨整合最成功的材料并广泛用做牙科种植体。钛合金的物理性能将在第十六章讨论。

最近几年,有将磷酸钙陶瓷覆盖于钛合金的趋势,以便进一步促进种植体与骨的连接。如果成功,陶瓷覆盖层会与周围骨组织完全融合。这种情况下的界面叫做生物整合,而不是骨整合,此时在骨与种植体间没有介入性间隙(图 5-6)。许多陶瓷覆层以此方式应用,包括磷酸三钙、羟基磷灰石及生物玻璃。关于陶瓷覆层在体的长期融合性尚不清楚,但一些证据表明这些覆层会逐渐被吸收。

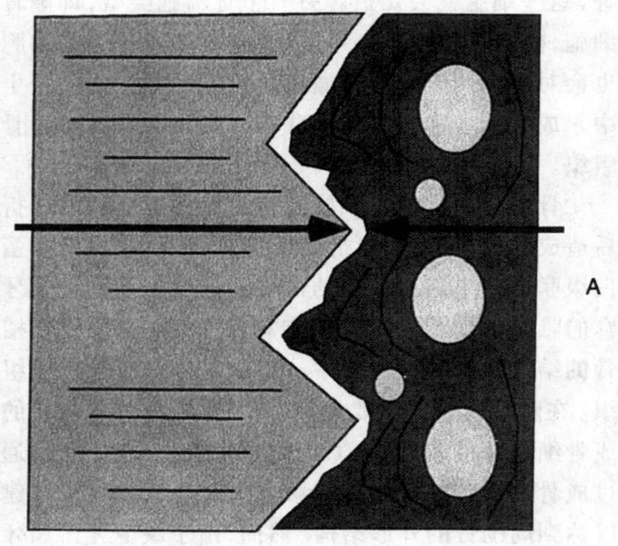

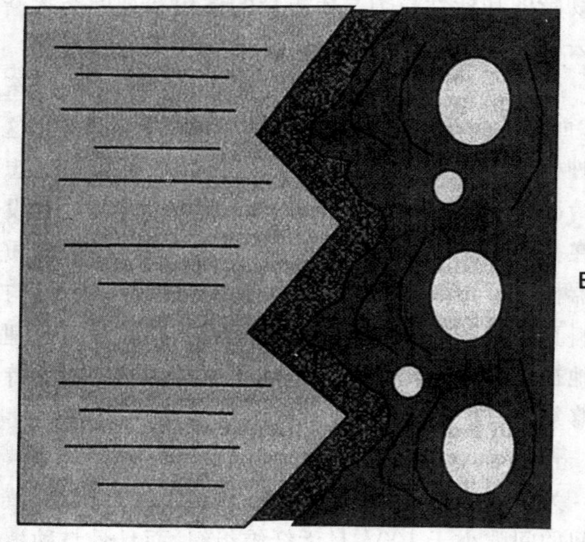

图 5-6　说明骨整合和生物整合概念的示意图。A. 在骨整合中,植入材料(左)和骨(右)相互紧密接近。这种接近必须 < 100Å(箭头)。两者间的间隙里可以无纤维组织;B. 在生物整合中,植入物与骨融合在一起且相互连续。骨整合通常发生于钛合金,而生物整合发生于陶瓷和陶瓷涂层金属植入物

牙周组织

牙周组织是由牙周韧带 (PDL)、牙骨质及牙槽骨构成的一个整体。牙骨质及牙槽骨是矿化的细胞外基质,含有能产生并维持它们的相关细胞。

PDL 的胶原纤维从牙骨质伸出并抵达牙槽嵴上的纤维结缔组织和牙槽骨的皮质骨,或者抵达相邻牙齿的牙骨质。这些胶原纤维的末端固定在由成牙骨质细胞(成牙骨质样细胞)或成骨细胞(成骨样细胞)合成且钙化的 ECM 中。纤维的取向可将咀嚼压力转换成作用于牙骨质和牙槽骨的拉力。这种拉应力刺激低度成牙骨质作用和成骨作用并维持牙槽骨的高度、牙骨质的厚度及 PDL 的宽度。这一过程所涉及的准确机制大部分不清楚,这也是牙周病学、种植学及矫形外科领域最令人感兴趣的地方。相反,对牙槽骨和牙骨质直接施压(压缩),如正畸中牙齿的移动,会使 PDL 和牙槽骨坏死及一种活性生物吸收,后者会从牙根移除部分牙槽骨、牙骨质和牙本质。这种坏死是由于 PDL 和牙槽骨局部缺血所致。

PDL 与牙槽骨及牙齿的连接是通过细胞合成过程来维持的。至少在某些动物种类,PDL 内已分化的细胞似乎有一些分隔化,并伴随 PDL 牙齿一半中成纤维细胞随不断萌出的切牙而向近中移动。这样,由已分化、分化前的或前驱细胞构成的特定细胞群产生并维持牙骨质、牙槽骨及 PDL 的基质。当维持的细胞在损伤过程中被毁且无干细胞源,在牙齿与骨之间会产生粘连(如牙齿移植后或牙种植体植入后)。

PDL、上皮附着及包围患牙牙周的牙槽骨的再生是牙科学一项重要的问题。在一项再生试验中,牙龈上皮代替了龈沟上皮,而后者原先是负责牙齿上皮附着的。在牙周袋刮治后,这种牙龈上皮增生的比 PDL 快,纤维可再附着于新形成的牙骨质上。虽然对牙槽骨的纤维性再附着似乎发生的相当容易,但原有对牙齿表面的纤维取向似乎很难达到。这导致了在牙槽骨和牙齿表面之间的 PDL 空间内形成有上皮衬里的嵴下牙周袋。当这一过程发展下去,最终会使牙齿脱落。研究者已做出努力通过化学及外科方式来限制牙龈上皮向下生长,增强 PDL 向牙齿和骨表面附着,并使用能使上皮和结缔组织细胞附着最佳化并限制上皮细胞向根尖迁移的种植材料。

牙龈和黏膜

口腔表面由牙龈和黏膜所覆盖。牙龈是一种有上皮表面的结缔组织，覆盖了牙槽骨，包绕牙齿颈部，并充满了牙间隙。牙龈分为附着龈和游离龈：附着龈形成与朝向口腔前庭的牙槽嵴口腔黏膜的结合以及与朝向牙冠的游离龈缘的结合；游离龈与附着上皮融合，它们包绕年轻、健康牙齿的颈部。一些龈沟上皮和所有牙附着上皮，至少在年轻个体上，起源自胚胎时的缩余釉上皮。口腔黏膜由血管化程度高的疏松弹性纤维结缔组织和受神经支配的固有层及黏膜下层组成，表面主要覆盖有角化层状鳞状上皮。

牙科材料可化学地或物理地损伤口腔黏膜。如果这种损伤是短期的(急性的)并导致组织缺失，但无病理性微生物的感染，则在3~4天内有肉芽组织充填入结缔组织缺损中，一周内表面有上皮再生。2~3周后组织外形恢复正常。与身体其他组织一样，愈合能力取决于患者新陈代谢的状态和外来刺激因素的去除。有时，对材料或药物性制剂的免疫过敏可导致愈合延迟。微生物或免疫过敏反应的存在会导致急性或慢性炎性细胞的浸润和愈合的延迟。

牙龈对创伤的反应可因其与牙齿相关而复杂化。牙齿上有结石沉积、错𬌗及不良修复体可增加微生物的破坏效应。结果，龈沟上皮变得易受内毒素和各种外源性及内源性化学物质的攻击。随之而来的组织破坏导致的牙龈结缔组织急性炎性反应称作急性牙龈炎。如果损伤因素去除且反应仅局限于牙槽嵴以上的结缔组织中，则这种情况是可恢复的。如果刺激持续下去，炎性浸润细胞变得具有多样性，随后以单核细胞为主。炎性的、有上皮衬里的肉芽组织逐渐地向根尖方向扩展并达到牙槽嵴之下。此时的情况称为慢性牙周病，这是一个进行性的疾病过程，可能通过免疫机制得到加重。牙周病和与牙龈紧密接触的牙科材料间的关系目前尚不清楚，但却是研究活跃的领域。

牙龈组织对口腔种植体的反应也是重要的研究领域。穿透黏膜的种植体存在特殊问题，包括上皮向内生长、胞囊形成及种植体的脱落。也存在着在种植体与软组织间维持紧密的上皮附着问题，以防止细菌侵入。因此，理想的是种植材料应能促进上皮细胞在其表面形成牢固的上皮附着，但只限制这些细胞生长和迁移。已报告了一种称作种植体周炎的环绕种植体的炎性疾病，其病因和预后可能与牙周病相似。种植体周炎是组织对附着在种植体上的细菌和附近牙龈存在的细菌的反应。目前尚不清楚材料在改变种植体周炎过程中的作用。

具有抗原性的牙科材料可引起口腔黏膜和牙龈的免疫过敏性反应。抗原与白血球(如淋巴细胞、巨噬细胞、嗜碱细胞、柱状细胞)或皮肤朗哥汉氏细胞及口腔黏膜上皮细胞膜的局部结合，在活化这些各种反应中起了作用。虽然一些黏膜反应被列为I型反应(此时由于抗原–Ig E反应，有血管活性物质从肥大细胞中释放出来)，但大多数对牙科材料的反应被列入IV型反应(以T细胞为媒介)。有时称这一类型反应为接触性黏膜炎。皮肤试验有助于鉴别对环境抗原、合金中所含的金属元素以及聚合物的副产物的反应是I型还是IV型反应。偶尔使用针对以细胞为媒介的过度免疫性的离体试验以及包括患者淋巴细胞的转换和这些细胞在对抗原性刺激反应时迁移抑制因子的产生。

测定生物相容性

测定一种材料的生物相容性并不简单，随着对牙科材料与口腔组织间相互作用的更多了解以及测试技术的进步，测试方法也在不断地快速发展。历史上将新材料简单地在人体上试用，来看它是否生物相容。然而这一方式并没有被持续接受很长时间，目前在材料应用于人体之前，必需对其生物相容性进行广泛的筛选。目前使用几类不同的试验来确保新材料是生物可接受的。这些试验分为离体、动物及应用试验。这三类试验包括临床试用，这也是在人体应用试验的特殊例子。本节余下部分将讨论每种类型的试验，它们的优点和缺点，这些试验是如何在一起应用的，以及依靠这些试验来规范材料在牙科学使用的标准。

离体试验

用于生物相容性的离体试验是在试管、细胞培养皿或其他生物器官以外的方式进行的。这些试验要求材料或材料的某一成分与细胞、酶或一些其他隔离的生物系统接触。这种接触可以是直接的，即材料与细胞系统接触而无阻碍，或是间接接触，即在材料与细胞系统间有某种阻碍。直接试验进一步又可分为材料与细胞仅物理性接触和一些材料的提取物与细胞系统接触。离体试验可粗略地分为如下几种：测定细胞毒性或细胞生长、测定某些代谢或其他细胞功能、测定对细胞基因物质的影响(突变试验)。在试验测试中经常有一些重叠。与其他生物相容性试验(表5-1)相比,离体试验有一些显著优点。它们实施起来相对较快,一般费用比动物试验或应用试验少得多,可以标准化,很适合于大规模筛选,可以严格控制以针对特定科学问题。离体试验最主要的缺点是其与最终在体应用的相关性的不确定(见随后关于各试验间相关性一节)。其他的缺点包括在离体环境下缺少炎症及其他组织保护性机制。应当强调的是,通常离体试验单独并不能预测材料的整体生物相容性。

离体试验的标准化是那些试图评价材料的人们所主要关心的问题。两种类型细胞可用于离体试验。原代细胞系是直接取之于动物而进行培养的细胞。在培养中这些细胞只生长有限的时间,但保留有在体细胞的许多特征。连续细胞系是已经转变为可以在培养中无限地或多或少地生长的初级细胞。由于发生转变,这些细胞可能并不保持有原来在体的所有特征,但它们能持续地表现出它们保留的任何特征。原代细胞培养在测试材料细胞毒性上似乎比连续细胞系更具相关性。然而,原代细胞系存在着来自于单一个体、可能窝藏有能改变它们行为的滤过性病毒或细菌以及一旦细胞培养后其在体功能会快速丧失的问题。而且,连续细胞系的基因和代谢稳定性对评价方法的标准化有重要影响。最后,原代和连续细胞系在离体试验中均发挥了重要的作用,它们都应当用于评价材料中。

细胞毒性试验　细胞毒性试验是通过将细胞暴露于材料后测定细胞的数量和生长情况来评价材料的细胞毒性。将细胞置于它将贴附的细胞培养皿的孔内,然而将材料放入试验系统中。如果材料没有细胞毒性,则细胞将保持贴壁状态并随时间增殖。如果材料有细胞毒性,细胞将停止生长,呈现细胞病态特征(图5-7和图5-8),或从壁上脱落下来。如果材料是固体的,那么可以测定离材料不同距离处的细胞密度(单位面积的细胞数量),以及描述细胞生长抑制“带”(图5-9)。可定性地、半定量地或定量地测定细胞密度。诸如特氟龙(Teflon)类材料可以作为

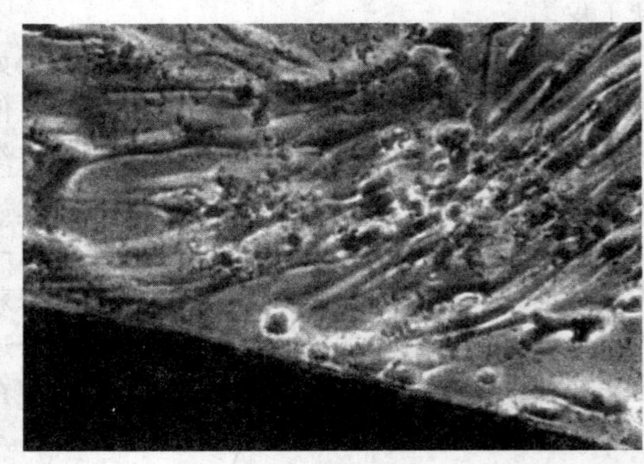

图5-7　细胞培养(离体)试验中材料(图片底部黑暗区域)和牙周膜成纤维细胞间的无细胞毒性的相互作用(光镜下所见)。成纤维细胞的形态表明它们是活的且无毒性反应(与图5-8作对比)。本例中材料是氢氧化钙盖髓材料

表5-1　生物相容性试验的优点和缺点

试验	优点	缺点
离体试验	快速实施 花费最少 可标准化 可大规模筛选 良好的实验控制 极适合于相互反应的机制研究	与在体试验的相关性尚不确定
在体试验	可进行复杂的系统性相互反应 比离体试验的反应更具综合性 比离体试验更具相关性	与材料使用的相关性尚不确定 昂贵 费时 法律/道德问题 难于控制 难于说明和量化
试用试验	与材料使用的相关性是明确的	非常昂贵 非常费时 主要的法律/道德问题 可能难于控制 难于说明和量化

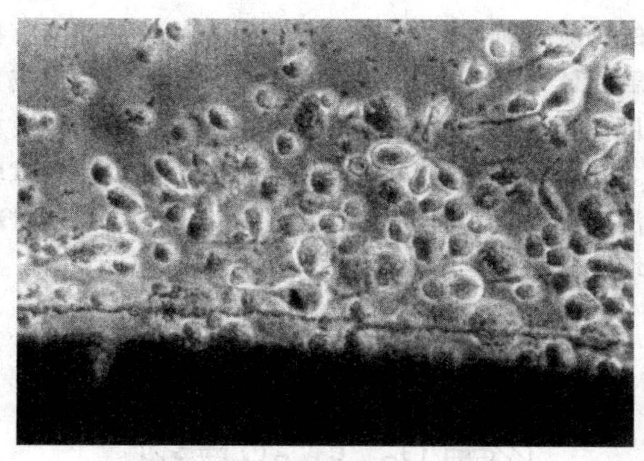

图 5-8 细胞培养(离体)试验中材料(图片底部黑暗区域)和牙周膜成纤维细胞间的细胞毒性的相互作用(光镜下所见)。成纤维细胞呈圆形并不再贴壁(与图 5-7 对比),表明它们已死亡或正在死亡。本例中材料是氢氧化钙盖髓材料,但与图 5-7 所示的材料不同

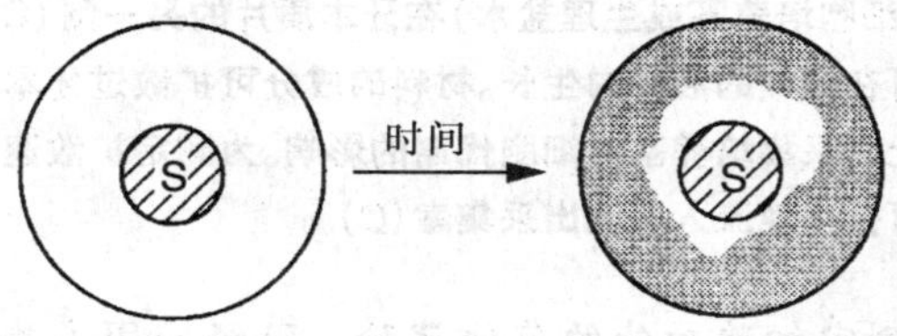

图 5-9 材料被放置在细胞培养孔的中央,然后加入细胞和培养基。1~3 天后,在材料未抑制细胞生长的区域,细胞成倍的生长。通常将缺乏细胞生长的地方称为抑制圈。有数种方法测定试样周围细胞生长量

阴性对照(无细胞毒性)。而诸如增塑的聚氯乙烯可作为阳性(有细胞毒性)对照。对照材料应明确且容易购得,以利于在试验室中比较用。

另一组试验是用于通过改变膜通透性来测定细胞毒性(图 5-10)。膜通透性是染料穿过细胞膜的难易程度。使用这一试验是基于细胞膜通透性的丧失等同于或近似于细胞死亡这一基础上的。膜通透性试验的优点是可在显微镜下对活细胞或死细胞进行确认。这一特点是重要的,因为细胞有可能只是物质上存在,但已死亡(当材料固定了细胞时)。所用染料有两种基本类型。活细胞染料能被活跃地转运至活细胞内,它们待在那里直至细胞毒性作用增加了膜的通透性。染料本身在试验整个过程不具有细胞毒性。非活细胞染料不被主动地转运,只是如果膜的通透性因细胞毒性而受损时才被细胞摄取。有许多活细胞染料被使用,包括红紫素和$Na_2^{51}CrO_4$。使用红紫素和$Na_2^{51}CrO_4$特别有利,因为它们不被细胞所合成和代谢。非活细胞染料的例子包括锥虫蓝和碘化。

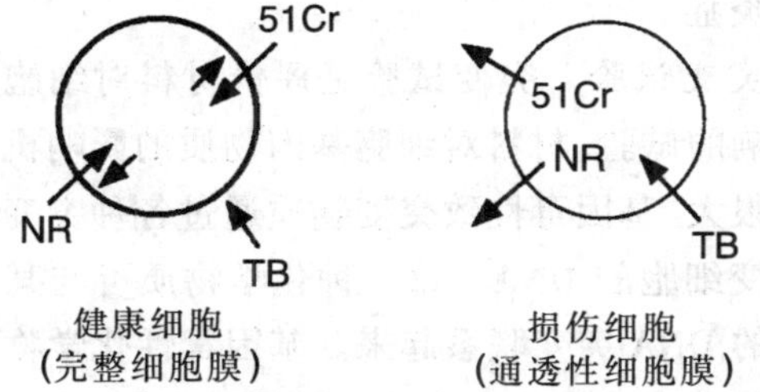

图 5-10 细胞膜的选择性通透性是数种细胞毒性试验的基础。诸如$Na_2^{51}CrO_4$(^{51}Cr)这样的化合物和中性红(NR)会被活跃地转运至健康细胞。如果细胞受伤而不能维持其膜的完整性时,这些化合物会释放到细胞外。健康细胞拒绝接纳诸如锥虫蓝(TB)这样的其他化合物,但它们可扩散透过受伤细胞的膜

用于细胞代谢或细胞功能的试验 一些生物相容性离体试验使用细胞生物合成活性或酶活性来评价细胞毒性反应。测定脱氧核糖核酸(DNA)合成或蛋白质合成的试验是这一类型试验常见的例子。细胞 DNA 或蛋白质的合成,通常通过添加放射性同位素标记的前驱体至介质中并量化加入至 DNA 或蛋白质的放射性同位素来分析。常用的细胞毒性酶试验是 MTT 试验。该试验测定细胞脱氢酶的活性,脱氢酶通过几种细胞还原剂能将一种称为 MTT(四甲基偶氮唑盐)的化学物质转化成蓝色不溶于水的结晶甲臜化合物(formazan)(图 5-11)。如果由于细胞毒性作用使脱氢酶无活性,就不会形成甲臜。可通过将生成的甲臜溶解,然后测定其溶液的光密度来量化甲臜的形成。作为替代方法,在测试材料周围的甲臜可用光镜或电子显微镜来测定。其他产生甲臜的化学物质也已被使用,包括 NBT、XTT 和 WST。另外,许多其他细胞活性也可在体外进行定性地或定量地跟踪。最近,已经提出了测定基因活性、基因表达、细胞氧化应力及其他特定细胞功能的离体试验。然而,这些试验还没有常规地用来评价材料的生物相容性。

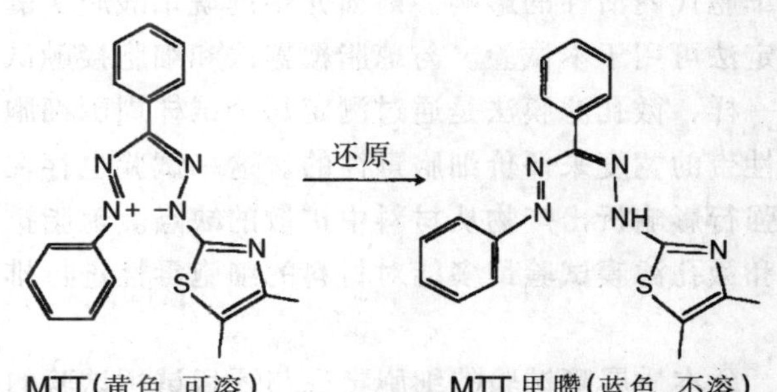

图 5-11 MTT 是一种黄色水溶性分子,可用来评价细胞的酶活性。如果细胞能够还原 MTT,则所产生的甲臜是蓝色不溶物,沉淀于细胞内。所形成甲臜的量正比于酶活性。可用此方式测定许多细胞酶的活性

使用屏障的试验(间接试验) 迄今提到的大多数的细胞毒性试验是将材料和培养细胞直接接触。研究人员早已认识到，在体情况下细胞与材料的直接接触通常并不存在。材料和细胞的分开情况可发生在角化上皮、牙本质或细胞外基质。因此已发展出几项离体屏障试验，以模拟在体情况。一种这样的试验是琼脂覆盖法(图 5－12)，在此试验中，在加入1%含有活细胞染料(如中性红)的琼脂或琼脂糖(低熔点)以更新培养基前，先培养单层细胞。琼脂在细胞和放在琼脂上面的材料之间形成一屏障。营养、气体及可溶性毒性物质可以扩散穿透琼脂。固体或吸附于滤纸上的液体试样，可用此法进行测试达 24h。此法与前面所介绍的直接接触方法和兔肌肉埋植试验有正相关性。然而，琼脂也许不能充分代表在体存在的屏障。此外，由于琼脂扩散特性的变化，很难使材料周围的颜色密度或色带宽度与材料可释放毒性产物的浓度相互关联起来。

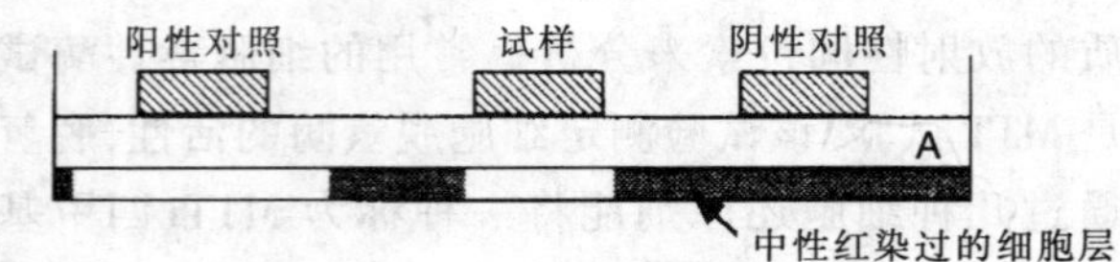

图 5－12 琼脂覆盖法已被用于评价牙科材料的细胞毒性。在预先用中性红(NR)染过的细胞层上覆盖一薄层琼脂(A)。将试样放在琼脂顶面一段时间。如果材料有细胞毒性，它将会损伤细胞，释放出中性红，形成抑制圈

第二种屏障试验是微孔滤膜法。这一技术先在由纤维素酯做的滤膜上培养单层细胞，然后用含有1%琼脂的培养基介质代替原有培养基，并让新培养基在细胞上凝胶。最后，滤膜－单层细胞－凝胶被分开并反转，使滤膜朝上，以便放置固体或可溶性试样2h 或更长时间。暴露于试样后，去除滤膜，测定试样对细胞代谢活性的影响。前面介绍的琥珀酸脱氢酶测定法可用于本试验。与琼脂覆盖法和细胞接触试验一样，微孔滤膜法是通过测定每个试样周围细胞毒性带的宽度来评价细胞毒性的。这一试验也存在着强行影响析出产物从材料中扩散的缺点。琼脂扩散和微孔滤膜试验最多能对材料的细胞毒性进行排序。

牙本质屏障试验的细胞毒性与牙齿试用试验的相关性有明显改进，而且是作为筛选目的而逐渐地发展起来的(图 5－13)。许多研究表明，牙本质形成了一种毒性材料必须通过扩散才能到达牙髓组织的屏障。因此，在这一试验中牙髓对氧化锌丁香油水门汀的反应相对温和，与此相比，同一材料在细胞直接接触离体试验中和植入组织试验中，细胞的反应为重度反应。牙本质的厚度与对牙髓的保护直接相关。在试样与细胞试验体系间加入牙本质片的试验方法已被研发出来。使用牙本质片具有在修复材料与培养基之间直接扩散的优点。

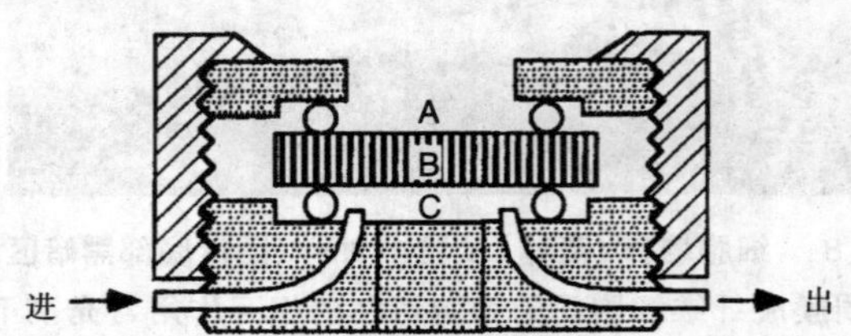

图 5－13 在细胞毒性试验中作为屏障的牙本质片，该试验尝试预测在体下放置在牙本质上的材料的毒性。将材料放置在用于固定牙本质片(B)的装置内的牙本质片一侧(A)。采集液体(细胞培养基或生理盐水)在牙本质片的另一侧(C)。细胞也可在聚集的液体内生长。材料的成分可扩散过牙本质，可测定此时采集培养基对细胞代谢的影响。为测定扩散速率，采集液可循环地流入及流出采集室(C)

测定细胞功能的其他试验 已经使用了测定免疫功能或其他组织反应的离体试验。这些试验的在体重要性有待于确定，但许多试验显示出能减少评价某一材料生物相容性所必须的动物试验数量的前景。这些试验是测定淋巴细胞和巨噬细胞产生的细胞因子的产量、淋巴细胞的增值及趋化或 T 细胞与绵羊红细胞结合而形成玫瑰花样的花环。其他试验测定材料改变细胞周期或活化补体的能力。补体的活化尤其与从事人工或“工程化”血管及其他直接与血液接触的研究人员相关。能活化补体的材料可产生炎症或血栓症，并可产生慢性炎症反应。然而很少有牙科材料涉及补体活化，但是，由树脂或金属或它们的腐蚀产物产生的补体活化可能会延长牙龈或牙髓的炎症。

致突变试验 突变试验是评价材料对细胞基因物质影响的试验。材料对细胞基因物质的影响机制变化范围很大。基因毒性致突变物质通过各种突变过程直接改变细胞的 DNA。每一种化学物质可与某一特定类型的 DNA 突变联系起来。基因毒性化学物质在其原始状态可以是致突变的，或者需要活化或生物转变后形成致突变物质，这种情况称为前诱变剂。后生诱变剂本身不会改变 DNA，但通过改变细胞生物化学、改变免疫系统、起激素作用或其他机制来支持肿瘤的生长。致癌作用是在体情况下致癌的能力。致突变物质可以是或者不是致癌物质，致癌物质可以是或者不是致突变物质。因此，试图测定致突变和致癌量化和相关性的试验是极为复杂的。许多政府资助的项目在离体下测定致突变能力，以预测致癌性。

Ames试验是广泛应用的短期致突变试验，也是唯一被认为有效的短期试验。该试验使用鼠伤寒沙门氏菌组氨酸缺陷型突变菌株，该菌株需要外源性组氨酸。原始菌株不需要外源性组氨酸。将组氨酸从培养基中去除，可以用来测试化学物质将突变菌株转变为原始菌株的能力。能显著地将突变菌株转变回原始菌株的化学物质对哺乳动物具有较高致癌的可能性，因为它们显著地改变了基因物质。进行该试验需要该领域的经验和特殊的沙门氏菌株，以能产生有意义的结果。可使用好几种沙门氏菌株，每一种菌株可测定不同类型的突变。另外，在进行致突变试验前，可以使用肝脏酶的均匀混合物在离体下对化学物质进行“代谢”，以模拟人体对化学物质的反应。

测定致突变的第二种试验是Styles细胞转化试验。这种在哺乳动物细胞上进行的试验是用来替代细菌试验的（Ames试验），细菌试验可能与哺乳动物系统不相关，这一试验可对潜在的致癌物质转化标准细胞系以使它们能在软琼脂上生长的能力进行量化。正常情况下未转化的成纤维细胞不会在琼脂凝胶上生长，而基因转化的细胞可在琼脂表面下生长。这种转化了的成纤维细胞的特性是与在体细胞形成肿瘤能力相关的唯一特性。至少有4个不同的连续细胞系（Chang, BHK, Hela, WI-38）已经被使用过。1978年，Styles在2个细胞系上测试了120种化合物后声称“在确定致癌或非致癌活性准确性”上为94%。然而在重现这些结果上有一些困难。

在一份最近的报告中，比较了4种测定基因毒性的短期试验(STTs)(表5-2)。Ames试验最具特异性(86%的非致癌物产生阴性结果)。Ames还具有最高的阳性预知率（83%的阳性物实际上是致癌物），而且其阴性预知率与其他STTs的结果相同（例如，51%的Ames试验阴性物是非致癌物)。然而，这些结果只有62%的化合物与啮齿动物致癌试验一致。而且Ames试验只对45%的致癌物敏感，也就是说，超过一半的已知致癌物将测不出。其他3个STTs是测定染色体畸变、在CHO细胞内姐妹染色单体互换及鼠淋巴瘤L5178Y细胞突变试验。姐妹染色体互换试验、鼠淋巴瘤突变试验和Ames试验的敏感率分别为73%、70%和45%。然而，因为Ames试验被广泛使用，而且资料中有广泛的介绍，在实验室内技术上比其他试验容易开展，因此该试验在筛选程序中最常用。这些研究建议，并不是所有的致癌物具有基因毒性（致突变性），而且并非所有的致突变物具有致癌性。这样，虽然用于致突变性的STTs有助于预测一些致癌物，但它不能预测所有的致癌物。

动物试验

虽然已经使用了许多种类的动物，但用于生物相容性的动物试验通常是在诸如小鼠、大鼠、仓鼠或豚鼠等哺乳动物上进行。动物试验不同于使用试验（它也常在动物上进行），动物试验中材料并未按其最终用途置于动物体内。使用动物可使材料和一个处于功能状态的、完全生物学系统间的许多复杂的关系发生反应。例如，可发生免疫应答或动物体系中补体可被激活，而这些在细胞培养体系中很难模拟。因此动物试验的生物学反应更具综合性，比离体试验更具相关性，这些也是这些试验的主要优点（见表5-1)。动物试验的主要缺点是它们很难解释并控制，花费大，也可能费时，且经常涉及重要的伦理问题及文字工作。而且，试验与材料在体使用的相关性还不十分清楚，特别在估计动物种属代表人类的适合性方面不清楚。已经使用各种动物试验来评价生物相容性，其中一些将在随后详细讨论。

黏膜刺激试验用于确定材料是否造成黏膜炎症

表5-2 离体致突变试验比较

试验参数	参数描述	试验结果(平均%)			
		Ames	SCE	MOLY	ABS
特异性	已知的非致癌物质产生阴性试验结果	86	45	45	69
敏感性	已知的致癌物质产生阳性试验结果	45	73	70	55
阳性可预测性	阳性试验准确地预测致癌物	83	67	66	73
阴性可预测性	阴性试验准确地预测非致癌物	51	52	50	50
一致性	STT与啮齿动物致癌试验质量一致的百分率	62	62	60	60

引自 Tennant RW, Margolin BH, Shelby MD, et al: Science 236: 933, 1987.

SCE：姐妹染色体互换试验；MOLY：鼠淋巴瘤试验；ABS：染色体畸变试验；STT：短期试验

或磨损皮肤。试验是通过将测试材料及阴、阳性对照材料放入仓鼠的颊囊内与黏膜组织接触或与兔口腔组织接触。接触数周后,检查试验处及对照处黏膜,记录活体动物的总体组织反应并拍照其颜色。然后处死动物,取活检组织以备局部炎症变化的组织学评价。

在豚鼠皮肤致敏试验(豚鼠最大化试验)中,将材料注射入皮下以测试皮肤过敏反应的发生。可用弗氏佐剂来敏化这一反应。注射之后用含有测试物质的贴片对动物进行斑贴处理。如果因初次注射后而产生过敏,斑贴就会引发炎性反应。皮肤斑贴试验可导致从无反应到严重发红和肿胀的不同反应。斑贴试验的反应程度及动物发生反应的百分率是评价材料变态反应的基础。

毒物学家已研制出用于测定材料致突变和致癌性能的动物试验。用一种称为判定点逼近(decision-point-approach)的策略应用这些试验。使用这一策略,以一个特定的顺序进行多个试验,当任何一个试验显示材料或化学物具有致突变潜力时停止试验。这些试验的任何一个的有效性可受到种属、组织、性别及其他因素的影响。试验一般分为体内有限期限试验和长期或终身试验。体内有限期限试验是在动物接触化学物质一段时间后,测定改变了的肝脏功能或增加了的肿瘤诱导作用。长期体内试验是通过动物在其终生的大部分时间里接触化学物质而进行的。

植入试验用于评价那些将与皮下组织或骨组织接触的材料。植入体的植入部位取决于材料的用途,可包括结缔组织、骨或肌肉。虽然因为银汞及合金接触牙龈而被测试,但大多数皮下试验用于那些在植入、根管治疗或牙周治疗过程中与软组织直接接触的材料。短期植入试验是通过将材料放入一个两端开口的聚乙烯短管内,然后于无菌下将短管放入组织中。试样及对照放入不同部位,并使它们埋植1~11周。可以先埋植空管,以使手术所造成的炎性反应平息下来。然后再打开植入部位,将测试材料放入愈合部位或将材料放入事先埋植的空管内。在合适的时间对试验部位取材,镜下观察组织反应。可通过常规组织学、组织化学或免疫组织化学方法对组织反应进行评价。长期植入试验,不论是确定慢性炎症反应还是肿瘤形成,均采用与短期试验相似的方法,只是材料在动物体内保持1~2年。

使用试验

使用试验可在动物体内进行,也可在人类志愿者身上进行。它们不同于其他动物试验,因为它们要求材料的放入条件与其临床使用状况完全一样。以使用试验预测生物相容性的有效性与试验中模仿材料临床使用的每一步的逼真程度成正比,包括时间、部位、环境及放置技术。因为这样的原因,在动物体的使用试验通常使用与人类有相似口腔环境的较大的动物,如狗或猴子。如果使用人类,使用试验等同于临床试用,使用试验的最大优点是它的相关性(见表5-1)。这些试验是具有极大价值的标准试验,它们给出了某种材料是否生物相容的最终答案。那么人们会问为什么既要做离体试验,又要做动物试验呢?答案是使用试验有严重缺点。这些试验极其昂贵,持续时间长,涉及许多伦理问题且常涉及法律问题,极其难于控制并准确解释结果。这些试验的统计分析通常是一个使人畏缩的过程。在牙科学中,牙髓、牙周及牙龈或黏膜组织一般是使用试验的目标。

牙髓刺激试验　一般将待测材料放置在猴子或其他合适动物完整、无龋牙齿的V类洞的牙髓上,应制备大小一致的窝洞。麻醉及牙齿清洁后,在无菌状态下用带有有效喷水冷却的牙钻备洞,以确保牙髓损伤最小。将材料放置于上颌及下颌等数量的前牙和后牙上,以确保在各种类型牙齿上的一致分布。材料在体内保持1~8周。分别使用氧化锌丁香油水门汀和硅水门汀作为阴性及阳性对照材料。

试验结束时,拨除牙齿并切片以进行显微镜检查。让不了解材料分组情况的人员对组织切片进行评价,按照反应的程度对组织坏死及炎性反应进行分级。用光学测微计测定每一组织试样保留牙本质及修复性牙本质的厚度。根据放置材料后牙髓的变化对牙髓反应进行评价。损伤的严重程度是基于组织结构的紊乱和出现的炎性细胞(通常包括急性和慢性)的数量。牙髓反应分为轻度(轻度充血,少量炎性细胞,造牙本质细胞层轻度出血)、中度(炎性细胞明显增加,充血,造牙本质细胞层轻度紊乱)或重度(明显的炎性细胞浸润,充血,窝洞底部造牙本质细胞层完全紊乱,前期牙本质减少或缺如,甚至可能有局限性脓肿)。如龋病那样,一炎性反应中通常单核细胞占主要。如果有中性粒细胞,必须怀疑有细菌或细菌产物存在。现在一些研究使用氧化锌丁香油水门汀来表面封闭修复体,以免除微渗漏对牙髓的影响。

直到最近,大多数牙髓刺激试验一直使用完整、无龋、无炎症的牙髓。但愈来愈多人认为炎性牙髓组织对垫底材料、水门汀及修复材料的反应与正常牙髓不同。已经做出努力来研制能辨别细菌对牙髓刺激的试验。那些研究具有诱发牙髓炎牙齿的使用试验，可以对所形成的修复性牙本质的类型和量进行评价，而且这些试验还将继续被发展。

牙科骨植入试验 目前，对于植入成功及失败最好的评价是通过下述三个试验完成：①牙周探针沿种植体侧面插入的深度；②种植体的动度；③X线显示有骨融合或种植体周围有X线透光现象。近年来，如果种植体无活动、无种植体周围X线透射证据、垂直骨吸收很少以及种植体周围无永久性软组织并发症，则考虑种植成功。以前，学者对骨膜下种植体或牙根种植体周围形成纤维结缔组织包裹是人体对材料的自然反应的观点表示怀疑。他们认为这实际上类似于牙周膜的附着，应当被看作是材料被接受的指征。然而，大多数情况下，它只是类似于囊壁的结构，这是在材料缓慢降解并释放其成分至组织时，人体试图隔离植入物的反应。目前，对于骨植入物而言，植入体应完全被骨组织包裹，这是和以前最大的区别。纤维囊的形成是刺激和慢性炎症的指征。

黏膜和牙龈使用试验 因为各种牙科材料和牙龈及黏膜接触，因此必须测定组织对这些材料的反应。将材料充填入延伸至龈下的窝洞中。7d及30d后观察材料对牙龈组织的影响。反应分为轻度、中度及重度。轻度反应的特征为在上皮及邻近的结缔组织中有一些单核炎性细胞（主要是淋巴细胞）。中度反应的特征是在结缔组织中有大量单核细胞及上皮内有一些嗜中性粒细胞。重度反应有明显的单核细胞和嗜中性细胞的浸润及薄的或缺如的上皮。

这一类研究中的一个难点是牙龈组织经常有一定程度的炎症。菌斑是造成这种炎症的最重要的因素，其次是修补材料表面的粗糙，边缘的开口或边缘伸出及修复体外形过大或外形过小。一种减少由菌斑引起炎症影响的方法是在制备窝洞及充填材料之前进行洁齿。然而，洁齿和制备窝洞本身会引起软组织的一定的炎症。这样，如果边缘位于龈下，在评价修补材料的影响之前，需要先让组织愈合一段时间（一般为8～14d）。

离体、动物及使用试验间的相关性

在生物相容性领域，一些科学家对离体试验和动物试验的有效性提出质疑，因为这些试验与使用试验及材料的临床历史间缺乏相关性。然而，鉴于这些试验间的差异，缺乏相关性并不令人惊讶。离体和动物试验通常测定那些比材料临床使用中更细微或更不明显的生物学反应方面。另外，在使用试验或临床试用中，材料和组织间可能存在屏障，而这些在离体或动物试验中可不存在。因此，应当记住，每一类型试验是用来测定组织对材料的生物学反应的不同方面，这一点很重要，但并不总希望有相关性。

屏障只在使用中存在，在离体试验中存在的最好例子是牙本质屏障。当修补材料充填入牙齿时，牙本质一般介于材料和牙髓之间。虽然牙本质屏障只有几分之一毫米厚，但能有效地调节牙科材料的影响。可通过下面传统的研究（表5－3）来说明牙本质屏障的作用。使用三种方法来评价下述材料：氧化锌丁香油水门汀、复合树脂及硅水门汀。评价方法包括：①4种不同的细胞培养试验；②一项植入试验；③猴牙V类洞使用试验。4种细胞培养试验的结果相对恒定，其中硅水门汀对培养细胞有轻度影响，复合树脂有中度影响，氧化锌丁香油水门汀则有重度影响。这3种材料也装入聚乙烯小管中并植入皮下结缔组织中（次级试验），在植入后7d、30d及90d进行观察。由于手术过程会造成炎症，因而7天的反应不能确定。在30d，氧化锌丁香油水门汀似乎造成了比硅水门汀更严重的反应。在90d，由氧化锌丁香油水门汀和硅水门汀造成的炎性反应均为轻度，复合树脂的反应则为中度。当将这3种材料充填入规定大小及深度的V类洞中进行评价时（使用试验），结果与那些筛选方法所得的完全不同。硅水门汀显示最严重的炎性反应，复合树脂为中度到轻度反应，而氧化锌丁香油水门汀则只有轻度反应或无影响。

在这一研究中呈现的明显矛盾可通过考虑从材

表5－3 3种材料通过筛选和使用试验的反应比较

材料	细胞培养	植入结缔组织	牙髓反应
硅水门汀	+	+	++
复合树脂	++	++	+
氧化锌丁香油水门汀	+++	+	0

引自 Mjor IA, Hensten－Pettersen A, Skogedal O: Int Dent J 27: 127, 1977.

+++＝重度，++＝中度，+＝轻度，0＝无反应料中释放的成分及其释放的环境来解释。硅水门汀释放氢离子，它可能在细胞培养中或植入试验中被缓冲,但在使用试验中不能被牙本质充分缓冲。细菌或其产物的微渗漏在使用试验中可能加剧炎性反应,所以这种材料在使用试验中毒性最大。复合树脂释放低分子量树脂，氧化锌丁香油水门汀释放丁香油和锌离子。在细胞培养试验中,这些化合物与细胞直接接触,可能会造成中度到重度的细胞毒性。在植入试验中，释放的成分可能造成一定程度的细胞毒性,但由于周围组织具有扩散毒素的能力,因此严重程度可能会降低。在使用试验中,这些材料的毒性可能较小，因为牙本质屏障的扩散梯度将所释放分子的浓度降低至低水平，观察到的复合树脂的轻度反应也可能部分地由这些修复体周围的微渗漏所引起。然而,氧化锌丁香油水门汀则无这样的反应,这是因为丁香油和锌离子能够杀死窝洞内的细菌，而且它还能减少边缘微渗漏。

在植入试验与使用试验间缺乏相关性的另一个例子，是在牙龈处和容易聚积菌斑和结石的修复体邻接边缘处的炎症反应。菌斑和结石不会在种植材料上聚积，因此植入试验不可能复制使用试验。然而，结缔组织植入试验在展现材料的细胞毒性效应及评价那些使用中将与牙槽骨和尖周结缔组织相接触的材料方面很有价值。在这些情况下,植入部位和使用部位很相似,可以比较两部位的试验结果。

联合使用离体、动物及使用试验

20 多年来，科学家、工业界及政府已经认识到，评价一种牙科新材料的生物相容性的最准确、最有效的方式是联合使用离体、动物及使用试验。这一观点的内涵是没有那一项试验能单独地全面检测某种材料的生物相容性。然而,联合使用这些试验的方式是有争议的，然而随着认知的提高和新技术的发展,联合使用的方式多年来也有所发展(见图 5－1 和图 5－14)。可以预期,当我们要求材料在更长的时间内实施更复杂的功能时,这种发展会持续下去。

早期联合方案提出了金字塔试验方案。在此方案中,在金字塔的底部所有材料都被测定,当试验朝向金字塔顶部进行时，一些材料被“筛除”(图 5－14)。金字塔底部的试验是任何类型的非特异性试验(离体或动物)，其试验条件不必反映材料的使用条件。往上一层是特异性毒性试验,这些试验的条件与材料的临床使用条件更具有相关性。最上一层是材料的临床试用。之后，另一个金字塔试验方案被提出，它将试验分为初级试验、次级试验和使用试验，其基本原理与前一个方案类似，只是试验类型被拓宽以包括生物学反应,如致敏性和致突变性。动物体内使用试验的概念也被加入(相对应的是人体临床试用)。这些早期方案有几项重要特征。首先,只有那些通过第一层试验的材料才能进入第二层试验；同

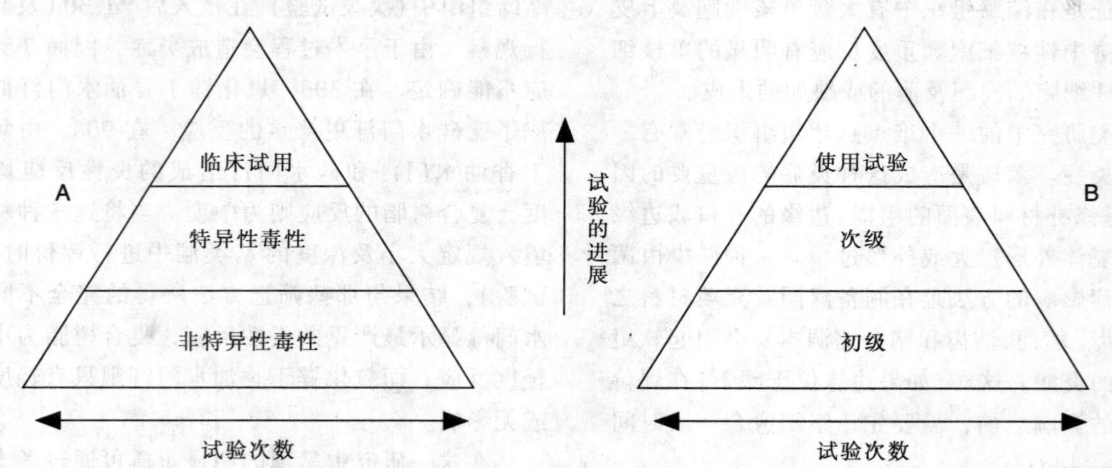

图 5－14　早期及目前使用生物相容性试验来评价材料安全性的策略。试验从金字塔底部开始并往上进行。所需试验的次数随着试验的进行而减少,因为不被接受的材料理论上在初期试验阶段被剔除。A. 最早的策略,试验策略只集中在毒性。非特异性毒性是与材料使用关系不大的试验，特异性毒性则是更具相关性的试验。在这样的体系中临床试用等同于使用试验；B. 用于大多数标准文件中的现有策略。初级试验为离体及在体试验,但不必与材料的使用相关。次级试验是更高级的生物学试验，可能部分地与材料的使用相关。使用试验既可以是人体临床试用，也可以是在更高等动物体内,接近于材料使用状况的模型上的试验。在这两种试验策略中，主要问题是早期试验不能准确地预测与材料有关的问题。这样一些好材料可能被筛选剔除,而一些差材料可能进入下一步试验

样，只有那些通过第二层试验的材料才能进入临床试用。

那么这一计划可能将安全的材料选入临床使用阶段并剔除不安全的材料。这一策略受到欢迎，因为临床试用是生物相容性试验中最昂贵、最费时的阶段。其次，任何经过所有3个阶段试验而合格的材料注定会被临床接受的。第三，体系中每一个阶段（层面）都在用来准确筛选某一材料的试验上赋予了大量的责任。虽然目前原则上还使用该策略，但离体及动物试验不能明确地筛选材料，这推动了在生物相容性试验中研制新的方案。

在过去的5年中，对于生物相容性试验的联合应用已提出了2种更新的模式（图5-15）。这2种模式涵盖了几个重要的理念。首先，所有试验（离体、动物及使用试验）在评价一种材料的生物相容性时，不论在其研制过程中，还是临床使用过程中，均有价值。例如，在材料研制过程中，动物体的炎性试验可能很有用，但在材料上市一段时间并发现问题后，该炎性试验也有用处。其次，更新的模式认识到现有的试验方法不能准确地、完全地筛选材料。再次，这些更新的模式加入了这样的理念：评价一种材料的生物相容性是一个不断发展的过程。毫无疑问，随着材料作用的变化和试验技术的改进，我们将会看到更新的联合使用生物相容性试验的策略。

规范生物相容性测试的标准

美国牙科协会（ADA）最先建立牙科材料导则的努力始自1926年，那时国家标准局（现在的国家科学和技术局）的科学家提出了牙科银汞合金的规范。不幸的是，关于牙科材料和生物相容性的条件并未与牙科材料技术发展同步。其原因是①细胞及分子生物学的快速发展；②评价材料生物相容性方法的多变性；③缺少这些试验的标准。

标准化是一个困难且漫长的过程，对于一些特别试验的适宜性及重要性的争论使标准化更加困难。早期的努力之一是Dixon和Rickert于1933年提出的对所有材料进行相同的试验，他们通过将材料植入皮下组织袋中，对当时正在使用的大多数牙科材料进行了测试。他们将消毒过的、小且大小一致的金、银汞合金、牙胶、硅水门汀及铜银汞合金的试件放入统一大小的骨骼肌肉组织袋中，6个月后显微镜下观察评价组织切片。其他早期对标准化技术的努力有Mitchell(1959)在结缔组织中及Massler(1958)在牙髓上进行的试验。直到1976年国会通过医疗器械法案，对所有医疗器械（包括牙科材料）的生物学试验才获得高度重视。1972年ANSI/ADA的关于牙科材料、器械及设备委员会批准了关于牙科材料生物学评价标准方法的41号文件。提出该文件的委员会认识到需要对试验方法进行标准化及需对材料进行序列试验，以减少需要进行临床试验的材料数量。1982年又对该文件进行了补充，包括最新的用于检测突变活性的Ames试验。

ANSI/ADA 41号文件 在1982年的ANSI/ADA文件中规定了3类试验：初级、次级和使用试验。这一文件使用了图5-14 B所示的试验模式。初级试验包括离体的细胞毒性试验、红细胞膜溶解（溶血）试验、细胞水平的致突变和致癌变试验及在体急性生理不适和整个器官水平的死亡试验。根据这些

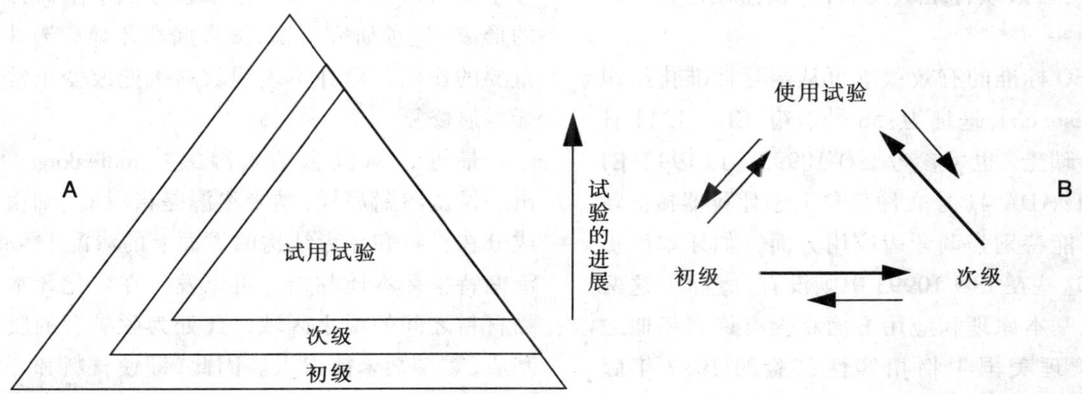

图5-15 用于材料生物相容性试验的两种推荐的未来模式。A. 图5-14中的金字塔模式被保留下来，但一致认为初级和次级试验将在随后的继续试验中继续发挥作用（但作用下降）；B. 使用试验具有最高的地位，而且试验最常见的程序是从初级到次级，再到使用试验，但是需要在各个试验类型间反复进行。而且，一种材料临床评价之后仍需要进行初级和次级试验，这使人们认识到生物相容性具有不断发展的性质。在该模式中，试验的顺序是在对材料的试验及临床使用继续形成新数据时而被最终确定

初级试验结果，在小动物体内对那些有希望的材料进行一项或多项次级试验，以评价其致炎及免疫源性程度(如皮肤刺激、皮下及骨植入试验和致敏试验)。最后，对那些通过次级试验并具有潜力的材料进行一项或多项在体使用试验(将材料放入它们将应用的环境中，首先在较大的动物上，通常是灵长类的动物，在食品及药品管理局同意后，最后在人体上进行)。1982 年的 ANSI/ADA 41 号文件的补充文件有两种测定致突变性的试验：Ames 试验和 Styles 细胞转化试验。

ISO 10993　在过去的十年中，有几个标准化组织发起了制定生物材料和器械国际标准的国际间的工作。几个多国工作组，包括来自 ANSI 和国际标准化组织(ISO)的科学家，已经形成并制定了这些标准。最终的文件(ISO 10993)于 1992 年公布，它是有关生物学试验的最新标准。ISO 10993 包括 12 部分，每一部分涉及生物学试验的不同方面。例如，第二部分涉及动物权益要求，第三部分涉及基因毒性、致癌及生殖毒性试验，第四部分涉及与血液相互作用的试验，该标准将试验分为“初始”和“补充”试验，来评价对材料的生物反应。初始试验是检测细胞毒性、致敏性及系统毒性的试验。一些这些试验是在离体下完成，其他一些则在非使用状况下的动物体内进行。补充试验是诸如慢性毒性、致癌及生物降解那样的试验，大多数补充试验是在动物体内完成，其中许多是在使用状况下完成。对于某一特定材料，试验的选择权则留给了厂家，厂家必须出示并为试验结果辩护。标准的第一部分列出了用于选择试验的导则，主要是根据材料使用多长时间，是否只与身体表面接触，是否与血液或骨组织接触，以及器械是否与体内外交通。

目前 ISO 标准的有效版本可从国际标准化组织获得(www.iso.ch)，地址为：56 号信箱，CH－1211 日内瓦城 20，瑞士。也可参考 ISO 10993－1:1992(E)文件。ANSI/ADA 41 号文件仅局限于牙科器械。新版本标准可能特别强调牙齿应用方面，如牙本质扩散试验，而这些在 ISO 10993 中则没有。然而，这两个标准间在基本原理和应用方面将会有许多相似之处。主要管理美国生物相容性试验的 1982 年版 ANSI/ADA 文件可从美国牙科协会(www.ada.org)的牙科材料、器械及设备委员会获得(211 E. Chicago Avenue, Chicago, IL 60611)，或从美国国家标准局(www.ansi.org)获得(1819 L Street NW, Washington, DC 20036)。

牙科材料的生物相容性

牙髓反应

微渗漏　有证据表明，虽然在黏结方面取得的进步不断发展，但修复材料黏结牙釉质或牙本质的强度不足以抵抗聚合收缩、磨损或冷热循环所产生的破坏力。如果黏结不能形成或黏结发生破坏，细菌、食物残渣或唾液可能因毛细管作用而被吸入修复材料与牙齿之间的缝隙中。这种作用称为微渗漏(microleakage)。微渗漏在牙髓刺激上的重要性已被广泛研究。早期的研究报告，在动物试验中各种牙科材料对牙髓有刺激。然而，其他的研究认为牙髓刺激通常是微渗漏造成的，而不是修复材料。随后许多研究表明，在修复材料的底部及牙本质小管中有细菌存在，它们可能是造成牙髓刺激的原因。其他研究表明，细菌和细菌代谢产物，如脂多糖，在应用于牙本质数小时之内可造成牙髓刺激。

最后，一项经典的动物试验清楚地说明修复材料和微渗漏对牙髓刺激的作用。在该试验中，使用了银汞合金、复合树脂、磷酸锌水门汀及硅水门汀作为修复材料充填入猴牙的 V 类洞中。所有材料直接与牙髓接触。半数修复体的表层用氧化锌丁香油水门汀充填封闭。在 7d 观察期，虽然所有的材料呈现一定的牙髓刺激，但在 21d 后，表层经氧化锌丁香油水门汀充填封闭的修复比未经氧化锌丁香油水门汀充填封闭修复的牙髓刺激要轻，这可能是微渗漏被防止之故。只有磷酸锌水门汀呈现长期的牙髓刺激作用。另外，经充填封闭的牙齿的材料下呈现出更高的牙本质桥形成率。只有银汞合金似乎阻碍牙本质桥的形成。这项研究表明，微渗漏在牙髓刺激性上起有重要的作用，但并不表明材料也能改变正常牙髓及牙本质修复。

最近，新概念纳米渗漏(nanoleakage)已被提出。像微渗漏那样，纳米渗漏是指唾液、细菌或材料成分在材料和牙齿结构的界面上的渗漏。然而，纳米渗漏特指牙本质黏结，可以发生在矿化牙本质和被黏材料之间的很小区域，此处为脱矿后的胶原纤维基质，黏结剂未能渗入。因此，即使材料和牙本质之间的黏结是完整的，纳米渗漏仍能发生。现在还不清楚纳米渗漏在对材料的生物反应中起到怎样的重要作用，但认为它至少起了一定的作用，并猜测它引起了牙本质－材料黏结的亲水性降解，最终导致更严重的微渗漏。

修复材料对牙髓的全面生物效应仍然不清楚。修复材料可能直接影响牙髓组织，或通过造成牙髓细胞亚致死变化而起到辅助作用，使牙髓更易受细菌或嗜中性粒细胞的影响。然而，很清楚测定材料对牙髓刺激性的试验设计必须包括消除细菌、细菌产物及其他微渗漏的措施。而且，牙本质在减轻微渗漏的作用仍需要充分地被揭示。最近的研究集中在树脂成分对造牙本质细胞形成继发性牙本质能力的影响上。其他研究已建立起这些成分透过牙本质的速率(见下一节)。

牙本质黏结 虽然近年来牙本质黏结取得显著发展，但传统地讲，对牙釉质的黏结强度高于对牙本质的黏结。由于牙本质的组成、湿度及较低的矿物含量，证明对牙本质的黏结更加困难。脱矿牙本质胶原基质的可润湿性已成为问题。因为牙本质小管及其中的造牙本质细胞突是牙髓的延伸，因此，对牙本质的黏结也涉及生物相容性方面的问题。

当牙本质表面被切割时，如在备洞过程中，其表面会覆盖一层1～2μm的有机及无机物残渣。这一层结构称为玷污层(见图5-3)。除了覆盖牙本质表面外，玷污层的碎屑也沉积入牙本质小管口内，形成管塞。在电镜下观看时，玷污层和管塞似乎很致密，能显著降低液体流动(对流传导)。然而，研究表明，像白蛋白(66kDa)那样大的分子可以扩散透过玷污层。玷污层的存在对于修复材料的黏结强度及这些黏结材料的生物相容性是重要的。

大量的研究表明，尽管早期使用老式黏结剂的研究显示相反的结果，但去除玷污层能提高使用新型牙本质黏结剂的修复材料和牙本质间的黏结强度。已使用各种液体来去除玷污层，这些液体包括酸、诸如四乙酸乙二胺(EDTA)这样的螯合剂、次氯酸钠及蛋白酶。去除玷污层提高了牙本质的可湿性，但要求黏结剂能润湿牙本质并取代牙本质小管内的液体。黏结机制目前尚不清楚，但似乎大多数成功的黏结剂能够渗入酸蚀后牙本质表面的胶原纤维层内，形成树脂和胶原纤维的混合层，并与牙本质及牙本质小管紧密接触。胶原纤维本身的强度对黏结强度也有重要影响。

从生物相容性观点来看，去除玷污层会对牙髓组织造成威胁，原因有三：首先，去除玷污层将树脂材料与牙本质毫无屏障地紧挨在一齐，因此增加了这些材料渗入并造成牙髓刺激的危险。其次，去除玷污层会使任何微渗漏更明显，因为去除了阻止细菌和细菌代谢产物向牙髓扩散的重要屏障。再次，用于去除玷污层的酸本身就是潜在的刺激源。不管怎么说，由于去除玷污层能获得突出的黏结强度，因而它现在已成为常规。一些最新的黏结技术酸蚀并直接黏结牙髓暴露处，这使得黏结剂的生物相容性更为关键，因为材料和牙髓间的牙本质屏障完全缺失。

用于去除玷污层的酸的生物相容性已被广泛研究。许多酸已被用于去除玷污层，这包括磷酸、盐酸、柠檬酸及乳酸。酸对牙髓组织的作用取决于多个因素，包括修复体和牙髓间的厚度、酸的强度及酸蚀的程度。大多数的研究表明，牙本质是一个非常有效的质子缓冲体，如果留有足够的牙本质，大多数的酸也许永远达不到牙髓。已被证明0.5mm厚的牙本质足以达到此目的。柠檬酸或乳酸的缓冲效果差一些，可能因为这些弱酸不能像其他酸那样能有效地游离。研究酸作用的使用试验表明，磷酸、丙酮酸及柠檬酸能产生中度的牙髓炎性反应，8周后炎症减轻。最近的研究表明，在大多数情况下，渗入牙本质的酸可能小于100μm。然而，不能忽视这些酸可能的副作用，因为即使它们未达到牙髓，小管中的造牙本质细胞突也可能受到影响。

牙本质黏结剂 已经研制出各种牙本质黏结剂并在牙齿修复中应用于牙本质磨切面上。有许多关于牙本质黏结系统的生物相容性的研究。如果单独测试，许多这些试剂在离体下对细胞有毒性。然而，当涂于牙本质上并在随后涂后续的试剂之间用自来水冲洗后，细胞毒性通常会降低。然而，长期离体研究指出，许多黏结剂大量的成分能渗入牙本质达0.5mm，应用后可造成细胞代谢明显的抑制达4周。这说明残余未结合的试剂可造成副反应。

有几项研究测定了其他树脂基牙本质黏结剂的生物效应。甲基丙烯酸β-羟乙酯(HEMA)是一种存在于好几种黏结系统中的亲水树脂，在组织培养中，其细胞毒性至少比Bis-GMA小100倍。然而，长期离体体系研究表明，当暴露时间增至4～6周时，树脂的副反应在低的多的浓度就会发生(因子为100或更大)。树脂成分的许多细胞毒性效应可因牙本质屏障存在而明显减轻。然而，有证据表明洞底的牙本质太薄(<0.1mm)时，HEMA在体下具有细胞毒性。其他一些研究在离体下已经评价了牙本质黏结剂中大多数常用树脂的细胞毒性，如Bis-GMA、二甲基丙烯酸二缩三乙二醇酯、二甲基丙烯酸聚氨酯及其他树脂。另外一些研究表明，在牙本质黏结剂中，HEMA与其他树脂结合，在离体下可协同作用造成细胞毒性。关于亲水性和疏水性树脂成分扩

散牙本质的临床研究尚很少。这些研究表明，至少这些成分的一些扩散也发生在在体。令人感兴趣的是，至少有一份报告说，某些树脂成分能促进细菌的生长。如果获得证实，这一结果将引起对树脂基材料增加菌斑形成能力的关注。

树脂基材料　对于牙齿修复，树脂基材料被用作水门汀和修复材料。因为它们是有机和无机相的结合，因此这些材料被称为复合树脂。离体下，刚固化的化学固化及光固化树脂接触细胞 24～72h 后，常常造成培养细胞的中度细胞毒性反应。固化 24～48h 后再接触细胞以及牙本质屏障的存在能显著减小细胞毒性。有几项研究表明，某些材料在离体下具有持续的细胞毒性，可达 4 周，而其他材料则逐渐改善，而且一些更新型的系统甚至在固化最初也几乎没有毒性。在所有情况下，从材料中释放的树脂成分会造成中度细胞毒性。有证据表明，光固化树脂的细胞毒性小于化学固化树脂，但高度依赖于光源的固化效率和树脂体系的类型。在体下，已应用使用试验来评价对复合树脂的生物学反应。将复合树脂充填入保留牙本质厚度大约为 0.5mm 的窝洞内 3d 后，牙髓对化学固化和光固化复合树脂的炎性反应为轻到中度。在术后时间增至 5～8 周时，任何反应都会减小，并伴随有修复性牙本质的增加(图 5－16)。使用保护性垫底料或黏结剂，牙髓对复合树脂材料的反应会减至最小。将树脂直接放到牙髓组织上的更长期效应还不清楚，但估计不会太好。

银汞合金和铸造合金　银汞合金已被广泛应用于牙科修复。银汞合金的生物相容性主要取决于其

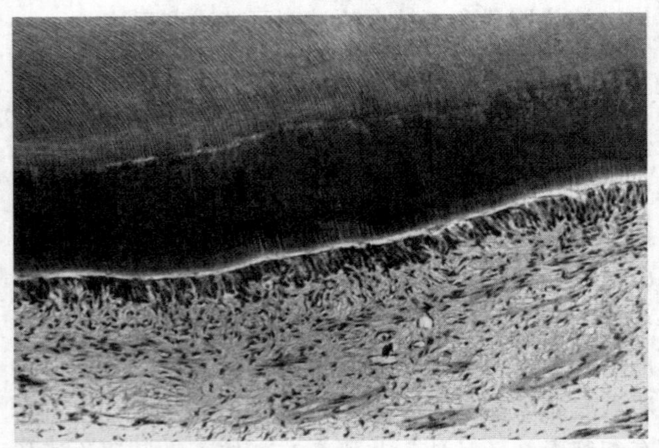

图 5－16　猴牙本质和牙髓对未垫底复合树脂充填 5～8 周后反应的光镜显微照片。初级牙本质是照片上部较亮部分。小管明显。继发性牙本质正在形成(中部较宽的暗色部分)，其下为牙髓内的完整的造牙本质细胞层。少见炎性细胞。本照片所示反应表示组织对材料反应尚好

(引自 Courtesy Avery JK: Ann Arbor，密执安大学牙科学院.)

腐蚀产物在使用过程中的释放。腐蚀取决于银汞合金的类型、是否含有 r_2 相以及银汞合金的组成。在细胞培养筛选试验中，银汞合金中游离的或未反应的汞是有毒的，但凝固 24h 的银汞合金并不影响细胞生长。随着铜的加入，银汞合金变得对培养细胞有毒性。植入试验显示，低铜银汞合金的毒性小些，高铜银汞合金直接与组织接触会造成重度反应。在使用试验中，牙髓对浅洞银汞合金或垫底的深洞银汞合金的反应最小。在深洞内(保留牙本质厚度为 0.5mm 或更薄)，未垫底而充填银汞合金会造成牙痛。3d 后及 5 周后可见炎性反应。保留牙本质厚度在 0.5～1.0mm 之间的窝洞应垫底，原因有二：首先，银汞合金的热传导性很显著，可能成为临床问题。其次，新充填银汞合金修复体边缘有明显的微渗漏。日常口腔自然温度的变化可能增强腐蚀及微生物产物的边缘渗漏。窝洞垫底后，短期牙髓反应明显减轻，而且银汞合金很少造成牙髓不可逆的损害。通过腐蚀产物阻塞，可形成银汞合金边缘的长期封闭。

临床上有许多高铜银汞合金应用。使用试验报告，充填 3d 材料导致的牙髓反应类似于深洞未垫底低铜银汞合金产生的反应。在 5 周只产生轻微的牙髓反应。8 周时的牙髓反应减轻。关于银汞合金的细菌试验揭示，它对血清型链球菌几乎没有抑制作用，这说明材料并未释放出足以杀死这些微生物的物质。虽然在使用试验中高铜银汞合金似乎是生物可接受的，但仍建议在所有深洞进行垫底。

已研制出以镓而不是以汞为基础的银镓合金，以提供无汞的直接修复材料，虽然这些材料使用不普遍。在细胞培养中，这些合金的细胞毒性不比传统高铜银汞合金大。这些修复材料在离体下释放出显著量的镓，但这种释放的重要性尚不清楚。在植入试验中，镓合金造成显著的异物反应。从临床角度，这些材料表现出比常规银汞合金大得多的腐蚀率，导致表面粗糙和变色。目前有一些关于这些材料牙髓反应的报告。

铸造合金被用来制作单个修复体、桥、瓷熔附金属冠和部分义齿。这些合金的金含量从 0%～80%(重量百分数)。这些合金含有好几种其他贵金属及非贵金属，如果这些金属从合金中释放出来，会对细胞产生不利的影响。然而，释放的金属最有可能接触牙龈及黏膜组织，而牙髓则更易受修复体下水门汀的影响。

玻璃离子体　玻璃离子体是另外一种类型材料，用作水门汀(封固剂)和修复材料。光固化玻璃离

子体体系也已被引入，这些体系用 Bis-GMA 或其他齐聚物作为聚丙烯酸酯分子主链上的侧链。在筛选试验中，新制备的离子体有轻度毒性，但随凝固后时间的延长，这种毒性减小了。从这些材料中释放出来的氟可能有某些治疗价值，在离体试验中也可能造成细胞毒性。一些研究报告，某些体系比其他体系的细胞毒性更大，其原因尚不清楚。这些材料的整体牙髓生物相容性是由聚丙烯酸的弱酸自然属性决定，由于其分子量大，它不能扩散穿透牙本质。在使用试验中，牙髓对玻璃离子体的反应是轻度的。在使用试验中的组织学研究表明，充填 1 月后，玻璃离子体产生的炎性细胞浸润为最小或缺如。有几例报告，在牙颈部窝洞充填玻璃离子体后短期内(数天)有牙髓痛觉过敏现象，这一效应可能是酸蚀后牙本质通透性增加的结果。

垫底材料、洞衬剂和非树脂水门汀　氢氧化钙垫底材料有多种剂型，从 pH12 的生理盐水悬浮液到含有氧化锌、二氧化钛及树脂的改良剂型。含有树脂的制剂可以化学聚合，但也引入了光固化体系。氢氧化钙悬浮液的高 pH 值在筛选试验中产生极严重的细胞毒性。在组织培养中，不论是刚凝固的还是凝固很长时间的，含有树脂的氢氧化钙水门汀能造成轻到中度细胞毒性作用。在高浓度血清蛋白的组织培养中，细胞代谢的抑制是可恢复的，这说明在体内炎性牙髓组织中，蛋白质结合或缓冲对于这些材料的解毒可能起着重要的作用。暴露的牙髓组织对于强碱性水溶性盖髓材料的最初反应是深达 1mm 或更深的坏死。碱性 pH 有助于凝固任何表层牙髓的渗出物。凝固坏死不久，嗜中性粒细胞渗入坏死带下部。5～8 周之后，最终只仅有轻度炎性反应。在数周至数月内，坏死带经历了营养不良性钙化，这似乎是刺激牙本质桥的形成。当将树脂加入配方中，这些氢氧化钙化合物的刺激性变得较小，并能比氢氧化钙悬浮物更快地刺激修复性牙本质桥的形成，且没有组织坏死带。因此修复性牙本质紧在垫底材料之下(图 5-17)，这表明造牙本质细胞的替换形成了与垫底材料紧邻处的牙本质桥。然而，一些这种材料随时间而最终崩解，在洞壁与修复材料间形成一个空隙。含有树脂的氢氧化钙盖髓材料是现有最有效的处理穿髓的材料。穿髓之后，未感染的牙髓经历了相对不复杂的创伤愈合过程。

许多研究者分析了在修复体下应用诸如柯巴脂洞衬剂及聚苯乙烯薄层垫底的效果。这些材料一般不用在树脂基材料之下，因为树脂成分能溶解洞衬剂。因为衬里材料涂的很薄，它们不能提供绝热作用，但它们最初能隔离牙本质小管内容物与窝洞。它们也能短期内降低细菌或化学物质的渗透。然而，由于所形成膜的厚度和形成针孔状小眼，这些材料的完整性不像其他垫底材料那样可靠。

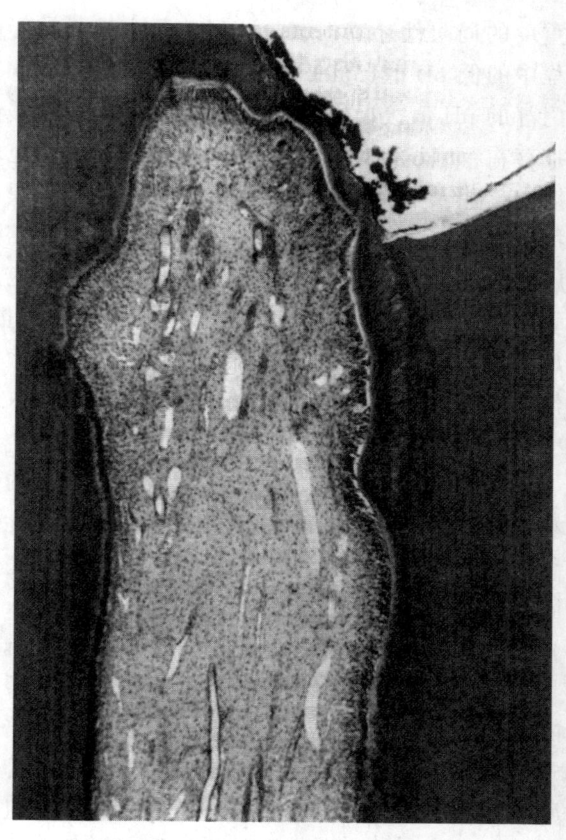

图 5-17　猴牙上在牙髓与材料之间所形成的牙本质桥光镜下的组织图像。最初用牙钻人为地露髓(上右)。穿髓处用氢氧化钙盖髓剂盖髓 5 周，然后进行组织学评价。在露髓处已形成一层继发性牙本质，并形成牙本质桥。在牙本质桥下可见一些炎性细胞，但总体上牙髓反应是有利的

(Courtesy Heys DR: Ann Arbor, 1987, University of Michigan School of Dentistry.)

磷酸锌是一种广泛应用的牙科水门汀，用于铸件、正畸带环的黏固及窝洞的基底。因为该水门汀的热传导性与牙釉质大致相同，但比金属小得多，已用它来重建残留的牙齿结构。离体筛选试验表明，磷酸锌水门汀会产生重到中度细胞毒性反应，但该反应会随凝固时间延长而降低。锌离子的释放和较低的 pH 值可以解释这些效应。因牙本质的过滤而使水门汀的释放物得到稀释，这种作用可保护牙髓免遭大多数细胞毒性的作用。在将磷酸锌水门汀注射入鼠牙髓中的植入试验中观察到局部坏死，证实了这种水门汀对与其接触的组织有细胞毒性作用。在深度窝洞使用试验中，在充填后前 3d 内可使牙髓产生中到重度的局限性牙髓损害，这可能是由于最初凝固过程中的低 pH 值(3min 时为 4.2)所致。凝固后 48h 水门汀的 pH 值接近中性。5～8 周时，只有轻度慢性炎症存在，而且通常修复性牙本质已形成。由于充填初期的疼痛及这种水门汀用于深洞时对牙髓的损害作用，推荐在该水门汀之下应用一层牙本质黏结保护层、ZOE、洞衬剂或氢氧化钙。其他方案包括应用氢氧化钙粉、降低磷酸锌水门汀液剂中磷酸的用量，或加入诸如铜和氟离子的材料，它们可作为抗菌剂起作用。然而，已证明铜离子在细胞培养中及植入试验中细胞毒性极强。

聚羧酸锌水门汀是为了结合磷酸锌水门汀的强度和氧化锌丁香油(ZOE)的黏附性和生物相容性而研制出来的。在短期组织培养试验中，刚凝固和完全凝固水门汀的细胞毒性与锌离子和氟离子释放入培养介质及较低的 pH 有关。一些研究认为这一细胞毒性是组织培养的假象，因为培养介质的磷酸盐缓冲剂能促使水门汀内的锌离子释放出来。如果在培养基中加入 EDTA(它能螯合锌离子)，细胞生长的抑制可反转过来，这一结果支持了此观点。此外，在组织培养试验中，高于 1% 的聚丙烯酸浓度似乎有细胞毒性。另一方面，超过一年的皮下及骨植入试验并未显示出这些材料具有长期细胞毒性。因此其他机制，如对这些材料的缓冲和蛋白质结合，在体下随时间会中和这些作用。聚羧酸锌水门汀造成的牙髓反应与 ZOE 相似，3d 后为轻到中度，5 周后只有轻度、慢性炎症。这种水门汀形成的修复性牙本质最少，因此只推荐用于洞底有完整牙本质的窝洞。

氧化锌丁香油水门汀(ZOE)用于牙科已多年，离体下从 ZOE 释放出的丁香油可固定细胞，抑制细胞的呼吸，而且直接接触后能降低神经传导。令人惊讶的是，在 V 类洞使用试验中该材料相对无毒害作用，这并不矛盾，因为有许多原因。丁香油的作用具有依赖性，而且其扩散穿过牙本质会使丁香油稀释好几个数量级。因此，尽管有报告说在窝洞中 ZOE 之下的丁香油浓度达 10^{-2}M(具有杀菌作用)，但在牙本质的牙髓一侧其浓度只有 10^{-4}M 或更低。据报道，这一更低的浓度能抑制神经传导，阻止前列腺素和白细胞因子(抗炎作用)的合成。此外，如前所述，ZOE 可形成暂时的封闭，阻止细菌的侵入。在乳牙窝洞中(使用试验)，ZOE 第一周只造成轻到中度炎性反应，5～8 周内这一反应会减轻至轻度慢性炎性反应，当窝洞深时会有修复性牙本质形成。因此，在使用试验中，用这一材料作为阴性对照材料来比较修复过程。

漂白剂　漂白剂已用于死髓牙和活髓牙多年了，但近年来用于活髓牙有了非常明显的增加。漂白剂通常为含有某种过氧化物形式(一般为过氧化脲)的凝胶，可直接通过牙科医生或患者应用于牙齿上。根据材料的配方，漂白剂可与牙齿接触数分钟到数小时。在某些情况下，家用漂白剂可应用数周至数月。离体研究表明，过氧化物能以足够的浓度快速透过牙本质而具有细胞毒性。细胞毒性在很大程度上取决于漂白剂中过氧化物的浓度。其他研究进一步表明，过氧化物甚至能快速穿透完整的牙釉质并在数分钟内达到牙髓。在体研究表明，漂白能对牙髓产生不利影响，且大多数报告都认为需要对活髓牙长期使用漂白剂的合理性进行关注。在临床研究中，使用漂白剂的牙齿发生敏感是非常常见的，但这一反应的原因还不清楚。如果漂白剂不能充分地被隔离在漂白托盘内，尽管制作合适的托盘不存在这样的问题，也会造成牙龈化学性烧蚀。长期、低剂量过氧化物对牙龈和牙周组织的作用目前尚不清楚。

其他口腔软组织对修复材料的反应

修复材料可造成诸如牙龈这样的口腔软组织的反应。目前，尚不清楚观察到的在体细胞毒性有多少是由修复材料造成的，以及有多少是由聚集在牙齿和修复体上的菌斑产物所造成的。一般地，那些能提高菌斑附着的情况，如粗糙的表面或边缘的缝隙，可增加修复材料周围牙龈的炎性反应。然而，修复材料释放的产物也直接地或间接地造成这一炎症，特别在那些唾液清洁作用差的部位，如牙齿邻接区域、深牙周袋或活动修复体之下。有几项研究证实，在紧邻菌斑指数低的修复体的牙龈的炎症或退缩是增加的。在这些研究中，从材料中释放的产物在菌斑缺如下能造成炎症或抑制菌斑的形成并造成牙龈炎症。一些基础研究已在离体下进行，研究表明，大体上牙科材料中的成分及菌斑可能协同地增加了炎性反应。

水门汀在刚凝固时具有一定的细胞毒性，但它会随时间而逐渐减弱。唾液的缓冲及蛋白结合作用似乎能缓和细胞毒性作用。

复合树脂在离体试验中，直接与成纤维细胞接触初期呈现很强的细胞毒性。细胞毒性最有可能主要是厌氧层中未聚合成分所致。将复合树脂在人工唾液中老化达 6 周的其他离体试验表明，一些材料的毒性减少，但另一些材料仍有高毒性。一些使用非

Bis-GMA、非 UDMA 树脂基质的较新的复合树脂在离体下细胞毒性明显较低，这可能是由于析出的成分量较少。虽然有些材料抛光后仍有持续毒性，但抛光过的复合树脂在离体下呈现明显较小的细胞毒性。最近，关于双酚 A 及双酚 A 二甲基丙烯酸酯在离体下造成雌激素样反应的能力一直存在显著的争议。这些化合物是许多市售复合树脂的基本成分。然而，没有证据表明在体的外源性雌激素效应是因市售复合树脂所致。虽然对其关注与对义齿基托树脂和软衬材料相同(见本节后面的讨论)，但关于复合树脂释放的成分对软组织的其他在体效应，相对而言知之甚少。虽然很少有临床试验，但有一些证据表明，以甲基丙烯酸酯为基础的复合树脂成分可造成显著的过敏。

进入龈沟的银汞合金修复体可因其腐蚀产物或菌斑造成牙龈炎症。充填银汞合金 7d 后，在牙龈结缔组织中出现一些炎性细胞，并可见一些上皮细胞水肿性退化。在 30d 时，一些上皮细胞增生长入结缔组织，并可见结缔组织中有明显的慢性单核细胞浸润。随着毛细血管持续增加，更多的上皮细胞内陷进入结缔组织。这些变化可能是牙龈对银汞合金边缘上附着的菌斑的慢性反应。然而，此时银汞合金的腐蚀产物不能被排除，因为植入的银汞合金修复体在动物结缔组织内产生类似的反应。此外，尽管铜提高了银汞合金的物理性能并具有杀菌性，但它对宿主细胞也有毒性并在植入试验中造成重度组织反应。镓基合金的动物植入研究也呈现重度反应，而镓基合金被用作银汞合金替代物。

在文献中有一篇报告，在该报告中银汞合金和复合树脂被充填入拔除不到 1h 的猴中切牙的人工窝洞中。窝洞深约 2mm，位于釉牙骨质交界与根尖的中点处。充填后立即将牙齿重新植入，在间隔时间最长达 6 个月时处死动物。除了在与银汞合金紧邻的 PDL 中有大量炎症细胞浸润外，正常情况下在 2 周有 PDL 修复出现，而复合树脂则在 3~6 周有修复出现。这一结果提示，复合树脂和银汞合金释放出了细胞毒性成分，造成组织反应，至少在植入部位是这样。对于那些充填在唾液易冲洗部位的材料，这些细胞毒性物质在对牙龈造成伤害之前可能已被冲走。然而，这些类型修复体的粗糙表面与在体的炎性增加有关。在修复体伸入龈沟内的使用试验已表明，打磨抛光后的材料炎性反应比未打磨抛光的轻。表面粗糙的有害作用是表面菌斑附着增加之故。然而，合金修复体的粗糙表面在菌斑缺如的离体试验中也能增加细胞毒性效应。这个及其他离体试验再次提示，对合金的细胞毒性反应可能与合金释放的元素有联系。粗糙表面的表面积增大可提高这些元素的释放。

铸造合金具有悠久的体内使用历史，并具有大体良好记录的生物相容性。对从过去 10 年中研制的许多合金配方释放的元素的生物可靠性已提出一些质疑，但没有临床证据说明释放出的元素有问题，过敏问题除外。对镍过敏是一个相对常见问题，女性发生率为 10%~20%，并且它是镍基合金重要的危险性，因为从这些合金中释放的镍离子一般比高贵金属和贵金属要高。虽然真正的钯过敏只有镍过敏的三分之一，但钯过敏在某些国家已成为关注点。然而，临床证据表明，对钯敏感的患者实际上总是对镍过敏。然而反过来并不成立。已有许多关于离体下金属离子对牙龈组织细胞(如上皮细胞、成纤维细胞及巨噬细胞)影响的论文发表。能在离体下造成这些细胞问题所需金属离子浓度大于大多数铸造合金所释放的浓度。然而，最近的研究表明，长期接触低剂量金属离子也有生物学问题。这些新的证据值得注意，因为该低剂量接近于已知一些合金释放的浓度。然而，这一研究的临床重要性尚不清楚。

义齿基托材料，特别是甲基丙烯酸酯类材料，在牙龈和黏膜的免疫过敏反应方面，被认为比其他任何牙科材料都更有关系。最容易过敏的是那些经常暴露于各种尚未反应的成分的牙科临床及技工室人员。已经证明丙烯酸及二丙烯酸单体、某些固化剂、抗氧剂、胺和甲醛具有致敏性。然而，对牙科患者，大多数这些材料在聚合反应中已经反应，发生过敏反应的机率相当低。致敏性筛选试验包括对未反应成分、反应后聚合物和聚合物的油、生理盐水或水提取物的离体试验和动物皮肤试验。除了过敏，可见光固化义齿基托树脂和义齿基托树脂封闭剂在培养中显示出对上皮细胞有细胞毒性。

软组织对义齿软衬材料和义齿黏附剂的反应是重要的，因为这些材料与牙龈紧密接触。这些材料中有些需要加入增塑剂，以使材料变软及柔韧，但在离体及在体下，增塑剂会释放出来。细胞培养试验表明，某些这类材料细胞毒性极大，影响许多细胞代谢反应。在动物试验中，好几种这类材料已造成显著的上皮改变，这可能因增塑剂所致。在使用中，释放的增塑剂产生的效应通常被与材料接触的组织中已存在的炎症所掩盖。已在离体下对义齿黏附剂进行了评价并显示出重度细胞毒性反应。有几个产品中含有较多的甲醛。黏附剂也易使微生物生长。一些更新的配方中含有抗霉菌或抗菌剂，但在临床上并未表现出有效性。

骨及软组织对植入材料的反应

用于制作植入体的有四种基本材料：陶瓷、碳、金属和聚合物(及与前面几种结合的)。在过去10年,随着种植体在临床应用的急剧增加,人们对种植材料的生物相容性的兴趣不断增加。大多数成功的牙科种植材料既增加了骨整合(骨在种植体上的接触紧密程度为100Å),也促进了生物融合(骨与种植体为连续融合)。

对陶瓷植入材料的反应　大多数陶瓷植入材料对组织的毒性作用很低，这是因为它们处于被氧化状态,也是耐腐蚀的。这一类材料为低毒性、非免疫源性及非致癌性。然而,它们是脆性的,缺乏冲击和剪切强度，并因此用作金属或其他材料的多孔或致密涂层材料。如果种植体根部表面的小孔直径大于150μm,则种植体通常能与骨形成稳固结合(通过骨整合或生物融合),特别是当它们在一段时间内不承担咬合时。如果孔隙较小,通常只有纤维组织长入孔隙中。致密性陶瓷也被用作人工牙根或骨钉。它们既可由单晶氧化铝制成,也可以由多晶氧化铝制成,它们可形成生物融合并在不加载荷一段时间后可形成卓越的稳定性。在一项研究中,60%的种植体使用6年后仍能正常使用。

羟基磷灰石是磷酸钙相对不易吸收的形式，已被用作钛种植体的涂层材料及牙槽嵴增高材料并取得一些成功。研究表明,羟基磷灰石能提高骨朝向种植体的生长速度。然而,这些涂层的长期腐蚀及涂层与基底材料结合的稳定性仍存在争议。回顾性证据表明，甚至这些不可吸收性涂层长期在体内也能被吸收。β磷酸三钙是磷酸钙的另一种形式,用于需要材料需吸收的部位,如骨缺损的修复。碳被用作涂层材料,块状的碳被用作种植体。虽然对碳涂层的生物反应可能较好,但它们还是被钛、氧化铝陶瓷块状材料及羟基磷灰石涂层材料所代替。最后,生物玻璃表面能形成一层凝胶,它能与结缔组织良好反应,紧邻它能形成骨组织。

对纯金属和合金的反应　纯金属和合金是口腔植入材料中历史最久的类型。所有金属种植体均具有良好的强度。最初,是根据制作的难易程度来选择金属材料。然而,随着时间的发展,与骨及软组织的生物相容性及种植体的寿命已变得更为重要。已使用过各种植入材料,包括不锈钢、铬－钴－钼合金和钛及其合金。这些材料以各种形式来应用,包括牙根形式和骨膜下及穿骨种植体。在牙科学,目前广泛应用的金属种植材料是钛合金。

钛是一种纯金属，至少在第一次铸造时是这样。在不到1s的时间内,钛表面就可形成由各种氧化钛组成的薄膜，该薄膜耐腐蚀并能与骨组织形成骨融合。该金属主要的缺点是很难铸造。已通过锻造方式加工了骨内叶片式及牙根式种植体，但加工过程会给种植体表面带来金属杂质，从而影响组织反应,除非在制造过程中格外小心。钛种植体已成功用于人工牙根，该种植体植入黏膜下骨组织内数月后再用于支持上部修复体。在经常复诊及良好口腔卫生情况下,种植体已在健康组织中维持达20年。钛－铝－钒(Ti－6Al－4V)合金也已成功地用于这一方面,但关于释放铝和钒的倾向仍存在疑问。临床研究已显示阳性结果。虽然钛及钛合金种植体的腐蚀速率比其他金属种植体低得多，但它们的确在体内释放钛。目前,没有证据表明这些释放的元素会造成局部或全身问题。这一问题仍未解决。

软组织与钛形成的结合上皮在形态学上与牙齿上的相似,但这一界面仍没有完全搞清。结缔组织明显地不与钛结合,但的确形成一紧密的封闭,似乎能限制细菌及细菌产物的侵入。正在研制限制上皮向根尖生长及种植体周围骨高度降低的技术，而这是造成种植失败的原因。现在种植体周炎是一种种植体周围的常见疾病，它涉及的细菌与牙周炎的细菌相同。关于植入材料或其释放的成分在种植体周炎的发展中所起的作用尚不清楚。

总结

牙科材料的生物相容性取决于其组成、部位及与口腔的相互作用。由于组成上的差异,金属、陶瓷和聚合物材料会产生不同的生物反应。而且,这些材料生物学反应的差异取决于它们是否释放其成分,以及这些成分在其释放浓度下是否有毒性、致敏性或致突变性。材料在口腔中的部位部分地决定其生物相容性。与口腔黏膜表面接触时看起来具有生物相容性的材料，当它植入其内时可能会造成不良反应。与牙髓直接接触呈现毒性的材料,在与牙本质或牙釉质接触时可能基本无害。最后,材料和人体间的相互作用影响材料的生物相容性。材料对pH的变化、作用力或生物液体的降解效应可改变其生物相容性。材料促进或不利于细菌、宿主细胞或生物分子附着的表面特征决定了材料是否能促进菌斑附着、与骨融合或与牙本质附着。

问题精选

问题1

你有6种材料，它们均可分类为后牙复合树脂，但它们各自的配方略有差异。你如何用花费最少、时间最短的试验来确定哪一种材料凝固后毒性最小?

答案

可选择一个直接离体细胞培养试验。将所有材料制成相同大小的试片。将试片固定在细胞培养板孔的底部，然后将细胞加入有材料的孔内并在合适的培养介质和环境中培养24h。然后观察这些试片和孔，并在相差显微镜下照相，特别注意每个试片周围的细胞病理效应并半量化结果。

问题2

如果你存在与问题1同样的情况，但你想量化你的结果，你的选择是什么?

答案

可以选择问题1答案中相同的试验方法，但需量化地测定细胞反应，而不是目测。有两个主要选择：①用中性红或^{51}Cr(见图5-10)测定试片周围存在的细胞膜的通透性；②测定细胞生物合成或代谢的某些方面(MTT试验、DNA合成、蛋白质合成、总蛋白)。你也可以选择其他方法，如在给定容积的溶剂中浸提试样1~3d，然后用一系列的浸提液的稀释液处理细胞。

问题3

与问题1同样的情况下，你想知道凝固反应或时间对材料毒性的影响，你该如何做?

答案

通常将材料制成片状并使其凝固不同的时间(从1天到数天)。然后，将每一个凝固时间的试片放入组织培养孔中，或用溶剂提取并将浸提液加入到组织培养孔内。之后的方法与问题1或2答案中的方法相同。

问题4

你读了一份关于复合树脂离体细胞毒性方面的研究论文，该论文表明一些复合树脂在最初细胞毒性最大，但随着在人工唾液内的洗提，其毒性减小，而其他一些复合树脂则继续显示毒性。从复合树脂临床使用角度，你如何解释这样的结果?

答案

从离体试验向临床情况外推总是困难的，但一种解释可能认为这样，离体下毒性随时间延长而下降的复合树脂所具有的长期危险性，比持续显示毒性的材料要小。这样的推理可能是危险的，然而，如果材料设计为能释放具有体外细胞毒性，但在体内有治疗作用的物质时，则情况不同。例如一些复合树脂和玻璃离子体水门汀可释放氟。

问题5

如果你有许多复合树脂，而且你想按照它们对牙髓组织的毒性对它们排序，你如何做?

答案

应当选择一种试验方法，在此方法中牙本质介于材料和细胞试验体系之间。牙本质屏障能改变材料释放成分的效应并改变牙髓细胞的反应。如果没有这样的屏障，离体下复合树脂显示的毒性就会比临床情况大。

问题6

你在临床上使用的6种复合树脂中的1种总是造成牙髓炎。你选择的细胞毒性试验表明，这种材料的细胞毒性并不比其他材料大很多。你如何更好地理解是什么原因造成牙髓炎?

答案

细菌的微渗透或材料造成慢性炎性(对应于毒性)反应的能力可造成牙髓炎。如果设施允许，可使用人外围淋巴细胞做离体化学趋化试验，以确定哪一种材料是造成炎症的可能原因。可以用材料或材料成分的无毒性浓度在单核细胞上试验。在这些试验中，如果材料未显示炎性反应，则可以进行动物体上的使用试验，以在更为严格控制的条件下证实在体的牙髓炎。如果动物体使用试验证实能产生牙髓炎，那么你就应当高度怀疑是环境材料或细菌产物的微渗透造成牙髓炎。为证实这一猜测，应再进行使用试验，这一次将修复体表面边缘严格封闭，以防止微渗透。

问题7

你有一种新的聚合物，并且相信作为牙根柱状种植体将能很好地发挥功能。按照FDA标准，你应当进行哪些种类的试验来回答安全问题?它们将花多长时间?

答案

初级试验包括细胞毒性试验、溶血试验、一些测定致突变性或基因毒性的试验及可能的口服 LD_{50} 试验。(除致突变试验外,如果同时做的话,所有试验可在 2~3 周内完成。致突变试验需要 1~3 个月。)次级试验可包括小动物的骨植入和软组织植入试验、黏膜刺激试验和致敏试验。如果同时做的话,在对组织进行组织学制备前将需要 1 个月左右的时间。组织学及看切片所需时间可能有变化,这取决于项目的规模。在较大动物颌骨上的使用试验(经皮植入)可能需要植入体植入 1~2 年,然后进行组织学评价。

问题 8

你是一位行医 20 年的牙科医生,而且喜欢做许多你自己的技工室工作。你注意到,当你操作甲基丙烯酸酯义齿基托材料和单体时,你的手上出了皮疹。为什么?你能为此做点什么?

答案

可能对单体过敏,操作时应当戴橡皮手套。尽量少接触单体、调和物,因为单体可穿透乳胶手套。

问题 9

你有一位患者,在她搬到本镇之前,她以前的牙科修复医生为她植入了一个骨内叶片状植入体。该植入体已在位 1 年而且看起来似乎有点晃动。为分析这一问题,你应该选择哪些检查?

答案

应对植入体及周围组织进行放射影像检查,看在植入体颈部及叶片近中和远中尖是否有可透射线的区域。可用牙周探针轻轻地探测植入体周围是否有组织附着。然后,如果植入体完全晃动,那么植入体很快会脱落。

问题 10

一位牙科患者来找你,他对你为他补的复合树脂修复体的雌激素作用很在意。你如何给他解释?

答案

首先,的确一些起始成分(双酚 A 及其二甲基丙烯酸酯)在离体试验中表现出雌激素类型的反应。然而,在目前市售复合树脂中,这些化合物的浓度非常低。其次,没有能证实的临床证据说明,这些被释放出来的化合物或其他化合物具有足以造成雌激素类反应的浓度。例如,造成雌激素类反应所需的双酚 A 的浓度是自然产生的激素雌二醇的 1000 倍。最后,尽管已有数百万个这些修复体,但尚没有这些材料在牙科患者中造成任何雌激素类反应的正式记录。

参考书目

AAMI Standards and Recommended Practices: *Biological Evaluation of Medical Devices*, vol 4, Arlington, VA, Association for the Advancement of Medical Instrumentation, 1994.

American Dental Association: Addendum to American National Standards/American Dental Association Document No. 41 for recommended standard practices for biological evaluation for dental materials, Chicago, 1982, American Dental Association.

American Dental Association: American National Standards Institute/American Dental Association Document No. 41 for recommended standard practices for biological evaluation of dental materials, *J Am Dent Assoc* 99: 697, 1979.

Barile FA: *In vitro cytotoxicity: mechanisms and methods.* CRC Press, Boca Raton, 1994.

Bergenholtz G: In vivo pulp response to bonding of dental restorations, *Trans Acad Dent Mater* November: 123, 1998.

Bouillaguet S, Ciucchi B, Holz J: Potential risks for pulpal irritation with contemporary adhesive restorations: an overview, *Acta Med Dent Helv* 1: 235, 1996.

Brännström M: *Dentin and pulp in restorative dentistry*, London, 1982, Wolfe Medical.

Cox CF, Keall CL, Keall HJ, Ostro EO: Biocompatibility of surface-sealed dental materials against exposed pulps, *J Prosthet Dent* 57: 1, 1987.

deSouza Costa CA, Beling J, Hanks CT: Current status of pulp capping with dentin adhesive systems: a review, *Dent Mater* 16: 188, 2000.

Ecobichon DJ: *The basis of toxicity testing*, Boca Raton, 1992, CRC Press.

Geurtsen W: Substances released from dental resin composites and glass ionomer cements, EurJ Oral Sci 106: 687, 1998.

Geursten W: Biocompatibility of resin-modified filling materials, *Crit Rev Oral Biol Med* 11: 333, 2000.

Geurtsen W, Leyhausen G: Biological aspects of root canal filling materials— histocompatibility, cytotoxicity, and mutagenicity, *Clin Oral Invest* 1: 5, 1997.

Hanks CT, Wataha JC, Sun ZL: In vitro models of biocompatibility: a review, *Dent Mater* 12: 186, 1996.

Hensten-Pettersen A: Skin and mucosal reactions associated with dental materials, *EurJ Oral Sci* 106: 707, 1998.

Hodgson E, Levi PE, eds: *A textbook of modern toxicology*, New York, 1987, Elsevier Science.

Hume WR: A new technique for screening chemical toxicity to the pulp from dental restorative materials and procedures, *J Dent Res* 64: 1322, 1985.

International Standards Organization: *Biological evaluation of medical devices*, ISO 10993, ed 1, Geneva, Switzerland, 1992, ISO.

Jontell M, Okiji T, Dahlgren U, Bergenholtz G: Immune defense mechanisms of the dental pulp, *Crit Rev oral Biol Med* 9: 179, 1998.

Kawahara H, Yamagami A, Nakamura M: Biological testing of dental materials by means of tissue culture, *Int Dent J* 18: 443, 1968.

Mackert JR: Dental amalgam and mercury, *J Am Dent Assoc* 122: 54, 1991.

Mackert JR, Bergland A: Mercury exposure from dental amalgam filling: absorbed dose and the potential for adverse health effects, *Crit Rev Oral Biol Med* 8: 410, 1997.

Meryon SD: The influence of dentine on the in vitro cytotoxicity testing of dental restorative materials, *J Biomed Mater Res* 18: 771, 1984.

Mjor IA, Hensten-Pettersen A, Skogedal O: Biologic evaluation of filling materials: a comparison of results using cell culture techniques, implantation tests and pulp studies, *Int Dent J* 27: 124, 1977.

National Institutes of Health: Consensus develoeopment statement on dental implants, June 13 – 15, 1988, *J Dent Educ* 52: 824, 1988.

Pashley DH: The effects of acid etching on the pulpodentin complex, *Oper Dent* 17: 229, 1992.

Pashley DH: Dynamic of the pulp-dentin complex, *Crit Rev Oral Biol Med* 7: 104, 1996.

Schmalz G: Modern concepts in biocompatibility testing of restorative materials, Trans *Acad Dent Mater* 9: 170, 1996.

Schmalz G: Concepts in biocompatibility testing of dental restorative materials, *Clin Oral Invest* 1: 154, 1997.

Schmalz G: The biocompatibility of nonamalgam dental filling materials, *Eur J Oral Sci* 106: 696, 1998.

Schuster GS, Lefebvre CA, Wataha JC, White SN: Biocompatibility of posterior restorative materials, *Calif Dent J* 24: 17, 1996.

Tennant RW, Margolin BH, Shelby MD, Zeigler E, Haseman JK, Spalding J, Caspary w, Resnick M, Stasiewicz S, Anderson B, Minor R: Prediction of chemical carcinogenicity in rodents from in vitro genetic toxicity assays, *Science* 236: 933, 1987.

Wataha JC: Biocompatibility of dental casting alloys: a review, *J Prosthet Dent* 83: 223, 2000.

Wataha JC: Materials for endosseous dental implants, *J Oral Rehabil* 23: 79, 1996.

Wataha JC, Hanks CT: Biological effects of palladium and risk of using palladium in dental casting alloys, *J Oral Rehabil* 23: 309, 1996.

Wataha JC, Hanks CT, Craig RG: Precision of and new methods for testing in vitro alloy cytotoxicity, *Dent Mater* 8: 65 – 71, 1992.

Williams DF: Toxicology of ceramics. In Williams DF, editor: *Fundamental aspects of biocompatibility*, vol 2, Boca Raton, Fla, 1981, CRC Press.

第六章 金属和合金的性质

John C. Wataha

金属和合金在牙科起着显著且重要的作用。牙科实践中几乎所有的方面都用到金属材料，包括牙科技工室、直接及间接牙齿修复以及用于制备和操作牙齿的器械。金属和合金具有光学、物理、化学、热学及电学性能，这些性能在牙科被有效地开发应用，并且在材料的基本类型（金属、聚合物和陶瓷）中具有独特性。虽然常见的牙科杂志偶尔提出“无金属”牙科学作为理想目标，但金属仍然是唯一经临床验证的用于许多长期牙科用途的材料。本章将概括阐述与牙科学相关的金属和合金方面的知识；阐述晶体的概念、相图、合金的显微结构及合金的强化，并与牙科临床操作联系起来；最后将阐述用于牙科的主要合金的基础知识，这些合金有银汞合金（见第十一章）、贵金属合金和焊料（见第十五章）、贱金属合金（见第十六章）和瓷－金属修复体（见第十九章）。

金属的化学和原子结构

金属是在溶液中能成为正离子的任何元素。金属元素几乎占据了元素周期表的2/3（图6－1）。在离子化过程中金属释放出电子。在金属行为中，这种以自由的、带正电荷的、稳定离子存在的能力是一个关键因素，它赋予许多金属性质，而这些性质在牙科中是很重要的。图6－1中的另一重要元素组类是类金属元素，包括碳、硅和硼。虽然类金属并不总是形成自由正离子，但它们的传导性和电学性能使它们成为许多合金的重要成分。

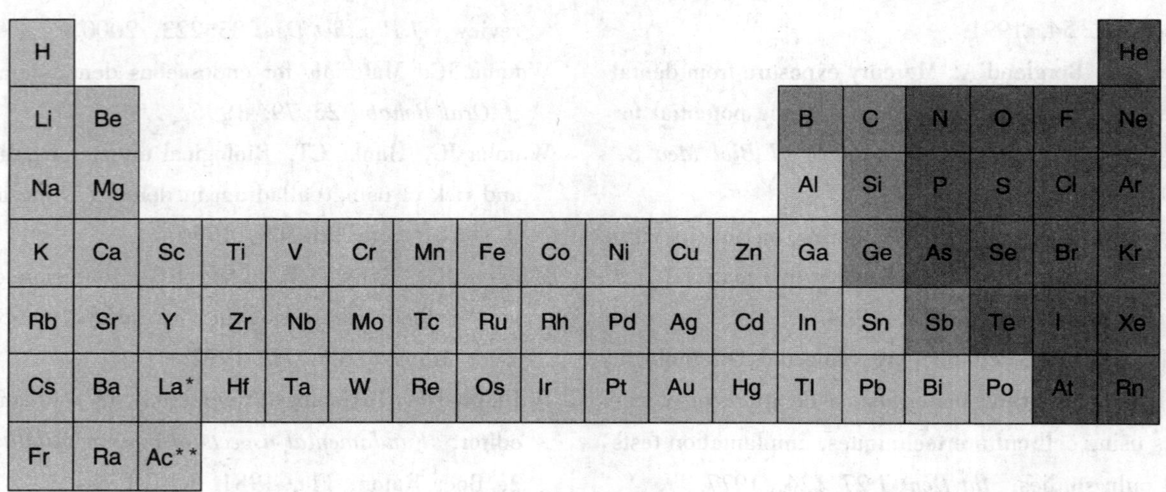

图6－1 元素周期表可分为金属（浅色背景）、类金属（中等色背景）和非金属（深色背景）。细线字体类型的元素可用于牙科合金或作为纯金属应用。金属是在溶液中能成为正离子的任何元素，构成了元素周期表中大多数的元素。注意，该表并没有显示所有元素。单星号表示是镧系元素在周期表中的插入点，而双星号表示是锕系元素在周期表中的插入点

原子结构

在原子水平，纯金属以晶体排列形式存在（图6－2），这种排列在三维方向重复延伸许多次。在这些排列中，原子核及核电子占据原子中心，而可离子化的电子自由地在原子间漂移。价电子的可动性是造成金属许多性能的原因，如导电性。带有正电荷的原子中心是通过电子结合在一起的，它们的电荷同时被电子所中和，了解这一点很重要。因此纯金属没有净电荷。

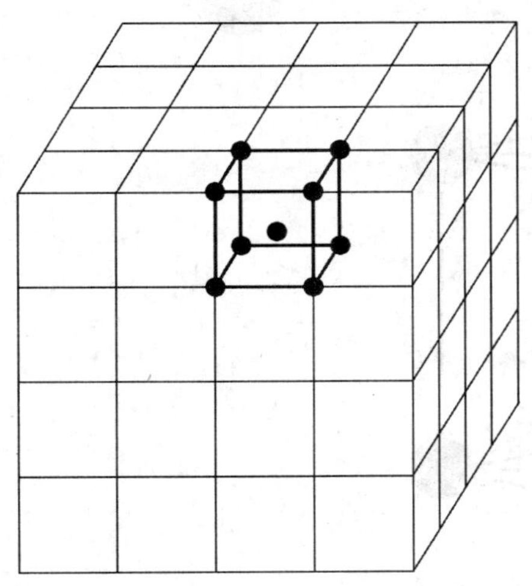

图6－2　典型的金属晶格，此例是一体心立方晶格。每个晶格都有晶胞（以粗线表示），它在三维方向延伸（重复）很长距离。电子仅相对松散地与原子核和核电子结合。原子核占据晶格中特定位置（如晶胞中黑点所示），而电子则相对地在晶格内自由运动。实际上，金属原子大的足以相互接触

在金属晶体中排列的原子中心间的关系在各个方向上并不总是一致的。在x、y（水平）及z（垂直）轴上的距离可以相同，也可不同，而且这些轴间的角度可以是或不是90°。总而言之，有6种晶体系统（图6－3），它们又可进一步分为14种晶体排列。金属原子核可位于晶体面心或顶点。在每一种排列内，具有原子中心间所有关系的最小重复单元称为晶胞（见图6－2）。图6－4列出了牙科金属中最常见排列的晶胞。在体心立方（BCC）排列中，所有角度是90°，而且所有原子在水平向和垂直向上相互间是等距离的。金属原子位于晶胞的顶角处，有一个原子位于晶胞的中心（由此命名为体心立方）。这种结构是铁的晶体结构，也是铁合金的常见结构。面心立方（FCC）排列具有90°角，而且所有原子在水平向和垂直向上相互间是等距离的（与BCC相同），但原子位于面心，在晶胞中心没有原子（因此命名为面心立方）。大多数纯金属和金、钯、钴和镍的合金属于FCC排列。更为复杂的密排六方排列有钛金属，在这一排列中，原子在水平面上相互间是等距离的，但在垂直向上则不是。

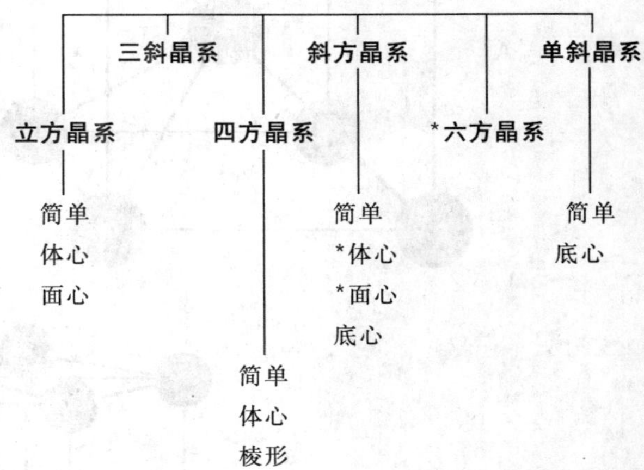

图6－3　所有金属可归类于所列的某一晶格结构。有6个晶格群，其中4个可进一步再分。每一群是根据顶角间距离和顶角处角度来定义的。体心立方、面心立方和六方晶格（带星号）是牙科合金和纯金属最常见的

在金属晶体中，原子中心带有正电荷，因为价电子已被释放出去而在晶体内漂移。初看起来，这些带正电荷的原子不可能这样紧密地在一起。相反，这些原子间似乎更可能相互排斥。金属键基本上是主键中一种重要类型，它在金属晶格中将原子中心束缚在一起，虽然它不局限于两个特定原子中心之间，但这种金属键在原子中心间有强大的力量。金属键根本上不同于其他主键，如有机化合物中的共价键及陶瓷中的离子键。

金属的物理性能

金属的所有性能是由其晶体结构或上述的金属键所致。一般地，由于在晶格中原子中心的有效堆积，因而金属具有较高的密度。由于价电子在晶格内的可动性，所以金属具有良好的导电和导热性。金属的不透光性和反射性则源于价电子具有吸收和重发光能力。当金属键能因加热而被克服时，就是金属的熔点。令人感兴趣的是，每个原子中心的价电子的数量对熔点有一些影响。随着价电子数的增加，金属键就会产生一些共价键特征，导致高熔点。这一现象出现在铁（Fe^{3+}）和镍（Ni^{2+}）上。

金属的腐蚀性能取决于在为获取能量的交换中释放原子中心和电子的能力。所需要能量的多少取决于金属力（与价电子的自由有关）的强度和释放的

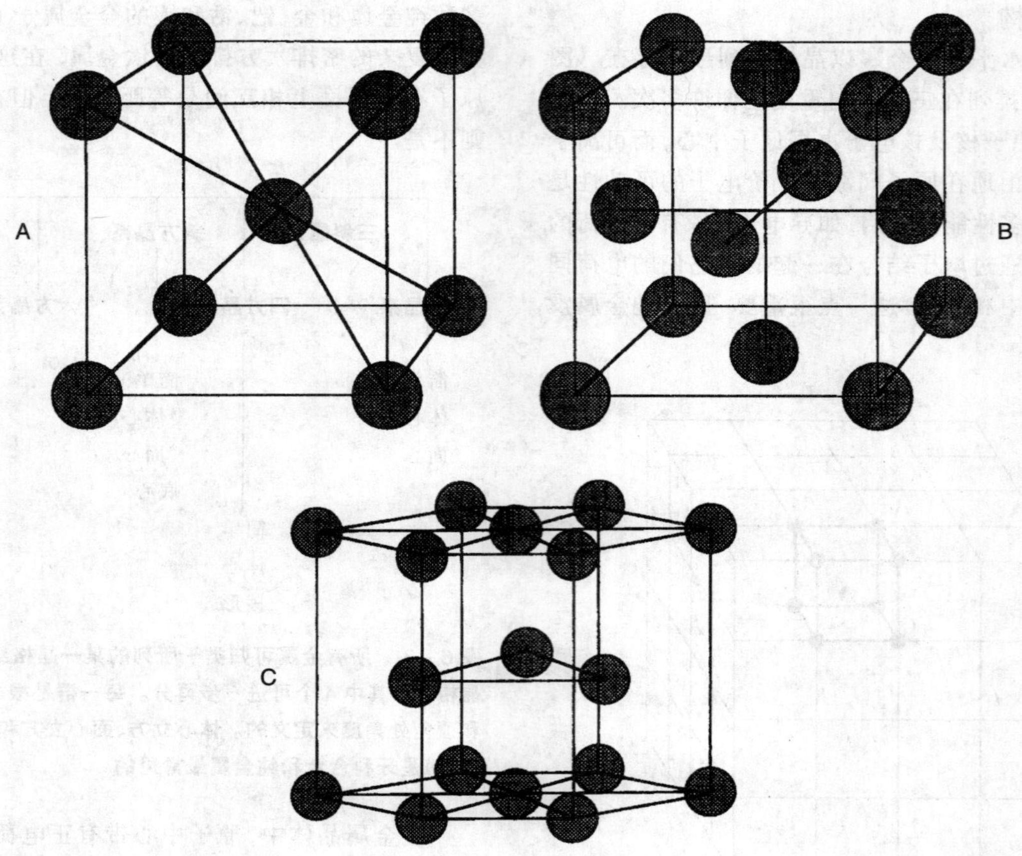

图 6-4　牙科金属和合金中最常见的三种晶格的晶胞。A. 体心立方晶胞；B. 面心立方晶胞；C. 密排六方晶胞。在三种情况下的原子（圆点）应当更大并相互接触。将它们画小一点是为了使结构可见

离子在溶解于溶液中所获得的能量。对于像钠和钾这样的金属，由于价电子结合不紧密，所以其金属键较弱，而溶解能较高。这样，这些金属在水中腐蚀时释放大量能量。对于像金或铂这样的金属，金属键很强，价电子与原子结合紧密，溶解能相对较低。这样金和铂不大可能腐蚀。金属的腐蚀总是涉及氧化与还原。释放的离子被氧化，因为失去了电子，而且电子（它不能单独存在）被溶液中的一些分子所获得（该分子因此而被还原）。从许多化学试验中可得到进一步的解释。

因为晶格中在水平向上和垂直向上金属原子间的距离可能不同（见图 6-4），如果观察单个晶体，诸如电及热传导性、磁性和强度也可能随方向而变化。金属和类金属的这些方向上的性能已在半导体工业上被探索，以制造用于计算机的微芯片。然而，在牙科学罕见有单晶体。相反，牙科合金一般是由众多随机取向的晶体集合而成，每个晶体称为晶粒。这样的话，方向上的性能在整个材料上被均匀化了。一般地，细晶粒结构（见本章随后关于晶粒的讨论）易于使合金在任何方向上获得均匀的性能。这种方向性能的均匀性称为各向同性。

像物理性能那样，金属的力学性能也是金属晶体结构和金属键的结果。相对于聚合物和陶瓷，金属一般具有良好的延性（被拉成丝的能力）和展性（被压成薄片的能力）。在很大程度上这些性能源于在同一个晶格内原子中心相互滑移至新位置的能力。因为金属键基本上是无方向的，因此滑移是可能的。

如果金属晶体是完美的，计算已表明，晶格内滑移原子所需要的力将比实验所测的大数百倍。实际上只需较小的力，这是因为晶体并不完美，存在着称为位错的缺陷。位错使得原子中心在某时能进行相互间面滑移（图 6-5）。因为在某个时间内移动只能在一个平面上进行，所需的力远小于同时在所有面上滑移所需的力。一个类推的例子是移动一个大且重的垫子时，将垫子叠成小块或绞缠起来并将叠好

的块从一端推到另一端。位错有好几种，所有的位错都使金属的变形相对地更容易。所有增加金属强度的方法是通过使位错移动停止来起作用的。这些方法将在本章后面介绍。

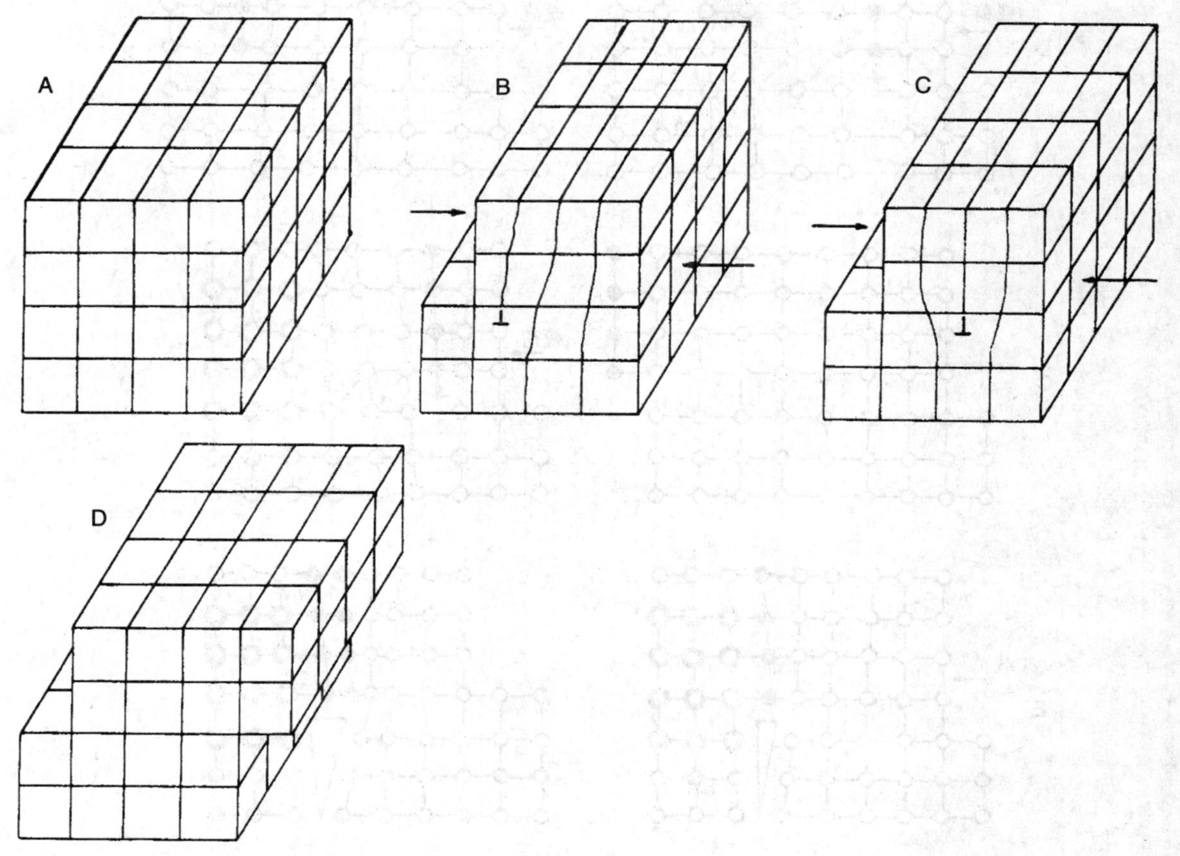

图6-5 表示晶体及源之于位错移动的滑移机理示意图。通过在某一时间内位错在金属内某一平面的运动，只需少量的能量就可使金属变形，而且运动发生时不会有断裂和晶格破坏

当原子中心不能自由地相互滑移时，就会发生金属断裂。例如，当杂质挡住位错的移动时（图6-6）就会发生断裂。位错不能移动穿过固体时，将导致局部晶格断裂。一旦小裂纹开始出现，它只需很小的力就可在晶格内扩展。举例说明，有一宽15cm、厚6mm的厚片，假设在其一边有5cm的缺口。使缺口扩展穿过剩余10cm需要大约180kg。在没有缺口的情况下，如果钢片材质是市售最优级，则需要230 000kg。如果该钢片是一单个、无缺陷的晶体，则需要4 500 000kg。金属的断裂主要取决于位错和晶格的局部断裂。

合金和冶金学原理

许多金属可像液体那样混合在一起。金属的混合物称为合金，关于金属和合金的研究称为冶金学。合金可以是少至两种金属的混合物，或多至9种或更多不同金属的混合物。在液态下，并不是所有金属能相互自由溶解，一些金属完全不能溶于其他金属。相及相图的概念被提出以帮助理解金属的性质和金属的溶解度。合金可像前面讨论的纯金属那样具有晶体结构，或者它们有其他原子结构，如共晶体或金属间化合物。这些概念将在随后的章节中讨论。

相和相图及牙科合金

相是物质的一种状态，它以某种形式明显地区别于其周围的物质。在冰水混合物中有两个相，虽然它们在化学上是同一物质，但它们各自有不同的原子排列。冰具有固体的晶体排列，而水具有液体的原子随机排列。如果合金的组成基本上是均匀的，则固体牙科合金可能也只有一个相。如果合金具有不同的组成区域，它就称为多相合金。单相和多相合金间的区别对于强度、腐蚀、生物相容性及其他合金性能是重要的。

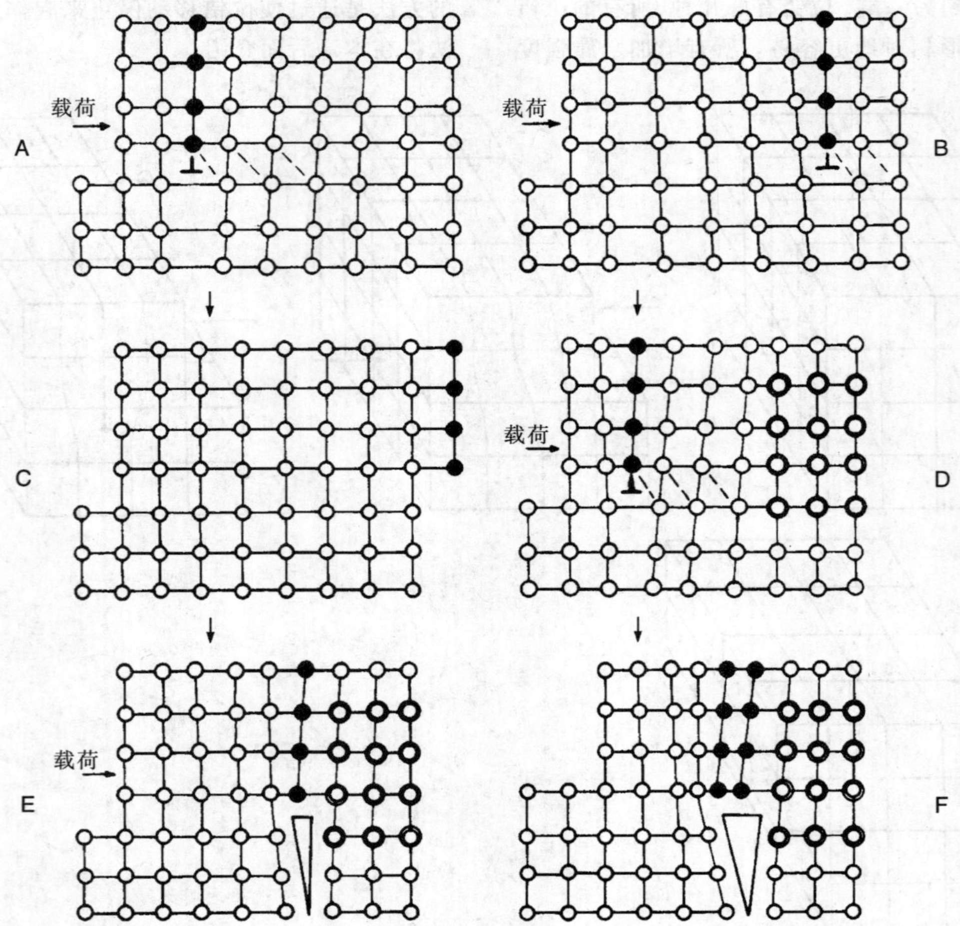

图6－6　显示在杂质部位（黑色双环）有裂纹形成的塑性剪切示意图。在没有杂质的情况下（A、B、C），外力迫使位错移出整个晶格而不断裂（注意实心黑点从左至右的移动）。然而，当存在杂质时（D、E、F），杂质会使位错的移动停止。当其他位错堆积起来时，在它们之下的晶格不能适应，便在晶格内形成裂纹（E）。在E中，注意原子间已断裂的键。裂纹一旦形成，它可以快速地、相对容易地增长并导致灾难性的断裂

相图是金属混合在一起时所形成相的"地图"。如果合金中有两种金属，便使用二元相图。如果合金有3种金属，便使用三元相图。不使用描述含有3种金属以上的合金的相图，因为它们太复杂；大多数相图只描述二元合金。对于含有4种或更多金属的牙科合金，其中2种含量最多的金属二元相图能代表性地描述该合金。在实际中，通过仔细观测一系列缓慢冷却的二元合金并监测其组成来绘制相图。

一种理论上的二元合金AB的典型相图见图6－7。X轴为元素组成，可以是重量百分数，也可以是原子百分数（见第十五章）。Y轴是合金体系的温度。相图描述了在给定温度下和平衡时的组成和相的类型，记住这一点很重要。每一个相图将合金系统分为至少3部分：液相、液＋固相和固相。例如，在图6－7中的ACB线温度以上均为液体。因此称此线为液相线。低于ADB线以下为固体，因此称此线为固相线。在这两条线之间的区域含有一些液体和一些固体。在B含量为0%时，只有一种相存在（100%的A），也只有一个熔点（800℃）。在B含量为100%时，也只有一种相存在，其熔点为210℃。在这两种极端间的任何组成，熔化范围被定义为液相线（ACB）和固相线（ADB）之间的温差。

也可用相图来确定液相线和固相线之间液体和固体的组成（见图6－7）。设想一种含有20%B（及80%A）的合金被加热至800℃，此时该合金全部为液体。当温度降到700℃时且系统保持平衡，这时会有一些液体和一些固体。在700℃处向液相线作一平行于x轴的投射线，再从交点处向x轴作垂直线，由此可确定液体的组成。在此例中，液体含有60%的A（40%的B）。在700℃处向固相线投射，然后再向x

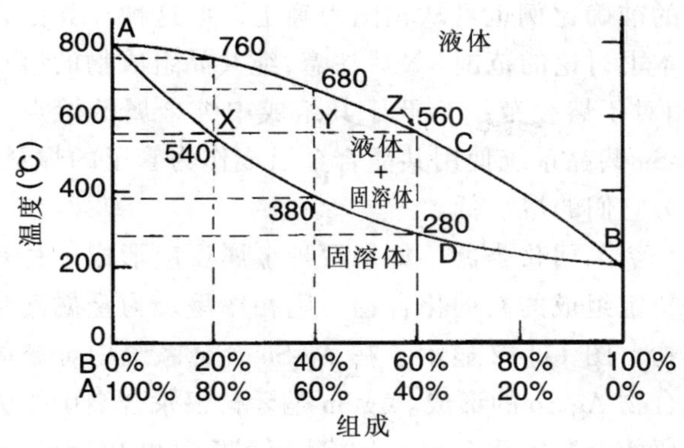

图 6-7　两种理论成份 A 和 B 的相图。ACB 为这一体系的液相线，ADB 为固相线。相应纯金属的熔点为 A 和 B

轴投射，此时固体的组成为 10% 的 B(90% 的 A)。低于 540℃，合金由 80% 的 A 和 20% 的 B 组成，或者全为固体。这样，相图可绘制出在任何温度时相的类型和组成以及整个合金的组成。

当在熔化状态时将金属混合在一起，然后冷却至固态，根据金属间的溶解度而有几种不同的结果。如果金属间仍能相互溶解，结果是形成固溶体。如果金属在固态下不能互溶，那么将形成共晶体。有时各元素可反应形成称为金属间化合物的特定化合物。能阐明这一结果的相图将在下面的图中展示。

固溶合金　图 6-8 呈现了一系列的 Au 和 Cu 的二元合金。因为在固相线(S)下只有单一相，因而这是一种固溶合金体系，在牙科铸造合金中常见。Au 和 Cu 是可混溶的，亦即它们在任何组合下都是可溶的。如果检查这一合金的晶体结构，Au 原子将占据面心立方结构的一些位置，而 Cu 原子将占据其他位置。然而，Au 和 Cu 原子的相对位置将是随机的。固溶体系（见图 6-8）的特征是有一系列的熔点范围，该范围或多或少是在两种纯金属熔点之间平滑转变。液相线和固相线间的温度距离决定了该温度范围；它是每种合金系统的特征，并且在系统内随组成而变化。

Au-Cu 系统在固相线以下金原子百分率在 20 和 70 间的合金也有几个虚线区域。这些线表明有序固溶体的形成。在有序固溶体中，Au 和 Cu 原子仍然占据面心立方位置，但根据组成而形成一种特定模式。有序固溶赋予合金更大的硬度和强度。（见第十五章）。

共晶合金　图 6-9 显示了一系列 Ag-Cu 二元合金。在此相图中，液相线和固相线在中等范围组成处相遇且固相线（779.4℃）比纯 Ag(960.5℃）或 Cu（1 083℃）还低。液相线－固相线形态特征为共晶合金系统。Ag-Cu 系统在高铜牙科银汞合金中特别重要，在一些牙科铸造合金的配方中也很重要。

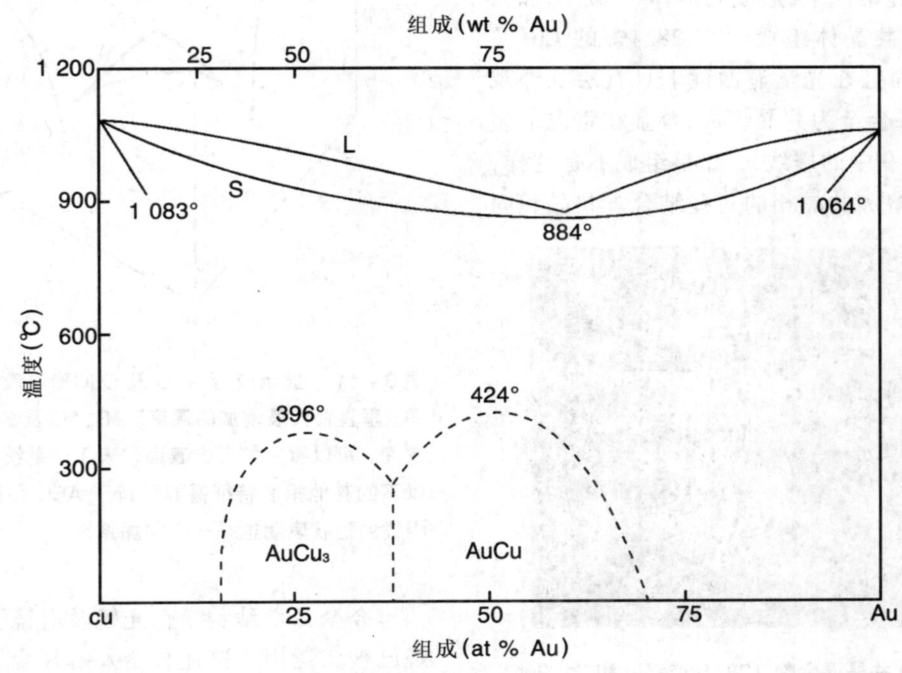

图 6-8　金－铜二元相图，能充分说明固溶合金体系的原理。Au 和 Cu 是可以混溶的（完全互相溶解），这样对于任何 Au 和 Cu 的组成来说，只有一个固相。L 为液相线，S 为固相线。除了虚线下区域外，在所有组成时，Au 和 Cu 随机地占据晶格中的位置。在虚线区域内，Au 和 Cu 原子在晶格中有明确的模式，因此称其为有序固溶

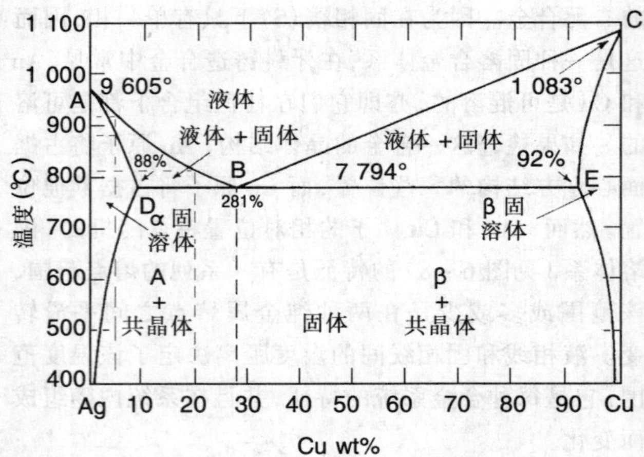

图 6－9　当两种金属在液体时是能互溶的，而在固体时又几乎不互溶时，就可形成共晶合金系统。这些系统有单一组成（共晶组成），其熔点低于其中任何一种组成金属的熔点。可通过共晶系统来很好地说明这一原理。液相线（ABC）和固相线（ADBEC）在共晶组成处（B）相遇，此处铜含量为 28.1%，熔点为 779.4℃。在其他组成中，固体含有两个相：一种固溶体（α 或 β）和共晶体。注意，低于 400℃，几乎没有组成将支持该单相组成，因为 Ag 和 Cu 低于这一温度下不能互溶

图 6－9 所示的共晶系统在低于 400℃以下只在极端组成（ <1% Ag 或 <1% Cu）时含有纯固溶体，因为 Ag 和 Cu 在固体下基本是不互溶的。在低于固相线的所有其他平衡条件下，形成固溶体（α 或 β）和共晶体的混合物。共晶体组成含有 28.1% 的 Cu（及 71.9% 的 Ag），而且在光学显微镜下具有层状外观（图 6－10）。如果合金为共晶组成，合金在室温下为共晶相（见图 6－9 中的虚线）；如果组成不是这样，那么合金将是固溶和共晶相的一些结合。共晶和固溶的准确比例也可从相图中确定，但这种计算已超出本书讨论的范围。最后注意，纯共晶组成物的熔点（相对于熔化范围）低于其组成中纯金属的熔点。Pb-Sn 共晶系统使用共晶合金组成作为管子的焊料，因为它们的熔点低。

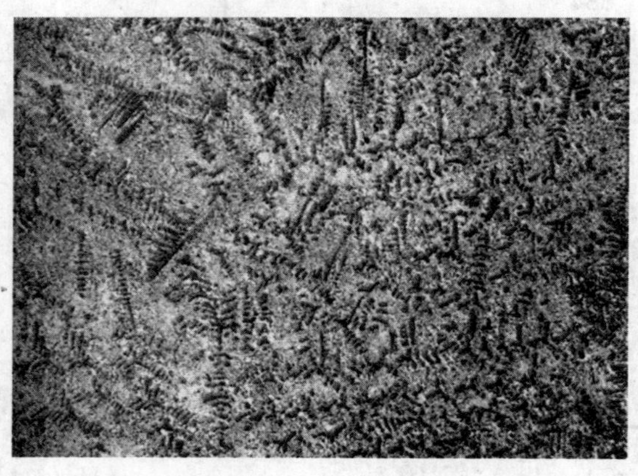

图 6－10　Ag－Cu 共晶混合物（28.1wt% Cu 和 71.9wt% Ag）放大 50 倍的显微照片。共晶组成为 Ag 和 Cu 之间的细层结构。这种层状结构是由于 Ag 和 Cu 在固体条件下不溶所致。正如图 6－9 相图所指出的那样，这种共晶体有熔点，而不是熔化范围

金属间化合物　如果两种金属反应形成一种具有特定组成的新的化合物，则相图呈现为金属间化合物。图 11－2 显示了在 Ag-Sn 合金系统中金属间化合物 Ag_3Sn 的形成。Ag_3Sn 是牙科银汞合金中极为重要的金属间化合物。Ag-Sn 相图极其复杂，而且对其全面的描述也不在本讨论范围内。然而，图 11－2 所示的含有 26.8% 的 Sn 的金属间化合物可被看作是延伸至室温的固体垂直线。

三元相图　有可能绘制三元合金（有 3 种成分）的相图。如图 6－11 所示，这些相图是三维的。以二维的等边三角形表示法也可用于表示三维结构。三元相图难以绘制和解释，关于它们的详细描述可见于工程和金属学教科书。

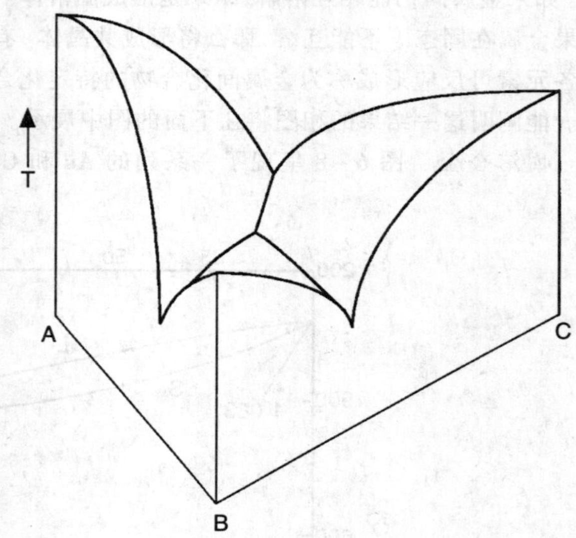

图 6－11　显示成分 A、B 及 C 间形成液－固表面的三元相图。垂直轴代表增加的温度。AB、AC 及 BC 轴反映了成分的浓度。可以看见的三维表面代表了该系统的液相线。液相线以下的其他相图特征需要平行于 ABC 平面的二维剖面。液相线的形状表明这是一个共晶系统

合金显微结构　在光镜及电镜下合金的内部外观已被广泛用于描述合金及解释合金行为。可通过 X 线衍射或高清晰电镜来确定原子结构。通过抛光合金表面，然后用酸蚀刻以显现相关特征来观察合金的显微结构。任何合金的显微结构是通过化学和热动力学控制所包含元素的结果。

晶粒、晶界及枝状结晶 当熔化的合金冷却时，随着温度降至液相线，第一批固体合金颗粒形成。这一过程称为晶核形成。在某些合金，加入诸如 Ir 这样的高熔点元素的细颗粒，以便在整个合金内获得均匀的成核效果。以这样方式使用的这些颗粒称为晶粒细化剂。随着冷却的继续，晶核生长成称为晶粒的晶体，而晶粒不断长大，直至所有的液体凝固，晶粒相互接触，相互间形成晶界（在固相线温度）。此时在光镜下晶粒是可见的（图 6－12），有时晶粒很大，肉眼即可看见。晶粒的大小取决于冷却速度、合金组成、晶粒细化剂存在与否及其他因素。晶粒大小会影响合金的强度、可加工性，甚至容易腐蚀的程度（见第十五章）。晶粒结合部位称为晶界。晶界是重要的，因为它们通常含有诸如氧化物这样的杂质，并且是易受腐蚀的部位。在光镜下观察合金时可清晰地看见晶界（见图 6－12）。

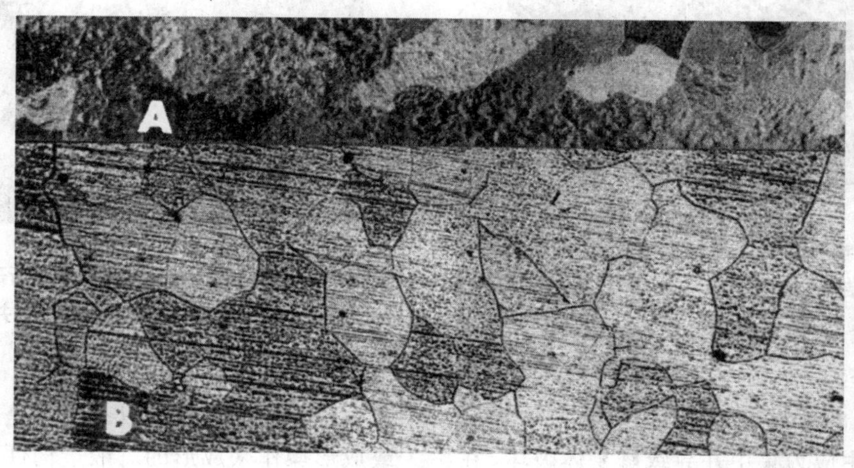

图 6－12 在低倍镜下纯金（A）和 22K Au－Cu 合金（B）的典型晶粒结构。每个晶粒与其他晶粒被晶界（黑线）分开，每个晶粒是一个单个金属晶体。因为每个晶体具有不同的方向，因而以不同的方向反射光线，所以晶粒具有不同的明暗程度。也可见有一些夹杂物（小黑点）。这些可能是杂质或气孔

在凝固过程的早期，晶粒沿其晶格主轴生长（图 6－13）的结果是形成枝状结晶。如果合金的冷却速度太快，以至于不能产生平衡，枝状构架结构就会保留至室温。在牙科合金中枝状结构是常见的，在抛光及蚀刻合金后便可以看见（图 6－14）。枝状结构表明该合金处于不平衡状态，而且其存在可增加合金的腐蚀。

铸件微结构 铸造合金微结构具有几个显著特征。晶粒通常是可见的，且呈现如图 6－12 中的外观。晶粒的尺寸可根据冷却速度及其他前面提到的因素而可大可小。缓慢的冷却速度及极少的杂质一般会形成大晶粒。较快的冷却速度或晶粒细化剂的存在会产生较小的晶粒。在整个合金中，大小及形状均匀的晶粒称为等轴晶粒。细晶粒（等轴）合金一般更适合于牙科应用，因为它们具有更加均匀一致的性能（见第十五章）。在铸造合金的微结构中也可见多相合金的不同相。

其他因素也可影响铸件的微结构。在晶界处可检测出合金中不溶性杂质。诸如气体包含物这样的

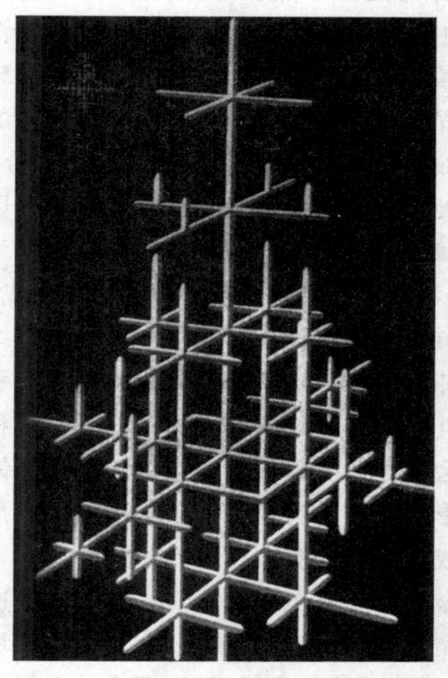

图 6－13 晶体枝状结构框架。由于合金的冷却，晶体优先在 x、y 或 z 轴方向上生长。如果冷却速度足够快，枝状结晶的组成与合金其他的组成略有不同，因为相图中特指的平衡浓度将来不及形成

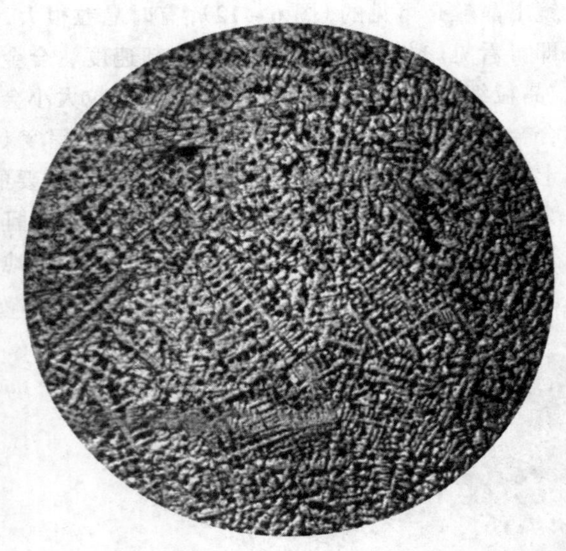

图 6－14　在低倍光学显微镜下看到的金合金（已经抛光、蚀刻过）的枝状结晶结构。树枝状分支与图 6－13 所示的框架很相似

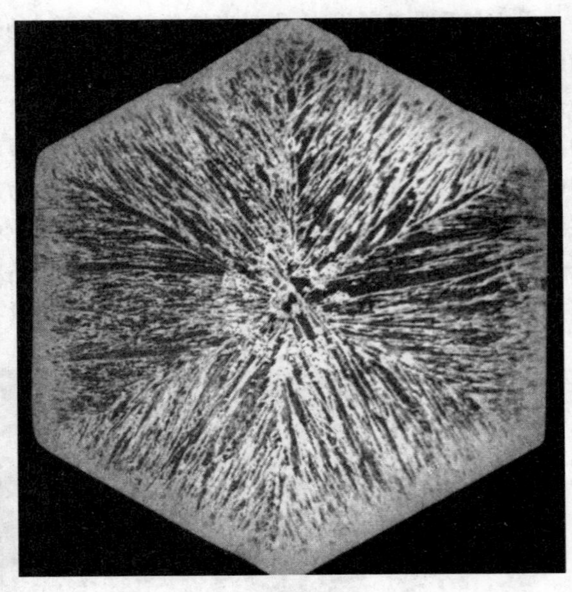

图 6－15　将金属铸入六角形模子内所形成的干扰晶界(5X)。模型的转角处造成枝状结晶相互“抵触”并形成干扰晶界

缺陷可造成在合金内部或表面出现小凹陷。在合金内部，小凹陷可产生应力集中并导致修复体破坏。在表面，小凹陷可增加腐蚀、失泽或因有机碎屑聚集所致的变色。合金中的小气孔源于不恰当的冷却或包埋（见第十七章中铸造部分）。

当熔化的金属铸入冷模型内时，与模型壁接触的金属首先凝固，晶粒形成并从模型壁向中心生长。这种生长类型称为柱状生长，可因逐渐汇聚的晶粒间的晶界干扰而导致合金弱化（图 6－15）。一般合金凝固时取向较少将更为理想。铸模中的任何锐角可增加柱状晶粒的生长，因而一般是不希望的。

冷加工（锻造）显微结构　金属和合金因为两个不同的目的而被铸造。一种情况是铸件作为最终结构；另一种情况是铸件还要进一步被加工成线材、片材、棒材或类似的结构。牙科中典型的铸造结构是嵌体或桥体修复体，这些修复体除了抛光或手工对边缘修整外，不再进行进一步的机械加工。这种有限的处理不会明显改变铸件的微结构。这样的铸件是被设计来形成精密的铸件，而且结构的性能是通过铸造金属或合金的性能来表现的。

当金属用于制作线材、带材、棒材或锻造结构的其他类型时，首先将它铸成锭块，然后对锭块进行辊压、型锻成形或拉拔成线材，这些会使金属产生大幅度的机械变形。根据加工时的温度，这样的操作被称为金属的热加工或冷加工。许多牙科结构，如正畸弓丝和带环，是通过冷加工操作形成的。完成的产品通常被称为锻造构件，以表明它是通过大幅度的加工或成形操作来成形的。锻造构件的性能在内部形貌上和力学性能上不同于铸造构件。

如图 6－16 所示的那样，铸造金属显微镜下的形貌为晶体结构，而且有时有枝状结构。当对这一金属进行冷加工操作时，如拉成线材时，晶粒碎裂，互相吞并，并被拉长形成纤维状结构或形貌，如图 6－17 所示，这是锻造形式的特征。这种内部形貌的变化伴随着力学性能的变化。一般由相同金属或合金制作的锻造构件的力学性能优于铸造结构。应当强调的是，在诸如嵌体这样的牙科铸造修复体中，简单的抛光或边缘修整操作并不能改变诸如强度和硬度这样的力学性能。

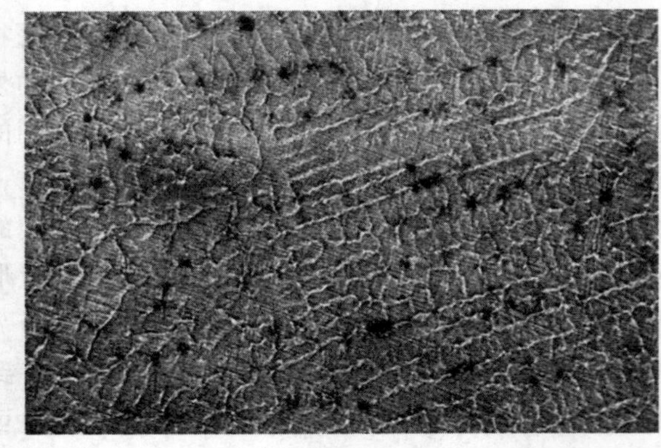

图 6－16　低倍光学显微镜下看到的铸造金合金的典型晶粒结构。将此晶粒结构与拉拔成线材的相同的合金进行比较（见图 6－17）

图 6－17 锻造线材微结构的低倍镜下观。图 6－16 中可见的晶粒已破裂分开并相互纠缠在一起。纠缠的晶粒沿着线材的长轴排列。这一微结构类型因明显的原因而被称为纤维状结构

再结晶和晶粒生长 那些在形成线材或带材过程中经受冷加工的金属或合金，在加热或退火时，它们的内部结构或性能会发生变化。通常锻造物的纤维状结构特征会消失，晶粒或晶体结构会重现。这一过程称为再结晶或晶粒生长。再结晶的程度不但与合金组成和制作过程中的机械处理或应变硬化有关，而且与加热时的温度及持续时间有关。高温和长时间加热能产生最大量的再结晶。在对实用的器件进行焊接或退火操作过程中，作用在线材或带材上的温度常常足以造成锻造构件的再结晶。图 6－18 显示了一段与焊接接头紧邻的线材的再结晶。再结晶后的锻造构件的强度通常会降低（延展性通常增加），在锻造金属器件焊接组装过程中有必要防止过度加热。虽然一些线材比其他线材更易于发生再结晶，但当加热时间和温度尽量地保持低程度时，可使其减至最小程度。

当铸造后加热时，对于铸造金属结构而言，虽然有可能存在再结晶的某些倾向，但当该结构在实际操作的温度范围内加热时，晶粒的生长变得并不明显。在过度加热条件下，铸造合金中有一些再结晶的证据，但其重要性并不像锻造合金中那样明显。因此，在实际操作限度内，这种再结晶和晶粒生长特性仅限于锻造构件中。

造成锻造构件晶粒生长的原因与金属维持晶体内部成分原子方向的倾向有关。在锻造结构形成过程中，原来铸件结晶中形成的原始晶粒被挤压变形并破裂成小单元。金属物件的变形是通过晶格的一部分与另一部分沿着一定的晶面滑移而发生的。变形和滑移的方向不同，使晶界扭曲变形。冷加工程度越大，晶界变形也越大。这一变形结构在本质上是不稳定的，与铸造状态下的结构相比，它具有更大的内能。因此，它拥有改善的力学性能并且在加热时倾向于再结晶。

可通过图 6－19 所示的一系列示意图来说明应力释放、退火、再结晶和晶粒生长。图 6－19A 所示锻造线材被弯曲且超过比例极限，在其上部边缘和下

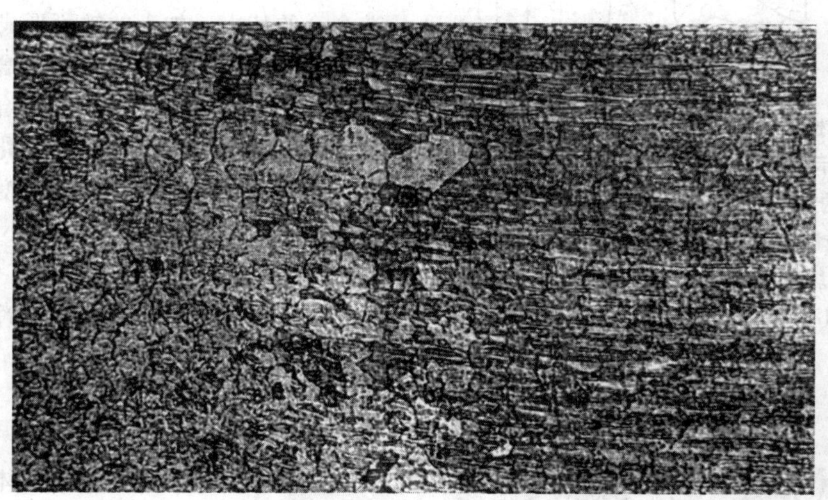

图 6－18 本光学显微镜照片的右侧显示了锻造线材典型的纤维状结构。可能是在焊接操作中，从左侧开始对线材加热，相应部位已失去纤维状结构并被典型的铸造结构的晶粒模式所取代。如果进一步加热，那么整个线材将全转变为铸造结构。这样的转变将导致线材变弱，但有更大的延性。因为之所以选择锻造形式，是因为其强度性能，因此，此处所示的再结晶是临床上所不希望的

部边缘分别存在拉和压应力，该线材具有典型的纤维状结构和变了形的晶格。如图 6－19 B 所示，中等温度会造成这些应力释放，而无其他变化。更高的退火温度（图 6－19 C）会使破裂的晶体结构具有足够的能量回复至其正常的晶体结构，但纤维状锻造结构仍然明显，在这一状态下耐腐蚀性提高了。如图 6－19 D 所示，进一步增加温度或延长时间，或者兼而有之，会出现再结晶，形成明显的晶粒，而且纤维状结构消失。最后，在图 6－19 E 中，开始出现晶粒生长，而且铸造状态重新成为主要的微结构。

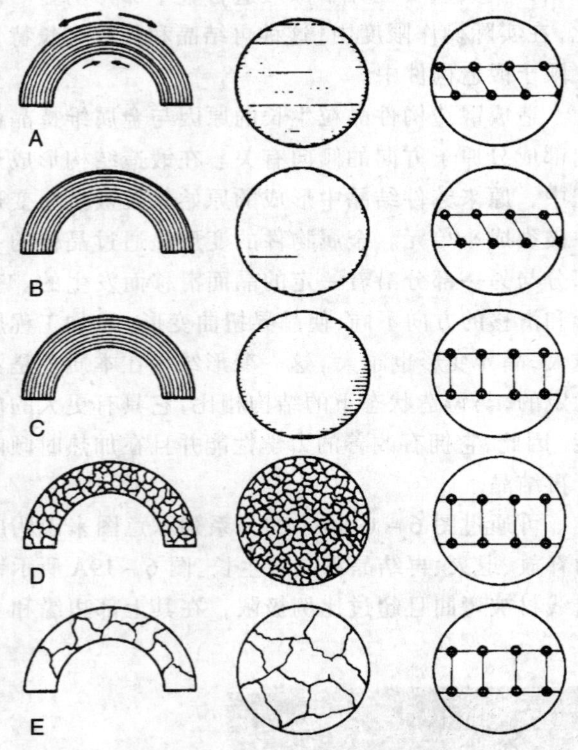

图 6－19　被弯曲的锻造线材的总体观（左列）、显微结构（中列）及晶格结构（右列）示意图。A. 可见纤维状结构，箭头所指为残余应力；B. 最小的加热可使纤维状结构保持完整，但释放了应力。然而晶格仍然是扭曲的；C. 进一步加热所致的退火可使晶格变形回复。纤维状结构仍然存在；D 和 E. 更进一步加热导致纤维状结构消失和晶粒的生长，并且晶粒尺寸随着不断的加热而增大

合金的性能

牙科合金是多种多样的并且使用各种金属元素和一些金属样元素（见图 6－1）。牙科合金的组成取决于临床使用和合金应用的环境。这样，碳化钨车针必须很坚硬，以便切割牙齿结构，但对其口腔内腐蚀性关注很少。牙冠必须具有良好的耐腐蚀性并且不能发生永久变形。根管锉则需要有中等的模量并耐受扭转断裂。在每一种情况下，合金含有能优化其特定性能的元素，而这些性能对于临床成功来说是必要的。牙科使用固溶体、共晶体及金属间化合物和锻制合金。正是可能性能的多样性使得合金适合于许多临床牙科的用途。

合金强化机制

为了在牙科中使用，合金一般需要有高强度和硬度。已使用好几种冶金学原理来增强合金，以达到适当的水平。几乎所有这些原理都是通过位错机制来阻碍合金变形的发生（见本章前面的讨论）。

固溶体一般比纯金属更强、更硬。大小不等的原子的存在使得在原子平面发生相互滑移更加困难。即使原子尺寸差异较小，也能通过固溶机制强化合金。有序固溶能通过在整个合金晶体结构中分布尺寸不同的原子而进一步增强固溶体。固溶强化和有序固溶强化在牙科铸造合金中很普遍。

沉淀硬化是另一种用来强化牙科合金的方法。通过小心地加热一些铸造合金，在合金内部可出现第二相。该新产生的相能阻碍位错的移动，因而提高了强度和硬度。如果析出相仍然是正常晶格的一部分，则沉淀硬化的有效性会更大。这一类型沉淀称为附着沉淀。过度加热可使第二相在原有晶格结构之外生长，导致合金性能下降。图 6－20 显示了通过向金－铂合金中加入少至 0.08% 的铁沉淀来强化的铸造合金的特点。加入的铁可形成 $FePt_3$ 沉淀物，而且在合适的条件下合金的硬度可增加 3 倍。

其他一些因素也可以增加合金强度和硬度。诸如 Ir、Rh 及 Ru 这样的晶粒细化剂可将合金的强度提高数倍，而且一般强度和硬度的增加不会牺牲延展性。细晶粒合金的晶粒直径小于 70μm。对合金冷加工也能显著增强合金。冷加工能产生位错，因此使进一步的变形更加困难。然而，冷加工也会使合金脆化，延展性下降。

铸造合金的性能

除了个别例外，一般固溶体的性能类似于形成该合金的金属。固溶体合金通常具有比它们的纯金属更高的强度和硬度以及更低的延展性。固溶体没有熔点，但有熔化范围，并且总是在低于两个金属中熔点最高的金属的熔点时熔化。这些合金通常用于牙科是因为它们比多相合金具有更好的耐腐蚀性

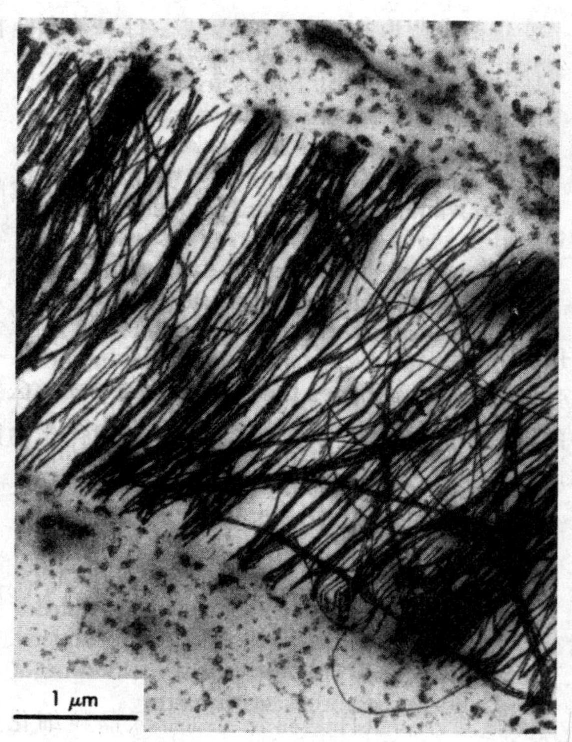

图 6－20　在含有 0.08% 铁的金－铂合金中形成的 $FePt_3$（黑色、头发样结构）的电子显微镜照片

（引自 Sims JR Jr., Blumenthal RN, O'Brien WJ: J Biomed Mater Res 7: 497, 1973.）

能。而且在一些情况下，固溶体具有比纯金属更好的耐腐蚀性能。一个著名的例子是向铁中加入铬形成固溶体，产生耐腐蚀性合金"不锈钢"。然而，对于金来说，加入其他元素则会使耐腐蚀性下降。

共晶混合物通常比形成合金的金属更硬、更强，但脆性也很大。在共晶组成时，它们具有熔点，而不是熔化范围，而且合金体系的任何其他结合都具有比共晶混合物熔点高的熔化温度。共晶混合物与其他多相微结构物一样，通常具有差的耐腐蚀性。正如在第三章阐述那样，在显微水平上两个相之间的流电作用可加快腐蚀。

在某合金体系中形成的金属间化合物通常很硬且脆。它们的性能与组成它们的金属性能很少有相似之处。例如，Ag_2Hg_3 是牙科银汞合金里形成的一种金属间化合物，其性能与纯银或汞完全不同。

锻制合金的性能

与其相应的铸造合金相比，锻制合金一般具有高强度和硬度。另一方面，随着冷加工的进行，延展性下降。从临床角度，延展性的下降是一个问题。例如，如果对活动部分义齿上的铸造卡环进行多次调整，卡环会失效。通过充分加热锻造件，以使发生再结晶和晶粒生长，则可重新获得铸造性能。

问题精选

问题 1

在金属晶格中，价电子相对地未与它们的原子中心结合。这一特征能产生金属的哪些性能？

答案

结合疏松的价电子是可运动的并使得金属易于导热和导电。电子也能适应原子核中心的移动，而这通常赋予金属延展性。经过抛光的金属表面之所以有高反光性（镜面样表面），是因为价电子能反射投射在其表面的光线。

问题 2

某人交给你同一金属的两个试样。在第一个试样中(A)，她告诉你在这个金属的晶体结构中完全没有缺陷。在第二个试样中(B)，有大量的晶体缺陷。比较 A 和 B 的强度如何，为什么？

答案

A 的强度至少高一个数量级。由于没有缺陷，也没有以位错为中介的滑移发生，而且必须同时克服整个金属键。有缺陷存在时，金属可每次移动一排原子，这样可在较低的应力下发生变形（见图 6－5）。

问题 3

如果给你一个纯金属单晶体，它是一个边长 3mm，具有密排六方晶格的立方体，你在水平向和垂直向上分别测定其压缩强度，那么两个强度一样吗？如果你拿一个相同大小的试样，该试样是许多微小晶体的聚合体，那么结果将是什么？

答案

对于单晶体，强度将不一样，因为在晶格内原子的分布具有各向异性。如果金属试样是纯的单晶体，其在水平向和垂直向的强度将取决于这些方向上原子的构造。因为在密排六方晶格中，原子在水平向和垂直向上的构造不同，那么水平向和垂直向的强度也不同。对于有许多小晶体的试样，强度则是相同的（至少理论上是这样）。之所以这样是因为不同的晶体相互间是随机取向的，而且任何方向上的性能差异在整个试样中得到平均。

问题 4

给你一个已知组成的二元合金及该合金的相图。使用相图和已知的合金组成,你能推测在室温下合金中存在的相吗?

答案

不能,做出一定的推测可能不行,因为你不知道该合金是否处于平衡。相图给出的是在平衡状态下合金的相结构。如果你的合金从熔化状态冷却时没来得及达到平衡状态,那么你就不可能知道合金在温度轴上哪里凝固。而且可能存在枝状结晶形成和其他不平衡异常。

问题 5

给你两根相同直径和长度的丝材。一个是锻造的,另一个是铸造的。哪一个的伸长率大?

答案

铸造丝材伸长率大。通过机械加工使丝材成为锻造形式,能使丝材伸长的位错被“用完”,因此再施加应力将导致断裂,而不是伸长。另一方面,锻造丝材的拉伸强度可能较大,因为它能抵抗导致断裂的变形。

问题 6

如果向纯金中加入第二元素以形成合金,某人发现第二元素与金形成固溶体的能力取决于第二元素直径与金原子直径之比,怎么会是这样的呢?

答案

对于能随机进入金晶格中替代金原子的第二元素来说,其直径必须在金原子的一定范围内。如果其直径太大或太小,它在代替金原子时会扰乱晶格。如果其直径太小,第二元素不能与金原子充分作用。形成固溶体的能力有时也取决于两种元素的相对数量。主晶格有时只能接纳第二元素达一定的浓度,超过此浓度时,主晶格就会过度紊乱。

问题 7

你正在制作一个正畸矫治器,这要求将一锻造丝焊接到正畸带环上。在焊接操作中必须控制哪些变量以确保在焊接过程中保持丝材的纤维状微结构?

答案

两个关键变量是焊接花费的时间和焊接操作的温度。如果此两个变量不合适(时间太长或温度太高),那么丝材的纤维状结构将回复到晶粒基结构。每一变量的极限取决于丝材的组成。每一种合金在再结晶和晶粒生长发生前有不同的耐受性。

问题 8

在合金的 3 种类型中(固溶体、共晶体及金属间化合物),哪一种最适合于牙科长期应用?为什么?

答案

虽然牙科都有这 3 种合金,一般地固溶体最为有用,因为与共晶体及金属间化合物相比,它们具有高强度、相对的高延展性和较低的腐蚀性。固溶体合金的组成具有灵活性,而共晶体和金属间化合物则不可能变化。

问题 9

可使用什么方法来提高牙科铸造合金的力学性能?

答案

最好的方法也许是向合金中加入晶粒细化元素。细晶粒通常能全面提高力学性能,包括韧性。另一个可使用的方法是固溶强化。通过加入少量合金金属,可大幅度地提高强度和硬度。然而,对于固溶强化来说,韧性可能下降。其他技术,如通过合金化来形成第二相,以产生共晶结构或沉积硬化,用于牙科不太理想,因为会增加对腐蚀的易感性。最后,对铸件进行冷加工通常是不可行的,因为会影响形状。

参考书目

Anusavice KJ: *Phillips' science of dental materials*, ed 10, Philadelphia, 1996, WB Saunders.

Council on Dental Materials, Instruments, and Equipment: Classification system for cast alloys, *J Am Dent Assoc* 109: 766, 1984.

Council on Dental Materials, Instruments, and Equipment: Revised ANSI/ADA specification No. 5 for dental casting alloys, *J Am Dent Assoc* 118: 379, 1989.

Craig RG, Powers JM, Wataha JC: *Dental materials: properties and manipulations*, ed 7, St Louis, 2000, Mosby.

Dieter G: *Mechanical metallurgy*, ed 3, New York, 1986, McGraw-Hill, Inc.

Flinn RA, Trojan PK: *Engineering materials and their applications*, ed 4, New York, 1994 John Wiley &

Sons.

Fontana MG: *Corrosion engineering*, ed 3, New York, 1986, McGraw-Hill, Inc.

Gettleman L: Noble alloys in dentistry, *Current Opinion Dent* 2: 218, 1991.

Leinfelder KF: An evaluation of casting alloys used for restorative procedures, *J Am Dent Assoc* 128: 37, 1997.

Malhotra ML: Dental gold casting alloys: a review, *Trends Tech Contemp Dent Lab* 8: 73, 1991.

Malhotra ML: New generation of palladium-indium-silver dental cast alloys: a review, *Trends Tech Contemp Dent Lab* 9: 65, 1992.

Mezger PR, Stolls ALH, Vrijhoef MMA et al: Metallurgical aspects and corrosion behavior of yellow low-gold alloys, *Dent Mater* 5: 350, 1989.

Moffa J: Alternative dental casting alloys, *Dent Clin North Am* 27: 733, 1983.

Morris HF, Manz M, Stoffer W et al: Casting alloys: the materials and the 'clinical effects,' *Adv Dent Res* 6: 28, 1992.

O'Brien WJ: *Dental materials and their selection*, ed 2, Carol Stream, IL, 1997, Quintessence.

Pourbauix M: Electrochemical corrosion of metallic biomaterials, *Biomaterials* 5: 122, 1984.

Vermilyea SG, Cai Z, Bramley WA et al: Metallurgical structure and microhardness of four new palladium-based alloys, J Prosthodont 5: 288, 1996.

Wendt SL: Nonprecious cast-metal alloys in dentistry, *Current Opinion Dent* 1: 222, 1991.

第七章 聚合物和聚合反应

Robert G. Craig

在 1937 年丙烯酸聚合物被引入牙科以前，用于义齿基托的主要聚合物是硫化橡胶。从那时起，引入的聚合物已经有乙烯丙烯酸树脂、聚苯乙烯、环氧树脂、聚碳酸酯、聚醋酸乙烯－聚乙烯共聚物、顺式－及反式聚异戊二烯、聚硫化物、硅橡胶、聚醚及聚丙烯酸。此外，双酚 A 与甲基丙烯酸缩水甘油酯反应的齐聚物及二甲基丙烯酸聚氨酯也已得到应用。

按照使用量，聚合物的基本用途主要是诸如义齿基托这样的修复体的制作。然而，它们也被用于诸如人工牙、牙齿修复体、水门汀、正畸间隙保持器及弹簧、冠桥贴面、腭裂阻塞器、嵌体模型、植入体、印模、代型、暂时性牙冠、根管充填料及体育用口腔保护器。

聚合物的基本性质

化学组成

聚合物是指由许多最简单的重复化学结构单元组成的分子。这样，聚甲基丙烯酸甲酯是一种具有从甲基丙烯酸甲酯衍生过来的化学结构单元，下面列出了它们的简化反应及结构式 I：

I

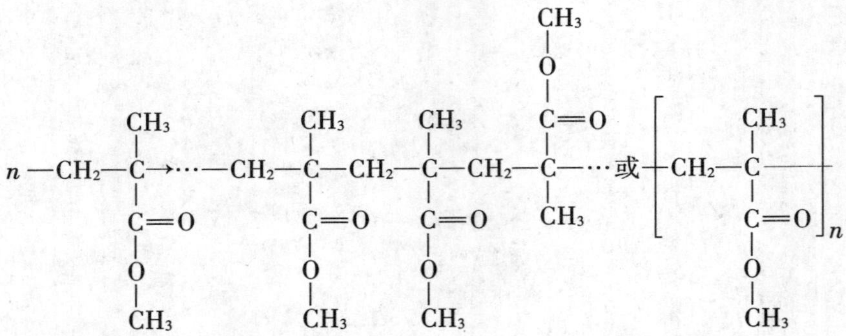

$$n\,\text{—CH}_2\text{—C(CH}_3\text{)(COOCH}_3\text{)}\rightarrow\cdots\text{—CH}_2\text{—C(CH}_3\text{)(COOCH}_3\text{)—CH}_2\text{—C(CH}_3\text{)(COOCH}_3\text{)—CH}_2\text{—C(CH}_3\text{)(COOCH}_3\text{)}\cdots \text{ 或 } \left[\text{—CH}_2\text{—C(CH}_3\text{)(COOCH}_3\text{)—}\right]_n$$

甲基丙烯酸甲酯　　　　　聚甲基丙烯酸甲酯

形成聚合物的分子称为单体。聚合物可以由不同类型单体的混合物制备而成。如果聚合物包含两种或两种以上不同化学单元，则称为共聚物；如果它们包含有 3 种不同单元，如下页结构分子式 II 和 III 所示，则称为三元共聚物。

为了表达聚合物结构式方便起见，将单体单元置于括号内，诸如 n、m 和 p 这样的下标表示组成聚合物分子各种单体单元的平均数。注意，一般聚合物的单体单元是沿着聚合物链随机排列的。然而，有可能制备出许多某种单体单元，成段地与另一种由许多单体单元组成的分子链段相连接的共聚物。这一特殊类型的聚合物称为嵌段共聚物。也有可能制备出相邻单体单元具有特定空间排列结构的聚合物，这些聚合物称为有规律构聚合物。

分子量

聚合物分子的分子量等于各个单体单元分子量乘以单体单元数，其值根据制备条件可从数千至数百万。由单一单体制备的聚合物分子量越大，则聚合度就越高。术语聚合通常用于定性意义上，而聚合度则是指聚合物分子中单体单元的总数。一般聚合物的分子量是指平均分子量，因为重复单元数可因不同分子而有较大差别。正如所预料那样，在某一材料中，低、中和高分子量分子所占份数，换言之即分子量分布，对力学性能的影响与平均分子量对力学性能的影响一样显著。因此，两种聚甲基丙

II

$$-\!\left[CH_2-\overset{\displaystyle CH_3}{\underset{\displaystyle \underset{\displaystyle \underset{\displaystyle CH_3}{|}}{\overset{|}{O}}}{\overset{|}{\underset{|}{C}}=O}}\right]_n\cdots\left[CH_2-\overset{\displaystyle CH_3}{\underset{\displaystyle \underset{\displaystyle \underset{\displaystyle CH_2CH_3}{|}}{\overset{|}{O}}}{\overset{|}{\underset{|}{C}}=O}}\right]_m\!-$$

甲基丙烯酸甲酯－甲基丙烯酸乙酯共聚物

III

$$-\!\left[CH_2-\overset{\displaystyle CH_3}{\underset{\displaystyle \underset{\displaystyle \underset{\displaystyle CH_3}{|}}{\overset{|}{O}}}{\overset{|}{\underset{|}{C}}=O}}\right]_n\cdots\left[CH_2-\overset{\displaystyle CH_3}{\underset{\displaystyle \underset{\displaystyle \underset{\displaystyle CH_2CH_3}{|}}{\overset{|}{O}}}{\overset{|}{\underset{|}{C}}=O}}\right]_m\cdots\left[CH_2-\overset{\displaystyle CH_3}{\underset{\displaystyle \underset{\displaystyle \underset{\displaystyle CH_2CH_2CH_3}{|}}{\overset{|}{O}}}{\overset{|}{\underset{|}{C}}=O}}\right]_p\!-$$

甲基丙烯酸甲酯、乙酯、丙酯共聚物或三聚物

烯酸甲酯试样可能具有相同的化学组成，但力学性能差别很大，因为其中一个试样含有低分子量分子较多，而另一个试样含有高分子量分子较多。通过改变聚合过程可改变分子量分布。因此，这些材料不具有任何精确的物理常数，如常规小分子所具有的熔点。例如，分子量越大，软化和熔化点越高，塑料也越强硬。

空间结构

除了化学组成和分子量外，聚合物分子的物理或空间结构在确定聚合物性能时也是重要的。有三种基本结构类型：线型、支链和交联。图 7－1 显示了一段线型、支链和交联聚合物。线型均聚物具有相同的单体单元，线型随机共聚物的两种单体单元在分子链上随机分布。线型嵌段共聚物在分子链段上有许多长段（节）分子链，在此段内单体单元是相同的。支链均聚物也由相同的单体单元组成，而接枝支链共聚物由一种单体单元构成主链，另一种单体单元构成支链。交联聚合物经交联剂交联的均聚物构成。

线型和支链分子相互分开而不连续，而交联分子为网状结构，使聚合物变成一个巨大的分子。聚合物的空间结构影响其流动性能，但又很难下结论，因为线型聚合物分子间的相互作用或支链分子支链的长度在某些情况下可能更为重要。然而，一般交联聚合物流动所需温度比线型或支链聚合物所需的更高。某些交联聚合物的另一项重要特征是它们不像线型或支链聚合物那样易于吸收液体。

另一种不按空间结构分类的方法是根据这些聚合物是热塑性的还是热固性的来分类。热塑性是指那些加热可软化，冷却又可硬化，并可反复进行的聚合物。这一类型的典型例子是聚甲基丙烯酸甲酯、聚乙烯－聚醋酸乙烯共聚物及聚苯乙烯。热固性是指在制备过程中固化，之后再加热不能再软化的塑料。由于交联反应和特殊结构的形成，这些聚合物一般变成不熔的。典型的牙科例子有交联的聚甲基丙烯酸甲酯、硅橡胶、顺式聚异戊二烯和二甲基丙烯酸双酚 A 酯。

作为一类具有独特性能的聚合物，通过改变化学组成、分子量、分子量分布或单体单元的空间排列，可以改变聚合物的物理及力学性能。

聚合物的制备

通过称为聚合的过程来制备聚合物，聚合是指单体单元化学性地连接在一起，形成高分子量分子的过程。聚合可通过几种不同的机制来进行，但大多数聚合反应可归为两种基本类型：加成聚合和缩合

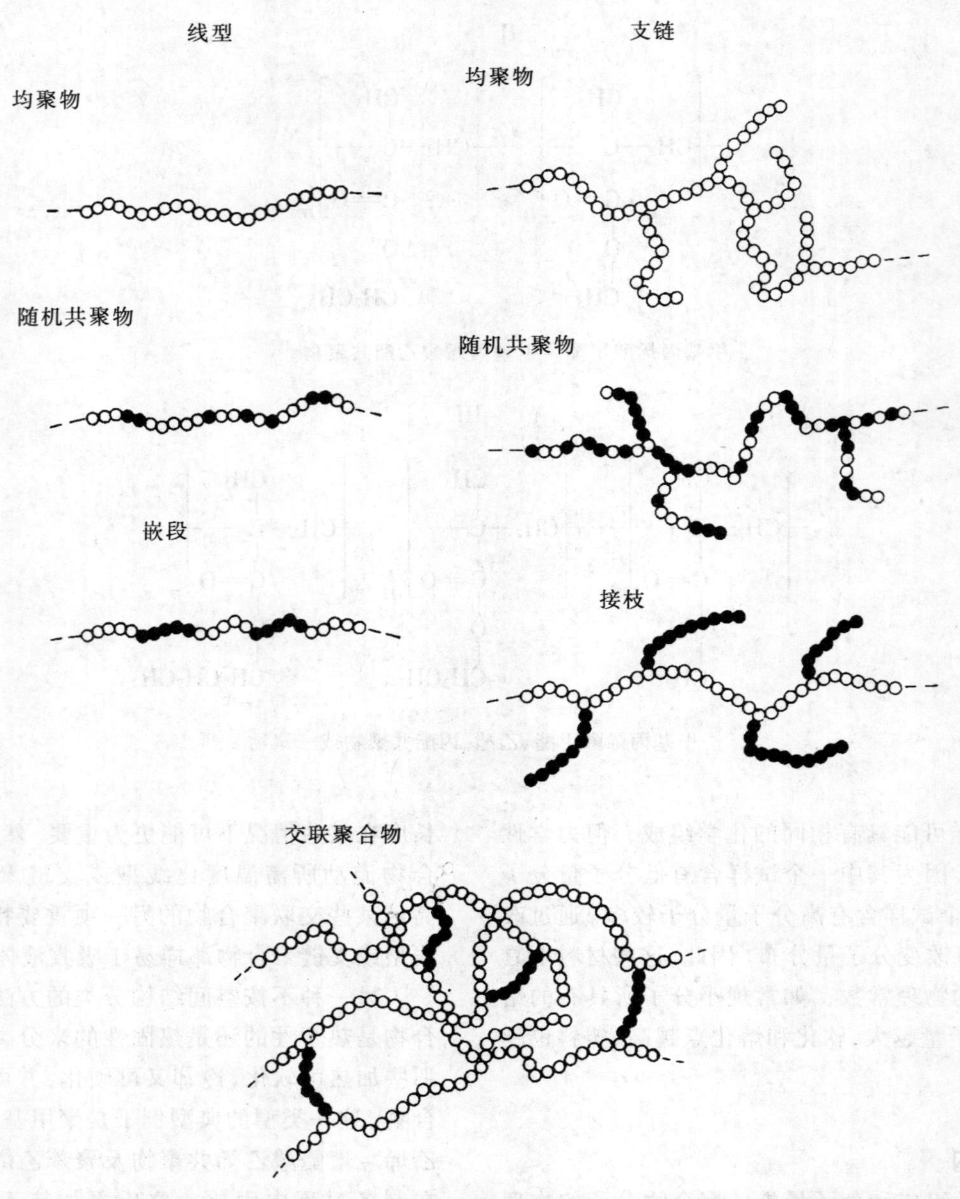

图 7-1　线型、支链和交联均聚物及共聚物。空心圆圈代表一种单体单元，实心圆圈代表另一种单体单元，两边所带虚线表示是聚合物的一段

聚合。重要的加成聚合反应有自由基聚合反应、开环聚合反应和离子聚合反应。

加成聚合

自由基聚合　自由基聚合反应通常发生在含有双键的不饱和分子上，如下式所示，此处 R 表示有机基团，如氯或氢：

$$n\,CH_2{=}\underset{\displaystyle R}{\underset{|}{CH}}\xrightarrow{\text{引发剂}}\left[CH_2-\underset{\displaystyle R}{\underset{|}{\overset{\displaystyle H}{\overset{|}{C}}}}\right]_n$$

在这一类型反应中，不产生任何副产物。该反应经历了 3 个阶段，即引发、增长和终止阶段。通过加热、光照和微量过氧化物，以及三烷基硼化合物及其他化合物，可加速该反应。但无论如何，该反应是由自由基引发的，自由基可通过下面提到的任何方法来产生。

足以用于聚合的自由基可通过诸如叔胺或磺酸这样的化学促进剂与有机过氧化物在室温下反应而产生。N, N－二羟乙基对甲苯胺：

$$CH_3-C_6H_4-N(CH_2CH_2OH)_2$$

常被用作牙科产品中的促进剂。

紧跟引发阶段的是其他单体分子向自由基的快速加成和自由电子向正在增长着的链末尾的移动(见下面的反应),这被称为增长阶段。这一增长反应持续进行,直到增长中的自由基被终止。终止阶段可以几种方式进行,如下式所示,这里M代表单体单元,n和m代表单体单元数。

引发阶段

$$R'—\overset{O}{\overset{\|}{C}}—O—O—\overset{O}{\overset{\|}{C}}—R' \rightarrow 2R'\overset{O}{\overset{\|}{C}}—O\cdot \rightarrow 2R'\cdot + 2CO_2$$

有机过氧化物　　　　自由基

$$R'\cdot + CH_2=\underset{R}{\underset{|}{C}H} \rightarrow R'CH_2\underset{R}{\underset{|}{C}H}\cdot$$

增长阶段

$$R'CH_2\underset{R}{\underset{|}{C}H}\cdot + CH_2=\underset{R}{\underset{|}{C}H} \rightarrow R'CH_2\underset{R}{\underset{|}{C}H}—CH_2—\underset{R}{\underset{|}{C}H}\cdot \rightarrow \text{持续下去}$$

终止阶段

$$R'M_n\cdot + \cdot M_mR \rightarrow R'M_nM_mR$$

偶合反应

$$R'CH_2\underset{R}{\underset{|}{C}H}\cdot + \cdot\underset{R}{\underset{|}{H}C}—CH_2R' \rightarrow R'CH=\underset{R}{\underset{|}{C}H} + H_2\underset{R}{\underset{|}{C}}—CH_2R'$$

歧化反应

$$R'CH_2\underset{R}{\underset{|}{C}H}\cdot + CH_2=\underset{R}{\underset{|}{C}H} \rightarrow R'CH=\underset{R}{\underset{|}{C}H} + CH_3\underset{R}{\underset{|}{C}H}\cdot$$

转移反应

一项关于这些终止反应的研究揭示了支链和交联聚合物分子是如何得到的。

自由基聚合反应可被任何能与自由基反应的物质所阻止,结果降低了引发速度或提高了终止的速度。引发速度的下降会推迟聚合反应,终止速度的提高会使最终聚合物的聚合度或分子量降低。诸如氢醌、丁香油或大量的氧这样的物质会阻止或推迟聚合。少量的氢醌被用来保护甲基丙烯酸甲酯单体,防止其过早聚合,进而延长单体的有效期。

另一个重要的自由基聚合反应主要用于复合树脂修复材料的凝固。制造商用一个分子的双酚A与两个分子的甲基丙烯酸缩水甘油醇反应,制备出一种化合物,称作2,2-双[4-(2-羟基-3-甲基丙烯酰氧-丙氧基)-苯基]丙烷。已用Bis-GMA表示这种化合物。严格地讲,它不是单体,而是被称为齐聚物。简化的结构式见结构式Ⅳ。

诸如二甲基丙烯酸二缩三乙二醇酯这样的低分子量双官能单体被加入其中,以降低黏度,并用自由基来完成聚合。因为在Bis-GMA分子的每一端有反应性双键,加入的低分子量单体也是如此,因此最后将得到高度交联的聚合物。

复合树脂中用于引发反应的自由基是通过下面

$$CH_2=\underset{CH_3}{\underset{|}{C}}—\overset{O}{\overset{\|}{C}}—O—CH_2\underset{OH}{\underset{|}{C}H}—CH_2O—\langle\bigcirc\rangle—\overset{CH_3}{\underset{CH_3}{\overset{|}{\underset{|}{C}}}}—\langle\bigcirc\rangle—OCH_2\underset{OH}{\underset{|}{C}H}CH_2O—\overset{O}{\overset{\|}{C}}—\underset{CH_3}{\underset{|}{C}}=CH_2 \qquad \text{Ⅳ}$$

所示的两种方法之一来产生。

$$C_6H_5-\overset{O}{\overset{\|}{C}}-O-O-\overset{O}{\overset{\|}{C}}-C_6H_5 + CH_3-C_6H_4-N(CH_2CH_2OH)_2$$

过氧化苯甲酰 + 芳香叔胺 → 自由基

$$\text{(camphorquinone)} + CH_2=\overset{CH_3}{\overset{|}{C}}-\underset{\underset{O}{\|}}{C}-O-CH_2CH_2N(CH_3)_2$$

诸如樟脑醌这样的双酮 + 脂肪胺 + 可见光(460 nm) → 自由基

一些复合树脂含有二甲基丙烯酸聚氨酯类齐聚物,其结构式如下 V 所示。

$$CH_2=\overset{CH_3}{\overset{|}{C}}-\underset{\underset{O}{\|}}{C}-OCH_2CH_2O-\overset{O}{\overset{\|}{C}}-\underset{\underset{H}{|}}{N}-CH_2CH_2\overset{CH_3}{\overset{|}{C}H}-CH_2-\overset{CH_3}{\underset{CH_3}{\overset{|}{\underset{|}{C}}}}-CH_2-\underset{\underset{H}{|}}{N}-\overset{O}{\overset{\|}{C}}-O-CH_2CH_2-O-\overset{O}{\overset{\|}{C}}-\underset{\underset{CH_3}{|}}{C}=CH_2 \qquad V$$

用过氧化物－胺体系或对蓝色可见光敏感的双酮－胺体系产生自由基并完成聚合。

含有不饱和双键的单体或齐聚物的自由基聚合,并不能使所有的双键反应。术语转化率反映了发生反应的双键的百分率,根据情况,该值可从厌氧层的 35% 到材料内部的 80%。

光引发聚合已在牙科广为应用;研究表明,光引发聚合的转化率为 65% ~80%,而化学引发的转化率为 60% ~75%。用于黏固修复体的系统通常使用光引发和化学引发双重引发(双重固化),因为通常很难使材料区域接触充分的光线以获得最大的转化率,进而获得最大的强度。据报告,使用这些双重固化材料,最大转化率达 80%。

开环聚合 牙科中两种重要的开环聚合是环氧树脂和乙撑亚胺的反应。前者用于从橡胶印模中制作代型,后者用于聚醚橡胶印模材料的凝固反应中。用于环氧树脂系统的反应物是双官能环氧齐聚物和双官能胺,如下面简化的反应式所示:

$$\underset{\diagdown O \diagup}{H_2C-CH}-R-\underset{\diagdown O \diagup}{HC-CH_2} + H_2N-R'-NH_2 \rightarrow$$

$$\underset{\diagdown O \diagup}{H_2C-CH}-R-\underset{\underset{OH}{|}}{CH}-CH_2-\overset{H}{\overset{|}{N}}-R'-NH_2, etc. \rightarrow \text{聚合物}$$

$$CH_3-\underset{\underset{R}{|}}{CH}-R'-O-\left[\overset{R''}{\overset{|}{C}H}-(CH_2)\,n-O\right]_m\overset{R''}{\overset{|}{C}H}-(CH_2)\,n-O-R'-\underset{\underset{R}{|}}{HC}-CH_3 \qquad VI$$

聚醚共聚物

胺打开环,而且交联的结果形成坚硬的聚合物。水会影响凝固反应,因为它能与环氧化物反应。因此,琼脂和藻酸盐印模材料与这些代型材料不相容。聚醚齐聚物有如结构式 VI 所示的含氮三元环。该环可被氟硼酸锍催化剂所打开，然后聚合形成交联的橡胶。该齐聚物及其凝固反应将在第十二章印模材料中进一步讨论。

氢化硅烷化　加成反应的最后一项例子是下面反应式所示的端乙烯基硅氧烷与含氢硅氧烷的反应。在此反应中，铂催化剂攻击含氢二甲基硅氧烷上的氢，然后这一复合物与端乙烯基二甲基硅氧烷反应，形成交联的硅橡胶。用于外科乳胶手套硫化的化合物会影响硅氧烷的加成聚合，因此应避免接触。

$$CH_2{=}CH{-}\overset{CH_3}{\underset{CH_3}{|}}\!\!\!Si{-}O{-}\left[\overset{CH_3}{\underset{CH_3}{Si}}{-}O\right]_x{-}\overset{CH_3}{\underset{CH_3}{Si}}{-}CH{=}CH_2 + {-}\left[\overset{H}{\underset{CH_3}{Si}}{-}O\right]_y{\cdots}\left[\overset{CH_3}{\underset{CH_3}{Si}}{-}O\right]_z{-} + \text{Pt 催化剂} \rightarrow$$

端乙烯基硅氧烷　　　　含氢硅氧烷

$$\cdots\overset{CH_3}{\underset{CH_3}{Si}}{-}CH_2CH_2{-}\overset{CH_3}{\underset{O\,\vdots}{Si}}{-}\cdots,\text{etc.} \rightarrow \text{硅橡胶}$$

缩合聚合

缩合反应导致带有低分子量附产物的聚合。聚硫橡胶通过缩合反应而形成，大多数的一般反应是含有巯基（$-SH$）的低分子量多硫聚合物与二氧化铅间的反应，如下面简化的反应式：

$$HS{-}R{-}SH + PbO_2 \rightarrow HS{-}R{-}SS{-}R{-}SH + PbO + H_2O,\text{etc.}$$

$$HS{-}R{-}SH + PbO \rightarrow HS{-}R{-}S{-}Pb{-}S{-}R{-}SH + H_2O$$

$$HS{-}R{-}S{-}Pb{-}S{-}R{-}SH + S \rightarrow HS{-}R{-}SS{-}R{-}SH + PbS,\text{etc.} \rightarrow \text{橡胶}$$

水和硫化铅是该反应的副产物。巯基也位于链上，这样会发生交联。反应速度与$-SH$、PbO_2和H_2O成正比。也可以通过使用$Cu(OH)_2$来完成巯基的缩合反应，如下面简化的反应式所示：

$$HS{-}R{-}SH + Cu(OH)_2 \rightarrow HS{-}R{-}S{-}Cu{-}S{-}R{-}SH + H_2O$$

$$HS{-}R{-}S{-}Cu{-}S{-}R{-}SH \rightarrow CuS + HS{-}R{-}SS{-}R{-}SH,\text{etc.}$$

和

$$HS{-}R{-}SH + R'{-}OOH \rightarrow HS{-}R{-}SS{-}R + R'{-}OH + H_2O,\text{etc.}$$

$$H{-}\left[O{-}\overset{CH_3}{\underset{CH_3}{Si}}\right]_x{-}OH + CH_3CH_2O{-}\overset{OCH_2CH_3}{\underset{OCH_2CH_3}{Si}}{-}OCH_2CH_3 + \underset{\text{催化剂}}{\text{金属酯}} \rightarrow$$

端羟基硅氧烷　　　　正硅酸乙酯

$$H{-}\left[O{-}\overset{CH_3}{\underset{CH_3}{Si}}\right]{-}O{-}\overset{OCH_2CH_3}{\underset{OCH_2CH_3}{Si}}{-}OCH_2CH_3 + CH_3CH_2OH,\text{etc.} \rightarrow \text{交联的橡胶聚合物}$$

用 $Cu(OH)_2$ 进行聚合可避免 PbO_2 的深颜色以及用铁颜料对含 PbO_2 聚硫印模材料进行染色。

如果硅氧烷含有端羟基，则它们也可通过缩合反应而聚合，如上面的反应式。

已被使用过的金属酯有辛酸亚锡和二月桂酸二丁基锡。正硅酸乙酯被用作交联剂，且如果不与金属酯结合，则更为稳定。乙醇是反应副产物，它能从凝固橡胶中挥发出来，是缩合型硅橡胶凝固后体积收缩的重要原因之一。只有两个乙氧基的有机硅烷化合物可用来代替正硅酸乙酯，这样可减少副产物，进而减少凝固时的收缩。

聚合物酸被成功地用于牙科，以与诸如 Zn^{2+}、Ca^{2+} 或 Al^{3+} 的含水金属离子反应。丙烯酸和衣康酸在水中的共聚物以酸－碱反应形式与氧化锌反应，形成称为聚丙烯酸锌的水门汀：

$$\left[-CH_2-\underset{\underset{\underset{\underset{H}{|}}{O}}{\overset{|}{C=O}}}{\overset{\overset{H}{|}}{C}}-\right]_x\cdots\left[-CH_2-\underset{\underset{\underset{C=O\ (-OH)}{|}}{CH_2}}{\overset{\overset{C=O\ (-OH)}{|}}{C}}-\right]_y+ZnO\rightarrow$$

丙烯酸 结构单元　　依康酸 结构单元

或简化为：

$$-R-\overset{\overset{O}{\|}}{C}-OH+HO-\overset{\overset{O}{\|}}{C}-R'-+ZnO\rightarrow$$

$$-R-\overset{\overset{O}{\|}}{C}-O-Zn-O-\overset{\overset{O}{\|}}{C}-R'-,\text{etc.}$$

该共聚物酸也可冷冻干燥，然后加入到氧化锌粉剂中，使用时只需将粉剂与水混合即可。

丙烯酸和衣康酸共聚物的水溶液也能与硅酸铝玻璃粉发生类似的反应，形成玻璃离子体。使用的是该共聚物，而不是聚丙烯酸，因为衣康酸的存在能防止单用聚丙烯酸时观察到的水溶液稠化现象的出现。配方中也有酒石酸，以通过其双官能羧基的交联来提高凝固后水门汀的强度。

$$\begin{array}{c} HO-\overset{\overset{H}{|}}{C}-\overset{\overset{O}{\|}}{C}-OH \\ | \\ HO-\underset{\underset{H}{|}}{C}-\overset{\overset{O}{\|}}{C}-OH \end{array}$$

酒石酸

已经使用一种更强的二酸—马来酸来提高反应速度，从而使早期强度更大，以便在充填后就可抛光。

$$\begin{array}{c} HO-C-\overset{\overset{O}{\|}}{C}-OH \\ \| \\ HO-C-\overset{\overset{O}{\|}}{C}-OH \end{array}$$

马来酸

该共聚物酸首先与 Ca^{2+} 反应，然后与从玻璃粉溶出的 Al^{3+} 发生离子反应，形成金属酯。这种材料被称为离子体并被用作修复材料和水门汀。

称为复合体的材料结合了离子体反应与自由基聚合反应。含有遥爪甲基丙烯酸酯基的聚丙烯酸分子溶于含甲基丙烯酸β－羟乙酯和酒石酸的水中。粉剂含有玻璃粉和微胶囊化的过硫酸钾及抗坏血酸催化剂。在调和粉与液时，发生酸碱离子体反应并伴随自由基甲基丙烯酸酯聚合反应。

一些复合体由多功能有机酸与甲基丙烯酸β－羟乙酯反应而形成的一种化合物组成，这种化合物既能进行自由基反应，也能进行酸－碱反应。

因此，有树脂改良离子体型和离子体改良复合树脂型复合体之分。同样，一些产品通过化学和光引发及酸碱反应而聚合，这些产品称为三重固化材料。聚合酸基团数越多，材料就越像玻璃离子体，聚合酸基团数越少，材料就越像复合树脂。

$$\begin{array}{c} HO-\overset{\overset{O}{\|}}{C} \qquad\qquad\qquad\qquad \overset{\overset{O}{\|}}{C}-OH \\ CH-CH_2CH_2CH \\ HO-\underset{\underset{O}{\|}}{C} \qquad\qquad\qquad\qquad \underset{\underset{O}{\|}}{C}-OH \end{array} + 2\ \begin{array}{c} CH_3 \\ | \\ C=CH_2 \\ | \\ C=O \\ | \\ O \\ | \\ CH_2CH_2OH \end{array} \rightarrow$$

四功能基有机酸　　甲基丙烯酸β－羟乙酯

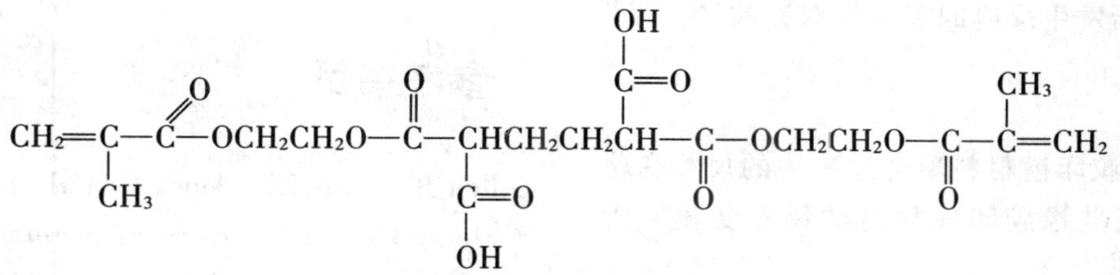

$$CH_2{=}C(CH_3){-}C({=}O){-}OCH_2CH_2O{-}C({=}O){-}CH(COOH)CH_2CH_2CH(COOH){-}C({=}O){-}OCH_2CH_2O{-}C({=}O){-}C(CH_3){=}CH_2$$

其他聚合物

大量的聚合物以完全聚合形式使用而不需牙科医生或技工人员进行任何聚合反应。聚异戊二烯有两种形式，即顺式和反式，两者都是橡胶。它们的结构如下所示：

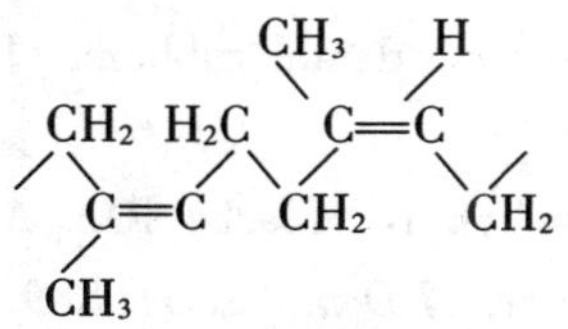

$$\cdots CH_2{-}C(CH_3){=}CH{-}CH_2{-}CH_2{-}C(CH_3){=}CH{-}CH_2 \cdots$$

顺式聚异戊二烯

$$\cdots CH_2{-}C(CH_3){=}CH{-}CH_2CH_2{-}C(CH_3){=}CH{-}CH_2 \cdots$$

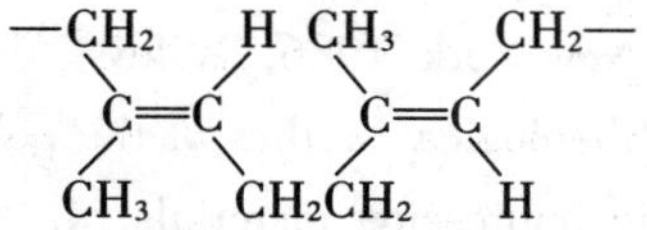

反式聚异戊二烯

注意，对于顺式，CH_3 和 H 位于同一侧，而对于反式，它们位于相对的两侧。顺式聚异戊二烯是通过硫化物或其他诸如过氧化物这样的化合物来硫化而交联的。在硫化状态下，它很柔软并被用于外科手套、修复过程中使用的橡皮障以及正畸矫治器用的橡皮圈。反式聚异戊二烯是硬性材料，它主要与氧化锌配制在一起（也加入一些蜡和硬脂酸锌），并且被用作根管尖，作为根管充填料的一部分。因为此应用，它被称为牙胶尖。

乙烯和醋酸乙烯的共聚物具有如下结构式：

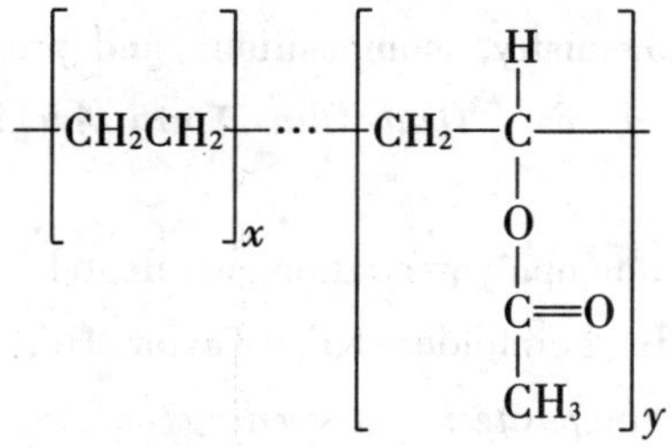

$$\left[CH_2CH_2 \right]_x \cdots \left[CH_2{-}CH(O{-}C({=}O){-}CH_3) \right]_y$$

含有 18% ~33% 醋酸乙烯的共聚物是完全聚合的固体片材，当加热到 90℃左右时并在牙科石膏模型上真空或手工成型，以制备体育用口腔保护器。醋酸乙烯含量越高，共聚物就越软。制造商使用自由基聚合方法来生产聚合物，然后再压制成片材。在牙科加工成口腔保护器的过程中未发生聚合反应，它们是作为热塑性塑料而加工的。

问题精选

问题 1

制造商列出两个聚甲基丙烯酸甲酯试样的纯度均为 100%，而且这也是事实，但其中一个试样的软化温度明显地低于另一个，为什么？

答案

这两个试样可能具有不同的平均分子量、不同的分子量分布或不同的空间结构(线型、支链或交联)。

问题 2

用于制作体育用口腔保护器的两个乙烯－醋酸乙烯共聚物试样的硬度和刚性在体温下差异较大，造成这种差异最可能的原因是什么？

答案

可能是试样中乙烯与醋酸乙烯的比例不同，含有更多醋酸乙烯的试样更软且刚性更低。也有可能是平均分子量或其分布不同。

问题 3

加热两种义齿基托聚甲基丙烯酸甲酯产品，发现一个试样最终软化并流动了，另一个不熔化但最后分解了。这些现象的最可能的原因是什么？

答案

前一个聚甲基丙烯酸甲酯试样最有可能是线型聚合物，因此是热塑性的，而第二个是交联聚甲基丙烯酸甲酯，它不是热塑性的。

问题 4

一项实验确定了聚甲基丙烯酸甲酯材料的聚合度，并用此来计算转化率。这一方法能得到正确结果吗？

答案

不能。聚合度是指聚合物分子中单体单元的数量，而转化率是指发生反应的碳－碳双键数量。

问题 5

缩合型硅橡胶印模材料聚合过程中的尺寸变化明显大于加成型硅橡胶印模材料的尺寸变化，为什么？

答案

在缩合型硅橡胶聚合及化学键重排过程中，释放出副产物乙醇，但在加成型硅橡胶聚合过程中，一个硅橡胶聚合物上的氢加成到另一个硅橡胶聚合物上的碳双键上，无副产物形成。

问题 6

聚异戊二烯有两种形式，一种具有高弹性，另一种为脆性，为什么？

答案

顺式空间结构特点是甲基和氢位于碳双键的同一侧，这一结构的分子间吸引力小于反式的，反式的甲基和氢与碳双键相对。

问题 7

在玻璃离子体修复中，衣康酸、酒石酸、马来酸其作用各是什么？

答案

(1) 衣康酸用于与丙烯酸一起来制备共聚物，这可以通过影响聚合物链之间的吸引力而防止水溶液在贮存过程中变得更稠。

(2)酒石酸具有两个作用，即产生交联和改进强度。

(3)凝固反应中先是与 Ca^{2+} 反应，然后与 Al^{3+} 反应，这些反应需要数天时间才能完成。对玻璃离子体修复体的最终磨光不应在充填时进行。加入的也是双官能的更强的马来酸，能加快凝固并允许充填当天对修复体进行磨光。

问题 8

为什么环氧树脂代型材料不能与藻酸盐印模同用，而可以与加成型硅橡胶印模同用？

答案

环氧基很具活性，它能与藻酸盐印模中的水分反应，从而影响了它与胺的反应。加成型硅橡胶印模是一种高度交联的橡胶，不含有影响环氧树脂与胺反应的分子。

参考书目

Allen JG, Dart EC, Jones E et al: Photochemistry. In Jones DG: *ICI Corporate Laboratory, Chemistry and Industry*, no 3, p 79, Feb 7, 1976, p 86.

Asmussen E: NMR—analysis of monomers in restorative resins, *Acta Odontol Scand* 33: 129, 1975.

Braden M: Characterization of the setting process in dental polysulfide rubbers, *J Dent Res* 45: 1065, 1966.

Braden M, Elliott JC: Characterization of the setting process of silicone dental rubbers, J Dent Res 45: 1016, 1966.

Braden M, Causton B, Clarke RL: A polyether impression rubber, *J Dent Res* 51: 889, 1972.

Brauer GM, Antonucci JM: Dental a pplications. In *Encyclopedia of polymer science and engineering*, vol 4, ed 2, New York, 1986, Wiley.

Cook WD: Rheological studies of the polymerization of elastomeric impression materials. I. Network structure of the set state, *J Biomed Mater Res* 16: 315, 1982.

Cook WD: Rheological studies of the polymer-ization of elastomeric impression materials. II. Viscosity measurements, *J Biomed Mater Res* 16: 331, 1982.

Cook WD: Rheological studies of the polymerization of elastomeric impression materials. III. Dynamic stress relaxation modulus, *J Biomed Mater Res* 16: 345, 1982.

Cook WD: Photopolymerization kinetics of dimethacrylates using camphoroquinone amine initiator system, *Polymer* 33: 600, 1992.

Craig RG: Chemistry, composition, and properties of composite resins, *Dent Clin North Am* 25: 219, 1981.

Craig RG: Photopolymerization of dental composite systems. In Leinfelder KF, Taylor DF, editors: *Posterior composites: Proceedings of the International Symposium on Posterior Composite Resins*, Chapel Hill, NC, 1984, Taylor DF.

Dart AN, Jacobsen PH: Conversion of dual cure luting cements, J Oral Rehabi1 22: 43, 1995.

Harashima I, Nomata T, Hirasawa T: Degree of conversion of dual cured composite luting agents, *Dent Mater* 10: 8, 1991.

Higashi S, Yasuda S, Horie K et al: Studies on rubber base impression materials. Discussions on the setting mechanism of polysulfide rubber as the dental impression material, chiefly viewed from variations of viscosity and molecular weight, J Nihon Univ Sch Dent 13: 33, 1971.

Joos RW, McCue EC, Nachtsheim HG: Polymerization kinetics of two paste resin composites, *Int Assoc Dent Res Program and Abstracts* 160, 1971.

Kitian RJ: The application of photochemistry to dental materials. In Gebelein CG, Koblitz FF, editors: *Polymer science and technology*, vol 14, Biochemical and dental applications of polymers, New York, 1981, Plenum.

McCabe JR, Wilson HJ: Addition curing silicone rubber impression materials, *Br DentJ* 145: 17, 1978.

Phillips D: Polymer photochemistry. In Bryce Smith D, editor: *Photochemistry*, vol 1, London, 1970, The Chemical Society, Burlington House.

Ruyter IE: Monomer systems and polymerization. In VanherIe G, Smith DC, eds: *International Symposium on Posterior Composite Resin Dental Restorative Materials*, Peter Szulc Publ 6: 109, Netherlands, 1985.

Ullmann's Encyclopedia of Industrial Chemistry, ed 6, 2000, Chapter 6. 1. 2 Elastomers, electronic release.

Williams JR, Craig RG: Physical properties; of addition silicones as a function of composition, *J Oral Rehabil* 15: 639, 1988.

第八章　预防材料

Joseph B. Dennison 及 *Robert G. Craig*

自从证明氟可增强牙釉质抵抗体内脱矿作用和抗活性龋坏发展而作为化学治疗方法以来，预防已成为临床修复牙科学的基础。第一个预防方法是向城市供水中加入低剂量的氟化物，以确保在人体早期牙齿结构形成时系统地摄入氟。在那些饮水未被氟化地区，氟化物也可作为饮食补充而系统地提供，以预防龋病。对于那些已经有系统地摄入氟但仍有龋病高发危险的患者，已研制出各种局部氟应用方法来提高防龋效果，如牙膏、漱口水、氟凝胶及涂膜。为了有效地应用氟离子并使其被釉质表面所吸收，必须使用某种载体以携载合适浓度的活性成分并使其附着在牙齿表面。它还必须附着足够长时间，即临床应用时间，以获得高的牙齿吸收率。载体必须是无毒的，并且在治疗完成后容易从口腔中除去。通过全身和局部氟化物应用，在过去的 50 年中光滑表面龋的流行已大为减少。后牙殆面窝沟及点隙处不易摄入氟，因为其表面结构形态呈不规则形，且食物有机会滞留并引发龋坏。这些表面可通过应用黏结性树脂涂膜使不规则形态变得光滑，并塑造出不易滞留食物的光滑表面，从而不易发生龋坏。

化学治疗剂

牙膏

牙膏（图 8－1）的主要功能是提高暴露牙齿表面的清洁度并去除因唾液沉积和食物咀嚼而形成的菌斑及食物碎屑。作为第二项功能，牙膏可作为氟化物、去垢剂、摩擦剂及增白剂的载体，以增强已萌出牙齿的质量和美观度。牙膏的使用量不断地在增长，是全世界家庭卫生护理中具有活力的部分，已形成数十亿美元的产业。一名执业牙科医生应当对大多数牙膏的成分及其治疗方面的价值有充分的了解，如果需要，可根据一般需要及特定需要向患者推荐它们。

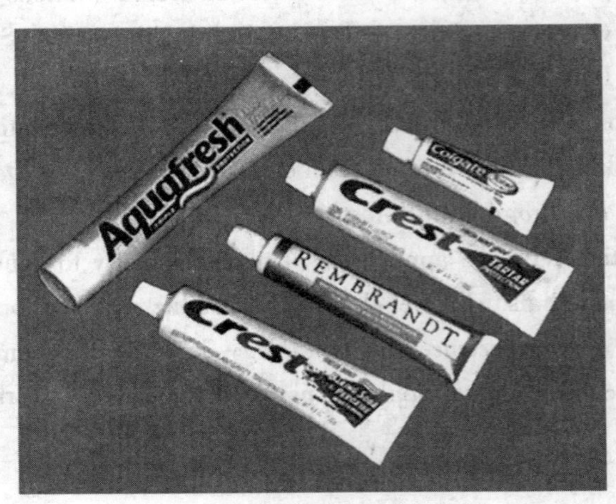

图 8－1　含有各种活性成分的牙膏，活性成分包括增白剂、牙垢控制剂、整体保护剂和碳酸氢钠

大多数牙膏的一般组成包括如下：

• 胶体结合剂　该成分用作大多活性成分的载体。海藻酸钠或甲基纤维素能增稠载体并防止各成分在软管内贮存时相互分离。

• 保湿剂　例如甘油，它用于稳定组成，减少因蒸发而导致的水分丢失。

• 防腐剂　防腐剂用于阻止细菌在材料内生长。

• 矫味剂　加入薄荷油、冬青油及肉桂油可提高对消费者的吸引力并矫正口腔不良气味。

• 摩擦剂　所有牙膏均加有摩擦剂，有助于去除大量的菌斑、黏附的染色剂及结石沉积物。可使用不同剂量的焦磷酸钙、磷酸二钙、碳酸钙、水合二氧化硅和二碳酸钠达到此效果（图 8－2）。

• 去垢剂　例如月桂磺酸钠，用于降低表面张力，促进牙齿表面碎屑的去除。

• 治疗剂　北美和欧洲销售的大多数牙膏加有治疗剂。已经证明，使用氟化锡易于氟离子被吸收，进而在龋坏的开始阶段增强了氟磷灰石的抗脱矿能力。

• 其他化学物质　加入少量的其他成分来减轻软管的腐蚀、稳定稠度及赋予悦目的色泽。在糊剂中加入少量的过氧化物，据市场宣传声称，它们可去除先天性牙齿变色并改进美观。

从材料角度来看，摩擦性能是牙膏的最重要的性能之一。摩擦是一项非常重要的功能性性能，在口

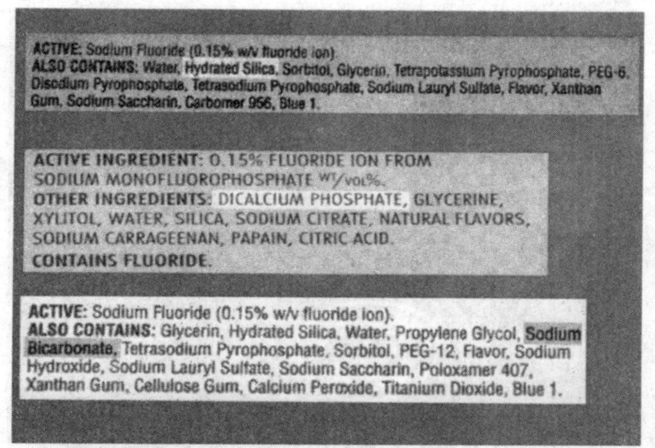

图 8-2　各种牙膏标签上着重说明了各自使用的摩擦材料;(上)水合二氧化硅,(中)磷酸二钙,(下)二碳酸钠

腔环境中具有广泛的破坏性效应。刷牙可在口腔区域内造成三体磨损，而在正常情况下并不承受这种类型的应力。刷毛是其中一体,因为它磨过牙龈萎缩后牙齿根部较软的牙本质表面,牙膏成为第三体,它以摩擦颗粒介入其中。

已经用两种不同方法测定了牙膏的摩擦性。一种方法使用放射活性表面作为基质，通过测定摩擦后磨损下来的材料的放射活性来确定物质的损失量。第二种方法使用轮廓仪测定磨刷试验前和之后的基质表面形貌,通过比较来确定基质的磨失量。研究已大体证实，各种放射示踪剂方法是相似的且更为可靠。ADA、英国标准局和 ISO 已对测试摩擦性的试验进行了标准化，它们之间在方法学上略有差异。与磨损增加有关的因素有较大的颗粒尺寸、更为不规则的颗粒形状、更硬的颗粒矿物组成、在给定体积的牙膏中颗粒的含量以及刷毛的硬度。图 8-3 显示了普通市售牙膏中加入的各种摩擦剂颗粒大小及形状。

在各种牙膏中添加有化学添加剂以控制牙垢形成、降低龋病危险和增白牙齿表面。近年来有一类新牙膏上市，它们可控制牙结石沉积 (图 8-4)。这些牙膏加有焦磷酸四钠或四钾，它能抑制羟基磷灰石晶体生长。它们在减少牙结石沉积和控制牙周问题方面的效果已有充分的证明，但它们确实有些副作用,这影响了某些人的使用。它们产生略呈碱性的环境,作为其反应性预防机制的一部分,这也会导致诸如烧灼感、组织脱皮、红斑、溃疡或迁徙性舌炎这样的软组织敏感反应。因为焦磷酸盐有苦味,这样的牙膏也含有较高浓度的矫味剂和去垢剂，后两者可增

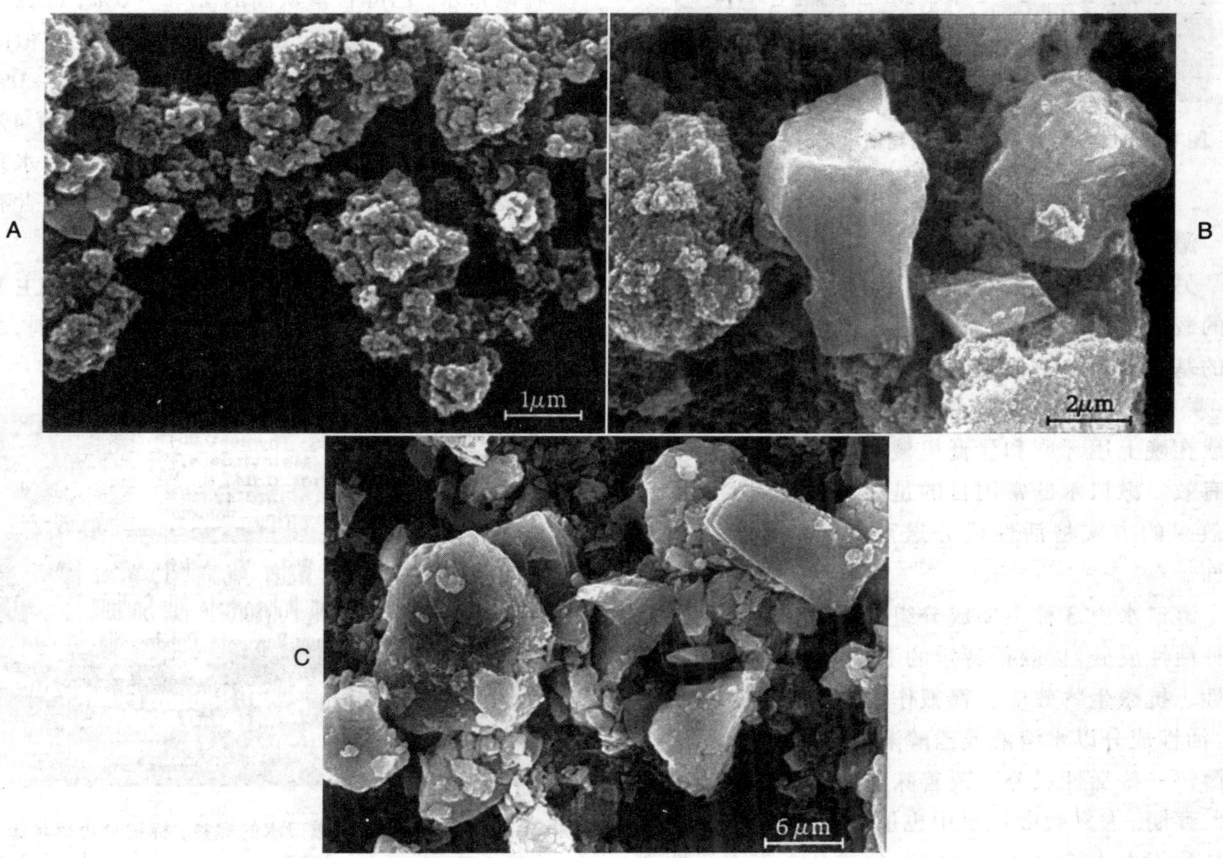

图 8-3　市售牙膏中加入的摩擦剂颗粒的扫描电镜照片。A. 水合二氧化硅;B. 碳酸钙; C. 磷酸二钙

加组织副反应发生的可能性。牙膏中氟化物的浓度在 0.025%～0.15% 范围内，不同品牌产品的差异很大。含氟牙膏预防龋齿的有效性程度取决于氟化物浓度。处方牙膏的氟化物浓度可达 0.5% 左右，用于有龋高发危险患者的专业控制预防过程中（图 8－5）。基于低含量过氧化物配方的漂白牙膏也可购得，为美观目的而增白牙齿。每天使用可有效增白牙齿。

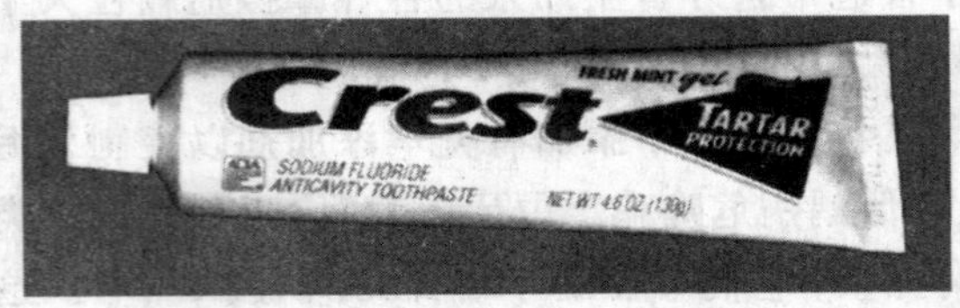

图 8－4　典型的抗牙垢牙膏，含有标签所标的成分，包括几种焦磷酸盐

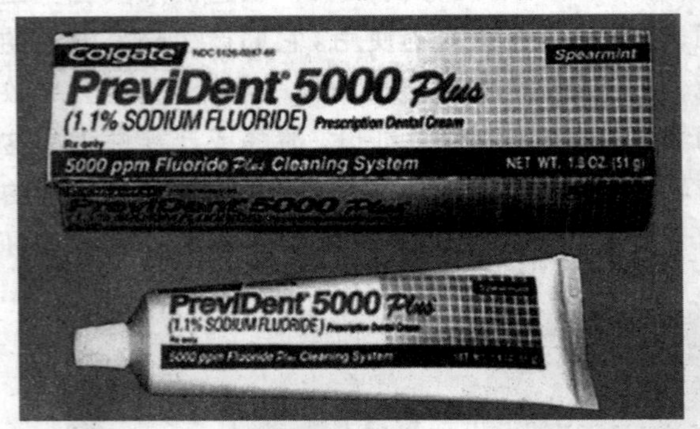

图 8－5　目前处方药管理的高氟含量牙膏(1.1%)

漱口水

另一个能将活性成分有效地送至牙齿和牙龈表面的载体是漱口水。漱口水是一种液体溶液，基于常规的基本原理，它作为洗剂来应用，以改善口腔卫生、美观和呼出的气味（图 8－6）。漱口水在早晨应用或在晚上用牙刷和牙膏机械清洁牙齿表面后应用最有效。漱口水的常用目的是以一种能产生最大治疗效果的方式将活性成分送至清洁的牙齿或组织表面。

漱口水由 3 种主要成分组成。可选择性地加入一种活性成分，以获得特定的卫生护理作用，如抗龋活性、抗微生物效应、释氟作用或降低菌斑黏附作用。活性成分以水溶液或乙醇溶液形式应用。乙醇用来溶解一些活性成分、改善味道及作为防腐剂来延长贮存期。大多数漱口水中也加有表面活性剂，有助于从牙齿上去除残渣并溶解其他成分。表面活性剂可以是非离子型嵌段共聚物、像硫酸月桂钠那样的

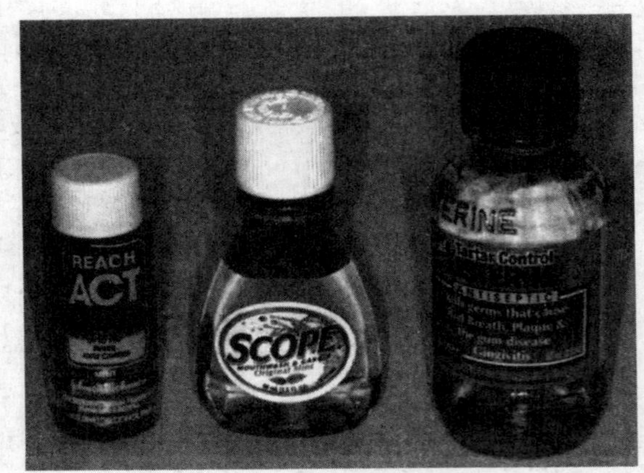

图 8－6　各种类型商品漱口水

阳离子化合物或具有抗菌性能的阳离子化合物，如十六烷吡啶氯化物。加入矫味剂可使口腔清新，这些矫味剂包括桉油精、薄荷醇、麝香草酚及水杨酸甲酯。在配制漱口水时，防止添加能降低活性成分主要作用的添加剂是极为关键的。

在评价漱口水时应考虑的两个因素是其酸性和最终溶液中乙醇含量。在测定的英国 12 种专利漱口水中，大多数为酸性，pH 值为 3.4～6.6，一种几乎为中性（pH 6.9），另一种为碱性（pH 8.3）。对于同一种漱口水，乙醇含量从高的 27%～0%，酸性与乙醇含量间没有相关性。在测定美国市场上类似的一组漱口水中，乙醇含量范围相似，也在 27%～0% 范围内（图 8－7）。与含酒精饮料相比，啤酒含有 4% 左右、红酒含有 11% 左右的乙醇。虽然这些漱口水并不像含酒精饮料那样被喝下，还应避免因使用含有这样高的乙醇含量所致的局部效应。

具有主动治疗作用的漱口水所含的两种主要活性成分是氯乙啶和氟化物。氯乙啶是强抗菌剂，主要

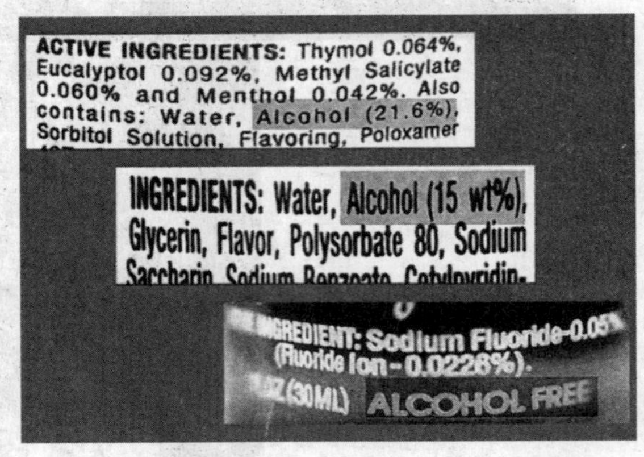

图 8－7　图 8－6 所示漱口水的标签，标记处为每种漱口水的乙醇含量：Listerine(顶部) 21.6%；Scope(中间) 15%；ACT(底部)0%

用于软组织和牙龈感染的患者，如牙龈炎或牙周炎（图 8-8）。可接受的浓度在 0.1% 和 0.2% 之间。当将氯乙啶葡萄糖酸盐用作术前洗剂时，它可以减少与牙科手术有关的气溶胶。它也能有效降低与牙周病有关的软组织炎症，但是患者的可接受性因其有相当苦味和易于使牙齿表面染色而受到影响。

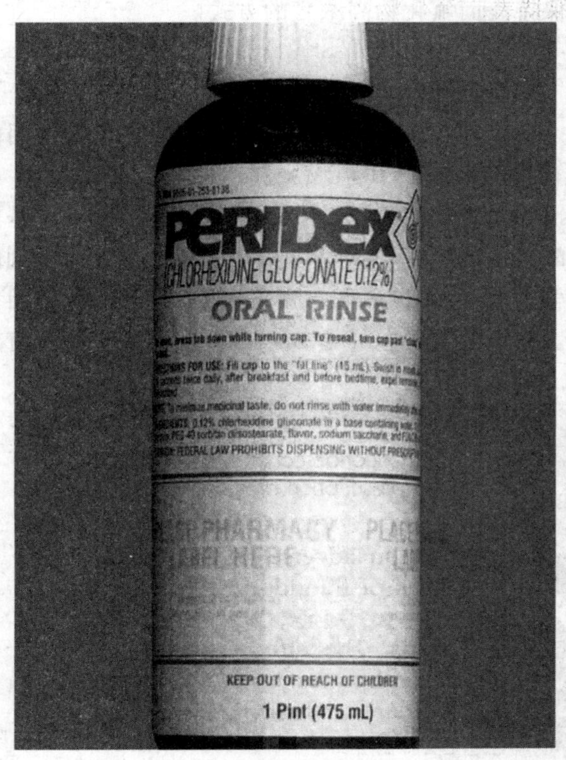

图 8-8 氯乙啶抗菌口腔洗剂的标准溶液(Peridex)

已经证实氟化物漱口水具有抗菌作用。这种作用似乎源于两步反应。首先，一层氟化钙样材料沉积在暴露的牙齿表面。最终这个表面层被吸收，其下的矿物结构从羟基磷灰石转化为氟磷灰石，后者更坚硬且更耐脱矿作用。研究发现，氟的摄入取决于浓度，0.2% NaF 的摄入量比 0.05% 的大。氟摄入也具有时间依赖性，更长的接触时间能产生更大的治疗效果。

漱口水对修复材料也有影响。乙醇含量较高的漱口水可使诸如复合树脂、复合体及封闭剂这样的树脂材料表面软化。虽然软化作用在光固化树脂材料上更为明显，但在技工室加工用复合树脂中也可见到这种软化作用，表现在吸水率增加。已发现一种广泛使用的洗剂也会产生残留染色作用，它也含有丁香油。氯乙啶的染色效应取决于其浓度，所以必须确定有效的中等程度的浓度，该浓度只产生最小的染色。

常规用漱口水还存在毒性或生物相容性问题，特别是那些乙醇含量高的漱口水。致癌危险似乎随着接触时间和使用频率的增加而增加。危险因素与含酒精饮料摄入的增加所得结果相似。虽然各种临床研究结果不一致，只有当漱口水的乙醇含量较高且使用过度时，似乎才存在相关性。

氟化物涂膜

含氟涂膜为高发生龋患者提供了另外一种牙齿表面局部释氟的方式。在欧洲，为了该目的，研究已经使这一材料的使用成为常规。然而，FDA 已经拒绝批准这些材料作为抗龋发生剂应用，而是批准它们作为修复体下的窝洞涂膜来使用，以及用于伴有牙龈退缩的过敏牙齿根面的应用。常规局部应用的有 3 种产品，它们通常在洁牙之后应用。这 3 种产品中的 2 种含有 5% 的氟化钠（2.26% F^- 或 22 600ppm），另一种含有 1 的二氟硅烷（0.1% 的 F^- 或 1 000ppm）（图 8-9）。氟化物溶于有机溶剂中，涂在牙齿后溶剂挥发，或因接触湿气而凝固，在暴露的牙齿表面留下该材料的薄层薄膜。氟化物涂膜的作用机制与上述氟化物漱口水相似，氟化钙沉积在牙齿表面，然后通过再矿化反应形成氟磷灰石。

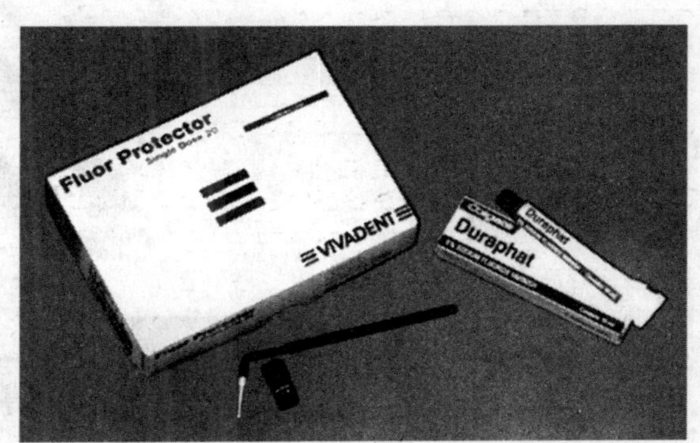

图 8-9 专业用含氟窝洞涂膜材料，软管包装(Duraphat)或单剂量溶液(Fluor Protector)

涂膜应用模式的一个优点是活性氟化物成分与牙齿表面更长时间的接触。不像漱口水那样以秒来计算，涂膜在磨掉前可在牙齿表面存在数小时。临床试用已经证明涂膜在处理有龋坏危险的少儿时的有效性，据报导，龋发生率下降高达 70%。这种类型材料的另一个潜在的应用是老年人根面龋的预防，根面龋发生危险随年龄增加而增加。每半年应用 1 次氟化物涂膜似乎可产生最佳的效果。使用窝洞涂膜的唯一的不利方面是有一点苦味，但这是短暂的，并使牙齿变色，但持续时间不到24h。有必要进行更多的研究来充分证明在中等至高龋发危险的特定临床情况下使用这些材料的价值。

窝沟及点隙封闭剂

恒牙殆面的窝沟及点隙特别容易发生龋坏，在这些部位应用氟化物防龋收效甚微。殆面的窝沟及点隙易于发生龋坏是与各个窝沟或点隙的物理大小及形状有关，这些窝沟及点隙可为微生物提供栖息场所并妨碍口腔自洁作用。典型裂隙形状的断面观见图8－10，可以从宽的V形到底大口小的瓶颈形。

1965年出现了一种称为殆面封闭的技术。这一技术使用甲基－2－氰基丙烯酸酯，将其与聚甲基丙烯酸甲酯及无机填料混合，然后充填入窝沟及点隙内。接触湿气后氰基丙烯酸酯发生聚合。从那时起，封闭剂体系已有Bis-GMA树脂（通过化学方式或可见光聚合）、含有无机氟化物的聚氨酯封闭剂及玻璃离子体封闭剂。使用能够缓慢释放氟离子的封闭剂材料，已成为一种比常用的局部凝胶处理能更长时间保持表面氟化物高浓度的方式。

树脂封闭剂

尽管现在仍有一些自凝固化产品，但最常用的封闭剂是基于Bis-GMA树脂的光固化材料。Bis-GMA的全称为2,2－双[4(2－羟基－3－甲基丙烯酰氧－丙氧基)－苯基]丙烷。Bis-GMA封闭剂的化学与第七章和第九章所介绍的复合树脂是相同的。它们的主要差异是Bis-GMA封闭剂必须具有足

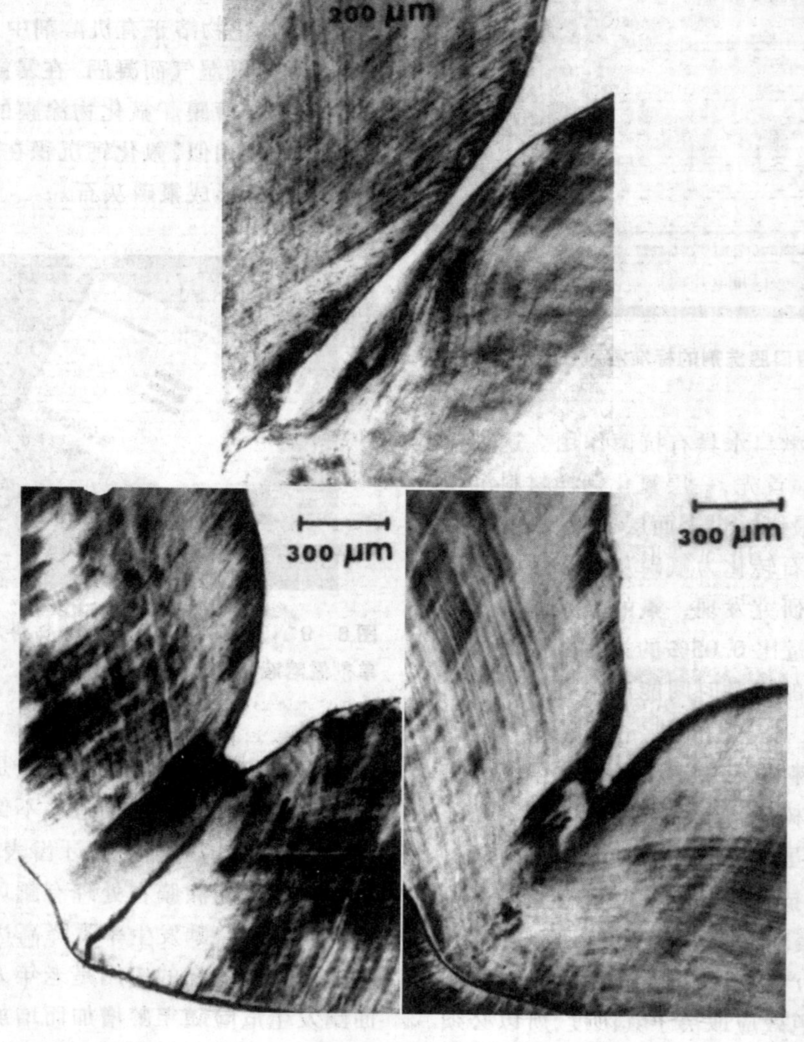

图8－10 说明点隙形状的牙齿切片

（引自 Gwinnett AJ: J Am Soc Prevent Dent 3: 21, 1973.）

够的流动性以渗入窝沟、点隙及釉质酸蚀过的表面，以便为封闭剂提供固位力。3份黏稠的Bis-GMA与1份诸如甲基丙烯酸甲酯或双甲基丙烯酸二缩三乙二醇酯这样的稀释剂混合，得到合适的低黏度封闭剂。一种类似的替代齐聚物是二甲基丙烯酸聚氨酯。某些材料由这两种基质树脂混合配制而成。为使材料具有足够的刚性和改善其耐磨性，可加入熔融二氧化硅填料或硅烷处理过的无机玻璃填料，形成低黏度复合树脂材料。

光固化封闭剂　今天，大多数封闭剂是光固化的，是由双酮及脂肪叔胺所引发。关于复合树脂完整的化学反应已在第七章中介绍。Bis-GMA光固化封闭剂包装在不透光的小瓶内，并且有效期在12个月内。使用合适的工具将封闭剂涂布于窝沟及点隙处，当需要聚合时，将光源的出光口放置在离封闭剂表面1~2mm处，光照固化20s。封闭剂应涂得很薄，在最短的固化时间内也能获得充分的固化深度，对于不透光材料甚至也是如此。应用光固化封闭剂的优点是操作者可完全控制工作时间，并与患者的行为结合起来。当封闭剂应用于年龄很小的患者或相互合作成问题时，这样的控制特别有用。

自凝封闭剂　第一代化学引发Bis-GMA封闭剂是通过有机胺促进剂来聚合的，市售的自凝封闭剂仍可得到。这种材料以双组份包装：一个组份含有Bis-GMA树脂和过氧化苯甲酰引发剂，另一个组份含有Bis-GMA树脂和5%的有机胺促进剂。挤出数滴黏稠的两组份于合适的调和面上（如小的调和凹皿、纸垫），充分混合后，将它们直接涂于牙齿表面。聚合过程是一种自由基形成引发的加聚反应，但其交联程度比复合树脂修复材料要低一些。该反应是放热的，但其临床影响很小，因为涂布材料的体积很有限。所有材料的反应速率对温度敏感，材料在口腔温度下比在调和垫表面凝固更快(典型地为3~5min)。因为用量通常很少，调和时应注意将所有成分充分混匀并且注意动作轻微，以减少空气的卷入。在调和及充填过程中卷入空气可导致材料表面出现气孔，气孔可使材料表面变色并积存菌斑。为确保最佳的渗透，应在调和后立即涂布自凝封闭剂。涂布不及时可影响聚合反应并诱导黏接失败。

空气对聚合的阻聚作用　在聚合过程中材料表面有一层空气阻聚层，其厚度因不同的产品而不同。必须涂布足够的材料以完全覆盖所有的窝沟和点隙，且厚度足以确保在去除表面发黏层后材料是完全聚合的。这种未聚合的表面化学活性层被认为是潜在的生物毒性来源。树脂基质的反应原料之一是双酚A(BPA)，由于它的化学结构类似于雌激素，因而近来认为它有雌激素活性。唾液中测定的BPA具有时间依赖性并取决于特定的材料。对于一些材料，在涂布封闭剂后可立即测定到少量BPA，但在涂布1h或24h后并不能测定到。固化后应尽快去除表面未固化层，可使用棉签或装在旋转手机上的橡皮杯蘸浮石粉打磨糊来去除，这种方法比揩拭或冲洗更为有效。在涂布过程中过早地污染及过早地施加咬合力会影响凝固，并影响其强度和临床耐久性。

封闭剂的性能　关于封闭剂的物理性能的报告很少，因为用这样低黏度的材料制备试样是困难的。性能与临床应用之间的关系比其他大多数修复材料更具不确定性。不含填料的封闭剂的典型性能列于表8－1。通过加入40%重量左右的细分散填料(如在复合树脂体系内那样)，除了拉伸强度外，所有其他性能均得到改善。通常通过直径压缩的方法测定材料的拉伸强度，因此在试样破坏前的大变形会影响数据的可靠性。材料的弹性模量得到明显改善，刚性的增加使得材料在咬合应力下不易发生变形。加入填料也希望能改善材料的耐磨性能，并使材料在临床检查时更易可见(图8－11)。

表8－1　Bis-GMA树脂封闭剂的物理性能

性能	无填料，胺促进材料	有填料，胺促进材料
压缩强度(MPa)	130	170
拉伸强度(MPa)	24	31
弹性模量(GPa)	2.1	5.2
努氏硬度(kg/mm^2)	20	25
7天吸水值(mg/cm^2)	2.0	1.3

一端封闭的毛细管内的渗透试验研究表明，如果材料具有高渗透系数，它更容易与牙釉质形成紧密接触，该毛细管与窝沟和点隙有些相似。当封闭剂具有高表面张力、良好的润湿性及低黏度时，可获得最佳的渗透，这样材料可在釉质表面容易地流动。表面润湿性可通过液滴在釉质表面的接触角来表示。容易扩散液滴的接触角较小，表明表面有良好的润湿性，最易形成牢固的黏结。封闭剂在酸蚀造成的粗糙的釉质表面润湿、渗透所形成的树脂突是封闭剂在釉质表面形成固位力的黏结机制。封闭剂黏结的功能持久性与聚合初期收缩诱发的应力、冷热循环、咬合力下的弯曲变形、吸水性及磨损有关，完全失败

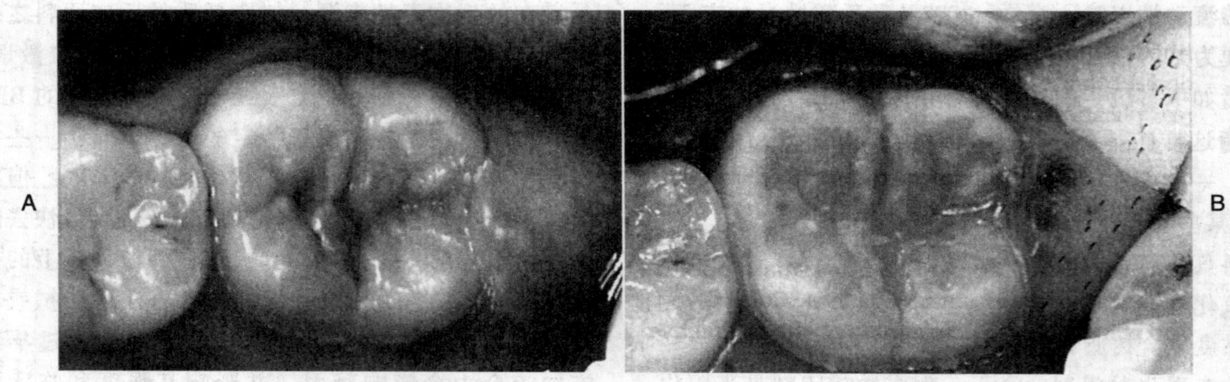

图 8－11　典型的有染色的窝沟但无龋坏的磨牙。A. 封闭前；B. 用原色封闭剂封闭后

的临床表现为材料的临床脱落。

封闭剂材料具有各种性能，卫生保健提供者应细心地选择。正如前面阐述的那样，有含填料的封闭剂，它在性能上更像复合树脂，还有无填料的封闭剂，它是纯树脂材料。目前大多数材料是光固化的，而不是自凝固化的，因为前者应用起来更容易，速度更快。有牙齿颜色或透明状树脂产品，该产品在牙面上具有很自然的色彩，也有不透明或带色的产品，这种产品使复查起来更容易（图 8－12）。越来越多的封闭剂具有缓释氟效果，已在离体水溶液中印证了许多产品具有这一性能。氟的释放在涂布后最初的 24h 达到最大，然后逐渐降至一较低的维持水平，该水平足以或不足以提供更长的临床防龋作用。

临床研究　许多临床研究报告了 Bis-GMA 体系的应用。在较早的关于在新萌出牙上使用封闭剂的有效性的研究中，5 年后光固化封闭剂呈现出 42% 的保留率，龋齿降低率为 35%。在一项类似的研究中，含填料的封闭剂 4 年后的涂膜保留率为 53%，龋齿降低率为 54%。结果包括一种凝固更快的不含填料的封闭剂，其渗透性非常好，3 年后的涂膜保留率为 80%，龋齿降低率为 69%。已发表的关于封闭剂有效性最长时间的研究为一项对自凝不含填料封闭剂的 15 年观察，结果表明，涂膜完全保留率为 27.6%，部分保留率为 35.4%。

在配对比较中，处理的第一磨牙的龋补牙面数（dfs）为 31.3，而未处理的对照组的龋补牙面数为 82.8。在最近的一项为期 4 年的研究中，比较了一种释氟性封闭剂和一种不释氟的封闭剂，释氟性封闭剂的涂膜保留率为 91%（涂膜完全保留率为 77%，部分保留率为 14%），不释氟性封闭剂的涂膜保留率为 95%（涂膜完全保留率为 89%，部分保留率为 6%）。虽然释氟性封闭剂的保留率略低，但两组的龋发生率是相同的（10%）。在一项私人执业的研究中，两种较新的含氟树脂的 2 年涂膜保留率超过 90%，试验牙齿未发现有龋坏。在一项对每 6 个月复查时缺损封闭剂表面再处理的持续研究中，所有牙齿 5 年内均无龋坏。6 个月时的再处理率为最高（18%），然后随时间延长而降低，在每个复查期至少有 2 个牙齿（大约 4%）需要重新涂封闭剂。

几乎所有的研究表明，在封闭剂保留率和防龋效果间存在直接的相关关系。因此，研制与釉质结合牢固、耐咬合磨损且容易涂布而表面污染机会最小

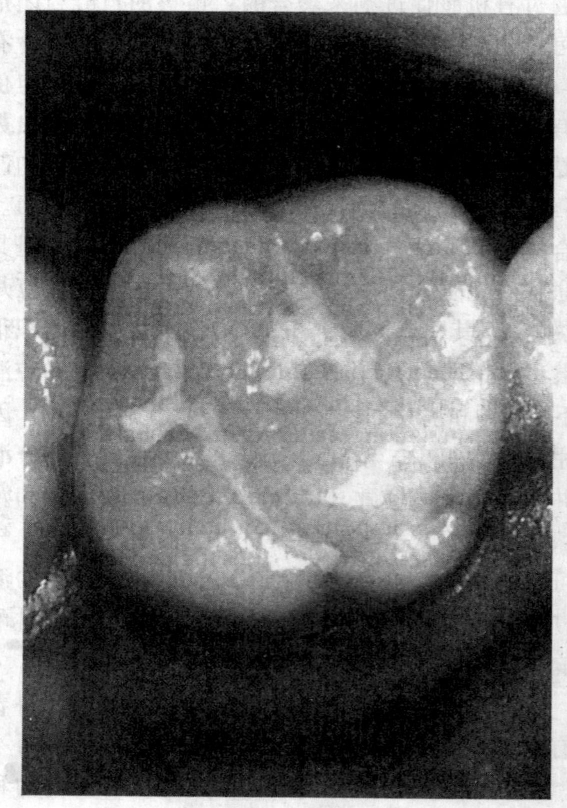

图 8－12　用不透明封闭剂封闭的上颌磨牙，已使用了 5年

的封闭剂是重要的。目前的证据表明，在窝沟和点隙很明显且易于积存食物的殆面和那些已证明易于发生窝沟和点隙龋坏的患者上应用封闭剂效果最好。

封闭剂的操作　封闭剂的操作特性取决于材料的组成和其涂布表面的性质。对这两方面进行最佳制备会使封闭剂与牙齿釉质形成紧密的结合和严密的封闭，防止口腔液体和食物残渣的侵入，并能使材料长期在位。

釉质表面的预备　任何封闭剂向点隙底部的渗入是重要的。通过酸蚀，封闭剂在釉质上的润湿性得到改善，一些学者建议用含有硅烷的挥发性溶剂来预处理釉质。充填窝沟的问题是现实存在的，在窝沟的底部常常卷入空气，或有食物残渣积存，妨碍了封闭剂在窝沟内的完全充满，如图 8－13 所示。为获得最佳结果，控制封闭剂的黏稠度是重要的。黏稠度决定了树脂向酸蚀过牙釉质的渗入，以使封闭剂形成充分的固位。如图 8－14 所示，封闭剂渗入深度达 25～50μm，形成树脂突。

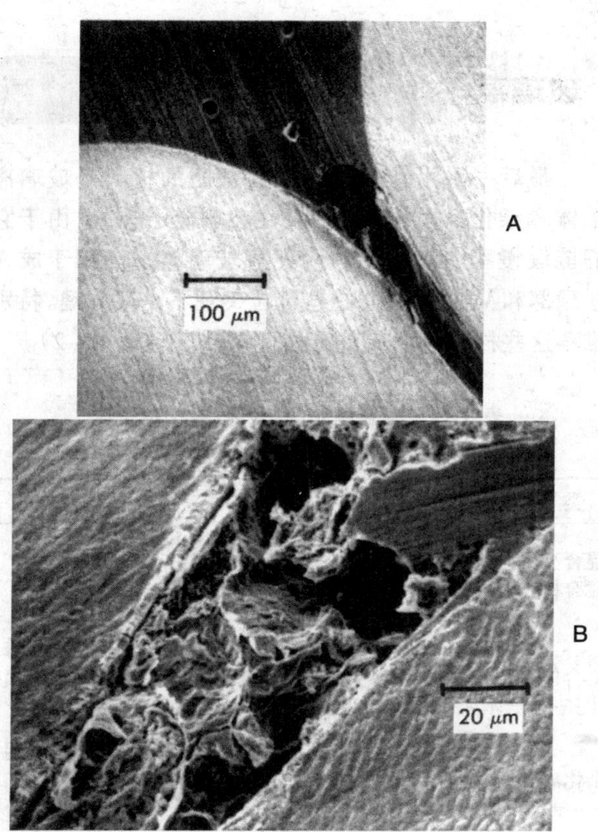

图 8－13　显示窝沟内因空气存在而未被封闭剂完全充满的断面。A. 卷入空气；B. 食物残渣

（引自 Gwinnett AJ: J Am Soc Prevent Dent 3: 21, 1973.）

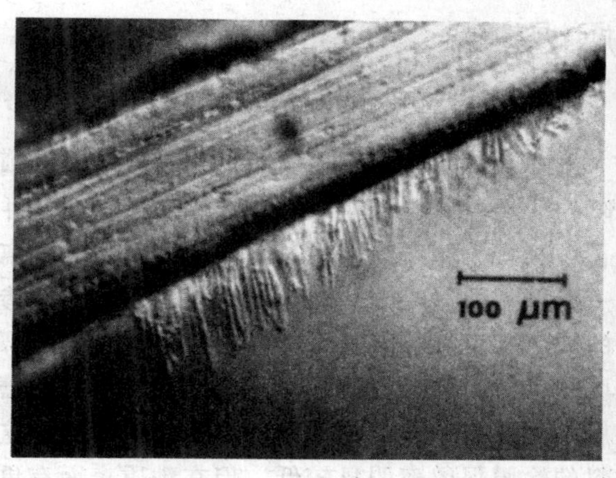

图 8－14　封闭剂渗入酸蚀过的釉质内，这些树脂突形成了对釉质的黏结

（引自 Gwinnett AJ: J Am Soc Prevent Dent 3: 21, 1973.）

用 35%～40% 的磷酸溶液或凝胶酸蚀窝沟和点隙表面一段时间（对于正常矿化及含氟量的釉质，酸蚀 15～30s 是足够的）。用水彻底地冲洗，然后用热空气吹干表面。不充分的冲洗会在表面产生磷酸盐而污染表面，影响黏结的形成。在酸蚀和吹干过程中，避免摩擦酸蚀面，因为这样会破坏已形成的粗糙表面。在整个操作过程对操作区域进行隔离是形成最佳树脂突和临床成功所必需的。在处理过程中如果发生唾液污染，应冲洗并吹干，然后重新酸蚀。在临床上，酸蚀后的釉质呈白垩色，且呈现明显的粗糙感。如果酸蚀面呈现不均匀，应再酸蚀 30s。酸蚀区域应超过预计的封闭剂涂布范围，以确保边缘的最佳黏结并减少早期渗漏的可能性。临床研究已经表明，涂布封闭剂前在酸蚀釉质表面使用光固化黏结剂（见第十章）能提高固位效果，特别是当似乎有微量水分或唾液污染时。

涂布封闭剂　根据封闭剂的稠度和凝固时间，可选择使用小刷、小球头涂布器或注射器来涂布封闭剂。注意应避免涂布过多的材料，以免影响咬合，但应涂布足够的材料来完全覆盖所有暴露的窝沟并沿着釉尖斜面形成光滑的衔接面。即便是光固化封闭剂，在涂布过程中，在牙齿表面对材料进行过度操作可造成空气卷入材料中，随后表现为表面缺损。

固化后应立即揩去表面空气阻聚层并小心检查涂膜是否有气泡或未完全覆盖的部位。此时，按照整个涂布步骤重新涂布封闭剂来覆盖缺损处，此步骤包括酸蚀、只在覆盖不足的区域涂布新的封闭剂两个部分。在涂布封闭剂并且完全固化之后，检查并调整咬合，如果有必要，磨除可导致牙齿敏感的功能性牙齿过早接触点。

玻璃离子体封闭剂

由于具有释放氟离子的能力，并且能为有龋坏危险的牙齿表面提供一定的防龋作用，已建议并测试了玻璃离子体作为窝沟封闭剂的能力。玻璃离子体一般更黏稠，难于渗入窝沟的底部。它们这种渗漏性的缺乏难于对釉质表面获得象 Bis-GMA 树脂那样程度的机械固位力。这些材料脆性更大，更不耐磨。使用各种配方的玻璃离子体的临床研究表明，这种材料的涂膜保留率明显较低，但在釉质表面有更多的氟离子沉积。

在那些不能向高龋发危险的儿童提供牙科护理的区域，已推出一种保守性技术将残存的龋坏封闭于富含氟的环境中，并建立一定程度的再矿化。无创伤性修复治疗涉及缺损处的打开、表面软化龋坏物的去除及用快凝型、高填料含量的玻璃离子体充填或封闭表面。在这一领域进一步的研究可能导致新一代封闭剂材料的产生，这种材料将因其氟沉积性而不是它们的机械性阻塞作用而受到关注。

流动型复合树脂

低黏度、高流动性复合树脂在市场上被称为流动型复合树脂，它具有多种用途，例如用于预防性树脂修复、洞衬剂、修复体的修补及牙颈部的修复。这些应用缺少充分的数据支持，但它们的临床应用是广泛的。流动型复合树脂的性能将在第九章进行介绍。

操作

流动型复合树脂通常包装在注射器样管或子弹头样管中（图 8－15）。这些材料可直接应用到窝洞或牙面上，然而，在注射器样管上加很小一点力可能会挤出过量的材料。可先将材料挤到纸垫上，然后用圆头充填器或小毛刷充填到牙齿上。在充填材料时注意不要卷入气泡，这些气泡会最终成为表面的孔隙。该材料光照固化后的固化深度应该比高填料含量复合树脂要好。

因为流动型复合树脂的性能比修复用复合树脂的低，因此一般考虑将其用于非功能性牙面的修复。然而，当将它们作为预防性树脂修复的封闭剂部分使用时，它们具有一定的优势。在酸蚀釉质表面应当使用黏结剂并光照固化，以形成固位所需的基本

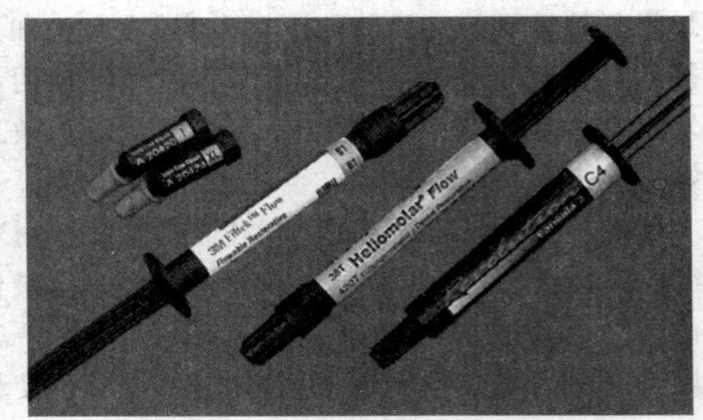

图 8－15　包装在注射器样管或子弹头样小管中的流动型复合树脂

黏结。流动型复合树脂可用于覆盖已修复的部位和磨牙及前磨牙殆面暴露的窝沟及点隙。高流动性特点在修复涉及窝沟的微小洞型时很方便，这些窝洞的清洁或制备是由气体磨技术进行的（图 8－16）。因为它们的填料含量比大多数树脂封闭剂的多，因此流动型复合树脂在临床环境下具有更好的耐磨性能。最近的一项临床研究证实该材料在充填 24 个月后仍具有良好的固位和抗龋性。使用流动型复合树脂作为预防性树脂修复的长期临床有效性还有待确定。

玻璃离子体

最后一种可作为用于龋齿预防的材料是玻璃离子体和杂化离子体（树脂改性玻璃离子体）。由于它们能缓慢释放氟化物，因此将玻璃离子体用于成人牙颈部和Ⅴ类洞修复，这些部位美观不是很关键。特别推荐这些材料用于有高龋发危险的患者（表 8－2）。

表 8－2　复合树脂、复合体、杂化离子体及玻璃离子体的用途

类　型	用　途
混合型/超微填料型复合树脂	低龋发危险患者的Ⅰ、Ⅱ、Ⅲ、Ⅳ、Ⅴ类洞，中等龋发危险患者的Ⅰ、Ⅲ、Ⅳ类洞。
复合体	乳牙修复，儿童的Ⅰ、Ⅱ类洞修复，中等龋发危险患者的颈部缺损及Ⅲ、Ⅴ类洞修复。
杂化离子体	颈部缺损、Ⅲ、Ⅴ类洞、乳牙、三明治夹层技术、高龋发危险患者的Ⅴ类洞、根面龋。
玻璃离子体	美观要求不是很重要的成人颈部缺损、Ⅴ类洞和根面龋。

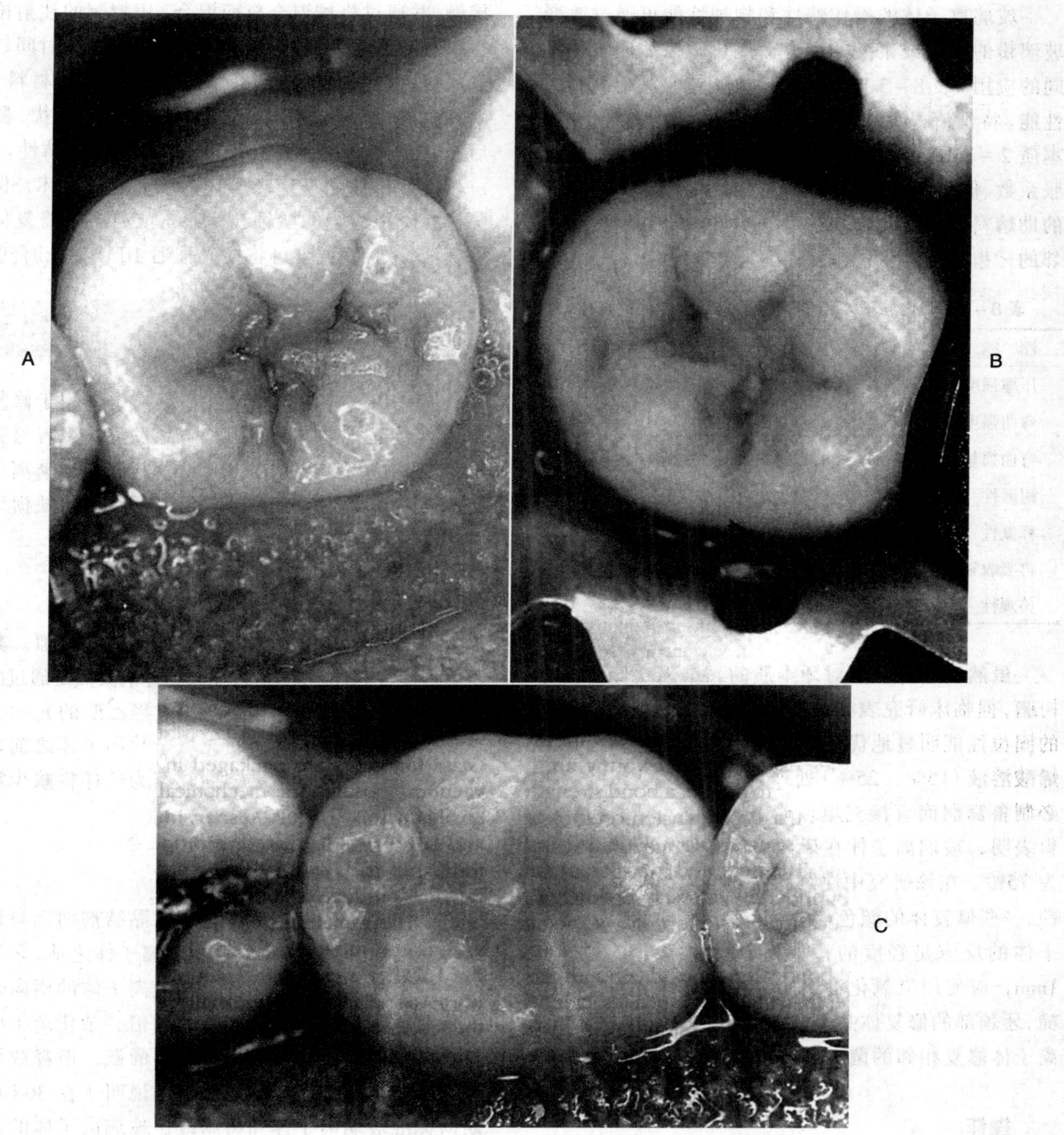

图 8－16 用于预防性树脂修复的气体磨的应用。A. 下颌磨牙窝沟龋的术前照片；B. 用气体磨制备窝洞；C. 用流动型复合树脂进行修复

组成及反应

玻璃离子体以各种色泽的粉剂和液剂形式提供。粉剂是可析出离子的铝硅酸盐玻璃粉，液剂是丙烯酸的聚合物及共聚物的水溶液。该材料的凝固是由于玻璃粉析出的 Al^{3+} 和 Ca^{2+} 与聚合物上的酸基团间形成金属盐桥的结果。这一反应完全反应较缓慢，在反应初期有交联的凝胶基质形成，在反应后期铝离子的交换能增强材料的交联。该材料能与暴露的牙齿表面上的钙离子发生螯合作用，形成黏附黏结。在刚充填的修复体表面用黏稠的涂膜或光固化黏结剂覆盖，以在凝固初期隔离开唾液。

性能

玻璃离子体的操作特性和物理性能可通过改变玻璃粉的组成或聚酸的配方而变化，以适应各种不同的应用。表 8–3 比较了玻璃离子体与其他材料的性能。特别值得关注是其与牙本质相似的模量、与牙本质 2～3MPa 的黏结强度、与牙齿结构相近的热膨胀系数、低溶解性及相当的不透明性。用于熔化玻璃的助熔料含有氟化物，这些氟化物能缓慢释放，为相邻的牙齿结构提供抗龋作用。

表 8–3 杂化离子体和玻璃离子体部分性能的排序

性 能	杂化离子体	玻璃离子体
压缩强度	中等	低–中等
弯曲强度	中等	低–中等
弯曲模量	中等	中–高
耐磨性	中等	低
释氟性	中～高	高
再吸收氟的能力	中～高	高
美观性	好	可接受

虽然玻璃离子体对牙本质的黏结强度低于复合树脂，但临床研究表明，玻璃离子体在牙颈部缺损处的固位性能明显地优于复合树脂。当用稀释的聚丙烯酸溶液（15%～25%）处理（酸蚀）牙本质时，可不必制备窝洞而直接充填玻璃离子体。4 年的临床资料表明，玻璃离子体在牙颈部修复的修复体再位率为 75%。在该研究中注意到修复体表面明显较为粗糙，一些修复体的颜色与牙齿不匹配。牙髓对玻璃离子体的反应是轻度的，如果保留牙本质厚度小于 1mm，应使用氢氧化钙垫底材料。虽然表面有些粗糙，牙颈部的修复体并不造成牙龈组织炎症。与玻璃离子体修复相邻的菌斑中鲜有链球菌存在。

操作

玻璃离子体包装在瓶子内以及真空胶囊中，后者用于在银汞合金混合机上进行机械混合。用量较大时，取适量的粉和液于调拌纸垫上，将一半的粉加入液剂内进行调和，以形成均匀的乳状稠度。再将剩余的粉子加入，整个调和时间需要 30～40s，典型的初凝时间为 4min。充填材料并形成正确的外形后，在修复体表面涂布一层涂膜或黏结剂，以防止材料表面与唾液接触。如果可能的话，修形和抛光应在 24h 后进行。

单剂量胶囊包装内的液剂通过挤压而与粉剂相接触，并通过机械混合机而混合。用特制的注射枪可将材料直接注入备好的洞型内。由于工作时间较短且关键，因此强制要求以最少的操作来充填材料。如果在材料反应早期的凝胶阶段材料受到干扰，凝固后材料的物理性能将会很低，并且失去黏结性。

要严格按照玻璃离子体的临床应用技术，保持隔离，使用适当的酸蚀技术，充填后防止修复体接触唾液，如果可能，可将抛光推迟 1d 或更长时间。

杂化离子体

杂化离子体或树脂改性玻璃离子体用于修复低应力承受部位，并推荐用于高龋发危险患者（见表 8–3）。由于含有树脂成分，这些材料比玻璃离子体更为美观。图 8–17 显示了牙齿颈部楔状缺损牙齿及用杂化离子体修复后的情况。

组成和反应

杂化离子体的粉剂与玻璃离子体的相似。其液剂含有单体、聚酸和水。杂化离子体的凝固是通过酸–碱离子体反应和甲基丙烯酸 β–羟乙酯的光固化树脂聚合的结合完成的。在充填杂化离子体之前禁止在洞壁上涂布牙本质黏结剂，因为这样将减少氟离子的释放。

性能

杂化离子体可不使用牙本质黏结剂而能与牙齿结构黏结。一般地，在充填杂化离子体之前，牙齿需用聚丙烯酸或底涂剂处理。杂化离子体的横向弯曲强度几乎为标准玻璃离子体的两倍。杂化离子体比复合体及复合树脂能释放出更多的氟，但释放量与玻璃离子体几乎相同。图 8–18 说明了在 30d 观察期内标准玻璃离子体和树脂改性玻璃离子体的氟离子释放情况。在早期有一个氟离子释放高峰，10d 左右后逐渐降至 1ppm，当接触氟处理剂或氟化牙膏，玻璃离子体和杂化离子体均可再充氟。图 8–19 显示了这种充氟能力，其时间依赖性与释氟曲线相似。在评价释氟的有效性时，测得与玻璃离子体基材料紧相邻的菌斑样品中有氟化物（图 8–20）。对于来自同一厂家的这两种材料，在充填修复后 2d 及 21d 时，与树脂改性玻璃离子体相邻的菌斑中的氟含量明显大于与复合体相邻的菌斑中的氟含量。

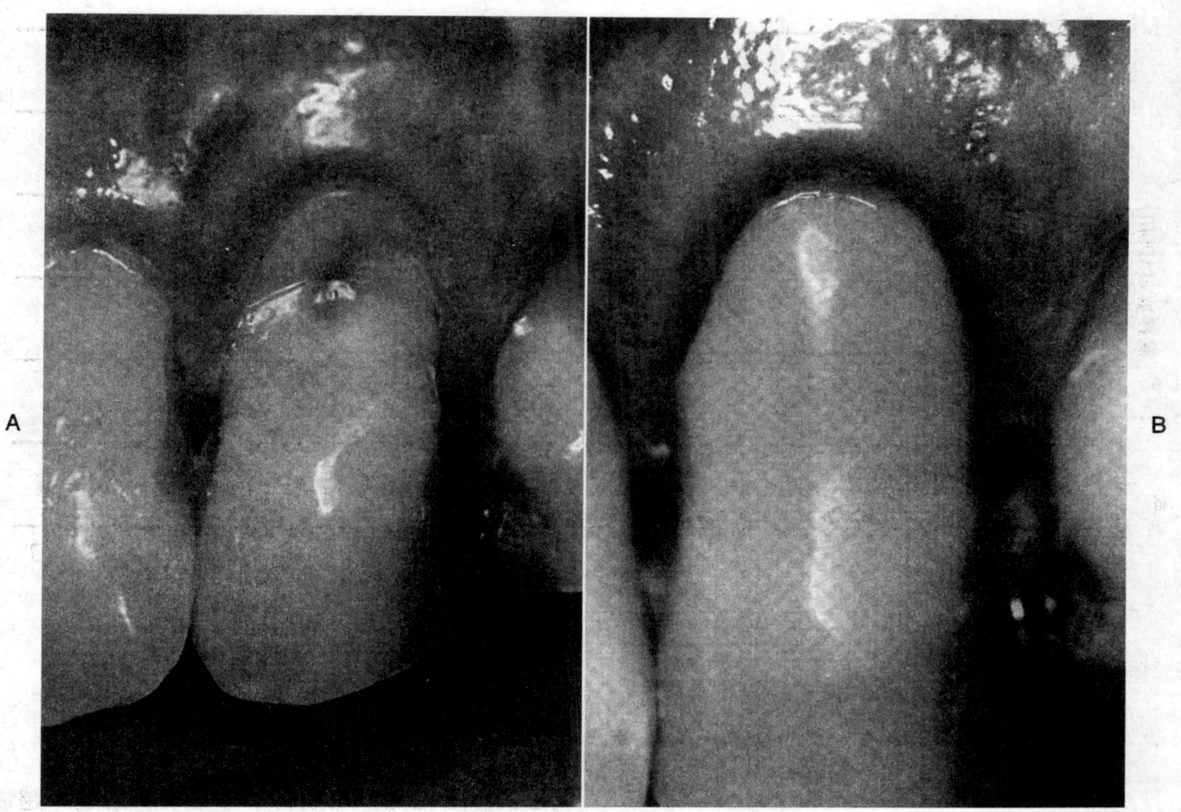

图 8－17 根面缺损的修复。A. 上颌尖牙唇面的磨损/酸蚀缺损；B. 用树脂改性玻璃离子水门汀修复后

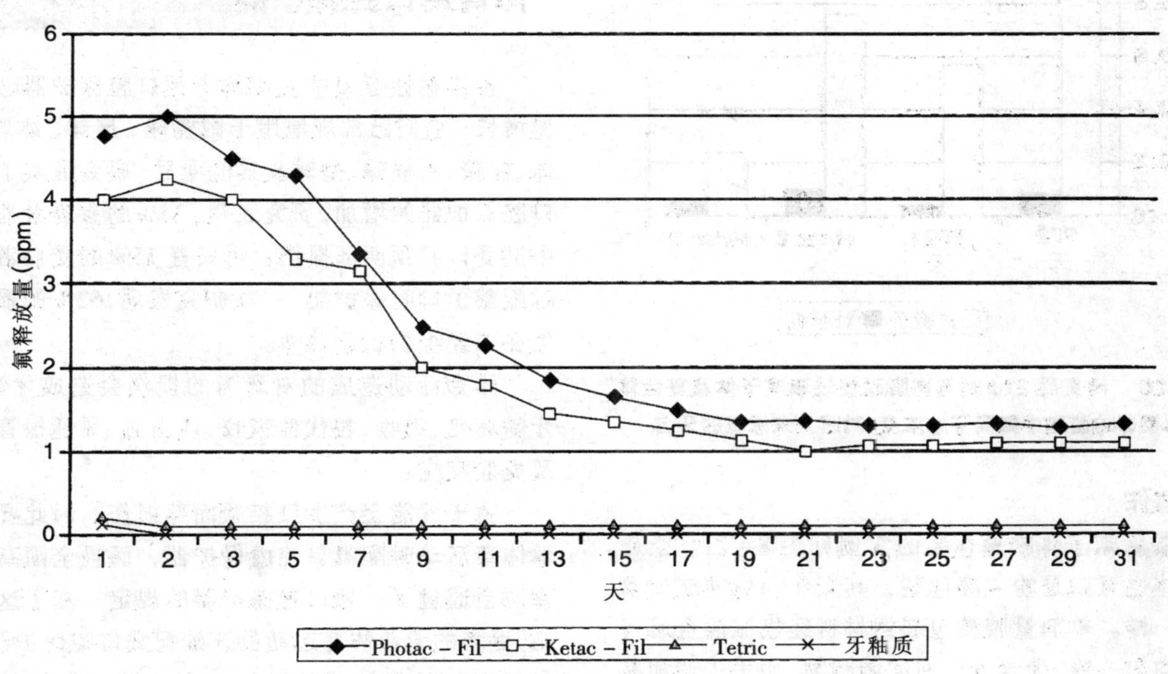

图 8－18 浸入蒸馏水中的玻璃离子水门汀和复合树脂 30 天内氟离子释放情况

（引自 Strothers JM, Kohn DH, Dennison JB, Clarkson BH: Dent Mater 14: 129, 1998.）

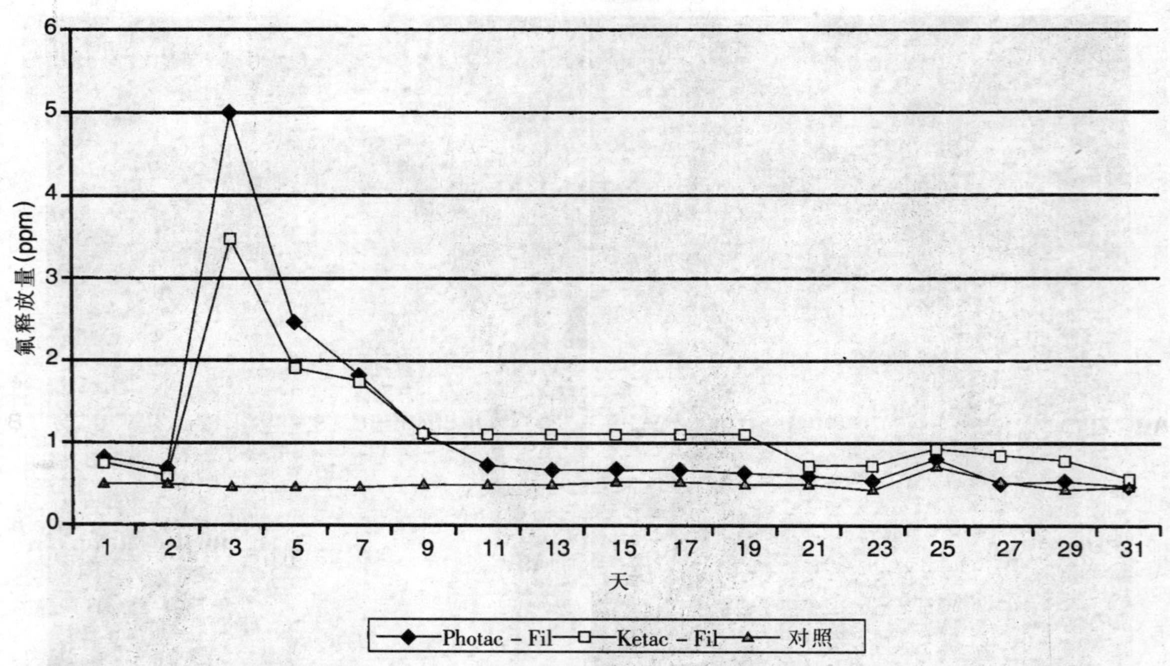

图 8-19　玻璃离子水门汀在 1.1% 中性氟化钠凝胶中再充氟后氟离子再吸收和再释放情况

（引自 Strothers JM, Kohn DH, Dennison JB, Clarkson BH: Dent Mater 14: 129, 1998.）

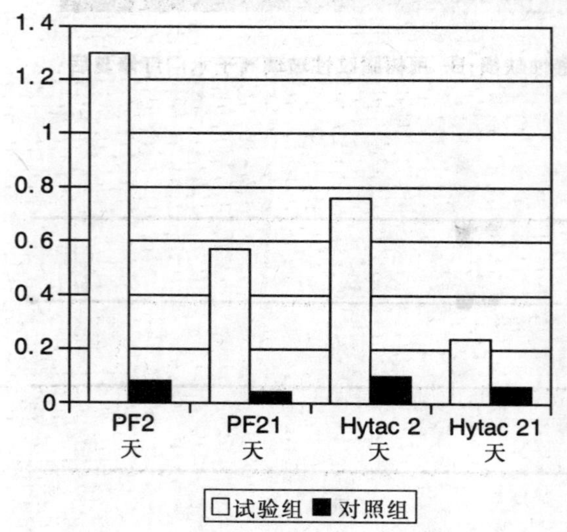

图 8-20　修复后 21d 时与树脂改性玻璃离子体及复合体修复体相邻的菌斑中氟离子总浓度，对照为未修复的牙齿

操作

杂化离子体胶囊包装的实例见图 8-21。杂化离子体也可以是粉-液包装，其操作与标准玻璃离子体一样。单剂量胶囊包装的材料经机械混合后可形成均匀一致、少含大气泡的调和物，而手工调和易卷入气泡。最佳的粉/液比对长期保持物理性能及修复的临床成功是至关重要的。不像玻璃离子体修复体那样，杂化离子体在光照固化时能迅速固化并能很快打磨抛光。玻璃离子体基材料已越来越成为高根面龋发生率的老年人和极少口腔保健且有高龋发危险因素儿童的重要修复材料。

体育用口腔保护器

在接触性运动中使用体育用口腔保护器已快速地增长，它们已常规地用于橄榄球、足球、冰球、篮球、摔跤、曲棍球、垒球及其他项目。研究证实了使用口腔保护器的增加，研究表明，38% 的参赛者在运动中遭受口腔颌面部损伤，而只有 15% 的受伤者受伤时配戴了口腔保护器。一项研究发现，62% 的损伤发生在未经组织的运动中。

体育活动造成的对牙齿的损伤会造成牙髓炎、牙髓坏死、吸收、替代性吸收、内出血、牙髓根管闭合及炎症反应。

由于可能会产生口腔颌面部损伤，因此要求中学体育活动时配戴口腔内保护器，而且全国高校体育协会通过了一项口腔保护器的规定。基于这些影响，更多的专业体育运动员开始配戴口腔保护器。由于使用口腔保护器的增加，据估计，每年可预防 50 000 个口腔颌面部损伤的发生。

定型的、口腔内成型的（煮软并咬合型）及定制型口腔保护器是 3 种可获得的口腔保护器，它们均

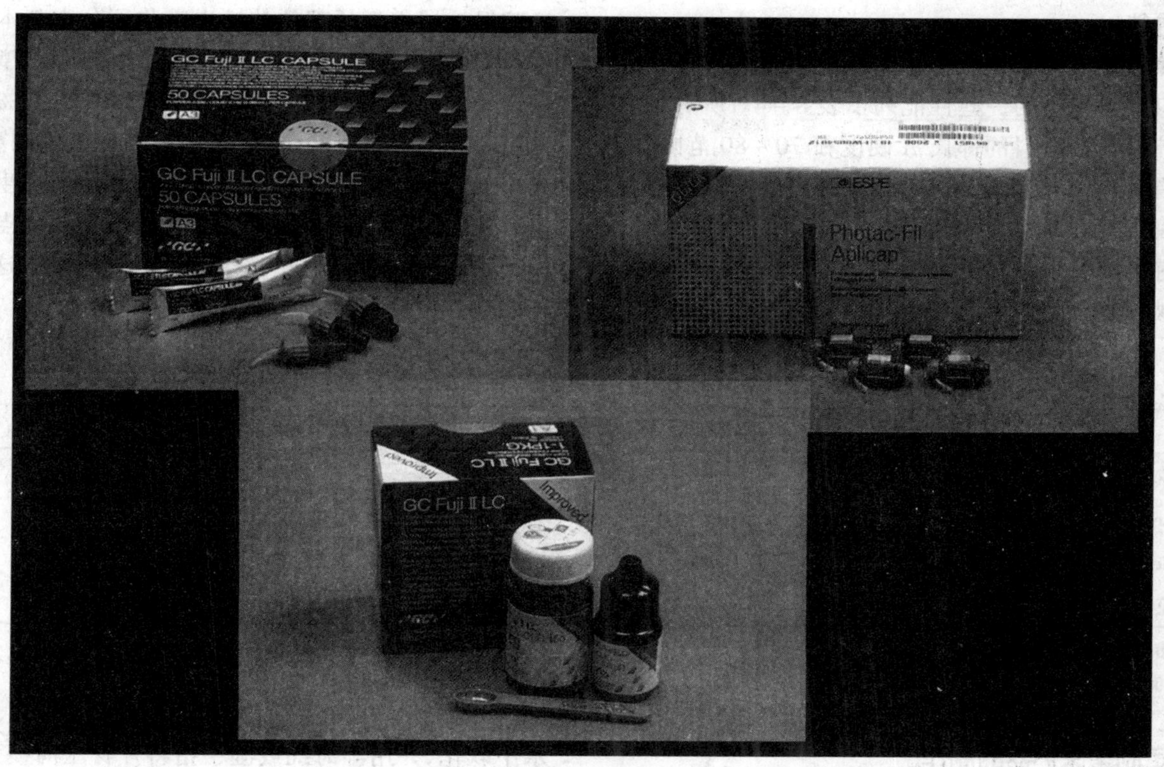

图 8-21 手调的或机械混合用胶囊包装的树脂改性玻璃离子体材料

能在体育运动中提供一定的保护。一些定型的及口腔内成型的保护器实物见图 8-22。定制型口腔保护器通常用 14cm 见方、1.6~3mm 厚柔软的热塑性塑料片以真空成形方式制作，它们可以是无色透明的或有色的。这些片材及制备好的口腔保护器的实物见图 8-23。大多数情况下，塑料片为单一材料，但它们也可以是两种热塑性聚合物的层压材料。层压口腔保护器在制作时，较软的那一层与牙齿和软组织接触。

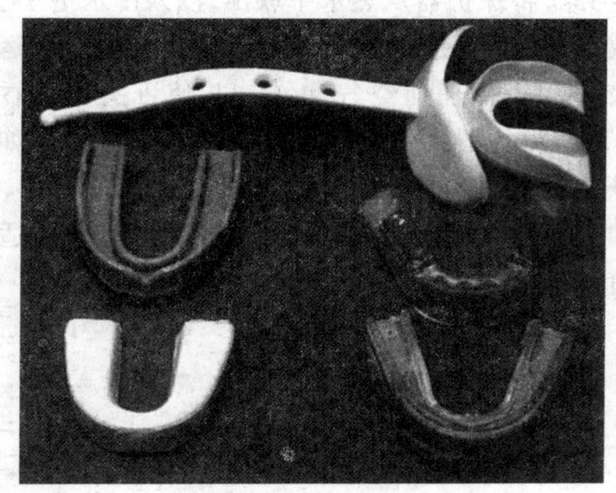

图 8-22 定型的和口腔内成型的口腔保护器的实例。注意上部的保护器是一种口腔和唇保护器，位于左侧和右侧中间的连接带已被减去，以便测定冲击吸收百分率

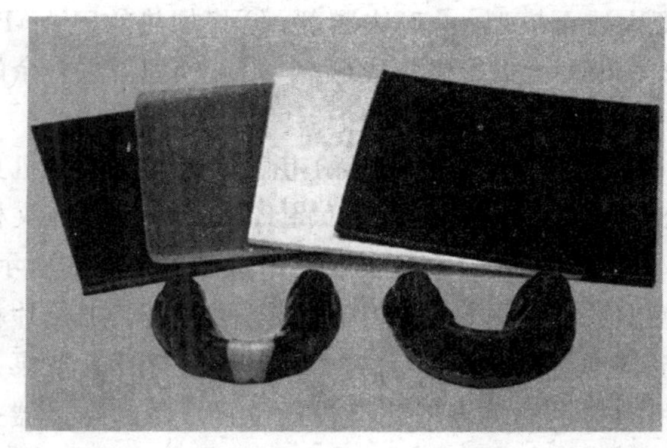

图 8-23 用于制作口腔保护器的热塑性片材及制作好的口腔保护器。右侧的保护器放在人造石模型上，左侧的保护器是由三色片材制作而成

大多数用于定制型口腔保护器的片材是醋酸乙烯-乙烯共聚物（PVAc-PE）。制造商使用几种不同硬度的材料，这些材料的共聚物所含有乙烯基越多，硬度越大。

定制型口腔保护器的优点是①极好的适合性；②配戴舒适；③易于讲话；④耐用。在这几点上，定型口腔保护器较差，口腔内成型口腔保护器则为差~良好。尽管定制型保护器有这些优点，由于较高的费用，它们并不像定型及口腔内成形口腔保护器那样被广泛使用。

性能

热塑性片材及制备的定制型、口腔内成形型及定型口腔保护器的一些性能列于表8-4。所有类型的口腔保护器材料的邵氏A硬度在70~80范围内，且所有材料均具有低的吸水性和溶出性。层压材料的撕裂强度比单一片层材料的略低，不可能测定已制备好的口腔保护器的强度。受到113N/cm冲击力时，被热塑性片材和放置在人造石模型上的定制型口腔保护器中切牙部位的冲击吸收百分率基本上是相同的，为80%~90%。口腔内成形型和定型口腔保护器的冲击吸收率范围较大，为76%~93%。这一结果证实了临床的研究，后者发现配戴定制型、口腔内成形型或定型口腔保护器后口腔损伤发生情况没有差异。因此，定制型口腔保护器的主要优点是前面提到的诸如适合性好、舒适及易于讲话等，这会增加配戴口腔保护器的可能性。

表8-4 在口腔温度下PVAc-PE片材、定制型、口腔内成形型及定型口腔保护器的性能

	邵氏A硬度	吸水率*(wt%)	撕裂强度(N/cm)	冲击吸收率(%)
PVAc-PE片材	75~80	0.14~0.25	410	81~89
PVAc-PE层压片材	75~76†	0.15	330	87
PVAc-PE定制型保护器	75~80	0.14~0.25	—	86~90
口腔内成型及定型口腔保护器	71~78	0.16~0.24	—	76~93

* 水中溶解率平均为0.003wt%。

† 舌侧的硬度较软(75)。

定制型保护器的制作

定制型保护器的制作一般涉及以下步骤：①制取上颌牙弓的藻酸盐印模；②灌制牙科人造石或高强度人造石模型，并磨去腭部；③将加热的PVAc-PE片放在模型上进行真空成形；④沿着模型剪去多余的PVAc-PE；⑤抛光口腔保护器的边缘。

用于制作口腔保护器的市售牙科真空成形机见图8-24 A。制作过程包括将PVAc-PE片夹在夹框上，然后将夹框升至顶部，如示意图8-24 B所示，将模型放在金属台面的中央。打开加热器，加热片材直至其中心部位下垂大约3cm，然后打开真空泵并使用塑料手柄将夹框降至较低位置。翻起加热器并关闭其电源，开启真空泵持续抽气30s。在将成形后的片材从模型上取下之前应使其冷却至室温。图8-25显示了一个在模型上真空成形好的片材。用弯剪剪去热塑性片材的过多部分，使保护器边缘离唇颊转折处3mm左右，并确保在颊和唇系带处作缓冲切迹。用诸如Moore氏绸缎抛光轮抛光保护器边缘，如果没有该抛光轮，可用酒精喷灯火焰抛光，然后用湿手指调整。

关于制取印模及灌注用于制作口腔保护器的模型，有几个问题需要考虑。在制取藻酸盐印模时应取下可摘式修复体或矫正器，在制作口腔保护器前用牙科人造石在模型上将其填掉。同样，如果恒牙正在萌出，也在模型上填掉其空间。

如果没有真空成形机，可将热塑性片材放入热水中软化，并用湿海绵或湿手指将片材压向模型。真空成形的保护器适合性明显较好。

当戴上口腔保护器后发现需要调整咬合，可进行如下调整。使用酒精喷灯轻轻加热口腔保护器的接触面至材料刚好软化。将口腔保护器浸入温水中，然后将其戴入运动员口腔内，嘱其咬合，直至所有相对牙齿均接触到口腔保护器。

口腔内成形型口腔保护器的制作

制造商提供有煮沸-咬合成形类口腔保护器的制作说明，其一般步骤如下：将保护器放入平底锅内的沸水中，根据制造商的说明，沸水应是刚去除加热10~35s。将保护器从热水中取出，浸入冷水中1s，然后放入口腔内，使其位于上颌牙弓中心位置。嘱运动员咬合并吸出任何空气和水，并使舌头处于吞咽位。取出保护器之前应使其在口腔内滞留30s。如果未获得好的适合性，可再重复以上过程。同样，如果口腔保护器太大，在放入热水前修剪至合适的长度。

体育用口腔保护器的护理

向运动员提以下建议：

1. 每次使用后用冷水冲洗口腔保护器。
2. 用冷肥皂液定期清洗口腔保护器。
3. 不要用摩擦性牙膏清洗保护器。
4. 不要使用乙醇溶液或义齿清洁剂清洗保护器。

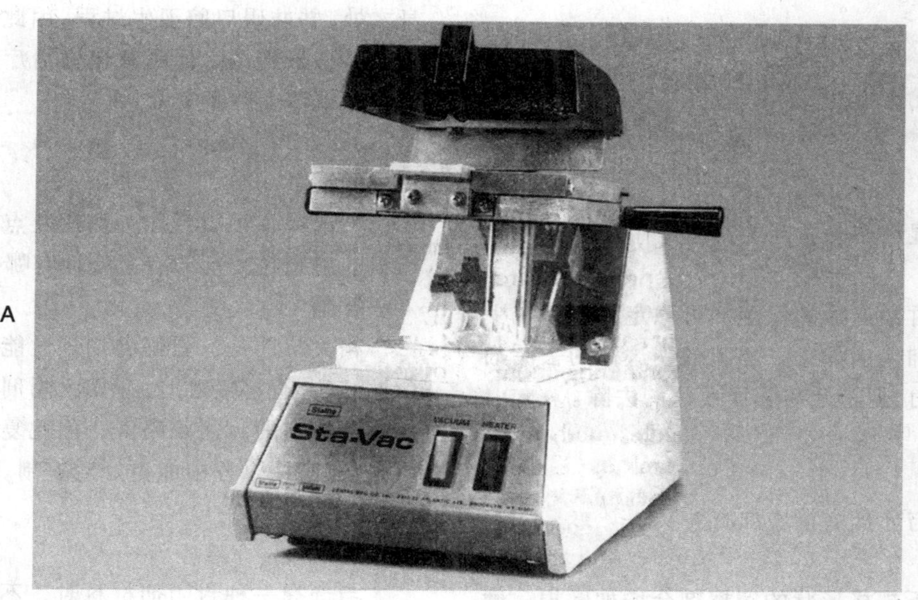

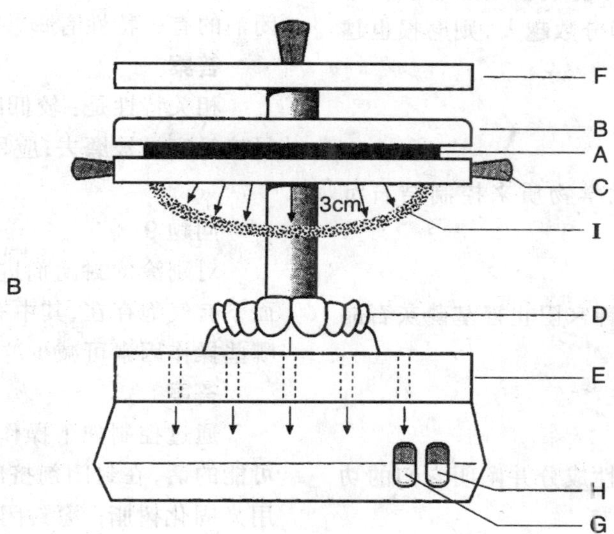

图 8-24 A. 典型的真空成形机；B. 主要部件示意图。制备口腔保护器的片材(A)夹在上(B)、下(C)夹具之间。模型(D)位于操作台(E)中央，按开关(H)可打开加热器(F)。持续加热直至片材下垂大约 3cm(如 I 所指)，然后打开抽真空开关(G)。手持塑料手柄(C)将加热过的片材迅速降低到模型上。塑料片通过许多小孔被吸到操作台面上并在模型上成形。关闭加热器电源并手持与其相连的手柄将其上翻 90°；抽真空后 30~60s 关闭电源。真空成形好的口腔保护器保持在模型上直至其冷却，然后开始修剪并磨光

(A. 引自 Craig RG, Powers JM, Wataha JC: Dental materials: properties and manipulation, ed 7, St Louis, 2000, Mosby.)

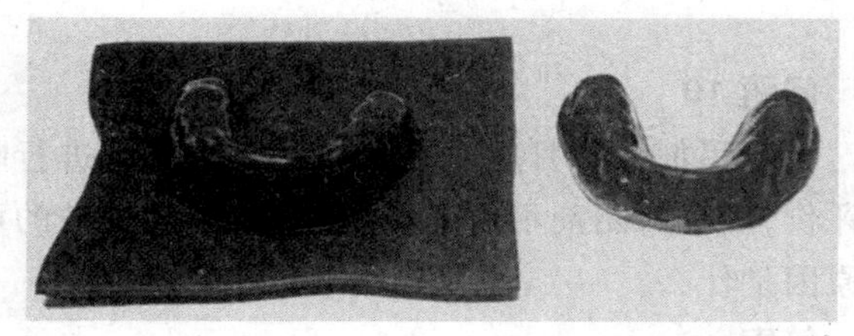

图 8-25 左侧为在模型上真空成形好的口腔保护器片，右侧为戴在模型上的经修剪及抛光后的保护器

5. 将保护器无应力地贮存于提供的容器中，最好将其戴在制备它的模型上。同样，也要保存模型，以便口腔保护器丢失或损坏后可方便地制作新的口腔保护器。

真空成形的其他应用

除了体育用口腔保护器外，真空成形机还可用于制作用于印模材料、氟化处理、漂白过程及外科夹板的托盘。

问题精选

问题 1

牙膏中保湿剂和去垢剂的功能是什么？

答案

加入诸如甘油这样的保湿剂可稳定组成并减少水分蒸发，而加入诸如十二醇硫酸钠这样的去垢剂可降低表面张力，促进牙齿表面残渣的去除。

问题 2

哪些因素与牙膏磨损增加有关？

答案

更大且更不规格形状的摩擦剂会增加磨损，摩擦剂矿物越硬、摩擦剂的体积分数越大，则磨损也越大。

问题 3

在牙膏中加入了哪些化学物质来控制结石沉积？

答案

加入了焦磷酸四钠或四钾来阻止羟基磷灰石晶体的生长。

问题 4

讲出漱口水中的两种活性成分并阐明它们的功能。

答案

氯乙啶是一种用于控制软组织或牙龈感染的抗菌剂。氟化钠因其抗龋效果而被加入。

问题 5

与其他在牙齿上施氟方法相比，氟化物涂膜有何优点？

答案

与漱口水相比，其主要优点是牙齿与活性氟化物成分接触时间得到延长。

问题 6

为什么需要窝沟及点隙封闭剂来控制恒牙殆面龋？

答案

因为它们的物理尺寸及形状为微生物提供了藏身之处，并妨碍口腔卫生过程，因此恒牙殆面的窝沟及点隙易于龋坏。而且氟化物治疗在减少殆面窝沟及点隙龋坏上并不有效。

问题 7

当选择一种材料作为窝沟及点隙封闭剂时，含填料的树脂封闭剂的有关特性有哪些？

答案

相关特性是：更好的物理性能和改进的耐磨性（对于咬合有早接触的，应用封闭剂后应调殆）；稠度比不含填料的封闭剂略大，但比复合树脂的稠度小得多；在应用过程中能更好地控制。

问题 8

当选择一种封闭剂材料时，不含填料的树脂封闭剂的有关特性有哪些？

答案

相关特性是：较低的稠度；耐磨性较差，但殆面早接触容易被磨去；应用过程中不易控制。

问题 9

对刚涂的封闭剂进行术后评价表明，封闭剂表面下有气泡存在，其中有些气泡与外表面相通。控制哪些操作因素可减少这一问题？

答案

通过控制如下操作因素可减少这一问题：如果可能的话，在封闭剂挤出后应避免调和或搅拌，或使用光固化树脂；涂封闭剂时避免使用毛刷，毛刷易于携带过多的材料并卷入气泡；使用圆珠尖涂布器，它可以一次携带较少量的材料到牙齿表面指定部位，对正在凝固的封闭剂的操作最少；在涂布过程中避免湿气污染，因为在达到平衡以后通过吸水它可以产生表面气泡；避免使用过期的材料或在热环境中贮存的材料，因为稠度的增加会导致涂布时气泡的卷入；避免在不易润湿的或酸蚀不充分的釉质表面应用封闭剂。

问题 10

涂封闭剂 6 个月后，复诊时对第一磨牙进行临床评价，发现封闭剂不见了。造成这一早期失败的可能原因是什么？

答案 a

一方面的原因可能是釉质表面预备不恰当，可能的原因有：①在术前洁牙时未能去除表面获得性膜及食物残渣；②因使用浓缩的或稀释的酸蚀剂不恰当地进行酸蚀，酸蚀时间不够或釉质含氟量较高，耐酸蚀；③酸蚀后冲洗不充分，表面残留有污染盐，降低了表面能；④涂布封闭剂过程中有湿气或唾液污染；⑤酸蚀过的釉质部位被吹干用的压缩空气中的油或水污染。

答案 b

第二个原因性因素可能是光固化封闭剂固化不充分，可能的原因有：①光导棒头离牙面太远；②对整个表面未能进行分区光照，以使全面固化；③光照时间不够；④使用了以前曾经暴露于光线或超过有效期的封闭剂；⑤使用不透光的或深色封闭剂而未增加光照时间。

问题 11

在复诊评价时，沿特定边缘区域封闭剂呈橙棕色染色，这是黏结失败及边缘渗漏的表现。造成这一失败的原因性因素是什么？

答案

原因性因素是在失败部位釉质预备不充分或酸蚀的釉质被污染；涂布封闭剂时超过了充分酸蚀的范围；功能性咬合力直接作用到封闭剂的边缘薄边上，所产生的应力超过了封闭剂对釉质的黏结强度。

问题 12

虽然玻璃离子体对牙本质的黏结强度低于复合树脂，但临床经验表明，玻璃离子体对牙颈部缺损的固位更好。为什么？

答案

虽然玻璃离子体对牙本质的黏结强度只有2~3MPa，但它对牙齿表面的钙离子有螯合作用，从而产生黏结力，而复合树脂对牙齿结构的黏结主要是微机械固位性的。

问题 13

与玻璃离子体和复合树脂相比，用杂化离子体修复低应力承受区有什么优点？

答案

杂化离子体的横向弯曲强度大约是玻璃离子体的两倍。它们比复合树脂能释放更多的氟化物，并且比玻璃离子体更加美观。

问题 14

在口腔保护器真空成形过程中，在一些牙齿牙尖顶部处的 PVAc-PE 的片材内出现气泡。重新制作时应采取哪些预防措施来防止这一问题？

答案

最可能的原因是 PVAc-PE 片材过热。当进行真空成形时，在这些牙尖部位材料变得太薄。热片材使模型释放出空气，造成气泡。如果是用牙科石膏而不是高强度人造石灌制模型，这一问题会加重，而且干模型的情况比湿模型严重。

问题 15

在口腔保护器真空成形过程中，观察到殆面形态缺少细节，而且配戴时缺损固位力。什么原因可能造成这一问题？

答案 a

最有可能是热塑性片材加热不够，在真空下流动变形不好。

答案 b

也有可能是夹持加热的 PVAc-PE 片的夹框在开启真空前被下降到模型上。程序应当是：①开启真空；② 降低夹持加热的 PVAc-PE 片的夹框；③移开加热器；④保持真空 30s。

问题 16

在真空成形、修剪并打磨口腔保护器之后，发现它适合性较差，造成这一结果的可能原因是什么？

答案 a

真空成形后，可能在 PVAc-PE 片还是热的时候就把模型移开。移开模型的应力导致保护器发生永久变形。

答案 b

修剪口腔保护器后，可能用火焰喷烧边缘以使边缘光滑，材料内应力的释放可造成保护器变形。

答案 c

如果为了平衡咬合而对殆面过度加热，就会导致保护器变形。

问题 17

运动员将保护器塞至面罩和橄榄球头盔之间保存，下次使用保护器时发现适合性变差。为什么？

答案

口腔保护器由热塑性材料制成，室温下受压会发生永久变形，导致适合性变差。室温越高，情况越糟。保护器最好的存放方法是放在模型上，其次是放在技工室提供的小盒子内。

问题 18

运动员在每次使用后都坚持不懈地在水中清洗保护器，并认为水越热越好。为什么清洗后保护器的适合性变差？

答案

PVAc-PE 是热塑性的，如果加热，加工中产生的应力就会释放，造成保护器挠曲变形。因此应当用冷水清洗。

参考书目

牙膏

Allen CE, Nunez LJ: A look at toothpaste ingre dients, *Gert Dent* 33: 58, 1985.

De Boer P, Duinkerke ASH, Arends J: Influence of tooth paste particle size and tooth brush stiffness on dentine abrasion in vitro, *Caries Res* 19: 232, 1985.

DeLattre VF: Factors contributing to adverse soft tissue reactions due to the use of tartar control toothpastes: Report of a case and literature review, *J Periodonto1* 70: 803, 1999.

Dyer D, Addy M, Newcombe RG: Studies in vitro of abrasion by different manual toothbrush heads and a standard toothpaste, *J Clin Periodontol* 27: 99, 2000.

Hefferren JJ, Kingman A, Stookey GK et al: An international collaborative study of laboratory methods for assessing abrasivity to dentin, *J Dent Res* 63: 1176, 1984.

Sainio EL, Kanerva L: Contact allergens in toothpastes and a review of their hypersen-sitivity, *Contact Derm* 33: 100, 1995.

漱口水

Addy M, Wade W, Goodfield S: Staining and antimicrobial properties in vitro of some chlorhexidine formulations, *Clin Prevent Dent* 12: 13, 1991.

Bhatti SA, Walsh TF, Douglas CWI: Ethanol and pH levels of proprietary mouthrinses, *Community Dent Health* 11: 71, 1994.

Cruz R, Rolla G, Ogaard B: Formation of fluoride on enamel in vitro after exposure to fluoridated mouthrinses, *Acta Odontol Scand* 49: 329, 1991.

Forward GC, James AH, Barnett P et al: Gum health product formulations: what is in them and why? *Periodontol* 2000 15: 32, 1997.

Gurgan S, Onen A, Koprulu H: In vitro effects of alcohol-containing and alcohol-free mouthrinses on microhardness of some restorative materials, *J Oral Rehabil* 24: 244, 1997.

Logothetis DD, Martinez-Welles JM: Reducing bacterial aerosol contamination with a chlorhexidine gluconate pre-rinse, *J Am Dent Assoc* 126: 1634, 1995.

Penugonda B, Settembrini L, Scherer W et al: Alcohol-containing mouthwashes: effect on composite hardness, *J Clin Dent* 5: 60, 1994.

Settembrini L, Penugonda B, Scherer W et al: Alcohol-containing mouthwashes: effect on composite color, *Oper Dent* 20: 14, 1995.

Weiner R, Millstein P, Hoang E et al: The effect of alcoholic and nonalcoholic mouthwashes on heat-treated composite resin, *Oper Dent* 22: 249, 1997.

Winn DM, Blot WJ, McLaughlin JK et al: Mouthwash use and oral conditions in the risk of oral and pharyngeal cancer, *Cancer Res* 51: 3044, 1991.

氟化物涂膜

Beltran-Aguilar ED, Goldstein JW: Fluoride varnishes: a review of their clinical use, cariostatic mechanism, efficacy and safety, *J Am Dent Assoc* 131: 589, 2000.

Petersson LG, Twetman S, Pakhomov GN: The efficiency of semiannual silane fluoride varnish applications: a two-year clinical study in preschool children, *J Public Health Dent* 58: 57, 1998.

Skold L, Sundquist B, Eriksson B et al: Fouryear study of caries inhibition of intensive Duraphat application in 11-15 year-old children, *Community Dent Oral Epidemiol* 22: 8, 1994.

封闭剂

Arenholt-Bindslev D, Breinholt V, Preiss A et al: Time-related bisphenol-A content and estrogenic activity in saliva samples collected in relation to placement of fissure sealants, *Clinical Oral Invest* 3: 120, 1999.

Boksman L, Carson B: Two-year retention and caries rates of UltraSeal XT and FluoroShield light-cured pit and fissure sealants, *General Dent* 46: 184, 1998.

Buonocore MG: Adhesive sealing of pits and fissures for caries prevention, with use of ultraviolet light, *J Am Dent Assoc* 80: 324, 1970.

Charbeneau GT, Dennison JB: Clinical success and potential failure after single application of a pit and fissure sealant: a four-year report, *J Am Dent Assoc* 98: 559, 1979.

Dennison JB, Powers JM: Physical properties of pit and fissure sealants (annot), *J Dent Res* 58: 1430, 1979.

Dennison JB, Straffon, LH: Clinical evaluation comparing sealant and amalgam after 7 years: final report, *J Am Dent Assoc* 117: 751, 1988.

Feigal RJ, Hitt J, Splieth C: Retaining sealant on salivary contaminated enamel, *J Am Dent Assoc* 124: 88, 1993.

Frencken JE, Makoni F, Sithole WD: Atraumatic restorative treatment and glass-ionomer sealants in a school oral health programme in Zimbabwe, *Caries Res* 30: 429, 1996.

Garcia-Gordoy F, Abarzua I, De Goes MF et al: Fluoride release from fissure sealants, *J Clin Pediatr Dent* 22: 45, 1997.

Handleman SL, Buonocore MG, Heseck DJ: A preliminary report on the effect of fissure sealant on bacteria in dental caries, *J Prosthet Dent* 27: 390, 1972.

Horowitz HS, Heifetz SB, Poulsen S: Retention and effectiveness of a single application of an adhesive sealant in preventing occlusal caries: final report after five years of a study in Kalispell, Montana, *J Am Dent Assoc* 95: 1133, 1977.

Lygidakis NA, Oulis KI: A comparison of Fluroshield with Delton fissure sealant: four year results, *Pediatric Dent* 21: 429, 1999.

Myers CL, Rossi F, Cartz F: Adhesive taglike extensions into acid-etched tooth enamel, *J Dent Res* 53: 435, 1974.

O'Brien wJ, Fan PL, Apostolidis A: Penetrativity of sealants and glazes, *Oper Dent* 3: 51, 1978.

Pahlavan A, Dennison JB, Charbeneau GT: Penetration of restorative resins into acidetched human enamel, *J Am Dent Assoc* 93: 1170, 1976.

Rueggeberg FA, Dlugokinski M, Ergle JW: Minimizing patient's exposure to uncured components in a dental sealant, *J Am Dent Assoc* 130: 1751, 1999.

Simonsen RJ: Retention and effectiveness of dental sealant after 15 years, *J Am Dent Assoc* 122: 34, 1991.

Steinmetz MJ, Pruhs RJ, Brooks JC et al: Rechargeability of fluoride releasing pit and fissure sealants and restorative resin composites, *Am J Dent* 10: 36, 1997.

Straffon LH, Dennison JB, More FG: Three-year evaluation of sealant: effect of isolation on efficacy, *J Am Dent Assoc* 110: 714, 1985.

Symons AL, Chu CY, Meyers IA: The effect of fissure morphology and pretreatment of the enamel surface on penetration and adhesion of fissure sealants, *J Oral Rehabil* 23: 791, 1996.

Taylor CL, Gwinnett AJ: A study of the penetration of sealants into pits and fissures, *J Am Dent Assoc* 87: 1181, 1973.

Williams B, Laxton L, Holt RD et al: Tissue sealants: a 4-year clinical trial comparing an experimental glass polyalkenoate cement with a bis glycidyl methacrylate resin used as fissure sealants, *Br Dent J* 180: 104, 1996.

流动型复合树脂

Behle C: Flowable composites: properties and applications, *Pract Periodont Aesthet Dent* 10: 347, 1998.

Fortin D, Vargas MA: The spectrum of composites: new techniques and materials, *J Am Dent Assoc* 131: 26S, 2000.

Houpt M, Fuks A, Eidelman E: The preventive resin (composite resin/sealant) restoration: nine-year results, *Quint Int* 25: 155, 1994.

Unterbrink GL, Liebenberg WH: Flowable resin composites as "filled adhesives": literature review and clinical recommendations, *Quint Int* 30: 249, 1999.

玻璃离子体和杂化离子体

Bapna MS, Mueller HJ: Leaching from glass ionomer

cements, *J Oral Rehabil* 21: 577, 1994.

Berry EA III, Powers JM: Bond strength of glass ionomers to coronal and radicular dentin, *Oper Dent* 19: 122, 1994.

Braundau HE, Ziemiecki TZ, Charbeneau GT: Restoration of cervical contours on nonprepared teeth using glass ionomer cement: a 4½ year report, *J Am Dent Assoc* 104: 782, 1984.

Cattani-Lorente MA, Dupuis V, Moya F et al: Comparative study of the physical properties of a polyacid-modified composite resin and a resin-modified glass ionomer, *Dent Mater* 15: 21, 1999.

Council on Dental Materials, Instruments, and Equipment: Using glass ionomers, *J Am Dent Assoc* 121: 181, 1990.

Croll TP: Glass ionomers in esthetic dentistry, *J Am Dent Assoc* 123: 51, 1992.

E1-Kalla IH, Garcia-Godoy F: Mechanical properties of compomer restorative materials, *Oper Dent* 24: 2, 1999.

Farah JW, Powers JM, editors: Fluoride-releasing restorative materials, *Dent Advis* 15: 2, 1998.

Forss H: Release of fluoride and other elements from light-cured glass ionomer in neutral and acidic conditions, *J Dent Res* 72: 1257, 1993.

Garcia R, Caffesse RG, Charbeneau GT: Gingival tissue response to restoration of deficient cervical contours using a glass-ionomer material, a 12-month report, *J Prosthet Dent* 46: 393, 1981.

Heys RJ, Fitzgerald M, Heys DR et al: An evaluation of a glass ionomer luting agent: pulpal histological response, *J Am Dent Assoc* 114: 607, 1987.

Hotta M, Hirukawa H, Aono M: The effect of glaze on restorative glass-ionomer cements: evaluation of environmental durability in lactic acid solution, *J Oral Rehabil* 22: 685, 1995.

Kent BE, Lewis BG, Wilson AD: The properties of a glass ionomer cement, *Br Dent J* 135: 322, 1973.

Maldonado A, Swartz ML, Phillips RW: An in vitro study of certain properties of a glass ionomer cement, *J Am Dent Assoc* 96: 785, 1978.

McLean JW, Wilson AD: The clinical development of the glass-ionomer cements, *Aust Dent J* 22: 31, 1977.

Mitchell CA, Douglas WH: Comparison of the porosity of hand-mixed and capsulated glass-ionomer luting cements, *Biomat* 18: 1127, 1997.

Mount GJ: The role of glass ionomer cements in esthetic dentistry: a review, *Esthet Dent Update* 4: 7, 1993.

Müller J, Brucker G, Kraft E et al: Reaction of cultured pulp cells to eight different cements based on glass ionomers, *Dent Mater* 6: 172, 1990.

Quackenbush BM, Donly KJ, Croll TP: Solubility of a resin-modified glass ionomer cement, *J Dent Child* 65: 310, 1998.

Strother JM, Kohn DH, Dennison JB et al: Fluoride release and re-uptake in direct tooth colored restorative materials, *Dent Mater* 14: 129, 1998.

Ribeiro AP, Serra MC, Paulillo LA et al: Effectiveness of surface protection for resinmodified glass-ionomer materials, *Quint Iht* 30: 427, 1999.

Sidhu S, Watson TF: Resin-modified glass ionomer materials: a status report for the American Journal of Dentistry, *Am J Dent* 8: 59, 1995.

Wellbury RR, Shaw AJ, Murray JJ et al: Clinical evaluation of paired compomer and glass ionomer restorations in primary teeth, *Br Dent J* 189: 93, 2000.

Wilder AD, Boghosian AA, Bayne SC et al: Effect of powder/liquid ratio on the clinical and laboratory performance of resinmodified glass ionomers, *J Dent* 26: 369, 1998.

Ylp HK, Smales RJ: Fluoride release and uptake by aged resin-modified glass ionomers and a polyacid-modified resin composite, *Int Dent J* 49: 217, 1999.

体育用口腔保护器

Craig RG, Godwin WC: Physical properties of materials for custom-made mouth protectors, *Mich Dent Assoc J* 49: 34, 1967.

Craig RG, Godwin WC: Properties of athletic mouth protectors and materials, *J Oral Rehabil, in press* 2000.

DeYoung AK, Robinson E, Godwin WC: Comparing comfort and wearability: custom-made vs. self-adapted mouthguards, *J Am Dent Assoc* 125: 1112, 1994.

Godwin WC, Craig RG, Koran A et al: Mouth protectors in junior football players, *Phys Sportsmed* 10: 41, 1982.

Soporowski NJ: Fabricating custom athletic mouthguards, *Mass Dent Soc J* 43: 25, 1994.

Westerman B, Stringfellow PM, Eccleston JA: The effect on energy absorption of hard inserts in laminated EVA mouthguards, *Aust Dent J* 45: l, 2000.

Wilkinson EE, Powers JM: Properties of stock and mouth-formed mouth protectors, *J Mich Dent Assoc* 68: 83, 1986.

Wilkinson EE, Powers JM: Properties of custom-made mouth protector materials, *Phys Sportsmed* 14: 77, 1986.

第九章　复合树脂修复材料

John M. Powers

复合树脂用于修复牙体缺损及改善牙齿颜色和外形,进而改善面部美观。本章讨论的复合树脂包括通用型、超微填料型、可压紧型、流动型及技工室型五种类型复合树脂。此外,还涉及冠核复合树脂、暂时性复合树脂及复合体材料。而诸如玻璃离子体和杂化离子体类直接充填材料已在第八章进行了讨论,这些材料主要因其释氟性而被广泛应用。光固化机也将在本章讨论,因为大多数复合树脂和复合体是光引发固化的。

在直接修复材料中,硅水门汀首先被研制出来,其后是丙烯酸树脂,然后是复合树脂。硅水门汀于1871年出现,它由硅酸铝玻璃粉和磷酸水溶液组成。尽管硅水门汀具有抗龋发生特性,但是,人们注意到,硅水门汀在临床修复早期易出现失败,而且大多与该材料在唾液中溶解性大、易于失去透明性、表面出现裂纹、缺乏足够的力学性能有关。硅水门汀的这些缺陷使得该材料在1960年退出口腔修复。

丙烯酸树脂是一种无填料、低分子量聚合物,缺少复合树脂那样的无机填料－树脂增强作用。丙烯酸树脂的临床早期失败与其尺寸不稳定性直接有关,导致不易觉察的染色和经常发生的继发龋。

大约在1960年,复合树脂的发展促使一种较高力学性能、较低热膨胀系数、固化时较小尺寸变化及较高耐磨性的材料出现,进而改进了临床性能。随后,将复合树脂黏结到牙齿结构上的黏结剂的发展同样改进了复合树脂修复质量。

1995年出现的复合体,与复合树脂相比,具有改进的操作性能和释氟性能。

通用型复合树脂

复合树脂最初是用于对美观有特别要求的前牙Ⅲ、Ⅳ、Ⅴ类洞修复,而在Ⅰ类洞修复中,则要考虑较强的咬合力。在1999年,材料和应用技术的不断改进使复合树脂的应用扩大到Ⅱ类洞和Ⅵ类洞(近－殆－远中洞,MOD)后牙修复,技工室加工用复合树脂在纤维增强下可用于制作牙冠,甚至牙桥,并能黏结到金属结构上。修复类型及推荐的复合树脂列于表9－1中。这些复合树脂的特性见表9－2。

表9－1　修复类型及推荐的复合树脂

修复类型	推荐的复合树脂
Ⅰ类洞	通用型、可压紧超微填料型(后牙用)*、复合体(后牙用)*
Ⅱ类洞	通用型、可压紧型、技工室用、超微填料型(后牙用)*、复合体(后牙用)*
Ⅲ类洞	通用型、超微填料型、复合体
Ⅳ类洞	通用型
Ⅴ类洞	通用型、超微填料型、复合体
Ⅵ类洞(MOD)	可压紧型
牙颈部缺损	流动型、复合体
乳牙修复	流动型、复合体
3单位桥或冠	技工室加工型(纤维增强)
金属基底	技工室加工型
桩核制作	桩核型
暂时性修复	暂时性型
高龋发危险的患者	玻璃离子、杂化离子体(见第八章)

* 特殊的超微填料复合树脂和复合体可用于后牙,MOD。

表 9-2 各种类型复合树脂的特性

类 型	填料粒度（μm）	无机填料体积分数（%）	操作特点及性能	
			优点	缺点
通用型	0.04,0.2~3.0	60~70	高强度、高弹性模量	
超微填料型	0.04	32~50	最好的抛光和美观性能	较大的聚合收缩
可压紧型	0.04,0.2~3.0	59~80	可压紧、较小的聚合收缩和磨损	
流动型	0.04,0.2~3.0	42~62	能被注射充填、低弹性模量	较大的磨损
技工室用型	0.04,0.2~3.0	60~70	最好的解剖外形及邻面接触，较小的磨损	费用大、专门的设备，需树脂水门汀黏固。

组成

概述 复合树脂由 4 种主要成分组成：有机聚合物基质、无机填料、偶联剂及引发体系。大多数复合树脂的有机聚合物基质是二丙烯酸芳香酯或尿烷酯齐聚物。齐聚物是黏稠液体，通过加入稀释单体可使其黏度降至临床可接受的水平。

被分散的无机填料可由数种无机材料组成，如细颗粒玻璃、石英或胶体二氧化硅（超微颗粒）。细颗粒及超微颗粒被聚合物基质包围的二维示意图见图 9-1。

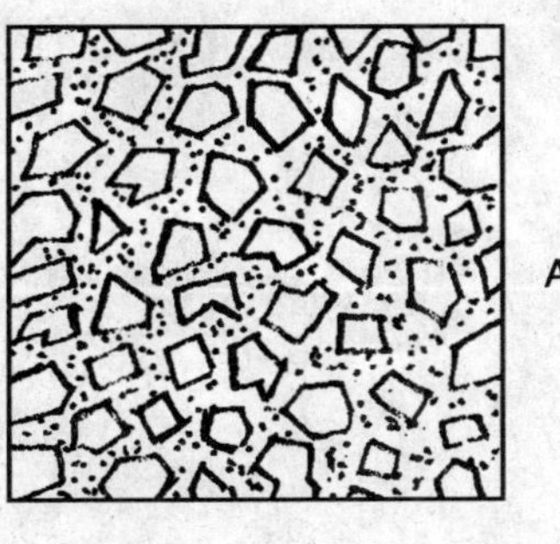

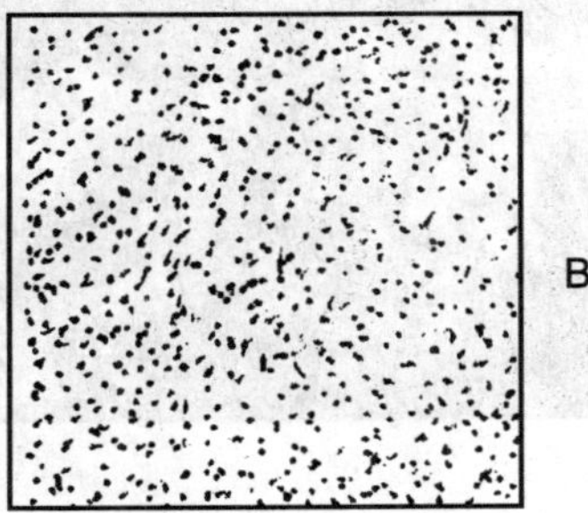

图 9-1 复合树脂结构二维示意图。A. 细颗粒及超细颗粒填料；B. 超微填料

（引自 Craig RG, Powers JM, Wataha JC: Dental materials: properties and manipulation, ed 7, St Louis, 2000, Mosby.）

偶联剂是一种有机硅烷，在与未反应的齐聚物混合前，由制造商用于无机填料。硅烷含有功能性基团（如甲氧基），它水解后能与无机填料反应，而其分子上的不饱和有机基团在聚合过程中能与齐聚物反应。硅烷之所以称为偶联剂，是因为它能在复合树脂的无机相和有机相间形成结合。

复合树脂含有促进剂和引发剂，这使得复合树脂可以自凝、光固化及双重固化。ISO 4049 聚合物基充填、修复及封固材料标准介绍了两型 4 类复合树脂分类：

Ⅰ型：用于涉及到殆面修复的聚合物基充填和修复材料。

Ⅱ型：除Ⅰ型以外其他的聚合物基充填和修复材料。

1 类：自凝材料

2 类：通过外部能源，如蓝光和热，使其固化的材料（外部能量激活材料）。

（1）组：在口腔内完成的外部能量激活材料。

（2）组：在口腔外完成的外部能量激活材料。

3 类：双重固化材料

齐聚物 用于复合树脂的 2 种最常见的齐聚物是双酚 A-二甲基丙烯酸缩水甘油酯（Bis-GMA）和二甲基丙烯酸二异氰酸酯（UDMA）。这些齐聚物已在第七章里介绍过，它们的分子两端都含有反应性碳双键，能进行加成聚合。少数复合树脂产品使用 Bis-GMA 和 UDMA 的混合物。

齐聚物的黏度太大，特别是 Bis-GMA，必须加入稀释剂，以便使加入无机填料后的黏度能为临床所接受。具有双功能碳双键的低分子量化合物，如下面所示的二甲基丙烯酸二缩三乙二醇酯（TEGDMA），常被制造商用作稀释剂加入复合树脂中，以减小和控制复合树脂的黏稠度。

$$H_2C=\underset{\displaystyle CH_3}{\underset{|}{C}}-\overset{\displaystyle O}{\overset{\|}{C}}-O-CH_2CH_2-O-C_2H_2CH_2-O-CH_2CH_2-O-\overset{\displaystyle O}{\overset{\|}{C}}-\underset{\displaystyle CH_3}{\underset{|}{C}}=CH_2$$

TEGDMA

一些新型单体正在被研制出来以减小聚合收缩和因此而在材料内产生的内应力，以改进材料的临床耐用性能。

填料　一种实用的牙科复合树脂分类法是按照其所含无机填料的粒度、粒度分布及颗粒外形进行分类。早期的复合树脂使用大球形填料（20～30μm），随后的产品使用大颗粒不规则填料、超微填料（0.04～0.2μm）、细填料（0.4～3.0μm）及最近的混合填料，混合填料中占大多数的是细颗粒填料，同时含有少量的超微填料。依据填料类型，复合树脂目前分为微混合填料型产品和超微填料型产品。

微混合填料型复合树脂含有不规则形玻璃填料（硼硅酸盐玻璃、硅酸铝锂或硅酸铝钡、锶玻璃或锌玻璃）或粒度分布较窄的石英粉。典型复合树脂含有2种或2种以上填料分布的细颗粒填料及超微填料（5%～15%）。这样的填料分布可使较小的填料充填于大填料之间的间隙中，充分充满填料。微混合填料型复合树脂可含有60%～70%体积分数的填料，换算成重量分数，依填料的密度，在77%～84%范围内。大多数制造商标称的填料含量是重量百分数。一种典型的细玻璃填料显微照片见图9－2，A。

超微填料复合树脂含有表面积高达100m²/g～300m²/g、颗粒直径0.04～0.2μm的二氧化硅填料。由于表面积大，只能在齐聚物中加入不超过25%体积分数或38%重量分数的超微填料，才能使复合树脂的黏稠度适合于临床应用。将高填料含量、高黏度的树脂预聚合，然后粉碎成粒度10～20μm的增强填料，将这些填料再加入复合树脂中，这样可将超微填料的含量提高到32%～50%体积分数或50%～60%重量分数。以上述增强填料为主，添加少量二氧化硅又可形成一种改良的复合树脂。另一种改良（均匀超微填料）不含增强填料，而是超微填料均匀分散于齐聚物中。典型的超微二氧化硅填料见图9－2，B，含超微二氧化硅的增强填料见图9－2，C。

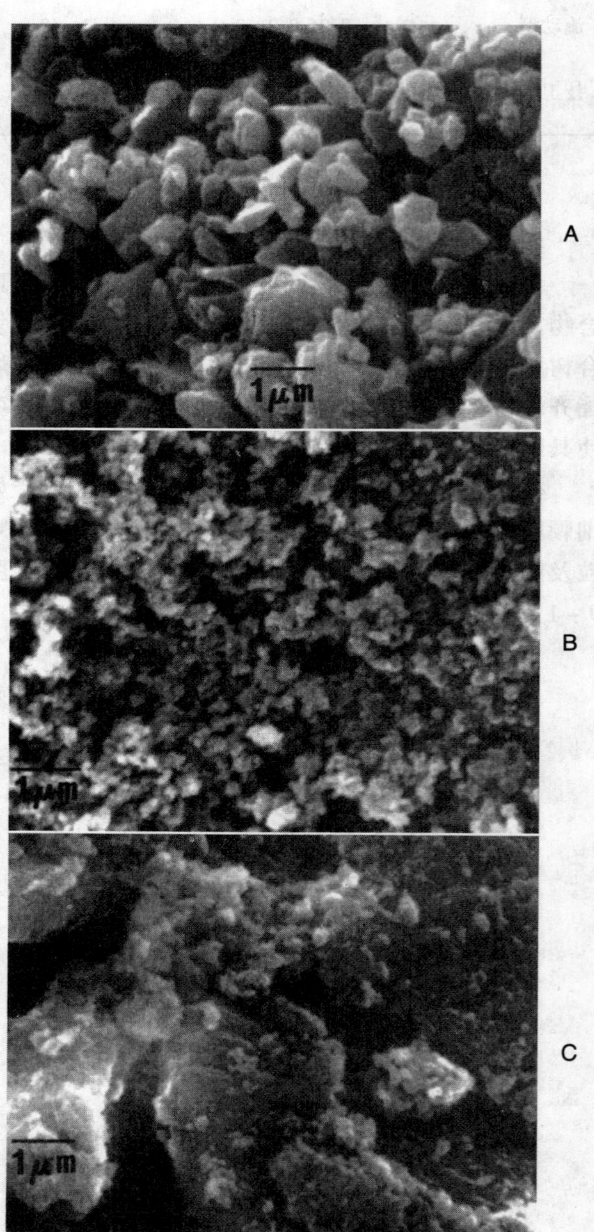

图9－2　填料类型的扫描电子显微镜照片。A. 细无机填料；B. 超微二氧化硅填料；C. 有机聚合物填料中的超微填料

偶联剂　复合树脂若要具有成功的性能，无机填料和有机齐聚物间在固化过程中应形成良好的结合。这种结合是由制造商完成的，制造商用偶联剂处理填料表面，然后将填料与齐聚物混合。最常用的偶联剂是称作硅烷的有机硅化合物。典型的硅烷分子结构式如下：

$$H_2C=C(CH_3)-C(=O)-O-CH_2CH_2CH_2-Si(OCH_3)_3$$

γ-甲基丙烯酰氧丙基三甲氧基硅烷

在硅烷附着于填料过程中，其甲氧基水解成可与填料表面吸附的湿气或羟基反应的羟基。相邻的水解硅烷分子的羟基可相互缩合，在填料表面形成一均聚物膜。在齐聚物固化过程中，硅烷分子上的碳双键与齐聚物反应，这样，通过偶联剂在填料与聚合物基质间形成化学结合。这种偶联反应将填料和齐聚物结合在一起，所以当应力作用于复合树脂上时，应力能从一个坚韧的填料颗粒通过相对低强度的聚合物传递至下一个填料颗粒。结果，复合树脂的强度介于填料强度和聚合物强度之间。这种结合能被复合树脂在临床使用中所吸收的水分所降解。

$$nCH_3O-Si(R)(OCH_3)-OCH_3 \rightarrow nHO-Si(R)(OH)-OH \rightarrow ---Si(R)(O)-O-Si(R)(O)-O-Si(R)(O)---$$

基质

填料

引发剂和促进剂 复合树脂可以是光固化的，也可以是自凝的，尤以光固化更常见。光引发反应是用峰波长为470nm的蓝光进行的，光敏剂樟脑醌可以吸收这一波段光线的能量，制造商在复合树脂中添加有0.2%～1.0%的光敏剂。此反应在含有碳双键的有机胺存在下可加速（见第七章）。室温下，只要复合树脂不暴露于光线下，胺及樟脑醌在齐聚物存在下是稳定的。虽然樟脑醌是最常用的光敏剂，但其他光敏剂有时被用于其他固化条件，如用等离子电弧光快速固化的复合树脂。

化学固化是在室温下，通过有机胺（催化糊剂）与有机过氧化物（基质糊剂）反应产生自由基，自由基能打开碳双键，引发聚合。一旦两糊剂混合，聚合反应便快速进行。

一些复合树脂，如桩核用复合树脂及暂时性复合树脂，是双重固化类材料。这些材料含有引发剂和促进剂，可以先进行光固化，然后进行自凝固化，或者只进行自凝固化。

颜料和其他成分 通常通过加入少量的无机氧化物来对复合树脂进行着色以适应大多数牙齿颜色的匹配。制造商可提供多种颜色的复合树脂，从纯白、黄色到灰色。加入紫外线吸收剂可减小氧化所致的颜色改变。

固化反应

关于自由基加成聚合反应的基础化学及固化反应的一般情况已在第七章做了介绍。自凝复合树脂的聚合是一种通过过氧化物引发剂和胺类促进剂化学反应引发的反应。光固化复合树脂的聚合是通过可见蓝光引发的。双重固化复合树脂使用上述化学反应引发和光引发相结合来实施聚合反应。在本章后面部分将详细介绍光固化灯。

由于双官能碳双键的存在，聚合后的树脂是一种高度交联聚合物，其聚合程度依其体积大小或是否有厌氧层而变化。光固化复合树脂的聚合还依光源与材料的距离及光照时间变化而变化。双键转化率可在35%～80%间变化。由于技工室用复合树脂一般在较高温度下固化，因此它的固化程度较高。

复合树脂的包装

光固化复合树脂 这类复合树脂往往以注射管、子弹头来包装，典型包装形式见图9-3。注射管由不透光塑料制成，以防止材料暴光，确保充分的有效期。如果是子弹头包装，使用时将子弹头固定在注射枪上，去除前端盖帽，可将材料直接打入窝洞中，减少了交叉感染。

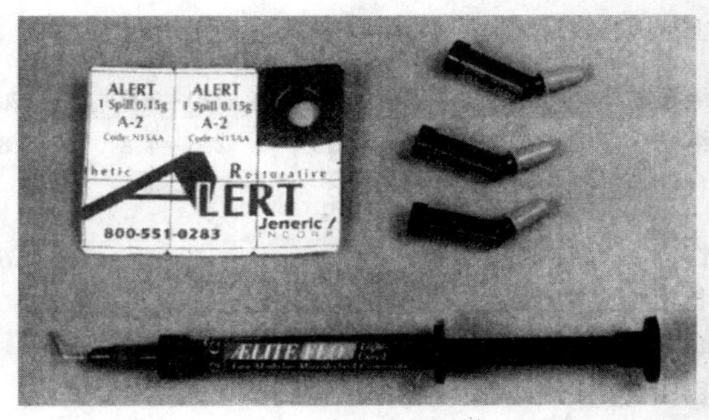

图9-3 单糊剂可见光引发复合树脂

（引自 Craig RG, Powers JM, Wataha JC: Dental materials: properties and manipulation, ed 7, St Louis, 2000, Mosby.）

自凝/双重固化复合树脂　自凝及双重固化复合树脂的典型包装为注射管，其中一管为催化糊剂，另一管为基质糊剂。一种双糊剂桩核复合树脂的实例见图 9-4。

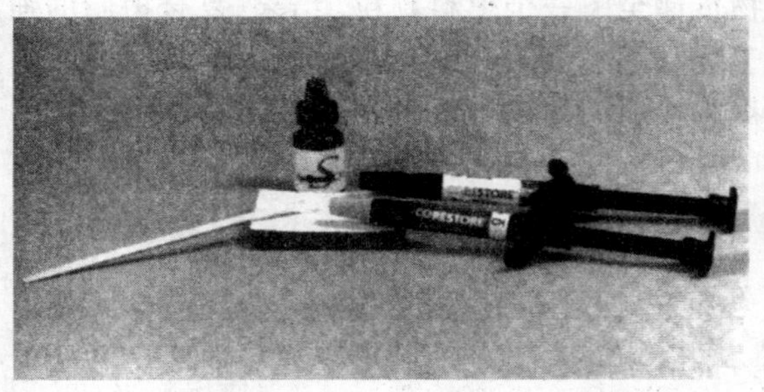

图 9-4　双糊剂自凝桩核用复合树脂及单瓶黏结剂

(引自 Craig RG, Powers JM, Wataha JC: Dental materials: properties and manipulation, ed 7, St Louis, 2000, Mosby.)

复合树脂性能

概述

复合树脂的重要性能包括工作时间、固化时间、聚合收缩、热性能、吸水性及溶出性、力学性能、颜色稳定性和射线阻射性。通用型复合树脂、超微填料复合树脂、可压紧复合树脂、流动型复合树脂、技工室加工用复合树脂、桩核复合树脂及复合体的一些性能列于表 9-3。ISO 4049 聚合物基充填、修复及封固材料标准规定的性能指标见表 9-4。

物理性能

工作时间和固化时间　对光固化复合树脂来说，聚合的起动直接与照射到材料上的光束相关。大约 75% 的聚合发生在最初 10min，但固化反应会持续 24h。研究表明，并非所有不饱和碳双键都发生反应，大约 25% 的双键未发生反应而残留在材料中。如果充填材料表面未用透明型片覆盖以隔绝空气，聚合反应将被抑制，结果在材料表面发黏层中未反应的碳双键含量可高达 75%。尽管这样的修复体可以用表面打磨去除发黏层，10min 后可行使功能，但最佳的物理性能只能在光照聚合后 24h 达到。

对大多数通过可见光引发的复合树脂来说，在将其挤出到纸垫过程中，有一关键时间段，在此段时间，复合树脂具有最佳的流动性，可以很好地流入缺损处牙齿细微结构中。暴露于环境光线下 60~90s 后，复合树脂表面会失去其最佳流动性，使进一步对材料操作变得不易。使用标有“金色”的荧光灯作为环境照明，可以使光固化复合树脂的工作时间得到充分保证。

化学引发复合树脂的固化时间为 3~5min，并可通过调整催化糊剂与基质糊剂的调和比例来调整固化时间。

聚合收缩　典型复合树脂的线性聚合收缩列于表 9-3。复合树脂的自由体积聚合收缩直接受齐聚物、稀释剂的含量影响，因而微填料混合型复合树脂只收缩 0.6%~1.4%，而超微填料复合树脂收缩达 2%~3%。聚合收缩会在复合树脂与牙齿间产生高

表 9-3　各种复合树脂及复合体的性能

性　能	通用型复合树脂	超微填料复合树脂	可压紧复合树脂	流动型复合树脂	技工室用复合树脂	桩核用复合树脂	复合体
弯曲强度(MPa)	80~160	60~120	85~110	70~120	90~150†	—	60~125
弯曲模量(GPa)	8.8~13	4.0~6.9	9.0~12	2.6~5.6	4.7~15†	—	4.5~14
弯曲疲劳极限(MPa)	60~110	—	—				70
压缩强度(MPa)	240~290	240~300	220~300	210~300	210~280	210~250	180~250
压缩模量(GPa)	5.5~8.3	2.6~4.8	5.8~9.0	2.6~5.9	—	7.5~22	6~7
直径抗张强度(MPa)	30~55	25~40	—	33~48	—	40~50	25~40
线性聚合收缩(%)	0.7~1.4	2~3	0.6~0.9	—	—	—	—
色稳定性，加速老化 -450kJ/m²(ΔE*)‡	1.5	—	—	1.5	1.1~2.3	—	2.1
色稳定性，以果汁/茶染色(ΔE*)‡	4.3	—	—	—	1.7~3.9	—	5.7

† 无纤维增强

‡ 当 ΔE* <3.3 时，临床不能觉察。

表 9-4 ISO 4049 标准规定的聚合物基充填、修复材料性能要求

性 能	1类	2类	3类
工作时间(最小值,秒)	90	—	90
固化时间(最大值,分钟)	5	—	10
固化深度(最小值,毫米)			
不透光色	—	1.0	—
其它颜色	—	1.5	—
吸水值(最大值,μg/mm³)	40	40	40
溶解值(最大值,μg/mm³)	7.5	7.5	7.5
弯曲强度(MPa)			
Ⅰ型	80	80* 100†	80
Ⅱ型	50	50*	50

*1组:在口腔内完成的外部能量激活材料。

†2组:在口腔外完成的外部能量激活材料。

达13MPa的收缩应力，使复合树脂与牙齿界面结合处产生严重应变，导致出现很小的缝隙，使唾液可以渗入。这种应力有可能超过牙釉质的拉伸强度，导致界面处牙釉质出现应力裂纹及断裂。由于含有更多的聚合物，聚合收缩也更大，因而超微填料复合树脂更易出现上述裂纹及断裂。对光固化复合树脂进行分层固化，可以减小复合树脂聚合收缩绝对值。

热性能　复合树脂的热膨胀系数可以从微细填料复合树脂的 $(25\sim38)\times10^{-6}/℃$ 到超微填料复合树脂的 $(55\sim68)\times10^{-6}/℃$，小于复合树脂中树脂基质与无机填料热膨胀系数的平均值，但大于牙本质($8.3\times10^{-6}/℃$)及牙釉质($11.4\times10^{-6}/℃$)。超微填料复合树脂的热膨胀系数之所以较大，主要是因为其树脂基质含量较多。某些玻璃填料比其他填料在减小热膨胀系数方面效果更好，而有些复合树脂则用多种填料来补偿差率。

热应力对黏结牙齿产生额外的应变，这进一步加重了聚合收缩的破坏效应。自然状态下的温度变化是循环状的，尽管整个修复体在经受冷、热刺激过程中也许未达到热平衡，热循环可能导致材料疲劳和黏结失败。一旦裂缝形成，复合树脂与牙齿硬组织的热膨胀系数差异将使口腔唾液渗入其中。

微细填料复合树脂的热传导性 $[(25\sim30)\times10^{-4}cal/s/cm^2(℃/cm)]$ 大于超微填料复合树脂 $[(12\sim15)\times10^{-4}cal/s/cm^2(℃/cm)]$，这是因为无机填料的热传导性大于聚合物基质的热传导性。然而，较高的热传导性并不能使复合树脂像牙齿硬组织那样快速改变温度，不过，热传导性的差异并未为临床带来问题。

吸水性　超微填料复合树脂的吸水值 ($1.2\sim2.2mg/cm^2$)大于微细填料复合树脂($0.3\sim0.6mg/cm^2$)，这是因为超微填料复合树脂的填料含量较少。硅烷偶联剂的质量和稳定性在减小树脂聚合物和填料间结合的破坏及材料的吸水性方面是很重要的。据推测，复合树脂在口腔内吸水后体积会有所膨胀，可以缓解聚合收缩应力。在测定聚合后15min开始的吸湿性膨胀中，发现大多数复合树脂在4d后的膨胀量已占总量的大部分，7d后膨胀达到平衡。由于微细填料复合树脂的吸水值小于超微填料复合树脂，因而它的吸水膨胀率较小。

溶解性　复合树脂水中溶解值为 $0.01\sim0.06mg/cm^2$。对于光固化复合树脂来说，充分的光照固化是很重要的。充填较深的复合树脂，因光线穿透不足而容易出现固化不充分现象。聚合不充分的复合树脂吸水值和溶解值较大，在临床上可表现为早期颜色不稳定。

超微混合填料复合树脂在水中贮存过程中，可检测到无机离子的析出，这些离子与填料表面结合破坏有关。在贮存的最初30d，析出到水浴中的硅达最高峰(15~17μg/ml)，随后逐渐降低。超微填料复合树脂析出硅的速度更慢，在第二个30d测定期硅的含量增加了1倍(14.2μg/ml)。存在于玻璃填料中的硼、钡、锶及铅可从复合树脂中析出，但依树脂－填料体系不同而有不同的析出程度(6~19μg/ml)。上述的界面结合破坏和离子析出是导致复合树脂耐磨性能下降的因素之一。

颜色及颜色稳定性　修复材料的颜色及配色对临床美观性修复很重要。颜色的特性已在第三章中

讨论过，其原理可用于临床上对复合树脂的选色上。目前市场上的通用色复合树脂的颜色因不同厂家的产品而有差异。

修复材料颜色的变化及与周围牙齿颜色匹配的失配是修复体替换的原因。聚合物基质中应力裂缝及由于水解所致的填料和树脂聚合物结合的部分破坏会使材料透明性下降，并改变修复体外观。导致颜色改变的原因有材料的氧化、树脂基质中水的交换、水与未反应聚合物及残留未反应的引发剂或促进剂的相关作用。

已通过在人工气候箱中人工老化的手段对目前复合树脂的颜色稳定性进行了研究，方法包括暴露于紫外线下、加热至70℃及浸泡在各种染液中（咖啡/茶、酸果/葡萄汁、红酒、芝麻油）。如表9-3所示，复合树脂是耐因氧化所致颜色改变的，但易于染色。

力学性能

弯曲强度及模量 复合树脂的弯曲强度及模量见表9-3。不同复合树脂的弯曲强度较相似。超微填料复合树脂和流动型复合树脂的弯曲模量大约只有通用型复合树脂和可压紧复合树脂的一半，这反映了超微填料复合树脂和流动型复合树脂填料含量较少(见表9-2)。

压缩强度及模量 复合树脂的压缩强度及模量见表9-3。不同复合树脂的压缩强度较相似。超微填料复合树脂和流动型复合树脂的压缩模量明显小于通用型复合树脂和可压紧复合树脂，这反映了超微填料复合树脂和流动型复合树脂填料含量较小(见表9-2)。为比较起见，银汞合金的压缩模量为62GPa，牙本质为19GPa，牙釉质为83GPa。

努氏硬度 复合树脂的努氏硬度($20 \sim 80kg/mm^2$)低于人牙釉质($343kg/mm^2$)及银汞合金($110kg/mm^2$)。由于无机填料的硬度及含量不同，微细填料复合树脂的努氏硬度略大于超微填料复合树脂，这表明含有较多填料的复合树脂在功能性应力下，具有相当的抵抗外界压入的能力，但是硬度值的差异似乎并不是抵抗功能性磨损的主要因素。

应用像努氏硬度这样显微硬度对大颗粒填料复合树脂（粒径 $> 10\mu m$）进行测定，容易获得错误信息，这是因为显微硬度计的微小压头在测定过程中，或者压在无机填料上，或者压在树脂基质上。然而，对于目前大多数产品，填料粒度已大为减小($< 1\mu m$)，所测显微硬度值更为可靠。

对牙科基底物的黏结强度 复合树脂对牙齿硬组织及其他牙科材料的黏结将在第十章中详细讨论。

牙釉质和牙本质 复合树脂对酸蚀牙釉质及牙本质的黏结强度在20~30MPa之间。黏结机制主要是通过黏结剂在酸蚀牙釉质和牙本质表面形成微机械固位而成。在牙本质，黏结剂渗入牙本质表面，形成混合层，并渗入牙本质小管(图9-5)。

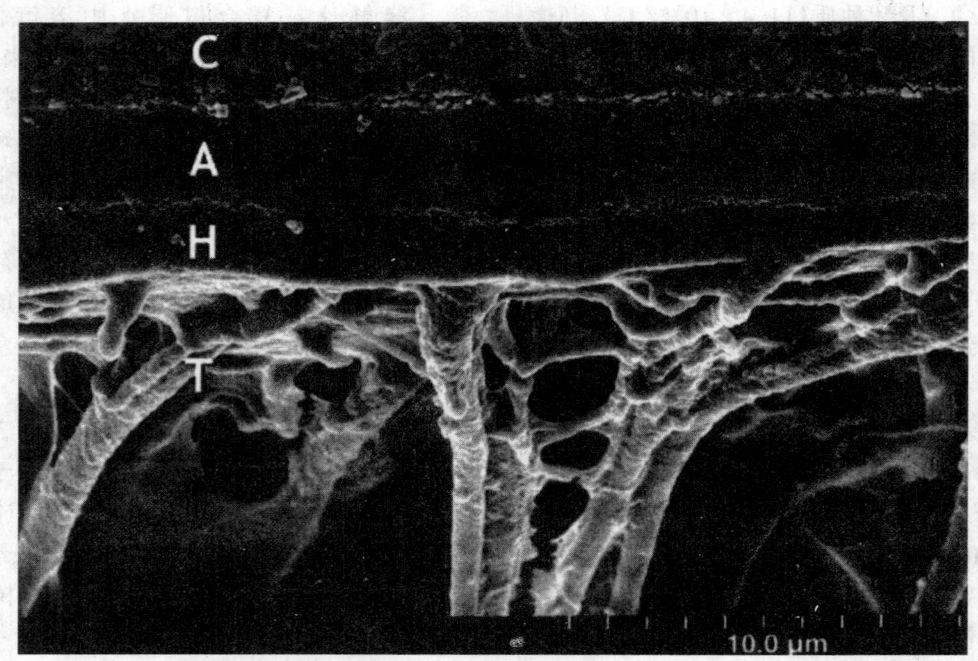

图9-5 复合树脂黏接结牙本质的横截面照片，复合树脂(C)，黏接剂层(A)，混合层(H)，树脂突(T)

(Courtesy Dr, Jorge Perdigao, University of Minnesota.)

其他基底物 复合树脂可与其他已经存在的修复材料(如复合树脂、陶瓷、合金)进行黏结,但表面需适当粗糙化及底涂处理(见第十章)。一般地,黏结面用 50μm 氧化铝喷砂处理,复合树脂表面再用树脂 - 硅烷底涂剂处理,陶瓷表面用硅烷底涂剂处理,金属表面用金属底涂剂处理。表面处理后,黏结强度可大于 20MPa。

临床性能

对复合树脂的临床要求以在牙科不受限制的应用为准,包括美国牙科协会对后牙修复用复合树脂指出的那样,可以用于后牙牙尖修复。参见表 9 - 5。

表 9 - 5 无限制应用复合树脂的临床要求,包括后牙牙尖修复*

性能	要求
维持稳定颜色(18 个月)	C 级不多于 10%
边缘变色(18 个月)	C 级不多于 10%
边缘完整(18 个月)	C 级不多于 5%
龋 - 复发或边缘(18 个月)	C 级不多于 5%
保持邻面接触(18 个月)	95% 无可觉察的邻接触面扩大
术后敏感	对冷、热及咬合刺激敏感均为可逆
失败(18 个月)	不大于 5%
6 ~ 18 个月的磨损	不超过 50μm。

* 推荐的美国牙科协会对后牙修复用树脂基复合材料的导则。

固化深度(光固化复合树脂) 将光辐射束的最大强度聚集在光固化复合树脂表面附近。当光线射入材料中时,它发生散射及反射并失去强度。许多因素影响光照后离表面给定深度处材料的聚合程度。复合树脂中的光引发剂或吸收剂的浓度必须能与适当波长的光线反应,且必须有足够的浓度。填料含量及其颗粒大小对于散射光线来说是关键的。因此,含有较小且更多颗粒的超微填料复合树脂比含有较大但较少玻璃颗粒的微填料混合型复合树脂散射更多的光线。对于超微填料复合树脂,需要更长的照射时间才能获得充分的固化深度。

树脂表面的光线强度对于材料表面及内部固化的完全性来说是一个关键因素。必须将光固化灯头保持在离表面 1mm 处,以获得最佳固化。更为不透明的色泽会降低光的穿透率,只固化很浅的深度(1mm)。大多数光固化灯的标准照射时间为 20s。一般地,这足以固化浅色树脂达 2mm 或 2.5mm 的深度。40s 照射时间可提高所有深度处的固化程度,但是对于色泽更暗的材料需要照射 40s 以获得充分的固化。光线射过 1mm 或小于 1mm 厚度的牙齿结构可对较浅深度的材料产生充分的固化,但所得硬度值并不恒定。由于光束在出光口以远不能充分地展开,因而对于具有较大面积的修复体需要分区照射固化,以使整个表面得到完全的照射。已生产出更大的光固灯头并安装在大多数光固化灯上。然而,当光线分布于更大面积时,给定部位的光强就下降了。因此,当使用较大的光固化灯头(棒)时,可将光照时间延长至 60s。

为评价某一特定光固化灯的有效固化深度,取一段长 5 ~ 10mm 的干净麦秆,并将其放在玻璃板上。将复合树脂充填其中,然后按照推荐的技术从顶端光照 20 ~ 40s。去除麦秆,用锐利的小刀从试样底部刮掉未固化的树脂。测定表观上看已固化试样的长度,并劈开试样以评价有效固化深度。

射线阻射性 现代复合树脂含有钡、铯、锆等高原子序数的玻璃填料,石英、硅酸铝锂玻璃及二氧化硅等填料无射线阻射性,一般需要与其他填料混用,以使复合树脂具有射线阻射性。即使填料体积分数很高,复合树脂的射线阻射性仍然低于像银汞合金那样的金属修复材料。在微混合型复合树脂中加入微细重金属玻璃粉,可提高射线阻射性。

金属铝可作为射线阻射性测定的参照标准。2mm 厚牙本质的射线阻射性与 2.5mm 厚铝片的射线阻射性相当,牙釉质的射线阻射性与 4mm 厚铝片射线阻射性相当。复合树脂的射线阻射性应超过牙釉质,才能更有效区分,但国际标准接受相当于 2mm 铝片的射线阻射性。银汞合金的射线阻射性超过 10mm 铝板的阻射性,远大于现有复合树脂材料。

磨耗率 临床研究表明,复合树脂是前牙修复的优良材料,前牙咬合力小,美观是其修复的基本点。复合树脂在口腔修复中存在的一个问题是,在咀嚼磨耗、牙刷磨耗下,以及复合树脂本身在口腔环境中降解造成的侵蚀下,复合树脂修复体外形的损失(图 9 - 6)。

后牙复合树脂修复的磨损可见于应力最高的𬌗接触区域,也可观察到邻接触的磨损。后牙复合树脂修复体边缘出现小凹陷,是由于缺乏足够的黏结和聚合收缩应力。目前,认可的可用于后牙修复的复合树脂需要进行临床研究,5 年临床使用磨损后,表面磨损厚度应小于 250μm,或者年平均磨损小于 50μm。可压紧复合树脂或技工室加工用复合树脂比超微填料复合树脂或流动型复合树脂具有更好的耐磨性。

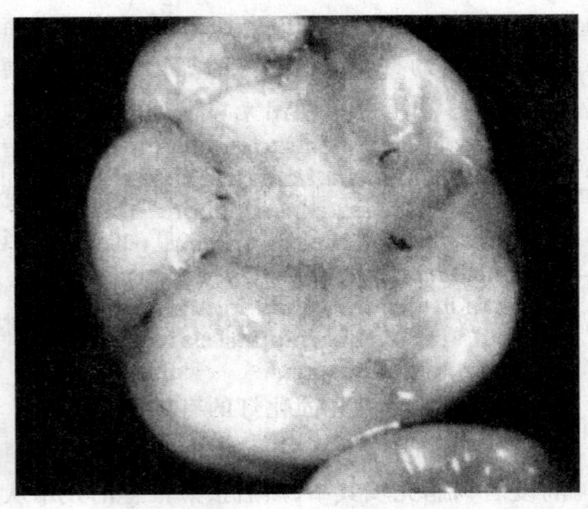

图 9-6 后牙复合树脂修复，显示材料有过度磨损及边缘着色

生物相容性 关于复合树脂的生物相容性已在第五章详细阐述，但是，一些中心问题需在此重提。如果使用纯品，复合树脂中几乎所有成分（Bis-GMA、TEGDMA、UDMA 及其他）均发现有细胞毒性。但是，已固化复合树脂的生物学反应趋向取决于从复合树脂中释放的这些成分。尽管复合树脂在固化后可释放一定水平的这些成分达数周，但关于复合树脂生物学反应仍然存在较大的争议。复合树脂释放成分的量取决于复合树脂的类型及其固化的方法和程度。牙本质屏障有效地减小了复合树脂析出成分侵入牙髓组织的可能性，但是，尽管穿透后浓度降低，这些成分仍能穿透牙本质屏障。牙髓细胞长期暴露于低剂量树脂成分后的效应总体上还不清楚。另一方面，使用复合树脂作为直接盖髓剂，会产生较高的不良生物反应的风险，因为没有牙本质屏障保护牙髓。尽管没有任何研究能证明析出成分有不良生物效应，但复合树脂在口腔环境中析出的成分对口腔及其他组织的作用尚不十分清楚。牙龈长期、紧密接触复合树脂，其不良反应风险最大。据报道，复合树脂的各成分是致敏性的，已有一些接触复合树脂而致敏的记录。大多数这些反应发生在经常接触未固化复合树脂的牙科医生中或牙科专业人员中。尚无关于整个人群对复合树脂发生过敏频率的可靠研究报告。

最后，关于复合树脂各成分的雌激素效应的能力存在着一定的争论。体外乳腺癌细胞培养试验研究已证实，双酚 A 及其二甲基丙烯酸酯具有雌激素效应。在一些市售复合树脂中测出有微量的这些成分，然而，目前尚未证实已固化的市售复合树脂具有雌激素效应。而且，目前对体外使用乳腺癌细胞来测定真实的雌激素效应的准确性和有效性尚存在相当大的争议。一项在此领域的早期研究声称，牙科封闭剂和复合树脂对儿童有雌激素效应，但现在大多已不再相信此观点。

复合树脂的操作

牙髓保护

洞型制备后如果是深洞，应当用氢氧化钙垫底材料或玻璃离子体、杂化离子体、复合体保护牙髓。衬层及基底材料将在第二十章阐述。

酸蚀及黏结

为了使复合树脂与牙齿结构形成黏结，应使用制造商提供的酸蚀剂酸蚀窝洞牙釉质和牙本质 30s，这些酸蚀剂大多为 34%～37% 的磷酸水溶液或凝胶。随后用水冲洗、气枪轻轻吹干，酸蚀后的牙釉质呈现为白垩色。黏结剂可渗入酸蚀过的牙釉质和牙本质表面，形成微机械固位。最近，已研制出自酸蚀底涂剂，它不需要用磷酸酸蚀及冲洗。关于黏结剂及其与牙齿结构的作用将在第十章阐述。

调取

光固化复合树脂 挤出适量复合树脂至纸垫上，然后按下述方法将材料充填入洞型中：掌握好固化时间，可顾及每次少量充填的复合树脂的聚合，这样可以在单个窝洞中充填多种色泽的复合树脂，同时可调节分次充填的聚合收缩。

自凝及双重固化复合树脂 图 9-4 所示的双糊剂型冠核复合树脂是自凝复合树脂的例子。其中一个注射管含有过氧化物引发剂，另一个注射管含有胺类促进剂。用塑料或木制调拌捧充分混合等量基质糊剂和催化糊剂 20～30s 即可，不要用金属调拌刀，因为复合树脂中的无机填料对调刀有磨损性，使金属成分进入材料中而使复合树脂变色。

充填

可用两种方法充填复合树脂，用如图 9-7A 所示的塑料器具充填复合树脂，它们不黏附复合树脂。也可用图 9-7 B 所示的塑料注射头直接将复合树脂注射入窝洞中，此法可适用于调和少量的材料，并可减少充填过程中气泡的混入，有利于固位型处材料的充填。

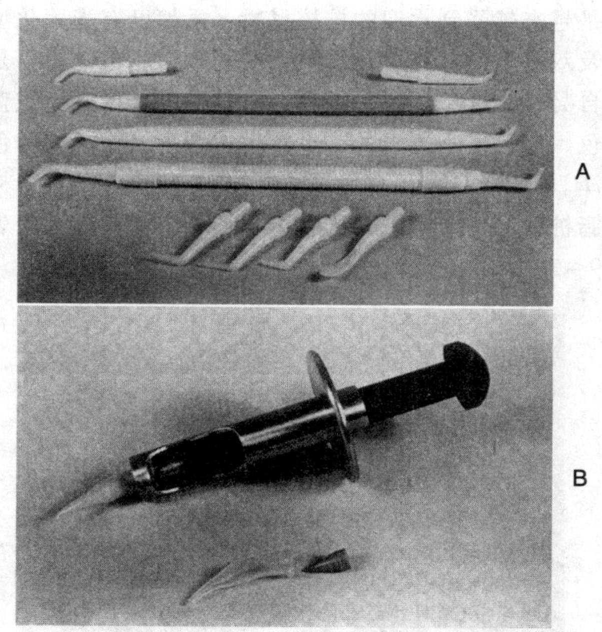

图 9-7 A. 复合树脂充填器具；B. 复合树脂用注射管及注射头

(引自 Craig RG, Powers JM, Wataha JC: Dental materials: properties and manipulation, ed 7, St Louis, 2000, Mosby.)

聚合

光固化复合树脂 光照聚合时间依据光固化灯的类型、复合树脂类型、固化深度及颜色而定。对于 2mm 厚的复合树脂来说，光照时间从 20s 到 60s。由于小填料对光线有散射作用，因而超微填料复合树脂比微混合型复合树脂需要更长的光照时间。色泽较深的复合树脂或遮色复合树脂需要长达 60s 的光照时间，比色泽浅的或透明复合树脂时间长。对于较深洞的修复，可采用分层固化的方式，层与层间的结合不受影响。

对于给定的复合树脂，光照固化时间及固化深度依光强及光穿透性而定。对光线吸收少的材料固化深度较大。用于稳定材料颜色而加入的紫外线吸收剂以及因美观而加入的荧光染料或过量的引发剂都对材料的完全固化产生不利影响。

光固化灯将在本章后面涉及。

自凝及双重固化复合树脂 调和后，自凝复合树脂的工作时间为 1～1.5min。材料一旦混合，即开始固化，材料在 4～5min 的固化时间后，不要打扰已充填在位的复合树脂。

双重固化复合树脂含有自凝引发体系和光引发体系，调和后可被光固化灯引发光固化，之后继续进行持续的自凝固化。

打磨及抛光

可用金刚石车针、硬质合金车针、打磨片或刚玉打磨带对复合树脂修复体进行粗修形、打磨，对于微粒混合型复合树脂及超微填料复合树脂的磨光，可用含有磨料的磨光用橡皮轮或橡皮杯，沾抛光膏进行，而且应当使用水溶性润滑剂。光固化复合树脂的最后磨光可在光照固化后即刻进行。

磨光的最后一步是抛光，通常用粒度从大到小的氧化铝微细磨料进行。由于光滑的表面不利于菌斑黏附，有助于保持口腔卫生，因此复合树脂的抛光是重要的。

对抛光质量的测定可采用表面粗糙度法。各种复合树脂的表面粗糙度比较见表 9-6。使用 Mylar 型片可得到最光滑的表面，硬质合金车针比金刚石车针能打磨出更细的表面，但抛光后表面粗糙度相似。

特定应用的复合树脂

超微填料复合树脂

推荐使用这类复合树脂修复Ⅲ类洞及Ⅴ类洞，此处高度抛光及美观最重要。已有一种产品成功地用于后牙修复。这类材料由光引发体系、二甲基丙烯

表 9-6 各种类型复合树脂的表面粗糙度(μm)

磨光/抛光器具	通用型复合树脂	超微填料复合树脂	可压紧复合树脂	技工室用复合树脂
Mylar 型片	0.03～0.07	0.03～0.08	0.08～0.18	0.02～0.04
金刚石磨光车针	1.20～1.60	—	1.10～2.10	0.67～0.80
硬质合金车针(16-槽)	0.29～0.52	0.38～0.57	0.51～0.74	0.21～0.26
复合树脂抛光膏*	0.20～0.37	0.12～0.17	0.37	0.11～0.17
氧化铝，x 细*	0.09～0.15	0.07～0.11	0.14～0.17	0.08～0.09

* 用 16-槽硬质合金车针磨光后。

酸酯树脂、粒度为 0.04μm 的胶体二氧化硅填料组成，填料体积分数为 32% ~50%（见表 9-2）。

超微填料复合树脂的典型性能列于表 9-3。由于其填料含量不高，与微混合型复合树脂相比，超微填料复合树脂的聚合收缩、吸水值及热膨胀系数均较大。

可压紧复合树脂

推荐使用这类复合树脂修复 I 类、II 类及 VI 类洞型。这类材料由光引发体系、二甲基丙烯酸酯树脂、填料（纤维状填料、多孔填料或不规则填料）组成，填料体积分数为 66% ~70%（见表 9-2）。填料颗粒间的相互作用及树脂的可改性赋予这种复合树脂可压紧性。厂家推荐用大体积充填技术，但临床研究尚未证明其有效性。用单瓶装黏结剂与本材料配用。

流动型复合树脂

推荐使用这种低稠度、光固化复合树脂修复牙颈部缺损、儿童牙齿修复及其他较小的、低应力承受区的修复（见表 9-1）。它们含有二甲基丙烯酸酯树脂和粒度为 0.7 ~3.0μm 的无机填料，填料体积分数为 42% ~53%（见表 9-2）。

流动型复合树脂的典型性能列于表 9-3。流动型复合树脂的弹性模量低，使其在修复牙颈部磨损区很合适。由于其较低的填料含量，与微混合型复合树脂相比，它们具有较大的聚合收缩和较低的耐磨性。这类复合树脂的低黏稠度使其容易从注射管挤出充填，易于操作。

技工室用复合树脂

黏结到金属基底的冠、嵌体及牙齿贴面及无金属基底桥是在技工室模型上，间接地用复合树脂通过光照、加热、压力及抽真空加工而成，目的在于提高聚合程度及耐磨性。

技工室用复合树脂的典型性能列于表 9-3。为增加强度及刚性，可将技工室用复合树脂与增强纤维结合应用。所制修复体通常用复合树脂水门汀黏结。用于复合树脂间接修复体的洞型必须是无固位型的，就像典型间接修复一样。

桩核复合树脂

当牙齿龋坏面积过大，需要制作桩核，以便配戴牙冠。银汞合金是最常用的桩核材料，但是复合树脂是越来越受到欢迎的桩核材料。虽然已有光固化型及双重固化桩核材料，典型的复合树脂桩核材料是自凝双糊剂型 （见图 9-4）。桩核复合树脂染成蓝色、白色或不透光的，以产生与牙齿结构不同的色泽。一些产品还具有释氟功能。具有代表性的复合树脂桩核见图 9-8。桩核复合树脂的典型性能列于表 9-3。

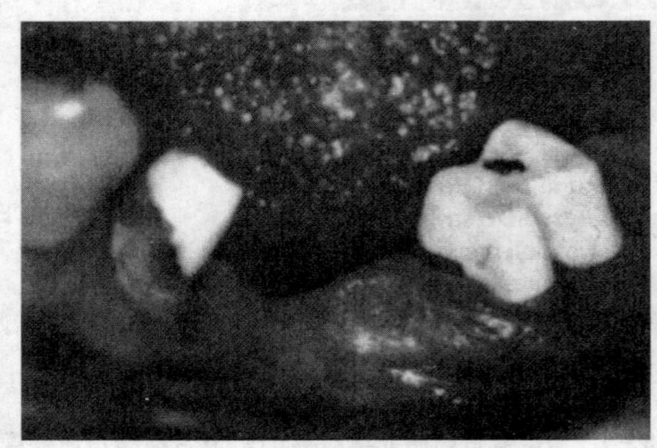

图 9-8　一例制作好的、用于铸造金属冠的复合树脂桩核

与银汞合金相比，复合树脂桩核具有如下优点：能与牙本质黏结；能快速完成；容易成形；高刚性以及在瓷修复体下有良好的色泽。使用黏结剂可将桩核材料黏结到残留的牙釉质和牙本质上。注意应使用桩核复合树脂生产商推荐的黏结剂，因为一些自凝复合树脂桩核材料与一些光固化黏结剂不相容。

临时用复合树脂

暂时性嵌体、冠及长桥通常用复合树脂或丙烯酸树脂制作。临时修复的目的是保持已制备牙齿的位置，封闭和隔绝牙齿制备面，保护牙齿边缘，建立合适的垂直距离，有助于诊断和建立治疗计划，以及评价美观修复效果。丙烯酸树脂和复合树脂临时修复材料的性能比较见表 9-7。

表 9-7　丙烯酸树脂和复合树脂临时修复材料的性能

性　能	复合树脂	丙烯酸树脂
弯曲强度(MPa)	35 ~ 70	45 ~ 80
弯曲模量(GPa)	0.8 ~ 2.5	0.8 ~ 2.6
压缩强度(MPa)	130 ~ 260	—
线性聚合收缩(%)	2.5 ~ 3.3	2.7 ~ 7.0
色稳定性，加速老化 - 60kJ/m^2 (ΔE^*)†	0.5 ~ 9.5	2.0 ~ 8.0
色稳定性，染色(ΔE^*)†	4.9 ~ 11	1.2 ~ 3.6

当 $\Delta E^* < 3.3$ 时，临床不能觉察。

瓷或复合树脂的修补

如图 9－9 所示的瓷熔附金属修复体的瓷面断裂，可以用通用型复合树脂或流动型复合树脂修补。这种修补要求复合树脂与瓷、金属间有足够的黏结强度。为达到最大黏结强度，残留瓷/金属表面需要清洗，并用硅烷、树脂或硅烷－树脂液体底涂剂处理。此底涂剂是另外提供的，与选择的复合树脂配套使用。

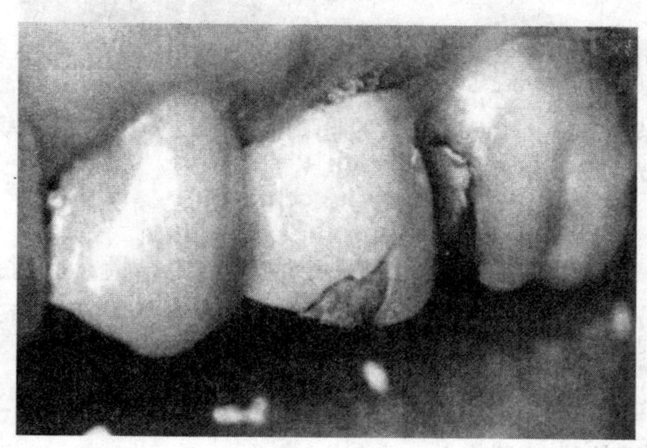

图 9－9 折裂的瓷熔附金属修复体可用复合树脂修补

修补复合树脂需用 50μm 氧化铝打磨残留复合树脂修复体表面，并隔离表面不受唾液及湿气污染。用底涂剂处理黏结面，再充填新复合树脂。修补的黏结强度大约为原有复合树脂内聚强度的 60%～80%。

复合体

复合体又称为聚酸改性复合树脂。尽管最近某一厂家声称其一种复合体产品可用于恒牙 I 类和 II 类洞修复，但一般复合体用于低应力承受区域的修复（见表 9－1）。推荐将复合体用于具有中等龋发生危险的患者。

组成及凝固反应

复合体含有聚酸改性单体和可释氟硅酸盐玻璃粉，并配成无水糊剂。一些复合体含有改性单体，提供额外的释氟量。填料体积分数为 42%～67%，平均填料粒度为 0.8～5.0μm。复合体为单糊剂胶囊及注射管包装（图 9－10）。

复合体的固化主要发生在光照聚合，随后复合体与唾液接触，吸收水分发生酸－碱反应固化。吸水性对氟离子转运也很重要。

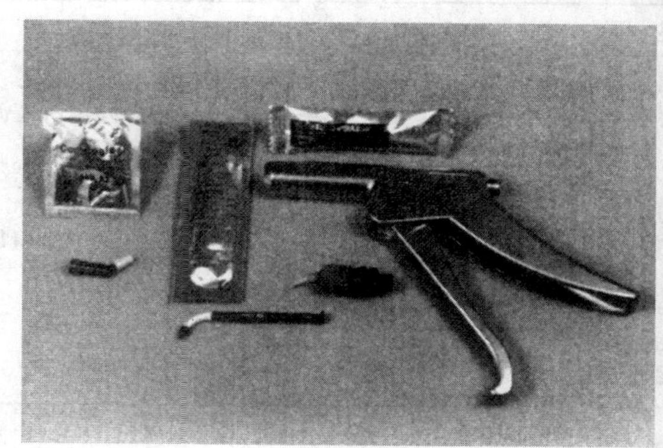

图 9－10 胶囊及注射管包装的复合体和杂化离子体（胶囊上有挤出管），用于牙颈部缺损修复

（引自 Craig RG, Powers JM, Wataha JC: Dental materials: properties and manipulation, ed 7, St Louis, 2000, Mosby.）

性能

复合体的典型性能列于表 9－3。复合体释放氟离子的机制与玻璃离子体及杂化离子体相似，由于复合体中玻璃离子体成分较少，氟释放量及持续时间均低于玻璃离子体及杂化离子体。同样，复合体也不能从局部氟应用及使用氟化牙膏刷牙时吸收与玻璃离子体及杂化离子体同样多的氟。

调配

复合体为单糊剂胶囊包装。由于含有树脂，复合体需要用黏结剂黏结到牙齿结构。一些复合体使用含有酸性底涂剂的单瓶装黏结剂，不必额外用磷酸酸蚀剂。然而，大多数厂家推荐在涂底涂剂前使用磷酸酸蚀剂，以提高黏结强度。

光固化灯

概述

牙科使用最普通的光固化灯是石英－钨－卤素灯。在 90 年代中期，高强度、等离子弧光灯被引入。在 2000 年，蓝色发光二极管灯面市。用以描述复合树脂固化光源术语的概念列于表 9－8。

石英－钨－卤素光固化灯

用于引发复合树脂聚合的石英－钨－卤素（QTH）光固化灯的实物见图 9－11。此固化灯峰值波长在 450～490nm 左右。一般光强（功率密度）为400～

表 9-8　用以描述复合树脂固化光源述语的概念

述　语	单位	根　念
辐射光谱	nm	光源发射波长的有效带宽
要求光谱	nm	引发牙科树脂光固化所需波长的带宽
功　率	mW	光源每秒发射光子的数量
功率密度(光强)	mW/cm^2	光固化灯光出口单位面积每秒发射光子的数量
能　量	J*	功率×时间
能量密度	J/cm^2	功率密度×时间

* 焦尔(J)=1000mW×秒

800 mW/cm^2,但现在已有高光强固化灯。一些固化灯可发射出 2~3 种不同光强的能量(梯级固化),或者逐渐连续增加光强。一般复合树脂固化所需能量密度为 16 J/cm^2($400mW/cm^2 \times 40s = 16000\ mW\ s/cm^2$)。

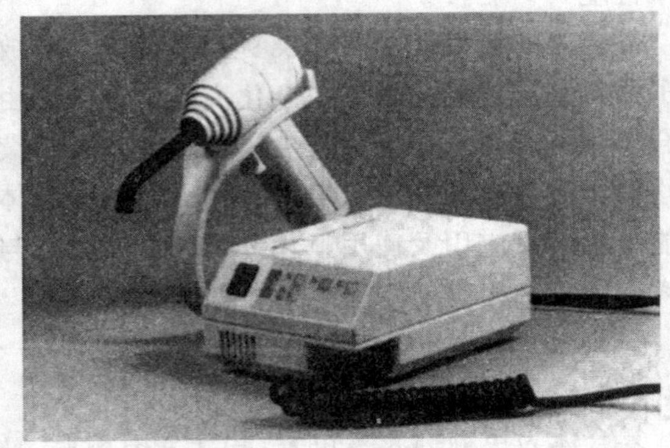

图 9-11　复合树脂固化用可见光固化灯

(引自 Craig RG, Powers JM, Wataha JC: Dental materials: properties and manipulation, ed 7, St Louis, 2000, Mosby.)

对于一些光源，电压下降 6% 会使其输出光强下降 25%，只有 10% 的光源有电压调节电路。一般来说，各种光源的输出光强在持续使用后会下降，光出口的光强也不均匀，中心区域最大。同样，射出的光束随距离增加。光强与光强的对数除以距离成线性关系。虽然光强对固化深度是重要的，但是一些固化灯的光强相差 3 倍，而固化深度却只相差 15%。灯泡寿命为 50~75h。

不小心暴露于光固灯的可见光下，虽然辐射损伤周围软组织的可能性极小，使用中还应注意不要损伤眼睛视网膜细胞。由于射出光的高强度，不要直接看光线出口或从牙齿反射的光。市场上有许多装置可以过滤掉有害的紫外线成分，而让黄色光线穿过，使操作者可以看到固化过程而不损伤眼睛。这些装置有眼镜、灯头罩等(图 9-12)。

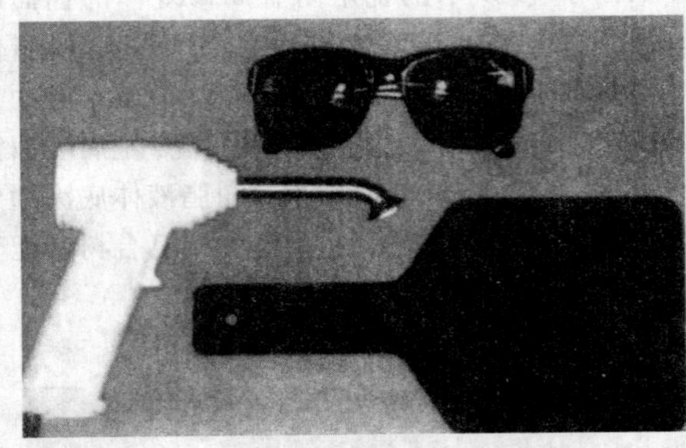

图 9-12　用于光固化灯的眼睛保护装置。从上到下：眼镜、导光头罩及平板

一些光源会在出光头产生相当的热量，会对牙髓产生刺激。光照固化时，如果出光头未离开牙齿表面 2~3mm 且持续 20s，就会产生太多的热量。

维护石英-钨-卤素光固化灯，需要如表 9-9 所示的维护要点。

表 9-9　造成石英-钨-卤素光固化灯光强下降的因素及解决方法

故　障	解决方法
反射镜落满灰尘或变质	清除或更换反射镜
灯泡灯丝烧断	更换灯泡
灯泡变暗或有发白	更换灯泡
元件老化	监控光强，更换光固化灯
出光头碎裂	更换出光头
出光头黏有树脂	清除或更换出光头
电压不稳	加装调压器
出光头光线强度不均匀	大面积固化时可分区重叠照射

等离子弧光固化灯

等离子弧光灯(PAC)是一种高光强固化灯。光线是通过两个钨电极间的导电性气体(等离子体)在压力下发出的。输出的光线已经滤过，以使红外线和紫外线减至最少。输出的光线为波长在 380nm 和 500nm 之间的可见光，输出峰波长在 480nm 附近。由于在较短波长可获得高光强，PAC 灯可固化非樟脑醌光引发剂的复合树脂。

PAC 灯在需要多次光照的固化过程中可节省时间，如分层固化、四分修复、贴面及黏结正畸托槽。一般地，用 PAC 灯光照 10s 等同于用 QTH 灯光照 40s。但仍需要应用 2mm 的分层固化。

用 PAC 固化的复合树脂的性能取决于复合树

脂和光固化灯。一般 PAC 灯产生相同或较低的转化度、固化深度及弯曲模量，但其弯曲强度等同于 QTH 光固化灯。用 PAC 灯固化整个洞底铺满树脂的聚合收缩与 QTH 灯相同或较小。

发光二极管灯

固态发光二极管(LEDs)使用以氮化镓为基础的掺杂半导体材料（p-n 结）矩阵来发出蓝色光。LEDs 所发出的蓝色光波长在 450nm 和 490nm 之间，所以这种光源能有效地固化以樟脑醌为引发剂的材料。LED 灯不需要滤色镜，寿命长，且不产生明显的热。最近，出现了一种结合了 LED 和 QTH 光源的混合型光固化灯。使用这种光固化灯时，先以 LED 光源引发聚合，然后再用两种光源混合的光线完成固化。

用 LED 灯固化的复合树脂的弯曲性能与用 QTH 灯固化的相似。用 LED 灯固化的固化深度更大一些。

问题精选

问题 1

在选择复合树脂修复大的Ⅳ类洞时，光固化复合树脂有哪些优点？

答案

可通过分层堆集来充分成形；混入的气泡也更少，因为不需要混合两糊剂；可以通过分层堆塑不同颜色的复合树脂，很容易地对修复体进行上色；充填及光照固化后多余材料较少，所以易于磨光。

问题 2

需要在下颌磨牙上制作一个较大的桩核，为什么要选择自凝桩核复合树脂？

答案

这种材料固化均匀一致，较低的树脂黏度能更好地粘固钉或桩，在冠基牙预备过程中，不透明、有色的复合树脂还可与牙齿结构形成明显区别。

问题 3

在磨光时，自凝复合树脂修复体表面出现小气泡，造成这一结果的操作因素是什么？

答案

这一现象的可能原因有：在充填前，已量取的材料受到手术灯的照射所致；分层充填时，对每一层过度操作，使得层间界面处有气泡卷入；充填前，在调拌垫上混合两种不同色泽糊剂；或过度使用乙醇作为充填器械的润滑剂。

问题 4

有理由期待用光固化复合树脂修复大的Ⅳ类洞缺损后，其颜色稳定性比自凝复合树脂好吗？为什么？

答案

是的。自凝复合树脂含有芳香胺促进剂，与光固化复合树脂中的脂肪胺相比，这种促进剂氧化后易于降解。

问题 5

当用薄的复合树脂前牙贴面来改善牙齿颜色时，超微填料复合树脂有何优点？

答案

优点如下：更好的半透明性可改善最终的色泽；更光滑的表面质地能产生类似于牙釉质的光反射模式的表面光泽；以薄层黏结到牙釉质上时，高的物理和力学性能并不如Ⅳ类洞修复时那么重要。

问题 6

在聚合大的、光固化复合树脂修复体时，为改善固化深度，可控制哪些操作因素？

答案

可控制下列因素：对于色泽深和较厚（> 2mm）的复合树脂，可增加光照时间；光源可保持离材料表面 1mm 内的位置；导光头可在复合树脂表面来回移动固化，但要延长固化时间，以确保固化一致。

问题 7

在为具有显著切牙功能的前牙大Ⅳ类洞修复选择复合树脂时，正是微混合填料复合树脂哪些改进了的性能，使我们选择它？

答案

有益的性能是更大的强度和弹性模量、较低的聚合收缩、较低的热膨胀系数、较低的吸水率和较大的耐磨性。

问题 8

在对 2 年的复合树脂修复体进行临床评价时，注意到边缘有渗入性变色。是什么因素造成这一黏结失败？

答案

可能的因素有：聚合收缩的残余应力；冷热循环造成黏结的疲劳应力；充填过程中黏结部位的污染；因修复体承受交替功能载荷所致修复体边缘弯曲应力；牙齿黏结界面的水解破坏（特别是在牙本质情况下）。

问题 9

当重新修复有严重边缘渗漏的前牙小面积贴面修复体时，首先去除变色的复合树脂，并用新材料重新黏结缺损部位。旧的已固化的复合树脂与新材料间的黏结特性如何？

答案

这种结合主要是微机械的且是在原来复合树脂粗糙的表面形成的。在原有材料暴露的、未反应的化学键与新的黏结剂/复合树脂之间可形成弱的化学键。修补过的复合树脂的内聚强度比原来的复合树脂强度低，如果酸蚀相邻的牙釉质区域，制备出新鲜表面，则修补的复合树脂将更耐久。

问题 10

在评价复合树脂用于后牙时，是什么因素造成早期磨损和失败？

答案

这些因素有：由于黏结填料和基质的硅烷偶联剂的降解所致的物质损失；由于相对较大的修复体的过量聚合收缩；填料－聚合物界面的应力－裂纹扩展；相对大体积的聚合物基质所致的低耐磨性。

参考书目

复合树脂

Asmussen E: Clinical relevance of physical, chemical, and bonding properties of composite resins, *Oper Dent* 10: 61, 1985.

Bailey SJ, Swift EJ Jr: Effects of home bleaching products on composite resins, *Quint Int* 23: 489, 1992.

Bayne SC, Thompson JY, Swift EJ Jr et al: A characterization of first-generation flowable composites, *J Am Dent Assoc* 129: 567, 1998.

Boyer DB, Chan KC, Reinhardt JW: Build-up and repair of light-cured composites: bond strength, *J Dent Res* 63: 1241, 1984.

Braem M, Davidson CL, Lambrechts P et al: In vitro flexural fatigue limits of dental composites, *J Biomed Mater Res* 28: 1397, 1994.

Braem M, Finger W, Van Doren VE et al: Mechanical properties and filler fraction of dental composites, *Dent Mater* 5: 346, 1989.

Chantler PM, Hu X, Boyd NM: An extension of a phenomenological model for dental composites, *Dent Mater* 15: 144, 1999.

Choi KK, Condon JR, Ferracane JL: The effects of adhesive thickness on polymerization contraction stress of composite, *J Dent Res* 79: 812, 2000.

Condon JR. Ferracane JL: Factors effecting dental composite wear in vitro, *J Biomed Mater Res* 38: 303, 1997.

Condon JR. Ferracane JL: In vitro wear of composite with varied cure, filler level, and filler treatment, *J Dent Res* 76: 1405, 1997.

Condon JR, Ferracane JL: Reduction of composite contraction stress through non-bonded microfiller particles, *Dent Mater* 14: 256, 1998.

Cook WD: Spectral distributions of dental photopolymerization sources, *J Dent Res* 61: 1436, 1982.

Council on Scientific Affairs: Posterior resinbased composites, *J Am Dent Assoc* 129: 1627, 1998.

Cross M, Douglas WH, Fields RP: The relationship between filler loading and particle-size distribution in composite resin technology, *J Dent Res* 62: 850, 1983.

Dauvillier BS, Feilzer AJ, de Gee AJ et al: Visco-elastic parameters of dental restorative materials during setting, *J Dent Res* 79: 818, 2000.

Dennison JB, Powers JM, Koran A: Color of dental restorative resins, *J Dent Res* 57: 557, 1978.

DeWald J, Ferracane JL: A comparison of four modes of evaluating depth of cure of lightactivated composites, *J Dent Res* 66: 727, 1987.

Dietschi D, Holy J: A clinical trial of four lightcuring posterior composite resins: two-year report, *Quint Int* 21: 965, 1990.

Doray PG, Wang X, Powers JM et al: Accelerated aging affects color stability of provisional restorative materials, *J Prosthodont* 6: 183, 1997.

El Hejazi AA, Watts DC: Creep and visco-elastic recovery of cured and secondary-cured composites and resin-modified glassionomers, *Dent Mater* 15: 138, 1999.

Eldiway M, Friedl K-H, Powers JM: Color stability of light-cured and post-cured composites, *Am J Dent* 8: 179, 1995.

Eldiway M, Powers JM, George LA: Mechanical properties of direct and post-cured composites, *Am J Dent* 6: 222, 1993.

Fan PL, Edahl A, Leung RL et al: Alternative interpretations of water sorption values of composite resins, *J Dent Res* 64: 74, 1985.

Farah JW, Powers JM, editors: Laboratory composites, *Dent Advis* 16: 1, 1999.

Farah JW, Powers JM, editors: Core materials, *Dent Advis* 16: 1, 1999.

Farah JW, Powers JM, editors: Packable composites, *Dent Advis* 16: 1, 1999.

Farah JW, Powers JM, editors: Provisional materials, *Dent Advis* 17: 1, 2000.

Farah JW, Powers JM, editors: Microhybrid composites, *Dent Advis* 17: 1, 2000.

Farah JW, Powers JM, editors: Flowable composites, *Dent Advis* 17: 4, 2000.

Farah JW, Powers JM, editors: PAC lights, *Dent Advis* 18: 5, 2001.

Fay R-M, Servos T, Powers JM: Color of restorative materials after staining and bleaching, *Oper Dent* 24: 292, 1999.

Feilzer AJ, de Gee AJ, Davidson CL: Setting stress in composite resin in relation to configuration of the restoratives, *J Dent Res* 66: 1636, 1987.

Feilzer AJ, de Gee AJ, Davidson CL: Quantitative determination of stress reduction by flow in composite restorations, *Dent Mater* 6: 167, 1990.

Ferracane JL: Elution of leachable components from composites, *J Oral Rehabil* 21: 441, 1994.

Ferracane JL: Current trends in dental composites, *Crit Rev Oral Biol Med* 6: 302, 1995.

Ferracane JL, Mitchem JC, Condon JR et al: Wear and marginal breakdown of composites with various degrees of cure, *J Dent Res* 76: 1508, 1997.

Ferracane JL, Moser JB, Greener EH: Rheology of composite restoratives, *J Dent Res* 60: 1678, 1981.

Gerzina TM, Hume WR: Effect of dentine on release of TEGDMA from resin composite in vitro, *J Oral Rehabil* 21: 463, 1994.

Geurtsen W: Biocompatibility of resin-modified filling materials, *Crit Rev Oral Biol Med* 11: 333, 2000.

Hanks CT, Craig RG, Diehl ML et al: Cytotoxicity of dental composites and other dental materials in a new *in vitro device*, *J Oral Path* 17: 396, 1988.

Hanks CT, Strawn SE, Wataha JC et al: Cytotoxic effects of composite resin components on cultured mammalian fibroblasts, *J Dent Res* 70: 1450, 1991.

Hanks CT, Wataha JC, Parsell RR et al: Permeability of biological and synthetic molecules through dentine, *J Oral Rehabil* 21: 475, 1994.

Hirasawa T, Hirano S, Hirabayashi S et al: Initial dimensional change of composites in dry and wet conditions, *J Dent Res* 62: 28, 1983.

Hu X, Harrington E, Marquis PM et al: The influence of cyclic loading on the wear of a dental composite, *Biomater* 20: 907, 1999.

Hu X, Marquis PM, Shortall AC: Two-body in vitro wear study of some current dental composites and amalgams, *J Prosthet Dent* 82: 214, 1999.

Inohoshi S, Willems G, Van Meerbeek B et al: Dual-cure luting composites, Part I filler particle distribution, *J Oral Rehabil* 20: 133, 1993.

Johnson GH, Bales DJ, Gordon GE et al: Clinical performance of posterior composite resin restorations, *Quint Int* 23: 705, 1992.

Johnson GH, Gordon GE, Bales DJ: Postoperative sensitivity associated with posterior composite and amalgam restorations, *Oper Dent* 13: 66, 1988.

Jones DW: Composite restorative materials, *J Canad Dent Assoc* 56: 851, 1990.

Kalachandra S: Influence of fillers on the water sorption of composites, *Dent Mater* 5: 283, 1989.

Kim K-H, Park J-H, Imai Y et al: Fracture toughness and acoustic emission behavior of dental composite resins, *Engin Fract Mech* 40: 811, 1991.

Labella R, Lambrechts P, Van Meerbeek B et al: Polymerization shrinkage and elasticity of fiowable composites and filled adhesives, *Dent Mater* 15: 128, 1999.

Lee Y-K, El Zawahry M, Noaman KM et al: Effect of

mouthwash and accelerated aging on the color stability of esthetic restorative materials, *Am J Dent* 13: 159, 2000.

Leinfelder KF: Posterior composite resins: the materials and their clinical performance, *J Am Dent Assoc* 126: 663, 1995.

Letzel H: Survival rates and reasons for failure of posterior composite restorations in multicentre clinical trial, *J Dent* 17: S10, 1989.

Leung RL, Fan PL, Johnston WM: Postirradiation polymerization of visible light-activated composite resin, *J Dent Res* 62: 363, 1983.

Manhart J, Kunzelmann K-H, Chen HY et al: Mechanical properties and wear behavior of light-cured packable composite resins, *Dent Mater* 16: 33, 2000.

Mitchem JC, Gronas DG: The continued in vivo evaluation of the wear of restorative resins, *J Am Dent Assoc* 111: 961, 1985.

Neo JC, Denehy GE, Boyer DB: Effects of polymerization techniques on uniformity of cure of large-diameter, photo-initiated composite resin restorations, *J Am Dent Assoc* 113: 905, 1986.

Oysaed H, Ruyter IE: Water sorption and filler characteristics of composites for use in posterior teeth, *J Dent Res* 65: 1315, 1986.

Pallav P, DeGee AJ, Davidson CL et al: The influence of admixing microfiller to small-particle composite resin on wear, tensile strength, hardness, and surface roughness, *J Dent Res* 68: 489, 1989.

Park Y-J, Chae K-H, Rawls HR: Development of a new photoinitiation system for dental light-cure composite resins, *Dent Mater* 15: 120, 1999.

Perry R, Kugel G, Kunzelmann K-H, et al: Composite restoration wear analysis: conventional methods vs. three-dimensional laser digitizer, *J Am Dent Assoc* 131: 1472, 2000.

Powers JM: Lifetime prediction of dental materials: an engineering approach, *J Oral Rehabil* 22: 491, 1995.

Powers JM, Burgess JO: Performance standards for competitive dental restorative materials, *Trans Acad Dent Mater* 9: 68, 1996.

Powers JM, Dennison JB, Koran A: Color stability of restorative resins under accelerated aging, *J Dent Res* 57: 964, 1978.

Powers JM, Dennison JB, Lepeak PJ: Parameters that affect the color of direct restorative resins, *J Dent Res* 57: 876, 1978.

Powers JM, Hostetler RW, Dennison JB: Thermal expansion of composite resins and sealants, *J Dent Res* 58: 584, 1979.

Powers JM, Smith LT, Eldiwany M et al: Effects of post-curing on mechanical properties of a composite, *Am J Dent* 6: 232, 1993.

Pratten DH, Johnson GH: An evaluation of finishing instruments for an anterior and a posterior composite, *J Prosthet Dent* 60: 154, 1988.

Rathbun MA, Craig RG, Hanks CT et al: Cyto-toxicity of a BIS-GMA dental composite before and after leaching in organic solvents, *J Biomed Mater Res* 25: 443, 1991.

Sakaguchi RL, Berge HX: Reduced light energy density decreases post-gel contraction while maintaining degree of conversion in composites, *J Dent* 26: 695, 1998.

Sakaguchi RL, Peters MCRB, Nelson SR, Douglas WH: Effects of polymerization contraction in composite restorations, *J Dent* 20: 178, 1992.

Soderholm K-JM: Leaking of fillers in dental composites, *J Dent Res* 62: 126, 1983.

Soderholm K-J, Zigan M, Ragan M et al: Hydrolytic degradation of dental composites, *J Dent Res* 63: 1248, 1984.

Stanford CM, Fan PL, Schoenfeld CM et al: Radiopacity of light-cured posterior composite resins, *J Am Dent Assoc* 115: 722, 1987.

Suh BI, Ferber C, Baez R: Optimization of hybrid composite properties, *J Esthetic Dent* 2: 44, 1990.

Tate WH, Friedl K-H, Powers JM: Bond strength of composites to hybrid ionomers, *Oper Dent* 21: 147, 1996.

Tate WH, Powers JM: Surface roughness of composites and hybrid ionomers, *Oper Dent* 21: 53, 1996.

Tirtha R, Fan PL, Dennison JB et al: In vitro depth of cure of photo-activated composites, *J Dent Res* 61: 1184, 1982.

Van Dijken JWV: A clinical evaluation of anterior

conventional, micro-filler, and hybrid composite resin fillings: a 6-year follow-up study, *Acta Odontol Scand* 44: 357, 1986.

Van Dijken JWV, Ruyter IE, Holland RI: Porosity in posterior composite resins, *Scand J Dent Res* 94: 471, 1986.

Van Dijken JWV, Sjöström S, Wing K: The effect of different types of composite resin fillings on marginal gingiva, *J Clin Periodont* 14: 185, 1987.

Wataha JC, Hanks CT, Strawn SE et al: Cytotox-icity of components of resin and other dental restorative materials, *J Oral Rehabil* 21: 453, 1994.

Watts DC, Haywood CM, Smith R: Thermal diffusion through composite restorative materials, *Br Dent J* 154: 101, 1983.

Wendt SL Jr: The effect of heat used as a secondary cure upon the physical properties of three composite resins. I. Diametral tensile strength, compressive strength, and a marginal dimensional stability, *Quint Int* 18: 265, 1987.

Wendt SL Jr: Microleakage and cusp fracture resistance of heat-treated composite resin inlays, *AmJDent* 4: 10, 1991.

Wendt SL Jr, Leinfilder KF: The clinical evaluation of heat-treated composite resin inlays, *J Am Dent Assoc* 120: 177, 1990.

Xu HHK: Whisker-reinforced heat-cured dental resin composites: effects of filler level and heat-cure temperature and time, *J Dent Res* 79: 1392, 2000.

复合体

Cattani-Lorente MA, Dupuis V, Moya F et al: Comparative study of the physical properties of a polyacid-modified composite resin and a resin-modified glass ionomer cement, *Dent Mater* 15: 21, 1999.

Farah JW, Powers JM, editors: Compomers, *Dent Advis* 15: 1, 1998.

光固化灯

Albers HF: Resin polymerization, *Adept Report* 6: 1, 2000.

Fan PL, Wozniak WT, Reyes WD et al: Irradiance of visible light-curing units and voltage variation effects, *J Am Dent Assoc* 115: 442, 1987.

Farah JW, Powers JM, editors: Light-curing units, *Dent Advis* 16: 1, 1999.

Harrington E, Wilson HJ: Determination of radiation energy emitted by light activation, *J Oral Rehabil* 22: 377, 1995.

Jandt KD, Mills RW, Blackwell GB et al: Depth of cure and compressive strength of dental composites cured with blue light emitting diodes (LEDs), *Dent Mater* 16: 41, 2000.

Mills RW, Jandt KD, Ashworth SH: Dental composite depth of cure with halogen and blue light emitting diode technology, *Br Dent J* 186: 388, 1999.

Peutzfeldt A, Sahafi A, Asmussen E: Characterization of resin composites polymerized with plasma arc curing units, *Dent Mater* 16: 330, 2000.

Sakaguchi RL, Berge HX: Reduced light energy density decreases postgel contraction while maintaining degree of conversion in composites, *J Dent* 26: 695, 1998.

Satrom KD, Morris MA, Crigger LP: Potential retinal hazards of visible light photopolymerization units, *J Dent Res* 66: 731, 1987.

Stahl F, Ashworth SH, Jandt KD et al: Light emitting diodes (LED) polymerisation of dental composites: flexural properties and polymerisation potential, *Biomater* 21: 1379, 2000.

Watts DC, A1 Hindi A: Intrinsic 'soft-start' polymerisation shrinkage-kinetics in an acrylicbased resin-composite, *Dent Mater* 15: 39, 1999.

第十章 牙科基底物的黏结

Stephen C. Bayne

每个牙齿修复体需要通过某些系统的连接或附着来获得固位。义齿通过组织不规则外形、唾液和黏附剂而固位。冠的固位依赖于封固性水门汀沿牙本质表面和冠的里面的微小凹凸不平形成紧密结合。部分义齿通过卡环固位。银汞合金充填修复通过制备窝洞倒凹而固位。所有这些固位方法主要依赖于宏观的机制。即使如此，总是强烈地希望开发一种能产生黏结并密闭的界面。牙科黏结的科学开始于1950年早期对牙釉质和牙本质黏结的研究。50年后的今天，黏结剂已被常规用于修复和预防牙科学。本章主要介绍用于牙科基底物的黏结系统的科学原理、黏结体系和成功黏结，并着重介绍复合树脂对牙齿结构的黏结。

黏结的原理

黏结接头

黏结是形成黏结接头的过程。初始基底物称为被黏物，而能产生界面的材料一般称为黏结剂。当两个基底物被连接起来，黏结剂会形成黏结接头的两个界面，见图10-1。在牙科，大多数黏结接头涉及两个界面。黏结到牙釉质上的窝沟封闭剂形成一种只有一个界面的简单黏结接头。黏结的复合树脂修复体则是一种更复杂的接头。在牙科，形成黏结剂层可能需要若干步，而且这些步骤可能涉及独立的组分，而这些组分就被称为黏结剂。

黏结和黏结强度

牙科学关注黏结接头的形成过程和接头抗破坏的能力。黏结学研究的是黏结接头的形成。存在着黏结比能，它由基底物和黏结剂的化学、物理和力学特性所决定。黏结接头一旦形成，其抵抗破坏的能力取决于界面上缺陷的程度，该缺陷可使裂纹形成、生长及接头破坏。破坏过程又取决于被黏体和黏结剂各自本身的性能、黏结环境和时间。黏结后系统的强度是通过黏结试验来测定的。

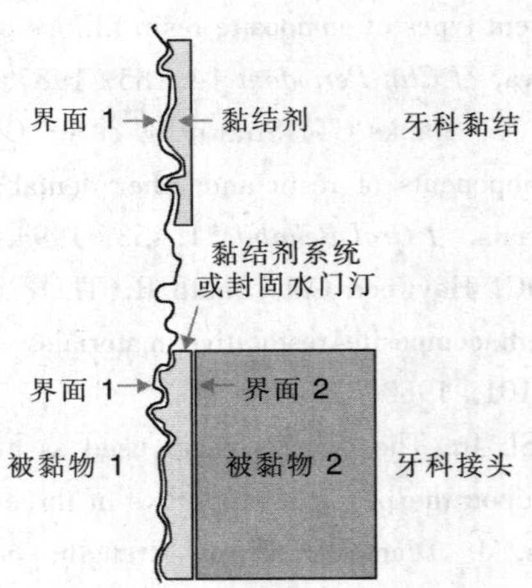

	牙釉质、牙本质>	<复合树脂、银汞合金
基底料	洞衬剂、水门汀>	<铸造嵌体、高嵌体或冠
	桩及核>	<全瓷嵌体、高嵌体或冠
	牙科银汞合金>	<贴面、马里兰桥
	种植体>	<正畸托槽

图10-1 黏结系统相关术语解释（黏结剂、被黏物或基底物及界面）。大多牙科接头至少包括一种黏结剂、两个基底物及两个界面

黏结界面的形成

最佳黏结界面的形成需要：①被黏物表面清洁；②黏结剂在被黏物表面润湿好，接触角小，在表面能铺展开；③被黏物与黏结材料间接触紧密，没有卷入空气或其他干扰性物质；④界面具有足够的物理、化学和/或机械强度以抵抗口腔内各种破坏黏结的力；⑤在推荐使用条件下黏结剂固化良好。以上要求在图10-2中概括性地进行了示意。

在患者口腔内清洁被黏物表面并保持至涂黏结剂时在技术上是困难的。由于暴露于口腔环境的牙齿表面附着一层获得性膜，这层膜可能被形成的菌斑或食物残渣沉积所污染，如污渍。这些污染物必须在黏结前除去。一旦表面清洁后，表面能变得更高，它就更易从周围空气中吸附物质，如湿气或唾液微滴，降低了表面能。因此，必须保护表面并迅速完成下一步的黏结操作。

用旋转器械制备的釉质和牙本质含有一磨屑

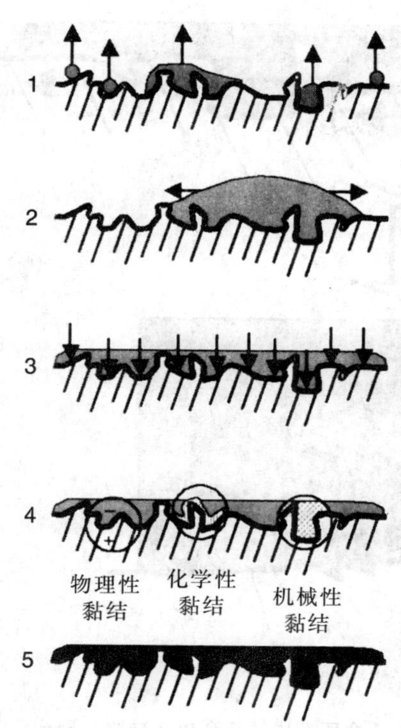

图 10－2　黏结接头形成过程中微观步骤示例。1. 良好的被黏物；2. 润湿良好；3. 接触紧密；4. 黏结机制；5. 固化良好

层，它是对牙齿表面的污染，称为玷污层。这一层通常有数微米厚且与牙齿表面黏附较弱。这样，去除玷污层或使黏结剂向其中渗透都是必须的。最常用的去除玷污层的方法是化学地将其部分溶解或全部溶解。

当黏结剂涂于被黏物上时，它必须能良好地润湿表面。良好的润湿表现为小的接触角和黏结剂在被黏物上能扩展开（见第二章）。干净的牙本质呈亲水性，可被亲水性黏结剂最大程度地润湿。另外，黏结剂在操作时间内必须是流动的。往黏结剂中添加溶剂可降低黏结剂稠度，改善流动性。然而，在一些不易进入的部位，不大可能仔细地涂黏结剂并涂得很薄。

一旦获得良好润湿后，黏结剂应与被黏物紧密接触，以形成物理、化学或机械黏结。为形成有效的化学黏结，黏结剂与被黏物分子间距离应小于数埃（Å），而且在界面上必须形成密度高的新化学键。因为发生这样的情况很少见，因此修复材料的黏结大多为机械性黏结。机械性黏结（宏观及微观的机械固位）涉及表面凹凸不平产生的相嵌锁结作用。制备洞型可产生一定的凹凸不平。另一方面，喷沙和酸蚀可增加表面粗糙度。

黏结操作最后要考虑黏结剂的固化（聚合）方式。现在虽然有自凝固化和双重固化黏结系统，但多数当代的黏结剂采用可见光引发的化学反应来固化黏结剂。如果固化未达到足够的程度，固化欠佳的黏结剂就不能提供良好的固位和封闭作用。

界面黏结破坏机制

牙科黏结接头破坏为一裂纹形成和扩展过程及随后的接头破坏。裂纹形成在界面上的缺陷处。缺陷的例子有界面污染点、过湿、卷入的气泡、溶剂挥发形成的空隙、润湿不良区域、黏结剂中气泡及固化收缩微孔（图 10－3）。黏结界面包括被黏物的最外层，该层在黏结中可能会发生变化，以及黏结剂层和修复材料界面。实际上，多数牙齿基体本身（牙釉质、牙本质）和修复体（复合树脂、陶瓷）的性能远大于修复的黏结强度（表 10－1），因此，形成的裂纹通常存在于黏结界面。

表 10－1　牙科黏结所涉及材料的本体剪切强度与黏结剪切强度举例

材料	本体剪切强度（MPa）	黏结剪切强度（MPa）
银汞合金	185	
人牙本质	140～165	
复合树脂	140	
牙本质－黏结剂－银汞合金		4～8
牙本质－黏结剂－复合树脂		20
釉质－黏结剂－复合树脂		20

随着裂纹的生长，它们将导致基底物内应力集中或应力的再分布。最终的破坏通常在牙齿结构和修复材料部分延伸较短的距离。基底物断裂的量通常反映接头的相对强度。应当用合适的放大方法仔细检查断裂面，以确定关键裂纹的源头，即使该裂纹可能不那么明显。因此，黏结破坏常描述为位于被黏物中（内聚破坏），或位于黏结剂与被黏物间（黏结剂破坏），及位于修复材料内部（内聚破坏），或混合破坏。一般这种信息对于解释界面破坏发生的原因意义不大。

黏结强度的测定

黏结强度测定是评价牙科材料最常用的分析方法之一。现有的试验能适应不同的试样尺寸、加载装置及加载模式。没有绝对的黏结强度，而是测得的黏结强度受到界面形成时所产生缺陷的浓度和实验测试变量的影响，这些变量是可以控制的也是不可控

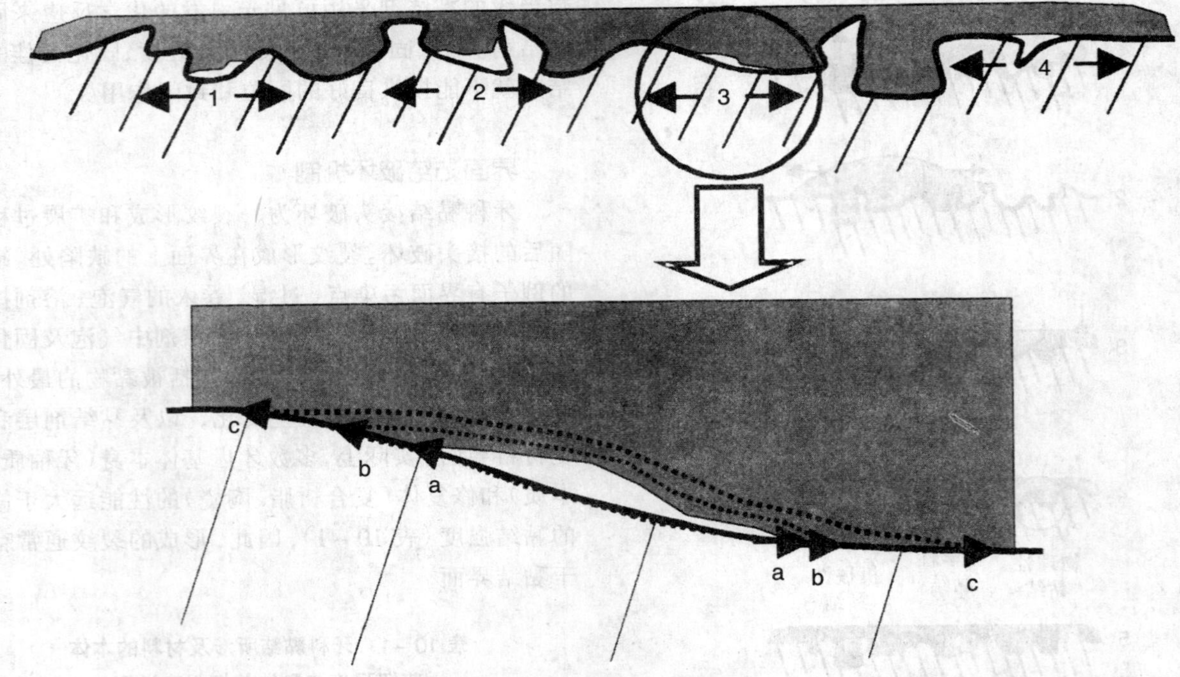

图 10－3 由(1)润湿不良,(2)贴合差,(3)黏结不充分,(4)固化不全所造成的牙科接头缺陷。聚合收缩可造成黏结不充分的区域，导致 3 放大部分所示的进一步的黏结破坏(a－c)

制的。不同的研究和不同实验设计产生的结果不同。尽管 ADA 和 ISO 试图使这一过程标准化，但不同实验室测得的黏结强度的数值却不同。因此试验结果中包含对照是很重要的。一般地，通常用牙釉质的黏结强度作为牙本质的对照。

可使用前瞻性或回顾性临床方式研究黏结强度，或在体外使用模拟临床模式或黏结到标准被黏物上来研究。例如，在模拟临床模式下，用树脂水门汀将瓷修复体黏结到离体人牙或牛牙上，并在体外测定剪切或拉伸强度。该模式的优点在于牙齿和瓷修复体都是刚制作的，所以试验显得和临床相关。不足之处在于黏结破坏常发生在两个界面区，因此很难查出牙齿－树脂水门汀－瓷体系中的薄弱环节。更加基本的实验是查出界面模式，在此模式中，例如将牙齿－树脂水门汀黏结界面与瓷－树脂水门汀界面分开研究。

剪切黏结强度是最常用的黏结试验(图 10－4)。在这一试验中，很难控制刀缘位置，所以会出现一些弯曲，这会造成偏差。一种用于单个界面模型的、具有可重复性的拉伸黏结试验是倒置、缺顶锥体试验（图 10－5)。试验黏结界面直径一般为 3.0～4.5mm。使用 3.0mm 直径的接头似乎可产生更小的黏结强度变异。临床报告上复合树脂成功地黏结到人釉质和牙本质的黏结强度在 15～35MPa 范围内。剪切黏结

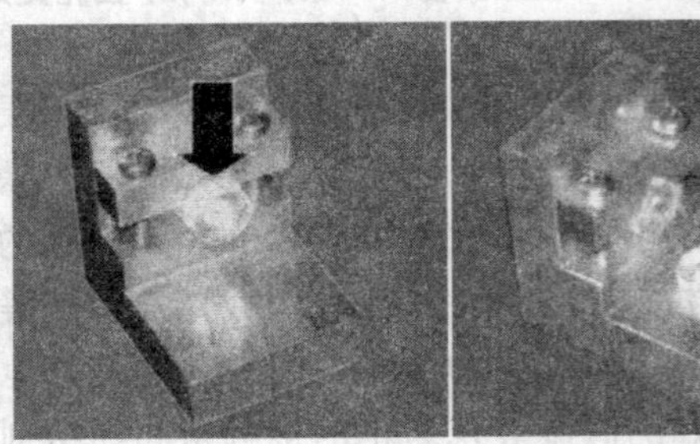

图 10－4 黏结到塑料圈内牙本质的复合树脂和沿界面测试时剪切黏结强度(SBS)下的黏结破坏

(Courtesy SC Bayne, University of North Carolina School of Dentistry, Chapel Hill, NC.)

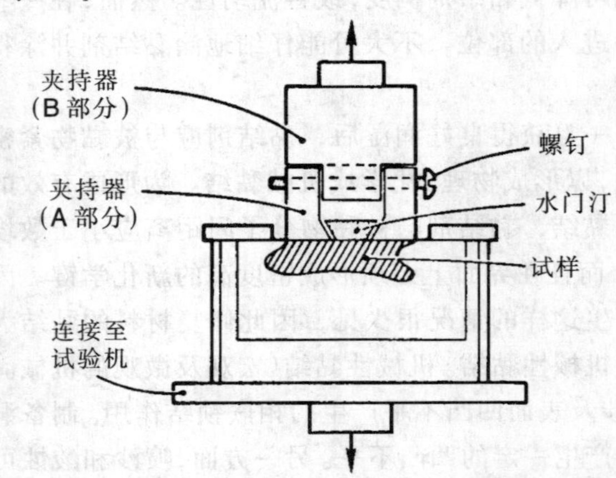

图 10－5 用倒置缺顶圆锥体及单个界面试验模型的拉伸黏结强度试验

(引自 Barakat MM, Powers JM: Aust Dent J 31: 415, 1986.)

试验的变异系数从 20% 到 60%，而拉伸黏结强度试验为 20% 到 40%。

90 年代中期，有大量试图减少离体黏结强度测试问题的尝试，并尽力减少实验用离体牙的数量。微拉伸黏结强度测试（图 10-6）被认为是一种与临床更具相关性的试验。据称，由于黏结面积很小（$1mm^2$），该方法减少了单个试样内裂纹引发及扩展的概率。

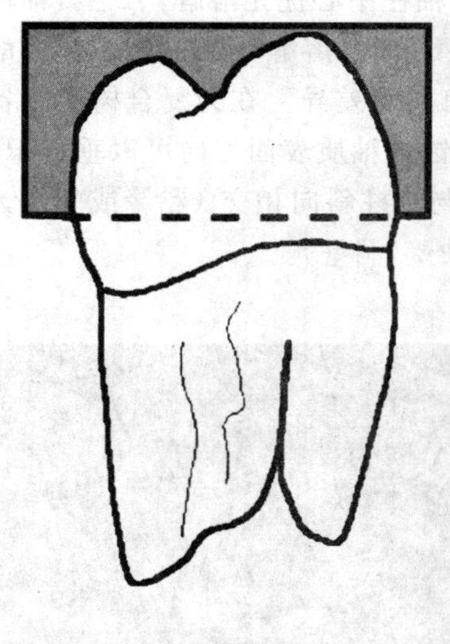

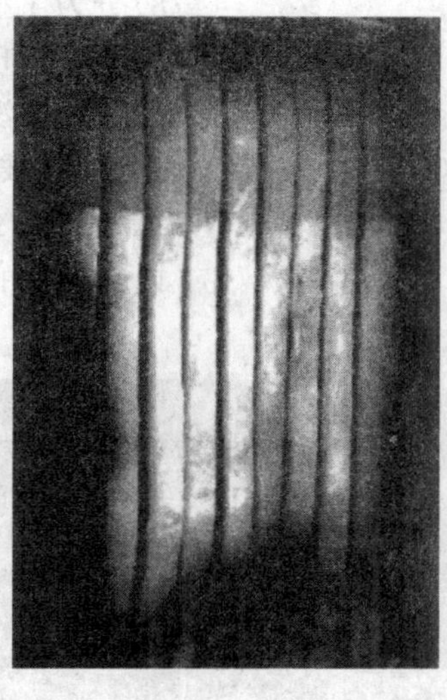

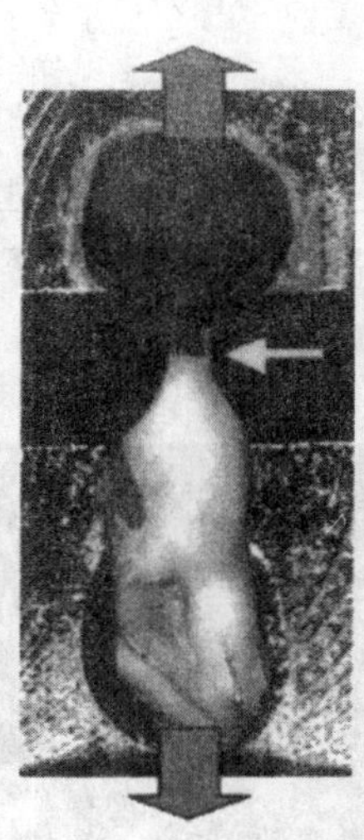

图 10-6 微拉伸黏结强度试样的制备和测试。横向磨平牙根包埋在树脂中的离体牙𬌗面并用黏结剂黏结复合树脂。沿长轴平行片切牙齿，用高速车针在靠近黏结界面的区域截短片切的长轴向试样，以形成用于拉伸试验的哑铃型小片，并将小片末端黏固到测试设备上，然后拉伸

（引自 Courtesy B Rosa, São Paulo, Brazil.）

对于所有黏结强度实验，加载速度愈快，测得强度值愈大。较高的测试温度，可促进后固化并强化黏结剂。由于吸附的水具有增塑作用，潮湿试样通常弱于干燥试样。图 10-7 显示不同实验室测试同一种黏结剂时的差异。

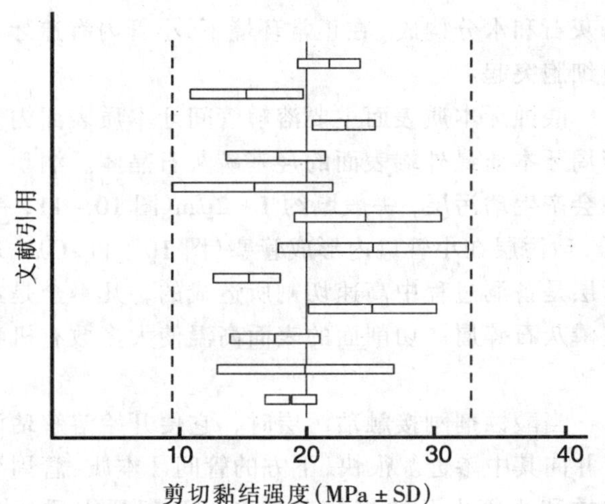

图 10-7 由 12 个不同实验室使用相同试验方法测定 Single-Bond 黏结剂（3M）和 Z100 复合树脂（3M）剪切黏结强度的差异实例

（引自 May KN Jr, Swift EJ Jr, Bayne SC: Am J Dent 10: 195, 1997.）

人牙釉质和牙本质的特征

牙科黏结涉及的被黏物种类很多，但最常见的应用涉及对牙釉质和牙本质的黏结。对黏结过程的要求直接与这些组织的结构相关，因此提供以下牙釉质和牙本质黏结的基础知识。

牙釉质的结构与形态

釉柱由数以百万计的羟基磷灰石晶体构成，占牙釉质总体积的 89%。晶体间有少量或残留的蛋白质结构和水分。牙釉质和牙本质的一般重量及体积组成见表 10-2。釉质晶体顺其长轴紧密排列且大致与釉柱长轴方向相同。晶体横断面呈六边形且晶体较长。沿釉柱长轴俯视，可见釉柱中心的晶体垂直于视面，但越往周围，晶体越倾斜。釉柱尾部的晶体排列最疏松且以大约高达 30°夹角偏离垂直线。釉柱的化学性能在中心和周边之间变化。

釉柱基本上互相平行，起始于釉-牙本质界（DEJ）并呈放射状向外排列。在靠近牙尖附近，釉柱垂直于 DEJ，在釉-牙骨质界附近，釉柱高度倾斜。制备洞型过程中避免釉柱悬空是至关紧要的，否则

表 10－2　人牙釉质和牙本质的重量及体积百分组成

成分	釉质		本质	
	wt%	vol%	wt%	vol%
水	3	11	10	21
非胶原蛋白质类脂体，离子	1	2	2	5
胶原	—	—	18	27
羟基磷灰石	95	87	70	47

（引自 LeGeros RZ：Calcium phosphates in oral biology and medicine，Monogr Oral Sci 15：108－113，1991.）

在受力过程中黏结会使这些部位的釉柱断裂。

用磷酸酸蚀牙釉质可去除备牙时产生的玷污层，溶解乳牙表面无釉柱的固有层，且在每一个釉柱中溶解釉质晶体情况也不同。酸蚀的模式（图 10－8）分为 1 型（釉柱中心优先溶解）、2 型（釉柱周边优先溶解）和 3 型（混合溶解）。不同酸蚀模式的微机械黏结效果没有显著差异。在为复合树脂制备的标准洞型中，被酸蚀的釉质表面方向可以垂直于釉柱（洞缘轮廓），或与釉柱斜向相交（殆缘或邻缘为斜面），或是釉柱的轴壁（洞壁）。

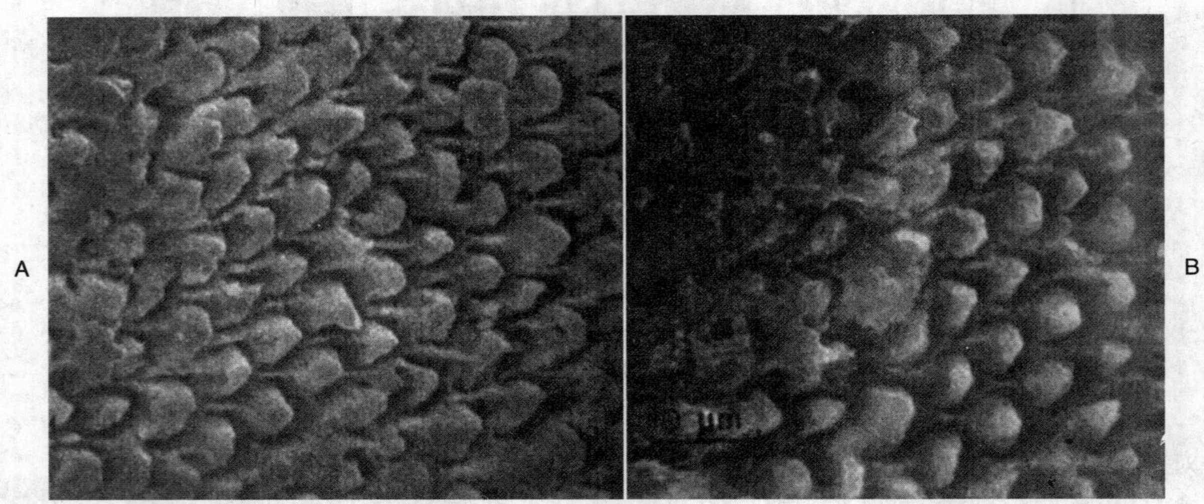

图 10－8　牙釉质酸蚀模式。A. 1 型，釉柱中心优先溶解；B. 2 型，釉柱周边优先溶解

（Courtesy GW Marshall，UCSF Scholl of Dentistry，San Francisco，CA.）

在酸蚀早期，当仅有少量牙釉质晶体溶解时，很难甚至不可能观察酸蚀的程度。然而，随着酸蚀模式开始形成，酸蚀表面呈白垩色（图 10－9，B），这被用作充分酸蚀的传统临床标志。

牙本质的结构与形态

牙本质的有机物含量高于牙釉质。羟基磷灰石晶体仅占总体积的 50%（见表 10－2），大量的晶体分布在胶原纤维间。在胶原纤维内，单个原纤维周围也含有晶体。牙本质矿化程度越低，受力时能产生更大的弹性形变。

牙本质小管直径约为 0.5～1.5μm，并且相对 DEJ 和髓室略有倾斜。内层或深层牙本质小管的密度（43 000 个／mm^2）较中层牙本质（35 000 个／mm^2）或外层、表浅牙本质（15 000 个／mm^2）的密度高。牙本质小管可通过侧支小管交通，图 10－10 是为黏结预备的牙本质的扫描电镜图像，可见从中间的主小管伸出次（侧）支小管。管间牙本质由胶原纤维、羟基磷灰石和水分构成。在正常环境下，小管内有造牙本质细胞突起。

酸蚀牙本质表面主要溶解管间牙本质表面内及管周牙本质最外端表面的羟基磷灰石晶体。洞型制备会产生玷污层，一般厚约 1～2μm（图 10－11，A，B），玷污层在小管口内形成管塞（图 10－11，C）。玷污层是备洞过程中高速切割所造成的，几乎全是羟基磷灰石碎屑。切削面的表面高温使大多数有机物分解。

当酸蚀剂刚接触玷污层时，它便开始溶解玷污层并向其中渗透。很快，下方的管间牙本质、管周牙本质和小管也开始接触酸蚀剂。管间牙本质约含 50% 的羟基磷灰石晶体；这些晶体大小与牙釉质的一样，并包埋于胶原纤维之间的空隙内。这些物质相对溶解较快。管周牙本质含 80～90v% 的羟基磷灰石晶体，且在酸中易于溶解。牙本质小管液缓冲能力

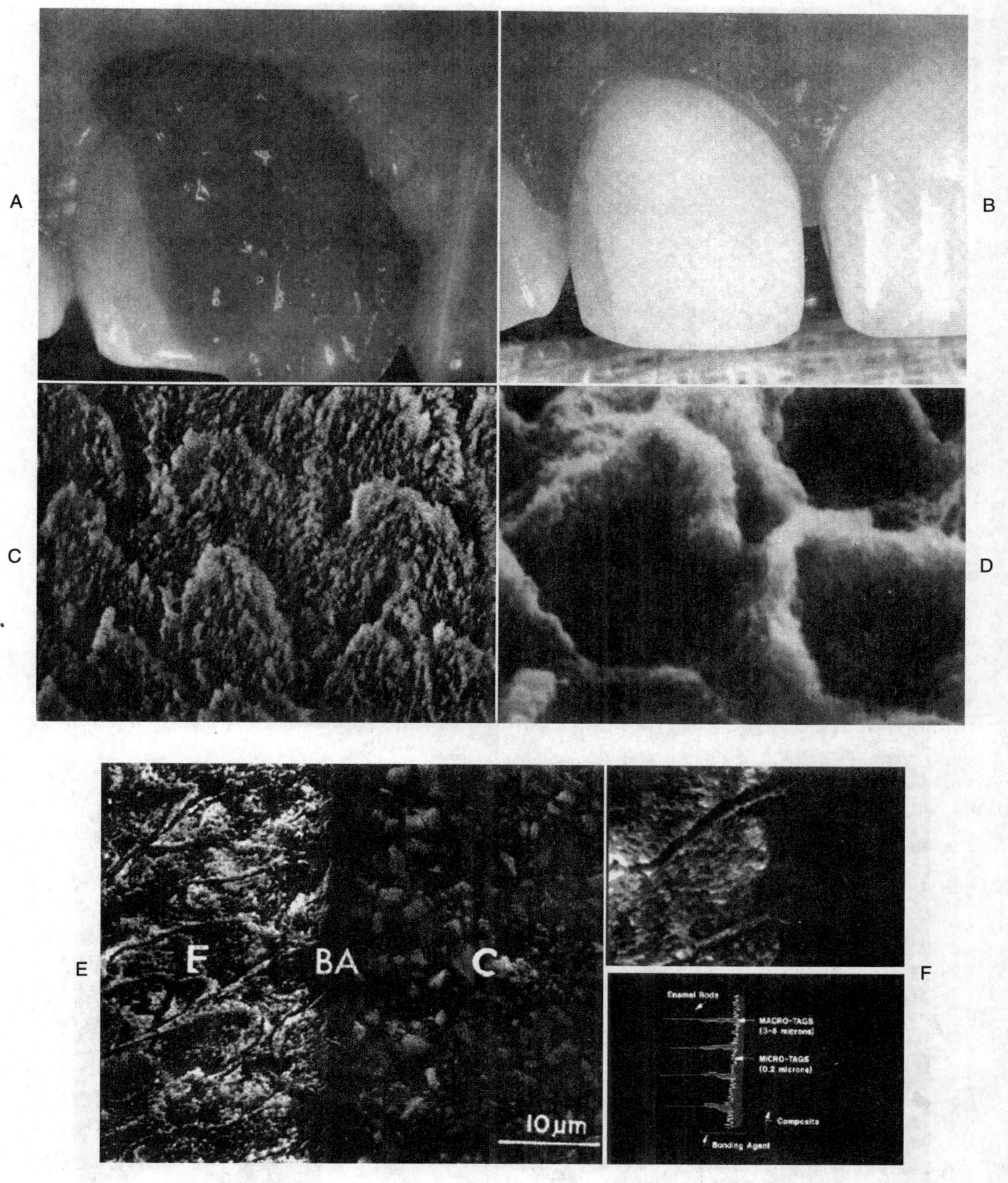

图 10-9　对人牙釉质的微机械固位。A. 从注射器挤出并涂于洞型釉质部分上的酸蚀凝胶；B. 酸蚀、冲洗、干燥后牙釉质表面呈无光泽白垩色；C. 具有 2 型形貌的酸蚀牙釉质放大图像；D. 牙釉质溶解后黏结剂的放大图像；E. 黏结系统在牙釉质中形成的大树脂突和微树脂突的扫描电镜图像；F. 大树脂突和微树脂突结构示意图

(Courtesy SC Bayne, University of North Carolina School of Dentistry, Chapel Hill, NC.)

强，因此，当酸与小管液混合时，酸性可被迅速中和。酸蚀的作用一般局限于管间牙本质表面 0.1～5μm 的表浅区域，沿着管周牙本质的壁能深入为 2～10μm（图 10-12，A）。酸蚀结果是在小管间及沿着每个牙本质小管外口形成脱矿区域。这一表面是多孔的，利于黏结底涂剂渗入形成树脂突。图 10-12

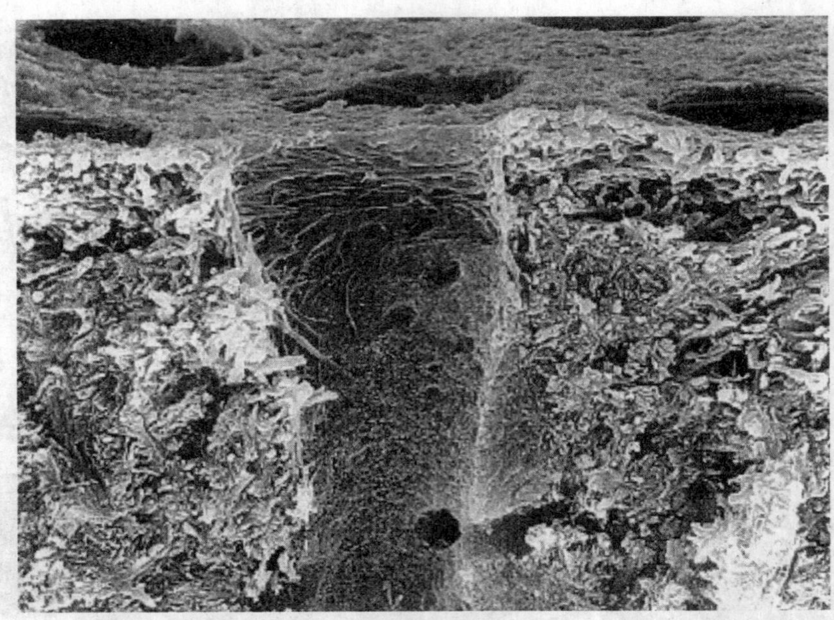

图 10－10　断裂的人牙本质扫描电镜图像，可见管间牙本质（胶原、羟基磷灰石、水分），管周牙本质（胶原、羟基磷灰石）和小管牙本质。表面经磷酸酸蚀，以去除玷污层并溶解表层 2μm 左右的羟基磷灰石晶体。牙本质小管顶部边缘处的大多数胶原纤维呈横向分布。在主牙本质小管中容易见到较小的侧支小管口

（Courtesy J Perdigão, Unversity of Minnesota, Minneapolis, MN.）

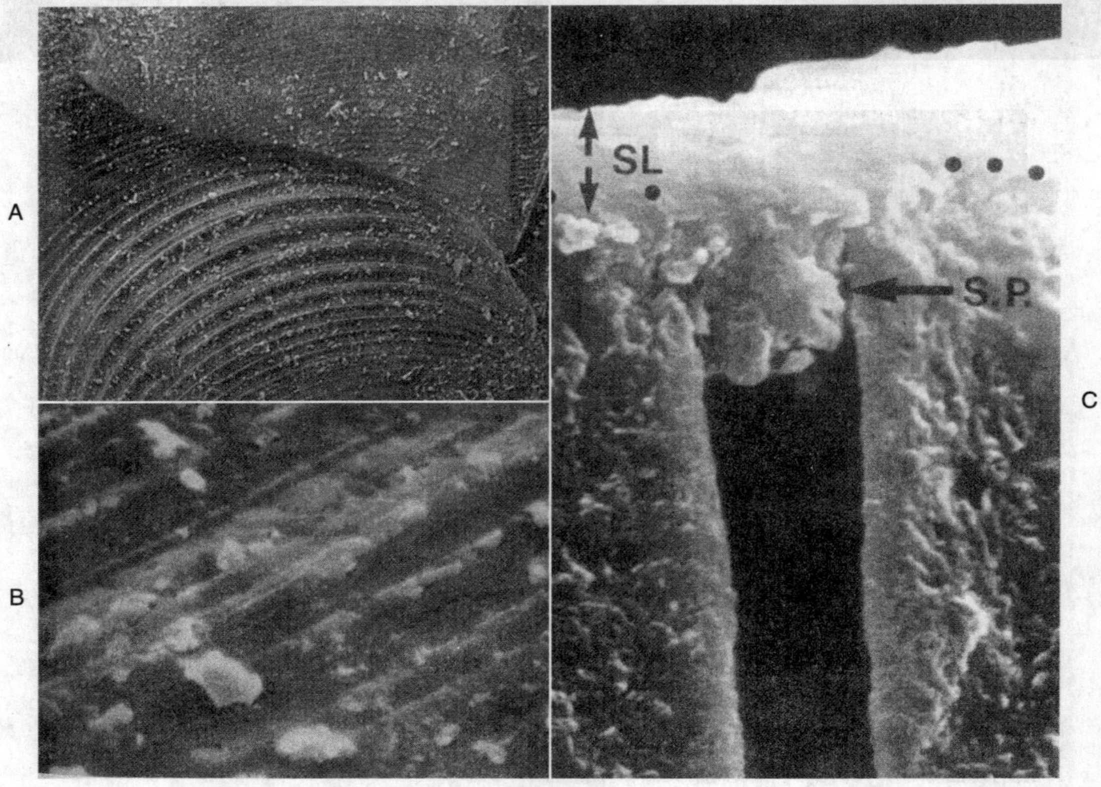

图 10－11　牙本质表面的玷污层。A. 洞型的扫描电镜图像，可见表面有一些疏松碎屑的牙本质玷污层；B. 图 A 所示同一表面的玷污层的高倍扫描电镜图像，可见致密碎屑层中有一些裂隙；C. 玷污层断面观（厚 1～2μm），有碎屑深入小管口形成管塞

（A 和 B 引自 Courtesy SC Bayne, University of North Carolina School of Dentistry, Chapel Hill, NC；C 引自 courtesy D Pashley, Medical College of Georgia, Augusta, GA.）

B是酸蚀后的原子力显微镜图像。

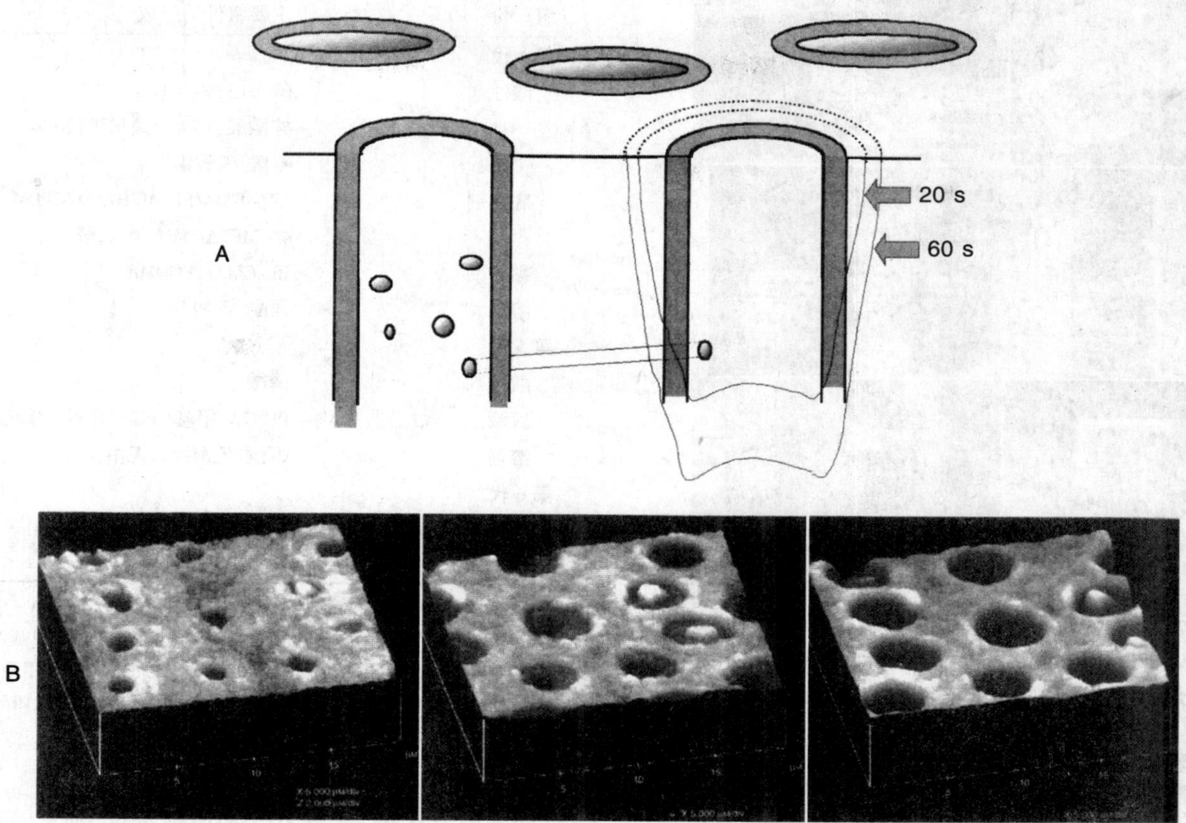

图 10-12 牙本质酸蚀效果。A. 牙本质酸蚀过程示意图;B,牙本质酸蚀效果的原子力显微镜图像,显示用柠檬酸分别酸蚀 20s,60s 和 100s 后的进展情况

(Courtesy GW Marshall, UCSF School of Dentistry, San Francisco, CA.)

直接复合树脂用牙釉质和牙本质黏结剂

概述

表 10-3 是直接复合树脂修复用黏结剂的发展年代表。现代黏结剂含有三种主要组分(酸蚀剂、底涂剂、黏结剂),它们可单独包装或包装在一起。市售黏结剂实例见图 10-13。表 10-4 概括了目前可获得的第四、第五及第六代黏结剂的组分。这些组分的典型组成概括地列于表 10-5。

酸蚀剂是相对较强的酸溶液,主要是磷酸。底涂剂含有亲水性单体,以便产生良好的润湿。黏结剂包括复合树脂中含有的典型的二甲基丙烯酸酯低聚物。大多数第四和第五代黏结剂非常相似。

组成

酸蚀剂 各种有机酸(马来酸、酒石酸、柠檬酸、EDTA、酸性单体),聚合酸(聚丙烯酸)和无机酸(盐酸、硝酸、氢氟酸)已被研究过用作酸蚀剂,但磷酸溶

表 10-3 直接复合树脂黏结到牙齿结构的发展年代顺序

代	时期	发展
1	1950-1970	试验用矿物酸将丙烯酸树脂黏结到牙釉质;关注牙本质酸蚀;复合树脂不用黏结剂
2	70年代早期	酸蚀牙釉质;牙釉质黏结剂(自凝)
3	70年代后期	疏水性牙釉质黏结剂,亲水性牙本质黏结剂,光固化成分
4	80年代中后期	去除牙本质玷污层;酸性单体和酸预处理;黏结步骤减少;多用途黏结剂
5	90年代早期	酸蚀牙本质以获得混合层;用于釉质和本质的亲水黏结剂;对潮湿牙齿结构的黏结;单瓶装底涂剂-黏结剂
6	90年代中后期	自酸蚀底涂剂和底涂剂-黏结剂;可选择光固化和双重固化
7	未来	低收缩、自黏结修复材料

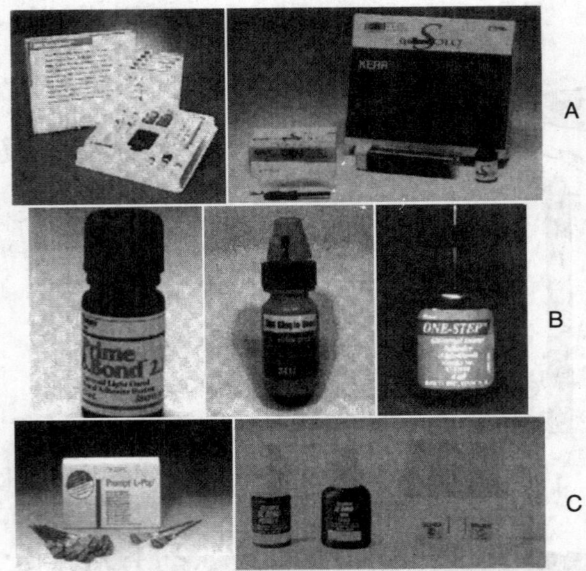

图 10－13　牙本质黏结剂实例（大约 2001 年）。A. 第四代（Scotchbond Multi Purpose，左），第五代（OptiBond Solo，右）；B. 第五代（Prime&Bond NT, Single Bond, One-Step）；C. 第六代（Prompt L-Pop, Clearfil SE Bond）

表 10－4　第 4 代、第 5 代及第 6 代黏结剂的组份

代	组份	组份描述
第 4 代光固化＊	3	酸蚀剂、底涂剂、黏结剂
第 4 代双重固化＊	5	酸蚀剂、底涂剂和催化剂、黏结剂和催化剂
第 5 代光固化†	2	酸蚀剂、底涂剂－黏结剂
第 5 代双重固化†	3	酸蚀剂、底涂剂－黏结剂、催化剂
第 6 代光固化‡	1 或 2	酸性底涂剂－黏结剂或酸性底涂剂、黏结剂
第 6 代双重固化‡	3	酸性底涂剂和催化剂、黏结剂

＊也称为多用途黏结剂
†也称为单瓶装黏结剂
‡也称为自酸蚀底涂剂

液及其凝胶（37%，35%，10%）能产生最可靠的酸蚀模式。酸蚀剂又称为表面处理剂，以便掩饰大多数酸蚀剂为强酸的事实（pH≅1.0）。

酸蚀溶液原来是自由流动的液体且在涂布时不易控制，向其中加入少量超微填料或纤维素增稠剂便形成凝胶酸蚀剂。这些凝胶可在轻压下流动而不会因重力而任意流淌。

底涂剂　底涂剂通常为（见表 10－5）溶于溶剂的亲水性单体。含羧酸基团的酸性底涂剂用于自酸蚀黏结剂。用于底涂剂的溶剂有丙酮、乙醇－水或主要是水。在有些底涂剂中，溶剂含量可高达 90%，一些第四和第五代黏结剂不含溶剂。因此，底涂剂具有

表 10－5　黏结剂主要组份的典型组成

组　份	主要组份的组成
第 4 代	
酸蚀剂	磷酸（32%～37%）
	柠檬酸（10%）/氯化钙（20%）
	草酸/硝酸铝
底涂剂	NTG-GMA/BPDM，HEMA/GPDM
	4－META/MMA，戊二醛
黏结剂	Bis-GMA/TEGDMA
溶剂	丙酮、乙醇/水
第 5 代	
酸蚀剂	磷酸
底涂剂－黏结剂	PENTA，甲基丙烯酸酯化的磷酸酯
溶剂	丙酮、乙醇/水，无溶剂
第 6 代	
酸性底涂剂－黏结剂	甲基丙烯酸酯化的磷酸酯
溶剂	水

4－META：4－甲基丙烯酰氧乙基偏苯三酸酐酯；Bis-GMA：双酚 A－二甲基丙烯酸缩水甘油酯；BPDM：二苯基二甲基丙烯酸酯；GPDM：二甲基丙烯酸甘油磷酸酯；HEMA：甲基丙烯酸 β－羟乙酯；MMA：甲基丙烯酸甲酯；NTG-GMA：对甲苯基甘氨酸甲基丙烯酸缩水甘油酯；PENTA：二季戊四醇五丙烯酸磷酸酯；TEGDMA：二甲基丙烯酸二缩三乙二醇酯。

不同的挥发速率、干燥方式和渗透特点，所有这些都会影响到黏结强度。使用各种不同溶剂的底涂剂的优缺点见表 10－6。

表 10－6　使用各种不同溶剂的底涂剂的优缺点

溶剂	优点	缺点
丙酮	干燥迅速	涂布后挥发迅速；可从容器内挥发掉；对牙本质湿度敏感；可能要求涂多层；刺激性气味
乙醇/水	挥发不太快，对牙本质湿度不太敏感	额外的干燥时间
水	挥发慢，对牙本质湿度不敏感	干燥时间长；如果未除去水分，可干扰黏结剂
不含溶剂	不需干燥，只涂一层	涂膜厚度较厚

黏结剂　黏结剂通常是疏水性的二甲基丙烯酸酯低聚物（见表 10－5），它和底涂剂及复合树脂中的单体具有相容性，这些低聚物通常要用低分子量的单体来稀释。

引发剂和促进剂　大多数黏结剂为光固化并含有诸如樟脑醌这样的引发剂和有机胺。双重固化黏结剂含有产生自凝固化的催化剂。

填料　虽然多数黏结剂不含填料，但有些产品含有 0.5wt%～40wt% 的无机填料，填料颗粒有超微

填料，又称纳米填料，和亚微米玻璃填料。含填料黏结剂在体外能产生更高的黏结强度。

其他成分 黏结剂可含氟化物或抗菌成分。有一种黏结剂含有戊二醛作为脱敏剂。从黏结剂中释放氟的有效性尚未被证实过。

性能

实验室性能

黏结强度 大多数黏结剂对牙釉质和牙本质的黏结强度为15～35MPa。深层牙本质的黏结强度比浅层牙本质的低。各种临床问题可降低黏结强度，部分问题和推荐的解决方法列于表10－7。

表10－7 可降低黏结剂黏结强度的临床问题及建议的解决方法

问　题	解决方法
牙本质表面过于干燥	用湿小棉球重新润湿表面
牙本质表面过于润湿	用气枪轻吹以形成有反光的表面
唾液或血液污染	冲洗，如果污染为中度或更严重，则应重新酸蚀
龋坏显示剂、手机润滑油或止血剂污染	冲洗并重新酸蚀
丁香油污染	避免含丁香油临时修复材料和暂时性水门汀
有龋坏感染牙本质残留	去除龋坏组织
涂底涂剂后表面无光泽	再涂底涂剂
自凝复合树脂或树脂水门汀从黏结剂上脱离	对自凝复合树脂或树脂水门汀，使用双重固化黏结剂
黏结剂固化不良	用保养良好的光固化灯照射推荐的时间，确保黏结剂与光固化灯匹配
最近接受过漂白	漂白一周后进行黏结

疲劳强度 经过长期使用（>10年），黏结界面将承受大量的疲劳循环。每一年，机械和热循环应力一起能对界面区产生多达100万次的加载次数。弱的或黏结不良的界面就会受到破坏，进而产生微渗漏和液体流动，后者表现为疼痛。在实验室对牙本质黏结系统仅进行了有限次数的低循环疲劳试验。经过疲劳试验的黏结系统在黏结界面上发生破坏且仅仅1000次疲劳循环后黏结强度就下降了50%。到目前为止，还没有实验数据能有力支持黏结剂的长期成功性。

生物学性能 黏结剂中的溶剂和单体是典型的皮肤刺激物。某些材料，如甲基丙烯酸β－羟乙酯（HEMA），作为单体不具有生物相容性。黏结剂可对牙科医生和牙科助手造成局部和系统的反应，这些反应足以影响其在牙科诊室的进一步使用。牙科人员应保护自己，以防反复接触黏结剂，这一点很关键。保护措施有戴手套、迅速更换污染手套、在材料应用处使用大容量吸唾器、用后随手盖紧所有瓶盖并且处理废弃材料不致单体挥发进入诊室空气中。即使戴两层手套，接触这些刺激性溶剂和单体，可能在数分钟内产生实际的皮肤接触。遵循所有合理的防护措施，一旦不小心发生接触，应迅速用大量水和肥皂冲洗相应部位。黏结材料一旦聚合后，就几乎没有副作用的危险了，虽然黏结时要严格保护患者，但充分聚合的材料不会给患者造成损害。

临床性能

当牙釉质获得适当的酸蚀、形成树脂突且各组分已固化时，对釉质的黏结有长期的成功历史。对黏结剂性能的临床评价始于70年代后期，但是主要关注牙釉质黏结剂消除微渗漏的能力。在ADA 1994年制定出“牙科黏结导则”之前，没有评价黏结系统的标准临床步骤。这些导则要求测试黏结剂黏结修复体至无固位型的V类洞缺损上，这些缺损可为盘子状或楔状，位于颈部釉质边缘和顶缘牙本质（图10－21，A）。通过检查修复体的如下性能间接地评价黏结剂成功率：①术后敏感；②界面着色；③继发龋；④充填后18个月是否再位或折裂。这些临床试验可检测短期固位和初期封闭效果。

用于牙釉质和牙本质黏结的大多数市售产品在临床试验中是成功的。然而，这些临床测试通常将牙釉质黏结与牙本质黏结结合在一起。尚没有可接受的临床程序来精密地测试仅有固位形洞型的牙本质黏结。由于临床试验通常高度受控，它们常不能预见一般实践中的临床平均使用情况。由于技术因素或其他失败，一般实践中黏结的寿命可能只有临床试验所获得的40%。大量黏结系统的长期（长于10年）临床表现尚未见报道。

大多数黏结修复的破坏部位发生在颈部边缘，此处黏结剂主要黏结到牙本质上。对Ⅱ类洞的黏结复合树脂修复检查表明，与树脂有关的继发龋的95%发生在邻面，这些部位在修复材料充填时很难操作，一般都黏结到牙本质和牙骨质上，而不是牙釉质上，而且光线难于达到，也难以充分聚合。

操作

牙釉质黏结 牙釉质黏结主要通过酸蚀去除玷污层及表层羟基磷灰石晶体，产生微机械固位形。

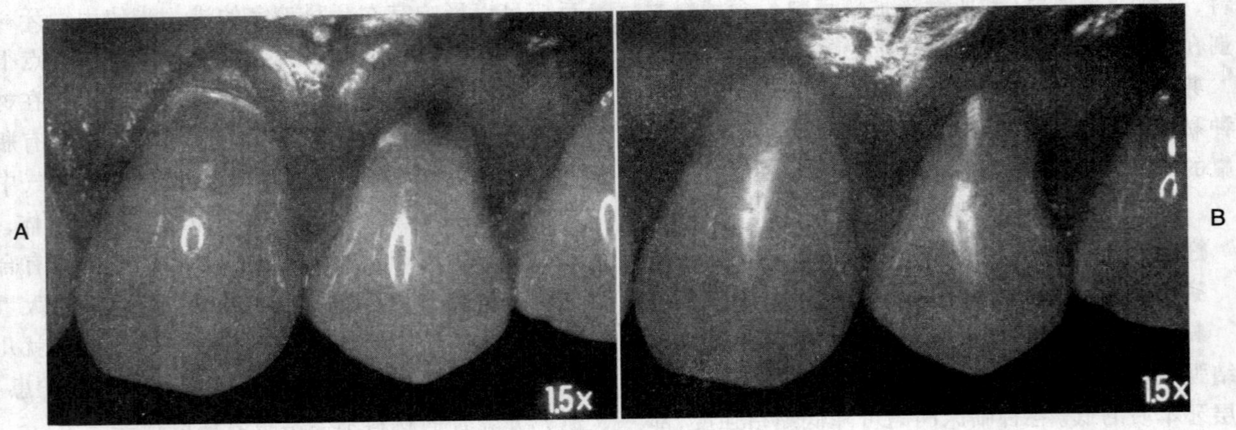

图 10-14　通过修复无固位形 V 类洞缺损进行黏结系统的临床试验。A. 临床 V 类洞缺损临床实例；B. 用黏结剂和复合树脂修复的同一缺损的临床实例

流动的黏结剂成分渗透入酸蚀后新鲜表面的不规则凹陷里，黏结剂聚合后在这些部位产生嵌合作用。

将凝胶酸蚀剂从注射器中挤出涂到待酸蚀的牙齿表面（见图 10-9，A）。牙釉质的酸蚀时间根据釉质的类型和质地而定。一般用 37% 的磷酸酸蚀 15s 足够产生树脂突。然而，直至表面粗糙明显时，临床上才可见到特征性的白垩色表面。乳牙釉质一般含有一些未磨损掉的无釉柱结构，要酸蚀掉这一表层并使其下的有釉柱釉质显露特征性的模式，需要更长的酸蚀时间，因此通常对乳牙釉质酸蚀 120s。

一些釉质因氟化症而更不易被溶解，在这种情况下，需要延长酸蚀时间，以保证产生足够的微机械性结合。酸蚀时间常常要延长到几分钟，以获得充分的酸蚀效果。唯一应注意的是，应保护牙本质，不要这么长时间地接触酸。

达到预期的酸蚀时间后，将酸蚀剂冲洗干净并且为了下一步的黏结，牙面应保持湿润状态。然后将底涂剂涂到表面并让其渗透入表面凹凸不平处。底涂剂和黏结剂能流入较大的凹凸不平的地方中，如图 10-9 D 所示的釉柱周围区域，待其固化后产生树脂突。这些树脂突实际是“大树脂突”。对于单个釉柱表面细节的观察发现，在黏结剂流到部分溶解的单个羟基磷灰石晶体间会形成更小的树脂突，即“微树脂突”（见图 10-9，E，F）。微树脂突的数量更大并且是形成微机械固位的主要部分。

牙本质黏结　牙本质黏结涉及 3 个明确的步骤—酸蚀（表面处理）、底涂和黏结。与牙釉质相反，牙本质含水分较多（见表 10-2），且具有强亲水性。要解决这一问题，要求底涂剂含有亲水性成分，可润湿并渗透入牙本质表面，目的是形成微树脂突，以产生微机械性黏结。

现代黏结剂是涂到湿润的牙本质表面。吹干时要谨慎，一旦牙本质表面羟基磷灰石成分被去除，剩余牙本质含有 50% 的未填充的空间和 20% 的水分，即使用气水枪短暂地吹干，也可不经意地造成表层脱水，使残留的胶原网塌陷。一旦发生这种情况，胶原纤维网易于阻挡底涂剂的渗入，这样黏结就会失败。因此，在涂底涂剂前要重新润湿牙本质表面。可用含水小棉球涂 10～15s 或涂在润湿液（表面活性剂水溶液）。不要黏结牙本质，除非表面看起来反光。这是表面充分润湿的临床关键指标。过度湿润同样不利于黏结，过多的水分将稀释底涂剂并影响树脂的渗入。通常同时酸蚀牙釉质牙本质。将酸蚀剂先涂到牙釉质再涂牙本质。冲去表面过多的材料。用气枪轻吹以检查牙釉质是否呈白垩色，同时注意避免过分干燥牙本质。如果有必要，在涂底涂剂前重新润湿牙本质至有光泽的外观。

如图 10-15 所示，底涂剂的树脂渗入酸蚀过的牙本质的过程称为混合层形成过程。这一过程所形成的结构称为树脂渗入层或树脂扩散层。这一层对于黏结和形成必要的微树脂勾突是至关重要的。混合层的厚度差异较大（见图 10-15，D）。在混合层形成的同时，底涂剂渗透入含有液体和/或开口的牙本质小管，形成较大的树脂突。然而，现在看来这些对于整个黏结的意义并不大。这种材料通常固化不全，行为表现上像柔软的树脂突。如果涂底涂剂和黏结剂前干燥牙本质，这些大树脂突似乎会更长。

混合层的厚度对于成功黏结并不是关键。牙本质黏结强度可能与微树脂突的数量成正比，而不是和长度成正比。为得到可接受的牙本质黏结强度，对

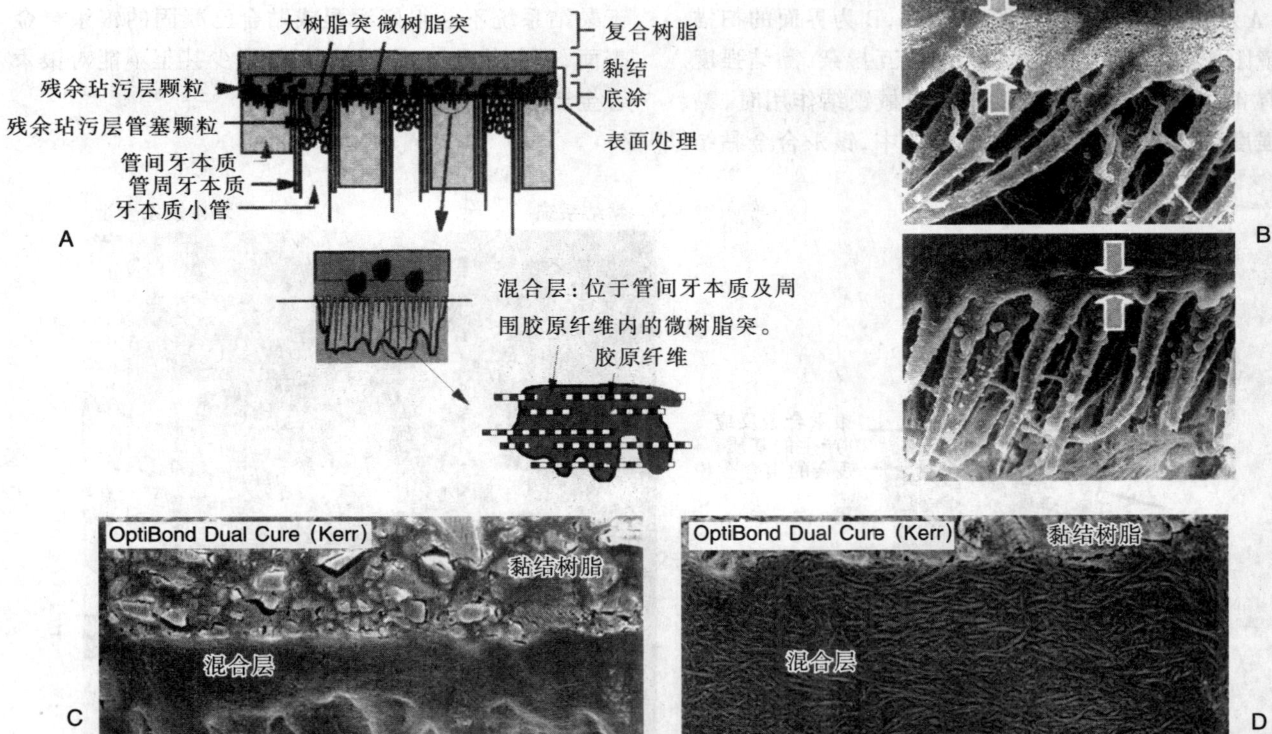

图 10－15 混合层的形成。A. 酸蚀去除了管间牙本质内和小管口管周牙本质的羟基磷灰石晶体。底涂剂渗入管间牙本质的空隙中和充满液体的小管空隙中。固化的底涂剂在管间牙本质内形成微树脂突，在小管内形成大树脂突；B. 显示不同混合层厚度的扫描电镜照片；C. 去除牙本质结构后的修复材料和混合层的扫描电镜照片；D. 混合层区域的高倍照片，可见聚合的底涂剂和胶原纤维互相交织在一起

(B. Courtesy J Perdigao, University of Minnesota, Minneapolis, MN; C and D. courtesy B van Meerbeek, Catholic University of Leuven, Belgium.)

牙本质有效的酸蚀和底涂并不需要长时间。然而，不充分的酸蚀和底涂是一项应注意的问题，因此，现在的倾向是酸蚀时间常常比需要的长。如果酸蚀区域过深，底涂剂渗入就更困难。如果脱矿牙本质未被黏结剂充满，就会出现潜在的问题。酸蚀过而未有树脂渗入的空间可能成为力学薄弱区，并形成纳米渗漏。尽管在实验室的试验中观察到该区域，但这一过程的临床结果从未证实过它是一个问题。

底涂剂含有溶剂以增强其润湿并溶解所含的单体。在涂底涂剂过程中，大部分溶剂迅速挥发，实际上只有很少的可聚合材料留下，并渗入牙本质，因此，通常要涂好几层底涂剂。单凭经验的方法是涂多层以使牙本质产生连续的光亮表面。

一旦充分地涂底涂剂后，再涂黏结剂并光照固化。黏结剂固化时表面形成厌氧层，不会很快反应，然而，当用复合树脂充填后，空气被赶掉，便会发生共聚合。

用于其他被黏物的黏结系统

银汞合金

黏结银汞合金的目的就是使黏结剂和银汞合金在凝固前于界面处相互掺杂。由于银汞合金不透明，黏结剂必须是化学固化的。

将黏结剂涂于洞壁，再将牙科银汞合金填压至未固化的黏结剂上。应涂多层黏结剂或向其中加入增稠剂以增加黏结剂的厚度。一种黏结剂使用少量聚甲基丙烯酸甲酯粉粒状混合物来增加黏结剂黏稠度。通常，黏结剂厚度可增加到 20～50μm。图 10－16，A 示意了这一过程。图 10－16，B 为界面的扫描电镜图像。如果缺少合适的界面相互搀杂，黏结强度仅有 4～8MPa。然而，界面有微机械锁结作用时，黏结强度可达 20MPa。大多数修复体中，银汞合金黏结剂只是封闭洞缘，阻止液体流动和微渗漏形成。由于黏结系统不能很好润湿或贴合已凝固的银汞合金表面，即使粗化表面，黏结剂仍很少甚至不能对银汞合金产生黏结固位作用。

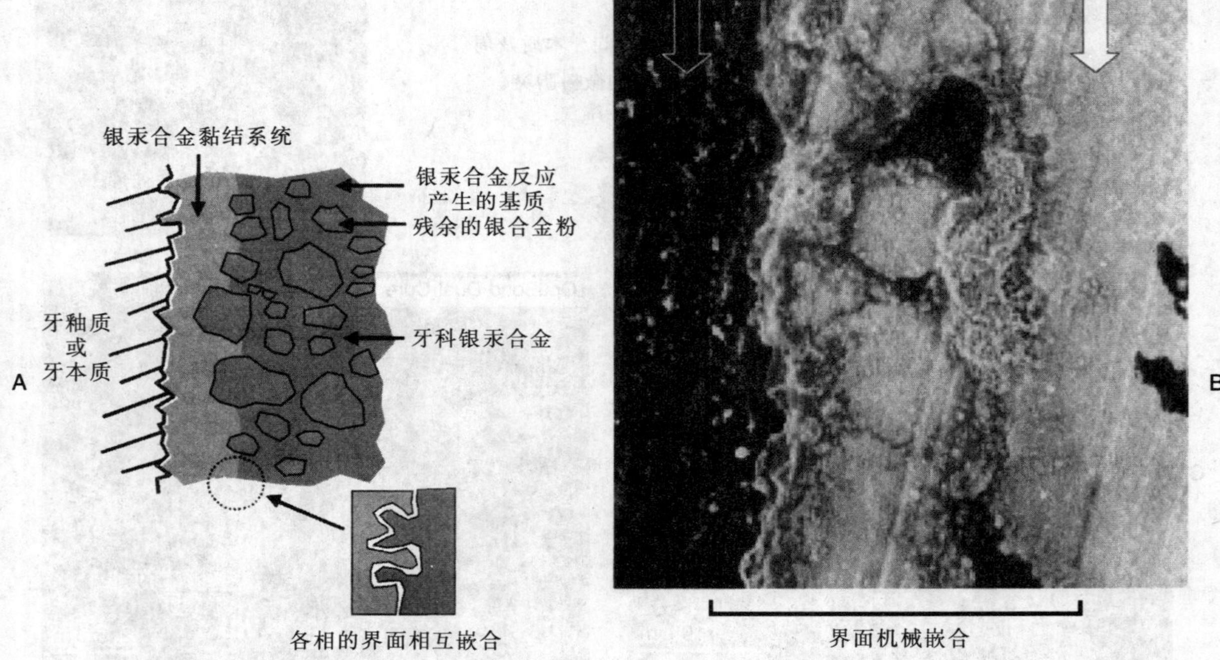

图 10－16　将银汞合金黏结至牙齿的机制。A. 黏结剂增稠层示意，在银汞合金充填期间及凝固前，黏结剂在界面处与流动的银汞合金相互掺杂；B. 黏结剂与牙科银汞合金界面扫描电镜图像

(B. 引自 Ramos JC, Perdigao J. Am J Dent 10: 152, 1997.)

技工室用复合树脂

技工室用复合树脂制作的修复体（见第九章），包括嵌体、高嵌体、贴面或机械加工的修复体，是在口腔技工室间接地制作的，然后黏结到已备好的洞型上。黏结要求黏结剂既能和牙齿组织，又能和间接修复体黏结表面结合。复合树脂水门汀常用于封闭这两个表面的间隙。它和牙齿的黏结既直接又可靠。

黏结间接修复复合树脂表面较困难。其目标是使树脂基质外层表面溶胀并使来自黏结剂的单体渗透入已存在的聚合物分子链的间隙中。固化时，新聚合物分子链和原聚合物分子链相互缠绕，形成相对强大的黏结。黏结效果可通过以下方法得到加强，用氧化铝颗粒喷砂（微蚀刻）、用氢氟酸凝胶蚀刻，或用底涂剂处理。喷沙可粗化表面，酸蚀能去除玷污层并部分溶解玻璃填料颗粒。底涂剂具有良好的润湿性和对暴露的玻璃填料颗粒表面有潜在的化学黏结性。市售的技工室用树脂的底涂剂含有硅烷、无机填料、树脂单体或硅烷与单体的混合物。

复合树脂水门汀黏结技工室用复合树脂的黏结强度通常为 20～35MPa。

陶瓷

黏结到牙釉质和牙本质的陶瓷修复体涉及多个黏结界面。牙釉质和牙本质需要用适当的黏结剂处理。全瓷嵌体、高嵌体、冠、桥或贴面的黏结面用 5%～9%的氢氟酸凝胶处理。凝胶的 pH 值较低，在蚀刻相边界和容易溶解的硅酸盐玻璃相时能去除任何污染层。尽管这一过程对氧化铝或氧化锆烤瓷无作用，但它对其他陶瓷是有效的。另一种常用方法是用 50μm 的氧化铝颗粒进行喷砂处理（微蚀刻）。

一旦陶瓷黏结面预备好，涂一种酸性含硅烷水溶液，以增加润湿性并起到化学偶联剂的作用。硅烷是一种双官能团分子，既能和处理过的硅酸盐相表面的羟基反应，其分子另一端又能和复合树脂水门汀发生共聚合，后者用于黏结两处理表面并在就位后充填入一般为100μm的间隙内(见图10-17)。

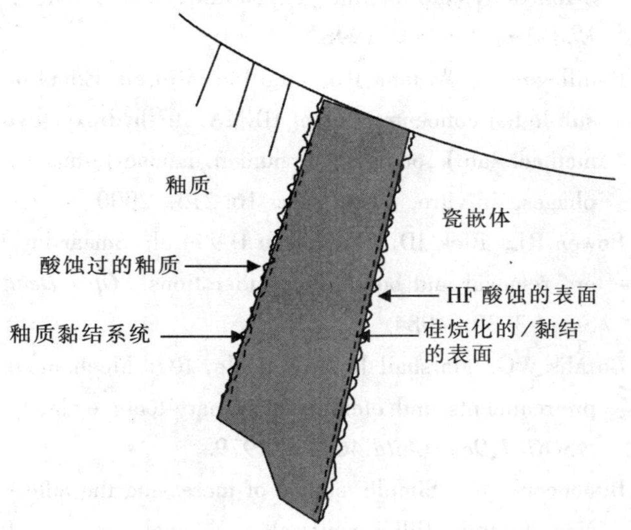

图10-17 黏结全瓷修复体至牙齿结构的材料和界面示意图

与树脂水门汀一起用于黏结全瓷系统的黏结系统可以是光固化型，但经常是双重固化或自凝固化。陶瓷修复体和牙齿组织的黏结强度通常为20~40MPa。

黏结到铸造合金上的复合树脂

有时将复合树脂黏结到铸造合金基底上比黏结到陶瓷上更为理想。传统上，树脂黏结到金属基底依赖于较大的机械固位形（金属表面的网格、网孔、固位珠或钉柱）。1984年,出现另一种称作"硅涂层"的树脂-金属黏结方法，它是在金属的表面形成一层二氧化硅涂层，该涂层能与黏结剂形成化学性黏结。这种方法已用于金、钴铬合金、银钯合金及钛合金上。为形成硅涂层，金属表面用250μm的氧化铝颗粒喷砂处理,清洁后喷涂二氧化硅,然后化学硅烷处理,涂底涂剂后黏结树脂。

其他处理用于复合树脂黏结的合金表面的方法有热涂二氧化硅和瓷粉喷砂处理（表10-8），近来已有使用含硫代磷酸酯单体的液体底涂剂，这些技术同样能使树脂和合金产生相对强的黏结强度（18~30MPa）。

表10-8 用于黏结复合树脂至贵金属及贱金属合金的系统

系统	实例
热解二氧化硅	Silicoater
热涂二氧化硅	Silicoater Md，Siloc
瓷粉喷砂	Rocatec Junior，CoJet-Sand
液体底涂剂	硫代磷酸酯单体

修复树脂、陶瓷和瓷熔附金属修复体的修补

由于长期的磨损、不希望的变色,出现表面小缺损或碎片,临床上常要对修复体进行修补。这些均可用新的复合树脂进行贴面修复。用小车针去除缺损的表层直至最终所要表面之下1~1.5mm,并将去除组织的边缘扩展到牙釉质。再将边缘粗糙化,酸蚀去除玷污层以形成微机械固位。涂底涂剂后在牙釉质中形成树脂突并渗入原修复体表面。原修复体中的水分能保持原有聚合物网络张开并促使混合层的形成,故不能过分干燥,这一点很关键。黏结剂固化后,充填修复材料,固化后打磨抛光。获得优良的修补黏结强度(20~35MPa)是可能的。

问题精选

问题1

将牙齿的釉质部分酸蚀15s并冲洗，观察后发现表面似乎没有形成白垩色。如何解释这一不充分的酸蚀？获得更好酸蚀效果的可能方法是什么？

答案

牙齿可能含氟量较高,对常规酸蚀有抵抗力。用磷酸酸蚀较长时间(长达120s)可以获得白垩色表面。

问题2

在取第一磨牙印模时，造成该牙的树脂核脱落。解释造成黏结破坏的原因,如何使树脂核与牙齿产生足够大的黏结力？

答案a

自凝复合树脂因其美观和容易使用而被广泛使用。然而，有些自凝复合树脂核与某些光固化黏结剂不匹配,因此应确保选择相匹配的树脂和黏结剂。

答案b

选用双重固化黏结剂或用光固化树脂冠核材料。

问题3

在全瓷冠制作过程中，医生用丁香油基暂时水门汀黏固临时复合树脂冠。后来在黏结全瓷冠时,存在黏结剂和水门汀凝固不良问题，解释原因并提出解决办法。

答案 a

大多数黏结剂和树脂水门汀的聚合受到丁子香酚的抑制。仔细去除残留的丁香油水门汀，冲洗后再酸蚀牙齿。

答案 b

将来可使用树脂基暂时水门汀。

问题 4

某牙医在研究小组了解到，其同事在涂第六代黏结剂前用磷酸酸蚀牙面。试问涂自酸蚀底涂剂－黏结剂前先用磷酸进行酸蚀可取吗？

答案

目前的第六代黏结剂不用磷酸酸蚀就能有效地黏结到牙釉质和牙本质上。额外用磷酸酸蚀可导致牙本质的过渡酸蚀，产生纳米渗漏。

问题 5

酸蚀后，某牙科医生不小心使牙齿过分干燥，解释原因并提出解决办法。

答案

大多数现代黏结剂黏结湿润牙齿可获得很好的效果。如果牙本质过分干燥，最好在涂底涂剂前用湿棉球再润湿 15s。

参考书目

一般读物

Cagle CV: *Handbook of adhesive bonding*, ed 1, New York, 1973, McGraw-Hill.

黏结牙齿结构

Abdalla Al, Davidson CL: Bonding efficiency and interfacial morphology of one-bottle adhesives to contaminated dentin surfaces, *Am J Dent* 11: 281, 1998.

Barakat MM, Powers JM: In vitro bond strength of cements to treated teeth, *Aust Dent J* 31: 415, 1986.

Bayne SC, Fleming JE, Faison S: SEM-EDS analysis of macro and micro resin tags of laminates, *J Dent Res* 61A: 304, 1982.

Bayne SC, Swift Jr EJ: Solvent analysis of three reduced-component dentin bonding systems, *Trans Acad Dent Mater* 1: 156, 1997.

Boghosian A: Clinical evaluation of a filled adhesive system in Class 5 restorations, *Compend Contin Educ Dent* 17: 750 – 752 – 754, 1996.

Bouillaguet S, Wataha JC, Hanks CT et al: In vitro cytotoxicity and dentin permeability of HEMA, *J Endodont* 22: 244, 1996.

Bouillaguet S, Wataha JC, Virgillito M et al: Effect of sub-lethal concentrations of HEMA (2-hydroxyethyl methacrylate) on THP-1 human monocyte-macrophages, in vitro, *Dent Mater* 16: 213, 2000.

Bowen RL, Eick JD, Henderson DA et al: Smear layer: removal and bonding considerations, *Oper Dent Suppl* 3: 30, 1984.

Bozalis WG, Marshall Jr GW, Cooley RO: Mechanical pretreatments and etching of primary-tooth enamel, *ASDC J Dent Child* 46: 43, 1979.

Buonocore MG: Simple method of increasing the adhesion of acrylic filling materials to enamel surfaces, *J Dent Res* 34: 849, 1955.

Choi KK, Condon JR, Ferracane JL: The effects of adhesive thickness on polymerization contraction stress of composite, *J Dent Res* 79: 812, 2000.

Clemmensen S: Sensitizing potential of 2-hydroxyethylmethacrylate. *Contact Dermatitis* 12: 203, 1985.

Costa CA, Teixeira HM, do Nascimento AB et al: Biocompatibility of an adhesive system and 2-hydroxyethylmethacrylate, *ASDC J Dent Child* 66: 337, 1999.

Davidson CL, Feilzer AJ: Polymerization shrinkage and polymerization shrinkage stress in polymer-based restoratives, *J Dent* 25: 435, 1997.

Drummond JL, Sakaguchi RL, Racean DC et al: Testing mode and surface treatment effects on dentin bonding, *J Biomed Mater Res* 32: 533, 1996.

Eick JD, Wilko RA, Anderson CH et al: Scanning electron microscopy of cut tooth surfaces and identification of debris by use of the electron microprobe, *J Dent Res* 49 (Suppl): 1359, 1970.

Eick JD: Smear layer—materials surface, *Proc Finn Dent Soc* 88 (Suppl 1): 225, 1992.

el-Kalla IH, Garcia-Godoy F: Saliva contamination and bond strength of single-bottle adhesives to enamel and dentin, *Am J Dent* 10: 83, 1997.

Farah JW, Powers JM, editors: Bonding agents, *Dent*

Advis 17(9): 1, 2000.

Fissore B, Nicholls JI, Yuodelis RA: Load fatigue of teeth restored by a dentin bonding agent and a posterior composite resin, *J Prosthet Dent* 65: 80, 1991.

Frankenberger R, Kramer N, Petschelt A: Fatigue behaviour of different dentin adhesives, *Clin Oral Investig* 3: 11, 1999.

Fritz UB, Finger wJ, Stean H: Salivary contamination during bonding procedures with a one-bottle adhesive system, *Quint Int* 29: 567, 1998.

Fusayama T: 〔Cavity preparation for a new adhesive restorative resin〕, *Shikai Tenbo* 57: 1223, 1981.

Fusayama T: A simple pain-free adhesive restorative system by minimal reduction and total etching, Tokyo, 1993, Ishiyaku EuroAmerica, Inc.

Garberoglio R, Brannstrom M: Scanning electron microscopic investigation of human dentinal tubules, *Arch Oral Biol* 21: 355, 1976.

Hansen EK, Munksgaard EC: Saliva contamination vs. efficacy of dentin-bonding agents, *Dent Mater* 5: 329, 1989.

Johnson ME, Burgess JO, Hermesch CB et al: Saliva contamination of dentin bonding agents, *Oper Dent* 19: 205, 1994.

Katsuno K, Manabe A, Hasegawa T et al: Possibility of allergic reaction to dentin primer—application on the skin of guinea pigs, *Dent Mater J* 11: 77, 1992.

LeGeros RZ: Calcium phosphates in oral biology and medicine, Monographs in Oral Science, Vol.15, Basel, 1992, Karger.

Marshall GW Jr, Wu-Magidi IC, Watanabe LG et al: Effect of citric acid concentration on dentin demineralization, dehydration, and rehydration: atomic force microscopy study, *J Biomed Mater Res* 42: 500, 1998.

May KN Jr, Swift EJ Jr, Bayne SC: Bond strengths of a new dentin adhesive system, *Am J Dent* 10: 195, 1997.

Mjor IA: Frequency of secondary caries at various anatomical locations, *Oper Dent* 10: 88, 1985.

Munksgaard EC: Permeability of protective gloves to (di) methacrylates in resinous dental materials, *Scand J Dent Res* 100: 189, 1992.

Nakabayashi N, Ashizawa M, Nakamura M: Identification of a resin-dentin hybrid layer in vital human dentin created in vivo: durable bonding to vital dentin, *Quint Int* 23: 135, 1992.

Nakabayashi N, Nakamura M, Yasuda N: Hybrid layer as a dentin-bonding mechanism, *J Esthet Dent* 3: 133, 1991.

Nakabayashi N. Dentinal bonding mechanisms, *Quintessence Int* 22: 73, 1991.

Nakabayashi N: The hybrid layer: a resindentin composite, *Proc Finn Dent Soc* 88 (Suppl 1): 321, 1992.

Pashley DH, Carvalho RM, Sano H et al: The microtensile bond test: a review, *J Adhes Dent* 1: 299, 1999.

Pashley DH: Smear layer: overview of structure and function, *Proc Finn Dent Soc* 88 (Suppl 1): 215, 1992.

Pashley DH: Smear layer: physiological considerations, *Oper Dent Suppl* 3: 13, 1984.

Pashley DH: Dentin: a dynamic substrate—a *review*, *Scan Microsc* 3: 161, 1989.

Perdigão J, Lambrechts P, van Meerbeek B et al: Morphological field emission-SEM study of the effect of six phosphoric acid etching agents on human dentin, *Dent Mater* 12: 262, 1996.

Powers JM, Finger WJ, Xie, J: Bonding of composite resin to contaminated human enamel and dentin, *J Prosthodont* 4: 28, 1995.

Roeder LB, Berry III EA, You C et al: Bond strength of composite to air-abraded enamel and dentin, *Oper Dent* 20: 186, 1995.

Rose EE, Joginder L, Williams NB et al: The screening of materials for adhesion to human tooth structure, *J Dent Res* 34: 577, 1955.

Sano H, Ciucchi B, Matthews WG et al: Tensile properties of mineralized and demineralized human and bovine dentin, *J Dent Res* 73: 1205, 1994.

Sano H, Takatsu T, Ciucchi B et al: Nanoleakage: leakage within the hybrid layer, *Oper Dent* 20: 18, 1995.

Sano H, Yoshiyama M, Ebisu S et al: Comparative SEM and TEM observations of nanoleakage within the hybrid layer, *Oper Dent* 20: 160, 1995.

Silverstone LM, Saxton CA, Dogon IL et al: Variation in the pattern of acid etching of human dental enamel examined by scanning electron microscopy, *Caries Res* 9: 373, 1975.

Swift EJ, Perdigão J, Heymann HO et al: Clinical evaluation of a filled and unfilled dentin adhesive, *J Dent, in press,* 2001.

Tate WH, You C, Powers JM: Bond strength of compomers to dentin using acidic primers, *Am J Dent* 12: 235, 1999.

Tate WH, You C, Powers JM: Bond strength of compomers to human enamel, *Oper Dent* 25: 283, 2000.

van Meerbeek B, Dhem A, Goret-Nicaise M et al: Comparative SEM and TEM examination of the ultrastructure of the resindentin interdiffusion zone, *J Dent Res* 72: 495, 1993.

Xie J, Flaitz CM, Hicks MJ et al: In-vitro bond strength of composite to sound dentin and artificial carious lesions in dentin, *Am J Dent* 9: 31, 1996.

Xie J, Powers JM, McGuckin RS: in vitro bond strength of two adhesives to enamel and dentin under normal and contaminated conditions, *Dent Mater* 9: 295, 1993.

Yoshii E: Cytotoxic effects of acrylates and methacrylates: relationships of monomer structures and cytotoxicity, *J Biomed Mater Res* 37: 517, 1997.

黏结其他基底物

Crumpler DC, Bayne SC, Sockwell S et al: Bonding to re-surfaced posterior composites, *Dent Mater* 5: 417, 1989.

DeSchepper EJ, Cailletea, JG, Roeder L et al: In vitro tensile bond strengths of amalgam to treated dentin, J Esthet Dent 3: 117, 1991.

Hansson O, Moberg LE: Evaluation of three silicoating methods for resin-bonded prostheses, *Scand J Dent Res* 101: 243, 1993.

Hero H, Ruyter IE, Waarli ME et al: Adhesion of resins to Ag-Pd alloys by means of the silicoating technique, *J Dent Res* 66: 1380, 1987.

Hummel SK, Pace LL, Marker VA: A comparison of two silicoating techniques, *J Prosthodont* 3: 108, 1994.

Masil R, Tiller HJ: The adhesion of dental resin to metal surfaces: the Kulzer Silicoater technique, Wehrbeim: Kulzer and Co, Gmbh, 1st ed, 9, 1984.

Mazurat RD, Pesun S: Resin-metal bonding systems: a review of the Silicoating and Kevloc systems, *J Can Dent Assoc* 64: 503, 1998.

Miller BH, Nakajima H, Powers JM et al: Bond strength between cements and metals used for endodontic posts, *Dent Mater* 14: 312, 1998.

Mukai M, Fukui H, Hasegawa J: Relationship between sandblasting and composite resin- alloy bond strength by a silica coating, *J Prostbet Dent* 74: 151, 1995.

NaBadalung DP, Powers, JM, Connelly ME: Comparison of bond strengths of three denture base resins to treated nickel-chromiumberyllium alloy, *J Prosthet Dent* 80: 354, 1998.

O'Keefe KL, Miller BH, Powers JM: In vitro tensile bond strength of adhesive cements to new post materials, *Int J Prosthodont* 13: 47, 2000.

Pesun S, Mazurat RD: Bond strength of acrylic resin to cobalt-chromium alloy treated with the Silicoater MD and Kevloc systems, *J Can Dent Assoc* 64: 798, 1998.

Ramos JC, Perdigão J: Shear bond strengths and SEM morphology of dentin-amalgam adhesives, *Am J Dent* 10: 152, 1997.

Roulet JF, Soderholm KJ, Longmate J: Effects of treatment and storage conditions on ceramic/composite bond strength, *J Dent Res* 74: 381, 1995.

Schneider W, Powers JM, Pierpont HP: Bond strength of composites to etched and silicacoated porcelain fusing alloys, *Dent Mater* 8: 211, 1992.

Shahverdi S, Canay S, Sahin E et al: Effects of different surface treatment methods on the bond strength of composite resin to porcelain, *J Oral Rehabil* 25: 699, 1998.

Stokes AN, Tay WM, Pereira BP: Shear bond of resin cement to post-cured hybrid composites, *Dent Mater* 9: 370, 1993.

Sturdevant JR, Swift Jr EJ, Bayne SC: Cement bond strength to millable composite for CAD/CAM restorations, *J Dent Res* 79: 453, 2000.

Suliman AH, Swift EJ Jr, Perdigão J: Effects of surface treatment and bonding agents on bond strength of composite resin to porcelain, *J Prosthet Dent* 70: 118, 1993.

Tate WH, Friedl K-H, Powers JM: Bond strength of composites to hybrid ionomers, *Oper Dent* 21: 147, 1996.

Thompson VP, Del Castillo E, Livaditis GJ: Resin-bonded retainers. Part I: resin bond to electrolytically etched nonprecious alloys, *J Prosthet Dent* 50: 771, 1983.

Watanabe I, Kurtz KS, Kabcenell JL et al: Effect of sandblasting and silicoating on bond strength of polymer-glass composite to cast titanium, *J Prosthet Dent* 82: 462, 1999.

Wolf DM, Powers JM, O'Keefe KL: Bond strength of composite to etched and sandblasted porcelain, *Am J Dent* 6: 155, 1993.

第十一章　银汞合金

Glen H. Johnson

银汞合金是一种由汞与一种或一种以上其他金属所形成的合金。牙科银汞合金是通过混合液体汞与银、锡、铜和有时加入锌、钯、铟及硒所形成的合金混合而形成。这种固体金属的结合物称为银合金粉。区别牙科银汞合金和银合金粉是重要的,后者是商品化的细屑形、球形颗粒或两者的混合,能与液体汞混合而形成牙科银汞合金。

一旦银合金粉与液体汞混合，刚开始它具有可塑性,容易充填或压入已制备的窝洞中。压紧之后,对银汞合金进行雕刻以形成所需要的解剖外形。银汞合金最常用于直接的、永久的、后牙修复或核修复,后者是冠修复的前驱修复。牙科银汞合金修复相当容易充填，无过度的技术敏感性，能保持解剖形态,具有相当充足的抗折裂性能,在口腔内一段时间后能防止边缘渗漏,可用于应力承受区,而且具有相对长的使用寿命。

牙科银汞合金的主要缺点是其颜色与牙齿结构不相匹配。此外,它们有些脆,可腐蚀且具有流电作用,可呈现一定程度的边缘破裂,无助于保留弱的牙齿结构。最后,人们经常关注丢弃在废水中的银汞合金残渣。总而言之,牙科银汞合金是一种临床上高度成功的材料，并且非常物有所值，但是，目前诸如铸造金合金和美容修复材料等银汞合金替代材料在应用频率上很有竞争性。然而，许多人认为，为了美国和其他国家广大公众卫生利益，必须有力地支持银汞合金的应用。

在本章，介绍了不同牙科银汞合金的组成及形态学,随后讨论了低铜及高铜银汞合金,汞齐化过程中的化学反应及相关的微结构。在下一节将涉及各种物理和力学性能，以及与银汞合金操作有关的因素。最后是银汞合金和汞的生物学影响。

牙科银合金粉

组成及形态学

用于银合金粉的 ANSI/ADA 1 号规范 (ISO 1559)包括了对组成的要求。这一规范并没有精确地描述合金的组成应当如何，而是允许组成有一些变化。化学组成必须主要由银和锡组成。可以少量添加铜、锌、金、钯、铟、硒或汞。诸如钯、金和铟这样的少量金属和较大量的铜，也加入其中以改善耐腐蚀性和抛光后银汞合金块的某些力学性能。只要制造商向美国牙科协会科学事务委员会提交合金的组成和充分的临床和生物学数据，以说明其合金作为直接使用是安全的，那么这些元素和其他元素可加入其中。

含锌量超过 0.01% 的合金为含锌合金，含锌量少于 0.01% 的合金为无锌合金。在银合金粉中加入锌是为了生产出洁净、良好的铸锭。然而，经过改进的生产过程已使大多数合金中的锌被去除。最近的研究表明，在高铜牙科银汞合金中加入少量的锌可改进临床性能，大概是因为降低了脆性之故。

市售银合金粉的大致组成列于表 11－1，此表还描述颗粒的形状。合金大体上分为低铜(含铜量不超过 5%)和高铜合金(含铜量为 13% ~30%)。颗粒为不规则形、各种大小的微球形，或者两者的混合。颗粒的扫描电子显微镜照片见图 11－1。低铜合金既可以是不规则形的，也可以是球形的，两种形态含有银和锡，两者的比例近似于金属间化合物 Ag_3Sn。高铜合金既可以是具有相同组成的球形颗粒 (单一组成型)，也可以是具有不同组成或相同组成的不规则形状颗粒和球形颗粒的混合物(混合型)。

当颗粒具有不同组成时，混合型合金粉是通过混合银和锡的合金粉与银和铜的合金粉而获得。银－锡颗粒通常是不规则形的，而银－铜合金通常是球形的。大多数市售合金的银－锡合金颗粒与低铜合金的相同。然而，不同的制造商生产的银－铜合金粉的组成有所不同。球形银铜合金粉的组成范围见表 11－1。混合型常规合金含有 33% ~60% 的球形粉，其组成与 Ag_3Cu_2 共晶组成接近(见图 6－9)，其余为不规则形颗粒。

也有高铜混合型合金，其中的球形和不规则形颗粒具有相同的组成，铜含量在 29% ~30% 之间。

表 11-1 低铜和高铜银合金粉的大致组成

合金	颗粒形状	元素(wt%)					
		Ag	Sn	Cu	Zn	In	Pd
低铜	不规则形或球形	63~70	26~28	2~5	0~2	0	0
高铜							
混合常规型	不规则形	40~70	26~30	2~30	0~2	0	0
	球形	40~65	0~30	20~40	0~1	0	0~1
混合单一组成型	不规则形	52~53	17~18	29~30	0	0	0.3
	球形	52~53	17~18	29~30	0	0	0.3
单一组成型	球形	40~60	22~30	13~30	0	0~5	0~1

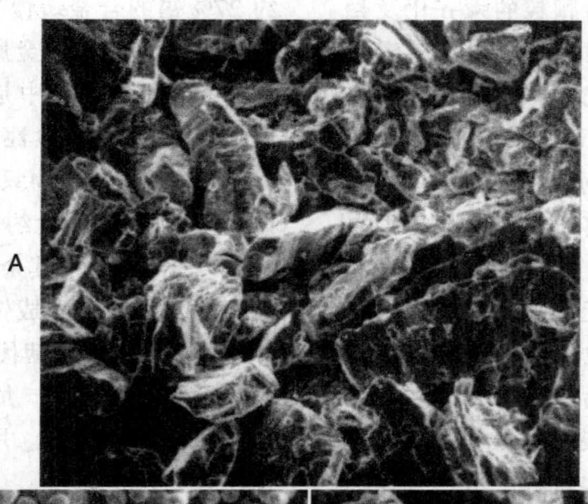
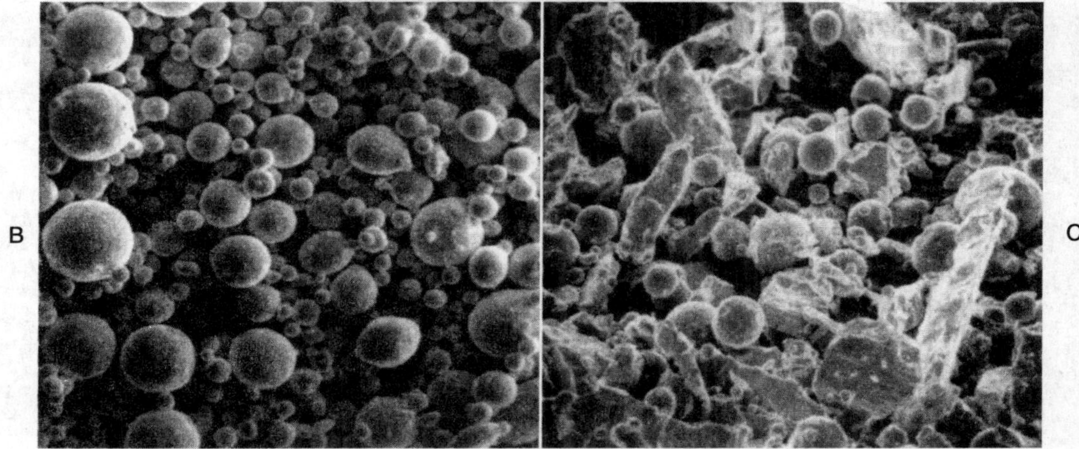

图 11-1 银合金粉扫描电子显微镜照片。A. 屑形；B. 球形；C. 混合形

不规则形单一组成型高铜合金不太常见。屑形高铜合金含铜量超过 23%。

人们对汞中含有 10%~15% 铟(In)的混合型银汞合金的兴趣不断增加。在汞中加入铟可降低需汞量，进而减少凝固过程中及凝固之后汞的蒸发，并提高润湿性。这些银汞合金具有低蠕变和较低的早期压缩强度，但比不含铟的银汞合金的最终强度高。据推测，较低的汞蒸汽水平是由于在表面有铟的氧化物形成或者调和物中汞含量较低之故。

据估计，目前使用的银汞合金超过 90% 为高铜合金。在高铜合金中，混合型的比球形的更常用，较少选用不规则形或屑形。选择高铜合金是为了获得较高的早期强度、低蠕变、良好的耐腐蚀性及良好的抗边缘折裂性能。

一般合金的组成、颗粒大小、形状及分布及热处理控制着银汞合金的性能。

制造

不规则颗粒 为制造屑形颗粒，加热各金属成分直至熔化，此过程应注意防止氧化，然后将其铸入铸型内以形成铸锭。缓慢冷却铸锭，以使其形成主要的 Ag_3Sn(γ)相和一些 Cu_4Sn (ε)、Cu_6Sn_5(η′)及 Ag_4Sn (β)相。铸锭完全凝固后，将其加热至400℃并保持不同的时间(通常为6~8h)，以使更加均匀地分布。然后在车床上将铸锭切削成屑形并进行球磨。将屑形粉过筛并再次球磨以获得合适的颗粒尺寸。典型的颗粒为60~120μm长，10~70μm宽，10~35μm厚。大多数产品标注为细屑形。屑形银合金粉的颗粒尺寸及形状见图11-1 A。

一般刚切削的合金比陈化后颗粒的汞齐化及凝固更为迅速，对合金进行一段时间陈化可改善产品的贮存期。陈化与颗粒内部的应力释放有关，该应力是在铸锭切削过程中产生的。通过将它们加热至60℃~100℃并保持1~6h来对合金颗粒进行陈化。不规则形高铜颗粒是通过将熔化合金高压喷雾至水中而形成。

球形颗粒　当所有需要的元素熔化在一起时可生产低铜和高铜合金的球形颗粒。在熔化阶段，各金属成分形成所需要的合金。然后将液态合金在惰性气体的高压下穿过熔炉上一细裂缝进入一大的雾化室而雾化。根据熔化金属和雾化过程中所用气体的表面能的差异，雾化颗粒的形状可以是球形或略为不规则，如图11-1 B所示。球形颗粒的尺寸在2~43μm范围内。

银锡合金

银合金粉的两个主要成分是银和锡，因此将银合金粉看做二元体系及相应的平衡相图是合适的，如图11-2所示。

在此银-锡相图中，最重要的特点是，当含有大约27%锡的合金缓慢冷却至低于480℃温度时，产生了被称为γ相的金属间化合物(Ag_3Sn)。该 Ag_3Sn 化合物在银合金粉中是重要的成分，它能与汞结合，形成具有所需力学性能和操作性能的牙科银汞合金。该银-锡化合物只在较窄的组成范围内形成。这样合金的银含量大约为73%。实际上，锡含量在26%~30%之间，其余为银、铜和锌。如果锡的含量少于26%，就会形成银与汞的固溶体-$β_1$ 相。有一种产品是用5%的铟代替5%的锡，而另外一种产品含有少于1%的钯。加入此少量的钯便可提高力学性能和耐腐蚀性能。用等量的铜代替银可产生铜-锡化合物(Cu_3Sn)。

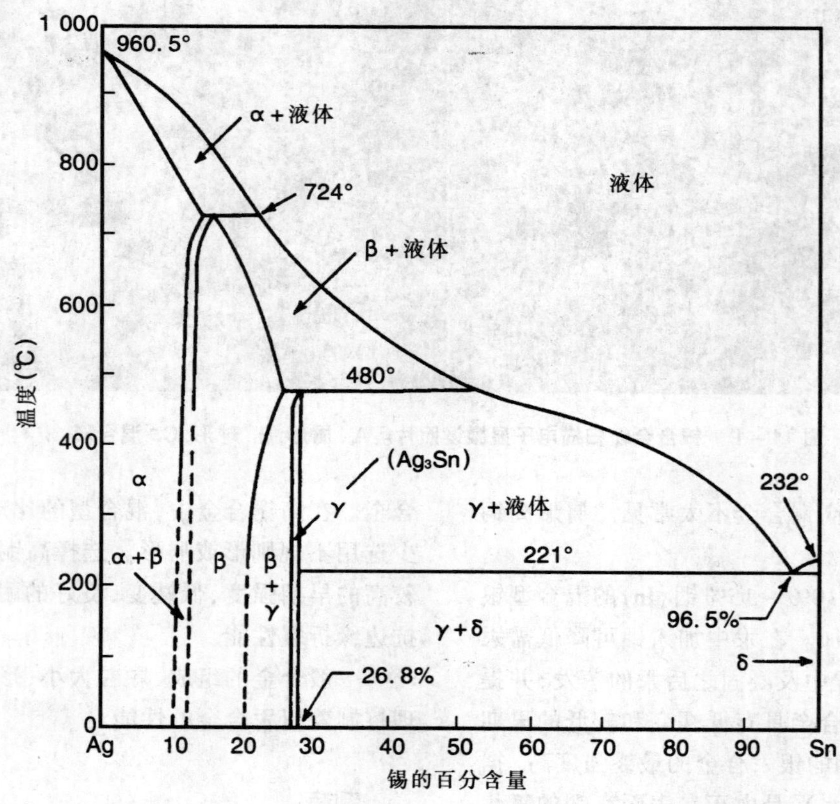

图11-2　银-锡相图

(引自 Murphy AJ: Inst Metals J 35: 107, 1926.)

一般合金中更多(> 30%)或更少(< 26%)量的锡会损害最终银汞合金的性能。这种性能不利的变化原因，一般认为与 Ag_3Sn 相随锡含量的变化超出上述限值而减少有关。这是现有可接受性能产品的合金组成限值很窄的基本原因。

用于形成大量 Ag_3Sn 的银-锡银合金粉，在适当操作时，易于与汞反应，且只产生轻度凝固尺寸变化。产生的 Ag_3Sn 汞齐化合物的强度比过量锡所产生的汞齐化合物的强度大。此外，增加银含量可缩短凝固时间。当使用 Ag_3Sn 合金时，抗蠕变性能也优于含锡量较大的合金。

汞齐化过程

低铜合金

将银合金粉与液体汞充分地混合，润湿颗粒的表面，以便液体汞与合金间的反应以合理的速度进行。这种混合称为研磨。在此过程中，汞扩散入合金颗粒的 γ 相内并开始与颗粒的银和锡部分发生反应，形成各种化合物，根据合金的确切组成，主要是银-汞和锡-汞化合物。银-汞化合物是 Ag_2Hg_3，称为 γ_1 相，锡-汞化合物是 $Sn_{7\sim8}Hg$，称为 γ_2 相。然而，银-锡、银-汞及锡-汞相并不纯。例如，Ag_3Sn 总是含有一些铜，偶尔含有少量锌。Ag_2Hg_3 溶有少量的锡和 $Cu_6Sn_5(\eta')$，而且类似地，Cu_6Sn_5 能溶解存在的各种元素。因此，γ、γ_1 和 γ_2 是对牙科银汞合金中形成的 3 个相的更好的描述性述语。

当 γ_1 和 γ_2 相晶体正在形成时，银汞合金相对较软并易于压紧和雕刻。随着时间的延长，更多的 γ_1 和 γ_2 相晶体形成了；银汞合金变得更硬、更强，不再能被压紧或雕刻。从研磨结束至银汞合金变硬，不再能够操作的时间称为工作时间。

用于合金粉汞齐化的液体汞的量不足以与颗粒完全反应，因此，银汞合金凝固物含有未反应的颗粒。大约 27% 的原有 Ag_3Sn 化合物作为未反应的颗粒存在于银汞合金中。简化的低铜银合金粉与汞的反应可概括为下式：

$$\underset{\text{过量}}{\gamma(Ag_3Sn)} + Hg \rightarrow \underset{\text{未反应的}}{\gamma(Ag_3Sn)} + \gamma_1(Ag_2Hg_3) + \gamma_2(Sn_{7\sim8}Hg)$$

充分压紧的低铜银汞合金的主要相是 Ag_2Hg_3 (γ_1)，约占总体积的 54% ~56%。γ 和 γ_2 相分别占 27% ~35% 和 11% ~13%。

高铜合金

低铜与高铜银合金粉的主要差异不仅仅是铜含量的差异，而且还有高铜含量对银汞合金反应的影响。在这些合金中的铜既可以是银-铜共晶，也可以是 $\varepsilon(Cu_3Sn)$ 形式。适当量的铜能在 γ_2 相形成的数小时内消除大多数(如果不能完全消除的话)的 γ_2 相，或者在早期防止其形成。银汞合金中的 γ_2 相是最弱的和最易于腐蚀的，因此，用含铜量不足的银汞合金修复体具有较低的耐用性，而高铜银汞合金具有优越的物理和力学性能。

汞在混合型高铜银合金粉中的反应 在研磨过程中，汞扩散入银汞合金颗粒内并溶解。汞在银、锡及铜中的溶解性差别较大。在相同的温度下，1mg 的汞可溶于铜中，10mg 的汞可溶于银中，170mg 的汞可溶于锡中。因此，主要含有银和锡的颗粒能溶解几乎所有的汞，而银-铜共晶颗粒只溶解很少的汞。溶于银-锡颗粒的汞像低铜合金中那样反应并形成 γ_1 和 γ_2 相，留下一些未反应的银-锡颗粒。然而，在相对短的时间内，在银-锡颗粒周围刚形成的 γ_2 相($Sn_{7\sim8}Hg$)与银-铜颗粒反应，形成 Cu_6Sn_5，即铜-锡体系的 η′相，和银-铜颗粒周围的某些 γ_1 相。汞齐化反应可简化为下式：

初期反应与低铜银汞合金的一样：

$$\gamma(Ag_3Sn) + Ag-Cu(\text{共晶}) + Hg \rightarrow \underset{\text{过量}}{\gamma(Ag_3Sn)} + \gamma_1(Ag_2Hg_3) + \gamma_2(Sn_{7\sim8}Hg) + \underset{\text{未反应}}{Ag-Cu\ (\text{共晶})}$$

然后是第二步，即缓慢的固态反应：

$$\gamma_2(Sn_{7\sim8}Hg) + Ag-Cu\ (\text{共晶}) \rightarrow \eta'(Cu_6Sn_5) + \gamma_1(Ag_2Hg_3) + \underset{\text{过量}}{Ag-Cu\ (\text{共晶})}$$

汞在单一组成型合金中的反应 在单一组成型合金中，汞在锡、银及铜中的溶解性的差异也起有重要的作用。因为汞在锡中的溶解性大于在铜中的170倍且大于在银中的17倍，因此，溶解于锡并与之反应的汞比溶解于铜或银中并与之反应的汞多得多。这样在颗粒周围的锡被 γ_2 相的形成所耗尽，铜的百分含量因与汞的反应有限而增加。结果，单一组成合金的颗粒在凝固的初期就被 γ_1 和 γ_2 相所包围，而单一组成型合金的外围成为银和铜的合金。至于混合型合金，γ_2 相与银-铜相反应，形成 Cu_6Sn_5 (η′)和更多的 Ag_2Hg_3 (γ_1)。

混合型及单一组成型合金中消除 γ_2 相的差异如下：混合型中，γ_2 相在银-锡颗粒的周围形成并在银铜颗粒周围被消除。在单一组成型合金中，刚开始反应时，颗粒起到混合型中银－锡颗粒的作用，并提供了适当的工作时间和操作容易性。随后，同一颗粒起到混合型中银－铜颗粒的的作用，即消除 γ_2 相。

单一组成型颗粒由非常细的 $Ag_3Sn(\gamma)$ 和 $Cu_3Sn(\varepsilon)$ 组成。与汞的整体反应简化为：

$$\gamma(Ag_3Sn)+\varepsilon(Cu_3Sn)+Hg\rightarrow\eta'(Cu_6Sn_5)+\gamma_1(Ag_2Hg_3)$$

这样汞与高铜混合型合金或单一组成型合金反应，均形成同一个最终反应，产生了 Cu_6Sn_5（η'），而不是 $Sn_{7-8}Hg$（γ_2）。

在某些高铜合金中，可能会有少于1%的残余 γ_2 相。注意，没有确切的证据表明有 γ_2 相形成过，甚至暂时形成也没有。到进行电子显微探针分析时，反应将达到平衡，η' 和 γ_1 的最终反应产物已经形成。

银汞合金的显微结构

在牙科应用中，用于与合金粉汞反应的液体汞的量少于完全反应所需要的量。因此，凝固的银汞合金块由未反应的颗粒及其周围的反应产物的基质所组成。反应主要是表面反应，基质将未反应的颗粒结合在一起。汞和合金的初期扩散和反应相当快，因而混和物很快地从可塑的稠度转变为硬块。反应的完成可能需要数天至数周，这一点可以通过这段时间内其力学性能的变化反映出来。

低铜、屑形及球形银汞合金凝固后的显微结构见图 11－3。在图 A 中可见未反应的合金颗粒（γ）的轮廓。基质中的 γ_1 和 γ_2 相分别被字母 B 和 C 标记。两个试样的气孔均用字母 D 标记。在高铜混合型和单一组成型合金的固相反应完成后，其显微结构中无 γ_2 相（图 11－4）。

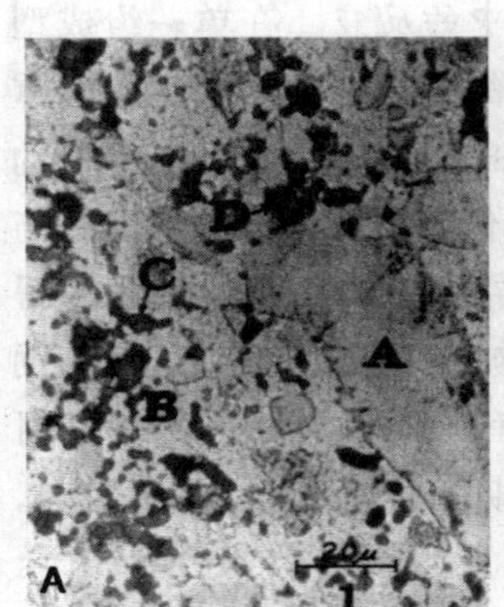

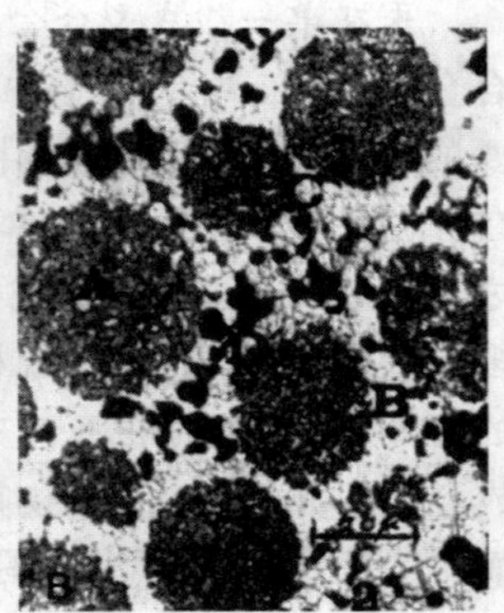

图 11－3　用碘蚀剂腐蚀后的凝固银汞合金的显微结构。A. 屑形颗粒：A. 未反应的原有颗粒，γ_5；B. γ_1；C. γ_2；D. 气孔；B. 球形合金颗粒：A. 原有颗粒；B. γ_1；C. γ_2；D. 气孔

（引自 Allen FC, Asgar K, Peyton FA: J Dent Res 44: 1002, 1965.）

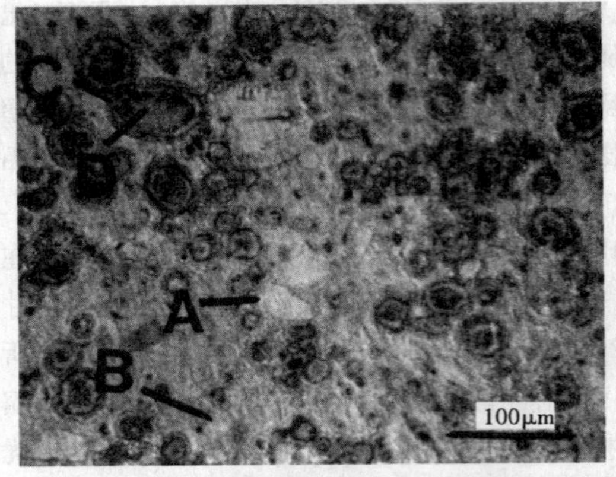

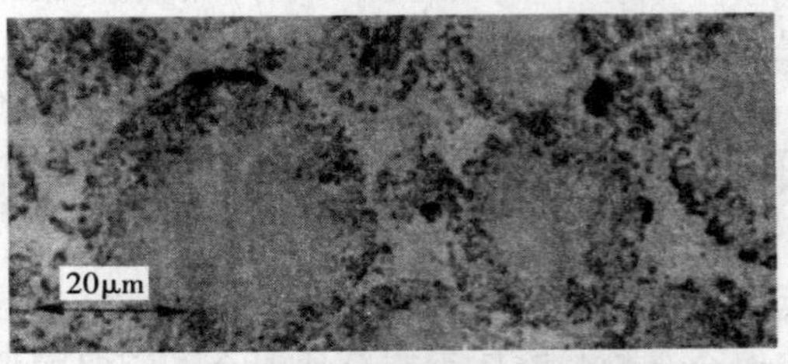

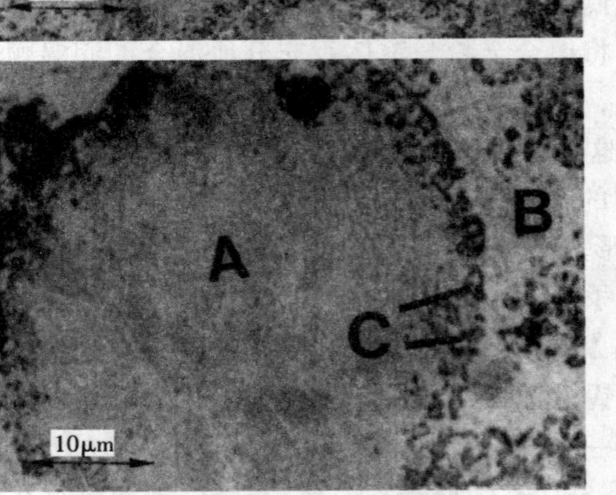

图 11－4　高铜混合型（A）和球状单一组成型（B，C）合金的显微结构。A. A 为 γ 的未反应部分；B 是 γ_1 相；C 是 Ag－Cu 共晶颗粒周围的反应区域；D 是 Ag－Cu 颗粒的未反应部分；C. A 是球状单一组成型 Ag－Sn－Cu 颗粒的未反应部分；B 是 γ_1 相；C 是原有颗粒周围的反应区域

银汞合金的性能

牙科银汞合金的重要性能包括尺寸变化、压缩强度、蠕变及耐腐蚀性。这些性能可部分地由组成、显微结构及银汞合金的操作来说明。

用于银汞合金的 ANSI/ADA 1 号规范

用于银汞合金的 ANSI/ADA 1 号规范包括了那些有助于显著控制牙科银汞合金质量的要求。该规范列出了 3 个用于检测银汞合金质量的物理性能：蠕变、压缩强度和尺寸变化。当一柱状试样已凝固 7d 时，在 37℃环境中对其施加 36MPa 的应力，在加载应力后的 1h 和 4h 之间测定其蠕变，最大允许蠕变值为 3%。当柱状试样受到 0.25mm/min 速度压缩时，凝固 1h 的最小允许压缩强度为 80MPa。银汞合金在凝固后 5min 至 24h 间的尺寸变化应在 ± 20μm/cm 范围内。

物理和力学性能

压缩强度 抗压缩力性能是银汞合金最有利的强度特性。因为银汞合金受压时强度最大，但在受拉或剪切时则强度要弱的多，因此设计的洞型应使银汞合金修复体在使用中能受到最大的压缩力及最小的拉力或剪切力。几种低铜和高铜合金的早期压缩强度（凝固后 1h）列于表 11－2。用于制备试样的汞用量百分率也列了出来：屑形合金需要的汞量最多，而单一组成型合金的需汞量最少。注意，银汞合金具有黏弹性，其压缩强度随加载速率而变。虽然一些研究表明，在非常快的应变速率下，银汞合金的压缩强度可能会下降，但一般加载速率越大，压缩强度越高。因此当比较银汞合金的压缩强度时，它们必须在相同的加载速率下测定。

表 11－2 银汞合金的压缩强度和蠕变

产品	调和用汞量（%）	1 小时压缩强度（MPa）(0.5mm/min)	7 天压缩强度（MPa）		蠕变（%）
			0.2mm/min	0.05mm/min	
低铜合金					
屑形					
Caulk 20th Century Micro Cut	53.7	45	302	227	6.3
球形					
Caulk Spherical	46.2	141	366	289	1.5
Kerr Spheraloy	48.5	88	380	299	1.3
Shofu Spherical	48.0	132	364	305	0.5
高铜合金					
混合型					
Dispersalloy	50.0	118	387	340	0.45
单一组成型					
Sybraloy	46.0	252	455	452	0.05
Tytin	43.0	292	516	443	0.09

引自 Malhotra ML.，Asgar K：J Am Dent Assoc 96：446，1978.

当承受快速的拉伸或压缩应力时，牙科银汞合金并不出现显著的变形或伸长，因而表现为脆性材料。因此，对银汞合金施加突然过大的外力，会使银汞合金修复体断裂。

高铜单一组成型材料的早期压缩强度最大，1h 的压缩强度超过 250MPa。屑形合金的 1h 压缩强度最低（45MPa），随后为低铜球形合金（88MPa），之后为两种低铜球形合金和高铜混合型合金（118～141MPa）。这些数据表明，只有一些老式的屑形合金不能满足 ANSI/ADA 1 号规范规定的 1h 压缩强度的要求。较高的早期压缩强度是银汞合金的一项优点，因为这降低了在最终强度到达前患者过早地使修复体承受较大接触应力而产生断裂的可能性。高铜单一组成型合金的 7d 压缩强度和最终强度也是最大，不同材料间有一定的差异。

拉伸强度 凝固 15min 和 7d 后银汞合金的拉伸强度列于表 11－3。7d 时无 γ_2 相和有 γ_2 相的合金的拉伸强度大致相同。银汞合金的拉伸强度只相当于它们压缩强度的一小部分，因此，洞型设计应减少因咬合力所产生的拉伸应力。

高铜单一组成型合金 15min 的拉伸强度高于其他合金 75%～175%。然而，在 15min 和 7d 的拉伸强度之间无相关性存在。高铜单一组成型合金较高的早期拉伸强度是重要的，因为它们比其他合金能更好地抵抗因过早咬合应力造成的断裂。

弯曲强度 该性能有时被称为断裂模量。因为银汞合金是脆性材料，在弯曲强度测定中它们几乎不能抵抗变形。与高变形值有关的主要因素为：①低的外力加载速度；②特定银汞合金的高蠕变；③测定时的较高温度。这样，具有低蠕变的高铜银汞合金应当以具有高模量的基底材料来支持，以最大限度地减少变形和弯曲折裂。

各相的强度 不同银汞合金相的相对强度是重要的。通过研究已凝固银汞合金中裂纹的发生及扩

表 11-3 银汞合金的拉伸强度和尺寸变化

产品	拉伸强度(0.5mm/min, MPa)		尺寸变化 (μm/cm)
	15 分钟	7 天	
低铜合金			
屑形			
Caulk 20th Century Micro Cut	3.2	51	-19.7
球形			
Caulk Spherical	4.7	55	-10.6
Kerr Spheraloy	3.2	55	-14.8
Shofu Spherical	4.6	58	-9.6
高铜合金			
混合型			
Dispersalloy	3.0	43	-1.9
单一组成型			
Sybraloy	8.5	49	-8.8
Tytin	8.1	56	-8.1

引自 Malhotra ML., Asgar K: J Am Dent Assoc 96: 447, 1978.

展,可以观察不同相的相对强度。图 11-5 显示了牙科银汞合金试样中裂纹的扩展。在带有应变测验仪的常规金相显微镜下,有可能观察到银汞合金试样内裂纹的生成及扩展。可以使裂纹的扩展停止,腐蚀试样可以使各个相清楚地显示出来。这样的研究结果对已凝固低铜银汞合金中各个相的强度进行了排序,从强到弱依次为:Ag_3Sn (γ)、银-汞相($γ_1$)、锡-汞相($γ_2$)及气孔。

银-汞相和锡-汞相作为基质将未反应的银合金粉颗粒裹埋在一起。当相对较少量的银-汞相和锡-汞相形成时,直到它们所形成的量达到裹埋未反应的颗粒所需的最小量时,凝固的银汞合金是较强的。当最终调和物中含汞百分率较高时,它将与更多的银合金粉反应,产生大量的银-汞相和锡-汞相,留下相对较少量的未反应的颗粒,结果所得的是较弱的块状物。因此,各种操作条件的影响可以这样来解释:在高铜银汞合金中,裂纹扩展相对易于穿过 $γ_1$ 相和含铜颗粒周围。

弹性模量 在以较低的加载速度测定弹性模量时,例如 0.025mm/min 至 0.125mm/min, 所得数据在 11 至 20GPa 范围内。高铜合金比低铜合金更硬。如果提高加载速度,则黏弹性能不会显著影响弹性模量,所得弹性模量值大约为 62GPa。

蠕变 银汞合金的黏弹性能也能在静载荷下的蠕变或变形得到反映。在持续的压缩力作用下,银汞合金表现出持续的变形,即使是银汞合金已完全凝固。银汞合金没有加工硬化倾向,即在其发生变形后,并不能更有效地抵抗变形,铸造金合金就有加工硬化现象。

蠕变值的测定是以与图 11-6 相似的仪器进行

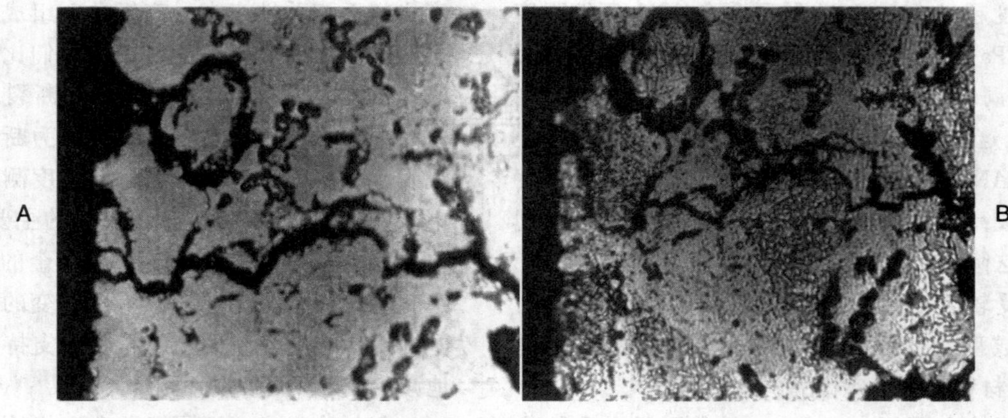

图 11-5 牙科银汞合金中裂缝的扩展:A. 未腐蚀的; B. 腐蚀后的

(引自 Asgar K, Sutfin L: J Dent Res 44: 985, 1965.)

的。制备试样 7d 后，将柱状的试样放在箭头所示的位置。通过弹簧施加 36MPa 的静态应力。在 37 ± 0.3℃温度下，测定试样长度的变化，结果记录在图表中。用施加静态应力后的 1 ~ 4 h 的长度变化，来计算蠕变百分率。

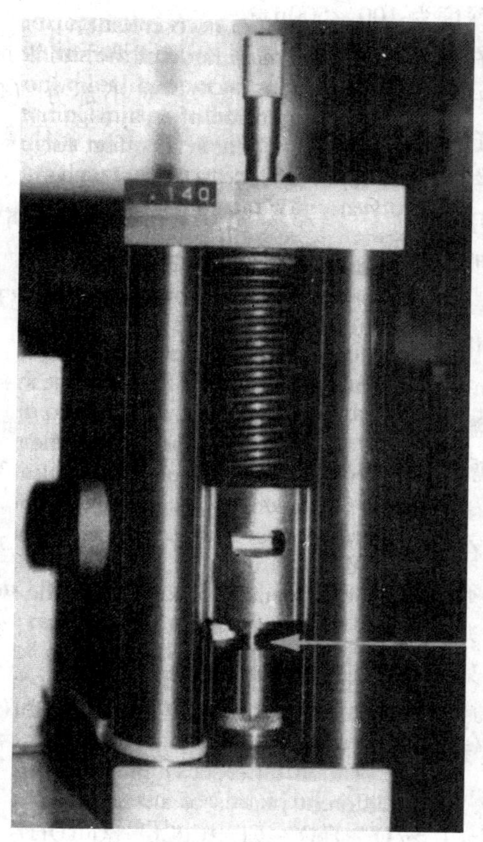

图 11－6　用于测定银汞合金蠕变的仪器。箭头所示为试样

各种银汞合金的蠕变值列于表 11－2 中。屑形低铜合金的蠕变值最大，为 6.3%；高铜单一组成型球形合金的最小，为 0.05% ~ 0.09%；高铜混合型合金和一种低铜合金的蠕变值略高，为 0.45% ~ 0.50%；其余两种低铜球形合金的蠕变值为 1.3% ~ 1.5%。

对蠕变数据的多元回归分析显示，最有影响的变量是 η 相的体积百分数、γ_1 相的晶粒大小、γ 相和 ε 相的体积百分数、小 η′晶体（小于 1.5μm）的数量/mm 及汞的重量百分数。除了汞的重量百分数外，所有这些数值与蠕变呈负相关。当 γ_1 的锡含量大于 1% 时，与晶粒的大小相比，蠕变更易受锡的分布及锡－汞晶粒间沉淀物的影响。在口腔温度下老化 6 个月后，银汞合金呈现出蠕变的降低。这种蠕变的降低与 γ_1 形成有关，与 γ_1 晶粒大小及组成的变化无关。

在 γ_2 含量和银汞合金修复体边缘断裂的高发生率间存在着直接的关系。此外，在低静态蠕变值和临床使用中低的边缘断裂之间大体上存在着相关关系，这可以通过这样的事实来解释，即在恒定载荷下，断裂时间与蠕变速率成反比。7d 时，具有在低加载速率下测定的较高压缩强度的银汞合金，呈现出较好的边缘完整性。一般具有低蠕变值和 7d 时在低加载速率下测定具有较高压缩强度的银汞合金，具有较好的临床性能。

注意，高铜银汞合金的低蠕变值增加了银汞合金的脆性，并降低了加载下接触部位的应力释放。因此，在高铜银汞合金之下应使用高模量基底材料，对于减小变形及银汞合金－水门汀基底界面的拉伸应力的发生是必须的。

尺寸变化　银汞合金凝固过程中的尺寸变化是一项重要的性能。用机械混汞机调制的现代银汞合金通常具有负的尺寸变化。在短暂时间（最初的 20min）后的初始收缩，据信与汞溶解于合金颗粒内有关。尽管总的变化仍然是负的，但过了这段时间后便开始膨胀。负性尺寸变化的原因是汞与银及锡反应并形成金属间化合物的结果。6 ~ 8h 后，尺寸变得几乎恒定，这样 24h 后的数值为最终数值。唯一例外是因含锌合金在研磨调制及充填过程中受到水污染而产生的过度延迟性膨胀。

尺寸变化可用如图 11－7 所示的仪器来测定。

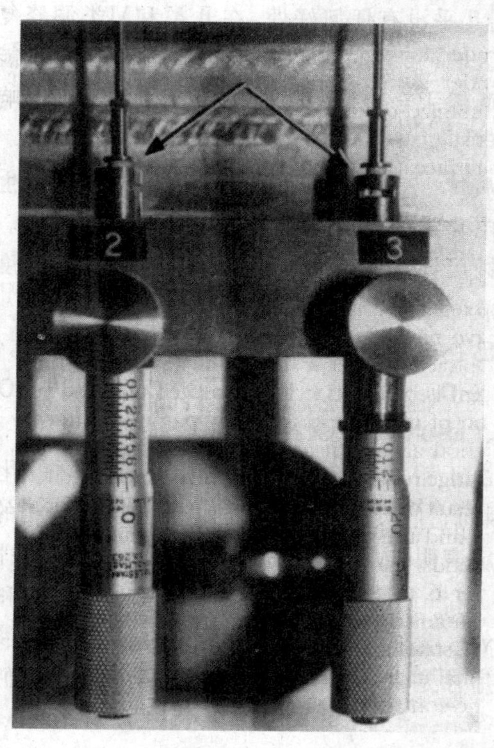

图 11－7　用于测定银汞合金尺寸变化的仪器。箭头所指为银汞合金试样

材料凝固 5min 后，将银汞合金试样放在图中箭头所示的位置，并将触针放在其顶部。触针机械地连接到差动变压器上，以输出电流来确定膨胀或收缩。虽然 ANSI/ADA 1 号规范只要求 24h 时的数值，但可连续测定长度变化。

各种合金的尺寸变化（μm/cm）列于表 11－3。屑形低铜合金的尺寸变化最大，为－19.7μm/cm；混合型高铜合金的尺寸变化最小，为－1.9μm/cm；其余合金的数值在－(8.8～14.8)μm/cm 范围内。所有银汞合金均满足 ANSI/ADA 1 号规范的 ±20μm/cm 要求。注意，尺寸变化的排序并不与任何其他力学性能相关。尺寸变化易受各种操作因素影响，特别是最终汞含量的影响。较高的汞含量导致较小的收缩，但也导致较低的力学性能。

关于尺寸变化对临床成功的重要性仍存在一些疑问。人们相信，如果银汞合金在凝固过程中膨胀，修复体边缘的渗漏就会被免除。然而，采用目前的合金和适当的研磨技术，大多数的合金呈现某种程度的收缩。显然，当银汞合金块收缩超过 50μm，收缩的破坏作用开始出现。用于牙科银汞合金的 ANSI/ADA 1 号规范允许收缩最大达 20μm/cm，临床成功率与实验室测定的收缩大小无相关性。而且，银汞合金块的膨胀对于诸如Ⅰ类和Ⅴ类洞这样的单个表面修复体，似乎有有利的影响，但对Ⅱ类和Ⅵ类洞修复，则几乎没有任何好处。在Ⅱ类和Ⅵ类洞修复体的颈部区域，膨胀的银汞合金会挤出窝洞，这可能具有与单面银汞合金修复体收缩所产生的不利影响一样的作用。

腐蚀　一般地，腐蚀是金属因与环境发生化学的或电化学的反应而产生的一种渐进性破坏。过度的腐蚀可导致孔隙增加，边缘完整性下降，强度降低及释放的金属产物进入口腔环境中。

已在患者的银汞合金上确认有下面的化合物：SnO、SnO_2、$Sn_4(OH)_6Cl_2$、Cu_2O、$CuCl_2 \cdot 3Cu(OH)_2$、$CuCl$、$CuSCN$ 及 $AgSCN$。

由于银汞合金中不同的相具有不同的化学组成，因而它们具有不同的腐蚀电动势。对纯相的电化学测定表明，$Ag_2Hg_3(\gamma_1)$ 相具有最大的耐腐蚀性，随后是 $Ag_3Sn(\gamma)$、Ag_3Cu_2、$Cu_3Sn(\varepsilon)$、$Cu_6Sn_5(\eta')$ 和 $Sn_{7-8}Hg(\gamma_2)$。然而，如果这些相是纯的话，所列耐腐蚀性的顺序才是真实的，但在牙科银汞合金中它们并不是纯态。

锡、银及铜可溶于各种银汞合金相中，它们少量的存在对它们的耐腐蚀性能有极大的影响。γ_1 相的组成与溶有 1%～3% 锡的 Ag_2Hg_3 接近。$Ag_2Hg_3(\gamma_1)$ 的锡浓度越大，耐腐蚀性越差。一般低铜合金 γ_1 相中的锡含量比高铜合金的大。低铜合金中 γ_1 相相对较大的锡含量使其 γ_1 相的耐腐蚀性下降，低于它们的 γ 相。高铜合金不是这样。大多数银汞合金的平均腐蚀深度为 100～500μm。

在低铜银汞合金体系中，最易于腐蚀的相是 $Sn_{7-8}Hg$ 或 γ_2 相。虽然只有相对小部分（11%～13%）的银汞合金含有 γ_2 相，最终在口腔环境中，这样的银汞合金的结构所含腐蚀相的百分含量将更多。另一方面，γ 相和 γ_1 相都不那么容易被腐蚀。研究表明，在整个修复体中均发生 γ_2 相的腐蚀，因为它是一种网络状结构。腐蚀导致 γ_2 相中的锡形成碱性氯化锡，并释放出汞，如下式所示：

$$Sn_{7-8}Hg + \tfrac{1}{2}O_2 + H_2O + Cl^- \rightarrow Sn_4(OH)_6Cl_2 + Hg$$

游离汞与未反应 γ 的反应，可产生额外的 γ_1 和 γ_2。据推测，氧化锡或氯化锡的溶解及额外 γ_1 和 γ_2 的产生导致了孔隙和较低的强度。

在最终凝固的高铜混合型和单一组成型合金中没有任何 γ_2 相。高铜合金中形成的 Cu_6Sn_5 或 η' 相并不像 γ_2 相那样是相互连接的，而且它们具有较好的耐腐蚀性。然而，η' 是高铜银汞合金中耐腐性最低的，其一种腐蚀产物是 $CuCl_2 \cdot 3Cu(OH)_2$，与银汞合金在人工唾液中的贮存有关，如下所示：

$$Cu_6Sn_5 + \tfrac{1}{2}O_2 + H_2O + Cl^- \rightarrow CuCl_2 \cdot 3Cu(OH)_2 + SnO$$

磷酸盐缓冲溶液可抑制此腐蚀过程，因此唾液可对牙科银汞合金的腐蚀提供某些防护。

一项对已使用 2 年～25 年的银汞合金的研究揭示，其主体元素组成与刚充填的银汞合金是相似的，只是有少量氯和其他污染物存在。相的组成与刚充填的银汞合金也是相似的，只是 γ 颗粒内部已有汞齐化存在。然而，临床老化后的银汞合金相的分布与新充填的银汞合金不同。低铜银汞合金的 γ、γ_1 和 γ_2 的含量下降，β_1 和氯化锡则增加。混合型高铜银汞合金的 γ_1 下降，β_1 增加，γ_1 及 η' 的反应圈增大。也有 γ_1 向 β_1 及 γ_2 向 η' 转变的证据。

注意，腐蚀过程和磨耗通常是相伴的，磨耗可降低腐蚀电动势并加快腐蚀速率一个数量级。

图 11－8 比较了用低铜球形合金修复牙齿的远中缺损和用高铜混合型合金修复同一颗牙齿近中缺损的情况，这两个修复体已充填修复 3 年。低铜合金修复体较多的边缘折断是显而易见的，可能是 γ_2 相的腐蚀所致。

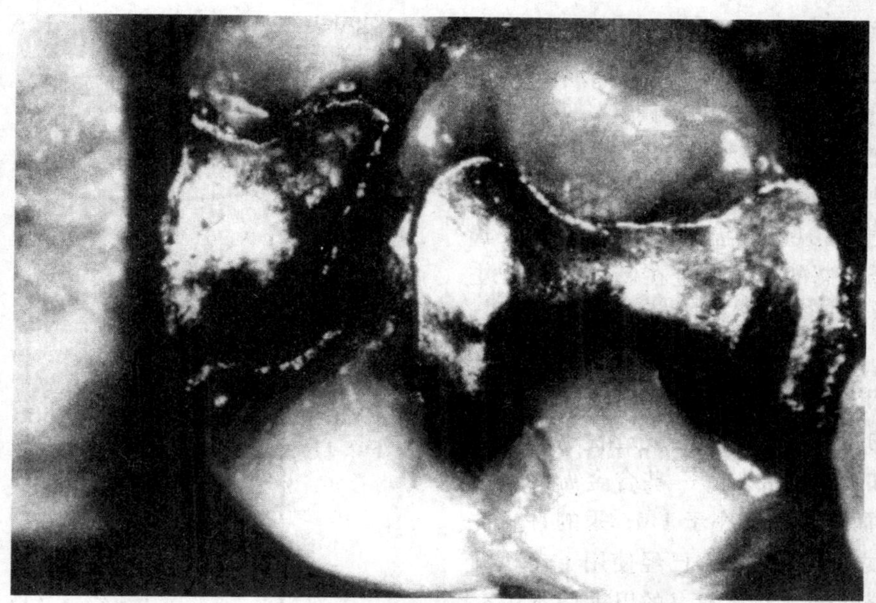

图 11-8　使用 3 年后的银汞合金充填物：左，低铜球形合金；右，高铜混合型合金
(Courtesy Gt Charbeneau, Ann Arbor, 1979, University of Michigan School of Dentistry.)

低铜银汞合金修复体表面的失泽与 γ 的相关性比与 γ_1 更大，高铜银汞合金表面的失泽与富铜相、η'和银-铜共晶体有关。

汞的性能

用于牙科汞的 ANSI/ADA 6 号规范要求，汞应具有清洁反光的表面，在空气中搅拌时无表面膜。它不应有可见的表面污染，所含非挥发性残留物应小于 0.02%。符合美国药典的汞同样也能满足 ANSI/ADA 6 号规范对纯度的要求。汞能与少量许多金属进行汞合，在空气中可被气体硫污染，硫与汞结合形成硫化物。汞中少量的这些外来物质能损害其明亮的、镜子样的表面，这能很容易地看到。

汞的凝固点为 -38.87℃，它是在室温下唯一能保持液态的金属。它可容易地与数种金属，如金、银、铜、锡和锌，结合而形成汞合金，但在一般条件下，不与诸如镍、铬、钼、钴和铁这样的金属汞合。

汞的沸点为 356.9℃，在室温下如果是纯的，它会有显著的蒸汽压，长期吸入可导致汞中毒。滴落在物体表面的汞珠能在物体表面自由滚动而不拖尾巴并始终保持其珠状。这种形成珠状的能力与其高表面张力有关，20℃下它的表面张力为 465 达因/cm，相比之下水的表面张力为 72.8 达因/cm。纯度很高的汞过一段时间后表面会失去一些光泽，因为杂质污染了金属并产生暗淡的表面。汞中的杂质可降低其与银合金反应的速率。

银汞合金的操作

合金的选择

合金的选择涉及许多因素，包括凝固时间、颗粒大小及形状和组成，特别是当与消除 γ_2 相和锌的存在与否有关时。据估计，目前有超过 90% 的牙科银汞合金为高铜合金。所选用合金的大多数为单一组成型（球形）和混合型高铜合金，其中混合型略更受欢迎。选择高铜合金是因为修复体中无 γ_2 相、早期强度大、低蠕变、良好的耐腐蚀性能及良好的边缘抗折断性能。

较细的合金粉用于低铜、不规则形合金，可以提高性能，改善临床的方便性。较细的合金粉在雕刻和抛光过程中可产生更为光滑的表面。牙科银合金粉的临床操作受颗粒形状的影响程度较小。屑形合金表现出粗糙、不规则的表面，具有大的面积/体积比率来与汞发生反应，研磨时一般需要近 50% 或更多的汞，以获得适当的塑性。球形合金较为光滑，由各种大小的小球（2~43μm）组成，这在充填时很重要，它有更为规则的表面，面积/体积比率较小，研磨时一般需要较少量的汞即可获得合适的可塑性。某些产品在低至 42% 的用汞量时也可获得可接受的操作特性。

屑形和球形合金对充填压力的反应是不同的。这些不同起自于银汞合金调和物内的摩擦力，屑形合金对表面的压紧能产生比球形合金更大的阻力。从超充窝洞上刻去过多的银汞合金以修复形态和功能性解剖外形时，便可感到这样的不同。

由于生产的改进，很少有产品含有锌，因为湿气对含锌合金的污染可导致过度的尺寸变化。如果某一合金含锌量超过 0.01%，包装上应印有注意事项，说明由此合金调制的银汞合金在调制和充填过程中遇到水分时，材料将呈现过度腐蚀和膨胀。

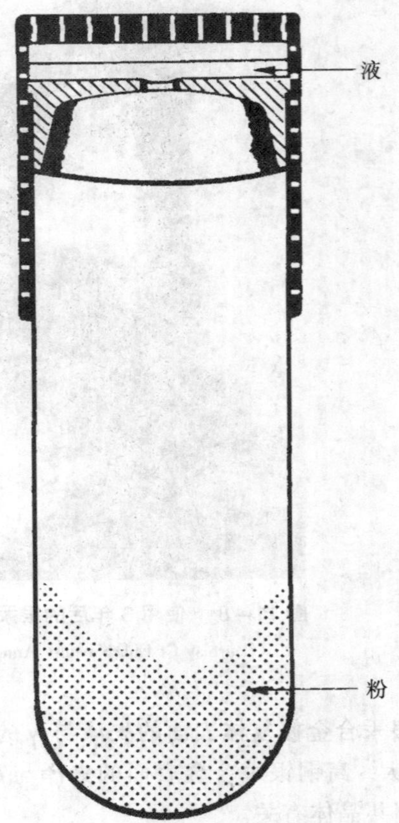

图 11－9　一种含有银合金粉和汞的一次性胶囊的纵剖面结构示意图

合金粉与汞的比例

合金粉与汞的正确比例对于形成适合于充填窝洞的银汞合金调和物是必要的。一些合金需要汞－合金比超过 1:1，而其他的则小于 1:1；汞的百分含量在 43% 至 54% 之间变化。过去已经使用了自动机械式合金粉和汞分配器，并在本书的以前版本中有所介绍。随着在操作汞和银汞合金过程中推荐使用“无接触”技术，装有预定量合金和汞的胶囊已替代合金粉和汞分配器。如图 11－9 所示，准确称量的合金粉和汞被装入胶囊的两侧，中间有一隔膜分开。在研磨调和之前，对胶囊两端加压，隔膜断裂脱落，或者隔膜在研磨过程中会自动脱落。图 11－10 列出了各个制造商的银合金粉及其相应胶囊。一些胶囊含有片状或棒状塑料杵，如图 11－11 所示打开的胶囊。为防止在研磨过程中任何汞从以摩擦力扣紧的胶囊内泄露出来，一些胶囊被严密地封闭起来。汞装在一小塑料膜囊内，膜囊在研磨过程中会破裂。

混合量　制造商通常提供装有 400、600 或 800mg 合金粉及适量汞的胶囊，并用颜色标记加以区别。临床多数人的意见认为这些剂量足以满足大多数的修复。通常认为，如果需要更大量的材料，可分次调和量较少的材料，并使调制材料的稠度在充填修复过程中保持在合理范围内。然而，如果需要大量的银汞合金在严重缺损牙齿上制作银汞合金桩核时，则现在可以得到装有 1 200mg 合金粉的胶囊。

银汞合金的混合

银合金粉与汞的研磨是用称作银汞合金混合机或研磨机的机械混合设备来完成的。图 11－12 所示的两种银汞合金混合机具有速度控制和混合时间控制装置，其中左侧混合机的右下部位有一插孔，用于插入塑料卡片。不同剂量的胶囊使用不同的卡片，插入卡片后，机器会自动地设定正确的混合时间及速度。每一种混合机有一个混合腔盖，在混合研磨过程中盖在胶囊区域的上面，以限制在混合过程中可能泄漏出来的汞。

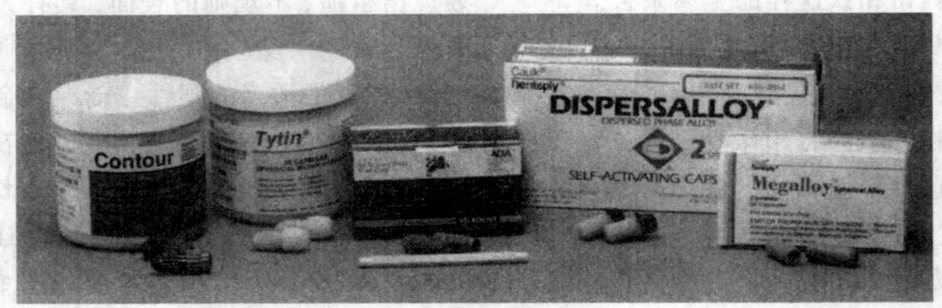

图 11－10　胶囊包装的球形和混合型牙科银合金粉

（引自 Craig RG, Powers JM, Wataha JC: Dental materials: properties and manipulation, ed 7, St Louis, 2000, Mosby.）

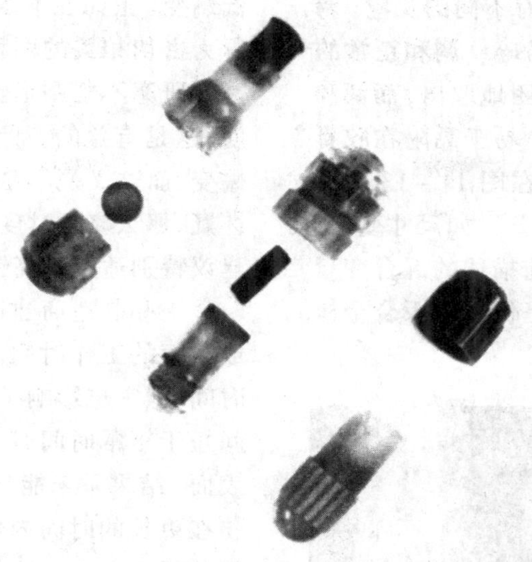

图 11－11　含有和不含有杵的胶囊类型

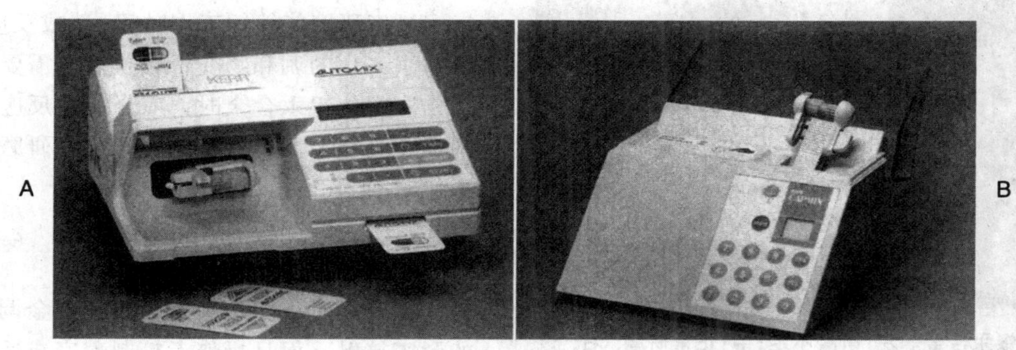

图 11－12　A 和 B. 可调速的机械式银汞合金研磨混合机，用于研磨混合银汞合金。注意，自动混合机 A 有针对特殊合金及不同混合量的塑料卡片，当将此卡片插入插口时，机器会自动地设定正确的混合时间及速度

（引自 Craig RG, Powers JM, Wataha JC: Dental materials: properties and manipulation, ed 7, St Louis, 2000, Mosby.）

胶囊夹持器连接在电机上，电机带动胶囊和夹持器作偏心转动。通过合金颗粒和汞的简单搅动来完成研磨，或者制造商在胶囊中加入塑料杵来促进混合。

对于球形或不规则形低铜合金，可用低速（低功率）进行研磨，但大多数高铜合金需要用高速（高功率）进行研磨。有效的研磨取决于研磨时间和速度的结合。研磨时间是最容易变化的因素，然而，应当强调的是，混合时间 2～3s 的变化足以产生研磨不足或过度研磨的银汞合金。机械式银汞合金混合机允许一些混合速度的变化，以适应于装有不同量合金粉和汞的胶囊。

低、中、高速银汞合金混合机可在大约分别为（3 200～3 400）转/分钟、（3 700～3 800）转/分钟及（4 000～4 400）转/分钟的速度混合。然而，速度设定在 3 300cpm 的混合机，当电源电压从 120V 降至 100V 时，其实际速度为 3 000cpm，结果得到的是混合不足的银汞合金。这一问题可通过在电源插座和混合机之间安装一台稳压器来避免。使用称为黏着时间（t_c）的参数，该参数是指调和的银汞合金形成单个黏在一起的小球所需的最短混合时间，人们发现，如果混合是在 5 倍 t_c 时间内完成，则压缩强度、尺寸变化及蠕变得到最优化。对于特定银合金粉、混合量及混合速度，可通过实验来确定 t_c 值。然而，大多数银合金粉的包装含有适用于各种混合机的推荐混合时间和速度，应当遵循这些指导。

随着装有预定量银合金粉和汞的一次性胶囊的引入，汞和合金分配器及可重复使用胶囊已被弃之不用，然而，关于它们的选择和使用在本书的第 9 版及更早的版本中有介绍。

调和变量　调和不足、调和正常和调和过度可因合金与汞的研磨条件的变化而产生。这 3 种调和物有不同的外观，且对随后的操作有不同的反应。调和不足的银汞合金看起来发暗且易碎，调和正常的看起来闪闪发亮，且能从胶囊里整团地取出，而调和过度的银汞合金看起来像汤似的，易于黏附在胶囊的内壁上。这3种调和物的实例在图11－13中可见。3种类型调和物的力学性能不同，如尺寸变化、强度和蠕变。这3种条件可因先前描述的混合变量的变化而产生。因此调和的类型是促成银汞合金修复成功与否的因素。

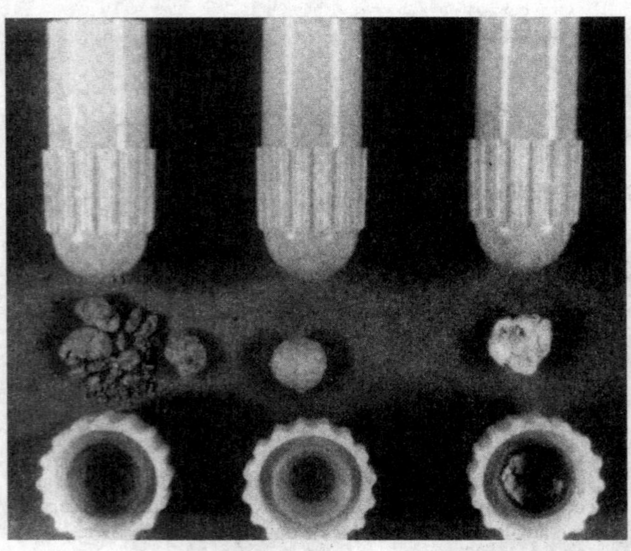

图11－13　银汞合金。左：研磨不足；中：正常研磨；右：过度研磨

（Courtesy Dr. K Asgar, University of Michigan School of Dentistry, Ann Arbor, Mich.）

并非所有类型的合金对过度研磨或研磨不足的反应是相同的。球形和屑形合金的反应不同。银汞合金的过度研磨或研磨不足对工作时间、尺寸变化、压缩和拉伸强度及蠕变的影响总结如下。

工作时间、尺寸变化　所有类型银汞合金的工作时间，包括球形和屑形，因过度研磨而缩短。高铜和低铜合金的反应是一样的。过度研磨会使所有类型合金的收缩略为增加。高及低铜合金具有相同的效应。

压缩和拉伸强度　不规则形合金的压缩和拉伸强度因过度研磨而增加。然而，球形合金并非如此。球形合金的压缩和拉伸强度在正常研磨时间时最大。过度研磨或研磨不足均会降低压缩和拉伸强度。混合型高铜合金由两种形状颗粒组成，其行为像球形合金，正常研磨时间能产生最大的强度值，而过度研磨导致强度明显下降。

蠕变　过度研磨会增加蠕变，而研磨不足会降低蠕变。正如在本章先前提到的那样，与合金的临床行为密切相关的两种性能是低蠕变和高压缩强度。过度研磨不规则形银汞合金，可获得较高的压缩强度，这是有益的。但是，所得银汞合金又具有较大的蠕变，而这又是不希望的。如果对正确的研磨时间有怀疑，那么略为过度研磨比略为研磨不足要好。这一建议特别适用于高铜合金。

一些制造商建议通过改变研磨时间以获得更长或更短的工作时间。改变研磨时间的确能改变工作时间，但它也影响了其他性能。当银汞合金的研磨时间短于正常时间时，汞不能完全润湿合金颗粒的外表面。结果汞未能与合金颗粒的整个表面反应，调和物在更长的时间内保持柔软，形成具有更长工作时间的银汞合金。这样的银汞合金混合物含有过量的孔隙，具有较低的强度和较差的耐腐蚀性能。

过度研磨能缩短工作时间，造成反应速率增加，因为汞齐化的调和物变得较热。当需要较长或较短工作时间的银汞合金时，应当使用反应更快或更慢的银合金粉，而不要企图通过改变研磨时间来改变工作时间。

银汞合金的充填

在充填过程中，实施了银汞合金调和物对洞壁的紧密接触，而且操作者控制着完成后修复体内存在的汞量，而这又反过来影响尺寸变化、蠕变和压缩强度。一般充填压紧后，材料中余留的汞越多，则强度越弱。对于不规则形合金，由于其在调和初汞含量较多，因此操作者在充填压紧过程中应尽可能地用充填器压紧以去除可能的余汞。对于球形合金，胶囊中的汞量较少，因而不必去除像不规则形合金那样多的汞，然而，将充填压力从3MPa提高到7MPa，会使压缩强度得到明显增加。进一步将充填压力提高到14MPa，不再会提高压缩强度。

手工或机械充填压紧　多年来，牙科专业有许多用于手工充填压紧银汞合金的器械。这些器械及其使用技术在牙科修复学的教科书中有阐述。

一般适用于手工充填压紧银汞合金的器械应当具有操作者易于紧握并易于施加充填压力的外形，此时操作者的一个手指放在另一个用来固定器械的手指之上。不便于手持的手工器械可影响充分地充填压紧和汞的去除。在许多器械中，圆形充填尖可能较合适，而在其他窝洞部位及洞型，三角形、椭圆形、新月形或其他形状的充填器可能更为有效。一般截面太小的充填器尖在充填压紧较大面积的银汞合金时效果较差。充填器尖的大小及对充填器施加力的方向和大小也取决于所充填银汞合金的类型。

对于不规则形合金，应当使用有相对较小充填尖的充填器，如1～2mm，并在垂直方向施加较大的充填压力。在充填压紧过程中，应当尽可能地将修复体中的汞压出并去除。

当用较小充填尖的充填器以较大充填压力充填球形银汞合金时，合金颗粒易于相互间滚动，这样充填尖易于压入银汞合金中，而调和物并不能紧密地与洞壁接触。对于球形合金，应当使用较大充填尖的充填器，充填器尖可以大至几乎刚能放入窝洞的尺寸。例如，在小开口II类洞颈部边缘，可使用较小充填尖的充填器。随着窝洞的充填，朝向殆面的洞口变得越来越大，就可以使用较大充填尖的充填器。由于颗粒为球形，侧向压紧比向髓底方向压紧能产生更好的充填效果。对于高铜球形银汞合金，推荐使用带有振动的侧向和垂直向的压紧。

对于混合型高铜合金，提倡使用小至中等直径的充填器，以中等至大的力量侧向或垂直地进行充填压紧。

有许多充填银汞合金的机械式器械。当需要大的充填压力时，这些器械用于充填不规则形合金更为常见和有用。随着球形合金的出现，对机械充填器的需求也停止了。不推荐使用超声充填器，因为在充填过程中，它们会增加汞的挥发量，超过了牙科诊室汞的安全标准。

延迟充填压紧的效应 汞与合金粉充分调和后，应迅速将其充填入窝洞中，这一点很重要。延迟充填操作会使其在放入窝洞之前发生部分凝固。将这样的材料充填入窝洞中，会使随后的压紧过程中不能有效地去除余汞。结果，一段时间内未能充填压紧的银汞合金调和物所含的余汞量比立即充填压紧的银汞合金所含的余汞量要多。所得含有较多余汞的银汞合金的压缩强度较低，蠕变较大。

延迟充填操作降低了调和物的可塑性，而可塑性降低的银汞合金不能紧密地与洞壁接触。在较大的缺损修复中，需要较长时间来充填银汞合金，最后充填的银汞合金的压紧便成了问题。在这种情况下，最好调和两次较少量的银汞合金，而不是一次调和大量的合金，如果从调和开始已有3min或4min时间过去而未使用材料，应弃之不用。

银汞合金修复体中的汞含量 含有较多汞的银汞合金修复体的临床性能不太好，在已凝固的银汞合金中含有较多的汞，会产生更大量的Ag_2Hg_3和$Sn_{7-8}Hg$，即γ_1和γ_2相，结果留下较少未反应的Ag_3Sn，即γ相。如前所述，γ_1和γ_2的强度低于γ相。因此，当银汞合金试样承受压缩应力时，汞含量较多的银汞合金的强度值下降。汞含量大于60%时，含量每增加1%，压缩强度会下降1%。

银汞合金修复体的汞含量在修复体中的分布不一样。汞含量较大的部位位于修复体边缘附近。因此，窝洞应超充填，然后通过刻形来减少这一问题。当使用需要高汞/粉比的合金时，应当从银汞合金调和物中去除尽可能多的汞。注意，在硬化的银汞合金中残留的最大容许汞量取决于原先的汞/粉比。换言之，研磨调和时需要大汞/粉比的合金，其凝固的合金中含有50%的汞是可以接受的，然而，对于研磨时需低汞/粉比的合金，凝固的合金中含有50%的汞可能是有害的。

虽然就凝固后材料中汞的整体含量而言，目前使用的低汞/粉比是有利的，但应记住，充填压力可改变修复体内的汞含量。因为压紧可将汞带到银汞合金调和物的表面，因而在充填窝洞时，为防止修复体内含有较多的汞，应不断地将这样"潮湿的"材料去除。因为同样的原因，应对窝洞进行超充填，即在修复体修形过程中去除含有较多汞的银汞合金。

当使用汞/粉比较低而能形成适合于充填压紧的可塑性调和物的合金时，操作者应当知道在这种情况下，充填压紧过程中被压至表面的多余汞少于以前使用过的材料。

充填过程中水分的污染 在调和及充填压紧过程中水分的污染是一项可导致过度膨胀的因素。然而，没有证据表明，一旦充填压紧完成且修复也完成后，表面的水分会造成何种严重损害。

因为唾液中的水分是银汞合金污染的潜在来源，因此，牙齿窝洞必须保持干燥且银汞合金必须无唾液污染。修复牙科学的技术和步骤要求对手术区域进行隔湿，应当遵循这些技术以使凝固的银汞合金获得最好的性能。

对于含锌银汞合金，在充填过程中，调和物中唾液的存在可能是过度延迟性膨胀和其他修复体质量差的主要原因。任何原因所致的含锌银汞合金调和物的水分污染都会导致过度的延迟性膨胀，使充填于牙齿上的修复体在数小时至数天内发生每厘米数百微米的膨胀。这一膨胀源之于水分的分解。包埋于银汞合金修复体内的氢气持续产生，直至产生足够的力量，造成过度膨胀。这种水分的分解源之于锌合金粉中锌的存在，可以通过选用无锌合金来克服。

与银汞合金修复体磨光有关的因素

当银汞合金经适当地充填并充分地压紧，且过量的汞也已从修复体表层去除，它将在数分钟内充分地硬化，并允许轻轻地刻形。如果修复体未能充分地压紧，它就不会迅速硬化，这样，刻形操作必须推迟。通常银汞合金是充分地凝固并硬化，这样在压紧后几乎立刻就可开始用器械进行刻形。

用有较大接触面的金属器械对刚压紧的银汞合金进行打磨或擦亮，可以使修复体表面光滑，从而使银汞合金更易于磨光和抛光。打磨可使表面粗糙度下降十倍。

如果是在下次就诊时进行磨光和抛光，应当使修复体不受干扰至少24h。应当告诉患者，刚充填的修复体比较脆弱，充填后数小时内应避免用力咬合。必须细心地建立𬌗关系。然而，目前的球形高铜银汞合金具有比其他类型合金高得多的早期强度，比过去的银汞合金能更早地承受咬合力。球形高铜银汞合金的1h压缩强度大约是混合型高铜合金的两倍，可以与低铜合金凝固后6～7h的强度相比拟。

具有较大早期强度的单一组成型高铜银汞合金可在第一次就诊时进行抛光。充填压紧之后，对表面进行打磨和刻形，以形成清晰的边缘，并去除过量的银汞合金。在低速手机上装一个无缘橡皮杯，将乳脂状的硅藻土－硅石粉糊和水轻轻地涂布在修复体上。轻轻加压抛光，每个面不超过30s，抛光时应从修复体中央向边缘进行。

对于特定的合金，这种早期的抛光可在研磨开始后的8～10min进行。一项3年临床研究结果表明，研磨后8min抛光的修复体在寿命上与那些研磨后24h抛光的修复体无差异。随着在口腔内时间的增加，很难确定是使用了哪一种方法抛光修复体的。研究中使用的24h抛光过程是常规使用的银汞合金修复体抛光方法。所使用的8min抛光步骤则不同，没有使用抛光车针，而是仔细地对修复体进行了刻形。因为24h抛光技术需要再一次就诊，许多修复体因而未进行抛光。8min抛光的主要优点是免除了再次就诊。这一技术仅限于那些早期压缩强度高的银汞合金。

良好磨光和抛光的修复体将保持其表面外观，并且比抛光不良的修复体易于保持清洁，因为修复体粗糙的表面有微小凹陷，酸及细小的食物颗粒易在此聚积。这些微小凹陷易于在修复体表面形成流电作用，导致失泽，甚至表面腐蚀。

第二次就诊时的最终抛光，是仔细刻形操作后一系列最终磨光和抛光的步骤。这一最终抛光是通过一系列的操作来完成的，包括使用细石磨头和打磨片或打磨带。为进行最终抛光，可使用旋转软毛刷来涂上合适的抛光剂，如极细的硅石粉，随后可用氧化锡的稀糊膏。

在最终抛光操作过程中，修复体应保持潮湿，以避免因使用干燥的抛光物造成修复体过干。因为银汞合金不耐拉而耐剪切，磨光或为形成外形突出而进行的曳出操作时，不要将其从边缘曳出，被曳出部分随后会从银汞合金充填体上断裂下来。为避免这样的材料过度突出，应严格遵循所有推荐的操作步骤。

银汞合金的黏结

当银汞合金用作冠内修复时，虽然它是一种高成功率的修复材料，但它并不能将临床牙冠修复至牙冠原有的强度。对于大面积缺损的银汞合金修复，需要使用诸如钉、槽、孔及沟这样的额外结构来增加修复体的固位，而这些并不能增强银汞合金或增加其强度。

随着用于牙科复合树脂的黏结体系的发展，将银汞合金黏结至牙齿结构的可能已经到来。含有4－META的黏结性塑料是一种最成功的产品，4－META是4－甲基丙烯酰氧乙基偏苯三酸酐酯的英文缩写（见第十章）。使用这些黏结剂，银汞合金对牙本质的剪切黏结强度可高达10MPa。使用相同的黏结剂，超微填料复合树脂对牙本质的剪切黏结强度的可比值为20～22MPa。用银汞合金黏结技术修复MOD缺损后，牙齿的抗断裂性是未用黏结技术的两倍以上。与复合树脂相比，尽管银汞合金黏结至牙本质的测定试样的剪切黏结强度较低，用黏结银汞合金修复的牙齿MOD缺损的断裂强度与用复合树脂修复的一样高，虽然两者的强度值远不及完好牙齿那样大（45%～80%）。正如所推测的那样，银汞合金黏结修复较窄的MOD洞型，其强度高于较宽的MOD洞型。其他研究表明，用银汞合金黏结技术修复近似于盒形的MOD的固位性与钉固位银汞合金的一样好。此外，与未黏结的银汞合金相比，银汞合金黏结修复可降低V类洞修复体的边缘渗漏。最后，用于银汞合金黏结的塑料黏结剂，在银汞合金修复体修补中，未能成功地提高银汞合金对银汞合金的黏接强度。因此在目前的发展阶段，银汞合金对牙齿结构的黏结性修复是对无黏结修复的一项改进。

汞及生物相容性事项

银汞合金已被使用了150年，在美国及欧洲，每年大约有2亿个银汞合金修复体用于补牙。尽管它有实实在在的历史，然而，人们时常对银汞合金的生物相容性表示关注。虽然不常见，但的确有对银汞合金修复体中的汞出现变态反应的情况。这并不令人惊讶，因为没有任何材料能做到100%的人群在100%时间内对其有免疫力。然而，这样的变态反应通常在数天内消失，或在去除银汞合金修复体后消失。除了各种汞积累的报告外，目前尚无其他因牙科银汞合金内所含汞造成的局部或系统性效应的报告。如果正确使用银汞合金，生物相容性将不成问题。

即使在钝态下，金属也不是惰性的。离体及在体实验已经认定，金属存在着被动溶解。下面的8个问题与溶解、腐蚀及潜在的变态反应和毒性问题有关：

1. 任何材料会释放到口腔内吗？
2. 释放什么材料？
3. 材料的释放形式是什么？
4. 释放了多少材料？
5. 释放的产物涉及随后的哪些反应？
6. 释放的产物有百分之多少被排泄出来及有多少被滞留下来？
7. 滞留的这些聚集在何部位？
8. 这些滞留的部分会造成哪些生物反应？

因此，任何有关银汞合金中汞毒性的文献分析和讨论必须不断地参照这8个问题，特别是第3和第4个问题，这两个问题与人体暴露于汞的剂量和形式有关。

汞的来源

在阐述这8个问题时，必须评价可能的毒素来源。接触的汞可源之于许多不同情况，包括饮食、水、空气及职业性接触（表11-4）。世界卫生组织（WHO）估计，每周吃一次海鲜可使尿中汞的水平提高到5~20μg/L，这是接触银汞合金的水平的2~8倍（1μg/L = 1mg/m³ = 1ppb）。因此，从银汞合金释放的汞蒸汽量小于吃许多普通鱼所得到的量。已经估计，有9个银汞合金殆面的患者，每天吸入的汞量大约只有职业安全和卫生管理局（OSHA）允许在工作场所吸入量的1%。血和尿汞水平容易受其他因素影响，并不能经常地直接与银汞合金联系起来。一般从银汞合金中来的元素汞只占人体汞总含量的小部分。基于流行病学的研究，血和血清中的汞水平与职业性接触和饮食高度相关，而尿汞水平与银汞合金总量相关。尿汞水平与充填压紧方法及通风的相关性比银汞合金本身要大。

表11-4 估计的每天汞摄入量

来源	汞蒸汽 μg	无机汞 μg	甲基汞 μg
空气	0.12	0.038	0.034
饮水	—	0.05	—
食物，鱼类	0.94	—	3.76
食物，非鱼类	—	20.00	—

汞的形式

汞有许多形式，包括有机和无机化合物。毒性最强的有机化合物是甲基和乙基汞，其次是汞蒸汽。毒性最小的汞形式是无机汞化合物。液体汞与银反应，通过金属键形成无机的银-汞化合物。通过吃含汞量高的食物而致人和动物中毒的报告，均可追溯到这些食物被甲基汞污染。

在涉及到银汞合金的所有过程中，会有微量的汞蒸汽释放，这些过程包括调和、凝固、打磨抛光及去除。已报告，在咀嚼和饮用热饮料过程中有汞蒸汽释放。银汞合金表面的汞量与用于研磨的汞的用量有关。然而，测定流动和流动速率是困难的，特别是在诸如口腔这样小的区域进行操作。而且，还要考虑环境汞，特别是在牙科诊室中进行测定时。在有良好通风的情况下，在充填银汞合金10~20min后汞的水平会恢复到背景水平，而且碳过滤系统在操作过程中能使汞的水平降低25%。新的银汞合金，即使表面有链球菌生物膜，释放的汞也比使用2年的银汞合金多，已经表明，大多数的口腔微生物能够在含有汞的菌斑内生长。在正常状况下银汞合金被唾液所覆盖，可降低蒸汽压。在充填后的最初几天内用封闭树脂可以封闭银汞合金。加入铟（8%~14%）也可以降低蒸汽压。

汞的浓度

OSHA已规定0.05mg/m³为工作场所允许汞蒸汽最大含量的阈值（TLV）。几乎世界上所有的牙科诊室均符合这一标准。作为这一限值的安全因素的例子，接触汞浓度为2mg/m³的空气的孕鼠所生胎鼠未见有病理效应。接触汞浓度为5mg/m³的胎鼠，或者40倍于允许浓度，则生下来为死胎。产生毒性反应的最低汞剂量为 3～7μg/kg 体重。在 500μg/kg 体重左右时会出现感觉异常（四肢感到刺痛），在 1 000μg/kg 体重时会出现运动性共济失调，在 2 000μg/kg 体重时会出现关节疼痛，在 4 000μg/kg 体重时会出现听力丧失及死亡。可见这些剂量在数量级上比接触银汞合金中的汞及正常饮食中的汞要大得多。

尿中的汞　人体不会滞留金属汞，会通过尿液排出汞。通过在银汞合金中使用放射性汞，有可能监控因银汞合金所致的尿中汞水平。一项研究表明，在充填银汞合金后 4d，尿汞达到 2.54μg/L 的峰值水平，7d 后恢复为零。去除银汞合金时，尿汞水平达到 4μg/L 的最大水平，一周后恢复为零。虽然在上述两种情况下汞易于清除，但当去除银汞合金时，尿中峰值汞水平几乎是充填银汞合金时的两倍。汞蒸汽的情况也是如此，去除银汞合金时记录到比充填银汞合金更高的汞水平。其他一些研究使用诸如原子吸收光谱这样的更为敏感的技术，得到了相互矛盾的结果。有一些报告说尿中汞水平未见增加，也有些报告说有增加。即使那些尿汞有增加的情况，浓度仍低于 1μg/L。

作为比较，想一下 WHO 的估计，每周吃一次海鲜将使尿汞水平增加到 5～20μg/L，此水平是接触银汞合金的 2～8 倍。在尿汞水平超过 500μg/L 前，不会有神经方面的改变，而这一水平几乎是充填银汞合金时峰值水平的 170 倍。

血中汞　血中最大允许汞水平为 3μg/L。几项研究表明，刚充填的银汞合金修复体可使血汞水平提高到 1～2μg/L。去除银汞合金可降低血汞水平，消除一半的血汞大约需要 1～2 个月。然而，如与尿汞水平一样，先是增加大约 1.5μg/L，3d 后开始下降。一项监测血汞水平达 1 年的研究表明，有银汞合金修复体的患者的血汞水平低于 0.6μg/L，低于无银汞合金修复体患者的水平（0.8μg/L）。大概血汞水平易于受其他因素影响，因此与银汞合金没有明确的关系。在血浆和尿中汞水平之间存在着明显的关系。

另一项研究表明，有或者没有银汞合金修复体的患者的白细胞平均数量或百分数没有差异。一些研究表明，牙科医生的血汞水平为正常，而另一些报告则指出有增加。对于那些指出牙科医生血汞水平有增加的研究，关于汞浓度和充填的银汞合金修复体数量之间的相关性的研究结果则发生变化。增加了的血汞水平可能与诊室中汞的滴漏物有关，而这是容易控制的因素。血汞和血清汞水平似乎与职业性接触有更好的相关性，而与银汞合金修复体的数量和银汞合金修复体在位时间长短没有相关性。

腐蚀产物的释放　已经用许多方法，如原子发射光谱和原子吸收光谱，测定了释放到各种介质中的汞，包括水、生理盐水、缓冲的柠檬酸和磷酸及人工唾液。银汞合金在研磨后 1～24h 时，离子释放趋于最大。一旦银汞合金完全凝固，离子的溶解就很少。这种离子的变化随时间而下降，可能是进一步的化学反应和被动性表面膜的形成共同作用所致。一般由于低铜合金较差的耐腐蚀性，因而它比高铜合金释放的离子多。未抛光的试样比抛光的试样能释放更多的汞和银。

已经比较了贮存 4 个月的传统合金与高铜混合型合金的电解浓度对腐蚀的影响。银汞合金表面的主要腐蚀产物为锡的化合物。低铜银汞合金仅表现出表面腐蚀，而表面下的腐蚀发生在高铜银汞合金，特别在浸入不含磷酸盐的 NaCl 溶液之后。对于低铜银汞合金，成分的释放随时间而下降，这表明可能有钝化现象。对于高铜银汞合金，成分的释放随时间而增加，具有高浓度磷酸盐的溶液中的铜和锡除外，这表明磷酸盐能阻止铜－锡相的腐蚀。其他研究表明，锡和铜往往首先从银汞合金中释放出来。可以假设，锡因表面腐蚀而释放，而铜因表面下腐蚀而释放。更强的流电影响会增加铜和锌的释放，但后者的程度更小。锡易于形成一层钝化层，并抑制汞的溶解。据推测，铟有相似的功能。在无锌合金中，氧化锡是汞耗损性的。

另一项最近的研究表明，在 37℃下、0.9% 的 NaCl 溶液老化 1 周后，从 γ_1 相释放的汞量为从银汞合金释放汞量的 14～60 倍，也是从 β_1 相释放汞量的 5 倍。γ_2 相释放的汞量最少。

变态反应和疾病

尽管有变态接触性皮肤炎、牙龈炎、口腔炎及间接影响皮肤反应的个案报告，但对银汞合金修复体中汞的变态反应罕有发生。这样的反应通常在去除银汞合金后会消失。其他因牙科银汞合金中的汞导致的对局部和全身的影响尚未被证实。尚无严格的、科学的研究结论性地表明，牙科银汞合金会产生任何疾病效应。

各种疾病的随机报告，如多发性硬化，不能直率地将这些疾病与银汞合金联系起来，因此，必须谨慎解释。报告说多发性硬化患者在去除银汞合金后疾病立刻痊愈并不能科学地说明。因为体内清除所有的汞至少需要1周时间，在去除可能的汞源后疾病立刻痊愈是不可能的。

局部反应 对于银汞合金修复体周围有口腔损伤的患者，已有被动斑贴试验的报告。然而，正确的斑贴试验仍未确定，而且许多用于斑贴试验的材料含有过高浓度的汞。也有牙本质和牙髓炎症反应的报告，此反应类似于对许多修复材料的反应。在一些有口腔损伤患者的巨噬细胞和成纤维细胞的溶酶体内已发现有汞。通常可使用垫底材料来减轻炎症。随着越来越多地使用更加耐腐蚀的银汞合金，腐蚀产品的体积及随后的反应会减小。

巨噬细胞在从组织中去除外来颗粒物方面起有重要的作用。许多细胞培养研究评价了银汞合金及其组成物潜在的细胞毒性。从高铜合金中析出的未反应的汞或铜通常已被划为导致不良反应的成分。一项关于银汞合金微粒及其各组成相对巨噬细胞影响的研究表明，除 γ_2 相外，所有微粒能被巨噬细胞有效地吞噬。在接触 γ_1 颗粒的培养中可见有细胞损害。

全身反应 植入研究表明，软、硬组织能够相当地耐受银汞合金。在一项兔子肌肉植入模型中，发现对银汞合金的生物反应取决于植入的时间。所有银汞合金在凝固后1h有强毒性。7d后只有高铜银汞合金呈现一些反应。

在另外的系列研究中，低及高铜银汞合金粉和银汞合金的各个相被植入豚鼠皮下，结果为轻度的早期炎症反应，颗粒被巨噬细胞和巨细胞吞噬。1.5～3个月后，出现慢性粒细胞。对于低铜银汞合金，早期的变化发生在细胞内物质，与 γ_2 相的快速分解有关。随后，来自低铜和高铜银汞合金的细胞内颗粒发生进行性分解，产生含有银和锡的次级微细颗粒，它们分布于整个损伤处，从而产生显微镜下皮肤文身样图像。次级物质和来自两类银汞合金的小的、正在降解的原级颗粒，可在颌下淋巴结检测到。

汞水平的增加可在血液、胆汁、肾、肝、脾及肺中检测到，其中肾皮层的浓度最大。汞通过尿和粪排出体外。对于高铜银汞合金，血液、肝、肾皮层及粪便中的汞水平较低。

在肾细胞的细胞质和核可见直径大约1～3μm的黑色有折射性的微粒沉积物。在接受高铜银汞合金的动物上，细胞核对细胞质的沉积物比率较高。细胞质的沉积物由存在于溶酶体中的微小颗粒群组成。溶酶体和细胞核的沉积物均含有汞和硒，而这些元素在动物的饮食中含量较低。这一研究和其他研究未能证实在任何功能器官的生物化学功能上有任何变化。

只有粉状 γ_2 相的皮下植入能产生汞从细胞外物质有限的初始释放。因此，在植入物的周围产生慢性肉芽肿，颗粒在巨噬细胞和巨细胞内缓慢地降解，产生了含有锡的微细次级颗粒。只有粉状 γ_1 相的皮下植入诱发了严重的初始组织反应，大多数的材料被从正在愈合的伤口处排出体外。这一过程伴随着相当量汞的释放，并出现在体内器官和排泄物中。少量颗粒仍留在组织中，在慢性肉芽组织中经历着巨噬细胞和巨细胞的缓慢降解。含有银和硫的微小次级颗粒沉积在组织中，在植入物上面的皮肤产生肉眼可见的文身样图案。

在另一项研究中，在灵长类动物的殆面充填银汞合金或者在上颌骨植入银汞合金达1年。银汞合金充填物造成汞在脊柱神经中枢、垂体、肾上腺、骨髓、肝、肾、肺及肠淋巴腺处沉积。上颌银汞合金植入物向相同的器官释放汞，但肝、肺及肠淋巴腺除外。对照动物的器官则无沉积。

注意，对粉末的研究可能过高估计了分解产物的量，因而产生那样的生物反应，因为粉末的表面积是固体成分的5～10倍。必须强调的是，对银汞合金的任何反应，不论是细胞培养、局部组织反应，还是全身反应，未必暗示是对汞的反应。这样的反应可能是对银汞合金其他一些成分或腐蚀产物的反应。例如，测定受银汞合金各种元素和相影响的成纤维细胞离体细胞培养试验表明，纯铜及锌比纯银和汞表现出更大的细胞毒性。纯锡不呈现细胞毒性（图11－14）。γ_1 相具有中等细胞毒性。加入1.5%～5%的铟可使细胞毒性下降（图11－15）。然而，向含有1.5%锡的 γ_1 相加入1.5%的锌，可使细胞毒性增加到纯锌的水平。不论何时，只要锌存在，就会有较高的细胞毒性。高铜银汞合金的细胞毒性与无锌低铜银汞合金相同。加入硒并不能降低银汞合金的细胞毒性，而过量加入硒会增大细胞毒性。24h后，银汞合金的细胞毒性下降，这可能是表面氧化和进一步汞齐化反应共同的结果。这一研究结果建议，银合金粉的细胞毒性的主要来源者可能是铜，而银汞合金的主要来源者是锌。

对牙科医生和诊室工作人员的危险

有两类人员（患者和牙科诊室工作人员）存在着

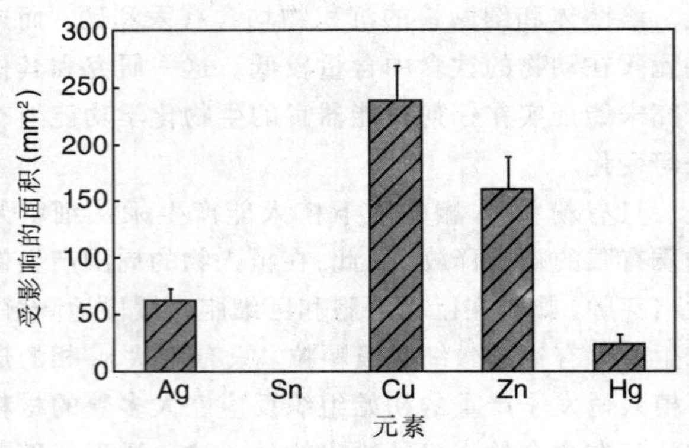

图 11－14　受到影响的成纤维细胞面积的量化表示，它揭示了银汞合金元素的细胞毒性的大小。标准差用垂直短线表示

（引自 Haga M, Seale NS, Hanawa T et al: Cytotoxicity of amalgams, alloys, and their elements and phases, Dent Mater 7: 68, 1991.）

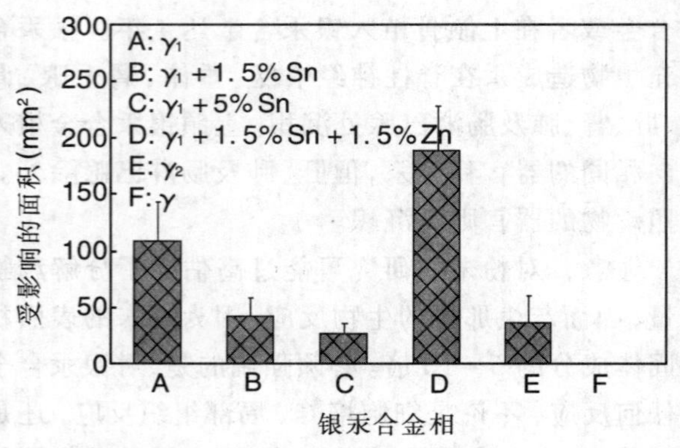

图 11－15　受到影响的成纤维细胞面积的量化表示，它揭示了银汞合金相的细胞毒性的大小。标准差用垂直短线表示

（引自 Haga M, Seale NS, Hanawa T et al: Cytotoxicity of amalgams, alloys, and their elements and phases, Dent Mater 7: 68, 1991.）

接触银汞合金中汞的危险，由于经常操作刚调和的银汞合金，所以牙科诊室工作人员的危险更大。因此，对于汞中毒可能的关注主要集中在牙科诊室工作人员。在几项研究中，牙科医生的血汞水平在正常范围，特别是遵循了下列推荐的汞防护措施：

1. 将汞贮存于不易被碎、紧紧密封的容器内。

2. 为了限制和便于回收滴落的汞或银汞合金，应当在密封的且边缘凸起的表面上进行涉及汞的操作。

3. 立刻清除任何滴落的汞。可用连接到（经过洗涤瓶）牙科综合治疗椅上的小体积吸引器的小孔径管子来吸除汞滴。

4. 在调汞机上调和时使用接口紧密的胶囊。

5. 使用非接触技术操作银汞合金。

6. 收集所有银汞合金碎屑并将它们贮存在含有硫代硫酸钠(一种定影剂)的水中。

7. 在通风良好的场所操作。

8. 避免在牙科诊室铺地毯，地毯去污很困难。

9. 不要使用含汞溶液。

10. 避免加热汞和银汞合金。

11. 在打磨银汞合金时使用水雾和吸唾器。

12. 使用传统牙科银汞合金压紧技术，包括手工和机械的，不要使用超声银汞合金压紧器。

13. 每年对牙科诊室经常雇用的所有人员进行汞的测定。

14. 定期对诊室汞蒸汽水平监测。

15. 警告那些操作汞的所有人员，特别是在培训或传授过程中，汞蒸汽的潜在危害和遵守良好的汞和银汞合金卫生操作的必要性。

问题精选

问题 1

银汞合金调和物很难从胶囊中取出且看起来过湿，应当怎样做才能获得更好的调和物?

答案 a

最常见的原因与过度研磨有关。研磨时间应减少 1～2s，并且测试一下调和物的可塑性。

答案 b

研磨的速度可能太快；下次混合时应选择较慢的速度。应当记住，研磨操作对于获得正常调和物来说是至关重要的，研磨效果与研磨速度和时间有关，增加两者可增强研磨效果。

问题 2

银汞合金调和物始终较干且在充填过程中缺乏可塑性。是什么造成调和物太干？如何纠正？

答案 a

与前面的例子相反，较干的调和物通常是由于研磨不足所致。可逐级增加研磨时间(每级增加 1～2s)制备几个调和物，测定每级调和物的可塑性。听一下研磨过程中声音的明显变化。杵在最初数秒会陷入材料中，在这个期间会失去工作能量。另一个选择是使用高速银汞合金调和机。

答案 b

调和物较干可能源于研磨过程中汞从胶囊中泄漏出来而损失。大多数预装胶囊的两部分是通过摩擦力而套在一起，偶尔一些汞会从其中泄漏出来。检查一下胶囊振动室的小盖子内壁，是否有小汞滴，它看起来像尘埃。如果在按照本章结尾所列的清洁程序清洁后仍发现有汞，建议更换密封性更好的胶囊。

问题 3

当用银汞合金充填修复较大缺损时，银汞合金难以雕刻，似乎在完成雕刻前即已凝固。什么原因造成这一问题？

答案 a

银汞合金的工作时间受其组成和颗粒大小及制造过程中陈化处理的影响。如果某一特定银合金粉的工作特性与以前操作的不同时，可能是制造商改变了某些因素所致。另一方面，如果初次试用某一新的或不熟悉的合金时感到凝固反应速度较快，这明确表明该合金的凝固时间短，并不适用于某些操作者或某些特定技术。

答案 b

能加快反应速度并使雕刻困难的最常见的操作方面的影响因素是过度研磨和汞/粉比的降低。过度研磨的调和物外观闪闪发亮且看起来很湿，初始塑性大。低汞/粉比调和物在充填过程中感到很干且操作困难。

答案 c

反应速度过快可通过分几次调和所需材料的办法来解决。不要调和一次来修复大缺损或继续使用超过可塑期的调和物。也应当评价所用技术，大多数雕刻问题可通过助手帮助和加快操作速度来解决。

问题 4

在试用一种新银合金粉时，在雕刻阶段，一些银汞合金看起来干且脆，在大块部位易于断裂，不易光滑地雕刻。是什么造成这一问题？

答案 a

应当用秒表来确定自研磨开始至开始观察到脆性或可塑性消失时的时间，充填时间的延长涉及在超过材料可塑期限的时间里对材料操作，会使各层银汞合金之间内聚力消失，使雕刻变得困难。推迟压紧对材料的凝固来说是一种短暂、不可避免的干扰，也会导致对已明显形成基质的材料进行操作，造成结构破坏。结果形成脆弱的表面，不能光滑地雕刻。在银汞合金凝固反应尚未完成前，以连续的操作对修复体进行压紧和雕刻是重要的。

答案 b

特定的操作可缩短凝固时间或工作时间。较新的合金似乎凝固更快且与工作时间有些不一致。凝固时间缩短或反应速度增加的原因将在下面的问题中回答。

答案 c

在一定的情况下，压紧力太小会形成有大量气孔或各层间内聚性结合差的修复体。当洞型边缘没有护挡或使用了不稳定的型片技术时，常发生这种情况。当湿气污染各层间界面时也会发生这种情况。

问题 5

哪些因素与银汞合金充填数年后出现的过度失泽和腐蚀有关？

答案 a

最终修复体中残余汞含量过大，会增加锡汞相(γ_2)，导致腐蚀增加。增加的残余汞可源于太高的汞/粉比或压紧不充分，未能去除多余的汞。

答案 b

经常吃高含硫食物的患者，显示银汞合金修复体失泽增加。表面抛光良好是减少失泽最有效的措施。

答案 c

在预防腐蚀方面，表面质地也是重要的。小的划痕和暴露的气孔可形成以唾液为电解质的浓差原电池。这样，腐蚀会在一些诸如边缘界面的关键部位使银汞合金强度下降，并引发破坏过程。将银汞合金表面抛光的主要优点之一是减小腐蚀并提高临床性能。

答案 d

当两个不同的金属在口腔内相互接触时，也会形成流电作用。流电最常见的原因是位于相邻牙齿上的金和银汞合金。可见银汞合金修复体表面有暗色的腐蚀产物。这种情况并不在每个口腔内出现，严重程度可与唾液组成及其作为电解质的功能有关。

答案 e

压紧过程中的湿气污染会在整个银汞合金修复体内产生气泡，而且腐蚀速度加快。

问题 6

当银汞合金修复体磨耗时，其边缘的完整通常是破坏最先发生的部位。常出现小块银汞合金或无基釉质断裂及裂隙形成，导致渗漏增加，并最终导致继发龋。哪些因素会导致这一类型的边缘破坏?

答案 a

首先,应对洞型的边缘进行检查,以防有潜在的釉质断裂部位。无支持的釉柱及倒凹处是受到咬合力时易破坏的部位。所有洞斜面边缘应当是光滑流畅的曲线,且没有无基釉。洞壁应与牙齿外表面呈90°相交,以便为牙齿提供最佳的支持并保证银汞合金边缘有足够的体积抵抗断裂。

答案 b

雕刻银汞合金时,形态边缘应与牙齿外形边缘连续并与暴露的洞缘形成准确的贴合。银汞合金向边缘外过度延伸到釉质上,容易造成延伸银汞合金修复体的断裂并产生裂隙。

答案 c

对靠近边缘部位的银汞合金压紧不充分,特别是超充填部位,会造成边缘界面残余汞含量较高。这些部位过量的 γ_2 相导致流动和腐蚀的增加及强度的下降,使修复体易于断裂。

答案 d

使用具有高蠕变值的合金,如屑型银合金粉,导致在承受咬合力时边缘易早期断裂。高铜银汞合金蠕变小,边缘适合性保持时间长。

问题 7

小的邻面修复体常常在殆面鸠尾处断裂。如何避免?

答案 a

银汞合金修复体断裂的主要原因通常是洞型设计的问题。材料应有足够的体积以承受咬合力。可通过缩窄鸠尾峡部并提供足够的洞深来达到,然而,有时为了避免连累牙髓,需要采取相反措施。洞型的轴髓线角应当圆滑,以减少这些部位的应力集中。

答案 b

应进行调殆,以避免边缘嵴过度接触。在拉伸之下,鸠尾的峡部受到扭转作用,会很快导致断裂。

答案 c

鸠尾部位必须使用较小的银汞合金充填器,以获得充分的压紧。压紧不充分会导致这一部位强度下降,易于断裂。

答案 d

制备洞型过程中,如果牙本质去除的太多,需要水门汀垫基底,应当选用刚性足强的水门汀。磷酸锌水门汀是最佳选择,它具有足够高的模量来减少银汞合金的挠曲。其他牙科水门汀,特别是氧化锌丁香油型水门汀,模量太低,在咬合力下能产生较大的弯曲,并且银汞合金可能发生脆性断裂。轴髓线角是关键部位,应当用磷酸锌水门汀在此垫底。

问题 8

高铜、快凝型银汞合金在汞齐化 20min 后不易进行早期打磨抛光,而且抛光效果也不好。为什么?在这方面合适的临床步骤是什么?

答案

对于这一类型银汞合金,根据所用合金,首次就诊打磨抛光应在研磨后 8~10min。如果打磨时间延迟至研磨后 20min,由于银汞合金凝固太快,合金的强度已太大,以至于不能用硅石和水打磨抛光。如果抛光延迟更长时间,应停止早期的磨光,最终的磨光应在第二次就诊时以常规方法进行。

问题 9

用直径 2mm 的充填器充填球型银汞合金,以获得高压紧力和压紧良好的修复体。然而,所形成的银汞合金修复体强度低且发生断裂。为什么?

答案

与汞研磨后,球型银汞合金用小的充填器尖不易充分压紧,充填器易压入材料中,从而减小了压强压力。应当使用较大直径的充填器,它不易压入材料中,能产生更大的压力和更好的压紧效果。这些银汞合金看起来容易压紧,而且充填压紧力也容易不够大。为获得最佳强度,应使用 7MPa 的充填压紧力。

问题 10

为什么银汞合金残渣应贮存于硫代硫酸钠溶液(如定影液)中,而不只是水中?

答案

释放的任何汞蒸汽将与硫代硫酸根反应,使汞蒸汽压降低至仪器可检测到的 0.01mg/m³ 水平之下。如果银汞合金残渣仅贮存于水中,水面上空气中汞含量随时间成对数关系增加。

问题 11

你如何说服患者不要对牙齿上的银汞合金修复体产生汞毒性恐惧?

答案

除了罕见的变态反应外,没有科学的证据说明银汞合金会产生局部或全身毒性效应。9 颗牙齿殆面有银汞合金修复体的患者,其吸入的汞不到 OS-

HA组织允许工作场所人员吸入汞量值的1%。吞咽的汞会通过粪便和尿排出。日常从空气、水及食物中摄入的汞量超过了从牙科银汞合金摄入的量。

参考书目

银汞合金-综述性文章

Allen EP, Bayne SC, Becker IM et al: Annual review of selected dental literature: report of the committee on scientific investigation of the American Academy of Restorative Dentistry, *J Prosthet Dent* 82: 54, 1999.

Allen EP, Bayne SC, Donovan TE et al: Annual review of selected dental literature, *J Prosthet Dent* 76: 82, 1996.

Bryant RW: γ_2 Phase in conventional dental amalgams—discrete clumps or continuous network? a review, *Aust DentJ* 29: 163, 1984.

De Rossi SS, Greenberg MS: Intraoral contact allergy: a literature review and case re-ports, *J Am Dent Assoc* 129: 1435, 1998

Halbach S: Amalgam tooth fillings and man's mercury burden [Review]: *Human Exper Toxicol* 13: 496, 1994.

Jendresen MD, Allen EP, Bayne SC et al: Annual review of selected dental literature: report of the committee on scientific investigation of the American Academy of Restorative Dentistry, *J Prosthet Dent* 80: 109, 1998.

Jendresen MD, Allen EP, Bayne SC et al: Annual review of selected dental literature: report of the committee on scientific investigation of the American Academy of Restorative Dentistry, *J Prosthet Dent* 74: 83, 1995.

Jendresen MD, Allen EP, Bayne SC et al: Annual review of selected dental literature: report of the committee on scientific investigation of the American Academy of Restorative Dentistry, *J Prosthet Dent* 78: 82, 1997.

Lloyd CH, Scrimgeour SN, editors: Dental materials: 1994 literature review, *J Dent* 24: 159, 1996.

Lloyd CH, Scrimgeour SN, editors: Dental materials: 1995 literature review, *J Dent* 25: 180, 1997.

Mitchell RJ, Okabe T: Setting reactions in dental amalgam: part 1. Phases and microstmctures between one hour and one week [Review], *Crit Rev in Oral Biol and Med* 7: 12, 1996.

Okabe T, Mitchell RJ: Setting reactions in dental amalgam: part 2. The kinetics of amalgam-ation [Review], *Crit Review in Oral Biol and Med* 7: 23, 1996.

Strang R, Whitters CJ, Brown D et al: Dental materials: 1996 literature review, *J Dent* 26: 196, 1998.

Whitters CJ, Strang R, Brown D et al: Dental materials: 1997 literature review, *J Dent* 27: 407, 1999.

银汞合金-反应与性能

Allan FC, Asgar K, Peyton FA: Micro-structure of dental amalgam, *J Dent Res* 44: 1002, 1965.

Asgar K: Amalgam alloy with a single composition behavior similar to Dispersalloy, *J Dent Res* 53: 60, 1974.

Asgar K, Sutfin L: Brittle fracture of dental amalgam, *J Dent Res* 44: 977, 1965.

Baran G, O'Brien wJ: Wetting of amalgam alloys by mercury, *J Am Dent Assoc* 94: 898, 1977.

Boyer DB, Edie JW: Composition of clinically aged amalgam restorations, *Dent Mater* 6: 146, 1990.

Brockhurst PJ, Culnane JT: Organization of the mixing time of dental amalgam using coherence time, *Aust Dent J* 32: 28, 1987.

Brown IH, Maiolo C, Miller DR: Variation in condensation pressure during clinical packing of amalgam restorations, *Am J Dent* 6: 255, 1993.

Brown IH, Miller DR: Alloy particle shape and sensitivity of high-copper amalgams to manipulative variables, *Am J Dent* 6: 248, 1993.

Corpron R, Straffon L, Dennison J et al: Clinical evaluation of amalgams polished immediately after insertion: 5-year results, *J Dent Res* 63: 178, 1984.

Council on Dental Materials, Instruments, and Equipment. Addendum to American National Standards Institute/American Dental Association, Specification No. 1 for alloy for dental amalgam, *J Am Dent Assoc* 100: 246, 1980.

Dunne SM, Gainsford ID, Wilson NH: Current materials and techniques for direct restorations in posterior teeth. Part 1: silver amalgam, *Int Dent J* 47: 123, 1997.

Farah JW, Hood JAA, Craig RG: Effects of cement bases on the stresses in amalgam restorations, *J Dent Res* 54: 10, 1975.

Farah JW, Powers JM, editors:, High copper amalgams, *Dent Advis* 4(2): 1, 1987.

Farah JW, Powers JM, editors: Dental amalgam and mercury, *Dental Advis* 8(2): 1, 1991.

Gottlieb EW, Retief DH, Bradley EL: Microleakage of conventional and high copper amalgam restorations, *J Prosthet Dent* 53: 355, 1985.

Hero, H: On creep mechanisms in amalgam, *J Dent Res* 62: 44, 1983.

Jensen SJ, Jørgensen KD: Dimensional and phase changes of dental amalgam, *Scand J Dent Res* 93: 351, 1985.

Johnson GH, Bales DJ, Powell LV: Clinical evaluation of high-copper dental amalgams with and without admixed indium, *Am J Dent* 5: 39, 1992.

Johnson GH, Powell LV: Effect of admixed indium on properties of a dispersed phase high-copper dental amalgam, *Dent Mater* 8: 366, 1992.

Jørgensen KD: The mechanism of marginal fracture of amalgam fillings, *Acta Odont Scand* 23: 347, 1965.

Jorgensen KD, Esbensen AL, Borring-Moller G: The effect of porosity and mercury content upon the strength of silver amalgam, *Acta Odont Scand* 24: 535, 1966.

Jorgensen KD, Wakumoto S: Occlusal amalgam fillings; marginal defects and secondary caries, *Odont Tskr* 76: 43, 1968.

Katz JL, Grenoble DE: A composite model of the elastic behavior of dental amalgam, *J Biomed Mater Res* 5: 515, 1971.

Kawakami M, Staninec M, Imazato S et al: Shear bond strength of amalgam adhe-sives to dentin, *Am J Dent* 7: 53, 1994.

Leinfelder KF: Dental amalgam alloys, *Cum Opin Dent* 1: 214, 1991.

Letzel H, Van'T Hof MA, Marshall GW et al: The influence of the amalgam alloy on the survival of amalgam restorations: a secondary analysis of multiple controlled clinical trials, *J Dent Res* 76: 1787, 1997.

Lloyd CH, Adamson M: Fracture toughness (K1C) of amalgam, *J Oral Rehabil* 12: 59, 1985.

Mahler DB: Amalgam, International State-of-the-Art Conference on Restorative Dental Materials, Bethesda, Md, 1986. Mahler, DB: Slow compressive strength of. amalgam, *J Dent Res* 51: 1394, 1972.

Mahler DB: The high-copper dental amalgam alloys, *J Dent Res* 76: 537, 1997.

Mahler DB, Adey JD: Factors influencing the creep of dental amalgam, *J Dent Res* 70: 1394, 1991.

Mahler DB, Adey JD, Marantz RL: Creep versus microstructure of gamma 2 containing amalgams, *J Dent Res* 56: 1493, 1977.

Mahler DB, Adey JD, Marek M: Creep and corrosion of amalgam, *J Dent Res* 61: 33, 1982.

Mahler DB, Adey JD, Marshall SJ: Effect of time at 37 degrees C on the creep and metallurgical characteristics of amalgam, *J Dent Res* 66: 1146, 1987.

Mahler DB, Marantz RL, Engle JH: A predictive model for the clinical marginal fracture of amalgam, *J Dent Res* 59: 1420, 1980.

Mahler DB, Nelson LW: Factors affecting the marginal leakage of amalgam, *J Am Dent Assoc* 108: 50, 1984.

Mahler DB, Terkla LG, van Eysden J et al: Marginal fracture vs mechanical properties of amalgam, *J Dent Res* 49: 1452, 1970.

Mahler DB, van Eysden J, Terkla LG: Relationship of creep to marginal fracture of amalgam, *J Dent Res* 54: 183, 1975.

Malhotra ML, Asgar K: Physical properties of dental silver-tin amalgams with high and low copper contents, *J Am Dent Assoc* 96: 444, 1978.

Martin JA, Bader JD: Five-year treatment out-comes for teeth with large amalgams and crowns, *Oper Dent* 22: 72, 1997.

McCabe JF, Carrick TE: Dynamic creep of dental amalgam as a function of stress and number of applied cycles, *J Dent Res* 66: 1346, 1987.

Meletis El, Gibbs CA, Lian K: New dynamic corrosion test for dental materials, *Dent Mater* 5: 411, 1989.

O'Brien WJ, Greener EH, Mahler DB: Dental amalgam. In Reese, JA, and Valega, TM, editors: Restorative dental materials: an overview, London, 1985, Quintessence. Ogura H, Miyagawa Y, Nakamura K: Creep and rupture of dental amalgam under bending stress, *Dent MaterJ* 8: 65, 1989.

Osborne JW, Gale EN: Failure at the margin of amalgams as affected by cavity width, tooth position, and alloy selection, *J Dent Res* 60: 681, 1981.

Papathanasiou AG, Curzon ME, Fairpo CG: The influence of restorative material on the survival rate of restorations in primary molars, *Paediatr Dent* 16: 282, 1994.

Powers JM, Farah JW: Apparent modulus of elasticity of dental amalgams, *J Dent Res* 54: 902, 1975.

Ryge G, Telford RF, Fairhurst CW: Strength and phase formation of dental amalgam, *J Dent Res* 36: 986, 1957.

Sarkar NK, Eyer CS: The microstructural basis of creep of gamma 1 in dental amalgam, *J Oral Rehabil* 14: 27, 1987.

Smales RJ, Hawthorne WS: Long-term survival of extensive amalgams and posterior crowns, *J Dent* 25: 225, 1997.

Watkins JH, Nakajima H, Hanaoka K et al: Effect of zinc on strength and fatigue resistance of amalgam. *Dent Mater* 11: 24, 1995.

Wilson NH, Wastell DC, Norman RD: Five-year performance of high-copper content amalgam restorations in a multiclinical trial of a posterior composite, *J Dent* 24: 203, 1996.

Wing G, Ryge G: Setting reactions of spherical-particle amalgam, *J Dent Res* 44: 1325, 1965.

Young FA, Jr Johnson, LB: Strength of mercurytin phase in dental amalgam *J Dent Res* 46: 457, 1967.

Zardiackas, LD, Anderson L, Jr: Crack propagation in conventional and high copper dental amalgam as a function of strain rate, *Biomater* 7: 259, 1986.

银汞合金－固位与黏结

Barkmeier WW, Gendusa NJ, Thurmond JW et al: Laboratory evaluation of Amalgam-bond and Amalgambond Plus, *Am J Dent* 7: 239, 1994.

Ben-Amar A, Liberman R, Rothkoff Z et al: Long term sealing properties of Amal-gambond under amalgam restorations, *Am J Dent* 7: 141, 1994.

Boyer DB, Roth L: Fracture resistance of teeth with bonded amalgams, *Am J Dent* 7: 91, 1994.

Eakle WS, Staninec M, Yip RL et al: Mechanical retention versus bonding of amalgam and gallium alloy restorations, *J Prosthet Dent* 72: 351, 1994.

Edgren BN, Denehy GE: Microleakage of amalgam restorations using Amalgambond and Copalite, *Am J Dent* 5: 296, 1992.

Fischer GM, Stewart GP, Panelli J: amalgam retention using pins, boxes, and Amalgam-bond, *Am J Dent* 6: 173, 1993.

Hadavi R, Hey JH, Strasdin RB et al: Bonding amalgam to dentin by different methods, *J Prosthet Dent* 72: 250, 1994.

Ianzano JA, Mastrodomenico J, Gwinnett AJ: Strength of amalgam restorations bonded with Amalgambond, *Am J Dent* 6: 10, 1993.

Nuckles DB, Draughn RA, Smith TI: Evaluation of an adhesive system for amalgam repair: bond strength and porosity, *Quint Internat* 25: 829, 1994.

Santos AC, Meiers JC: Fracture resistance of premolars with MOD amalgam restorations lined with Amalgambond, *Oper Dent* 19: 2, 1994.

Staninec M, Holt M: Bonding of amalgam to tooth structure: tensile, adhesion and microleakage tests, *J Prosthet Dent* 59: 397, 1988.

Staninec M: Retention of amalgam restorations: undercuts versus bonding, *Quint Internat* 20: 347, 1989.

银汞合金－汞及生物相容性

Abraham JE, Svare EW: The effect of dental amalgam restorations on blood mercury levels, *J Dent Res* 63: 71, 1984.

American Dental Association Council on Scientific Affairs: Dental amalgam-update on safety concerns, *J Am Dent Assoc* 129: 494, 1998.

Arenholt-Bindslev D: Environmental aspects of dental filling materials, *Eur J Oral Sci* 106: 713, 1998.

Bakir F, Damluji SF, Amin-Zaki L et al: Methyl mercury poisoning in Iraq, *Science* 181: 230, 1973.

Berglund A: Estimation of the daily dose of intra-oral

mercury vapor inhaled after release from dental amalgam, *J Dent Res* 69: 1646, 1990.

Berglund A, Bergdahl J, Hansson Mild K: Influence of low frequency magnetic fields on the intra-oral release of mercury vapor from amalgam restorations, *Eur J Oral Sci* 106: 671, 1998.

Berlin MH, Clarkston TW, Friberg LT et al: Maximum allowable concentrations of mercury vapor in air, *Lakartidningen* 64: 3628, 1967.

Berry TG, Nicholson J, Troendle K. Almost two centuries with amalgam: where are we today? *J Am Dent Assoc* 125: 392, 1994.

Berry TG, Summitt JB, Chung AKH et al: Amalgam at the new millennium, *J Am Dent Assoc* 129: 1547, 1998.

Birke G, Johnels AG, Plantin L-O et al: Hg ilivsmedel (3): MetylkvicksilverfOrgiftning genom förtaring av risk? [Hg in food (3): Methyl mercury poisoning through eating fish?] *Lakartidningen* 64: 3628, 1967.

Bolewska J, Holmstrup P, Moller-Madsen B et al: Amalgam-associated mercury accumulations in normal oral mucosa, oral mucosal lesions of lichen planus and contact lesions associated with amalgam, *J Oral Pathol Med* 19: 19, 1990.

Brune D: Corrosion of amalgams, *ScandJ Dent Res* 89: 506, 1981.

Burrows D: Hypersensitivity to mercury, nickel and chromium in relation to dental materials, *Internat Dent J* 36: 30, 1986.

Chang SB, Siew C, Gruninger SE: Factors affecting blood mercury concentrations in practicing dentists, *J Dent Res* 71: 66, 1992.

Chew CL, Soh G, Lee AS et al: Comparison of release of mercury from three dental amalgams, *Dent Mater* 5: 244, 1989.

Clarkson TW: The toxicology of mercury, *Crit Reviews in Clinical Lab Sci* 34: 369, 1997.

Consumer Reports: The mercury in your mouth 56(5): 316, 1991.

Council on Dental Materials and Devices: Recommendations in mercury hygiene, *J Am Dent Assoc* 92: 1217, 1976.

Council on Dental Materials, Instruments, and Equipment: Safety of dental amalgam, *J Am Dent Assoc* 106: 519, 1983.

Corbin SB, Kohn WG: The benefits and risks of dental amalgam: current findings reviewed. *J Am Dent Assoc* 125: 381, 1994.

Cox SW, Eley BM: Further investigations of the soft tissue reaction to the gamma 1 phase (Ag_2Hg_3) of dental amalgam, including measurements of mercury release and redistribution, *Biomater* 8: 296, 1987.

Cox SW, Eley BM: Further investigations of the soft tissue reaction to the gamma 2 phase ($Sn_{7\text{-}8}Hg$) of dental amalgam, including measurements of mercury release and redistribution, *Biomater* 8: 301, 1987.

Cox SW, Eley BM: Mercury release, distribution and excretion from subcutaneously implanted conventional and high-copper amalgam powders in the guinea pig, *Arch Oral Biol* 32: 257, 1987.

Cox SW, Eley BM: Microscopy and x-ray microanalysis of subcutaneously implanted conventional and high-copper dental amalgam powders in the guinea pig, *Arch Oral Biol* 32: 265, 1987.

Cox SW, Eley BM: The release, tissue distribution and excretion of mercury from experimental amalgam tattoos, *Br J Exp Pathol* 67: 925, 1986.

Craig RG: Biocompatibility of mercury derivatives, *Dent Mater* 2: 91, 1986.

Danscher G, Horsted-Bindslev P, Rungby J: Traces of mercury in organs from primates with amalgam fillings, *Exp Mol Pathol* 52: 291, 1990.

Ekstrand J, Bjorkman L, Edlund C et al: Toxicological aspects on the release and systemic uptake of mercury from dental amalgam, *EurJ Oral Sci* 106: 678, 1998.

Eley BM, Cox SW: Renal cortical mercury levels associated with experimental amalgam tattoos: effects of particle size and amount of implanted material, *Biomater* 8: 401, 1987.

Eley BM, Cox SW: The development of mercury-and selenium-containing deposits in the kidneys following implantation of dental amalgams in guinea pigs, *Br J Exp Patho* 167: 937, 1986.

Ferracane JL, Adey JD, Nakajima H et al: Mercury vaporization from amalgams with varied alloy compositions, *J Dent Res* 74: 1414, 1995.

Ferracane JL, Engle JH, Okabe T et al: Reduction in operatory mercury levels after contamination or amalgam removal, *Am J Dent* 7: 103, 1994.

FDI Commission: Environmental issues in dentistry-mercury, *Internat Dent J* 47: 105, 1997.

Forsell M, Larsson B, Ljungqvist A et al: Mercury content in amalgam tattoos of human oral mucosa and its relations to local tissue reactions, *Eur J Oral Sci* 106: 582, 1998.

Gronka PA, Bobkoskie RL, Tomchick GJ et al: Mercury vapor exposures in dental offices, *J Am Dent Assoc* 81: 923, 1970.

Guthrow CE, Johnson CB, Lawless KB: Corrosion of dental amalgam and its component phases, *J Dent Res* 46: 1372, 1967.

Haikel Y, Gasser P, Salek P et al: Exposure to mercury vapor during setting, removing, and polishing amalgam restorations, *J Biomed Mater Res* 24: 1551, 1990.

Heintze U, Edwardsson S, Derand T et al: Methylation of mercury from dental amalgam and mercuric chloride by oral streptococci in vitro, *Scand J Dent Res* 91: 150, 1983.

Holland GA, Asgar K: Some effects of the phases of amalgam induced by corrosion, *J Dent Res* 53: 1245, 1974.

Johansson C, Moberg LE: Area ratio effects on metal ion release from amalgam in contact with gold, *Scand J Dent Res* 99: 246, 1991.

Kaaber S: Allergy to dental materials with special reference to the use of amalgam and polymethylmethacrylate, *Internat Dent J* 40: 359 1990.

Kaga M, Seale NS, Hanawa T et al: Cytotoxicity of amalgams, *J Dent Res* 67: 1221, 1984.

Kaga M, Seale NS, Hanawa T et al: Cytotoxicity of amalgams, alloys, and their elements and phases, *Dent Mater* 7: 68, 1991.

Kingman A, Albertini T, Brown LJ: mercury concentrations in urine and whole blood associated with amalgam exposure in a US military population, *J Dent Res* 77: 60, 1998.

Kuntz WD: Maternal and cord blood back ground mercury level, *Am J Obstet Gynecol* 143: 440, 1982.

Kurland LT, Faro SN, Siedler H: Minamata disease, *World Neurol* 1: 370, 1960.

Laine J, Kalimo K, Forssell H et al: Resolution of oral lichenoid lesions after replacement of amalgam restorations in patients allergic to mercury compounds, *Br J Dermatol* 126: 10, 1992.

Langolf GD, Chaffin DB, Henderson R et al: Evaluation of workers exposed to elemental mercury using quantitative test of tremor and neuromuscular function, *Am Ind Hyg Assoc J* 39: 976, 1978.

Langworth S, Elinder CG, Gothe CJ et al: Biological monitoring of environmental and occupational exposure to mercury, *Iht Arch Occup Environ Health* 63: 161, 1991.

Lyttle HA, Bowden GH: The level of mercury in human dental plaque an interaction in vitro between biofilms of Streptococcus mutans and dental amalgam, *J Dent Res* 72: 1320, 1993.

Lyttle HA, Bowden GH: The resistance and adaptation of selected oral bacteria to mercury and its impact on their growth, *J Dent Res* 72: 1325, 1993.

Mackert Jr JR: Dental amalgam and mercury, *J Am Dent Assoc* 122: 54, 1991.

Mackert Jr JR, Berglund A: Mercury exposure from dental amalgam fillings: absorbed dose and the potential for adverse health effects, *Crit Reviews in Oral Biol and Med* 8: 410, 1997.

Mackert JR, Jr, Leffell MS, Wagner DA et al: Lymphocyte levels in subjects with and without amalgam restorations, *J Am Dent Assoc* 122: 49, 1991.

Mandel ID: Amalgam hazards: an assessment of research, *J Am Dent Assoc* 122: 62, 1991.

Marek M: Acceleration of corrosion of dental amalgam by abrasion, *J Dent Res* 63: 1010, 1984.

Marek M: Corrosion test for dental amalgam, *J Dent Res* 59: 63, 1980.

Marek M: The effect of the electrode potential on the release of mercury from dental amalgam, *J Dent Res* 72: 1315, 1993.

Marek M: The release of mercury from dental amalgam: the mechanism and in vitro testing, *J Dent Res* 69: 1167, 1990.

Marek M, Hockman RF, Okabe T: In vitro corrosion of dental amalgam phases, *J Biomed Mater Res* 10: 789, 1976.

Marshall SJ, Lin JHC, Marshall GW: Cu2O and $CuCl_2 \cdot 3Cu(OH)_2$ corrosion products on copper rich dental amalgams, *J Biomed Mater Res* 16: 81, 1982.

Martin MD, Naleway C, Chou H-N: Factors contributing to mercury exposure in dentists, *J Am Dent Assoc* 126: 1502, 1995.

Mateer RS, Reitz CD: Galvanic degradation of amalgam restorations, *J Dent Res* 51: 1546, 1972.

Miller JM, Chaffin DB, Smith RG: Subclinical psychomotor and neuromuscular changes exposed to inorganic mercury, *Am Ind Hyg Assoc J* 36(10): 725, 1975.

Moberg LE, Johansson C: Release of corrosion products from amalgam in phosphate containing solutions, *Scand J Dent Res* 99: 431, 1991.

Molin M, Marklund S, Bergman B et al: Plasmaselenium, glutathione peroxidase in erythrocytes and mercury in plasma in patients allegedly subject to oral galvanism, *Scand J Dent Res* 95: 328 1987.

Molin M, Marklund SL, Bergman B et al: Mercury, selenium, and glutathione peroxidase in dental personnel, *Acta Odontol Scand* 47: 383, 1989.

Mueller HJ, Bapna MS: Copper-, indium-, tin-, and calcium-fluoride admixed amalgams: release rates and selected properties, *Dent Mater* 6: 256, 1990.

Okabe T, Ferracane J, Cooper C et al: Dissolution of mercury from amalgam into saline solution, *J Dent Res* 66: 33, 1987.

Okabe T, Yomashita T, Nakajima H et al: Reduced mercury vapor release from dental amalgams prepared with binary Hg-In liquid alloys, *J Dent Res* 73: 1711, 1994.

Olsson S, Bergman M: Daily dose calculations from measurements of intra-oral mercury vapor, *J Dent Res* 71: 414, 1992.

Olsson S, Berhlund A, Bergman M: Release of elements due to electrochemical corrosion of dental amalgam, *J Dent Res* 73: 33, 1994.

Olstad ML, Holland RI, Pettersen AH: Effect of placement of amalgam restorations on urinary mercury concentration, *J Dent Res* 69: 1607, 1990.

Ott KH, Vogler J, Kroncke A et al: Mercury concentrations in blood and urine before and after placement of non-gamma 2 amalgam fillings, *Dtsch Zahnarztl Z* 44: 551, 1989.

Palaghias, G: The role of phosphate and carbonic acid-bicarbonate buffers in the corrosion processes of the oral cavity, *Dent Mater* 1: 139, 1985.

Pierce P, Thompson JF, Likosky WH et al: Alkyl mercury poisoning in humans, *J Am Med Assoc* 220: 1439, 1972.

Pohl L, Bergman M: The dentist's exposure to elemental mercury vapour during clinical work wit amalgam, *Act Odont Scand* 53: 1023, 1995.

Powell LV, Johnson GH, Bales DJ: Effect of admixed indium on mercury vapor release from dental amalgam, *J Dent Res* 68: 1231, 1989.

Powell LV, Johnson GH, Yashar N et al: Mercury vapor release during insertion and removal of dental amalgam. *Oper Dent* 19: 70, 1994.

Rao GS, Radchenko V, Tong YS: Reproductive effects of elemental mercury vapor in pregnant Wistar rats, Annual Session Program, American Association for Dental Research Abstracts, *Cincinnati*, 232, 1983.

Sandborough-Englund G, Elinder C-G, Landworth S et al: Mercury in biological fluids after mercury removal, *J Dent Res* 77: 615, 1998.

Sarkar NK, Park JR: Mechanism of improved corrosion resistance of Zn-containing dental amalgams, *J Dent Res* 67: 1312, 1988.

Saxe SR, Snowdon DA, Wekstein MW et al: Dental amalgam and cognitive function in older women: findings from the nun study, *J Am Dent Assoc* 126: 1495, 1995.

Scarlett JM, Gutenmann WH, Lisk DJ: A study of mercury in the hair of dentists and dental-related professionals in 1985 and subcohort comparison of 1972 and 1985 mercury hair levels, *J Toxicol Environ Health* 25: 373, 1988.

Schmalz G, Schmalz C: Toxicity tests on dental filling materials, *Int Dent J* 31: 185, 1981.

Skare I, Engqvist A: Urinary mercury clearance of dental personnel after a long-term inter-mission in occupational exposure, *Swed Dent J* 14: 255, 1990.

Snapp KR, Boyer DB, Peterson LC et al: The contribution of dental amalgam to mercury in blood, *J Dent Res* 68: 780, 1989.

Syrjanen S, Hensten-Pettersen A, Nilner K: In vitro testing of dental materials by means of macrophage cultures. II. Effects of particulate dental amalgams and their constituent phases on cultured macrophages, *J Biomed Mater Res* 20: 1125, 1986.

Takaku S: Studies of mercury concentration in saliva with particular reference to mercury dissolution from dental amalgam into saliva, *Gakho Shikwa* 82: 285, 1982.

Veron C, Hildebrand HF, Martin P: Dental amalgams and allergy, *J Biol Buccale* 14: 83, 1986.

von Mayenburg J, Rakoski J, Szliska C: Patch testing with amalgam at various concentrations, *Contact Dermatitis* 24: 266, 1991.

第十二章　印模材料

Glen H. Johnson

印模材料用于记录或重现牙齿和口腔组织的外形和关系。水胶体和合成弹性聚合物是其中最常用的材料，用来制取牙弓不同部位的印模，而氧化锌丁香油印模料和印模膏已很少使用。这一类的每一种材料都有一定的优点和不足。了解每种材料的物理特性及局限性，对于在牙科临床中成功地应用它们是很有必要的。

印模材料的目的

印模材料是用于制取口腔软、硬组织的精确复型。复制的部位可以从单个牙齿到整个牙列，或无牙的口腔。所取的印模是这些组织的阴模，然后用牙科石膏或其他模型材料灌入阴模中。模型材料凝固后，去除阴模，便得到阳模。图 12－1 所示为一印模和由该印模制得的人造石阳模。当涉及正畸、殆或其他问题时，需要用口腔模型来评价牙列，制作修复体和赝复体时也需要口腔模型。

通常是用托盘将未凝固的（具有可塑性的）印模材料送入口腔并置于修复区域。当印模材料凝固后，连同托盘一起从口腔内取出，用人造石或其他模型材料灌制阳模。有时印模是用铜或银电铸的，用来制取金属阳模或模型。最终模型的精确性、精细度和质量是最重要的。当阳模复制了上、下颌组织的形态，并且用于制作义齿、冠、桥及其他修复体时，将此阳模称作铸模。已经制备牙齿形态的阳模构成制备嵌体或桥体的代型。当牙弓或某些牙齿的阳模用于正畸治疗时，它有时也称作模型。有时在牙科学其他分支，上述两名称可以互用。当需要更多的模型时，可用印模材料复制模型，这样的印模材料称为复模材料。

使用各种印模托盘来制取印模。典型印模托盘的例子见图 12－2。将带材料的托盘放于口腔中，使材料与口腔组织接触，保持静止状态，直至材料凝固。最后将带有印模材料的托盘从口腔中取出，便可灌制阳模。临床取印模的技术及灌制模型因不同的印模材料而有所不同，关于这方面，其他教科书有详细介绍。

理想性能

在口腔内与活体组织接触以及临床步骤要求，构成了对牙科印模材料物理性能的关键要求。没有哪一种印模材料能完全满足这些要求，对具体某个临床病例进行选择最合适的印模材料和技术则取决于牙科医生。印模的理想性能可概括地总结如下：

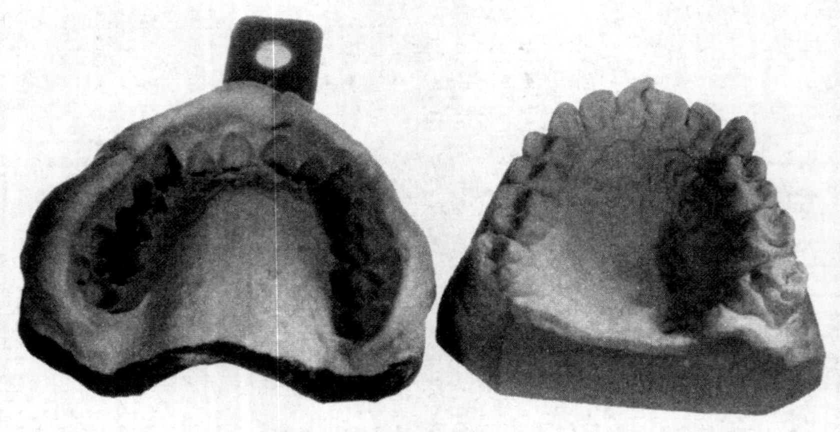

图 12－1　藻酸盐印模及由其灌制的模型

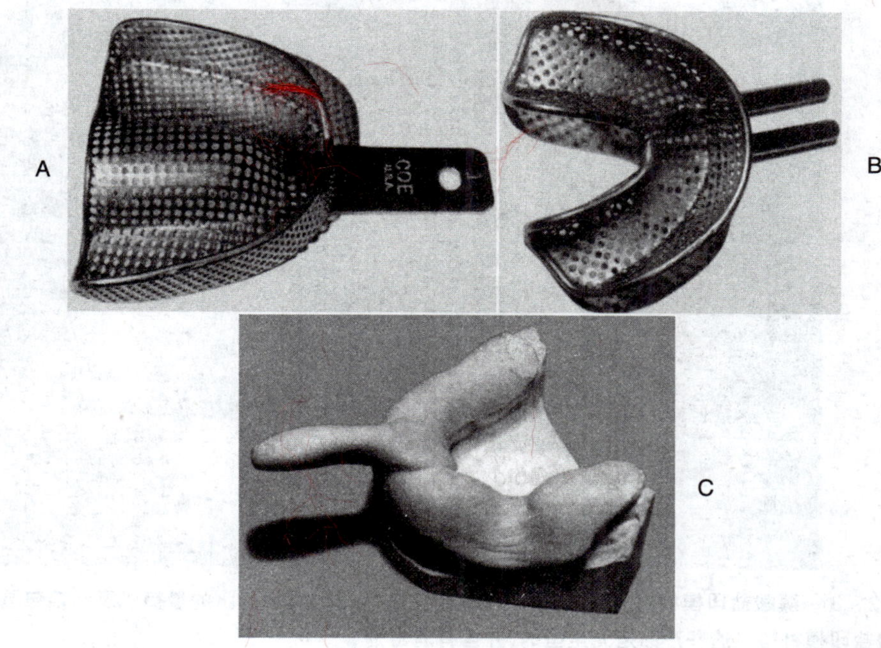

图 12－2 印模托盘的 3 种类型。A. 用于藻酸盐水胶体印模材料的带孔体金属托盘；B. 用于琼脂水胶体印模材料的水冷式金属托盘，水从一侧柄管进入，沿着托盘边缘的管道前行，最后从另一侧柄管流出；C. 用于弹性体印模材料的丙烯酸塑料个别托盘

1. 令人愉快的气味、味道及美观的色泽。
2. 无毒、无刺激。
3. 充分的有效期，以便贮存和运输。
4. 经济上合理。
5. 容易应用，所需设备少。
6. 凝固特性满足临床要求。
7. 令人满意的稠度和材质。
8. 在口腔组织表面容易润湿。
9. 具有发生应变后无永久变形的弹性性能。
10. 具有充足的强度，从口腔中取出时不断裂或撕裂。
11. 在一般临床及技工室的温度和湿度条件下，在充分保证灌制模型的时间内具有尺寸稳定性。
12. 与模型材料相容。
13. 在临床应用时具有准确性。
14. 便于消毒，且不失准确性。
15. 在印模材料或模型材料凝固过程中不释放气体。

印模材料的类型

藻酸盐水胶体、琼脂水胶体和合成弹性体印模材料是目前广泛应用的材料，因而先讨论这些材料的性能。氧化锌丁香油材料、石膏及印模膏在本章的后部分作为咬合记录材料介绍。

藻酸盐水胶体

由于化学反应，牙科藻酸盐印模材料可从溶胶转变为凝胶。一旦凝胶完成，材料不能再液化为溶胶。这些水胶体称为不可逆性水胶体，与后面介绍的琼脂可逆性水胶体不同。藻酸盐印模广泛用来灌制用于制定治疗方案、监控改变及制作冠、桥和活动义齿的研究模型。

藻酸盐印模材料具有可接受的且可与琼脂材料比拟的弹性性能。使用时，只需混合经过量取的粉和水即可。所调和的糊剂流动性好，可记录到令人满意的解剖形态细节。灌入牙科石膏、人造石或包埋材料后可得石膏铸型或模型，不需要分离剂。粉剂以散装容器包装，内有适当的量器，以供量取正确的粉、水量。粉剂也有密封小袋样包装，内装足够取一次印模量的粉剂，可立即与量取的水混合。这些包装方法以及厂家提供的量器可见图 12－3。

组成和化学

藻酸的钾盐和钠盐具有使它们适合配制牙科印

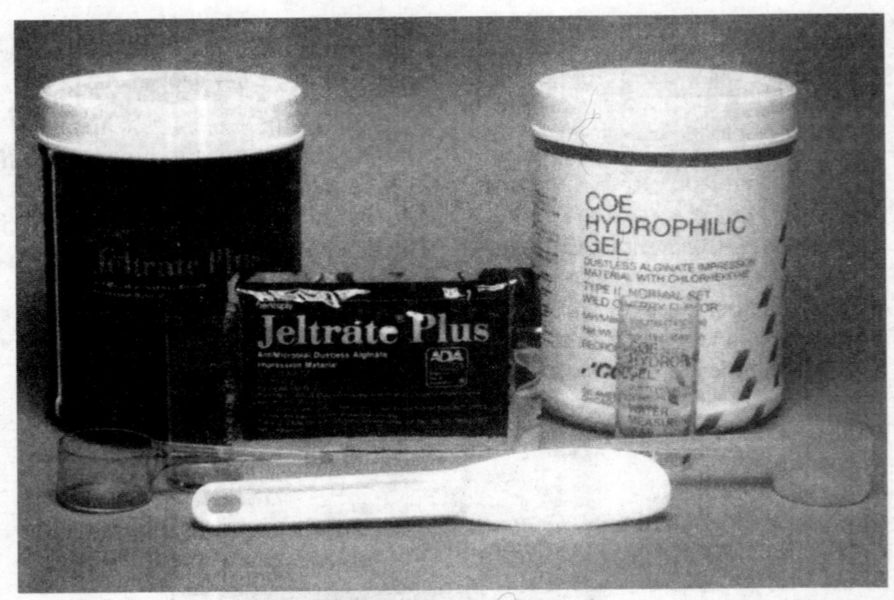

图 12－3　藻酸盐印模材料产品：附有可量取粉剂的勺子、可量取水的量筒以及铝箔包装的预称量好的藻酸盐印模材料。这些产品是无尘型的，并含有消毒剂

(引自 Craig RG, Powers JM, Wataha JC: Dental materials: properties and manipulation, ed 7, St Louis, 2000, Mosby.)

模材料的性能。如下页所示的分子式，从海产植物制得的藻酸是一种无水－β－D－甘露糖醛酸与无水－β－D－古罗糖醛酸的高分子量嵌段共聚物。藻酸盐原料的性能在很大程度上取决于聚合度以及古罗糖醛酸和甘露糖醛酸在聚合物分子上的比例。甘露糖醛酸部分是平直分子结构，而古罗糖醛酸部分使材料柔性下降。而且主要是古罗糖醛酸部分与 Ca^{2+} 结合。因此，富含古罗糖醛酸的藻酸盐会形成强而脆的凝胶，而富含甘露糖醛酸的将形成弱而弹性更大的凝胶。

当与钙盐反应时，这些可溶性盐溶液会产生叫做藻酸钙的不溶性弹性凝胶，其结构列于下页。一旦与水调和，藻酸盐印模材料先形成溶胶。随着下页所述的化学反应的进行，凝胶形成，最终使材料凝固。藻酸盐形成凝胶的能力主要与古罗糖醛酸嵌段的比例有关。关于溶胶与凝胶的概念已在第二章讨论水胶体中阐述过。

这个化学反应的性质见 218 页的钠盐。同样常用的钾盐的反应与此相似。在藻酸盐印模粉中，加有半水硫酸钙、可溶性藻酸盐及磷酸盐。当粉与水调和时，粉剂发生溶解。二水硫酸钙释放的钙离子首先与磷酸钠释放的磷酸根离子反应，生成不溶性磷酸钙。之所以先形成磷酸钙而不是藻酸钙，是因为磷酸钙溶解性更低，因此磷酸钠称为迟缓剂，能使材料具有适当的工作时间进行调和。

磷酸根离子耗尽后，钙离子便与可溶性藻酸盐反应，形成不溶性藻酸钙，后者与水一起形成不溶性藻酸钙凝胶。藻酸钙不溶于水，它的形成使调和物凝胶化。此反应为不可逆，溶胶凝固后就不能再变回溶胶。

为了满足牙科印模材料的关键要求，必须控制此反应，以便获得理想的稠度、工作时间、凝固时间、强度、弹性等性能，以及表面光滑、坚硬的石膏模型。通过添加剂来控制反应速度，进而满足要求，提高凝胶的强度和弹性，抵消藻酸盐对石膏产品凝固的延迟效应。加入适当量的填料可使材料的稠度满足各种临床的使用。

典型藻酸盐印模材料的组成及成分的功能列于表 12－1。厂商通过调节磷酸钠的浓度而形成常规型和快凝型藻酸盐印模材料。他们也通过调节填料的加入量来控制凝固材料的柔软性，形成软型和硬型产品。虽然藻酸盐印模是由托盘制取，注射型材料在混合后具有更好的流动性，凝固后柔软性也更好。藻酸盐粉是一种细腻的粉末，量取过程中可能产生较多的粉尘。其中 10%～15% 的硅土粉尘颗粒类似石棉纤维，而石棉纤维具有致纤维性和致突变性，因此应避免吸入粉尘。用乙二醇包裹粉剂颗粒可形成无尘藻酸盐印模材料，在临床操作时，这种印模材料检测不到粉尘。含有消毒剂的藻酸盐印模材料可减少 90% 以上的可见微生物，但仍然需要进行溶液或喷雾消毒。

表 12－1 藻酸盐印模粉的成分及其作用

成 分	含量(%)	作 用
藻酸钾	18	溶于水并与钙离子反应。
二水硫酸钙	14	与藻酸钾反应形成不溶性藻酸钙凝胶。
硫酸钾、氟酸锌钾、硅酸盐或硼酸盐	10	抵消水胶体对石膏凝固的抑制作用,形成高质量表面的模型。
磷酸钠	2	优先与钙离子反应,使凝胶前具有适当的工作时间。
硅藻土或硅酸盐粉	56	控制调和物稠度和凝固后材料的柔软性。
有机乙二醇	少量	使粉剂无尘。
冬青油、薄荷油、茴香油	微量	产生令人愉快的气味。
颜料	微量	产生色泽。
消毒剂(如季胺盐和氯乙啶)	1～2	有助于杀灭微生物。

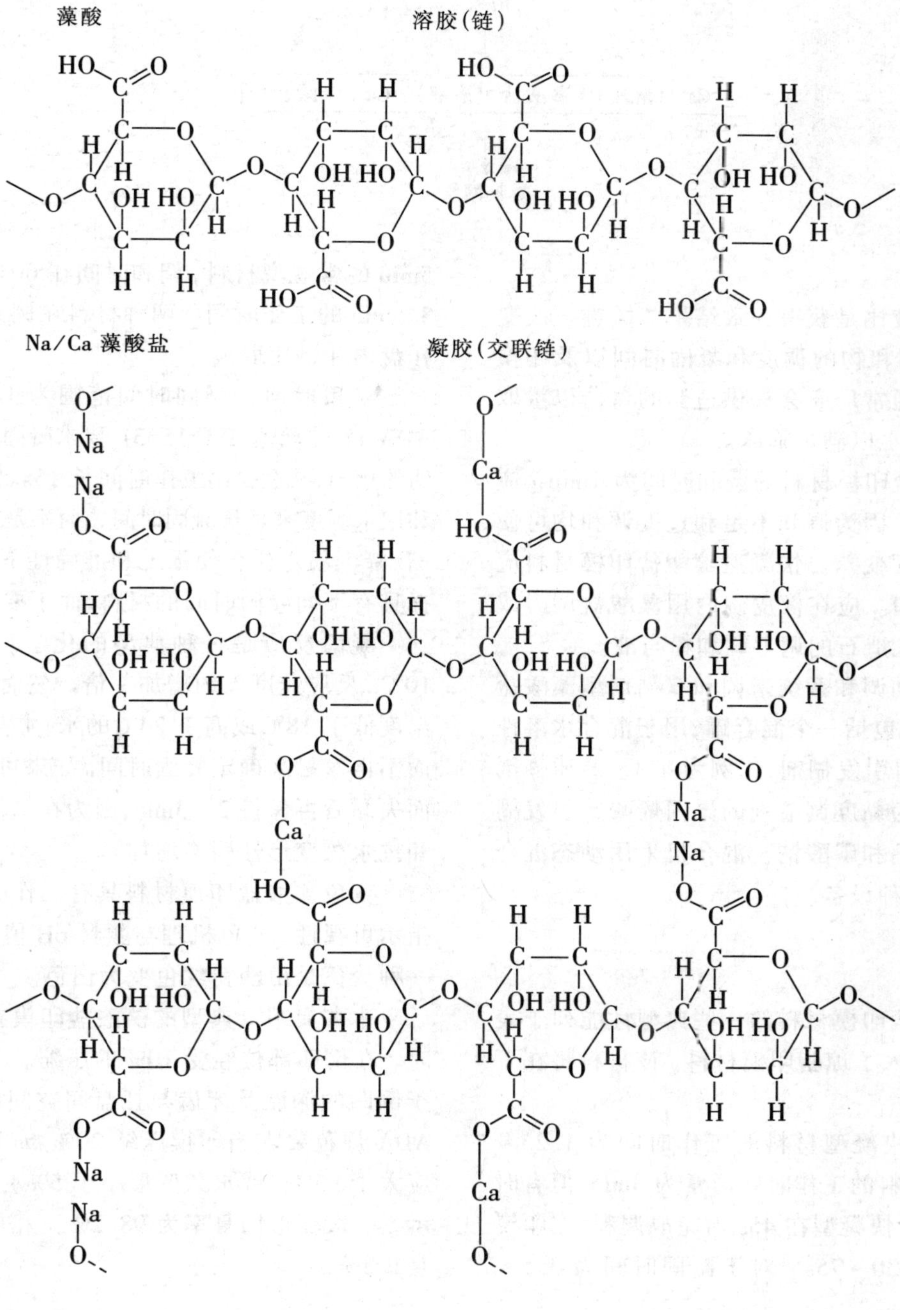

藻酸

溶胶(链)

Na/Ca 藻酸盐

凝胶(交联链)

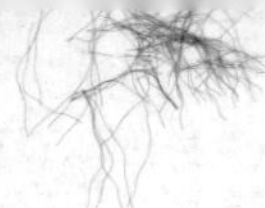

$CaSO_4—2H_2O$(固体)⟶Ca^{2+}(溶液)+SO_4^{2-}(溶液)

$Na-Alginate$(固体)⟶Na^{+}(溶液)+$Alginate^{-}$(溶液)

$Na_4P_2O_7$(固体)(迟缓剂)⟶$4Na^{+}$(溶液)+$P_2O_7^{4-}$(溶液)

$2Ca^{2+}$(溶液)+$P_2O_7^{4-}$(溶液)⟶$Ca_2P_2O_7$(固体)

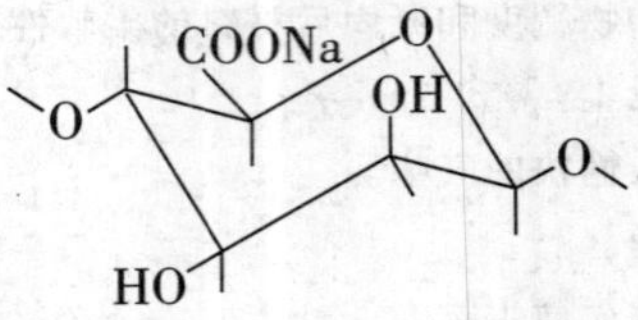

甘露糖醛酸 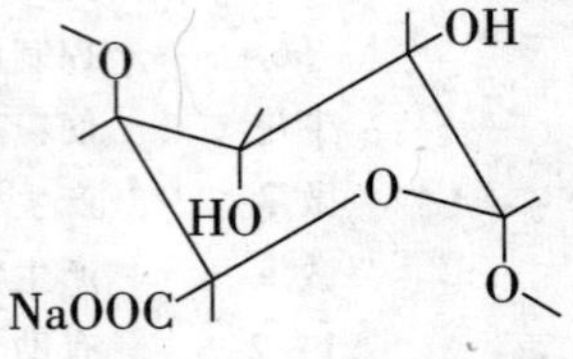　　　　古罗糖醛酸

溶胶

↓

Ca^{2+}(溶液)+藻酸盐$^{-}$(溶液)→Ca-藻酸盐$^{+}$

↓

凝胶网络

比例和调和

调和时的粉液比是获得一致结果的关键。改变粉/液比会改变调和物的稠度和凝固时间以及印模的强度和质量。通常厂商会提供适当的量器以量取粉与水,其精确度足以满足临床。

常规型藻酸盐印模材料的调和时间为1min,应当仔细测定时间,因为调和不足和过度调和均可使凝固后的印模强度变差。快凝型藻酸盐印模材料应在45s内完成调和。应在橡皮碗内用藻酸盐调刀或用于调和石膏和人造石的调刀调和粉与液。

已开发出自动调和系统来调和双糊剂型藻酸盐印模材料。该系统包括一个混合罐,用于混合水溶性的基质糊剂和有机引发糊剂,比例为4:1。基质糊剂含有藻酸钠和作为黏度调节剂的聚丙烯酸,引发糊剂含有半水硫酸钙和磷酸钠。混合机采用动态混合原理,日本拥有这种设备。

性能

托盘型藻酸盐印模材料的一些典型性能列于表12-2,表中也列入了琼脂印模材料,该材料将在下节讨论。

工作时间　快凝型材料的工作时间为1.25~2min,而常规型材料的工作时间通常为3min,但有时长达4.5min。对于快凝型在45s内完成调和,在印模完全就位前还有30~75s。对于凝固时间为3.5~5min的常规型材料,调和时间在60s内,可留有2~3.5min的工作时间。两种材料在调和后都必须放入托盘内并迅速取模。

凝固时间　凝固时间范围为1~5min。ANSI/ADA 18号规范(ISO 1563)要求凝固时间应与厂商声明的相同,并至少比工作时间长15s。最好通过降低调和用水温度来延长凝固时间,而不是通过减少粉的比例。降低粉水比会使强度和准确性下降。也可考虑选择具有不同凝固时间的材料,而不要改变水粉比。

凝固反应是一种典型的化学反应,温度上升10℃,反应速度大约增加一倍。然而,建议不要使用温度低于18℃或高于24℃的水。临床上通过材料表面不再发黏来确定凝固时间。如果可能,应使印模表面失黏后再保持2~3min,因为在这段时间撕裂强度和抗永久变形性明显增加。

变色藻酸盐印模材料具有工作时间和凝固时间指示可视性。变色机理与颜料pH值改变有关。其中一种变色是由淡粉红色变为白色。

永久变形　典型的藻酸盐印模在从口腔中取出时,在倒凹部位经受10%的压缩。实际压缩量取决于倒凹的深度及牙齿与托盘间空间的大小。ANSI/ADA规范要求当印模压缩20% 5s后,变形回复率应大于95%(或永久变形小于5%)。如表12-2所示,一般变形回复率为98.2%。相应的永久变形率是1.8%。

表 12-2 托盘型藻酸盐及琼脂水胶体印模材料的一些典型性能

	工作时间 (min)	凝固时间 (min)	凝胶温度 (℃)	形变恢复率* (%)	弹性† (%)	压缩强度‡ (g/cm²)	撕裂强度§ (g/cm)
藻酸盐	1.25~4.5	1.5~5.0	—	98.2	8~15	5 000~9 000	380~700
琼脂	—	—	37~45	99.0	4~15	8 000	800~900

*压缩 10% 30s。
†应力为 1 000g/cm²。
‡加载速率为 10kg/min。
§ASTM 撕裂模型 C 为 25cm/min。

如图 12-4 所示，永久变形与压缩率、压缩时间、压缩载荷去除后的时间有关。注意，永久变形具有时间依赖性。在下列情况可获得较小的永久变形(高准确性)：①压缩率较小；②压缩时间较短；③恢复时间较长。载荷去除后的恢复时间可长达 8min。具体至临床要求就是在托盘与牙齿间应有合理厚度，从口腔中取出印模时应快速。通常要使印模恢复适当时间，然后灌制石膏模型。

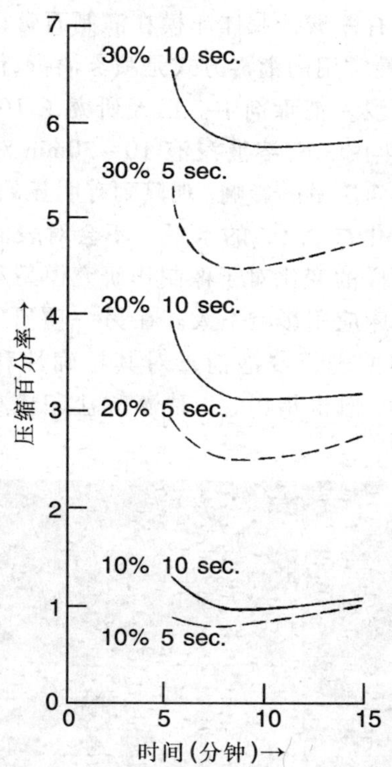

图 12-4 藻酸盐印模材料各种不同时间的压缩试验，应变为 10%、20%、30%，压缩时间为 5s 和 10s

(引自 Wison HJ: Br Dent J 121: 466, 1966.)

挠曲性 ANSI/ADA 规范允许值为：在应力为 1 000g/cm² 以下以及 5%~20% 的范围内，大多数藻酸盐印模材料的挠曲性为 14%。然而，一些硬型材料的挠曲性为 5%~8%。合理的挠曲性应保证印模容易从口腔中取出。

强度 藻酸盐印模材料的压缩强度和撕裂强度列于表 12-2。这两个性能均具有时间依赖性，加载速度越大，强度就越大。压缩强度在 5 000~9 000g/cm² 范围。ANSI/ADA 规范要求获得证书的产品的压缩强度至少为 3 570g/cm²。撕裂强度在 380~700g/cm 范围，该性能可能比压缩强度更重要。撕裂强度是测定引发和继续撕裂所需的力/厚度的比例，通常用图 12-5 所示形状的试样进行测定。撕裂发生在印模的薄弱处，提高印模从口腔中取出的速度可以减少撕裂发生的可能性。加载速率对几种藻酸盐印模材料撕裂强度的影响见图 12-6。托盘型材料的撕裂强度在 2cm/min 速率下为 3.8~4.8N/cm，在 50cm/min 速率下为 6~7N/cm。在相应速率下注射型材料的撕裂强度较小，说明该材料中藻酸盐含量下降。

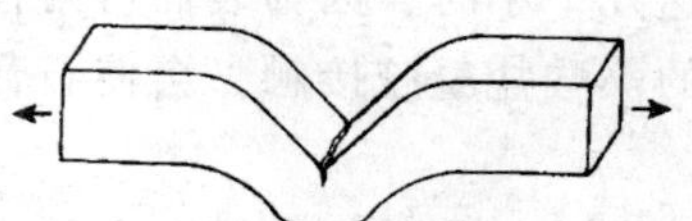

图 12-5 加载外力如箭头所指的撕裂强度试样示意图，试样在 V 形缺口处撕裂

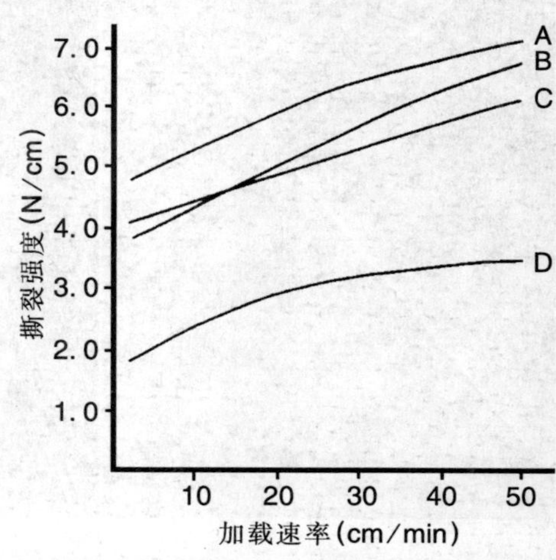

图 12-6 藻酸盐印模材料的撕裂强度与加载速度的关系，材料 A、B 及 C 是托盘型材料，材料 D 是注射型材料

(引自 MacPherson GW, Craig RG, Peyton FA: J Dent Res 46: 717, 1967.)

与石膏的相容性 选择能产生良好表面质量与细节的藻酸盐－石膏配伍是很重要的。藻酸盐－石膏配伍产生精细V形沟纹的表面质量与能力见图12－7 A和B。用Ⅲ型模型石膏灌注图12－7A中的印模。用Ⅳ型人造石灌注图12－7 B中相同的印模。上述每种情况最细的沟纹只有0.0025mm宽。就表面质量及细节来说，图12－7 B中的配伍效果不如图12－7 A的好。为比较的目的，在图12－7 C，使用与图12－7 B相同的Ⅳ型人造石来灌制聚硫橡胶印模。

印模必须用冷水冲洗以去除唾液和血液，然后消毒。在灌制石膏模型前，应去除所有表面自由水。唾液和血液会影响石膏在印模表面的就位，而且如果自由水累积起来，它趋向于汇集在印模的深处，从而稀释模型材料，产生一软而粉化的表面。当印模的反光性变成不反光时，说明表面过量的表面水已被去除。如果在灌制模型前将藻酸盐印模贮存30min或更长时间，应当用冷水去除表面因凝胶而造成的任何渗出物，这些渗出物会影响石膏的凝固。因此，印模应当用潮湿的纸巾松松地包裹起来，然后放入塑料袋中密封，以防水分丢失。

石膏模型凝固后，不要继续将印模与石膏模型保持接触达几个小时，因为表面可溶性硫酸钙与含有大量水的藻酸盐凝胶接触，会使石膏模型表面质量变差。

尺寸稳定性 藻酸盐印模在空气中通过挥发能失去水分，导致收缩。将印模置于空气中30min就使印模精确性下降而需要重新取模。即使放置于空气中30min以上的印模再浸入水中，也不能确定何时印模能吸收恰当的水分而恢复至原来刚取模时的尺寸。为了获得最好的精确性，应尽快灌制石膏模型。如果因某种原因而不能直接灌制模型，印模应保存于100%相对湿度的塑料袋中或用湿毛巾包裹。

对于某些材料(如图12－8 A)，可将藻酸盐印模放置于100%相对湿度下长达2h也能获得满意的效果。材料C和D不能放入100%相对湿度下贮存，即使是很短时间也不行。然而，某些情况并不要求很高的精确性，如正畸用的研究模型，可以将适当贮存的藻酸盐印模送至技工室，在那里灌制模型。

消毒 印模消毒涉及像乙型肝炎、艾滋病、单纯疱疹引起的病毒性疾病，因为病毒可以污染石膏模型，对技工室及操作人员构成危险。

所有藻酸盐胶体印模在灌制石膏模型前应进行消毒。最常用的消毒方式是喷雾消毒，但研究表明印模也可浸入消毒剂中。已经研究了1%次氯酸钠或2%强化戊二醛溶液浸泡10～30min对印模的精确性和表面质量的影响。观察到有明显的尺寸变化，然而，变化在0.1%的水平，不会对表面质量造成影响。这样的变化对于像制作研究模型和工作铸型这样的临床应用影响不大。在另一项研究表明，对藻酸盐印模进行浸泡消毒对其精确性和表面质量影响很小，但也指出，一种藻酸盐印模材料产品最好

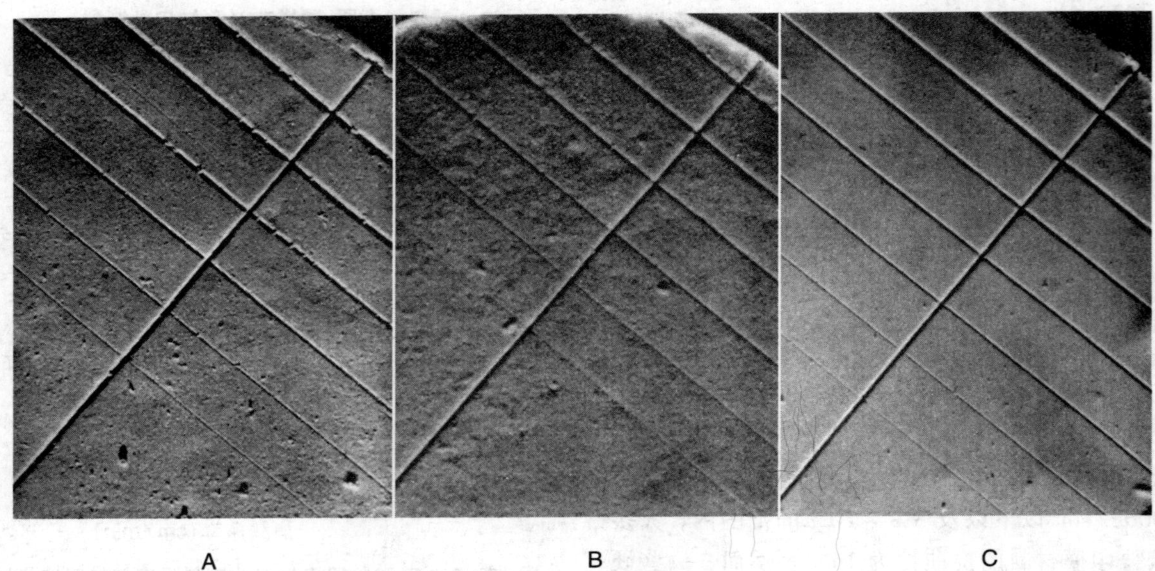

图12－7 表面质量与再现性。A. 模型石膏灌注藻酸盐印模；B. 人造石灌制同一个藻酸盐印模；C. 用相同的人造石灌制聚硫橡胶印模。需要强调的是用相同的石膏和人造石灌制另一个藻酸盐印模可产生相反的结果

(引自 Craig RG, MacPherson GW: Ann Arbir, 1965, University of Michigan School of Dentistry.)

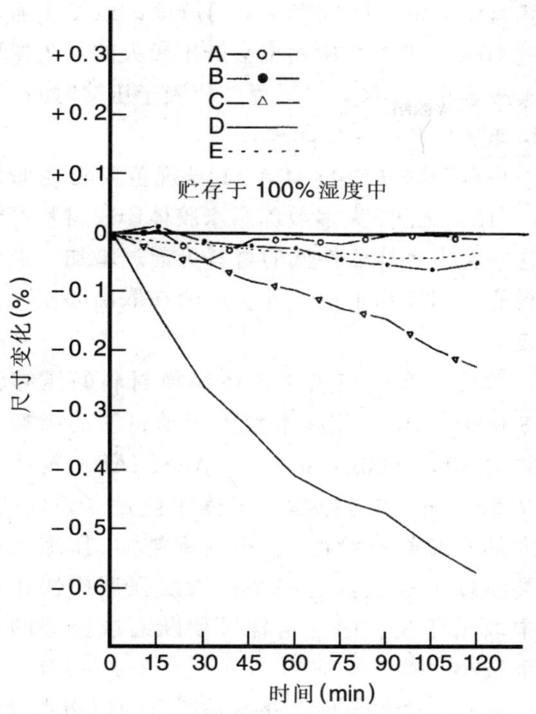

图 12-8 藻酸盐印模材料贮存于 100%相对湿度下的尺寸变化

(引自 Craig RG, MacPherson GW: Ann Arbir, 1965, University of Michigan School of Dentistry.)

浸泡于碘呋中，另一产品则最好浸泡于乙二醇戊二醛中。消毒剂对琼脂印模材料的影响还未见报道，但是，考虑到两种水胶体的相似性，类似的建议是可行的。

琼脂水胶体

琼脂水胶体印模材料是由可逆性琼脂凝胶配制而成。加热时，它们液化或转变为溶胶态，冷却后又回到凝胶态。与不可逆藻酸盐凝胶相反，因为可反复进行，所以这种凝胶称为可逆性的。

临床应用的琼脂水胶体的制备需要小心控制以及相当贵的设备。许多牙科医生更喜欢用金属代型来制作嵌体和冠，但还未研制出用琼脂水胶体或藻酸盐印模制作金属代型的操作方法。琼脂水胶体印模尺寸不稳定，因此，取模后应尽快灌制模型。当牙齿预备的颈部区域低于牙龈时，用琼脂水胶体制取此处印模较为困难。目前的组织控制技术已很大程度地解决了此问题。有时患者会抱怨热刺激痛和不适，当将热的琼脂水胶体放入口腔内或在琼脂水胶体用冷水凝固时，会造成患者牙齿敏感。

只要在了解其物理性能情况下，小心地使用琼脂水胶体印模材料，这种材料还是一种优秀的、高精确性的弹性印模材料。

化学成分

可逆性水胶体印模材料的主要活性成分是琼脂，它是半乳聚糖复合体的硫酸酯，分子结构复杂。该材料与水混合后形成胶体，该胶体在 71℃～100℃之间液化，在 30℃～50℃间凝结成凝胶，此温度随琼脂浓度而变。

琼脂

n≈ 90，或牙科级琼脂的分子量约为 150 000

琼脂印模材料的典型组成及各成分的作用列于表 12-3。所述材料为托盘型，在制取印模时其坚韧性比注射型大。注射型材料的琼脂含量较小，所以注

表 12-3 琼脂印模材料的典型组成及各成分的作用

成 分	含量(%)	作 用
琼脂	12.5	形成溶胶分散相及凝胶中的连续小纤维结构。
硫酸钾	1.7	抵消硼砂和琼脂对石膏模型材料凝固的影响。
硼砂	0.2	增强分子间吸引力，进而提高凝胶的强度。
苯甲酸烷基酯	0.1	防止贮存中真菌在印模材料生长。
水	85.5	形成溶胶中的连续相及凝胶中的第二连续相，其含量影响溶胶的流动性及凝胶的物理性能。
色素和调味剂	微量	改进美观及味道。

引自 Preble B: US Paatent No. 2, 234, 383, March 11, 1941.

射时的流动性比托盘型材料在塞入口腔时的大。

溶胶-凝胶的临床操作

临床上，托盘型琼脂可通过浸入沸水中8~12min(常依据其体积)而容易地液化。如果材料在沸水浸泡后要立即使用，应将装有材料的管子浸于43℃~49℃的水中，并确保其冷却均匀。然后打开管子，将材料倒入托盘。将托盘置于46±1℃水中至少2min，在托盘放入口腔之前，用合适的器具将材料表面与水接触过的表层去除。

材料液化后能贮存好几个小时，随时可将其浸入63℃~66℃水中后而应用。需要时，将材料从贮存水浴中取出，立即放入热托盘中，然后在46±1℃下至少调节2min，最后送入口腔。为了使材料温度降至口腔组织能耐受的温度，有必要对材料进行调节，调节也能使材料稠度更大。

用于嵌体、冠及桥的注射型材料是流动性更大的琼脂水胶体材料。通过减少琼脂含量，增加水含量，可以提高流动性。通常这型材料以小管包装，小管可以装在注射器上，然后放入沸水中保持10min，再贮存于63℃水中以备需要。使用前不需调节，从水浴中取出注射器，直接将材料注射到预备的牙齿处。材料的细流通过针头时快速冷却，正好达到口腔组织耐受的温度。这些步骤可因产品不同而有所不同，因而应严格按厂商的说明书进行。

材料放入口腔内后，琼脂冷却至可以凝固的温度。冷的自来水流入托盘上的冷却管可以加速凝固。印模从口腔中取出后用水冲洗，消毒，将表面吹干，然后灌制石膏模型。石膏初凝后，在去除印模前，将石膏模型和印模放入保湿器中贮存以防印模干燥和收缩。

性能

托盘型琼脂水胶体印模材料的典型性能列于表12-2中。

凝胶温度 煮沸8min后，材料应具有足以从容器中挤出的流动性。如ANSI/ADA 11号规范对牙科琼脂水胶体印模材料要求的那样，调节后，溶胶应为均匀的，并能在冷却至37℃~45℃间凝胶。

永久变形 永久变形的测定方法与藻酸盐方法相同，是在印模从口腔中取出后测定。ANSI/ADA 11号规范要求材料压缩20% 1min后，形变恢复率应大于96.5%(永久变形小于3.5%)。大多数托盘型琼脂水胶体印模材料的恢复率为99%。然而，需要在托盘壁与倒凹区域有足够的厚度，以使压缩率不超过10%，因为高压缩率会产生较大的永久变形。与藻酸盐相同，永久变形程度依赖于压缩时间，因而应快速从口腔中取出印模。

挠曲性 ANSI/ADA 11号规范要求挠曲性在4%~15%之间，大多数琼脂水胶体印模材料都能满足这一要求。挠曲性低的材料可通过增加一点印模材料的空间而用于倒凹处，以使在取出印模时压缩率较小。

强度 典型琼脂水胶体印模材料的压缩强度为8 000g/cm²。琼脂水胶体印模材料的撕裂强度大约为800~900g/cm，高于ANSI/ADA规范要求的765g/cm。因为琼脂水胶体印模是黏弹性的，其强度具有时间依赖性，加载速率越大，压缩强度和撕裂强度也越大。这些特性再次强调应快速从口腔中取出印模，因为这样可使断裂或撕裂的机会减至最小。

与石膏的相容性 并不是所有的琼脂水胶体印模材料均与石膏产品同样相容，应遵从厂商的建议，ANSI/ADA规范要求厂商列出与其产品相容的模型材料。琼脂水胶体印模材料与石膏模型材料的相容性比藻酸盐的好。应冲洗去除印模上的任何唾液和血迹，它们会影响石膏的凝固。印模用水冲洗并消毒后，应用气枪小心地吹除印模上的液体，但要防止其表面脱水。

如果琼脂水胶体印模必须贮存于保湿器中，在灌制石膏模型前，应用冷水冲去表面因脱水收缩而形成的任何渗出物。

尺寸稳定性 当在空气中贮存时，琼脂水胶体凝胶会失水并收缩。如图12-9所示，收缩的程度因不同产品而不同。在空气中存在1h，其中一种产品只收缩0.15%，而另一种产品收缩约1%。将琼脂印模放入水中，会使其吸水而膨胀。1h后，材料尺寸几乎恢复到原有尺寸，尽管一个产品略大0.05%，两个产品略小0.19%。持续在水中贮存会导致持续膨胀。

与藻酸盐印模相同，如果不能立即灌制石膏模型，琼脂水胶体印模最好贮存于100%相对湿度中。即使是在100%相对湿度中，也只能贮存有限时间，例如1h，才能确保印模不因脱水而收缩。最好的办法是在取出印模并冲洗、消毒及表面吹干后立即灌制模型。

对藻酸盐印模消毒所推荐的方法，同样适用于琼脂水胶体印模。

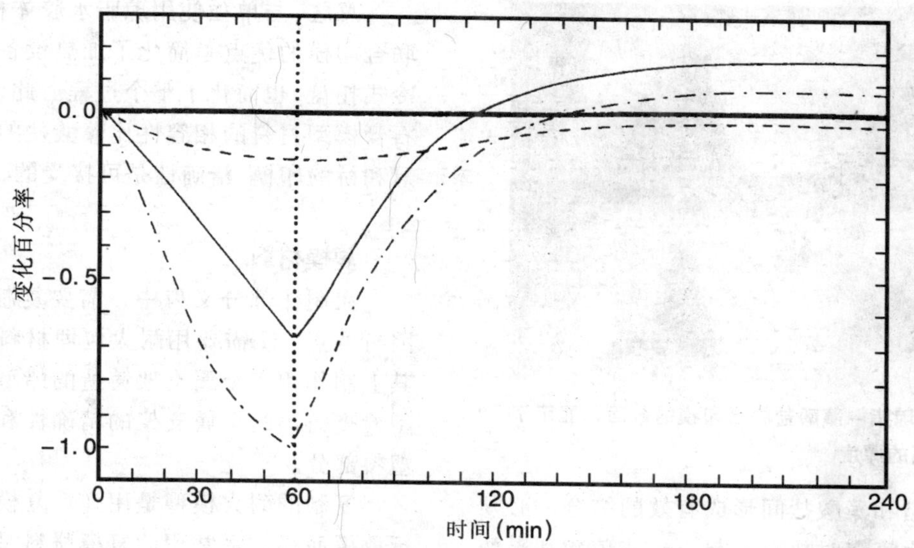

图 12-9　曲线显示了 3 种琼脂水胶体暴露于空气中 1 小时的体积收缩，以及浸水后的体积膨胀

(引自 Skinner EW, Cooper EN, Beck FE: J Am Dent Assoc 40: 196, 1950.)

琼脂-藻酸盐联合印模

应用琼脂-藻酸盐联合印模可使制取琼脂水胶体印模所用器械最小化。在此法中，管状包装的注射型琼脂水胶体放入沸水中加热 6min，然后在使用前贮存于 65℃水浴中 10min。图 12-10 所示为几种产品和一个简单加热器。调和常规凝固型托盘用藻酸盐并放入托盘内。将琼脂水胶体注射到预备牙齿的周围，然后将调和好的藻酸盐迅速置于琼脂水胶体的上面。藻酸盐大约在 3min 内凝固，琼脂因受藻酸盐的冷却也在此时间内凝胶。在藻酸盐与琼脂水胶体的凝固过程中，两者间形成黏结。印模可在大约 4min 后取出。因图 12-11 所示为一技工室模型的印模断面。印模的表面为琼脂水胶结，底下有藻酸盐支持。在用藻酸盐印模或琼脂水胶体印模灌制人造石模型时应注意的问题，在此处也应注意。

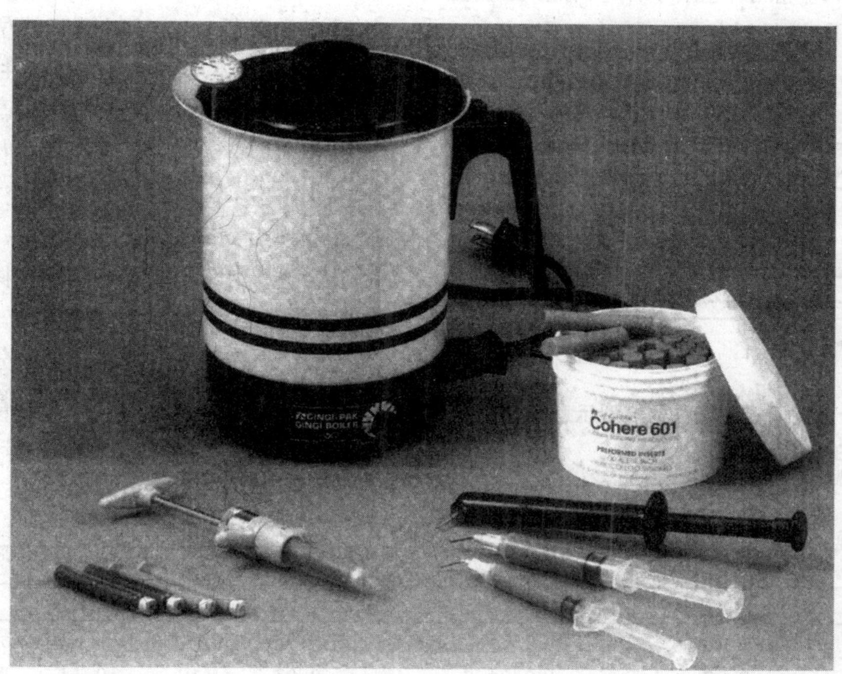

图 12-10　适用于可重复使用注射器的玻璃管包装的琼脂水胶体，以及适用于一次性塑料注射器的棒状琼脂水胶体，还有用于液化及贮存琼脂的简单加热器

(引自 Craig RG, Powers JM, Wataha JC: Dental materials: properties and manipulation, ed 7, St Louis, 2000, Mosby.)

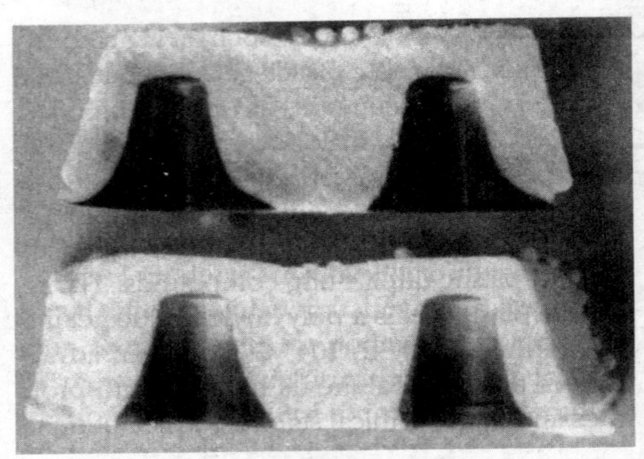

图 12－11　琼脂－藻酸盐联合印模的截面，显示了不同部位琼脂的厚度

为了使琼脂和藻酸盐间形成有效的结合，必须在两种材料均为流态时放在一起，一些琼脂和藻酸盐联合使用时的结合会优于其他材料间的结合，拉伸黏结强度在 600～1 100g/cm² 范围。黏结强度最大时，断裂为琼脂水胶体的内聚破坏，而黏结强度最小时，断裂为琼脂和藻酸盐间的界面破坏。因此，遵循厂商的建议来选择联合使用的材料是重要的。

琼脂藻酸盐印模的精确性是通过如图 12－12 所示的技工室模型来测定的。取印模，然后灌制石膏模型。测定模型间距离（IP）、模型颊舌向直径（BL）及模型高度（H 的精确度，然后与聚硫橡胶、缩合型硅橡胶、聚醚及加成型硅橡胶印模所测数值相比较。这些数值列于表 12－4。除了模型间距离，琼脂藻酸盐体系具有与弹性体印模材料相同的精确程度。

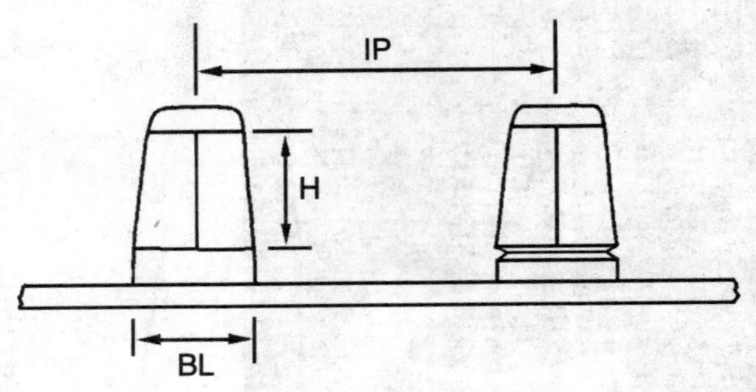

图 12－12　用于测定印模精确性的模型示意图。IP，模型间；H，高度；BL，颊舌向

总之，与单独使用琼脂水胶体相比，琼脂藻酸盐联合印模的优点是简化了加热设备、免除了使用水冷式托盘，也简化了整个过程。此外，琼脂水胶体与石膏模型材料的相容性比藻酸盐的好，使其适用于冠和桥的印模，精确性是可接受的，材料费用也低。

复模材料

在制作部分义齿中，需要复制原有的模型，原因有两点：①需要用耐火包埋材料灌制模型，再在其上制作用于金属支架铸造的蜡型；②需要用原模型检查铸出的金属支架的精确性和加工部分义齿的塑料部分。

复制的耐火模型是用弹性复模材料对原模型进行取模而得。最常用的复模材料是琼脂水胶体复模材料。其组成与琼脂水胶体印模材料十分相似，但含水量较大。例如，琼脂水胶体印模材料的含水量增加多达 1～3 倍后可用做复模材料。

琼脂水胶体复模材料有许多优点，它们可反复使用许多次。这一点在复模过程中特别重要，因为每次复模需要用 200～400ml 的材料。琼脂水胶体复模材料可连续贮存于 54℃～66℃下而保持溶胶状态，而不必在每次使用时加热使其从凝胶变为溶胶。复模后取下凝胶，再加热使其转变为溶胶，然后使其保温在 54℃～66℃。复模材料在丢弃之前可反复使用大约 20 次。重要的是琼脂水胶体复模材料具有足够的强度和弹性，以复制倒凹部位。如果操作技术恰当，琼脂水胶体复模材料的精确性也是令人满意的。

琼脂水胶体复模材料的缺点与琼脂水胶体印模材料相似。凝固后的材料是一种凝胶，因而如果在空气或水中贮存，存在着尺寸易变化问题。一般地，最好是取模后立即灌模。琼脂是一种多聚糖，在贮存温度下会逐渐水解。伴随着水解，材料的弹性和强度逐渐丧失，最终使材料不能使用。使用时，复模材料受人造石、包埋材料、硬化溶液、分离剂及其他物质的污染。其中某些物质会加速琼脂水胶体的降解。

其他类型的材料，如藻酸盐水胶体、可逆性塑料

表 12－4　用不同的印模材料制备的模型与原模型间尺寸偏差百分率

部位	印模类型				
	琼脂－藻酸盐	聚硫橡胶	缩合型硅橡胶	聚醚	加成型硅橡胶
模型间距离	+0.20	+0.05	－0.03	－0.02	0.00
颊舌向直径	+0.32	+0.04	+0.03	－0.14	+0.22
高度	－0.22	－0.23	－0.25	－0.17	－0.03

引自 Hohnson GH，Craaaig RG：J Prosthet Dent 55：1，1986.

凝胶、硅橡胶及聚醚，也已用于复模。显然，藻酸盐水胶体主要缺点是不可逆的，然而，这种材料在使用时不需要加热和贮存设备。可逆性塑料凝胶是一种聚氯乙烯凝胶，在99~104℃范围内流动性较好。这一材料的主要优点是高强度和高化学稳定性，这使其在替换前可使用许多次。硅橡胶和聚醚可在室温下凝固，属于不可逆性、非水胶体型材料。它们的主要问题是价格较贵，现已出现许多使用最少量的材料进行复模的技术。目前，琼脂水胶体复模材料是牙科技工室应用最广的复模材料。

性能　ANSI/ADA 关于牙科复模材料的 20 号规范中包括两种类型：热可逆型和不可逆型。两种类型中又有水胶体和非水胶体。

规范要求这些材料应无外加剂和杂质，且适合于为口腔组织的石膏、人造石、包埋材料模型取印模。

灌注温度和凝胶形成温度适用于热可逆型产品。工作时间和凝固时间适用于不可逆型材料。要求复模材料至少与一类包埋材料相容，而且要求具有能复制出令人满意的精细结构。复模材料可以与硅酸盐或磷酸盐包埋材料相容，但与石膏包埋材料不相容。图 12-13 展示了用琼脂水胶体复模材料灌制的模型表面再现性及细节：A 为硅酸盐包埋材料模型，B 为磷酸盐包埋材料模型，C 为石膏包埋材料模型。用磷酸盐和硅酸盐包埋材料灌制的模型表面质量较好，石膏包埋材料灌制的模型表面质量较差。这种不相容性通常是由于在复模材料中加入了甘油或乙二醇，目的使凝胶失水减少，但甘油或乙二醇会影响石膏的凝固。

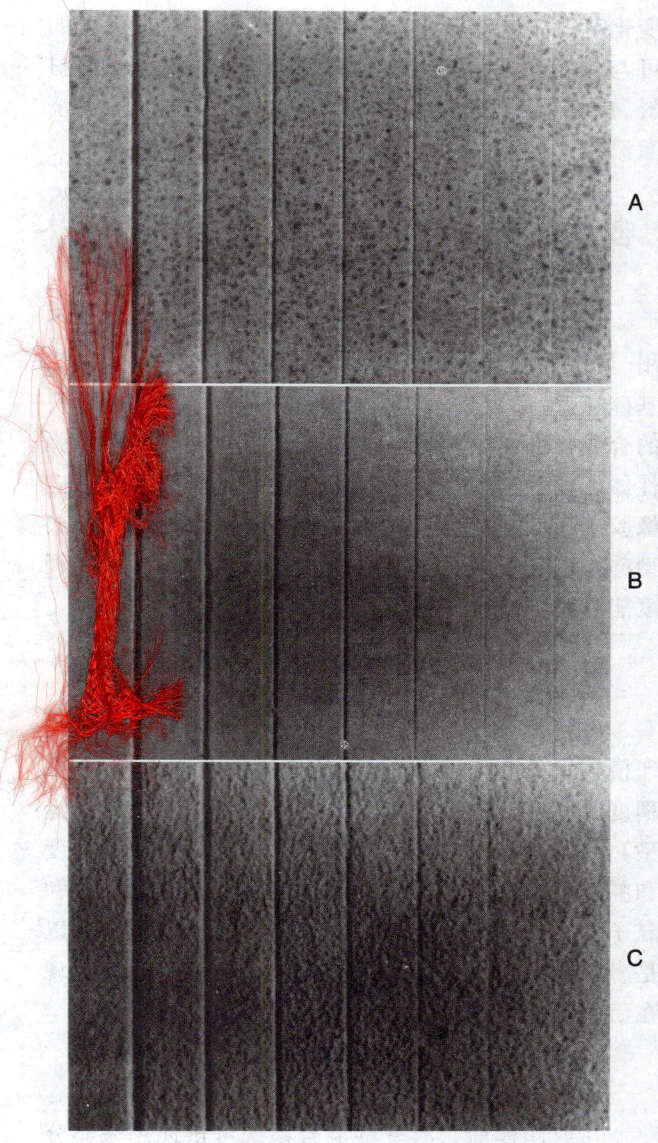

图 12-13　用琼脂复模材料灌制的模型表面质量。A. 为硅酸盐包埋材料模型；B. 为磷酸盐包埋材料模型；C. 为石膏包埋材料模型

（引自 Craig RG, Dootz ER: Ann Arbor, 1965, University of Michigan School of Dentistry.）

要求Ⅰ型产品在控制的条件下培养后应无霉菌生长。对各类型材料的永久变形（或形变恢复）、压缩应变及耐撕裂性的要求及可接受的数值及范围列于表 12-5。描述了老化试验以及物理性能可允许的

表 12-5　规范对牙科复模材料一些性能的要求

	最大永久变形率（%）	压缩应变	最小压缩强度（g/cm²）		最小耐撕裂性（g/cm）	
			原始	老化后	原始	老化后
Ⅰ型（热可逆型）						
Ⅰ类（水胶体）	3*	4.25	2 200	2 000	—	—
Ⅱ类（非水溶性有机物）	3*	4.25	—	—	900	700
Ⅱ型（不可逆型）						
Ⅰ类（水胶体）	3*	4.25	2 800	2 600	—	—
Ⅱ类（非水溶性有机物）	3*	4.25	—	—	900	700

* 最小弹性恢复率为 97%。

变化范围。包装应包含说明书，说明书应明确说明可与本材料配伍的包埋材料的类型，对于Ⅰ型材料，应标明：①液化方法；②调节或贮存温度；③浇灌温度。

弹性体印模材料

在牙科取印模中有四种合成弹性体印模材料可用：聚硫橡胶、缩合型硅橡胶、加成型硅橡胶（聚乙烯基硅氧烷）和聚醚。虽然聚硫橡胶是第一个用于牙科的合成弹性体印模材料（1950年），但随后的三种弹性体印模材料如今成为广泛使用的材料。缩合型硅橡胶于1955年应用于牙科，聚醚则在1965年，加成型硅橡胶在1975年。近几年的发展使得对材料的稠度能有更多的选择并出现新的调和技术。

稠度

弹性体印模材料通常有2～4种稠度，以适应印模技术的变化。聚硫橡胶印模材料有3种稠度：低稠度（注射型）、中等稠度（常规型）及高稠度（托盘型）。加成型硅橡胶有3种稠度，外加一种极低稠度和腻子型（很稠），而缩合型硅橡胶通常有低稠度和腻子型。缩合型硅橡胶的催化剂可以是液体，也可以是腻子样。最先问世的聚醚印模材料是中等稠度，现在已有低稠度、中等稠度和高稠度的材料。

调和系统

在取印模前，有3种混合系统可供使用来充分混合催化糊剂和基质糊剂，即手工调和、静态自动混合和动态机械混合。图12－14展示了所有3种系统。最常用的是将印模糊剂包装在如图12－14 A所示可挤压的软管内。使用时挤出等长的催化剂糊剂和基质糊剂于调和用纸垫上(图12－15 A)。最初以旋转式进行调和（图12－15 B），最后用调刀大幅度来回调和以使其均匀(图12－15 C)。虽然低稠度材料比高稠度材料容易混合，但调和应在45s内充分完成。当催化剂组份是液体时，说明书会说明单位长度的糊剂需加多少滴液剂，然后以与上述双糊剂相似的方法进行调和。这种调和方法对4种类型的印模材料均适用。

另一种手工调和材料是双腻子型材料，既可以是缩合型硅橡胶，也可以是加成型硅橡胶。厂商提供有舀取材料的勺子，通常用手指将腻子混合均匀。如果腻子型材料的催化剂组份是液体，应先用调刀初步调和均匀，再用手充分混合。应当注意，乳胶手套会影响加成型硅橡胶的凝固，这一点在后面将讨论。

一种很受欢迎的混合基质糊剂和催化糊剂的方法是如图12－14B所示的自动混合系统。基质糊剂和催化糊剂装在联体双筒注射管中。注射管可装在有双顶杆的混合枪上，扳动挤压杆，可使双筒注射管内的基质糊剂和催化糊剂等量地挤压出来，之后进入安装有静止不动的塑料螺旋杆的静态混合头，当材料通过混合头时，两组份材料被反复相互叠压混合，使最后流出混合头的材料混合均匀。由于出厂时双筒注射管内所装材料可能不一样多，所以首次使用时，应将最先从混合头口挤出的一点材料弃掉。

混合过的材料可直接注入注射器中或印模托盘内。如图12－14 B所示，口内导出嘴可装在静态混合头的末端，这样混合后的材料可直接注入制备的洞型内及周围。去掉导出嘴，再挤出一些材料到印模托盘内。自动混合系统混合的材料含的气孔比手工调和少。虽然每次用后留在混合头中的材料被浪费了，但是，依据混合头的大小，平均只浪费了1～2ml，然而，由于过多估计需要量，手工调和往往比自动混合要多浪费3～4倍。自动混合系统最初应用于低稠度材料，但新设计的枪及混合头可用于除腻子型材料以外所有稠度的材料。加成型硅橡胶、缩合型硅橡胶及聚醚橡胶均有自动混合系统包装的材料。

最新混合系统是如图12－14 C所示的动态机械式混合机。催化糊剂和基质糊剂包装在大塑料袋内，然后装入注射筒内，再放入混合机的顶部。一种新的混合头装在混合机前部，当压按钮时，相互平行的两顶杆推压装有材料的塑料袋，将材料挤入动态混合头内。此混合头不同于自动混合系统，其内的螺旋杆由电机驱动而能转动。因此材料通过转动及推动混合后挤出。此法可保证充分混合，而且高稠度材料也能容易混合。这种系统的优点是容易使用、速度快、混合彻底但与手工调和及自动混合相比，需要花更多的费用来购置混合机。此外，在混合头中会滞留比自动混合更多的材料，但少于手工调和所浪费的材料。聚醚和加成型硅橡胶印模材料有这种混合系统。

印模技术

三种用于取冠和桥印模的常用方法是双稠度联合印模技术、单稠度或单相技术及腻子初印模技术。早期，一般先将印模材料注入预备的牙齿上及其周围，再将装有印模材料的托盘置于牙齿上。印模材

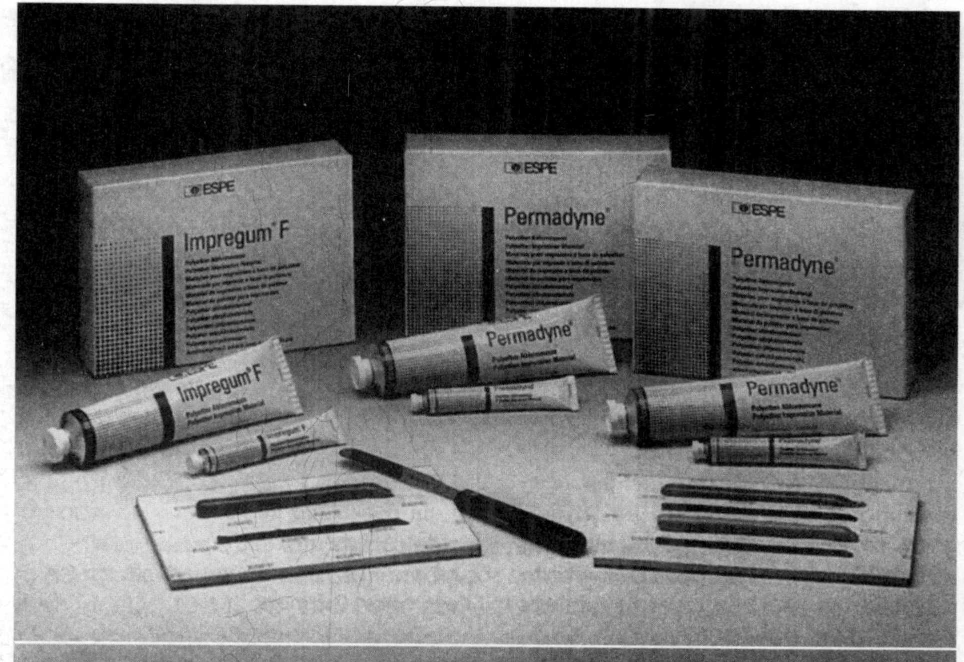

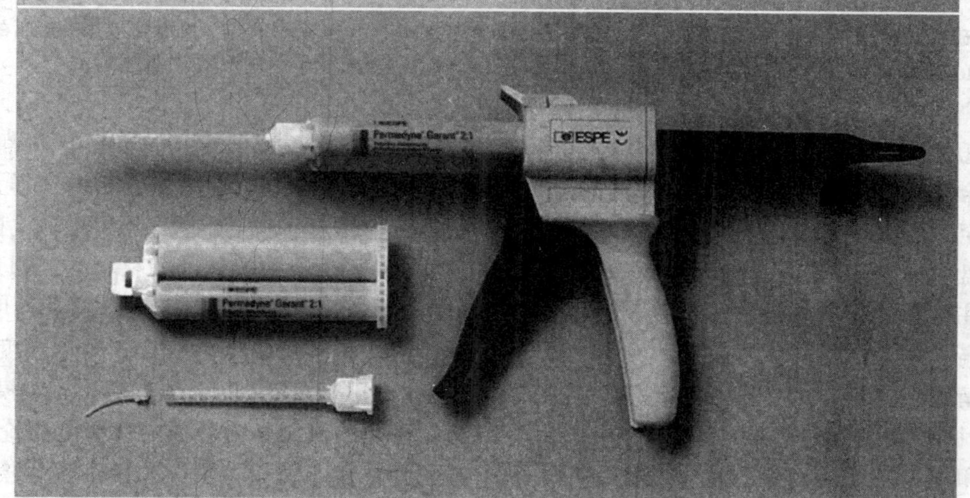

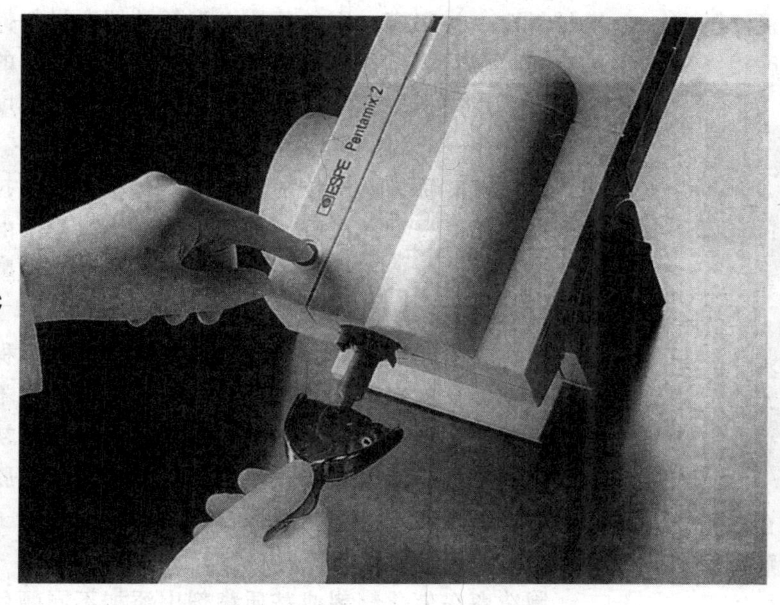

图 12-14 聚醚印模材料的 3 种不同的挤出及混合系统。A. 软管包装的两种不同稠度的聚醚印模材料。每种稠度的材料由一管催化糊剂和一管基质糊剂组成，将它们等长度地挤在调和垫上，然后手调；B. 组合式注射管枪及接在注射管端的静态混合头(上)。注射管为联体分装管，分别装有催化糊剂和基质糊剂(中左)。静态混合头及用于直接注射的一次性尖嘴 (下左)；C. 带有动态混合头的机械式调和机。装上新的混合嘴后，按所示按扭，机器开始混合，材料直接挤出到托盘内和注射管中。在混合机内催化糊剂和基质糊剂以铝箔大袋包装

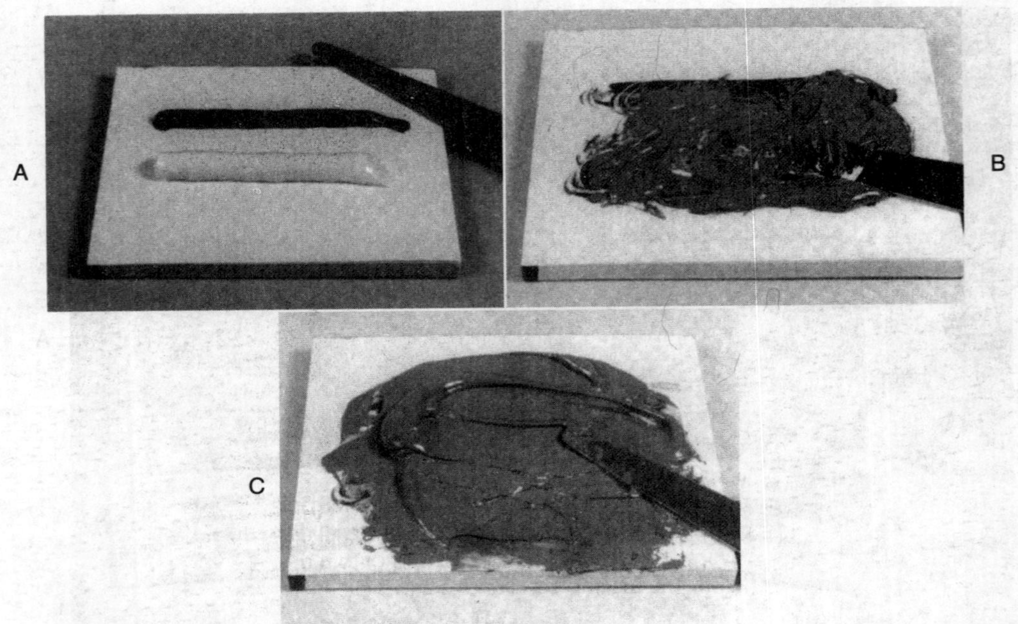

图 12－15　聚硫橡胶印模材料的挤出与混合。A. 挤在调和纸垫上的基质和催化糊剂；B. 开始调和；C. 最后的调和

（引自 Craig RG, Powers JM, Wataha JC: Dental materials: properties and manipulation, ed 7, St Louis, 2000, Mosby.）

料凝固后取出托盘。

双稠度联合印模技术是先将低稠度的印模材料用注射器注入至一些关键部位，然后调和高稠度的材料并放入托盘内，将托盘送入口内，使高稠度印模材料覆盖在已注射在牙齿上的低稠度印模材料表面并轻轻加压。高稠度印模材料压迫低稠度印模材料流入牙齿表面精细结构处。由于两种材料几乎是同时调和的，两种材料最终会凝固在一起。材料凝固后从口腔中取出印模。用此法制取的桥体印模的例子见图 12－16。

在单稠度或单相技术中，通常用中等稠度的印模材料来制取印模。加成型硅橡胶和聚醚印模材料

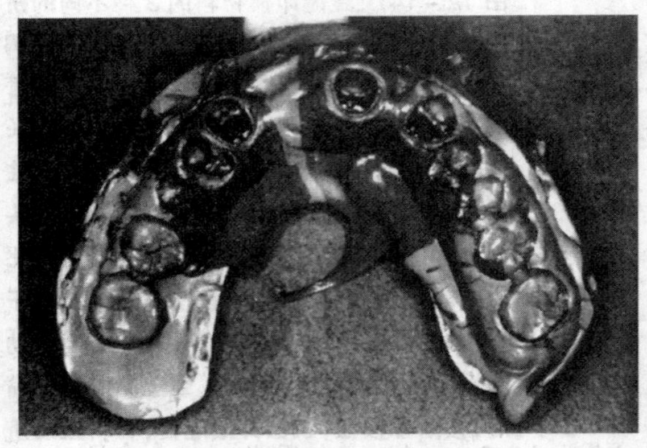

图 12－16　下颌前牙桥体的弹性体印模。深色部分是低稠度印模材料，浅色部分是高稠度材料。注意上腭部位已被去除

很适合于这一技术，因为这两种材料都具有受剪切稀化的能力。如在第四章所介绍的那样，假塑性材料受到高剪切速率时，如在混合及注射过程中，材料的黏度会下降。当中等稠度的材料受压通过注射管时，材料的黏度下降，而托盘内材料的黏稠度则不变。这样，这些材料可以像前面提到的双稠度联合印模那样，既可用于注射，也可用于托盘。印模材料黏稠度剪切稀化的机制将在后面的章节中讨论。

腻子初印模技术是一种两步法印模过程，此法是在牙齿预备前，先用高稠度印模材料或腻子型印模材料取一初印模。用各种技术为低黏稠度材料提供空间，牙齿预备后，将低黏稠度的材料注入相应的区域，然后将初印模塞入口腔。低黏稠度和高黏稠度材料结合在一起，低黏稠度材料凝固后，取出印模。这一过程有时称为涂层技术。腻子型材料及这种技术最初用于缩合型硅橡胶，是为了使聚合过程中的尺寸变化最小化。聚合过程收缩的大部分发生在腻子型材料制取初印模过程中，因而用低稠度材料二次取模时收缩就很小了。应当注意，二次印模时低稠度材料要能从初印模上的溢出孔自由溢出。如果不能自由溢出，低黏度材料会在二次取印模时压缩初印模，诱导永久变形，使印模不准确。加成型硅橡胶印模材料出现后，尽管该材料的聚合收缩很小，腻子初印模技术也被应用于该材料。

制造商在催化糊剂或基质糊剂中添加不同颜色

的颜料，这样有助于判定调和是否充分。通常制造商也在低稠度材料及高稠度材料中添加不同色泽的颜料，这样在腻子初印模技术中，材料凝固后容易识别两种不同的材料。也可以添加迟缓剂来控制工作时间和凝固时间。

组成与反应

以下四节介绍聚硫橡胶、缩合型硅橡胶、加成型硅橡胶及聚醚印模材料的一般组成和凝固反应。然后介绍它们的物理性能，这样有助于直接比较各种不同类型材料及其性能。

聚硫橡胶 聚硫橡胶印模材料为软管包装的双糊剂型，其中一管标记为基质糊剂(base)，另一管标记为促进糊剂(accelerator)或催化糊剂(catalyst)。表12-6为该材料的典型组成。聚硫橡胶基质为分子量2 000~4 000的聚合物，其端基及侧基有巯基(-SH)，相邻分子的端基及侧基可被促进剂氧化，分别导致分子链延长和交联。此反应过程如下：

机理

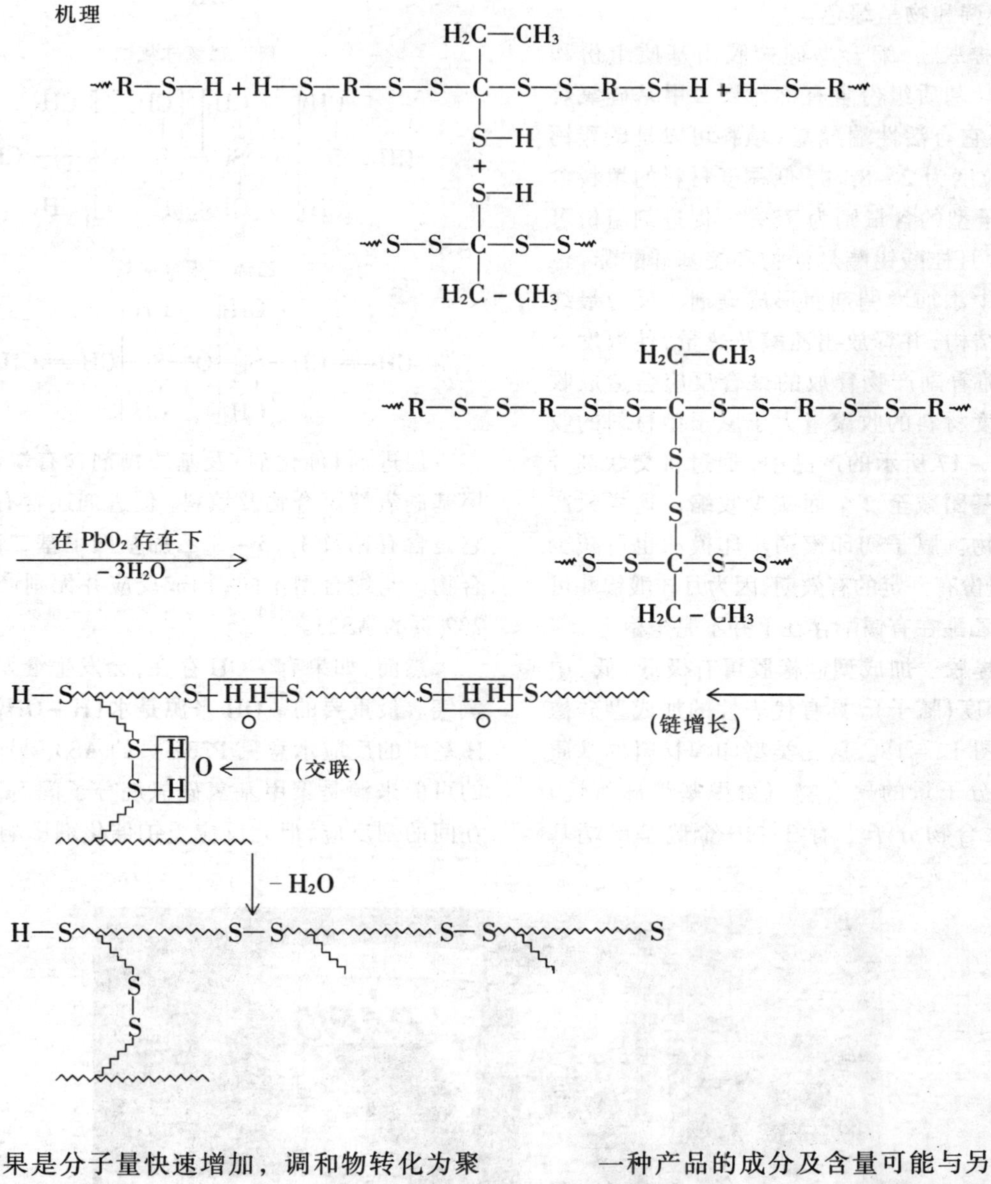

```
                          H₂C—CH₃
                             |
~R—S—H + H—S—R—S—S—C—S—S—R—S—H + H—S—R~
                             |
                            S—H
                             +
                            S—H
                             |
                    ~S—S—C—S—S~
                             |
                          H₂C - CH₃

                                       H₂C—CH₃
                                          |
                     ~R—S—S—R—S—S—C—S—S—R—S—S—R~
   在 PbO₂ 存在下                          |
  ————————————→                          S
     - 3H₂O                               |
                                          S
                                          |
                                  ~S—S—C—S—S~
                                          |
                                       H₂C - CH₃

H—S~~~~~S—[H H]—S~~~~~S—[H H]—S~~~~~   ←—— (链增长)
            O             O
    S—[H]
       [ ] O ←—— (交联)
    S—[H]
   ~~~~~~

        | - H₂O
        ↓

H—S~~~~~S—S~~~~~S—S~~~~~S
    S
    |
    S
   ~~~~~~
```

反应结果是分子量快速增加，调和物转化为聚硫橡胶。该反应只是轻度放热，一般温度会增加3℃~4℃。虽然调和物会在大约10~20min内凝固成橡胶状稠度，但材料性能会在凝固后数小时仍发生变化。材料的交联可降低凝固后印模从口腔中取出过程中受压或受拉时的永久变形(增加弹性恢复)。

一种产品的成分及含量可能与另一种不同。基质糊剂中的填料含量的增加会使糊剂的黏稠度增加。填料粒度大约为0.3μm。虽然促进糊剂中最常用的活性成分是二氧化铅，但也可以加入氧化镁。增白剂并不能覆盖氧化铅的深色，因此，此糊剂为暗棕色到灰棕色。像氢氧化铜这样的氧化剂可以用来代替

表 12－6　典型聚硫橡胶印模材料的组成

成　分	含量(wt%)
基质糊剂	
聚硫橡胶	80～85
二氧化钛、硫酸锌、碳酸铜或二氧化硅	16～18
促进剂糊剂	
二氧化铅	60～68
邻苯二甲酸二丁酯或二葵酯	30～35
硫磺	3
硬脂酸镁及除臭剂等其他成分	2

氧化铅，但会使调和物呈绿色。

缩合型硅橡胶　缩合型硅橡胶由基质组份和催化组份构成。基质组份含有称作聚二甲基硅氧烷的线型硅橡胶，它有活性端羟基。填料可以是碳酸钙或二氧化硅，粒度为 2～8μm，低稠度材料的填料含量为 35%，腻子型的含量则为 75%。促进剂组份可以是液体，内含月桂酸锡酯悬浮物和烷基硅酸酯，也可以通过在其中添加增稠剂而形成糊剂。反应最终形成三维网状结构，并释放出乙醇及热量，使温度上升约 1℃。伴随着副产物释放的聚合反应会造成收缩，而且低稠度材料的收聚量大于腻子型材料的收缩量。在图 12－17 所示的产品中，通过将交联剂分子上的反应性基团减至 2 个而减少收缩，这样只产生一半的副产物。腻子初印模两步印模法也可减少收缩。促进剂组份有一定的有效期，因为月桂酸锡酯可被氧化，正硅酸乙酯在有锡酯存在下并不完全稳定。

加成型硅橡胶　加成型硅橡胶可有极低、低、中等、高及超高稠度(腻子)。具有代表性的加成型硅橡胶印模材料见图 12－18。这一类型印模材料的基质糊剂含有较低分子量的聚合物 (聚甲基氢硅氧烷)(AS1)，每一聚合物分子上有 3～10 个侧基或端基氢硅烷基团。基质糊剂中还含有填料。

侧基氢硅烷基团

$$-O-\underset{H}{\overset{CH_3}{Si}}-O-$$

端基氢硅烷基团

$$-O-\underset{CH_3}{\overset{CH_3}{Si}}-H-$$

聚甲基氢硅氧烷

$$CH_3-\underset{CH_3}{\overset{CH_3}{Si}}-\left[O-\underset{CH_3}{\overset{CH_3}{Si}}\right]_x-\left[\underset{H}{\overset{CH_3}{Si}}-O\right]_y-\underset{CH_3}{\overset{CH_3}{Si}}-CH_3$$

AS1

乙烯基聚硅氧烷

$$CH_2=CH-\underset{CH_3}{\overset{CH_3}{Si}}-\left[O-\underset{CH_3}{\overset{CH_3}{Si}}\right]_n-CH=CH_2$$

促进剂(催化剂)及基质糊剂含有端乙烯基聚二甲基硅氧烷聚合物及填料。促进剂还含有铂催化剂，它是含有铂及 1，3－二乙烯基四甲基二硅氧烷的复合物。与缩合型不同，加成反应并无副产物生成(见 232 页的 AS2)。

然而，如果有－OH 存在，会发生继发反应，产生氢气。最重要的－OH 来源是水(H－OH)，消耗 Si－H 基团的反应示意见 P232 页的 AS3。另一产生氢气的可能来源是聚甲基氢硅氧烷分子间 Si－H 基团相互间的副反应，但此反应受铂催化剂影响(AS3)。

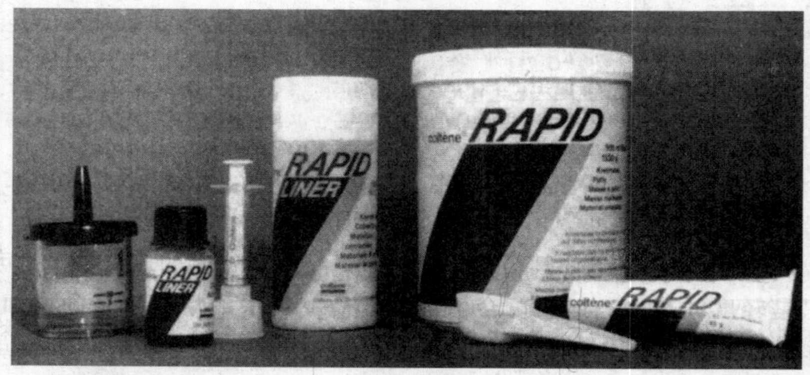

图 12－17　有低稠度和腻子型稠度的缩合型硅橡胶产品。低稠度材料和液体促进剂包装于左侧的小容器和瓶内，腻子型和糊剂促进剂包装于右侧的大容器和软管中。用注射器抽取液体促进剂，然后与低稠度材料在左侧所示的小容器中混合。腻子型材料用勺子量取

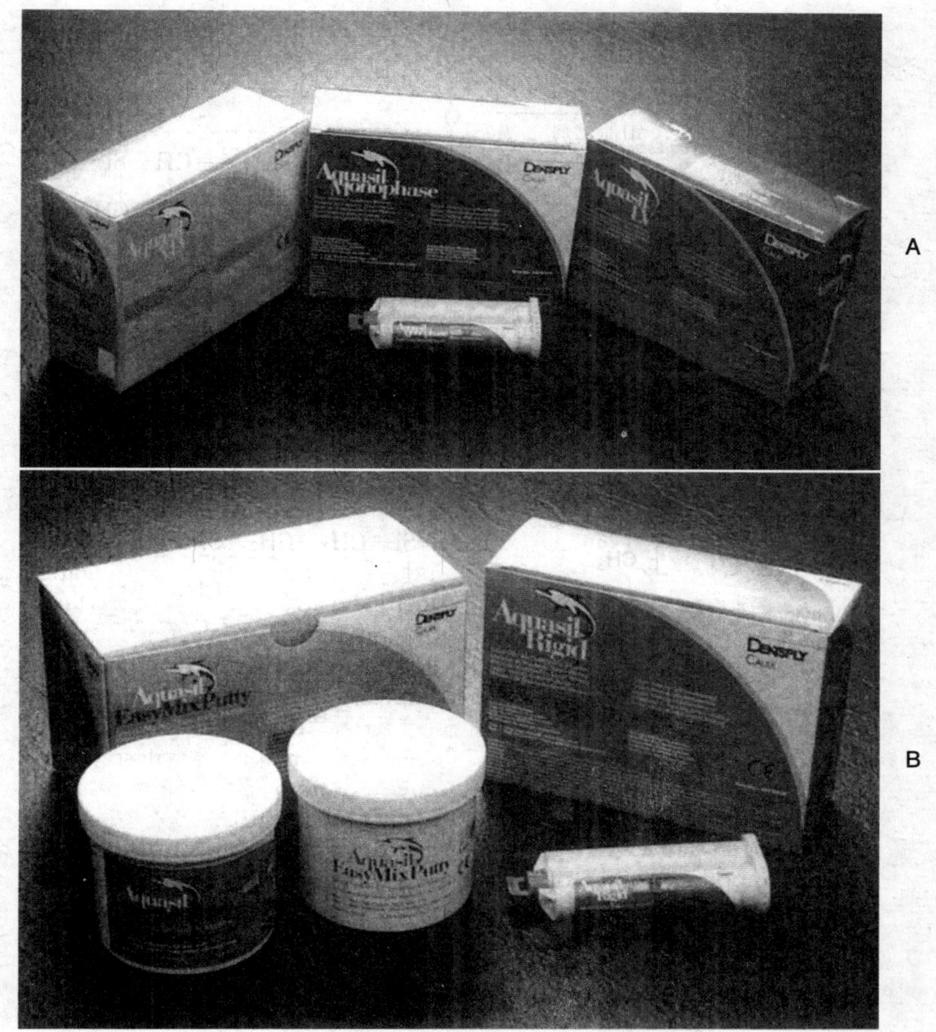

图 12－18　A. 自动混合管包装的极低稠度(XLV)、低稠度(LV)及单相(剪切稀化)加成型硅橡胶印模材料;B. 自动混合管包装的高稠度加成型硅橡胶及盒装的超高稠度(腻子)加成型硅橡胶印模材料

(Courtesy L. D. Caulk, Dentsply, York, Pa.)

并不是所有加成型硅橡胶印模材料都释放氢气，而且由于不了解哪种材料会产生氢气，因而推荐在取印模后至少等待 30min，以使印模材料反应完全，然后再灌制石膏模型及代型。若是环氧树脂代型，应过夜后再灌制。推迟灌模后，石膏的凝固时间比环氧树脂代型材料的凝固时间更短。一些产品含有诸如钯的氢吸收剂，这样的产品可以早期灌制石膏模型和环氧树脂代型。图 12－19 所示为在含有及不含氢吸收剂的加成型硅橡胶印模灌制高强人造石 15min 后的例子。

乳胶手套会影响加成型硅橡胶印模材料的凝固。在乳胶手套硫化时所加的硫磺残留物能转移至贮存手套的表面。这些残留物在牙齿预备过程中以及放置压龈线时会转移到牙齿及相邻软组织表面。它们也可能在手工混合腻子型材料时被直接地转移到材料中。这些残留物可使含铂催化剂中毒，导致受污染部位材料凝固迟缓或不能凝固。在混合前用清洁剂及水充分清洗手套，有时可使这种影响减至最小，而且有些手套比其他手套的影响更大。聚乙烯手套无此影响。预备的基牙及相邻的软组织也可用 2% 氯乙啶清洗以去除污染。

聚醚　聚醚有低、中等及高稠度，前述的 3 种混合系统也适用于聚醚。基质糊剂由含有间隔氧原子和乙撑基 $[O-(CH_2)_n]$ 及反应性端基的长链聚醚共聚物组成 (见 233 页的 PE1)。也加入了二氧化硅填料、相容的非邻苯二酸酯类增塑剂及甘油三酸酯。在催化糊剂中，以前的 2, 5－二氯苯磺酸酯被作为交联剂的脂肪族阳离子起始剂所代替。催化剂组份也

$$\sim O-Si(CH_3)_2-CH=CH_2 + H-Si(CH_3)(O-)$$
铂催化剂

$$CH_3-Si(O-)_2-H + CH_2=CH-Si(CH_3)_2-O\sim$$
铂催化剂

$$\sim O-Si(CH_3)_2-CH=CH_2 + H-Si(CH_3)(O-)$$
铂催化剂

$$\sim O-Si(CH_3)_2-CH_2-CH_2-Si(CH_3)(O-)$$
$$CH_3-Si(O-)_2-CH_2-CH_2-Si(CH_3)_2-O\sim$$
$$\sim O-Si(CH_3)_2-CH_2-CH_2-Si(CH_3)(O-)$$

AS2

$$CH_3-Si(O-)_2-H + H_2O \xrightarrow{\text{铂催化剂}} CH_3-Si(O-)_2-OH + H_2$$

AS3

$$CH_3-Si(O-)_2-H + H-Si(O-)_2-CH_3 \xrightarrow{\text{铂催化剂}} CH_3-Si(O-)_2-Si(O-)_2-CH_3 + H_2$$

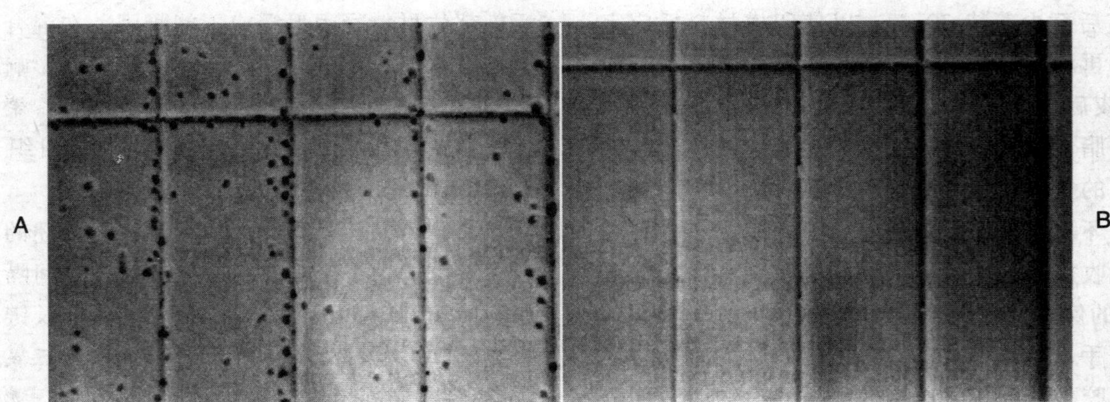

图 12－19　加成型硅橡胶印模灌制高强人造石 15min 后的表面。A. 释放氢气产生的气泡；B. 在印模材料中加入钯氢吸收剂后不产生气泡

PE1 $CH_3-\underset{\displaystyle R}{\underset{|}{CH}}-R'-O\left[\overset{\displaystyle R''}{\overset{|}{CH}}-(CH_2)_n-O\right]_m\overset{\displaystyle R''}{\overset{|}{CH}}-(CH_2)_n-O-R'-\underset{\displaystyle R}{\underset{|}{HC}}-CH3$

反应性端基环 R=

PE2

阳离子起始剂

共聚物

PE3

含有二氧化硅填料和增塑剂。在基质糊剂及催化糊剂中加入着色剂有助于识别不同材料类型。聚醚印模材料的例子见图 12-14。

反应机制见左侧简化的反应式（PE2）。通过端环的阳离子开环聚合而形成弹性体。聚醚的结构是氧乙烯和四甲撑氧乙烯单元的共聚物。在催化糊剂中的阳离子引发剂的影响下，反应性端环打开，然后其分子再作为阳离子去攻击并打开其他的环。不论何时打开环，阳离子功能仍然保持攻击性，这样使链延长(PE3)。由于相同的化学基础，所有不同稠度的聚醚可以自由地互相组合。在固化过程中，各材料间可形成化学键。

固化性能

弹性体印模材料固化性能的典型数值列于表 12-7。印模材料的典型混合物的温度升高在前面已经论述过，但表 12-7 说明温度升高很小，没有临床意义。

黏度 材料混合后 45s 的黏度列于表 12-7 中。如预期的那样，同一类型材料的黏度随稠度增加

表 12-7 橡胶印模材料固化性能

材料	稠度	升温(℃)	混合后 45 秒的黏度 (cp)	工作时间 (min)	凝固时间 (min)	24 小时尺寸变化 (%)
聚硫						
	低	3.4	60 000	4~7	7~10	-0.40
	中		110 000	3~6	6~8	-0.45
	高		450 000	3~6	6~8	-0.44
硅橡胶						
缩合	低	1.1	70 000	2.5~4	6~8	-0.60
	很高			2~2.5	3~6	-0.38
加成	低			2~4	4~6.5	-0.15
	中		150 000	2~4	4~6.5	-0.17
	高			2.5~4	4~6.5	-0.15
	很高			1~4	3~5	-0.14
聚醚						
	低	4.2		3	6	-0.23
	中		130 000	2.5~3	6	-0.24
	高			2.5	5.5	-0.19

而增加。在开始调和后，黏度作为时间的函数关系见图 12－20。黏度随时间最快速地增加见于硅橡胶和聚醚材料，而后者比前者增加稍快一些。

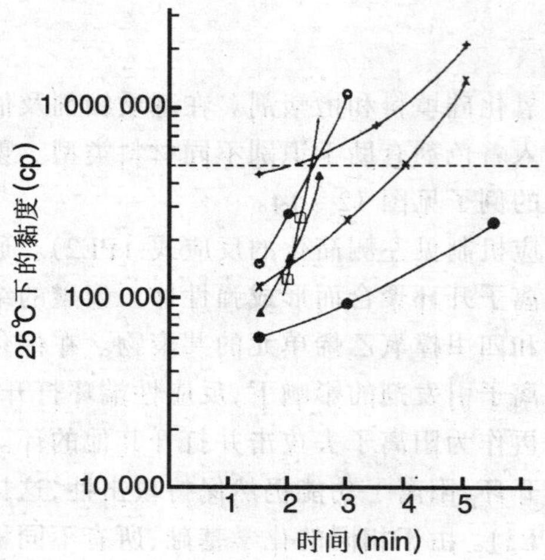

图 12－20　在 25℃下混合后弹性体印模材料的黏度。● 稀的聚硫橡胶，× 常规聚硫橡胶，＋重体聚硫橡胶，▲缩合型硅橡胶，✪加成型硅橡胶，□聚醚

（引自 Herfort TW，Gerberich WW，Macosko CW Et al：J Prosthet Dent 38：396，1977.）

如果所用材料呈最佳性能，则应注意印模材料适当的调和时间和放入口腔的时间。例如，低稠度聚硫橡胶注射或置于口腔内 5.5min 时的黏稠度与中等稠度的聚硫橡胶在 3min 时的黏稠度相同。与此相似，中等稠度的聚硫橡胶在 4min 时的黏稠度与高稠度的聚硫橡胶在 2min 时的黏稠度相同。

正如在关于印模技术那一节提到的那样，剪切力影响聚醚及硅橡胶印模材料的黏度。这种影响称为剪切稀化或假塑性。对于具有这种性能的印模材料，未固化材料的黏度随外力或剪切速度的增加而下降。一旦这种影响停止，则黏度会立即增加。对于使用单相印模材料，这种性能很重要，并以图 12－21 进行了说明。在此聚醚中，剪切稀化性能受甘油三酸酯结晶的微弱网络影响。当调和或流过注射头时，印模材料受到剪切，结晶体排列方向一致。甘油三酯微晶体网络使聚醚在托盘中或牙齿上保持黏稠，但受压后流动。这可以使单糊剂或单相材料既可以用作低稠度材料，也可以用作中等稠度材料。冷却糊剂可以使黏度增加。使用前应使糊剂达到室温水平。

剪切速度（黏度计的旋转速度）对单稠度（单相）加成型硅橡胶黏度的影响见图 12－22。虽然所有材

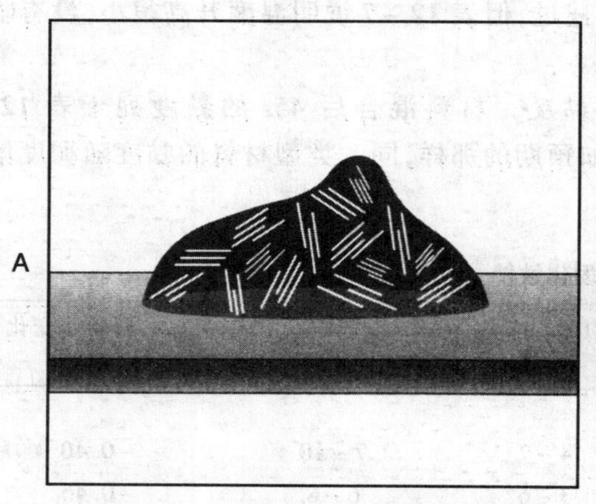

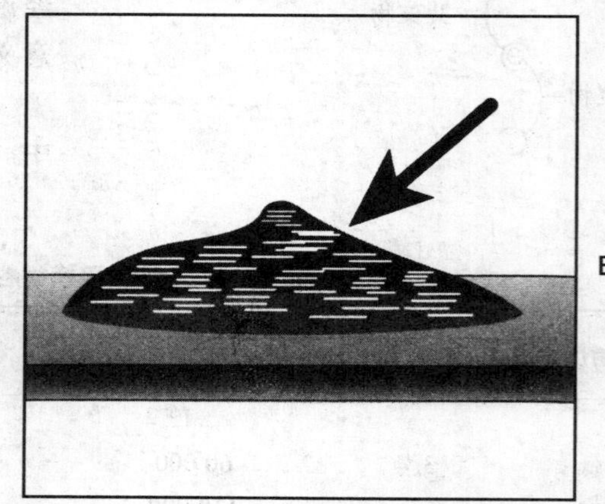

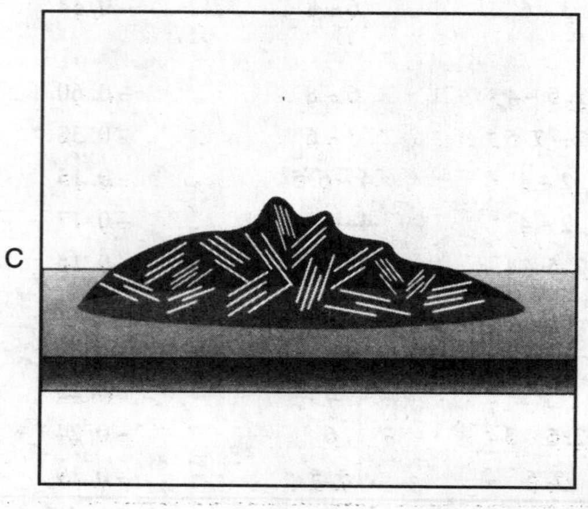

图 12－21　聚醚材料的剪切稀化或假塑性能原理示意。甘油三酸酯网络（A），在注射受剪切时，材料内的晶体得到取向（B），达到较低黏度。一旦去除剪切力，随着甘油三酸酯网络的随机化（C），黏度增加

料的黏度随剪切速度的增加而降低，但两种产品（Ba和 Hy）的这种现象要明显的多，从最小的剪切速度到最快的剪切速度黏度大约下降 7～11 倍。在高剪切应力下黏度的实际下降（此下降可与注射过程中的黏度下降相类比），使得可以应用单份混合材料于注射－托盘技术中，该混合材料的一部分用作注射材料，另一部分用作托盘材料。

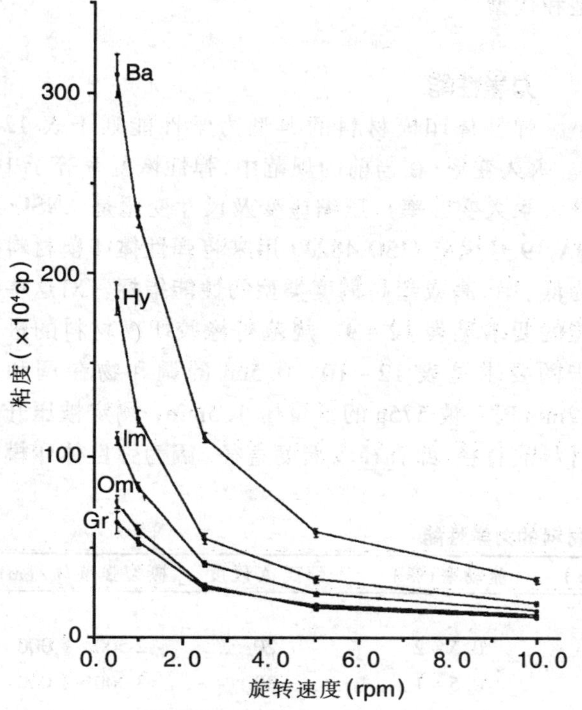

图 12－22　5 种单稠度加成型硅橡胶印模材料的厘泊（CP）黏度与剪切速度（黏度计的转速）的关系。0.5 转/min 的转速代表印模材料放入托盘时剪切速度，10 转/min 的转速代表印模材料从注射管中挤出时的剪切速度

（引自 Kim KN, Craig RG, Koran A, III: J Prosthet Dent 67: 794, 1992.）

工作时间和凝固时间　弹性体印模材料的工作时间和凝固时间列于表 12－7 中。聚硫橡胶具有最长的时间，其次是硅橡胶和聚醚。一般地，对于特定厂商的给定弹性体印模材料，其工作时间和凝固时间随黏度从低向高增加而缩短。聚醚表现出清晰明确的工作时间，转变成凝固相时非常快。这种行为通常称为快速凝固。与加成型硅橡胶相比，这种从塑性条件转为弹性性能是相当短暂，这种特性被研究者以凝固中材料的流变性所表示（图 12－23）。

注意，提高温度及湿度会使弹性体印模材料的工作时间和凝固时间缩短，湿、热天时，在临床应用这些材料应当考虑这些因素。

可使用装有压针和适合于这种材料的配重的针

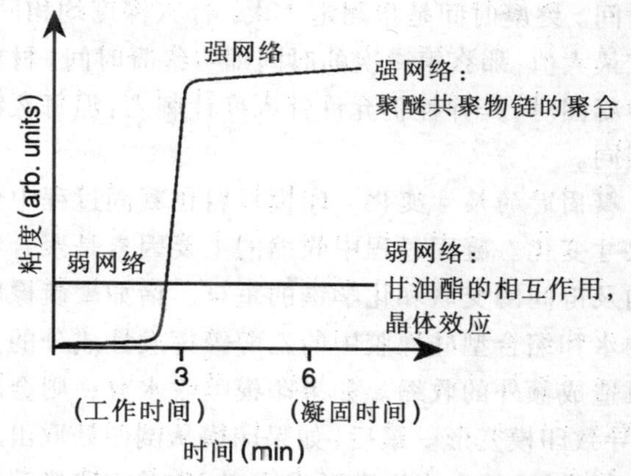

图 12－23　聚醚的快速凝固示意图。未凝固材料的初黏度受结构性甘油三酸酯影响，而共聚物链的聚合使材料在凝固时黏度快速增加

入度计来相当准确地确定初凝及终凝时间。如图 12－24 所示的维氏针入度计装有直径 3mm 的压针及 300g 的配重，它已经用于许多研究。在一直径 16mm，高 8mm 的金属圈中充填入刚调好的材料，然后放到针入度计底座上。将针压向印模材料表面 10s，然后读取数字。每隔 30s 重复 1 次。初凝时间是指针入度计不能再完全刺入材料中直达金属圈底时

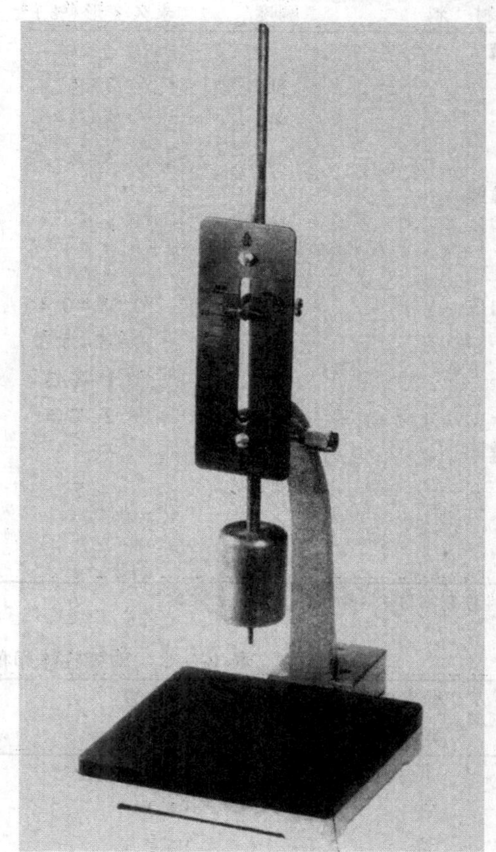

图 12－24　月于测定印模材料和其他修复材料凝固时间的维氏针入度计

的时间。终凝时间是指测定3次，针入深度均相同，没有最大值，那么第一次的时间即为终凝时间。材料已经凝固时，其弹性仍允许针入度计刺入，但每次深度相同。

凝固时的尺寸变化　印模材料在凝固过程中伴有尺寸变化。凝固过程中收缩的主要因素是聚合物链内及链间的交联和化学键的重排。诸如聚硫橡胶中的水和缩合型硅橡胶中的乙醇等挥发性成分的丢失可造成额外的收缩。如果印模吸收水分，则会膨胀，导致印模变形。最后，如果印模从倒凹处取出后未恢复弹性，就会产生变形或蠕变。在关于印模消毒的那一节已经讨论了阻聚问题，蠕变诱导变形已经在永久变形节内讨论了。

所有弹性体印模材料在聚合过程中均发生收缩，那些有反应副产物的还有另外的收缩。代型和印模之间24h的线性尺寸变化列于表12-7。聚硫橡胶和缩合型硅橡胶在凝固时的尺寸变化最大，在-0.4%~-0.6%范围。

由于挥发性副产物的蒸发以及聚合中化学键的重排导致了收缩。加成型硅橡胶尺寸变化最小，大约为-0.15%，其次是聚醚，大约为-0.2%。这两种材料收缩之所以小是因为没有副产物的丢失。

弹性体印模材料在其从口腔取出后24h内的收缩速率并不平均。通常大约一半的收缩发生在从口腔取出后1h内，因此，尽管弹性体印模材料在空气中比水胶体产品更稳定，为了准确性应尽快灌制模型和代型。

力学性能

弹性体印模材料的典型力学性能列于表12-8。永久变形(在当前的规范中，弹性恢复率等于100减去永久变形率)、压缩应变及尺寸变化是ANSI/ADA 19号规范(ISO 4823)用来将弹性体印模材料分为低、中、高或超高稠度类型的性能指标。对这些性能的要求见表12-9。规范对橡胶印模材料的进一步的要求见表12-10。0.5ml的调和物在调和后12min时，被575g的重量压1.5min，测定被压开后材料的直径，此直径为稠度直径。因为弹性体印模材

表12-8　弹性体印模材料的力学性能

材　料	稠度	永久变形(%)*	压缩应变(%)	流动率(%)	邵氏A硬度	撕裂强度(g/cm)
聚硫						
	低	3~4	14~17	0.5~2	20	2500~7000
	中	3~5	11~15	0.5~1	30	3000~7000
	高	3~6	9~12	0.5~1	35	—
硅橡胶						
缩合	低	1~2	4~9	0.05~0.1	15~30	2300~2600
	很高	2~3	2~5	0.02~0.05	50~65	—
加成	低	0.05~0.4	3~6	0.01~0.03	35~55	1500~3000
	中	0.05~0.3	2~5	0.01~0.03	50~60	2200~3500
	高	0.1~0.3	2~3	0.01~0.03	60~70	2500~4300
	很高	0.2~0.5	1~2	0.01~0.1	50~70	—
聚醚						
	低	1.5	3	0.03	35~40	1800
	中	1~2	2~3	0.02	40~60	2800~4800
	高	2	3	0.02	40~50	3000

*弹性恢复率等于100%减去永久变形率。

表12-9　对弹性体印模材料的弹性恢复、压缩应变及尺寸变化要求

稠度类型	弹性恢复最小值(%)	压缩应变(%) 最小	压缩应变(%) 最大	24小时最大尺寸变化(%)
低	96.5	2.0	20	1.5
中	96.5	2.0	20	1.5
高	96.5	0.8	20	1.5
超高	96.5	0.8	20	1.5

引自ISO 4823.

表 12－10 ANSI/ADA 19 号规范(ISO 4823) 对各种稠度的橡胶印模材料的要求

稠度	最大调和时间(min)	最小工作时间(min)	稠度直径(mm)		细节再现性	
			最小	最大	印模线宽(mm)	模型线宽(mm)
低	1	2	36	—	0.020	0.020
中	1	2	31	41	0.020	0.020
高	1	2	—	35	0.050	0.050
超高	1	2	—	35	0.075	0.075

引自 ISO 4823.

料的凝固时间是变化的，所以稠度直径不但受黏度影响,也受凝固时间影响。以稠度直径对材料进行分类可能不同于以真实黏度测定对材料进行的分类。

永久变形　弹性体印模材料的永久变形列于表 12－8,可见加成型硅橡胶印模从口腔中取出后弹性恢复最好,其次是缩合型硅橡胶和聚醚,最后是聚硫橡胶。现在的趋势是用弹性恢复率指标,而不是永久变形率。永久变形率为 1% 的材料的弹性恢复率为 99%。

应变　在 1 000g/cm² 应力下的压缩应变反应了材料的柔韧性。表 12－8 说明在一般情况下，每一类型的低稠度材料比高稠度印模材料更柔软。对于给定稠度，聚醚韧性最大，其次是加成型硅橡胶、缩合型硅橡胶,然后是聚硫橡胶。

流动率　流动率是在一个凝固后 1h 的柱状试样上测定的，在试样上加载 100g 15min 后测定流动率。如表 12－8 所示，硅橡胶和聚醚的流动率最小，聚硫橡胶最大。

典型的弹性体印模材料在满足 ANSI/ADA 19 号规范 (见表 12－9) 对力学性能的要求方面，显然不困难。虽然弹性体印模材料的流动率、硬度及撕裂强度在规范中未提及,但它们仍是重要的性能,也被列入表 12－8。

硬度　邵氏 A 硬度随黏稠度由低黏度向高黏度增加而增加。当给定两个数字时,前一个代表从口腔取出 15min 时的硬度,另一个是 2h 后的硬度。聚硫橡胶及低、中、高稠度的加成型硅橡胶的硬度并不随时间改变而显著变化,而缩合型硅橡胶、腻子型加成型硅橡胶及聚醚的硬度随时间而增加。此外,硬度及应变影响印模从口腔中的取出，在临床上可通过增大托盘与牙齿间印模的空间来补偿印模材料低柔韧性和高硬度。这可以通过调整个别托盘或选择大一点的一次性托盘来达到。

一种新型聚醚在从口腔中取出时及模型从印模中分离时抗变形能力较小。为达到此目的,填料含量从 14% 降至 6%，因而使凝固后 15min 时的邵氏 A 硬度从 46 降至 40，24h 的邵氏 A 硬度从 61 降至 50。改变高黏度软化剂与低黏度软化剂的比率,以便获得与传统单相聚醚相似的稠度。

撕裂强度　撕裂强度是重要的，因为它表明了材料在牙间隙处抵抗撕裂的能力。表 12－8 所列的撕裂强度是对单位厚度试样引发撕裂的力和使撕裂继续下去的力的测定值。一种新型聚硫橡胶具有 7 000g/cm 的高撕裂强度，但大多数产品的撕裂强度为 2 500～3 000g/cm。高稠度型产品的撕裂强度未列入表中，因为对于这些产品，撕裂强度不重要。较大的撕裂强度对于弹性体印模材料来说是较理想的，但与水胶体印模材料的撕裂强度（350～700g/cm）相比，弹性体印模材料已经是相当进步了。虽然聚硫橡胶具有较高的撕裂强度,但它也有较大的永久变形率,会使印模不准确。

蠕变顺应性　弹性体印模材料是黏弹性的，力学性能具有时间依赖性。例如,变形速率越快,撕裂强度越大,变形时间越长,永久变形越大。结果,蠕变顺应性对时间的曲线比应力－应变曲线更能说明材料的性能。低稠度聚硫橡胶、缩合型硅橡胶、加成型硅橡胶及中等稠度聚醚的蠕变顺应性－时间曲线见图 12－25。最初的蠕变顺应性说明聚硫橡胶最柔软,聚醚最不柔软。曲线的较平部分或与时间轴平行部分说明永久变形较小，印模取出时形变恢复特别好。聚硫橡胶的弹性恢复最差,缩合型硅橡胶次之,加成型硅橡胶和聚醚弹性恢复最好。

将曲线线性部分逆向延长至时间零点，所得的蠕变顺应性与实际最初蠕变顺应性的差值可以用来表示材料的可恢复黏弹性特性。结果,聚硫橡胶黏弹性特性最大,需要更多的时间来恢复弹性变形,其次是缩合型硅橡胶、聚醚和加成型硅橡胶。

细节再现性　对弹性体印模材料的要求见表 12－10。超高稠度产品除外,所有材料均应能复制 V 形沟和一条 0.02mm 宽的线。印模应与石膏产品相容，以便 0.02mm 的线能转印至石膏代型上。低、中、高稠度弹性体印模材料能轻易满足此要求。

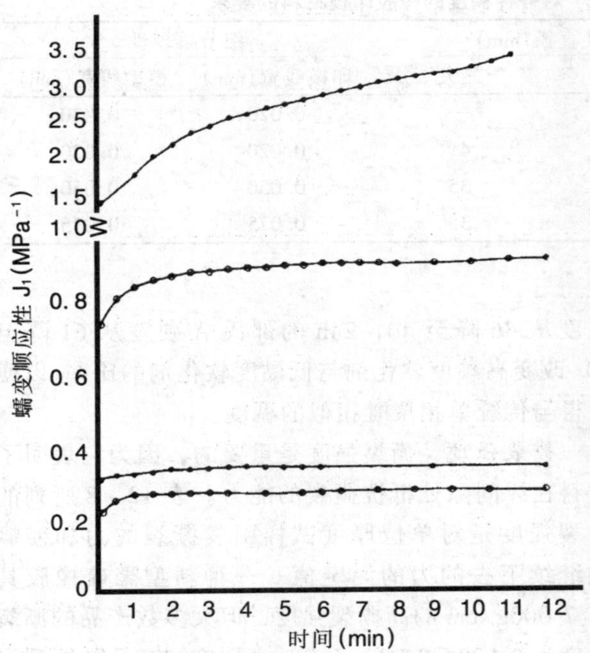

图 12-25 弹性体印模材料在从口腔中取出时的蠕变顺应性。由上向下分别为：聚硫橡胶、缩合型硅橡胶、加成型硅橡胶和聚醚

(引自 Craig RG: Mich Dent Assoc J 59: 259, 1977.)

弹性体印模材料的润湿性和亲水性

可以通过测定水在已凝固印模材料表面的扩展接触角或用拉伸仪测定材料浸入水中时和提出水时的力(Wilhelmy 技术)来评价润湿性。弹性体印模材料的扩展接触角列于表 12-11 中。在本章讨论的所有印模材料中，只有水胶体是真正亲水的。所有弹性体印模材料的扩展及后退接触角均大于 45°。然而在弹性体印模材料各类型内及之间存在润湿性差异。传统加成型硅橡胶的润湿性比不上聚醚。在向加成型硅橡胶印模内灌制石膏时，由于接触角大，难以制取表面无气泡的模型。

表 12-11 橡胶印模材料的润湿性

材料	水的扩展接触角(°)	高强度牙科人造石的灌制性(%)
聚硫橡胶	82	44
缩合型硅橡胶	98	30
加成型硅橡胶		
亲水性的	98	30
疏水性的	53	72
聚醚	49	70

厂商在加成型硅橡胶中加入表面活性剂以减小接触角，改进润湿性并简化石膏模型的灌制。这种具有改进润湿性的产品准确地应称为亲水性加成型硅橡胶。这方面用的最多的表面活性剂是非离子表面活性剂。这些分子在结构上由亲水部分的齐聚醚或聚醚结构和疏水部分的与硅橡胶相容部分构成（图 12-26 A)。如图所示，这些润湿剂的作用模式是一种表面活性剂分子从聚乙烯基硅氧烷向水相的可控

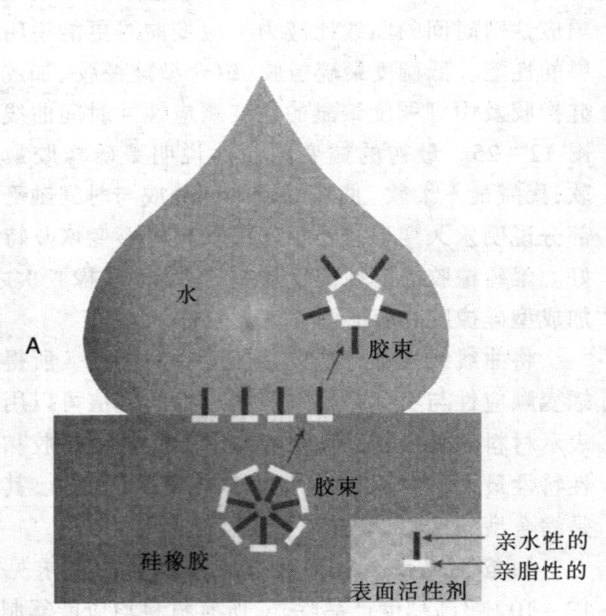

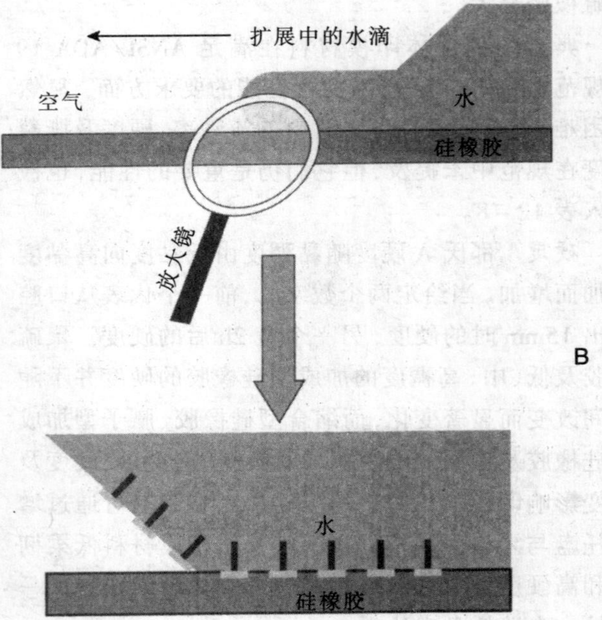

图 12-26 A. 在加成型硅橡胶中加入表面活性剂(图中的胶束)可使其具有亲水性。这些分子由亲水部分和与硅橡胶相容的疏水部分构成。据信这些表面活性剂的作用模式是一种表面活性剂分子从聚乙烯基硅氧烷向水相的可控扩散转移。这样，周围液体的表面张力发生改变；B. 改进的润湿性允许加成型硅橡胶更自由地在表面扩展

扩散转移，从而改变了周围液体的表面张力。结果，表面张力减小，聚乙烯基硅氧烷的润湿性增强（图12－26 B）。这种机制不同于聚醚，后者分子结构中含有极性氧原子，对水具有亲合性，因而具有较好的润湿性。由于这种亲合性，聚醚材料易流向水化的口腔内表面，也比加成型硅橡胶更容易接受石膏灌制，这种亲合性也使得聚醚印模容易紧紧地黏附在口腔软硬组织上。

通过观察印模材料表面的水滴已经说明亲水性加成型硅橡胶和聚醚具有最好的润湿性，缩合型硅橡胶和传统加成型硅橡胶的润湿性最差。如表12－11所示，润湿性直接与灌制特别关键代型的高强度人造石模型的难易程度有关。使用拉力计记录被浸入的印模试样的力，显示聚醚的润湿性比亲水性加成型硅橡胶更好，两者的扩展接触角分别为74°和108°，后退接触角分别为50°和81°。

为了评价印模材料在潮湿和干燥表面细节再现的能力，制取标准编织物模型的印模以进行表面分析。印模凝固后对其表面进行粗糙度（Ra）扫描，以确定它对标准表面细节的再现能力，标准值以图12－27中的双线表示。从临床角度，大多数印模材料在潮湿和干燥条件下均能取得可接受的细节再现。聚醚的效果比加成型硅橡胶略好，一般不受水气的影响，然而，即使是亲水性加成型硅橡胶，在潮湿条件下其细节再现性也会有所下降。

弹性体印模的消毒

所有印模从口腔内取出后均应进行消毒，以防止微生物向石膏模型和技工室人员转移。几项研究证实，所有类型的弹性体印模材料，包括聚硫橡胶、缩合型硅橡胶、加成型硅橡胶和聚醚，可以通过浸入几种不同的消毒剂中进行消毒，浸入时间可长达18h而无表面质量和准确性的损失。

性能与临床应用的关系

准确性、记录细节的能力、操作简便及凝固特性是牙科印模材料的主要特性。

硅橡胶的工作时间较聚硫橡胶的短，但略长于聚醚的工作时间。由于剪切稀化效果，单混合材料具有混合、注射时黏度低，放入托盘后黏度增加的优点。弹性体印模材料放入口腔的时间很关键，因为由于聚合反应，其黏度会随时间快速增加。在黏度或稠度已经增加后将材料放入口腔内，印模中产生的内应力在印模从口腔取出后会释放出来，导致印模不准确。

充分的调和是重要的，否则部分调和物所含促进剂太少，不足以充分引发聚合，或不能像印模其他部分那样以同样的速率凝固。在这种情况下，从口腔中取出印模时会产生较大的永久变形，使印模不准确。自动混合和机械式混合系统产生的气泡比手工调和的少，也节省时间，可制得气泡极少的印模。

弹性体印模材料凝固后，其聚合仍在继续，力学

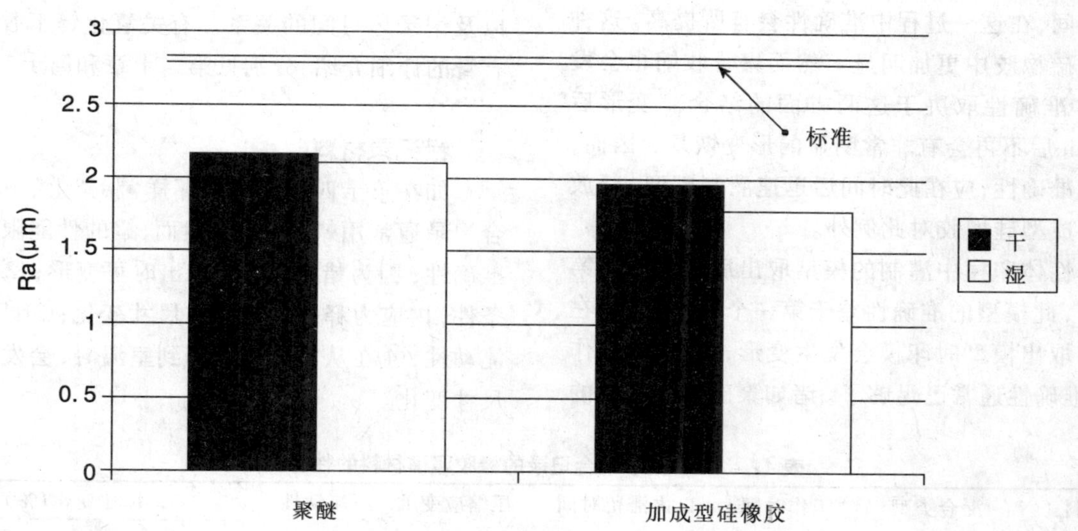

图12－27 在潮湿和干燥条件下聚醚和亲水性加成型硅橡胶细节再现能力。用于制取印模的标准物的平均粗糙度（Ra）以双线表示。聚醚能复制最好的细节且不受水气的影响。在潮湿条件下加成型硅橡胶的细节再现性会有所下降

（引自 Johnson GH, Lepe X, Berg JC: J Dent Res 77［Spec Iss B］: 798, 1998.）

性能也随时间而改善。过早从口腔中取出会使永久变形增大，然而在口腔中呆的时间过长会使患者难以接受。制造商通常推荐一口腔内滞留最短时间，按照 ANSI/ADA 19 号规范，这一最短时间用于测定材料。

缩合型硅橡胶和聚硫橡胶在凝固时的尺寸变化最大。收缩的效应可以通过应用联合印模法或腻子初印模法来补偿。当使用联合印模法时，先用高黏度或腻子样稠度的材料取初印模，并确保低稠度材料的终印模有一定的空间。取出初印模，备牙，然后以初印模作为托盘用低稠度材料取终印模。这样，高稠度或腻子样稠度印模的尺寸变化可以忽略，而且尽管低稠度材料的尺寸变化仍然较大，但是它体积小、厚度薄，实际尺寸变化会较小。联合印模法适用于用常规印模托盘取模，因为是以初印模作为托盘。对于单相和双黏度印模技术，当使用个别托盘时，准确性会有所改善，因为它为印模材料提供了均匀的厚度。

临床研究表明，在制取气泡最少、精细度最大的印模和代型中，印模材料的黏稠度是最重要的因素。因此，注射托盘技术在复制邻面盒形洞或沟的细节上临床效果优越。

在将印模从口腔中取出过程中，当变形率和变形时间增加时，印模的准确性会受到影响。在上述两种情况下，永久变形均增加，增加多少则取决弹性体印模材料的类型。

因为弹性印模在从口腔中取出后，其变形会恢复一段时间，在这一过程中准确性会有所提高。这种效应在聚硫橡胶中更加明显。然而聚合收缩也会发生，整体准确性取决于这两方面的结合。变形后 20 ~ 30min 后不再会有非常明显的形变恢复，因而，为了最大准确性，应在此时间后迅速灌制模型。释放氢气的加成型硅橡胶对此例外。

在弹性体印模中灌制的模型取出后还可灌制第二个模型，此模型的准确性差于第一个模型，因为在从印模中取出模型时印模会发生变形，但作为工作模型，其准确性通常已足够了。诸如聚硫橡胶这样的材料，在模型从印模中取出时比其他弹性体印模材料更容易发生永久变形。

咬合记录材料

弹性体印模材料

现已有用于咬合记录的加成型硅橡胶和聚醚印模材料。大多数的产品是加成型硅橡胶，且大多数为自动混合管包装。这些咬合记录材料的性能列于表 12 – 12。与典型弹性体印模材料相比，这些材料的特点是工作时间和在口腔中滞留时间较短。这类材料的刚性较大，表现在压缩应变率较低，即使 7d 后，其流动性和尺寸变化仍较低。与聚醚相比，加成型硅橡胶咬合记录材料从口腔内取出后，尺寸变化较小。这两种材料在制取咬合印模上均优于蜡。

氧化锌丁香油和印模石膏

有几种这类材料当用于记录咬合关系和解剖特点时会变硬。这些材料只要不流入倒凹中(如超越了所记录牙齿的外形高点)，就可用于记录𬌗关系。如果进入倒凹，这些脆性材料在取出时会发生永久变形或断裂。

氧化锌丁香油通常用作暂时性水门汀或暂时性充填修复材料，也可以用于记录牙齿及牙弓的关系(图 12 – 28)。此时，经常用它作为二次记录材料(就像二次印模一样)，以改善记录的准确性。I型石膏，又称为印模石膏，可用于记录焊接冠和桥体的关系，以及记录牙弓间的关系。有关氧化锌丁香油和 I 型石膏的详细介绍，分别见第二十章和第十三章。

蜡记录材料

如在第十四章介绍的那样，𬌗架上、下颌模型咬合记录通常用蜡来进行。然而，蜡的性能限制了它的准确性，因为蜡记录：①取出时可变形；②根据贮存条件，内应力释放后可导致尺寸变化；③具有较高的流动性；④在从口腔温度降到室温时，会发生较大的尺寸变化。

表 12 – 12　用于咬合记录的橡胶印模材料的性能

材　料	混合类型	工作时间(分钟)	口内滞留时间(分钟)	压缩应变(%)	流动性(%)	尺寸变化(%)	
						1天	7天
加成型硅橡胶	自动	0.5 ~ 3.0	1.0 ~ 3.0	1.0 ~ 2.9	0.0 ~ 0.01	0.0 ~ −0.15	−0.04 ~ −0.20
加成型硅橡胶	手调	1.4	2.5	0.92	0.0	−0.06	−0.08
聚醚	手调	2.1	3.0	1.97	0.0	−0.29	−0.32

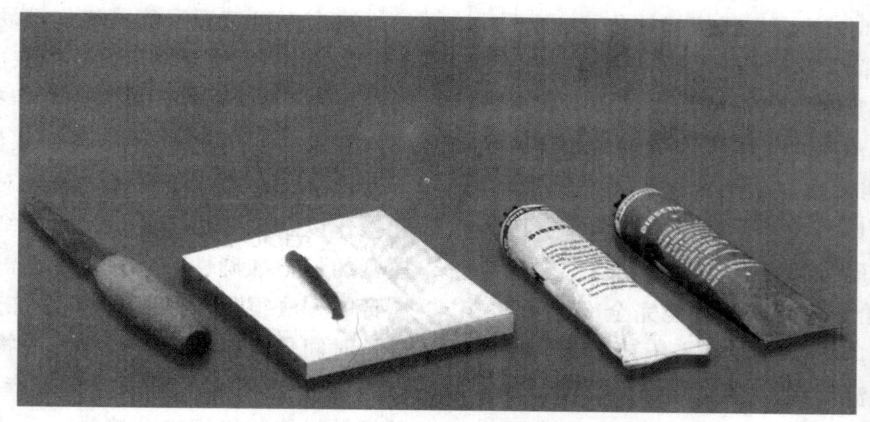

图 12－28 用于调和氧化锌丁香油型印模材料的调刀及纸垫

蜡还用于部分及全口义齿的矫正印模技术中。印模蜡有各种软化温度，详细内容将在第十四章介绍。低软化点的蜡用于记录功能性印模。举例说明，用有色铅笔在口内划出上腭后部封闭区域，该划线能转移到终印模上。之后，将一薄层印模蜡放于上腭后部封闭区域，以在最终义齿上形成一升高的区域，产生良好的后部封闭。在另一个例子中，一薄层印模蜡放在有咬合堤的义齿基托上，然后在口腔内留滞一段时间，这样，蜡在功能性咬合下可以通过流动来适合口腔组织。具有较高软化点的印模蜡在必要时可用于延长基托边缘。它们的临床应用技术在口腔修复学的教材中有充分论述。

印模膏

印模膏是牙科应用历史最久的印模材料之一。托盘用印模膏大部分已被丙烯酸塑料托盘材料所取代，但是印模膏仍然用于边缘塑形全口义齿印模，也能方便地用于紧固橡皮障固位装置，以便它们在临床过程中保持稳固。如图 12－29 所示，印模膏有片状的、条形的、柱状的及锥体状的。印模膏是热塑性材料，通过浸入热水中或在火焰上加热使其软化至工作稠度。不同的印模膏，其软化温度有所不同，可分为高熔融(托盘)和低熔融(印模)两类。

组成　如表 12－13 所示，印模膏是热塑性树脂和蜡、填料、着色剂的混合物。通过改变各成分间的比例，可配出具有不同物理性能的印模膏。加热后树脂和蜡会软化，使其具有流动性和内聚性，填料可增加体积并赋予合适的工作稠度，胭脂是最常用的颜料，可产生红棕色。

热传导性　印模膏的热传导性差。当浸入热水

表 12－13 印模膏的组成

成分	份
松香	30
柯巴树脂	30
巴西棕榈蜡	10
硬脂酸	5
滑石粉	75
着色剂	适量

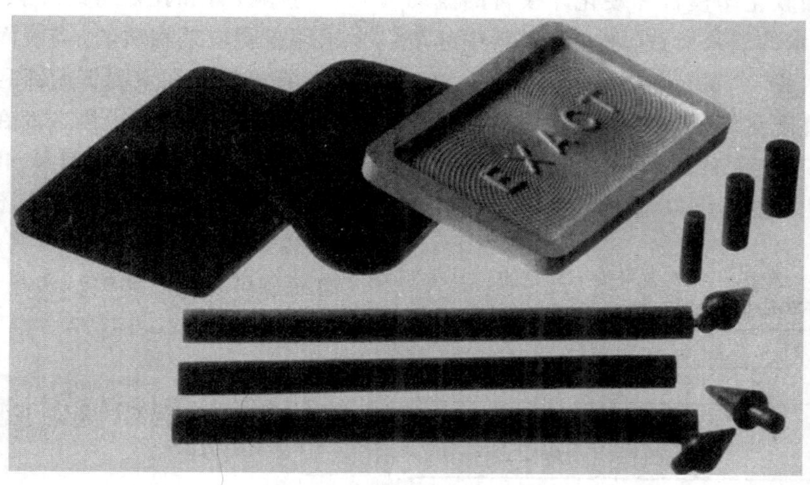

图 12－29 片状的、条形的、柱状的及锥体状牙科印模膏

中或在火焰上加热时，其表面很快就软化了，但要材料完全软化尚需时间。当在火焰上加热时，应注意不要使材料表面过度加热，以免使挥发性成分挥发或燃烧。过长时间浸泡于热水中也会使材料中更多的可溶性成分析出，影响材料的物理性能。

低的热传导性影响这些材料的冷却速率，因为材料表面能很快变硬，而内部仍然保持柔软。在从口腔内取出前，必须给予充分时间才能完全冷却。

软化和流动 印模膏应在略高于口腔的温度下软化并具有适当的流动性，以便充分地与组织接触，记录表面细节。它们在口腔温度下应能变硬，变硬后流动性要小，以减小取出时的变形。

ANSI/ADA 关于牙科印模膏的 3 号规范（已废）对印模膏的流动质量做了如下规定：在 37℃下流动性不大于 6%，45℃下流动性不小于 85%。

棒状的或小锥体状的印模膏用于紧固橡皮障固位装置或记录𬌗关系。棒状的或锥体状印模膏可手持它们在离火焰上一定距离加热软化，并确保棒的中心软化，同时避免表面过热。软化的印模膏可直接包绕橡皮障固位装置或放在𬌗记录板上，但必须注意不能太热。因此，加热好的印模膏应在空气中调节一下或短暂地浸入略高于印模膏软化点温度的水里调节一下。

冷却 将软化的印模膏放入一个合适的铜环（该铜环用于间接嵌体及冠技术）中而得的印模，用注射器在口内注水来冷却此印模。冷却水的温度应在 16℃～18℃之间，因为冷水对患者不适，而且如果冷却太快的话，会增加内应力。充分冷却所需准确时间随印模尺寸及所选印模膏而变化。

湿混炼效应 当印模膏在水浴中软化后，用手指揉捏混炼材料是一种改进操作性能的惯用方法。这种湿混炼会增加软化印模膏和硬化印模膏的流动性，其原因是由于水的混入所致，水在印模膏中起增塑作用。

湿混炼能改善硬化印模膏的流动性，使流动性超过规范规定的 6%（表 12－14）。混炼 1～3min 会使印模膏的流动性增加 1 倍以上。

表 12－14 ANSI/ADA 3 号规范规定的牙科印模膏的流动性*

材 料	流动性	
	37℃	45℃
Ⅰ型（印模膏）	<6%	>85%
Ⅱ型（托盘膏）	<2%	70%～85%

*3 号规范已废除

临床上过度湿混炼可增加已硬化材料在口腔温度下的流动性，使材料从口腔中取出时产生变形。一旦混入水，水就会在印模膏中滞留较长时间，而且如再次在水中加热，会产生流动性累积效应。

准确性和尺寸稳定性 通过对材料仔细的制备和操作以及注意临床应用技术的细节，可以确保印模膏的最佳准确性和尺寸稳定性。选择一种软化印模膏的方法很重要，用这种方法加热时，即使过热或过长时间加热也不会影响材料的物理性能。同样重要的是，在软化过程中材料应能产生适当的流动性，以便材料能与组织充分接触，并使印模中的应力减至最小。托盘、铜环及其他用于装盛印模膏的器具必须强韧、不易变形、稳定。在口腔中，对印模膏充分的冷却是必须的，以免印模在从口腔中取出时发生变形。获得印模后，应当尽快灌制模型，以免应力释放造成不准确，导致印模扭曲变形。造成不准确的原因之一是印模从口腔中取出后受冷收缩，这一点操作者是无法控制的。

冷却收缩 印模膏从口腔中取出后温度降至室温时的线收缩大约为 0.3%。这一特性是材料固有的，可导致不准确，除非对此有充分认识且采取了适当的补偿措施。

托盘膏 托盘膏是用于制作印模托盘的特殊印模膏，其组成和工作特性与印模膏相似，但其软化温度较高，在口腔内的流动性最小。ANSI/ADA 3 号规范对托盘膏的要求列于表 12－14。托盘膏主要用于制作个别托盘，来制取精细印模。制取个别托盘时，将软化的印模膏压在研究模型表面，修剪基托边缘部位。印模膏托盘缺乏强度和尺寸稳定性，现已大部分被室温固化丙烯酸树脂所代替。

ANSI/ADA 用于印模膏的 3 号规范 3 号规范已对印模膏和托盘膏的理想物理性能做了规定。要求印模膏应是均质的，当表面通过火焰后，表面应光滑、有光泽。在室温下用锋利的剪刀修剪时，切缘必须牢固且光滑。要求制造商在包装中指明软化方法、工作温度及显示印模膏从 40℃温度降至 20℃所发生收缩的曲线或数据。规范还要求两项试验。一项是在 37℃时的流动性试验，另一项是测定试验印模块的细节再现性。印模膏和托盘膏的可接受的百分流动性列于表 12－14。

代型、铸型和模型材料

牙科人造石、石膏、电铸银及铜、环氧树脂和铸造包埋材料是一些用来在牙科印模上灌制铸型或代型的材料。在这些材料中选择哪一种取决于印模所用的材料和代型或铸型应用的目的。

琼脂和藻酸盐水胶体印模只能用于石膏类材料,如石膏、人造石、铸造包埋材料。另一方面,印模膏印模可用于灌制石膏、人造石或电铸铜代型。各种橡胶印模材料可用于灌制石膏、电铸的或环氧树脂代型。

模型或代型材料的理想性能

模型和代型材料必须能精细重现印模,并在正常的使用和贮存条件下保持尺寸稳定。因温度变化而导致的凝固膨胀、收缩及尺寸变化必须保持最小。模型不但要准确,而且应有令人满意的细节再现,并具有光滑、坚硬的表面。这样准确的模型或代型也必须强韧、耐用,并能抵抗随后操作过程且无断裂或表面磨损。因此,强度、抗剪切力或边缘强度及耐磨损性能是重要的,并且根据模型或代型应用目的不同,要求的程度不同。例如,由于在应用中不承受太多的应力,研究模型仅用模型石膏灌制即可满足要求。然而,用于制作间接性嵌体的弹性体印模可以用铜或银或高强度人造石来灌制,由此制作的代型足以抵抗随后的雕刻和磨光。

模型或代型的颜色有助于操作过程,例如,模型与蜡的颜色反差有助于制作嵌体蜡型。材料灌入印模的容易程度及灌制后何时能使用模型具有重要的实用性。这方面的对比可见于牙科人造石与铜代型之间,前者能容易地通过振动灌模且 1h 内可供使用,后者需要电铸成型且通常第二天才能使用。

牙科石膏和人造石

牙科石膏、人造石及高强度人造石的化学和物理性能将在第十三章中讨论。这些石膏材料可与许多印模材料配合,广泛地用于灌制模型和代型。人造石模型的强度和耐磨性比石膏模型好,当需要在模型上制作修复体和器件时,可用人造石灌制的模型。石膏可用于只供记录目的研究模型。

通常用浓度为 30% 左右的硅溶胶水溶液作为硬化液与人造石调和。灌入硅橡胶印模的人造石代型硬度可增加 2%,灌入聚醚印模的可增加 110%,灌入琼脂印模的可增加 70%,灌入聚硫橡胶印模的可增加 20%。用硬化液调和的人造石凝固时的尺寸变化(+0.07%)略大于用水调和的人造石(+0.05%)。在大多数情况下,用硬化液调和的人造石的耐磨性和耐划痕性高于用水调和的人造石。已经报道了许多提高人造石表面耐磨性的处理方法。模型或代型表面喷剂可以提高模型表面的抗划痕性能,而分离剂可降低表面硬度及耐划痕性能。

高强度牙科人造石可灌制优质的模型或代型,易于再现牙科印模的精细结构,而且灌制后大约 1h 即可使用。所制模型能长期保持尺寸稳定,而且耐受随后制作修复体及器件的大多数的操作过程。然而,涉及金属的弯曲、调节及磨光的操作只能很有限地在高强度人造石上进行,最好在金属代型上进行。

如果在高强度人造石上制作的蜡型将要被取下时,有必要事先涂蜡型分离剂,以防止蜡型黏附。可以使用油脂、液体肥皂、清洁剂及一些商品制剂。一般避免使用油脂,因为一些油脂是蜡的溶剂,会软化蜡型表面。此外,黏附在蜡型表面的油脂会增加随后包埋材料对蜡型润湿的困难。分离剂可以不受限制地应用于高强度人造石代型上,通常一次涂上几遍,只要表面无过多累积物。在制作蜡型前可用气枪吹去多余的分离剂。

通过金属电沉积制作代型

电铸印模 用于制作嵌体、冠或桥体的间接代型的印模电铸法所需基本装置是直流电源和电极。可用电阻变化小的蓄电池作为电源,并在系统中安装指示电量的电表。通常将 110V 的交流电转换为适用于电铸的低压直流电。因此需要用具有一定固定电阻的变压器和整流器,并具有与上述相同的可变化的电阻和电表。必要的装置包括一个盛电极的容器、不昂贵的电线电极和一块作阳极的纯铜或银。

用于镀制铜代型的常用电解液是酸性硫酸铜溶液。银电解液含有氰化银,由于氰化物具有剧毒性,因而镀制铜代型更常用。

当硫酸铜溶液出现在水中时,硫酸铜解离成铜离子和硫酸根离子。在电解过程中,阳离子因静电吸引作用而跑向阴极或负极。负性的硫酸根离子获得电子并移向阳极或正极。中性的或未解离的分子在电场影响下并不移动。因此,如果未解离的物质(如葡萄糖)存在于电解液中,它只阻止铜或硫酸根离子移动,这是因为分子太大但又不受电流的影响。

正极由纯铜制成,在电解过程中,铜原子失去两个电子变成 Cu^{2+} 离子,溶入电解液中,补充电解液中的 Cu^{2+} 离子。随着电解的进行,Cu^{2+} 离子被吸引至阴极,在那里它得到电子,按反应式 $Cu^{2+}+2e \rightarrow Cu^0$,以金属铜形式沉积下来。只要阳极有自由铜存在,电解液就会维持恒定的组成。

电极处的反应可以下式概括:

阳极　$Cu^0-2e \rightarrow Cu^{2+}$

阴极　$Cu^{2+}+2e \rightarrow Cu^0$

银的电铸中发生了类似的反应:

阳极　$Ag^0-e \rightarrow Ag^+$

阴极　$Ag^++e \rightarrow Ag^0$

铜制代型　可通过镀铜化合物或硅橡胶（通常不用聚硫橡胶，聚硫橡胶用于镀银）来制作金属代型,达样的代型坚韧、强度高,金属嵌体和修复体可以在代型上打磨和抛光至满意的程度。

适用于牙科的铜成形设备由变压器和整流器组成,它们能降低电压并将交流电转换为直流电,用于电铸中。低压直流电通过一可变电阻来调节电流及金属沉积速度，并通过毫安表以显示通过电解液的电流。阳极连有铜板，阴极连有将要沉积金属的印模,两者均浸于电镀液中。

阳极由电解级纯铜制成并浸于电镀液中，阳极的表面积应与将要沉积金属的印模的表面积相同。含有微量磷酸盐的阳极铜优于纯铜。

电镀液含有硫酸铜酸性溶液,现已有许多配方,一种可用的镀液组成列于表 12－15。

表 12－15　用于沉积铜成形的镀液组成

成分	量
结晶硫酸铜	200g
浓硫酸	30ml
磺酸苯酚	2ml
蒸馏水	1 000ml

硫酸铜是铜的来源,硫酸增加了溶液的导电性,磺酸苯酚有助于铜离子渗入印模深部，并改进溶液的冲击电量。某些配方中还建议加入除了磺酸苯酚外的添加剂,如葡萄糖、乙醇、酚和糖蜜。

在连接到阴极铅线前，印模表面覆盖一层导电物质。

当印模制好后，在将要沉积金属的表面涂一层石墨胶体分层物,干了后将其浸入镀液中。如果印模是硅橡胶,其浸入镀液前,在将要沉积金属的表面刷一层细铜粉。

在镀单个牙齿印模时，刚开始可用大约 15mA 的电流。一旦在印模整个表面覆盖一薄层铜后,可将电流升至开始电流的 2 倍或 3 倍。如果电流太大,沉积的铜会出现颗粒样并且容易碎裂，所制代型将不令人满意。高电流密度也会使离阳极最近的部位金属沉积较多，有时快速电镀不能充分覆盖印模的深部。电镀可以进行 12～15h，通常选择过夜电镀方法。

用刚配制的电镀液进行电沉积的质量通常不如已经短期使用过的好。电镀液因水的蒸发而失水后,应补充水分,以保持浓度。当电镀液在使用时,其中的硫酸会缓慢分解,而且使用数周后,应再加入数毫升的酸,以保证沉积铜的质量。主要由铜颗粒组成的沉淀物或沉渣会沉积在电镀池底，因此应过滤镀液。当使用含有微量磷酸盐的阳极时,沉淀物会显著减少。

在电铸铜中，阳极与将要沉积金属的印模间的距离是影响印模深部镀铜的重要因素,该距离越大,最终沉积铜的量越均匀,深部镀铜越容易。操作中,15cm 左右是一较合适的距离，如果距离太短，印模突出部位沉积的铜就会过多，但较深部位沉积的铜就不够。

疏水性(不是亲水性)加成型硅橡胶印模材料可满意地用于铜沉积成形。其技术见上一段内容，然而，它是通过在印模表面涂一层微细银粉而形成导电的。由于银价格昂贵,而且氰化银镀液的运输受到限制,因而很难获得镀液,所有这些使得人们回到使用电沉积铜代型上。

银沉积代型　随着聚硫橡胶印模材料的出现,开始使用银沉积法制作金属代型。虽然用聚硫橡胶印模材料也可以制作铜代型，但所得结果总是不恒定，由于银沉积更容易进行，这使它成为常规方法。用于银沉积的碱性银镀液会软化印模膏表面,因而不能使用银沉积法。硅橡胶和聚醚也可以用于银沉积。银沉积需要有银制阳极、氰化银镀液,典型镀液组成见表 12－16。

表 12－16　银沉积镀液组成

成分	用量
氰化银	36g
氰化钾	60g
碳酸钾	45g
蒸馏水	100ml

这一溶液是有毒的,应特别注意不要污染手、工作台面及衣服。无操作经验的人员不要进行此操作。在镀液中添加酸时会产生氰化氢,这是一种剧毒气体，因此应远离酸及铜沉积镀液。镀池上应有盖子,以便随时盖住镀液,防刺激性气体挥发和散发。

较深的倒凹区，印模在关键部位撕裂。下次取印模时应当注意些什么？因为一般认为藻酸盐印模材料是弹性的。

答案

虽然藻酸盐印模材料不完全呈弹性（它们表现为不完全恢复），与弹性体印模材料相比，撕裂强度相当低，但该材料是柔软的。可采取几项措施来获得较好的印模：可对严重倒凹区域进行填倒凹，这样在取出印模时施加的应力就较小。应当记住，藻酸盐印模材料在凝固后 5～10min 内强度快速增加，因此印模可在口腔内多保持一段时间。另外，撕裂强度与印模取出过程中速度有关，速度快可提高获得好印模的机会。高粉液比的调和物具有较大的撕裂强度，然而，为了获得能记录表面细节的光滑稠度的调和物，粉液比不应超过上限。

问题 4

用藻酸盐印模材料对一位有打嗝毛病的患者取印模，在材料处理上应采取哪些步骤以减少打嗝问题并获得令人满意的印模？

答案 a

调和好的藻酸盐印模材料的稠度在其开始凝固之前一直保持相当恒定，因为迟缓反应能防止藻酸钙凝胶的形成。当工作时间和凝固时间准确时，印模材料放入口腔内可推迟至工作时间结束之前进行，但要留够就位用的时间。应在其凝固后且具有适当性能的尽可能早的时间将印模从口腔内取出，这样印模材料在口腔内的时间最短。

答案 b

可选择快凝型藻酸盐印模材料，该材料不但凝固时间短，而且短时间内的力学性能比常规凝固材料的好。

答案 c

在向上颌托盘内添加印模材料时不应加的过多，以避免托盘后部聚集过多材料。在口腔内就位时，托盘后部应先就位，此时患者头应前倾，以避免过多的印模材料流向上腭后部。

问题 5

印模材料凝固后，在从口腔内取出时，印模与托盘分离，导致印模扭曲变形和撕裂。如何避免这一问题？

答案

可有两个选择。一个是选择对托盘有黏结力的印模材料，然而，若一种无黏结性的藻酸盐印模材料其他性能都比较好，可选择带孔的托盘，它可为印模材料提供机械固位力。其次可使用市售的专用于藻酸盐印模材料的托盘黏结剂。

问题 6

尽管使用了正确的藻酸盐印模材料调和技术和石膏模型的灌制方法，但得到的模型仍然不准确。是哪些可能的原因导致了不准确的印模？

答案 a

所选托盘可能太小，这样在托盘壁与牙齿间的印模材料太少。在将凝固的印模从口腔内取出过程中，当牙齿的凸出部分压缩倒凹区域印模材料时，此处材料的压缩率太大。这一过量的压缩会导致比正常永久变形更大的永久变形。可选择牙齿边缘至托盘壁有大约 5mm 空间的托盘。在相同倒凹量下，这时的藻酸盐印模受到较小的压缩率，产生的永久变形也较低。

答案 b

第二个可能的原因是印模从口腔内取出过早。随着凝固后时间的延长，印模从口腔内取出时的永久变形会下降。因此，过早取出印模，即使材料不再发黏，也可能是倒凹区域印模发生过度永久变形的原因。

答案 c

第三个可能原因是凝固的印模从口腔内取出过程中速度太慢。其他方面相同的情况下，取出时速度慢，而不是快速取出，会导致比常规量更大的永久变形。

答案 d

第四个原因可能是印模材料向无托盘支持区域延伸过长。延伸部分的重量会使印模变形，如果不把它们切除，这些部位印模就可能发生变形和永久变形。

答案 e

最后，如果藻酸盐印模在从口腔内取出后贮存过程中受压变形，则印模会发生永久变形。两个可能的操作会造成这一效果：将印模反扣起来，由于托盘在上面，其重量压迫印模；用湿毛巾紧紧地包裹住印模。

问题 7

当用聚硫橡胶印模材料取印模时，在牙齿和基牙部位印模表面有许多气孔。出现这一问题的原因是什么？如何避免？

答案

在印模材料制造过程中，总有一些气泡陷入印模糊剂中，当将材料挤到调拌纸垫上时可看见这些气泡。应当仔细调和基质糊剂和催化糊剂，以避免卷入气泡。在两糊剂经初步调和后，应在调拌垫上充分大面积刮调、抹平，形成薄层。调刀应始终接触调和物，以排除气泡。横立调刀，将材料聚拢起来并重新堆积在调拌垫上，然后再在调拌垫上充分大面积刮调、抹平，直至获得均匀的调和物。

问题 8

对用聚硫橡胶印模材料制取的印模进行仔细的观察发现，一些部位没有完全再现出来。造成这些大空腔的原因是什么？如何避免？

答案

聚硫橡胶印模材料的凝固时间受潮湿影响。当注射器内低黏度材料挤出过程太慢的话，会形成较高黏度的材料，使流动性下降，这样会导致大面积形态不能完全再现。另外，印模材料不能有效地将牙齿表面的唾液赶走取而代之。

可以用棉卷隔离该区域，并用气枪仔细吹拂牙面来避免这一问题，然后用注射器将低稠度材料（在适当的条件下于调和后正确的时间内）注在牙齿和牙龈表面，然后用托盘放置高稠度材料。

问题 9

当从口腔内将聚硫橡胶印模取出时，印模与托盘在某些部位发生分离。造成这一分离的原因是什么？以这样的印模灌制的模型的准确性如何？

答案

在个别托盘表面涂一层黏结剂能使印模材料与个别托盘形成黏结。为获得对托盘良好的黏结，应涂足够的黏结剂。也必须等到黏结剂中的有机溶剂挥发且黏结剂干了才行。在涂黏结剂后不久就添加高稠度材料，则材料与托盘间的黏结很差，印模材料也容易从托盘分离。在这种情况下，印模总是存在扭曲变形，导致模型及代型变形，最好重新取模。如果分离是由黏结剂本身造成，可用牙钻在个别托盘上打孔，以获得更好的机械固位。这种机械固位可固定住印模材料，而且个别托盘上均匀厚度的印模材料有助于控制材料的聚合收缩。

问题 10

全口固定桥的基牙预备已完成，用缩合型硅橡胶取印模，并灌制一个主模型。桥体的金属支架戴在模型上很合适，但戴在所有基牙上不合适。这是印模材料的问题吗？如何解决？是什么原因造成这一问题？

答案 a

缩合型硅橡胶材料存在聚合收缩。这种硅橡胶印模材料的尺寸变化随时间延长至 24h 而增加，尽管这种变化的一半发生在第一个小时。印模在灌注模型之前停留时间越长，材料收缩就越大。通常，一些铸件能戴到个别基牙上，但当这样的模型用作主模来制作固定义齿时，整体准确性就不能令人满意。

答案 b

印模的应力释放可造成扭曲变形。如果印模材料还没有充分聚合时，就将它从口腔内取出，就会在印模内产生应力，印模也会发生变形。印模材料凝固期间受压过度，会在材料内产生应力，之后释放应力，使印模变形。

答案 c

印模从口腔内取出过程太慢也会导致变形。像所有弹性体印模材料一样，缩合型硅橡胶印模从口腔内取出时应快速，缓慢地取出会在印模内诱发永久变形，所得的模型就不准确。如果在这样的模型上制备固定修复体，它将不能在所有牙齿上充分就位。注意，硅橡胶的永久变形比聚硫橡胶的小。

答案 d

如果托盘与牙齿间的空隙太大也会导致变形。托盘和基牙间的硅橡胶印模材料应少量。薄的比厚的好，因为在印模取出过程中永久变形少，因而获得的代型和模型更加准确。

问题 11

用个别托盘以中稠度聚醚印模材料制取 1/4 区位的印模。在托盘与口腔结构间保持常规的 2mm 间隙。在取出印模后，发现有几处撕裂。再次取印模时，应采取哪些措施来减少撕裂发生的可能性？

答案 a

聚醚对软、硬组织有良好的吸附性，中稠度材料凝固后很硬（受压应变很小）。黏附性和刚性，再加上中等的撕裂强度，增加了印模撕裂的可能性。在从口腔内取出之前，通过轻轻上提前庭区域的印模，以使印模在此处首先与组织分离。在这一区域注射一些水也有助于印模分离。最后，将托盘壁与牙齿间的间隙增加到至少 4mm，以使印模有更大的柔性，这样可使脱模容易。

答案 b

使用新的、软化了的中稠度聚醚印模材料，它的刚性更小且凝固后邵氏 A 硬度较低。增加托盘壁与牙齿间的间隙(至少 4mm)也可增加弹性体有效的柔性。

问题 12

加成型硅橡胶印模材料制造商特别指出，应在取印模后一小时才能灌制高强度人造石模型。环氧树脂模型比较理想，因此灌制被推迟 1h。在分离时，模型上有小凹陷。造成这一问题的原因是什么？如何避免？

答案

一些牌子的加成型硅橡胶凝固后会释放氢气。在灌制快凝型高强度人造石前等待 1h，可使氢气释放速率充分下降，以便灌制无气泡的模型。与高强度人造石相比，许多环氧树脂模型材料凝固缓慢，在 1h 时，仍有相当量的氢气被释放，在环氧树脂模型表面形成气泡。即使等待 4h，也不会灌制出无气泡环氧树脂模型。在灌制环氧树脂模型前，将印模过夜放置可解决这一问题。而且加成型硅橡胶印模在24h 时，其准确性极佳，即使有氢气溢出，也是如此。

问题 13

通过手工调和，用非亲水性加成型硅橡胶制取印模。灌制的高强度人造石模型有很多凸出的和凹陷的气泡，特别是沿着预备的内线角和完成线处，所以必须重新取模。为减少气泡数量，可采取哪些措施？

答案

与手工调和相比，换用自动混合管包装的加成型硅橡胶可充分减少调和物的气泡，并减少凸出气泡的数量。此外，亲水性、自动混合管包装的加成型硅橡胶可减少模型表面凹陷性气泡，因为高强度人造石在该印模上能更好地润湿。

参考书目

综述性文章 – 印模材料

Allen EP, Bayne SC, Becker IM et al: Annual review of selected dental literature: report of the committee on scientific investigation of the American Academy of Restorative Dentistry, *J Prosthet Dent* 82: 50, 1999.

Allen EP, Bayne SC, Donovan TE et al: Annual review of selected dental literature, *J Pros thet Dent* 76: 75, 1996.

Craig RG: Review of dental impression materials, *Adv Dent Res* 2: 51, 1988.

Jendresen MD, Allen EP, Bayne SC et al: Annual review of selected dental literature: report of the committee on scientific investigation of the American Academy of Restorative Dentistry, *J Prosthet Dent* 80: 105, 1998.

Jendresen MD, Allen EP, Bayne SC et al: Annual review of selected dental literature: report of the committee on scientific investigation of the American Academy of Restorative Dentistry, *J Prosthet Dent* 78: 77, 1997.

Jendresen MD, Allen EP, Bayne SC et al: Annual review of selected dental literature: report of the committee on scientific investigation of the American Academy of Restorative Dentistry, *J Prosthet Dent* 74: 88, 1995.

Lloyd CH, Scrimgeour SN, editors: Dental materials: 1994 literature review, *J Dent* 24: 171, 1996.

Lloyd CH, Scrimgeour SN, editors: Dental materials: 1995 literature review, *J Dent* 25: 193, 1997.

Whitters CJ, Strang R, Brown D et al: Dental materials: 1997 literature review, *J Dent* 27: 421, 1999.

琼脂及藻酸盐水胶体

Appleby DC, Pameijer CH, Boffa J: The combined reversible hydrocolloid/irreversible hydrocolloid impression system, *J Prosthet Dent* 44: 27, 1980.

Bergman B, Bergman M, Olsson S: Alginate impression materials, dimensional stability and surface detail sharpness following treatment with disinfectant solutions, *Swed Dent J* 9: 255, 1985.

Brune D, Beltesbrekke H: Levels of airborne particles resulting from handling alginate impression material, *Scand J Dent Res* 86: 206, 1978.

Buchan S, Peggie RW: Role of ingredients in alginate impression compounds, *J Dent Res* 45: 1120, 1966.

Carlyle LW, III: Compatibility of irreversible hydrocolloid impression materials with dental stones, *J*

Prosthet Dent 49: 434, 1983.

Craig RG: Mechanical properties of some recent alginates and tensile bond strengths of agar/alginate combinations, *Phillip's J Rest Zahnmed* 6: 242, 1989.

Cserna A, Crist R, Adams A et al: Irreversible hydrocolloids: a comparison of antimicrobial efficacy, *J Prosthet Dent* 71: 387, 1994.

Durr DP, Novak EV: Dimensional stability of alginate impressions immersed in disinfection solutions, *J Dent Child* 54: 45, 1987.

Ellis B, Lamb DJ: The setting characteristics of alginate impression materials, *Br Dent J* 151: 343, 1981.

Farah JW, Powers JM, editors: Crown and bridge impression materials, *Dent Advis* 6: 1, 1989.

Farah JW, Powers JM, editors: Impression materials for fixed prosthodontics, *Dent Advis* 14: 4, 1997.

Farah JW, Powers JM, editors: Bite registration materials, *Dent Advis* 15: 4, 1998.

Fish SF, Braden M: Characterization of the setting process in alginate impression materials, *J Dent Res* 43: 107, 1964.

Ghani F, Hobkirk JA, Wilson M: Evaluation of a new antiseptic-containing alginate impression material, *Br Dent J* 169: 83, 1990.

Herrero SP, Merchant VA: Dimensional stability of dental impressions after immersion disinfection, *J Am Dent Assoc* 113: 419, 1986.

Hilton T, Schwartz R, Bradley D: Immersion disinfection of irreversible hydrocolloid impressions. Part II: effects on gypsum casts, *Int J Prosthodont* 7: 424, 1994.

Hutchings MI, Vanderwalle K, Schwartz R et al: Immersion disinfection of irreversible hydrocolloid impressions in pH-adjusted sodium hypochlorite. Part 2: effect on gypsum casts, *Int J Prosthodont* 9: 223, 1996.

Jarvis RG, Earnshaw R: The effects of alginate impressions on the surface of cast gypsum. I. The physical and chemical structure of the cast surface, *Aust Dent J* 25: 349, 1980.

Jarvis RG, Earnshaw R: The effect of alginate impressions on the surface of cast gypsum. II. The role of sodium phosphate in incompatibility, *Aust Dent J* 26: 12, 1981.

Johnson GH, Chellis KD, Gordon GE et al: Dimensional stability and detail reproduction of alginate and elastomeric impressions disinfected by immersion, *J Prosthet Dent* 79: 446, 1998.

Johnson GH, Craig RG: Accuracy and bond strength of combinations of agar/alginate hydrocolloid impression materials, *J Prosthet Dent* 55: 1, 1986.

Lewinstein I, Craig RG: The effect of powder/water ratio of irreversible hydrocolloid on the bond strength of irreversible hydrocolloid and agar combinations, *J Prosthet Dent* 62: 412, 1989.

MacPherson GW, Craig RG, Peyton FA: Mechanical properties of hydrocolloid and elastomeric impression materials, *J Dent Res* 46: 714, 1967.

Matyas J, Dao N, Caputo AS et al: Effects of disinfectants on dimensional accuracy of impression materials, *J Prosthet Dent* 64: 25, 1990.

Miller MW: Syneresis in alginate impression materials, *Br Dent J* 139: 425, 1975.

Peutzfeldt A, Asmussen E: Effect of disinfecting solutions on accuracy of alginate and elastomeric impressions, *Scand J Dent Res* 97: 470, 1989.

Peutzfeldt A, Asmussen E: Effect of disinfecting solutions on surface texture of alginate and elastomeric impressions, *Scand J Dent Res* 98: 74, 1990.

Sawyer HF, Sandrik JL, Neiman R: Accuracy of casts produced from alginate and hydrocolloid impression materials, *J Am Dent Assoc* 93: 806, 1976.

Schwartz R, Bradley D, Hilton T et al: Immersion disinfection of irreversible hydrocolloid impressions. Part I: microbiology, *Int J Prosthodont* 7: 418, 1994.

Vanderwalle K, Charlton D, Schwartz R et al: Immersion disinfection of irreversible hydrocolloid impressions with sodium hypochlorite. Part II: effect on gypsum, *Iht J Prosthodont* 7: 315, 1994.

Wanis TM, Combe EC, Grant AA: Measurement of the viscosity of irreversible hydrocolloids, *J Oral Rehabil* 20: 379, 1993.

Woodward JD, Morris JC, Khan Z: Accuracy of stone casts produced by perforated trays and nonperforated trays, *J Prosthet Dent* 53: 347, 1985.

Woody RD, Huget EF, Cutright DE: Characterization of airborne particles from irreversible hydrocolloids, *J Am Dent Assoc* 94: 501, 1977.

复模材料

Craig RG, Gehring PE, Peyton FA: Aging characteristics of elastic duplicating compounds, *J Dent Res* 41: 196, 1962.

Craig RG, Peyton FA: Physical properties of elastic duplicating materials, *J Dent Res* 39: 391, 1960.

Finger W: Accuracy of dental duplicating materials, *Quint Dent Tech* 10: 89, 1986.

Lyon FF, Anderson JN: Some agar duplicating materials: an evaluation of their properties, *Br Dent J* 132: 15, 1972.

Peyton FA, Craig RG: Compatibility of duplicating compound and casting investments, *J Prosthet Dent* 12: 1111, 1962.

弹性体印模材料的性能和使用

Baumann MA: The influence of dental gloves on the setting of impression materials, *Br Dent J* 179: 130, 1995.

Bell JW, Davies EH, von Fraunhofer JA: The dimensional changes of elastomeric impression materials under various conditions of humidity, *J Dent* 4: 73, 1976.

Boening KW, Walter MH, Schuette U: Clinical significance of surface activation of silicone impression materials, *J Dent* 26: 447, 1998.

Braden M: Characterization of the setting process in dental polysulfide rubbers, *J Dent Res* 45: 1065, 1966.

Braden M, Causton B, Clarke RL: A polyether impression rubber, *J Dent Res* 51: 889, 1972.

Braden M, inglis AT: Visco-elastic properties of dental elastomeric impression materials, *Biomater* 7: 45, 1986.

Bissinger P, Wanek E, Zech J: Polyethercarbosilanes—a new class of wetting agents for impression materials, *J Dent Res* 76 (Spec Issue): 422 (Abstract 3268), 1997.

Bissinger P, Wanek E, Zech J: Disinfection behaviour of hydrophilic polyvinyl siloxane impression materials, *J Dent Res 77* (Spec Issue B): 946 (Abstract 2517), 1998.

Chai J, Pand IC: A study of the thixotropic property of elastomeric impression materials, *Int J Prosthodont* 7: 155, 1994.

Chong YH, Soh G: Effectiveness of intraoral delivery tips in reducing voids in elastomeric impressions, *Quint Iht* 22: 897, 1991.

Cook WD: Permanent set and stress relaxation in elastomeric impression materials, *J Biomed Mater Res* 15: 44, 1981.

Cook WD: Rheological studies of the polymerization of etastomeric impression materials. I. Network structure of the set state, *J Biomed Mater Res* 16: 315, 1982.

Cook WD: Rheological studies of the polymerization of elastomeric impression materials. II. Viscosity measurements, *J Biomed Mater Res* 16: 331, 1982.

Cook WD: Rheological studies of the polymerization of elastomeric impression materials. III. Dynamic stress relaxation modulus, *J Biomed Mater Res* 16: 345, 1982.

Cook WD, Liem F, Russo P et al: Tear and rupture of elastomeric dental impression materials, *Biomater* 5: 275, 1984.

Cook WD, Thomasz F: Rubber gloves and addition silicone materials, *Aust Dent J* 31: 140, 1986.

Council on Dental Materials and Devices: Status report on polyether impression materials, *J Am Dent Assoc* 95: 126, 1977.

Craig RG: Composition, characteristics and clinical and tissue reactions of impression materials. In Smith DC, Williams DF, editors: *Biocompatibility of dental materials*, vol 3, Biocompatibility of dental restorative materials, Boca Raton, Fla, 1982, CRC Press.

Craig RG: Evaluation of an automatic mixing system for an addition silicone impression material, *J Am Dent Assoc* 110: 213, 1985.

Craig RG: Properties of 12 addition silicones compared with other rubber impression materials, *Phillip's J Rest Zahnmed* 3: 244, 1986.

Craig RG, Sun Z: Trends in elastomeric impression materials, *Oper Dent* 19: 138, 1994.

Craig RG, Urquiola NJ, Liu CC: Comparison of commercial elastomeric impression materials, *Oper Dent* 15: 94, 1990.

Goldberg AJ: Viscoelastic properties of silicone, polysulfide, and polyether impression materials, *J Dent Res* 53: 1033, 1974.

Gordon GE, Johnson GH, Drennon DG: . The effect of tray selection on the accuracy of elastomeric impression materials, *J Prosthet Dent* 63: 12, 1990.

Herfort TW, Gerberich WW, Macosko CW et al: Viscosity of elastomeric impression materials, *J Prosthet Dent* 38: 396, 1977.

Herfort TW, Gerberich WW, Macosko CW et al: Tear strength of elastomeric impression materials, *J Prosthet Dent* 39: 59, 1978.

Hondrum S: Tear and energy properties of three impression materials, *Int J Prosthodont* 7: 155, 1994.

Idris B, Houston F, Claffey N: Comparison of the dimensional accuracy of one-step techniques with the use of putty/wash addition silicone impression materials, *J Prosthet Dent* 74: 535, 1995.

Inoue K, Wilson HJ: Viscoelastic properties of elastomeric impression materials. II. Variation of rheological properties with time, temperature and mixing proportions, *J Oral Rehabil* 5: 261, 1978.

Johansson EG, Erhardson S, Wictorin L: Influence of stone mixing agents, impression materials and lubricants on surface hardness and dimensions of a dental stone die material, *Acta Odontol Scand* 33 : 17 , 1975.

Johnson GH, Craig RG: Accuracy of four types of rubber impression materials compared with time of pour and a repeat pour of models, *J Prostbet Dent* 53: 484, 1985.

Johnson GH, Craig RG: Accuracy of addition silicones as a function of technique, *J prostbet Dent* 55: 197, 1986.

Johnson GH, Lepe X, Aw TC: Detail reproduction for single versus dual viscosity impression techniques. *J Dent Res* 78 (Spec Issue 8): 140 (Abstract 273), 1999.

Kim KN, Craig RG, Koran A III: Viscosity of monophase addition silicones as a function of shear rate, *J Prostbet Dent* 67: 794, 1992.

Koran A, Powers JM, Craig RG: Apparent viscosity of materials used for making edentulous impressions, *J Am Dent Assoc* 95: 75, 1977.

Laufer BZ, Baharav H, Ganor Y et al: The effect of marginal thickness on the distortion of different impression materials, *J Prosthet Dent* 76: 466, 1996.

Lee IK, Delong R, Pintado MR et al: Evaluation of factors affecting the accuracy of impressions using quantitative surface analysis, *Oper Dent* 20: 246, 1995.

Lepe X, Johnson GH, Berg JC et al: Effect of mixing technique on surface characteristics of impression materials, *J Prosthet Dent* 79: 495, 1998.

Lorren RA, Salter DJ, Fairhurst CW: The contact angles of die stone on impression materials, *J Prosthet Dent* 36: 176, 1976.

Mansfield MA, Wilson HJ: Elastomeric impression materials: a comparison of methods for determining working and setting times, *Br Dent J* 132: 106, 1972.

McCabe JF, Arikawa H: Rheological properties of elastomeric impression materials before and during setting, *J Dent Res* 77: 1874, 1998.

McCabe JF, Bowman AJ: The rheological properties of dental impression materials, *Br Dent J* 151: 179, 1981.

McCabe JF, Storer R: Elastomeric impression materials. The measurement of some properties relevant to clinical practice, *Br Dent J* 149: 73, 1980.

Neissen LC, Strassler H, Levinson PD et al: Effect of latex gloves on setting time of polyvinylsiloxane putty impression material, *J Prosthet Dent* 55: 128, 1986.

Norling BK, Reisbick MH: The effect of nonionic surfactants on bubble entrapment in elastomeric impression materials, *J Prosthet Dent* 42: 342, 1979.

Ohsawa M, Jorgensen KD: Curing contraction of addition-type silicone impression materials, *Scand J Dent Res* 91: 51, 1983.

Pang IC, Chai J. The effect of a shear load on the viscosities of ten vinyl polysiloxane impression materials, *J Prosthet Dent* 71: 177, 1994.

Pratten DH, Craig RG: Wettability of a hydrophilic addition silicone impression material, *J Prosthet Dent* 61: 197, 1989.

Reusch B, Weber B: In precision impressions—a guide for theory and practice, theoretical section, Seefeld, Germany, 1999, ESPE Dental AG.

Rueda LJ, Sy-Munoz JT, Naylor WP et al: The effect of using custom or stock trays on the accuracy of gypsum casts, *Int J Prosthodont* 9: 367, 1996.

Salem NS, Combe EC, Watts DC: Mechanical properties of elastomeric impression materials, *J Oral Rehabil* 15: 125, 1988.

Sandrik JL, Vacco JL: Tensile and bond strength of putty-wash elastomeric impression materials, *J Prosthet Dent* 50: 358, 1983.

Schelb E, Cavazos E Jr, Troendle KB et al: Surface detail reproduction of Type IV dental stones with selected polyvinyl siloxane impression materials, *Quint Int* 22: 51, 1991.

Sneed WD, Miller R, Olean J: Tear strength of ten elastomeric impression materials, *J Prosthet Dent* 49: 511, 1983.

Stackhouse JA Jr: The accuracy of stone dies made from rubber impression materials, *J Prosthet Dent* 24: 377, 1970.

Stackhouse JA Jr: Relationship of syringe-tip diameter to voids in elastomeric impressions, *J Prosthet Dent* 53: 812, 1985.

Tolley LG, Craig RG: Viscoelastic properties of elastomeric impression materials, *J Oral Rehabil* 5: 121, 1978.

Vermilyea SG, Huget EF, de Simon LB: Apparent viscosities of setting elastomers, *J Dent Res* 59: 1149, 1980.

Williams JR, Craig RG: Physical properties of addition silicones as a function of composition, *J Oral Rehabil* 15: 639, 1988.

弹性印模材料的消毒

Bergman M, O1sson S, Bergman B: Elastomeric impression materials: dimensional stability and surface sharpness following treatment with disinfection solutions, *Swed Dent J* 4: 161, 1980.

Drennon DG, Johnson GH: The effect of immersion disinfection of elastomeric impressions on the surface detail reproduction of improved gypsum casts, *J Prosthet Dent* 63: 233, 1990.

Drennon DG, Johnson GH, Powell GL: The accuracy and efficacy of disinfection by spray atomization on elastomeric impressions, *J Prosthet Dent* 62: 468, 1989.

Johnson GH, Drennon DG, Powell GL: Accuracy of elastomeric impressions disinfected by immersion, *J Am Dent Assoc* 116: 525, 1988.

Lepe X, Johnson GH: Accuracy of polyether and addition silicone after long-term immersion disinfection, *J Prosthet Dent* 78: 245, 1997.

Lepe X, Johnson GH, Berg JC: Surface characteristics of polyether and addition silicone impression materials after long term disinfection, *J Prosthet Dent* 74: 181, 1995.

Rios MdP, Morgano SM, Stein RS et al: Effects of chemical disinfectant solutions on the stability and accuracy of the dental impression complex, *J Prosthet Dent* 76: 356, 1996.

Storer R, McCabe JF: An investigation of methods available for sterilising impressions, *Br Dent J* 151: 217, 1981.

Thouati A, Deveraux E, Lost A et al: Dimensional stability of seven elastomeric impression materials immersed in disinfectants, *J Prosthet Dent* 76: 8, 1996.

氧化锌－丁香油印模糊

Brauer GM, White EE, Moshonas MG: Reaction of metal oxides with o-ethoxy benzoic acid and other chelating agents, *J Dent Res* 37: 547, 1958.

Copeland HI, Brauer GM, Sweeney WT et al: Setting reaction of zinc oxide and eugenol, *J Res Nat Bur Stand* 55: 133, 1955.

Harvey W, Petch NJ: Acceleration of the setting of zinc oxide cements, *Br Dent J* 80: 1, 1946; 80: 35, 1946.

Kelly EB: Dental impression paste, US Patent No 2, 077, 418, April 20, 1937.

Myers GE, Peyton FA: Physical properties of the zinc oxide-eugenol impression pastes, *J Dent Res* 40: 39, 1961.

Olsson S, Bergman B, Bergman M: Zinc oxide-eugenol impression materials: dimensional stability and surface detail sharpness following treatment with disinfection solutions, *Swed Dent J* 6: 177, 1982.

Smith DC: The setting of zinc oxide-eugenol mixtures, *Br Dent J* 105: 313, 1958.

Tyas MJ, Wilson HJ: Properties of zinc oxide/eugenol impression pastes, *Br Dent J* 129: 461, 1970.

Ullmann's Encyclopedia of Industrial Chemistry, ed 6, (electronic release), ring opening polymerization, 2000.

Vieira DF: Factors affecting the setting of zinc oxide-eugenol impression pastes, *J Prosthet Dent* 9: 70, 1959.

印模石膏

Jorgensen KD: Study on the setting of plaster of paris, *Odont Tskr* 61: 305, 1953.

Sodeau WH, Gibson CS: The use of plaster of paris as an impression material, *Br Dent J* 48: 1089, 1927.

印模膏

Bevan EM, Smith DC: Properties of impression compound, *Br Dent J* 114: 181, 1963.

Braden M: Rheology of dental composition (impression compound), *J Dent Res* 46: 620, 1967.

Combe EC, Smith DC: Further studies on impression compounds, *Dent Pract* 15: 292, 1965.

Docking AR: Kneading of modelling compounds, *Aust J Dent* 59: 225, 1955.

Stanford JW, Paffenbarger GC, Sweeney WT: Revision of ADA Specification No 3 for dental impression compound, *J Am Dent Assoc* 51: 56, 1955.

第十三章 石膏产品及包埋材料

John M. Powers

石膏产品可能是口腔专业应用量最大的材料。牙科石膏、人造石、高强度/高膨胀人造石及铸造包埋材料构成了一组密切相关的产品。经略加改良，石膏产品可用于好几种不同的目的。例如，印模石膏用于制取无牙口腔印模或固定铸件，当用人造石灌注任何印模时，它可以形成再现口腔解剖形态的模型。石膏产品也用作二氧化硅、金合金铸造包埋材料、焊接包埋材料及低熔镍-铬合金包埋材料的结合剂。这些石膏产品也用作加工全口义齿的模型材料。石膏产品多用途性主要归因于它在性能上具有独特性，而且其性能可通过物理的及化学的方法容易地加以改性。

硫酸钙的二水形式称为石膏，通常为白到乳黄色，质地紧密。作为巴黎石膏的原料，矿物石膏具有商业重要性，之所以称这一产品为巴黎石膏，是因为过去它是通过煅烧法国巴黎附近的沉积物而获得。然而，在大多数国家都可见到石膏沉积物。

石膏产品的化学及物理性质

大多数石膏产品是从天然石膏岩石中获得的。因为石膏是硫酸钙的二水形式($CaSO_4 \cdot 2H_2O$)，加热后，其 2g 分子的水会失去 1.5g 分子，转化为半水硫酸钙($CaSO_4 \cdot \frac{1}{2}H_2O$)，有时写作$(CaSO_4)_2 \cdot H_2O$。当半水硫酸钙与水混合时，发生相反的反应，半水硫酸钙转变回二水硫酸钙。因此，石膏石的部分脱水及半水硫酸钙的再水化构成了可逆反应。这一反应的化学过程如下：

$$\underset{\text{巴黎石膏}}{CaSO_4 \cdot \tfrac{1}{2}H_2O} + \underset{\text{水}}{1\tfrac{1}{2}H_2O} \rightarrow \underset{\text{石膏}}{CaSO_4 \cdot 2H_2O} + 3900\ \text{卡/克摩尔}$$

这一反应是放热的，当 1g 分子的半水硫酸钙与 1.5g 分子的水反应时，就会形成 1g 分子的二水硫酸钙并产生 3 900cal 的热量。不论石膏产品是用于印模材料、模型材料，还是用于铸造包埋材料，这一化学反应总是发生。

牙科石膏、人造石及高强度人造石的制造

三种类型基本原材料来自于石膏石的部分脱水，这取决于脱水过程的性质。熟石膏为蓬松、多孔及密度低的，而含水煅石膏变体具有更大的密度且结晶度更高。Densite 是密度最大的原料。这三种类型原料用来配制用于牙科的相对纯的石膏产品。它们被分为熟石膏(模型及技工室用)、低至中等强度牙科人造石、高强度/低膨胀牙科人造石及高强度/高膨胀牙科人造石，或者如 ANSI/ADA 25 号 (ISO 6873) 规范中分类的 2、3、4 及 5 型石膏。

虽然这些类型石膏产品有着相同的半水硫酸钙化学分子式，即 $CaSO_4 \cdot \frac{1}{2}H_2O$，但它们具有不同的物理性能，这使得它们用于不同的牙科目的。所有这四种形式都来源于天然石膏沉积物，不同之处在于二水硫酸钙的脱水方式。合成石膏也可用于配制某些产品，但由于更高的制造成本而较少应用。

矿物石膏 —(通过加热或其他方式脱水)→ 熟石膏 —→ 模型石膏
技工室用石膏

含水煅石膏 —→ 牙科人造石

Densite —→ 高强度牙科人造石

当将石膏矿物放于敞口釜内于 110℃ ~120℃温度下加热就可生产出熟石膏。这种半水产品称为 β 半水硫酸钙。所制备的粉末颗粒外形有些不规则并且为多孔的。这些熟石膏用于配制模型和技工室石膏。模型石膏的晶体见图 13-1。

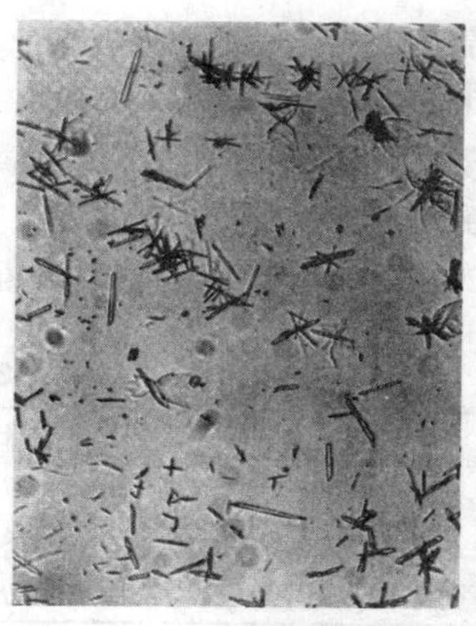

图 13-1　模型石膏的晶体

如果石膏是在压力下并且是在125℃左右水蒸气压存在下脱水，所形成的产品称为含水煅石膏，这种产品的粉末颗粒形状比熟石膏颗粒更加一致且更加致密。牙科人造石的晶体见图 13－2。以这种方式生产的半水硫酸钙称为α半水硫酸钙。含水煅石膏用于制造低至中等强度的牙科人造石。

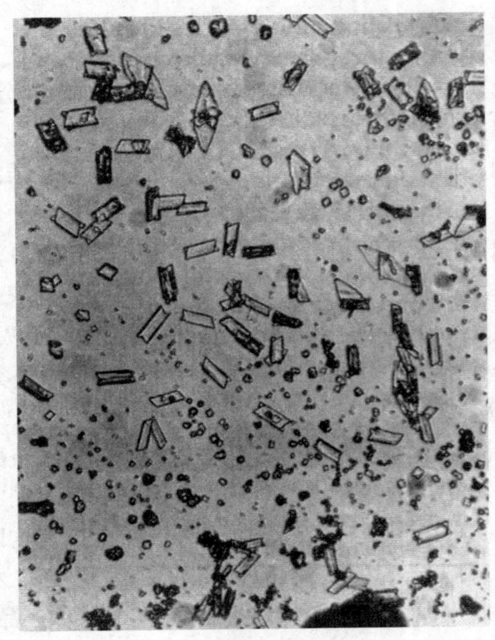

图 13－2　牙科人造石的晶体

4 型和 5 型高强牙科人造石是用称作 Densite 的高密度原料制造。这种变体是通过将石膏石在 30% 氯化钙溶液中煮沸，然后用热水（100℃）冲洗除去氯，最后磨到所需细度而制成。在 100℃水存在下，半水硫酸钙并不反应形成二水硫酸钙，因为在这一温度下它们的溶解度是相同的。通过这一过程获得的粉末是最致密的类型。这些材料一般用来配制高强度/低膨胀牙科人造石或高强度/高膨胀牙科人造石。

石膏产品可加入化学物质以改善它们的操作性能。硫酸钾（K_2SO_4）和生石膏粉（凝固的二水硫酸钙）是有效的促凝剂。少量的氯化钠能缩短凝固反应，但会提高石膏的凝固膨胀。柠檬酸钠是一种可靠的缓凝剂。硼砂（$Na_2B_4O_7$）是缓凝剂，又是促凝剂。氧化钙（0.1%）和阿拉伯树胶（1%）的混合物能减少调和石膏所需水量，进而改善性能。4 型石膏不同于 5 型石膏，前者含有额外的盐，以减少凝固膨胀。

化学反应

石膏产品凝固过程中发生的化学反应决定了反应所需水量。1g 分子的熟石膏与 1.5g 分子的水反应，产生 1g 分子的石膏材料。换言之，145g 的熟石膏需要 27g 的水反应并形成 172g 的石膏。因此，100g 的熟石膏需要 18.6g 的水以形成二水硫酸钙。然而，如在实际中见到的那样，模型熟石膏不可能与这样少的水调和并形成适合于操作的调和物。表 13－1 列出了推荐的混合水量、需水量及模型石膏、牙科人造石及高强度牙科人造石所需的过量水。

例如，混合 100 克模型石膏至可应用的稠度，需要用 45g 水。注意，45g 水中只有 18.6g 的水与 100g 的模型石膏发生反应，多余的水以自由水形式分布于凝固的材料中而未参与反应。这些过量水在调和过程中对于润湿粉末颗粒是必须的。如果 100g 模型石膏与 50g 水混合，所得调和物要稀一些，而且调和起来和灌注模型时容易一些，但凝固石膏的质量及强度差于用 45g 水的情况。当模型石膏与较少的水混合时，调和物较稠，更难于操作，且在灌注模型时容易混入气泡，但凝固后的石膏强度要大一些。因此，在调和时仔细控制调和水量对于恰当的操作和凝固物的质量是必要的。

牙科人造石和高强度牙科人造石的水/粉比

模型石膏、牙科人造石和高强度牙科人造石的主要差异在于半水硫酸钙晶体的形状和结构。一些半水硫酸钙晶体形状上相对不规则且质地多孔，如模型石膏的晶体就是如此，而牙科人造石和两种高强度牙科人造石则是致密的且外形更为规则，如图 13－1 和 13－2 所示。这种在晶体物理外形和质地的差异，可使牙科人造石和高强度牙科人造石在较少过量水下能获得与模型石膏相同的稠度。

相比之下，牙科人造石只需要 30ml 的水，高强

表 13－1　石膏材料所需水量及过量水量*

石　膏	调和水量(ml/100g 粉)	需水量(ml/100g 粉)	过量水(ml/100g 粉)
模型石膏	37～50	18.6	18～31
牙科人造石	28～32	18.6	9～13
高强度牙科人造石	19～24	18.6	0～5

*水粉比随产品而变化

度牙科人造石仅需要19~24ml的水。这种在水/粉比上的差异对它们的压缩强度及耐磨性有明显的影响。

当与水混合时，模型石膏、牙科人造石或高强度牙科人造石凝固成坚硬的石膏块，称为高强度牙科人造石（4型和5型）的石膏产品是强度最大的，而模型石膏凝固块的强度最弱，人造石的强度居中。然而，注意，所有石膏产品具有相同的化学分子式，而且它们与水混合后凝固物的化学性质也是相同的，它们的不同之处主要在于物理性质上。

凝固机制　对于石膏凝固机制，最重要的和广泛接受的理论是结晶理论。这一理论最早由法国化学家亨利·路易斯·莱·彻利于1887年提出，在世纪之初的1907年，这一理论受到著名德国柏林化学家杰柯巴斯·亨德瑞卡斯·凡·豪夫的全面支持。按照凡·豪夫的解释，二水硫酸钙和半水硫酸钙溶解性的差异造成这些材料凝固的差异。因为二水硫酸钙溶解度低于半水硫酸钙，所以溶解的硫酸钙会以二水硫酸钙形式析出。然而，扫描电镜和X线衍射研究表明，并不是所有的半水硫酸钙转变为二水形式。残留的半水硫酸钙影响着凝固石膏的性能。

如果正在凝固的石膏块中有两个截然不同的中心，其中一个是溶解中心，另一个是析出中心，溶解中心位于半水硫酸钙周围，析出中心位于二水硫酸钙周围。在这两个中心硫酸钙的浓度也不相同，在溶解中心周围硫酸钙浓度最大，而在析出中心周围则最低。钙和硫酸根离子通过扩散从浓度最高的区域扩散至浓度最低的区域。通过理解结晶理论的基本概念，不同的操作条件对某些物理性能的影响就可以进行解释。

最近，通过动态模型对操作因素及某些化学物质对凝固的影响进行了研究。观察了晶体生长的诱导时间和反应常数。其他理论包括胶体理论和水化理论。

体积收缩　理论上，半水硫酸钙在凝固过程中会发生体积收缩。然而，实验测定表明，所有石膏产品在凝固过程中均发生线性膨胀。如前面指出的那样，当145.15g半水硫酸钙与27.2g水反应时，产生172.17g二水硫酸钙。然而，如果半水硫酸钙是以体积而不是以重量加入到一定体积的水中，体积总量却不等于二水硫酸钙的体积。所形成的二水硫酸钙的体积大约小于半水硫酸钙和水的总体积的7%。然而，石膏并未收缩7%，实际中大约发生0.2%~0.4%的线性膨胀。按照莱·彻利和凡·豪夫的结晶理论，膨胀是由石膏晶体（$CaSO_4 \cdot 2H_2O$）在其从过饱和溶液生长过程中互相推挤所造成。虽然未见到石膏收缩，但并不能否认其存在，当用膨胀计测定体积收缩时，大约收缩7%。由于二水硫酸钙晶体生长造成的外部尺寸的线性膨胀，而同时发生着二水硫酸钙的体积收缩，因此这些材料凝固后是多孔的。胶体理论可以解释收缩确实存在。水化理论是通过硫酸钙水化物的形成来解释膨胀的。

调和的影响　混合过程称为调和，它对材料的凝固时间和凝固膨胀有一定的影响。在实际操作中，增加调和程度（调和速度或时间或两者兼而有之）会缩短凝固时间。显然，当粉加入水中时，化学反应立刻开始，接着形成一些二水硫酸钙。在调和过程中，刚形成的二水硫酸钙破裂成更小的晶体并成为新的晶核，二水硫酸钙就能围绕它析出。因为调和程度的增加会造成更多的晶核形成，所以半水硫酸钙转化成二水硫酸钙需要更少的时间。

温度的影响　环境温度及调和水温对石膏产品的凝固反应有影响。温度的变化对凝固时间的影响比其他物理性能更明显。显然，温度对石膏产品的凝固反应有两个主要影响。

提高温度的第一个影响是导致半水硫酸钙和二水硫酸钙的相对溶解度的改变；这会改变反应速度。在20℃时半水硫酸钙和二水硫酸钙溶解度的比率大约为4.5。当温度升高时，溶解比率下降，当温度达到100℃时，比率降至1。当溶解度比率降低时，凝固反应变慢，凝固时间增加。半水硫酸钙和二水硫酸钙的溶解度见表13-2。

表13-2　不同温度下半水硫酸钙和二水硫酸钙的溶解度

温度（℃）	$CaSO_4 \cdot \frac{1}{2}H_2O$（g/100g水）	$CaSO_4 \cdot 2H_2O$（g/100g水）
20	0.90	0.200
25	0.80	0.205
30	0.72	0.209
40	0.61	0.210
50	0.50	0.205
100	0.17	0.170

引自Partridge EP, White AH: J Am Chem Soc 51: 360, 1929.

第二个影响是离子的迁移率随温度的变化。一般，随着温度的增加，钙离子和硫酸根离子的迁移率随之增加，这能提高反应的速率，缩短凝固时间。

实际中这两种现象的影响是双重的，总体的影响已被观察到。因此，通过将温度从20℃提高到30℃，溶解度比率从0.90/0.200=4.5降至0.72/

0.209 = 3.44，这会延缓反应。然而，离子的迁移率同时增加，这又会加速凝固反应。因此，按照溶解度比值，反应被延缓，而按照离子迁移率，反应则应加速。实验表明，将温度从室温20℃提高到体温37℃，会略为提高反应速率并缩短凝固时间。然而，随着温度升高超过37℃，反应的速率会下降，凝固时间延长。在100℃，二水硫酸钙和半水硫酸钙的溶解度是相等的，在这种情况下，不会发生反应，石膏也不会凝固。

湿度的影响　在石膏生产中，将所有的二水硫酸钙转变为半水硫酸钙是不可行的。在煅烧过程中，大多数的石膏颗粒转变为半水硫酸钙，但有少部分仍为二水硫酸钙，而且一些颗粒有可能进一步完全脱水，形成无水的可溶性硫酸钙（$CaSO_4$）。可溶性硫酸钙在很大程度上是吸湿性材料，而熟石膏吸湿性略低，但它们都能容易地从潮湿的空气中吸收水蒸气，然后形成二水硫酸钙，这样就改变了原来各种硫酸钙的比例。在半水硫酸钙粉的表面有少量二水硫酸钙的存在可提供额外的晶核。增加潮湿的污染会在半水硫酸钙粉上产生足以延缓半水硫酸钙溶解的二水硫酸钙。研究表明，贮存过程中空气中湿气对石膏产品污染的一般整体影响是延长凝固时间。在实践中为获得最好的结果，所有石膏产品应保存于密闭的容器内，并隔绝潮湿空气。实际操作中，较热的温度和高湿度，在混合过程中会加速石膏凝固反应。

胶体体系和pH的影响　诸如琼脂和藻酸盐这样的胶体体系会延缓石膏产品的凝固。如果在石膏凝固过程中与这些材料接触，石膏表面形成一层质软且易于磨损的表面。可将诸如硫酸钾这样的助凝剂加入石膏中，可以改善与琼脂或藻酸盐接触的石膏的表面质量。

这些水胶体并不是通过改变半水硫酸钙和二水硫酸钙的溶解度比率来延缓凝固的，而是通过吸附在半水硫酸钙或二水硫酸钙的晶核形成部位，进而影响水化反应来延缓石膏凝固的。这些材料在晶核形成部位的吸附比在半水硫酸钙上的吸附更能有效地延缓凝固反应。

具有低pH的液体，如唾液，也延缓凝固反应。具有高pH的液体则加速凝固反应。

性能

石膏产品的重要性能包括质量、灌注时的流动性、凝固时间、线性凝固膨胀、压缩强度、拉伸强度、硬度和耐磨性及细节的再现性。ANSI/ADA 25号规范中列出的对这些性能中的一部分的要求列于表13-3。

凝固时间

定义和重要性　反应最终完成所需时间称为最终凝固时间。如果反应速率快或材料凝固时间短，则调和物可能在操作者充分操作完成前凝固。另一方面，如果反应速率太低，则需要过长时间来完成操作。因此，适当的凝固时间是石膏材料最重要的性能。

当粉和水调和时，化学反应就立即开始，但在初期，只有少部分的半水硫酸钙转变为石膏。刚混合的调和物具有半流体稠度，可灌入任何形状的模子内。然而，随着反应的进行，产生了越来越多的二水硫酸钙晶体。调和物的稠度增加，调和物不再能够容易地流入模子内的细微之处。这时的时间称为工作时间。

终凝固时间定义为此时材料能从印模中分离出来而不变形或断裂的时间。初凝时间为石膏产品在凝固过程中达到一规定坚韧程度所需的时间。在正常情况下，这一规定阶段已超过操作阶段，但还未完全凝固，调和物为半固体状。然而，即使在最终凝固阶段，只是部分半水硫酸钙完成了向二水硫酸钙的

表13-3　石膏材料的性能要求

类型	凝固时间 (min)	凝固膨胀范围 (%)	压缩强度(MPa) 最小	压缩强度(MPa) 最大	细节再现性 (μm)
1. 印模石膏	2.5～5.0	0～0.15	4.0	8.0	75±8
2. 模型石膏	±20%*	0～0.30	9.0	—	75±8
3. 牙科人造石	±20%	0～0.20	20.0	—	50±8
4. 高强度/低膨胀人造石	±20%	0～0.15	35.0	—	50±8
5. 高强度/高膨胀人造石	±20%	0.16～0.30	35.0	—	50±8

*凝固时间应在制造商标称值的20%范围内。

转变。在高强度人造石，这种向二水硫酸钙的转变也并不完全。残留半水硫酸钙在凝固石膏中的存在提高了石膏的最终强度。

测定 初凝时间通常规定用某种形式的针入试验来测定，虽然偶尔也用到其他类型的试验。例如，模型石膏或人造石调和物表面光泽的消失是化学反应中这一阶段的指征，有时用于表示调和物初凝阶段。相似地，可通过测定调和物温度的升高来测定凝固时间，因为这一化学反应是放热的。

图 13-3 所示的维氏针入度计常被用来测定石膏的初凝时间。它是由端头直径为 1mm 的压入针和压杆组成，压杆重 300g。在一个环形容器内充满要测定的石膏调和物。将压杆降下，直至它接触材料表面，然后放开压杆，让压入针压入调和物。当压入针不再能压到容器底部时，则材料已达到初凝时间。其他类型的仪器，如 Gillmore 针，也可以用于测定石膏材料的初凝和终凝时间。

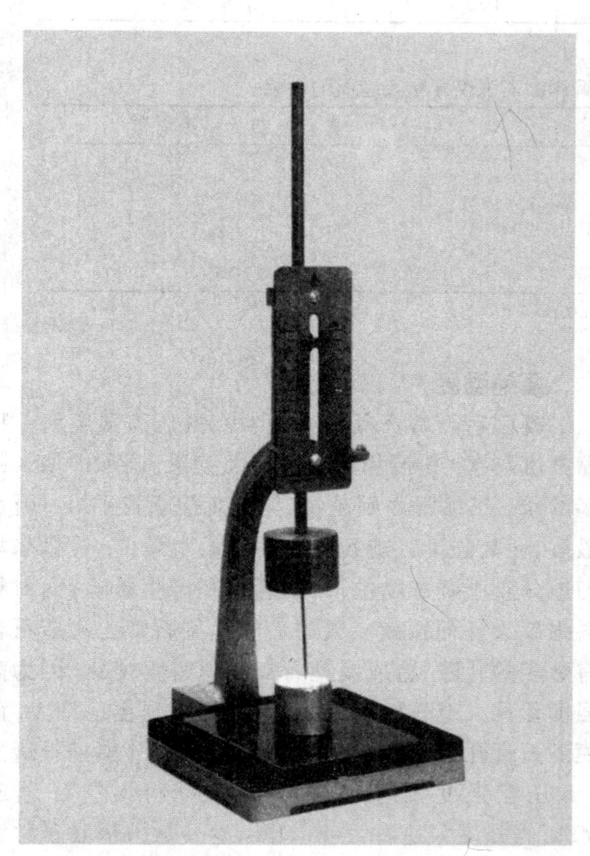

图 13-3 用于测定石膏产品初凝时间的维氏针入度计

凝固时间的控制 石膏产品的凝固时间很容易发生变化。例如，容易吸收水分的石膏可从空气中吸收湿气，从而改变石膏的凝固时间和其他性能。加入合适的化学物质也可改变化学反应速度，可以使反应时间从数分钟至数小时完成。按照前面讨论的结晶理论，半水硫酸钙和二水硫酸钙溶解性的差异造成石膏调和物的凝固。在 20℃时，在给定水中溶解的半水硫酸钙量是二水硫酸钙的 4.5 倍。如果加入某些盐使这一 4.5 倍率提高，则化学反应更快，凝固时间更短。能引起这一改变的盐称作促凝剂。另一方面，如果加入某些盐能使半水硫酸钙和二水硫酸钙溶解率的比值下降，反应速度就会减慢，凝固时间延长，这种盐称为迟缓剂。

虽然不是所有的促凝剂和迟缓剂均以此原理作用，但改变溶解率比值是一种改变凝固时间的途径。一般，制造商可以通过向模型石膏或其他石膏产品内加入不同的化学物质来控制凝固时间，而操作者可以通过改变操作条件来控制凝固时间。

厂家控制的因素 改变凝固时间最容易和最可靠的方法是加入不同的化学物质。硫酸钾是一种有效的促凝剂，使用 2% 的这种盐的水溶液与熟石膏调和而不是用水，可使模型石膏的凝固时间从 10min 缩短至 4min 左右。另一方面，柠檬酸钠是一种可靠的缓凝剂。用 2% 硼砂水溶胶与熟石膏调和可延长一些石膏产品的凝固时间至数小时。

如果将少量的已凝固的二水硫酸钙磨细，再与模型石膏混合，它可提供结晶核，因而可作为促凝剂使用。用作促凝剂的已凝固的石膏称为白土，它在较低的浓度下具有明显的作用。如果在调和物中加入的量从 0.5% 增加至 1%，凝固时间会发生明显的变化。然而，白土的浓度超过 1% 后对凝固时间几乎没有影响。制造商通常利用这一事实而向熟石膏中加入 1% 左右的白土。由于容器的打开和关闭，这样模型石膏的凝固时间在正常使用中变化很小。在不使用时，应将模型石膏的容器紧紧盖紧，以减少湿气污染的可能性。

水/粉比 操作者也可以通过改变水/粉比或调和的程度，在一定范围内改变模型石膏的凝固时间。

水/粉比对凝固时间有明显的影响。如表 13-4 所示，增加模型石膏、牙科人造石或高强度牙科人造石调和物的水量，凝固时间会延长，调和对模型石膏和牙科人造石凝固时间的影响见表 13-5。提高调和速度可缩短凝固时间。通过手工和真空电动混和机调和的高强度牙科人造石的性能见表 13-6。与手工调和相比，电动调和的凝固时间通常会缩短。

表 13－4　水／粉比对凝固时间的影响

材　料	水／粉比（ml/g）	调和转数	初凝时间(维氏)(min)
模型石膏	0.45		8
	0.50	100	11
	0.55		14
牙科人造石	0.27		4
	0.30	100	7
	0.33		8
高强度牙科人造石	0.22		5
	0.24	100	7
	0.26		9

表 13－5　调和程度对凝固时间的影响

材　料	水／粉比（ml/g）	调和转数	凝固时间(min)
模型石膏	0.50	20	14
	0.50	100	11
	0.50	200	8
牙科人造石	0.30	20	10
	0.30	100	8

表 13－6　通过手工和真空电动混和机调和的高强度牙科人造石的性能

	手工调和	真空电动调和机调和
凝固时间	8.0	7.3
24 小时压缩强度(MPa)	43.1	45.5
2 小时凝固膨胀(%)	0.045	0.037
粘度，厘泊(cp)	54 000	43 000

引自 Garber DK, Powers JM, Brandau HE: *Mich Dent Assoc J* 67: 133, 1985.

黏度

几种高强度牙科人造石和印模石膏的黏稠度列于表 13－7。5 种不同高强度牙科人造石的黏稠度范围为 21 000～101 000 厘泊(cp)。较稠黏度的人造石模型中可观察到更多的气孔，印模石膏不常用，但它具有较低的黏稠度，这可以使它有可能在对软组织施加最小的力下取印模。

表 13－7　几种高强度牙科人造石和印模石膏的黏稠度

材　料	黏稠度(cp)
高强度牙科人造石*	
A	21 000
B	29 000
C	50 000
D	54 000
E	101 000
印模石膏	23 000

*引自 Garber DK, Powers JM, Brandau HE: *Mich Dent Assoc J* 67: 133, 1985. 用 1% 的柠檬酸钠水溶液调和人造石以缓凝。在开始调和后 4min 测定黏稠度。

压缩强度

凝固后石膏产品具有相对高的压缩强度值。压缩强度与水／粉调和比呈负相关关系。调和中加入越多的水，压缩强度则越低。模型石膏需要的过量水最多，而高强度人造石含有的过量水最少。过量水均匀地分布于调和物中，对材料体积产生影响，而对材料强度无任何贡献。凝固后的模型石膏比人造石含有更多的孔隙，造成模型石膏表观密度较低。因为高强度牙科人造石密度最大，它的压缩强度也最大，而模型石膏孔隙最多，因而强度也最弱。模型石膏的 1 h 压缩强度大约为 12.5MPa，牙科人造石为 31 MPa，高强度人造石为 45 MPa。这些数值都是正常混合的数据，但会随水／粉比的增加或降低而变化。水／粉比对这些材料压缩强度的影响列于表 13－8。如表 13－6 所示，通过真空混合，高强度人造石的压缩强度有所提高。很明显，当以模型石膏的粉／水比调和人造石时，人造石的压缩强度几乎与模型石膏相同。同样，水／粉比为 0.3 和 0.5 的高强度人造石的压缩强度与一般人造石和模型石膏的相似。

表 13-8 水/粉比对模型石膏、人造石及高强度人造石压缩强度的影响

材料	水/粉比(ml/g)	压缩强度(MPa)
模型石膏	0.45	12.5
	0.50	11.0
	0.55	9.0
人造石	0.27	31.0
	0.30	20.5
	0.50	10.5
高强度人造石	0.24	38.0
	0.30	21.5
	0.50	10.5

调和时均搅拌 100 圈并于开始调和后 1h 进行测定。

终凝后的 1h 或 2h，凝固的石膏材料看起来已干了并似乎达到最大强度。实际上，情况并非如此。湿强度是石膏材料中部分或全部过量水存在于试样中的强度。干强度是石膏材料中所有过量水失去后的强度。干压缩强度通常是湿强度的两倍左右。注意，随着硬化物失去其过量水，材料的压缩强度并不是均匀地增加。干燥对牙科人造石压缩强度的影响见图 13-4。理论上，在人造石的硬化块中有大约 8.8% 的过量水。当凝固物失水达 7% 时，材料的压缩强度没有明显的提高。然而，当凝固物失水达 7.5% 时，强度会快速提高，而且当所有过量水(8.8%)均失去时，材料的强度超过 55MPa。

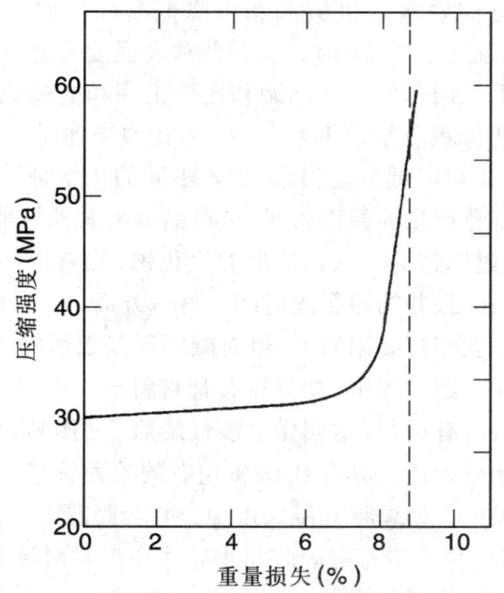

图 13-4 过量水的失去对牙科人造石压缩强度的影响

石膏材料的干燥时间依石膏块的大小、温度及贮存空气的湿度而变化。在室温及平均湿度下，对于一般充填有石膏材料的义齿型盒需要大约 7d 才能失去其过量水。

表面硬度及耐磨性能

未改良石膏材料的表面硬度大体上与其压缩强度相关。硬化后材料的高压缩强度对应于高表面硬度。终凝发生之后，表面硬度实际维持恒定，直到大部分过量水从表面蒸发。这之后，表面硬度的增加与压缩强度的增加相似了，表面硬度的增加速率大于压缩强度的增加速率，因为硬化块的表面比其内部能更快地达到干燥状态。

曾尝试通过将已凝固的石膏浸入环氧树脂或甲基丙烯酸甲酯单体中以提高石膏的硬度，这两种材料可以聚合。模型石膏的硬度的确增加了，但牙科人造石和高强度人造石的硬度并未增加。经在环氧树脂或光固化二甲基丙烯酸酯树脂内浸渍后，高强度人造石的耐划痕性能提高了 15% 到 41%。一般用树脂浸渍后石膏的耐磨损性能得到提高，但压缩强度和表面硬度下降。将石膏模型或代型放入烤箱烘干以快速获得干燥压缩强度和表面硬度的想法是不可行的，因为石膏可能脱水，这会使强度下降，而不是提高强度。将石膏代型或模型浸入甘油或各种不同的油，并不能改进表面硬度，而是使表面光滑，这样当蜡刀或其他器具划过模型表面时，不会划伤模型。用含有胶体二氧化硅(30%)的市售硬化液与高强度人造石混合，能改进凝固石膏的表面硬度。两种市售高强度人造石与水调和后的努氏硬度为 $54kg/mm^2$ 和 $77kg/mm^2$。当使用硬化液时，这些数值分别增至 $62kg/mm^2$ 和 $79kg/mm^2$。表面硬度的增加并不意味着耐磨性能的改善，因为硬度只是众多影响耐磨性因素之一。双体磨耗研究认为，市售硬化液并不能改善高强度人造石的耐磨性能。然而，关于石膏双体磨耗试验的临床相关性尚未确立，仍需要进一步地对耐磨性及其测定方法进行研究。正如在印模材料一章中讨论的那样，即使石膏代型更硬一些，石膏代型比环氧树脂代型还是更易磨损。

虽然对石膏代型使用消毒性化学物质能有效地消灭可能的危险微生物，但某些消毒也能损害代型的表面。某些代型常用消毒剂处理后，表面可能被腐蚀，表面硬度也受到影响。包括次氯酸钠的其他消毒剂对石膏代型表面的影响很小。

拉伸强度

对于那些由于要承受侧向力，如模型从柔性印模中脱模时，可能发生弯曲的结构来说，模型石膏和

牙科人造石的拉伸强度很重要。由于石膏材料的脆性本质,模型上的牙齿可能断裂而不是弯曲。用于脆性材料的径向拉伸强度通常用于测定石膏制品的拉伸强度。

这些研究中已获得一些重要的结果。首先,模型石膏的 1h 湿拉伸强度 (2.3MPa) 大约为干拉伸强度(4.1MPa)的一半。其次,在可比的条件下,模型石膏湿的或干的拉伸强度大约为高强度人造石的一半。再次,模型石膏湿的或干的拉伸强度大约为相同条件下压缩强度的$\frac{1}{5}$(干拉伸强度为 4.1MPa,压缩强度为 20MPa)。最后,高强度牙科人造石在其拉伸和压缩强度数值间的差异表现的更巨大,例如,干燥条件下其拉伸强度大约有 8MPa,而其压缩强度为 80MPa。

细节的再现性

ANSI/ADA 25 号规范要求,1 型和 2 型石膏应能再现宽 75μm 的沟痕,而 3、4 及 5 型石膏应能再现宽 50μm 的沟痕(见表 13-3)。细节再现性测定块的实物见图 13-5。石膏代型不能达到电铸代型或环氧树脂代型那样的表面细节再现性,因为凝固后的石膏表面在显微镜下为多孔状 (图 13-6)。在印模与石膏模型间的界面经常形成气泡,因为刚调和的石膏不能很好地润湿某些橡胶印模材料 (例如某些硅橡胶类型)。在聚硫橡胶和硅橡胶印模材料中加入非离子表面活性剂,可以改善印模材料的润湿性。在灌制石膏模型过程中应用振荡法可减少气泡的存在。将要灌注石膏模型的印模受唾液或血液污染,也可影响细节再现性。冲洗印模并吹除多余的水分可改进石膏模型材料的细节再现性。

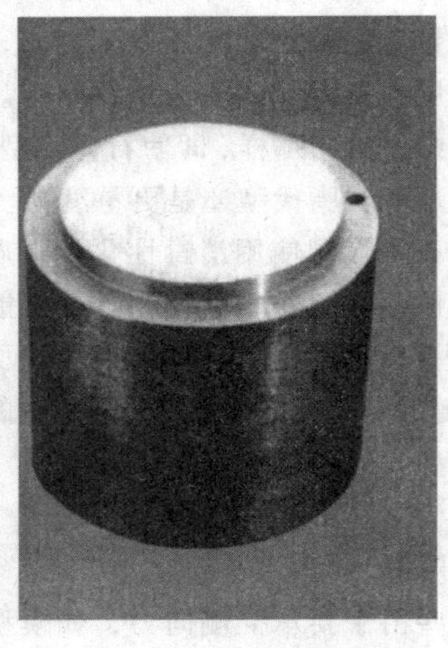

图 13-5 细节再现性测定块

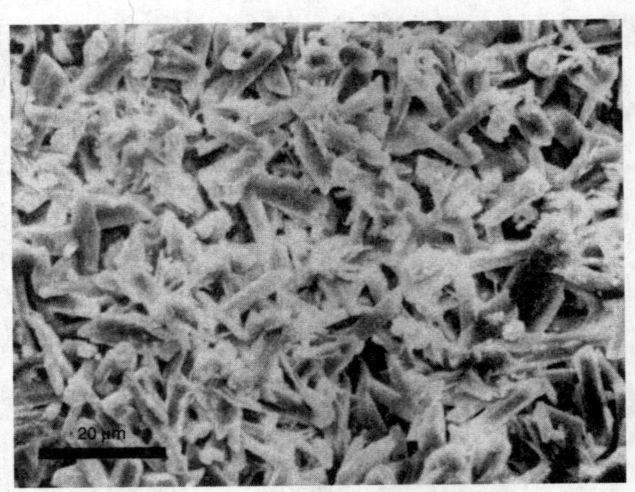

图 13-6 已凝固高强度人造石表面的扫描电镜照片

(引自 Craig RG, Powers JM, Wataha JC: *Dental materials: properties and manipulation*, ed 7, St Louis, 2000, Mosby.)

凝固膨胀

凝固时,所有石膏产品均表现出可测得的线性膨胀。然后,凝固膨胀率因不同类型的石膏材料而不同。在正常条件下,熟石膏的凝固膨胀为 0.2% ~ 0.3%,低至中等强度的牙科人造石为 0.15% ~ 0.25%,高强度牙科人造石只有 0.08% ~0.10%。高强度/高膨胀牙科人造石的凝固膨胀为 0.10% ~ 0.20%。典型地,在 24h 观察期内,超过 75% 的膨胀发生在凝固最初的 1h 内。

可通过不同的操作条件和加入某些化学物质来控制凝固膨胀。机械调和可降低凝固膨胀。如表 13-6 所示,在 2h 时,真空调和高强度人造石的膨胀比手工调和低。电动调和比手工调和能造成更大的初期体积收缩。调和的水/粉比也有影响,提高水/粉比可降低凝固膨胀。加入不同的化学物质不但影响石膏产品的凝固膨胀,也可能改变其他性能。例如,通过制造商加入低浓度的氯化钠,能增加调和物的凝固膨胀并缩短凝固时间。另一方面,加入 1% 的硫酸钾能缩短凝固时间,但对凝固膨胀无影响。

在凝固过程中,如果将石膏材料浸入水中,凝固膨胀会略有增加。这叫做吸湿性膨胀。一种典型的高强度牙科人造石具有 0.08% 左右的凝固膨胀。在凝固过程中,如果将其浸入水中,它会膨胀 0.10% 左右。当牙科人造石凝固时与水胶体印模材料接触,可观察到膨胀增加现象。

操 作

当任何石膏与水调和时,应当充分混和以获得光滑细腻的调和物。将水加入到大小和形状适当的调和碗中（图 13－7）。然后将石膏粉加入其中并让石膏粉沉淀 30s 左右。这一技术可使手工调和，初期调和物内气泡混入量减至最少。然后用带有不易弯曲刀刃的金属调拌刀（见图 13－7）、手工－机械混和器（图 13－8）或电动机械混和器（图 13－9）进行调和。各种操作变化对石膏产品性能影响的概括地列于表 13－9。

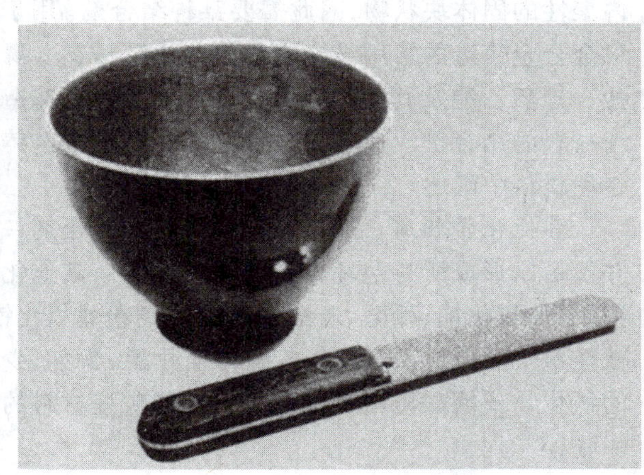

图 13－7 柔性橡胶调和碗和带有不易弯曲刀刃的金属调拌刀

（引自 Craig RG, Powers JM, Wataha JC: Dental materials: properties and manipulation, ed 7, St Louis, 2000, Mosby.）

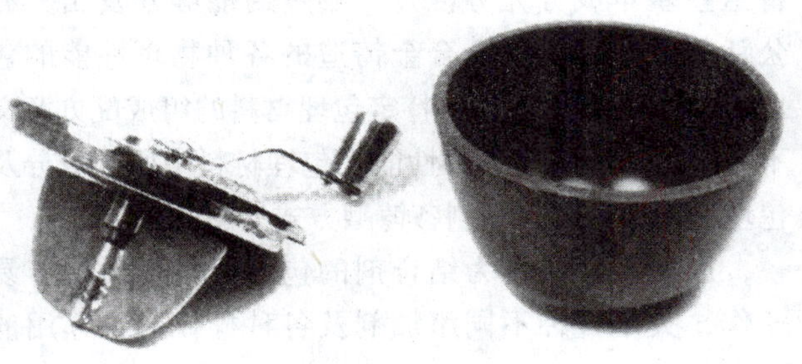

图 13－8 用于少量石膏调和的机械混和器

（引自 Craig RG, Powers JM, Wataha JC: Dental materials: properties and manipulation, ed 7, St Louis, 2000, Mosby.）

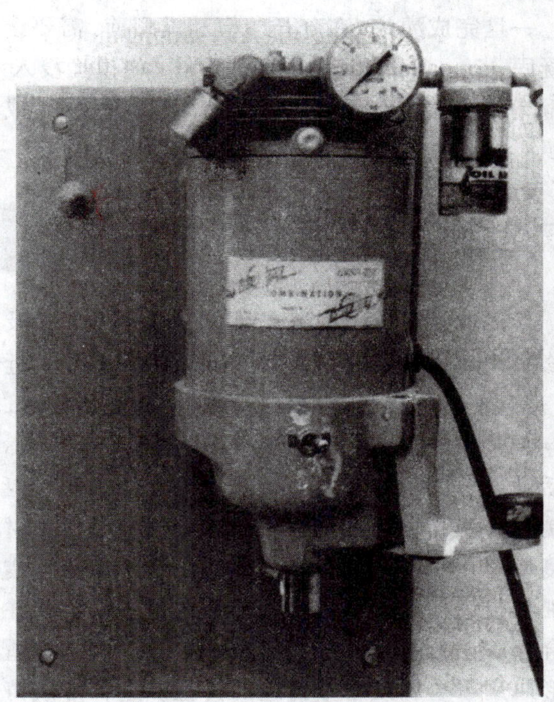

图 13－9 连有抽真空管的电动机械混和器

（引自 Craig RG, Powers JM, Wataha JC: Dental materials: properties and manipulation, ed 7, St Louis, 2000, Mosby.）

手工调和包括用调拌刀在调拌碗的内面抹擦的同时有力地搅拌调和物。每秒钟调拌 2 圈，均匀润湿并混合石膏粉与水需要 1min 左右。

用电动机械混和器调和时，需要手工用水先将石膏粉润湿。然后在调和器低速下混合 20s。在混合过程中抽真空可减少混入的气泡。在混合后及灌注石膏过程中进行振荡，可使凝固物内的气泡减至最少。

用石膏灌制印模需要注意在关键部位避免气泡卷入。混合后的石膏应当慢慢地灌入或用诸如蜡刀这样的小器具逐份地将石膏加入印模内。调和物应在振荡下流入冲洗过的印模中，其方式应当是在石膏调和物流入印模的牙齿部位时，它是将位于其前部的气泡赶出材料的。一般，用牙科人造石或高强度牙科人造石充填模型的牙齿部位，而模型基座则用模型石膏灌制，以利于修磨。

表 13－9 操作变化对石膏产品性能的影响

操作变化	凝固时间	稠度	凝固膨胀	压缩强度
增加水/粉比	增加	增加	降低	降低
增加调拌速度	降低	降低	增加	无影响
将调和水温从 23℃提高到 30℃	降低	降低	增加	无影响

一旦完成灌注，在分开印模和模型前，需要让石膏凝固 45～60min，最后进行消毒。可将模型浸入 1:10 稀释的次氯酸钠溶液中 30min，以进行消毒，或者遵照厂家说明书对模型进行碘伏喷雾消毒。

铸造包埋材料

牙科选择铸造技术制作金合金嵌体、冠、桥及其他修复体，代表了修复牙科学一项主要发展。近年来，通过使用与牙科金合金基本相同的失蜡技术，高熔点合金，如钯和贱金属合金，已被用于铸造冠、桥和活动部分义齿修复体。所有这些铸造操作包括：①制作蜡型；②将合适的、称作包埋材料的铸型材料包裹蜡型，并使其硬化；③用适当的炉子来烧除蜡型并加热包埋材料铸型；④用合适的设备来熔化并铸造合金。包埋材料可被看做为一种陶瓷材料，它适合于形成用于金属或合金铸造的铸型。这种形成铸型的操作称为包埋。关于铸造技术的细节内容将在第十七章中阐述。

包埋材料的性能要求

1. 易于操作：不但可混合且易于操作调和物并易于将其涂在蜡型上，而且包埋材料可在相对短的时间内凝固硬化。

2. 室温下具有足够的强度，这是为了操作方便并在较高温度下提供足够的强度以抵制熔化金属的冲击。铸型的内表面在高温下应不破损。

3. 高温稳定性：包埋材料不应分解放出能损害合金表面的气体。

4. 足够的膨胀：足以补偿蜡型的收缩和铸造过程中发生的金属收缩。

5. 有益的铸造温度：热膨胀对温度的曲线在铸造温度的范围内最好有一个热膨胀高台部分。

6. 多孔性：含有在铸造过程中足以允许铸型腔内空气或其他气体很容易地逃出的孔隙。

7. 光滑的表面：可铸出精细结构和边缘。

8. 易于剥除：包埋材料应当易于从金属铸件表面剥除并不与铸件发生化学反应。

9. 价格不昂贵。

这些为理想包埋材料的要求，目前尚无哪一种包埋材料能完全满足上述所有要求。然而，通过在一种包埋材料中混合不同的成分，可研制出能满足上述大多数要求的包埋材料。这些理想性能的要求是考虑铸造包埋材料行为和特性的基础。

组成

一般包埋材料是三种截然不同材料的混合物：耐火材料、结合材料及其他化学物质。

耐火材料　这种材料通常是某种形式的二氧化硅，如石英、鳞石英或方石英，或它们的混合物。所有的包埋材料，不论是用于铸造金合金，还是铸造高熔合金，均含有耐火材料。

结合材料　因为耐火材料单独并不能形成具有内聚性的固体块状物，因此需要某种结合剂。用于牙科金合金铸造的常用结合剂是 α 半水硫酸钙。磷酸盐、硅酸乙酯及其他类似材料也可作为高温铸造包埋材料的结合剂。后者将在后面关于高熔合金铸造包埋材料中阐述。

其他化学物质　通常，耐火材料和结合剂一起并不足以形成所有包埋材料需要的性能。其他化学物质，如氯化钠、硼酸、硫酸钾、石墨、铜粉或氧化镁，被经常少量地加入以改善各种物理性能。例如，少量的氯化物或硼酸可增加硫酸钙结合剂包埋材料的热膨胀。

硫酸钙结合剂包埋材料

牙科文献和专利参考文献描述了牙科铸造包埋材料中各种成分的作用及各自加入量。一般适用于金合金的包埋材料含有 65%～75% 的石英或方石英，或两者不同比例的混合物，25%～35% 的 α－半水硫酸钙，以及大约 2%～3% 的化学改性剂。通过将这些基本成分充分混合，制造商能够开发出具有公认的适合于牙科金合金铸造的各种物理性能的包埋材料。然而，列出某一特定包埋材料的组成配方意义不大，因为最终产品的性能受包埋材料中所含成分及包埋材料调和方式和制备铸型方式的影响。

以半水硫酸钙为结合剂的包埋材料相对地容易操作，关于各种不同添加剂及各种操作条件作用的更多信息，可能有些有，有些则很少，正如那些以硅酸乙酯或磷酸盐为结合剂的包埋材料一样。硫酸钙结合剂包埋材料通常限于金合金的铸造，加热不能超过 700℃。包埋材料内的硫酸钙部分在 700℃温度后分解成二氧化硫和三氧化硫，易使铸造金属变脆。因此，硫酸钙型结合剂通常不能用于铸造钯或贱金属合金的包埋材料。

硫酸钙结合剂包埋材料的性能

适用于石膏结合剂铸造包埋材料的 ANSI/ADA 2 号规范（ISO 7490），适用于两种不同类型的包埋材料，这些包埋材料用于牙科金合金修复体的铸造：

1型：用于铸造嵌体和冠。

2型：用于铸造全口和部分义齿基板。

这两种类型均以硫酸钙为结合剂。该规范列举的物理性能包括粉的外观、工作时间内的流动性、凝固时间、压缩强度、线性凝固膨胀及线性热膨胀。测定稠度时的水/粉比为制造商推荐的比例。这些性能的允许值概括于表13-10。规范中描述了测定用的试样及测定方法，这些也适用于其他类型的包埋材料。在嵌体铸造过程中包埋材料的操作将在第十七章中详细讨论。

表13-10　牙科石膏结合剂铸造包埋材料的要求

性　能	数　值
粉的外观	均匀且无异物及结块。
工作时间内的流动性	
1型	直径为60mm
2型	直径为40mm
凝固时间	应与制造商标称的时间相差不大于20%
压缩强度	
1型	最小2.3MPa
2型	最小2.6MPa
线性凝固膨胀	应与制造商标称的膨胀相差不大于20%
线性热膨胀	应与制造商标称的膨胀相差不大于20%

编之于适用于石膏结合剂铸造包埋材料的ANSI/ADA 2号规范

温度对包埋的影响

在用失蜡技术铸造过程中，蜡型包埋后，通过加热熔化蜡型并将其从包埋材料中除去，留下可供熔化金属铸造的模型腔。这样，不论是否使用高热或吸湿铸造技术，都要加热包埋材料至某一升高的温度。这一温度因技术不同而不同，但对于硫酸钙结合剂包埋材料，不会低于550℃或高于700℃。在加热过程中，耐火材料受热变化的影响不同于结合剂。

温度对二氧化硅耐火材料的影响　二氧化硅多晶形的各种变体—石英、鳞石英及方石英—在加热时会膨胀，但是膨胀率因晶形变体不同而不同。纯方石英在250℃膨胀达1.6%，而石英在600℃膨胀约1.4%，鳞石英在600℃热膨胀率小于1%。三种类型二氧化硅随温度的膨胀率见图3-12。如图3-12所示，三种类型的二氧化硅没有一个是均匀膨胀的。相反，它们在膨胀曲线上均表现出突然的变化(非线性)。对于方石英，在温度到达200℃左右前，膨胀还有些均匀。在200℃左右时，其膨胀急剧地从0.5%增加至1.2%，在超过250℃后，其膨胀又变得均匀了。在537℃，在膨胀曲线上，石英也呈现出急剧的膨胀，而鳞石英则在更低的温度下呈现出类似的急剧变化。

膨胀随温度变化而发生急剧变化说明方石英和石英均存在两种晶型变体，其中一种在高温下更为稳定，另一种在低温下更为稳定。室温下更为稳定的变体称为α-晶型，高温下更为稳定的变体称为β-晶型。鳞石英具有三种稳定的晶型。这样，对于方石英的220℃、对于石英的573℃，对于鳞石英的105℃和160℃称为位移性转变温度。位移性转变温度涉及无任何化学键破坏的体积收缩或膨胀。在从α-晶型（该晶型在室温下更为稳定）转变为β-晶型（该晶型在高温下更为稳定）过程中，所有三种二氧化硅均发生膨胀。方石英的膨胀量最大，鳞石英的最小。

二氧化硅的石英形式广泛存在于自然界中，而且它可通过加热而转变为方石英和鳞石英，在此过程中化学键发生断裂并形成新的晶体结构，发生结构重建性转变。在573℃α-石英转变为β-石英。如果将β-石英加热至870℃并保持此温度，它就会转变为β-鳞石英。从β-鳞石英，它既可以转变为α-鳞石英，也可以转变为β-方石英。如果将β-鳞石英快速冷却至120℃并保持此温度，它将转变为α-鳞石英，后者在室温下是稳定的。另一方面，如果将β-鳞石英加热至1475℃并保持在温度，它就会转变为β-方石英，进一步加热β-方石英，就会产生熔融二氧化硅，但是如果将其冷却至220℃并保持此温度，就会形成α-方石英。这些转变过程见下式。

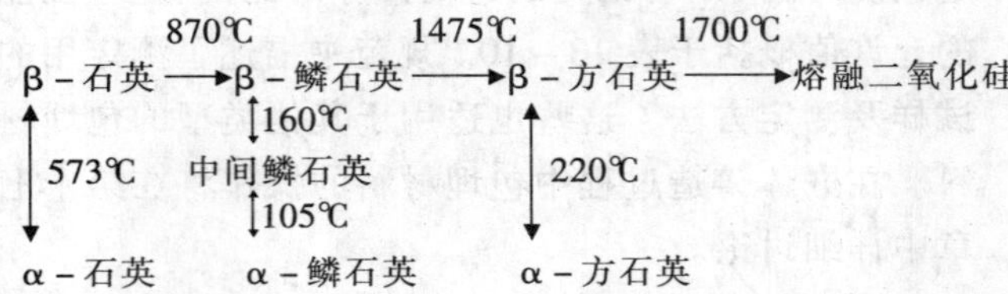

包埋材料中所用的所有二氧化硅晶型均为α－晶型，在加热过程中它们全部地或部分地转变为相应的β－晶型。这一转变伴随着体积膨胀，有助于补偿铸造收缩。

温度对硫酸钙结合剂的影响　用于牙科金合金铸造包埋材料的结合剂为α－半水硫酸钙。在包埋过程中，与包埋材料混合的部分水与半水硫酸钙反应并转变为二水硫酸钙，而其余的水作为过量水均匀地分布于调和物中。在加热的早期阶段，过量水发生挥发。当温度升高至105℃左右时，二水硫酸钙开始脱水。然后加热包埋材料直到适合于铸造的温度。这样，无水硫酸钙、二氧化硅及某些化学添加剂最终形成供金合金铸造的铸型。

实验已经观察到，当先将包埋材料从室温加热至105℃左右时，包埋材料会膨胀，然后在升至200℃左右过程中，包埋材料略有收缩或保持不变，在200℃至700℃之间，根据包埋材料中二氧化硅的组成，记录到不同的膨胀程度。这些性能解释如下，升至105℃左右时，发生了常规的热膨胀。105℃以上时，二水硫酸钙转变为无水硫酸钙。二水硫酸钙的脱水及无水硫酸钙的相转变造成收缩。然而，鳞石英的α－晶型（它可以杂质形式存在）会膨胀并足以补偿硫酸钙的收缩，以防止包埋材料记录到严重的收缩。进一步升温时，包埋材料中二氧化硅的α－晶型转变为β－晶型，这会造成一些额外的膨胀。

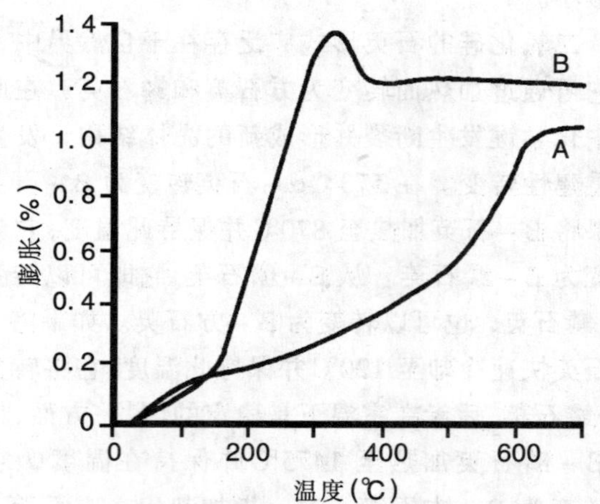

图 13－10　硫酸钙结合剂包埋材料的热膨胀曲线。
A. 吸湿型；B. 热膨胀型

（引自 Asgar K: Casting restorations. In Clark JW, editor: Clinical dentistry, vol4, New York, 1976, Harper & Row.）

目前可获得的含有石英的吸湿型包埋材料和含有方石英的热膨胀型包埋材料的热膨胀曲线见图13－10，它显示了不同温度下膨胀率的程度。包埋材料中所含二氧化硅量的膨胀不但必须足以补偿所有的收缩，而且还要在接近于半水硫酸钙发生收缩时的温度下膨胀。

包埋材料的冷却　当包埋材料冷却时，耐火材料和结合剂将按照与包埋材料热膨胀曲线不同的热收缩曲线收缩（图13－11）。冷却至室温时，与其加热之前尺寸相比，包埋材料呈现整体上的收缩。再将包埋材料重新加热至原先达到的温度，包埋材料并不能展现出原来的热膨水平，而且冷却和再加热会造成包埋材料内部出现裂纹，这会影响铸造质量。

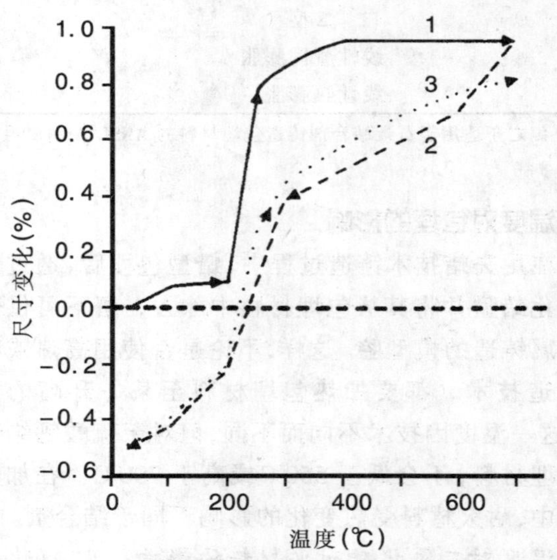

图 13－11　硫酸钙结合剂包埋材料的热膨胀和收缩曲线（热膨胀型）。曲线1为初次加热，曲线2为冷却，曲线3为再加热

硫酸钙结合剂包埋材料的凝固和吸湿性膨胀

目前可获得的用于铸造金合金的硫酸钙结合剂包埋材料都具有热膨胀、凝固膨胀和吸湿性膨胀。总尺寸变化量是牙科铸造包埋材料的一项非常重要的性能。与本章先前讨论的其他石膏产品一样，包埋材料的凝固膨胀是指包埋材料在空气中正常凝固过程中发生的线性膨胀。另一方面，吸湿性膨胀是包埋材料在凝固过程中接触外来水分后所产生的线性膨胀。可以在包埋蜡型后将铸圈放入水浴中或在铸圈内壁使用湿衬纸来获得吸湿性膨胀。

区别凝固膨胀与吸湿性膨胀是困难的，因为两者几乎同时发生并同时结束。在实际中，得到的是包埋材料的吸湿性膨胀和凝固膨胀的总和，而这比单独凝固膨胀要大。

许多研究已对吸湿性膨胀的机制进行了研究。按照一些理论，在包埋材料凝固过程加入水能增加惰性填料和石膏晶体表面膜的厚度，迫使它们相互推离。一些学者认为，凝固过程中加入水可使硫酸钙进一步水化，从而造成包埋材料膨胀，而其他人认为额外的水可迫使石膏凝胶膨胀。其他理论认为吸湿性膨胀和凝固膨胀与发生在人造石上的情况一样，是相同现象的结果，即石膏晶体向外生长的结果。加入水或其他任何液体提供了石膏晶体可生长的额外空间。

虽然关于吸湿性膨胀的确切机制还存在一些问题，但关于许多操作条件的影响已进行了详细的研究。其中某些条件对硫酸钙结合剂包埋材料的凝固、吸湿和热膨胀的影响总结于表 13－11。这些条件对铸造包埋材料的性能和铸造质量有明显的影响。

水/粉比　与石膏产品的凝固膨胀一样，调和物中的水越多（调和物越稀或水/粉比越大），凝固和吸湿性膨胀越小。注意较稀的调和物的热膨胀也较小。

调和　调和对包埋材料凝固和吸湿性膨胀的影响与对所有石膏产品的凝固膨胀的影响相似。如图 13－12 所示，曲线 C 为调和较少，因而包埋材料的吸湿性膨胀也较小。

包埋材料的老化　已放置 2～3 年的包埋材料没有新制备的包埋材料膨胀那么多。图 13－12 中曲线 D 显示了老化的包埋材料对吸湿性膨胀的影响。因此，包埋材料的包装容器应尽可能包装严密，特别是贮存于潮湿环境中时。

推迟开始浸水时间　蜡型包埋之后，包埋材料可浸入水浴中以获得更好的铸件造合性。混合与开始浸水间的时间对膨胀总量有影响。一般吸湿性膨胀随着调和至开始浸水间时间的延长而减少。然而，

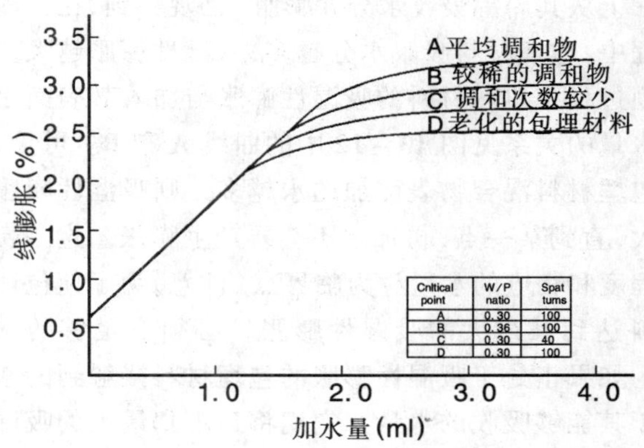

图 13－12　吸湿性包埋材料随加入水量和操作条件的线性膨胀

一些研究者声称，如果包埋材料在大约初凝时间浸水，它比更早时间的浸水膨胀更大。然而，如果在调和物失去光泽之前浸水，那么不同的试验可获得更具重复性的结果。

水浴温度　水浴的温度对蜡型具有可测量的影响。在较高的水浴温度下，蜡型会膨胀，因而需要较小的包埋材料膨胀来补偿总铸造收缩。此外，较高的水浴温度会软化蜡型。软化的蜡型对包埋材料膨胀的抵抗力较小，因而使凝固和吸湿性膨胀更为有效。其纯效应是：水浴温度越高，铸型膨胀越大。

二氧化硅颗粒大小　半水硫酸钙的颗粒大小对吸湿性膨胀几乎没有影响，而二氧化硅颗粒的大小具有明显的影响。较细的二氧化硅会产生更大的凝固和吸湿性膨胀。

二氧化硅/结合剂比例　包埋材料通常含有 65%～75% 的二氧化硅，25%－35% 的半水硫酸钙及 2%～3% 左右的用于控制不同物理性能及对包埋材料着色用的化学添加物。如果提高二氧化硅/人造石的比例，包埋材料的吸湿性膨胀也增大，但包埋材料的强度下降。

水的作用　在凝固过程中，牙科铸造包埋材料

表 13－11　操作条件对硫酸钙结合剂包埋材料膨胀的影响

因　素	凝固和吸湿性膨胀	热膨胀
增加水/粉比	减小	减小
延长调和时间	增加	无影响
加快调和速度	增加	无影响
增加包埋材料的老化	减小	无影响
推迟开始浸水时间	减小	
提高水浴温度	增加	
某些蜡型的强度	变形更多	影响很小
铸道的位置	更加关键	不太关键

实际上从其周围吸收水分并膨胀。已观察到，在凝固过程中，包埋材料吸收水分越多，吸湿性膨胀越大。凝固过程中包埋材料的吸湿性膨胀与加入其表面上的水量的关系见图 13－12 中的曲线 A 和 B。可见，在包埋材料混合物表面加的水越多，则吸湿性膨胀越大，直到某一点，再加水不会再产生膨胀。这一膨胀程度和相应的水量称为临界点。注意，为了使包埋材料达到其最大的吸湿性膨胀，必须有足够的水量。如果正处于吸湿性膨胀的包埋材料接触到的水少于其能够吸收的水量，它们将达不到最大的吸湿性膨胀。

吸湿性－热膨胀型金合金铸造包埋材料

在市场上有一种金合金铸造包埋材料，它既使用吸湿性膨胀，又使用热膨胀。图 13－13 显示这种包埋材料在 482℃～649℃范围内具有大的热膨胀。这一热膨胀足够大，可以使用热铸造技术而不必浸水。然而，当浸入水浴时，包埋材料发生吸湿性膨胀（图 13－14）。使用吸湿技术，包埋材料只需要加热至 482℃，以产生适当的膨胀。

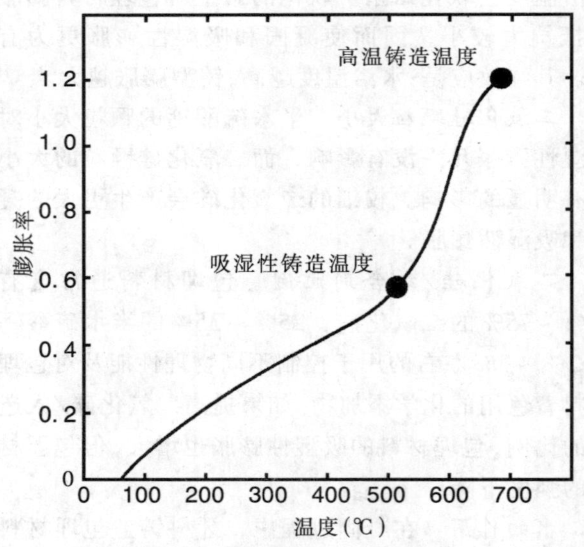

图 13－13　混合的吸湿－热膨胀金合金铸造包埋材料的热膨胀

（引自 Courtesy Whip Mix Corp., 1992.）

用于铸造高熔点合金的包埋材料

大多数用于部分义齿和瓷熔附金属修复体的钯及贱金属合金具有高的熔化温度。它们应当在铸型温度高于 700℃时进行铸造。因此，硫酸钙结合剂包埋材料通常不用于铸造这些合金。只有一种用于牙科的贱金属合金具有足够低的熔点，可以在 700℃铸入硫酸钙结合剂包埋材料的铸型。这种合金是一

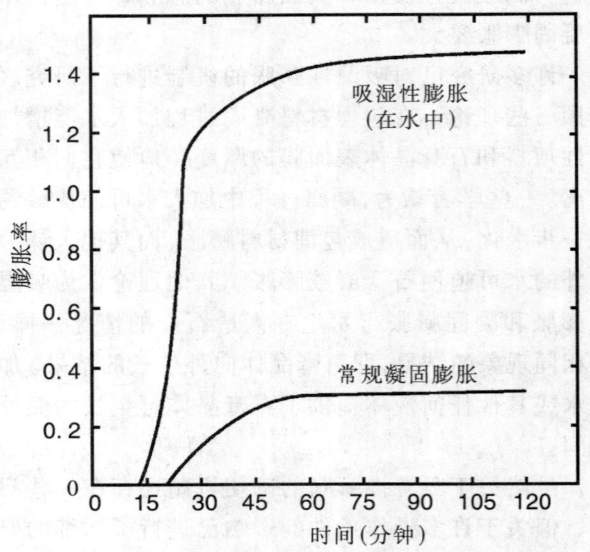

图 13－14　混合的吸湿－热膨胀金合金铸造包埋材料的凝固和吸湿性膨胀

（引自 Courtesy Whip Mix Corp., 1992.）

例外，因为贱金属合金通常在 850℃～1100℃铸入铸型。为了抵抗这一高温，铸型需要不同类型的结合剂，如硅酸乙酯和磷酸盐化合物。这一类型包埋材料的结合剂通常小于 20%，包埋材料的其余成分是石英或其同素异构体。

磷酸盐包埋材料　用于铸造高熔合金的最常用的包埋材料是磷酸盐包埋材料。这种包埋材料含有三种不同成分。第一种成分含有水溶性磷酸盐离子。第二种成分在室温下与磷酸盐离子反应。第三种成分是耐火材料，如二氧化硅。可以使用不同材料作为每一个成分以产生不同的物理性能。

典型的磷酸盐包埋材料的结合剂体系都经历着酸性磷酸氨与碱性氧化镁之间的酸碱反应。水中的可溶性磷酸盐与溶解性较差的氧化镁在其表面进行反应，形成结合基质，其中包埋有填料颗粒。在室温下该反应可简单地表述如下：

$$NH_4H_2PO_4 + MgO + H_2O \rightarrow NH_4MgPO_4 \cdot 6H_2O + H_2O$$

随着调和的进行，室温下此反应所产生的水降低了调和物的黏度。

当此反应发生时，形成了相互间有强烈反应的胶体颗粒。在包埋材料凝固及烧除过程中化学反应和热反应的结果造成各种相变化，产生室温下的强度（绿强度）和高温下的强度，后者能使包埋材料抵抗高熔合金的冲击力。在高温下形成的相包括 $Mg_2P_2O_7$ 和随之的 $Mg_3(PO_4)_2$。为了产生更大的膨胀，可以混合使用不同粒度大小的二氧化硅。

这些包埋材料可与水或生产商提供的特制液体调和。这种特制液体是二氧化硅的水溶胶形式。如图13－15所示，当磷酸盐包埋材料与硅溶胶调和时，其凝固膨胀比与水调和的更大。对于含有硅溶胶的调和物具有吸湿性膨胀，而以水调和的包埋材料的凝固膨胀可以忽略不计。然而，并非所有磷酸盐包埋材料具有吸湿性膨胀。使用硅溶胶，而不是水，与磷酸盐包埋材料调和，也可明显地提高其强度。图13－16展示了两种市售磷酸盐包埋材料的热膨胀曲线，其调和是按照生产商推荐的水/粉比进行。在选择这些包埋材料时，凝固和热膨胀都应考虑。

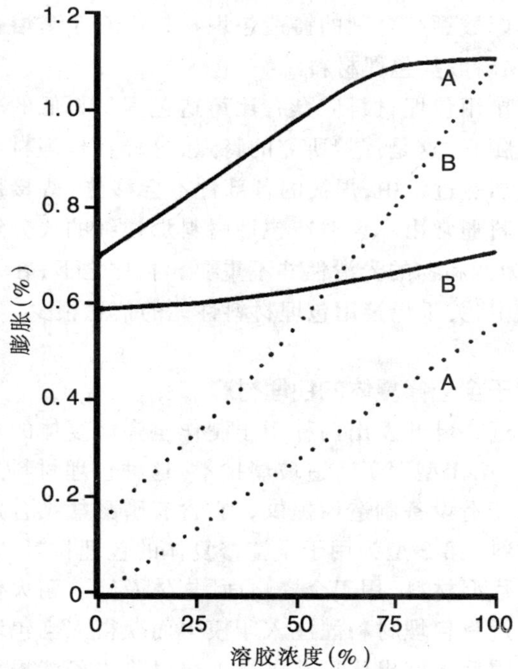

图13－15 二氧化硅溶胶浓度对两种磷酸盐包埋材料800℃下热膨胀（实线）和凝固膨胀（虚线）的影响。（A，热膨胀型；B，吸湿性膨胀型）

（引自 Zarb GA, Bergman G, Clayton JA, Mackay HF, editors: Prosthodontic treatment for partially edentulous patients, St Louis, 1978, Mosby.）

用于牙科磷酸盐包埋材料的ANSI/ADA 42号(ISO9694)规范规定了两种用于凝固温度高于1080℃的合金的包埋材料：

1型：用于嵌体、冠及其他固定修复体。

2型：用于部分义齿和其他铸造活动修复体。

该规范规定了下面的性能：流动性、初凝时间、压缩强度及线性热膨胀。这些性能的规定数值列于表13－12。

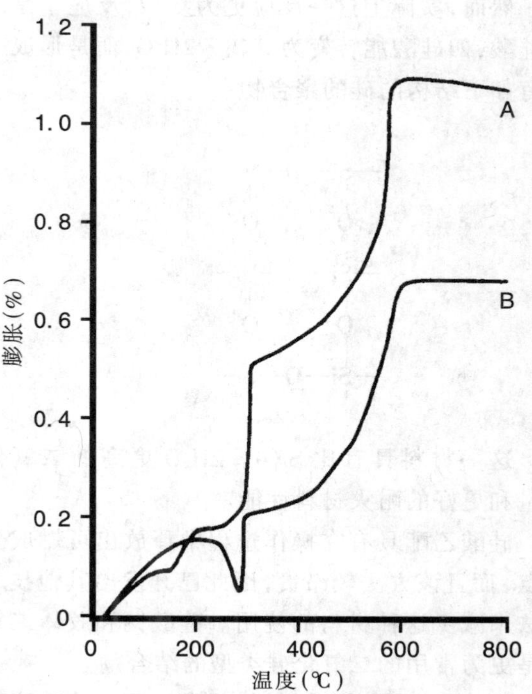

图13－16 两种磷酸盐包埋材料按推荐的水/粉比调和后的热膨胀曲线（A，热膨胀型；B，吸湿膨胀型）

（引自 Zarb GA, Bergman G, Clayton JA, Mackay HF, editors: Prosthodontic treatment for partially edentulous patients, St Louis, 1978, Mosby.）

表13－12 对牙科磷酸盐包埋材料的要求

性　能	数　值
粉的外观	均匀且无异物及结块。
工作时间内的流动性	
1型	直径至少90mm
2型	直径至少70mm
凝固时间	应与制造商标称的时间相差不大于30%
压缩强度	
1型	最小2.5MPa
2型	最小3.0MPa
线性膨胀	应与制造商标称的膨胀相差不大于15%

编之用于牙科磷酸盐包埋材料的ANSI/ADA 42号(ISO9694)规范

二氧化硅结合剂包埋材料 用于铸造高熔合金的另一类型包埋材料是二氧化硅结合剂包埋材料。这一类型包埋材料的结合剂源自于硅酸乙酯或硅酸钠，前者是胶体二氧化硅的水中分散液。这样的包埋材料由二氧化硅耐火材料组成，在盐酸存在下所形成的硅酸乙酯水解液将二氧化硅耐火材料结合在一起。水解的产物是硅酸胶体溶液和乙醇，此过程可以下式表示：

$$Si(OC_2H_5)_4 + 4H_2O \xrightarrow{HCl} Si(OH)_4 + 4C_2H_5OH$$

然而，实际上这一反应更为复杂，反应不是产生四硅酸，四硅酸能转变为 $SiO_2 \cdot 2H_2O$，而是形成一种具有如下结构的硅的聚合物：

```
   |        |
 —Si—O—Si—
   |        |
   O        O
   |        |
 —Si—O—Si—
   |        |
   O        O
   |        |
 —Si—O—Si—
   |        |
```

这一材料具有比 $SiO_2 \cdot 2H_2O$ 更高的二氧化硅含量和更好的耐火材料性能。

硅酸乙酯具有在操作过程中释放出可燃成分的缺点，而且该方法较昂贵，因此已开发出其他技术和方法来减少这种材料的使用。硅酸钠和胶体二氧化硅是更为常用的二氧化硅类型的结合剂。

目前这一类型包埋材料通常以两瓶特殊液体形式供应，该液体并非水，用该液体与包埋材料粉调和。其中一瓶通常为制造商提供的经适当稀释的水溶性硅酸盐溶液。另一瓶通常含有经适当稀释的酸溶液，如盐酸溶液。每瓶的内容物几乎可以无限期地贮存。使用之前，等体积调和两瓶溶液并使调和物静置一段时间，时间长短以制造商说明书为准，以便发生水解，从而形成新配制的硅酸形式。

用于硅酸乙酯铸造包埋材料的 ANSI/ADA 91 号规范 (ISO11246) 规定了凝固时间、压缩强度及线性热膨胀。凝固时间应与制造商标称的时间相差不大于 30%。室温下的压缩强度不应小于 1.5MPa。线性热膨胀应与制造商标称的膨胀相差不大于 15%。

铜焊包埋材料

当铜焊接诸如活动部分义齿上的卡环这样的修复体部件时，在进行加热前，必须用合适的陶瓷或包埋材料将各部件包裹起来。用粘蜡将被组装的部件临时固定在一起，直到用合适的包埋材料包裹起来，然后将蜡软化并除去。暴露欲焊接的部位，在用焊料焊接前，使欲焊接部位无包埋材料并去除蜡，以获得有效的加热。

用于牙科铜焊包埋材料的 ANSI/ADA 93 号规范(ISO11244)明确了两种包埋材料：

1 型：石膏结合剂牙科铜焊包埋材料。

2 型：磷酸盐牙科铜焊包埋材料。

该规范规定了质量、流动性、凝固时间、压缩强度、线性热膨胀及线性凝固膨胀。这些性能的规定数值列于表 13 - 13。

表 13 - 13　对牙科铜焊包埋材料的要求

性　能	数　　值
粉的质量	均匀且无异物及结块。
流动性	直径为 100mm
凝固时间	应与制造商标称的时间相差不大于 30%
压缩强度	2.0 ~ 10.0MPa 范围内
线性凝固膨胀	应与制造商标称的膨胀相差不大于 15%
线性热膨胀	应与制造商标称的膨胀相差不大于 15%

编之用于牙科铜焊包埋材料的 ANSI/ADA 93 号规范。

用于低熔金合焊接用的包埋材料类似于含石英和半水硫酸钙结合剂的铸造包埋材料。对于高熔合金，则用磷酸盐包埋材料。

焊接用包埋材料应具有比铸造包埋材料低的凝固和热膨胀，这是焊接所需的特点，这样在包埋材料凝固及加热过程中，焊接的各部件不会移位。焊接用包埋材料通常由不像铸造包埋材料那样细的成分组成，因为调和物的光滑性并不重要。相比之下，在牙科文献中，关于焊接用包埋材料性能的信息很少。

用于全瓷修复体的包埋材料

最近，已开发出两种用于制作全瓷修复体的包埋材料。第 1 型用于铸造玻璃技术。这种包埋材料是由玻璃铸造设备制造商提供，它含有磷酸盐结合剂耐火材料。第 2 型为用于全瓷修复体的包埋材料，它是耐火代型材料，用于全瓷贴面、嵌体及冠。耐火代型是通过将包埋材料灌注入印模中而获得。当包埋材料凝固后，取出代型并进行加热以除去可能损害陶瓷的气体（除气）。可在代型表面添加一层耐火间隙涂料。然后，将烤瓷粉或其他陶瓷粉添加到代型上并烧结。这些材料必须准确地再现印模并在烧结过程中保持不变，而且其热膨胀与瓷相匹配（否则瓷在冷却过程中会出现裂纹）。这些材料也是以磷酸盐为结合剂的，而且它们一般含有细颗粒耐火填料，以获得准确的细节再现性。用于磷酸盐耐火代型材料的 ANSI/ADA 92 号规范 (ISO11245) 目前正在制订中。

问题精选

问题 1

高强度牙科人造石模型在从橡胶印模中分离时，有时会断裂。如何减少这一现象？

答案 a

应当使用推荐的粉液比。对于各种 4 型石膏产品,水/粉比在 0.19~0.24 范围内。应当准确地量取水与粉。正确的水/粉比才能获得最佳的强度。

答案 b

真空混合高强度人造石可减少气泡，确保强度最大。

答案 c

灌注后应让其固化至少 20 min 或直至终凝，然后去除印模。

答案 d

增加韧性印模材料（聚醚）的厚度，可以更容易去除印模。

问题 2

用 3 型石膏灌制藻酸盐印模所得模型的𬌗面呈白垩色且易碎。为什么？如何解决这一问题？

答案

印模冲洗后粘附过多的水会增加牙科人造石的水/粉比。黏附在印模上的血液和唾液会使牙科人造石凝固延迟。这两种情况均可使人造石表面呈白垩色且易碎。在灌注牙科人造石前应仔细冲洗印模并去除过多的水。

问题 3

在制备蜡型过程中，高强度牙科人造石表面被磨损。可以用 4 型石膏来灌制表面更耐磨、制备蜡型过程中不易损坏的模型吗?

答案

很明显不行。因为现有的硬化液溶液和各种浸涂技术对 4 型石膏的耐磨性几乎没有影响。硬化液的确能使高强度牙科人造石凝固膨胀。

问题 4

在上𬌗架前将用于全口义齿的人造石主模型放入一碗水中。不小心将模型忘在水中过夜。将模型装于𬌗架上干了后,表面呈现少见的粗糙表面。发生了什么?

答案

牙科人造石轻度溶于水。将模型长时间放入水中可使表面溶解,使模型粗糙。这种粗糙又会转移至义齿表面。如果模型必须保存在水中,可使用二水硫酸钙饱和溶液。

问题 5

在灌制模型数天后用石膏模型打磨机打磨牙科人造石主模型。发现此时打磨石膏模型比石膏刚凝固时困难的多。为什么？如何克服这一困难？

答案

由于牙科人造石干燥需要好几天时间，其干燥压缩强度大约是湿强度的两倍。浸入饱和二水硫酸钙溶液后又可获得湿强度。

问题 6

按照制造商推荐的比例将石膏包埋材料与水调和时发现,工作时间太短,以至于不能包埋蜡型。为什么？如何解决这一问题?

答案 a

粉剂可能在高湿度环境中或被湿的舀粉剂小勺的水所污染。包埋材料应贮存在密封、防水的容器中。

答案 b

调和水的温度可能超过 23℃，推荐使用 20-23℃的水。太高的温度会缩短工作时间。

答案 c

未能正确使用机械调和器。过度调和,如调和时间太长或调和太快,会缩短工作时间。

答案 d

调和用碗或调刀可能被已凝固的、含有二水硫酸钙的包埋材料颗粒所污染,从而加速了反应。使用前应清洁调和器具。

问题 7

通过浸泡吸湿技术制作的全冠铸件太松。什么原因造成这一问题？如何获得更紧一点的新牙冠?

答案 a

水浴温度可能比常规高。当使用更热的水时,蜡型不太耐受包埋材料的膨胀，结果形成较大的模型腔。应当定时监测水浴温度。

答案 b

可能使用了调和较稠的包埋材料，造成凝固和吸湿性膨胀。应使用制造商推荐的水/粉比,而且应准确量取水和粉。

参考书目

牙科石膏和人造石

Buchanan AS, Worner HK: Changes in the composition

and setting characteristics of plaster of paris on exposure to high humidity atmospheres, *J Dent Res* 24: 65, 1945.

Chong JA, Chong MP, Docking AR: The surface of gypsum cast in alginate impression, *Dent Pratt* 16: 107, 1965.

Combe EC, Smith DC: Some properties of gypsum plasters, *Br Dent J* 117: 237, 1964.

Docking AR: Gypsum research in Australia: the setting process, *Int Dent J* 15: 372, 1965.

Docking AR: Some gypsum precipitates, *Aust Deut J* 10: 428, 1965.

Earnshaw R: The consistency of gypsum products, *Aust Dent J* 18: 33, 1973.

Earnshaw R, Smith DC: The tensile and compressive strength of plaster and stone, *Aust Dent J* 11: 415, 1966.

Fairhurst CW: Compressive properties of dental gypsum, *J Dent Res* 39: 812, 1960.

Fan PL, Powers JM, Reid BC: Surface mechanical properties of stone, resin, and metal dies, *J Am Dent Assoc* 103: 408, 1981.

Garber DK, Powers JM, Brandau HE: Effect of spatulation on the properties of high – strength dental stones, *Mich Dent Assoc J* 67: 133, 1985.

Hollenback GM, Smith DD: A further investigation of the physical properties of hard gypsum, *Calif Dent Assoc J* 43: 221, 1967.

Jorgensen KD: Studies on the setting of plaster of paris, *Odont Tskr* 61: 305, 1953.

Lindquist JT, Brennan RE, Phillips RW: Infiuence of mixing techniques on some physical properties of plaster, *J Prosthet Dent* 3: 274, 1953.

Mahler DB: Hardness and flow properties of . gypsum materials, *J Prostbet Dent* 1: 188, 1951.

Mahler DB: Plasters of paris and stone materials, *Int Dent J* 5: 241, 1955.

Mahler DB, Asgarzadeh K: The volumetric contraction of dental gypsum material on setting, *J Dent Res* 32: 354, 1953.

Neville HA: Adsorption and reaction. I. The setting of plaster of paris, *J Phys Chem* 30: 1037, 1926.

Peyton FA, Leibold JP, Ridgley GV: Surface hardness, compressive strength, and abrasion resistance of indirect die stones, *J Prosthet Dent* 2: 381, 1952.

Phillips RW, Ito BY: Factors affecting the surface of stone dies poured in hydrocolloid impressions, *J Prosthet Dent* 2: 390, 1952.

Sanad MEE, Combe EC, Grant AA: The use of additives to improve the mechanical properties of gypsum products, *J Dent Res* 61: 808, 1982.

Sarma AC, Neiman R: A study on the effect of disinfectant chemicals on physical properties of die stone, *Quint Internat* 21: 53, 1990.

Stern MA, Johnson GH, Toolson LB: An evaluation of dental stones after repeated exposure to spray disinfectants. Part I: Abrasion and compressive strength, *J Prosthet Dent* 65: 713, 1991.

Sweeney WT, Taylor DF: Dimensional changes in dental stone and plaster, *J Dent Res* 29: 749, 1950.

Torrance A, Darvell BW: Effect of humidity on calcium sulphate hemihydrate, *Aust Dent J* 35: 230, 1990.

von Fraunhofer JA, Spiers RR: Strength testing of dental stone: a comparison of compressive, tensile, transverse, and shear strength tests, *J Biomed Mater Res* 17: 293, 1983.

Wiegman – Ho L, Ketelaar JAA: The kinetics of the hydration of calcium sulfate hemihydrate investigated by an electric conductance method, *J Dent Res* 61: 36, 1982.

Williams GJ, Bates JF, Wild S: The effect of surface treatment of dental stone with resins, *Quint Dent Tecbnol* 7: 41, 1983.

Worner HK: Dental plasters. I. General, manufacture, and characteristics before mixing with water, *Aust J Dent* 46: 1, 1942.

Worner HK: Dental plasters. II. The setting phenomenon, properties after mixing with water, methods of testing, *Aust J Dent* 46: 35, 1942.

Worner HK: The effect of temperature on the rate of setting of plaster of paris, *J Dent Res* 23: 305, 1944.

铸造包埋材料

Anderson JN: *Applied dental materials*, ed 5, Oxford, 1976, Blackwell Scientific.

Asgar K, Lawrence WN, Peyton FA: Further investigations into the nature of hygroscopic expansion of dental casting investments, *J Prosthet Dent* 8: 673, 1958.

Asgarzadeh K, Mahler DB, Peyton FA: The behavior and measurement of hygroscopic expansion of dental casting investment, *J Dent Res* 33: 519, 1954.

Chew CL, Land MF, Thomas CC et al: Investment strength as a function of time and temperature, *J Dent* 27: 297, 1999.

Delgado VP, Peyton FA: The hygroscopic setting expansion of a dental casting investment, *J Prosthet Dent* 3: 423, 1953.

Docking AR: The hygroscopic setting expansion of dental casting investments. I. *Aust J Dent* 52: 6, 1948.

Docking AR, Chong MP: The hygroscopic setting expansion of dental casting investments. IV. *Aust, J Dent* 53: 261, 1949.

Docking AR, Chong MP, Donnison JA: The hygroscopic setting expansion of dental castinginvestments. II. *Aust J Dent* 52: 160, 1948.

Docking AR. Donnison JA, Chong MP: The hygroscopic setting expansion of dental casting investments. III. *Aust J Dent* 52: 320, 1948.

Eames WB, Edwards CR, Jr, Buck WH, Jr: Scraping resistance of dental die materials: a comparison of brands, *Oper Dent* 3: 66, 1978

Earnshaw R: The effect of restrictive stress on the thermal expansion of gypsumbonded investments, I. Inlay casting investments, 'thermal expansion' type, *Aust Dent J* 11: 345, 1966.

Earnshaw R: The effects of additives on the thermal behaviour of gypsum - bonded casting investments. I. *Aust Dent J* 20: 27, 1975.

Earnshaw R, Morey EF, EdeIman DC: The effec of potential investment expansion and hot strength on the fit of full crown castings made with phosphate - bonded investment, *J Ora J Rebabil* 24: 532, 1997.

Higuchi T: Study of thermal decomposition of gypsum bonded investment. I. Gas analysis, differential thermal analysis, thermobalance analysis, x - ray diffraction, *Kokubyo GaKkai Zassbi* 34: 217, 1967.

Jones DW: Thermal analysis and stability of refractory investments, *J Prostnet Dent* 18: 234, 1967.

Jones DW, Wilson HJ: Setting and hygroscopic expansion of investments, *Br Dent J* 129: 22, 1970.

Lyon HW, Dickson G, Schoonover IC: Effectiveness of vacuum investing in the elimination of surface defects in gold castings, *J Am Dent Assoc* 46: 197, 1953.

Lyon HW, Dickson G, Schoonover IC: The mechanism of hygroscopic expansion in dental casting investments, *J Dent Res* 34: 44, 1955.

Luk HW - K, Darvell BW: Strength of phosphate-bonded investments at high temperature, *Dent Mater* 7: 99, 1991.

Luk HW - K, Darvell BW: Effect of burnout temperature on strength of phosphate - bonded investments, *J Dent* 25: 153, 1997.

Luk HW - K, Darvell BW: Effect of burnout temperature on strength of phosphate - bonded investments—part II, *J Dent* 25: 423, 1997.

Mahler DB, Ady AB: An explanation for the hygroscopic expansion of dental gypsum products, *J Dent Res* 39: 578, 1960.

Mahler DB, Ady AB: The influence of various factors on the effective setting expansion of casting investments, *J Prostbet Dent* 13: 365, 1963.

Matsuya S, Yamane M: Thermal analysis of the reaction between II - CaSO4 and quartz in nitrogen flow, *Gypsum Lime* 164: 3, 1980.

Miyaji T, Utsumi K, Suzuki E et al: Deterioration of phosphate - bonded investment on exposure to 100% relative humidity atmosphere, Bull Tokyo Med Dent Univ 29: 53, 1982.

Moore TE: Method of making dental castings and composition employed in said method, *US Patent* 1, 924, 874, 1933.

Mori T: Thermal behavior of the gypsum binder in dental casting investments, J Dent Res 65: 877, 1986.

Neiman R, Sarma AC: Setting and thermal reactions of phosphate investments, *J Dent Res* 59: 1478, 1980.

Norling BK, Reisbick MH: Wetting of elastomeric impression materials modified by nonionic surfactant additions, *J Dent Res 56B* (abstr): 148, 1977.

O' Brien WJ, Nielsen JP: Decomposition of gypsum investment in the presence of carbon, *J Dent Res* 38: 541, 1959.

Phillips RW: Relative merits of vacuum investing of

small castings as compared to conventional methods, *J Dent Res* 26: 343, 1947.

Ryge G, Fairhurst CW: Hygroscopic expansion, *J Dent Res* 35: 499, 1956.

Schilling ER, Miller BH, Woody RD et al: Marginal gap of crowns made with a phosphatebonded investment and accelerated casting method, *J Prosthet Dent* 81: 129, 1999.

SchneU RJ, Mumford G, Phillips RW: An evaluation of phosphate bonded investments used with a high fusing gold alloy, *J Prosthet Dent* 13: 324, 1963.

Shell JS, Dootz ER: Permeability of investments at the casting temperature, *J Dent Res* 40: 999, 1961.

Shell JS, Hollenback GM: Setting and thermal investment expansion in longitudinal and transverse directions, *J S Calif Dent Assoc* 41: 511, 1965.

Tiara M, Okazaki M, Takahashi J et al: Effects of four mixing nlethods on setting expansion and compressive strength of six commercial phosphate - bonded silica investments, *J Oral Rebabil* 27: 306, 2000.

Weinstein LJ: Composition for dental molds, *US Patent* 1, 708, 436, 1929.

第十四章 蜡

John M. Powers

在牙科修复学中很少有不使用蜡而能完成的步骤。制作嵌体蜡型、灌制人造石之前将印模框住以及为记录咬合关系而取印模均需要某种特别形式的蜡。各种牙科蜡的一些用途见图 14－1。这些例子展示了这些蜡的用途，由此可见对性能的要求是很不相同的。对于嵌体和活动义齿蜡型，如图 14－1 中的上左，准确性是一项要求，而对于框住印模而言，如图中的上中，蜡操作的容易性和方便性是必须的。其他一些应用，如图 14－1 左下所示义齿或图 14－1 的上右所示的矫正印模蜡，对蜡需要不同的性能，正如用于加高金属托盘边缘或图中的右下所示那样连接石膏夹板到模型上一样，因此，牙科蜡的特定用途决定了该用途所需的性能。

蜡、树胶、油脂及树脂

牙科蜡可由天然及合成蜡、树胶、油脂、脂肪酸、油、天然及合树脂以及各种颜料组成。每种蜡的特定工作特性是通过混合合适的天然和合成蜡、树脂及其他添加剂而成，其中一些成分列于表 14－1 中。

天然和合成蜡的成分对蜡的物理性能起重要作用，这正是主要优点所在，因为蜡及其混合物的特定物理性能决定了其预期的用途。天然蜡以天然形式获得，而合成蜡是在实验室将各种化学物质混合而成，或通过对天然蜡化学改性而成。所使用的添加剂可以是天然物质，也可以是合成产物。

天然蜡

从历史角度，按蜡的来源可将蜡分为矿物蜡、植物蜡、虫蜡、动物蜡。然而，更好的分类是基于其化学组成。尽管一些蜡中含有游离乙醇及酸，但包含在蜡中的两组主要有机化合物是碳氢化合物及酯。

大多数矿物蜡的主要成分为碳原子数从 17 到

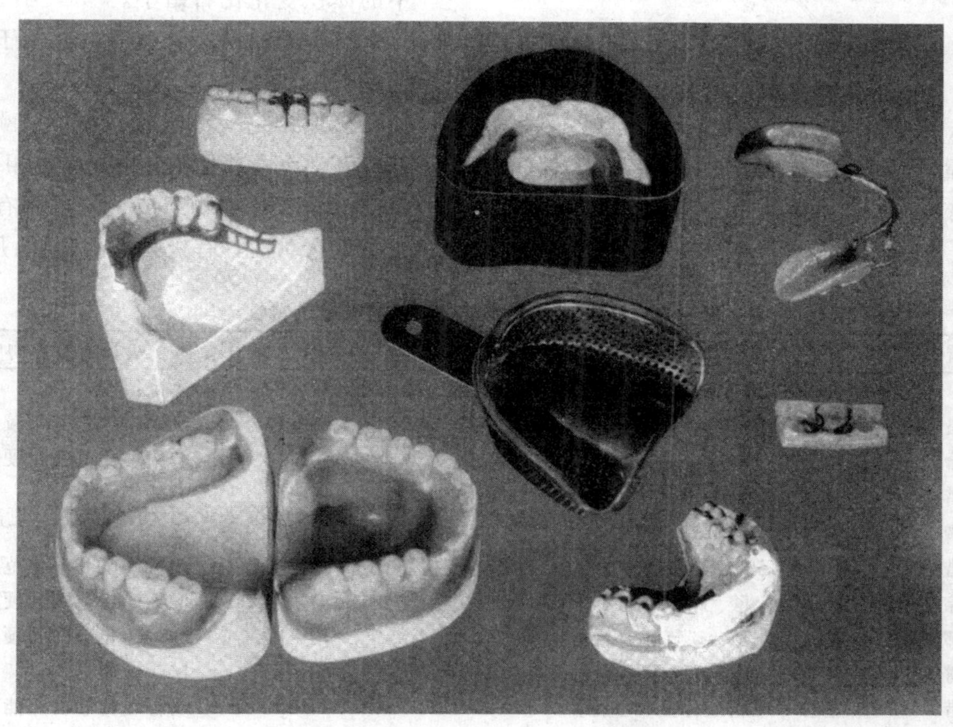

图 14－1 蜡在牙科中的各种用途。嵌体蜡型(上左)，印模外盒(上中)，基托(下左)，铸造蜡(左中)，多用途蜡(中)，黏蜡(下右)，矫正印模(上右)及咬合蜡(右中)

表 14-1　牙科用蜡的组成

天然蜡	合成蜡	添加剂
矿物蜡	乙烯双硬脂酰胺蜡	硬脂酸
石蜡	阿洛索 OT	甘油三硬脂酸酯
微晶蜡	氢化蓖麻油	油
班达哈蜡	Flexowax C	聚乙烯蜡
矿地蜡	Epolene N-10	聚丙烯蜡
纯地蜡	硅蜡	天然树脂
蒙旦蜡	Aldo 33	松香
植物蜡	Durawax 1032	柯巴脂
巴西棕榈蜡		达马树脂
小冠椰子蜡		山达脂
小烛树蜡		乳香脂
日本蜡		虫胶
可可脂		贝壳杉脂
虫蜡		合成树脂
蜂蜡		乙烯醋酸乙烯共聚物
动物蜡		聚乙烯
鲸蜡		聚苯乙烯

超过 44 的碳氢化合物，一项解释分子链中奇偶数的事实可用下式说明：

$$CH_3—(CH_2)_{15\sim42}—CH_3$$

植物和动物蜡含有高浓度的酯，小烛树蜡（一种植物蜡）含有 85% 的各种烷基酯。蜂蜡中的主要酯是十六酸蜂花酯：

$$C_{15}H_{31}—\overset{\overset{\displaystyle O}{\|}}{C}—O—C_{30}H_{61}$$

它是蜂花醇与十六酸的反应产物。植物和动物蜡也含有酸、醇、碳氢化合物及树脂。而蒙旦蜡（一种地蜡）含有大量的酯，其主要成分是：

$$C_{28}H_{57}—\overset{\overset{\displaystyle O}{\|}}{C}—O—C_{24}H_{49}$$

然而，还有由 C_{20}—C_{29} 酸和 C_{20}—C_{30} 醇组成的其他酯。

由对天然蜡组成的概括性描述可知，它们是很大分子量的有机化合物的复杂组合物。当然，这些蜡的组成根据其来源和收集时间也在变化，因此，牙科制造商必须混合特定批号的蜡，以获得特定用途所需要的性能。用于牙科的各种蜡的特性及随后所进行的描述可概括为表 14-2。

石蜡主要由石油的高沸点馏分获得，其熔化温度一般随分子量增加而提高。然而，蜡中油的存在降低了熔化温度。用于牙科治疗的石蜡为精炼石蜡，含油量小于 0.5%。

通过目前精炼后的石蜡可结晶成片状、针状或多晶体，但通常为片状类型。许多碳氢化合物蜡在冷却过程中经历着晶体变化，从针状向片状的转化发生在低于它们熔化温度 5℃~8℃的温度。在凝固及冷却过程中，其体积收缩为 11%~15%。从其熔化温度到室温过程中，这种收缩并不是均匀地分布，这是因为蜡是碳氢化合物的混合物，蜡在经过转化温度时伴随着物理性能的变化。

微晶蜡与石蜡相似，它们是来自石油工业的重油馏分，因此具有更高的熔点。这些蜡结晶成小片状，比石蜡更坚韧、更柔软。它们对油有黏附性，并可通过添加油来改变硬度和黏性。微晶蜡在凝固过程中的体积变化比石蜡小。

班达哈蜡是一种微晶蜡，用于提高石蜡的熔化温度范围和硬度，降低其流动性。

矿地蜡是一种地蜡，发现于欧洲中部及美国西部的石油沉积带附近。与微晶蜡相似，矿地蜡由直链及支链碳氢化合物组成，它也含有一些闭链碳氢化合物。它对油具有极强的黏附性，加入 5%~15% 能

表 14-2　用于牙科的各种蜡的特性

蜡	类　型	熔化范围(℃)	在石蜡混合物中的特性
石蜡	含 26-30 个碳原子的直链碳氢化合物	40~71	无数值
微晶蜡	含 41-50 个碳原子的支链碳氢化合物	60~91	凝固中体积变化较小
班达哈蜡	微晶蜡	70~74	增高熔化范围和硬度，降低流动性
矿地蜡	微晶蜡，直链、支链及闭合链碳氢化合物	65	无数值
纯地蜡	直链及支链石蜡	无数值	更大的分子量，更高的硬度，增大熔化范围
蒙旦蜡	含 40-58 个碳原子的长链酯，乙醇，酸，树脂	72~92	改善硬度和熔化范围
巴西棕榈蜡	酯，乙醇，酸，碳氢化合物	84~91	增大熔化范围和硬度
小冠椰子蜡	酯，乙醇，酸，碳氢化合物	79~84	增大熔化范围和硬度
小烛树蜡	含 29-33 个碳原子的碳氢化合物，乙醇，酸	68~75	增高硬度
日本蜡	脂肪—硬脂酸棕榈甘油酯	51	改善黏性和乳化能力
可可脂	脂肪—硬脂酸、油酸、月桂酸的棕榈甘油酯	无数值	改善黏性和乳化能力
蜂蜡	酯—棕榈酸杨梅酯、碳氢化合物、有机酸	63~70	改良石蜡性能

极大地改进54℃石蜡的物理性能。

纯地蜡是在天然矿物石蜡油精炼过程中的精馏物。与微晶蜡一样，它们是直链及支链石蜡，但它们比从粗蜡蒸馏而得的碳氢化合物蜡有更高的分子量和更大的硬度。这些也用于增加石蜡的熔化范围。

蒙旦蜡是从各种褐煤中提取而得，虽然它们是矿物蜡，但它们的组成及性能类似于植物蜡。蒙旦蜡质地坚硬、脆而有光泽，与其他蜡混溶性好，常用来替代植物蜡来改进石蜡的硬度和熔化范围。

巴西棕榈蜡和小冠椰子蜡由直链酯、醇、酸及碳氢化合物组成。它们具有高硬度、脆及高熔化温度的特点。它们都具有能提高石蜡熔化范围和硬度的良好性能，例如，向熔化温度为20℃的石蜡中加入10%的巴西棕榈蜡，可将熔化温度提高至46℃。加入小冠椰子蜡也能产生类似的效果，但它们的效果比巴西棕榈蜡差。

小烛树蜡由含有29~33个碳原子的、40%~60%的石蜡碳氢化合物及游离醇、酸、酯及内酯组成。与巴西棕榈蜡和小冠椰子蜡一样，它们可使石蜡硬度提高，但在提高熔化温度上作用并不那样有效。

日本蜡及可可脂不是纯蜡，它们主要是脂肪。日本蜡含有棕榈酸甘油酯和硬脂酸及高分子量酸；可可脂完全是脂肪，由硬脂酸、棕榈酸、油酸、桂酸及低级脂肪酸的甘油脂组成。日本蜡质地坚韧、富有延展性且有黏性，在51℃左右熔化，而可可脂在室温下是脆性物质。日本蜡可与石蜡混合，以提高黏性和乳化能力，可可脂用于防止软组织脱水及在玻璃离体凝固过程中暂时隔离玻璃离子体产品与湿气接触，以及凝固后防止其脱水。

蜂蜡是用于牙科的主要虫蜡。它是脂及饱和与不饱和碳氢化合物及高分子量有机酸的复杂混合物。在室温下它是脆性材料，但在体温下变为塑性。它用来改良石蜡的性能，是黏蜡的主要成分。

动物蜡，如从鲸油中获取的鲸蜡，在牙科中应用并不广泛，与蜂蜡一样，它们主要是脂肪蜡。鲸蜡主要用于牙线的涂层。

合成蜡

最近几年，合成蜡和树脂已容易得到。虽然合成蜡及树脂的使用逐步增加，但它在牙科配方中的应用仍然有限，天然蜡仍然是主要成分。

合成蜡是各种化学组合物的复杂有机化合物。虽然它们在化学上不同于天然蜡，但它们具有一定的物理性能，如熔化温度或硬度，这类似于天然蜡。由于它们是高度提炼，而天然蜡相反通常受到污染，因此它们在某些性能上会不同于天然蜡。

合成蜡包括聚乙烯蜡、聚氧乙烯乙二醇蜡、氯化石蜡、氢化蜡、脂肪醇与酸反应而得的蜡酯。分子量为2 000~40 00的聚乙烯聚合物是熔化温度为100℃~105℃的蜡。这些蜡具有与从石油中获得的高分子量石蜡相似的性能。聚氧乙烯蜡是乙二醇的聚合物，熔化温度从37℃到63℃。它们与其他蜡的相容性有限，但起到增塑剂的作用，能使蜡膜硬度增加。其他的合成蜡是由与天然蜡或蜡产品反应而得，例如与氯反应而制成氯化石蜡，与氢反应而制成氢化石蜡。不同批次的合成蜡的变化类似于天然蜡。

树胶

从植物及动物中获得的许多与蜡在外观上类似的物质称为树胶。许多植物产生各种树胶，它们是黏稠的、无定形的分泌物，暴露空气后就变硬。大多数树胶是复杂的物质，许多含有大分子碳氢化合物，当它们与水混合时，它们可溶于水中，并形成黏稠液体。阿拉伯树胶及黄芪胶是两种在性能及组成上与蜡不同的天然树胶。

脂肪

作为一类物质，蜡比脂肪更硬、熔化温度更高，但它在某些方面与脂肪相似。这两种物质在纯态时均为无味、无色，且通常有油脂感。化学上，脂肪由各种脂肪酸的甘油脂组成并称为甘油酯，这一点与蜡截然不同。脂肪的一些例子有见于动物油脂中的硬脂酸甘油酯或三硬脂酸酯和见于黄油中的油酸、棕榈酸及酪酸的甘油酯的混合物。

三硬脂酸甘油酯是牛脂中的主要成分，为熔化温度约为43℃的脂肪。它是一种坚硬、略为滑腻的、有光泽的固体，这一点与蜡相似。脂肪可以用来增加配制蜡的熔化范围和硬度。正如前面在讨论石蜡中提到的那样，油对蜡的性能有显著影响。碳氢化合物油可以用来软化蜡的混合物，而且加入少量的硅油可以改善蜡的易抛光性。

树脂

虽然它们分属截然不同的物质，但在某些方面，天然树脂在外观和性能上类似于蜡。许多种类的树和其他植物能分泌天然树脂，如达吗树脂、松香或山达脂。天然树脂相对地不溶于水，但在某些有机溶剂中溶解度会变化。一般树脂是一些有机物质复杂的、无定形的混合物，这些有机物质的特点是具有特定的物理行为，而不是在于有明确的化学组成。大多数天然树脂来自于树和植物，但是虫漆是由昆虫产生的。将许多天然树脂与蜡混合，以制备牙科应用的蜡。

诸如达玛树脂和贝壳杉树胶这样的天然树脂可与蜡混合。它们可与大多数天然蜡相容并产生更硬的产品。合成树脂，如聚乙烯和各种类型的乙烯树脂，可加入到石蜡中以提高它们的韧性、成膜性和熔化范围。

天然和合成树脂也可溶于有机溶剂中，配成成膜材料，可用作洞衬剂。柯巴脂是一种天然脆性树脂，其熔化温高于 149℃，但当溶于溶剂中并形成薄膜时，可作为窝洞的洞衬剂。聚苯乙烯是一种可用类似方法使用的合成树脂。

蜡的特性

蜡重要的及有用处的性能包括熔化范围、热膨胀、机械性能、流动性、残余应力及延展性。

熔化范围

因为蜡可含有好几种类型的分子，每种类型都有一分子量范围，因此它们有熔化范围而非熔点。石蜡、巴西棕榈蜡及这两种蜡的混合物的熔化范围示意图见图 14-2。这些曲线是差热曲线，其测定方式在第三章热性能一节已有描述。石蜡的熔化范围为 44℃ 到 62℃，巴西棕榈蜡的熔化范围从 50℃ 到 90℃。当制备 75% 的石蜡及 25% 的巴西棕榈蜡的混合物时，石蜡部分基本上在相同温度熔化，而巴西棕榈蜡的熔化温度略有下降。注意，在石蜡中添加巴西棕榈蜡能显著地将熔化温度提高到 44℃，而石蜡独自的熔化温度为 18℃。

石蜡-巴西棕榈蜡混合蜡的组成对熔化温度范围的影响见图 14-3。加入 2.5% 的巴西棕榈蜡对熔化范围几乎不起作用，但是当巴西棕榈蜡的浓度增至 10% 时，熔化范围快速增加。虽然巴西棕榈蜡的浓度大于 10% 对熔化范围无进一步的影响，对于特定用途来控制流动性和力学性能来说，更高含量是必要的。石蜡及高熔点蜡的混合物的熔化，可被看作石蜡接近其通常温度的熔化，但是，因为在达到相当高温度之前巴西棕榈蜡并不熔化，因此整个蜡不会呈现熔化。

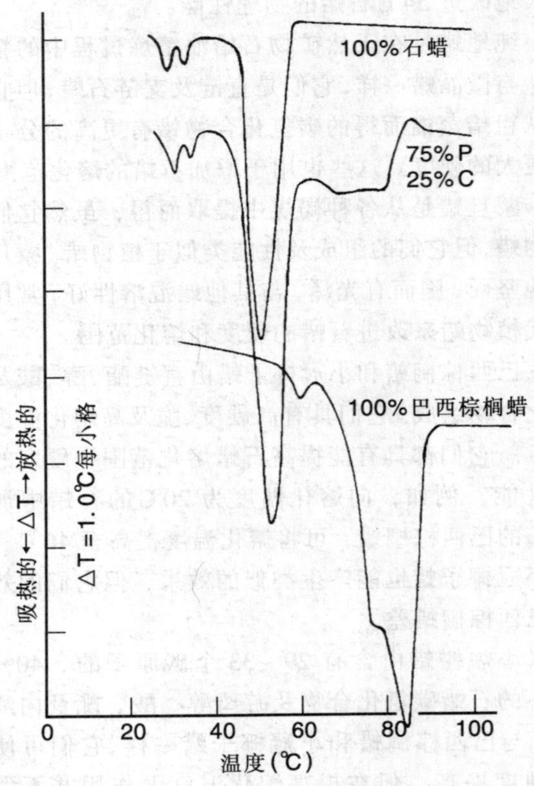

图 14-2 石蜡、巴西棕榈蜡及 75% 石蜡-25% 巴西棕榈蜡混合蜡的差热曲线

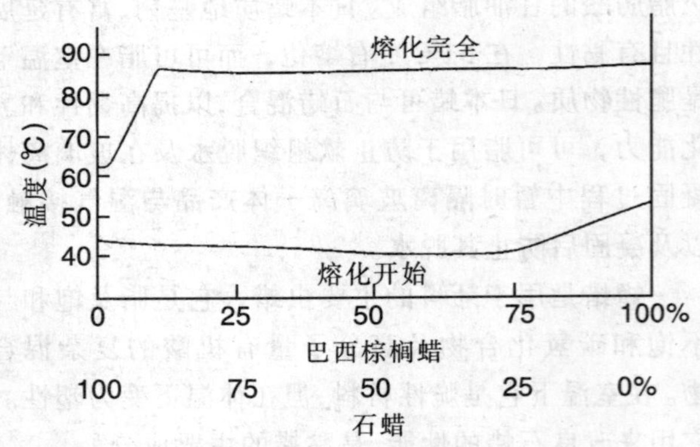

图 14-3 石蜡与巴西棕榈蜡混合蜡的熔化范围

热膨胀

像其他材料那样，当温度升高时蜡就会膨胀，温度降低时蜡就会收缩。当各种蜡混合后，这一基本性能可略有改变（图 14-4），但它对热变化的反应并不能减少至可忽视的程度。如表 14-3 所示，牙科蜡随温度变化的膨胀和收缩是显著的。一般牙科蜡及其成分是修复牙科学中所使用的材料中热膨胀系数最大的材料。

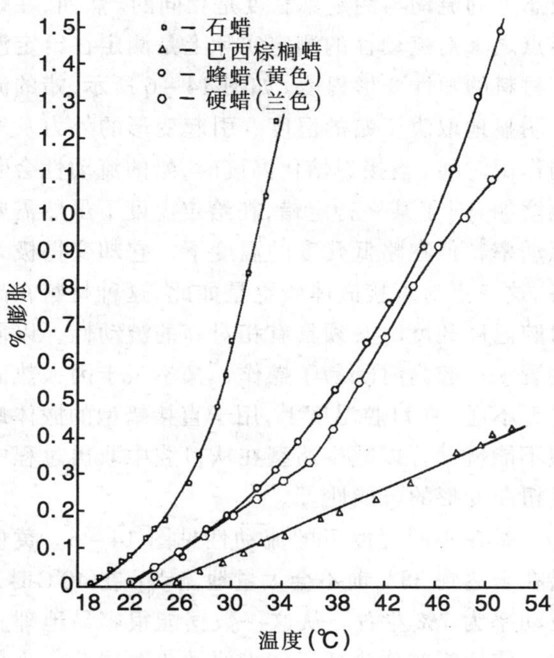

图 14-4 4种蜡的热膨胀曲线

蜡的线性热膨胀性能可以在次价键力键能和转化点基础上解释。矿物蜡一般具有比植物蜡更大的线性热膨胀系数。矿物蜡之所以膨胀更多是因为它们有弱的次价键力，在温度升高过程中很容易被吸收的能量所克服。这使蜡的成分能进行更多的运动，进而产生更大的膨胀。

另一方面，由于植物蜡的酯浓度高，因而具有高的次价键力。因为次价键力限制了蜡的各成分的运动，在蜡达到熔化范围之前呈现小的热膨胀系数。这一现象可通过蜂蜡来说明，黄色的蜂蜡比漂白过的蜂蜡具有大得多的线性热膨胀系数。

许多蜡在22℃和52℃之间至少呈现两种膨胀速率。这些膨胀速率的变化发生在转化点。在这些转化点上，内部结构部分变得更加自由而易于运动。例如，在这一转变过程中，矿物蜡的碳氢链变得能自由转动，结果，当蜡加热通过转化点时，它变得更加自由而易于膨胀。因为蜡的各成分所经历的转化并不相互一致，因此某些嵌体蜡呈现两个以上膨胀速率的变化。

不同的蜡可有决然不同的速率及热膨胀量，如表14-3所示。例如，巴西棕榈蜡和檬旦蜡的熔化范围大致相同，但从22℃～52℃，它们具有不同的膨胀特性。

一些蜡在不同的温度范围具有不同的膨胀速率，这可以通过图14-4中石蜡、蜂蜡及嵌体蜡曲线

表 14-3 矿物蜡、植物蜡、虫蜡及嵌体蜡的热膨胀系数

蜡	温度范围(℃)	热膨胀系数 $\times 10^{-6}$/℃
矿物蜡		
石蜡	20.0～27.8	307
	27.8～34.0	1631
莱顿蜡	22.0～47.5	205
	47.5～52.0	590
班达哈蜡	22.0～40.4	185
	40.4～52.0	243
纯地蜡	22.0～27.4	307
	27.4～34.7	849
	34.7～42.2	471
	42.2～50.0	1434
蒙旦蜡	22.0～41.5	188
	41.5～52.0	294
植物蜡		
巴西棕榈蜡	22.0～52.0	156
小烛树蜡	22.0～40.2	182
	40.2～52.0	365
小冠椰子蜡	22.0～43.0	186
	43.0～52.0	307
日本蜡	22.0～38.6	304
	38.6～45.0	755
虫蜡		
蜂蜡(黄色)	22.0～41.2	344
	41.2～50.0	1048
蜂蜡(漂白)	22.0～38.6	271
	38.6～50.0	606
嵌体蜡		
Kerr蓝嵌体蜡(硬质)	22.0～37.5	323
	37.5～45.0	629
	45.0～50.0	328
Kerr蓝嵌体蜡(常规)	22.0～32.7	263
	32.7～40.9	662
	40.9～46.9	458
	46.9～50.0	1 084

形状的变化看出。因为嵌体蜡的热膨胀系数很大，在关键尺寸关系确定之后，蜡型的温度变化可能是导致最终修复体准确性误差的主要因素。

机械性能

与其他材料相比，蜡的弹性模量、比例极限和压缩强度是低的，而且这些性能极大地取决于温度。各种蜡在23℃和40℃之间的弹性模量见图14-5，巴西棕榈蜡的弹性模量最大，而蜂蜡的最低。当温度从

23℃增至37℃，巴西棕榈蜡的弹性模量从1790MPa降至760MPa。在23℃和30℃之间，石蜡的弹性模量呈现急剧的下降，从310MPa降至28MPa。模拟75%石蜡和25%巴西棕榈蜡混合物的嵌体蜡，在23℃和40℃之间弹性模量有中等程度的变化，从760MPa降至48MPa。

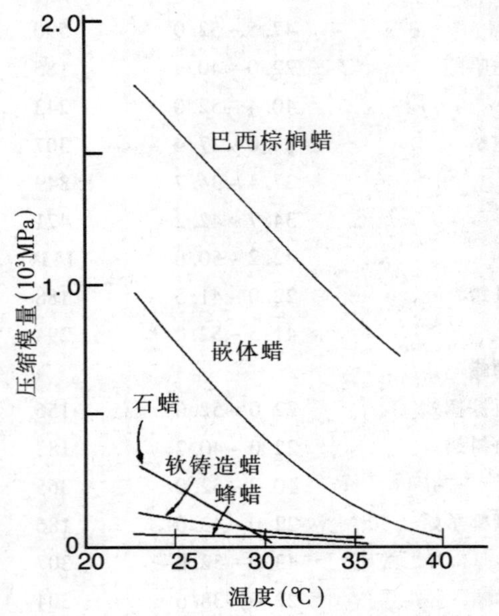

图 14－5　各种蜡随温度变化的弹性模量

嵌体蜡的弹性模量在铸造包埋中的吸湿性膨胀有重要意义，此时蜡型承受包埋材料在凝固过程中产生的膨胀应力。对于蜡型的一些特别部位使用具有不同弹性模量的蜡，可以使如牙冠这样的蜡型的不均匀变形减至最小。例如，冠的侧壁可用嵌体蜡来制作，而𬌗面可用软质绿色铸造蜡来制作(见图14－5)。在包埋温度，嵌体蜡与软质绿色铸造蜡的弹性模量比值为7：1，这是许多蜡型𬌗面部位与冠边缘区域获得一致膨胀所需的合适比值。

图14－5所示蜡的比例极限和压缩强度呈现出与它们的弹性模量相同的趋势。巴西棕榈蜡的比例极限在温度从23℃增至37℃过程中从11MPa降至5.5MPa。嵌体蜡在温度从23℃提高到40℃时，其比例极限从4.8MPa降至0.2MPa。在相同的温度变化范围内，嵌体蜡的压缩强度从83MPa降至0.5MPa，断裂时的压缩率为2.7%～4.3%。因此，尽管嵌体蜡在比例极限之下承受应力时具有流动性或黏稠性，但嵌体蜡应被看作是一种脆性材料。

流动性

流动性是因分子间相互滑移所产生。测定蜡在液态下的流动与测定其黏度是相同的。然而，在蜡的熔点之下对流动性的测定实际上是测定在给定温度下材料的塑性变形程度。如图14－6所示，蜡的流动性明显地取决于蜡的温度、引起变形的外力及外力的作用时间。当接近熔化温度时，蜡的流动性会明显地增加。对于某一特定蜡，在给定温度下虽然需要高流动率，但在略低几度的温度下，它却变得极为有害。这一点对直接嵌体蜡更是如此。这种材料在高于口腔温度几度时必须具有相对高的流动性，以便在放置入口腔内时既易于操作，又不至于因太热而使患者不适。在口腔温度上，用于直接蜡型的嵌体蜡必须不能流动，以减少蜡型在从口腔中取出过程中发生扭曲变形的可能性。

蜡在不同温度下的流动性见图14－6。黄色蜂蜡在未达到38℃前不会大量地流动，在40℃时，其流动率为7%左右。从这一数据能很容易地理解为什么使用蜂蜡作为牙科印模蜡的主要成分。许多矿物蜡在10℃左右的温度范围内具有从1%到70%的流动率，这表明，这些蜡会在广泛的温度范围内逐渐软化。一些矿物蜡，如石蜡、莱顿蜡、班达哈蜡及纯地蜡，在低于其熔化范围20℃时有50%的流动率。这可以这样的事实来解释，即矿物蜡是直链或支链碳氢化合物。这些蜡的次价键能相当弱，随着温度增高它们逐渐散失。

蒙旦蜡是另一种矿物蜡，需要71℃或低于其熔化范围8℃时具有50%的流动率。然而，与植物蜡相似，这种蜡主要由在天然情况下高级醇和高级脂肪酸反应而得的酯所组成。植物蜡同样需要接近其熔化范围的温度才能产生50%的流动率。由于这些蜡中有酯的存在，次价键能相当强，需要高温才能克服这些键能。一旦次价键能被克服，这些蜡就会快速流动。低于此点，它们通常以类似于脆性材料的方式而易于断裂。

黄色蜂蜡也主要是一种酯蜡，在低于其熔化温度（61℃～63℃）24℃下能广泛流动，而且其1%至70%流动率的温差为8℃。这种蜡含有大量的杂质，能干涉次价键力。当蜂蜡经过漂白后，一些杂质被去除，次价键能增加。流动率数据说明了这一点，因为漂白蜂蜡需要接近其熔化范围的温度才能产生大量的流动，而其1%至70%流动率的温差只有4℃。注意，不同批次的黄色蜂蜡的流动率表明批次间存在着显著差异。类似的情况也可见于石蜡和巴西棕榈蜡。

一种硬质嵌体蜡流动率对时间的点线图表明，

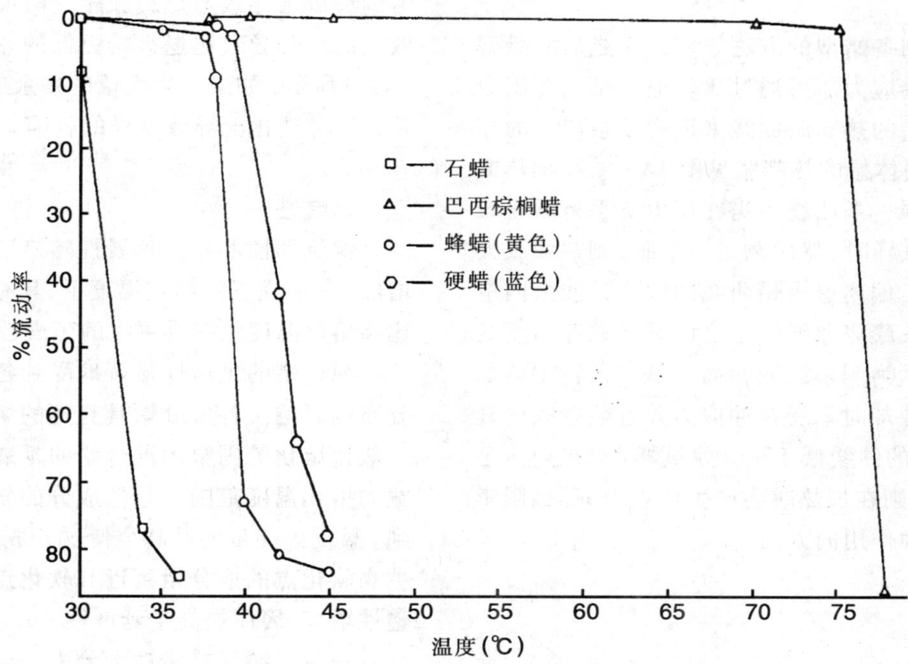

图 14-6 4 种蜡在不同温度下保持 10 分钟的流动率

在 40℃时流动量与时间为线性关系(图 14-7)。在此温度下 10min 后,流动总量只有 2%。在 42℃,流动的增加足以引起流动速率的增加。在 43℃及 45℃,流动速率在试验开始时非常大,由于试样直径增加的结果,该速率快速地下降。

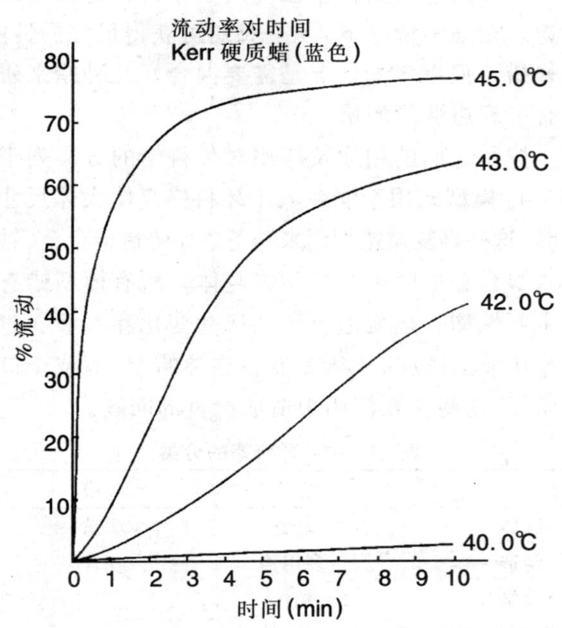

图 14-7 Kerr 硬蜡(2 型)在不同温度下的流动曲线

牙科蜡的流动性受到成分蜡中固体-固体与熔化转化存在的影响。通过研究蜡抗针入性随温度的变化,可见这种转化温度间接地与流动性有关。在图 14-8 中,利用差热分析曲线比较了退火嵌体蜡(A)、未退火嵌体蜡(U)的针入温度记录图,这是在两种应力水平下测试试样的。在较低应力水平,蜡中的高熔点酯影响针入度。然而,在高应力水平,与蜡中碳氢化合物成分相关的固体-固体与熔化转化温度决定了抵抗针入的能力。在测试之前将蜡放入 50℃烤箱中退火 24h,可提高蜡抗针入的能力。

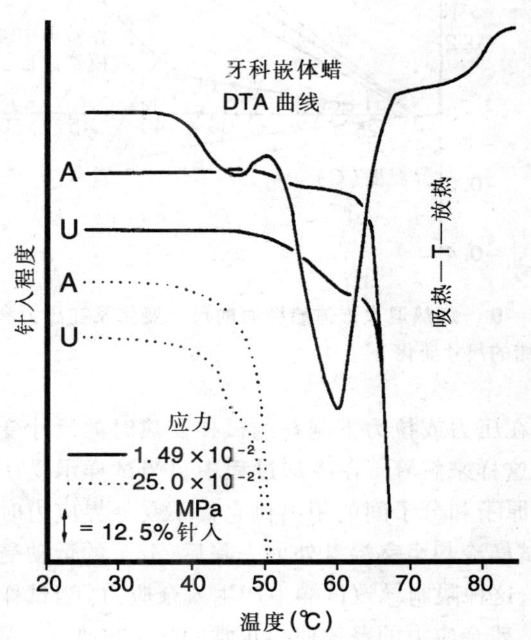

图 14-8 利用差热分析(DTA)曲线比较退火嵌体蜡(A)、未退火嵌体蜡(U)的针入温度记录图

残余应力

不管用于制备蜡型的方法如何，完成后的蜡型中总是存在残余应力。可通过比较退火蜡与在压力或张力下冷却蜡的热膨胀曲线来说明残余应力的存在。一种退火嵌体蜡的热膨胀见图 14－9，在加热或冷却时得到了同一条曲线。当在压力下手持软化蜡冷却而制备蜡试样时，然后测定热膨胀，则热膨胀大于退火蜡试样。偏离退火蜡曲线的程度是残余内应力大小和时间及膨胀曲线确定之前试样贮存温度的函数。因此显示为阴影区域，而不是一条特定的曲线。当蜡试样冷却时承受拉伸应力并且热膨胀已确定，则该蜡试样的曲线低于退火蜡试样。如果产生足够的残余应力，则在加热时会产生热收缩，那么阴影区域可表示这种作用的方向。

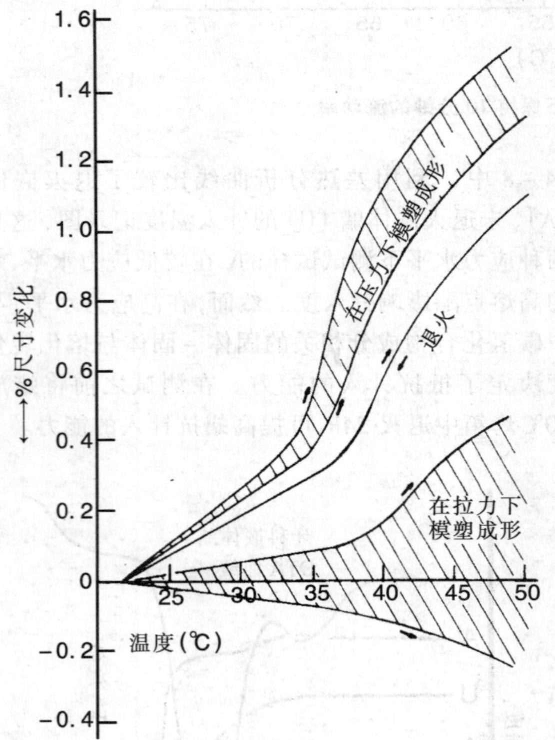

图 14－9　加热退火嵌体蜡型时的尺寸变化及在压力和拉力下蜡的尺寸变化

在压力或拉力下制备的试样受热时的尺寸变化可以这样来解释：在冷却过程中，当试样承受压力时，原子和分子间的距离比它们不受外界应力时更短，试样冷却至室温且外力去除后，分子的运动受到限制；这种限制导致试样中产生残余应力。当试样受热时，残余应力的释放使得正常的热膨胀变大，因此总膨胀量大于正常情况。当试样冷却时受到拉伸应力且对加热时产生的膨胀进行测定，则残余拉伸应力的释放会导致与热膨胀相反的尺寸变化。这两种效应的总和导致比退火蜡更低的热膨胀曲线。如图 14－9 所示，如果产生大量的残余应力，则加热时的整体尺寸变化会导致试样的收缩。

延展性

像流动性那样，延展性随蜡试样温度的增加而增加。一般在任何给定温度下，具有低熔化温度的蜡比高熔化温度的蜡有更大的延展性。

混合蜡的延展性显著地受到各成分蜡熔化温度分布的影响。各成分蜡具有宽的熔化范围的混合蜡一般比熔化范围窄的混合蜡的延展性大。只要存在宽的熔化温度范围，最低成分的软化点总是首先达到。温度进一步的升高会使这一成分液化，并使具有更高软化点的成分蜡接近其软化点。这会使整个蜡塑性增加，因而提高了延展性。

一般高精炼蜡脆性十分大。含有相当量吸着油的低熔化点微晶矿物蜡的柔软度适中，并具高度的塑性和延展性，即使是相比之下的高熔化温度的产品也是如此。

牙科蜡

各种天然蜡及树脂已应用于牙科特定及明确的用途。在某些情况下，从一种蜡可获得最好的性能，如蜂蜡，但更多的情况是需要混合好几种蜡来研制具有最理想性能的蜡。

按照它们的用途及应用对牙科蜡的分类列于表 14－4。模型蜡用于制备人工牙科修复体大体尺寸和外形，这些修复体蜡型用来制备诸如铸造金合金、钴－铬－镍合金或丙烯酸树脂修复体。所有模型蜡有两个主要性能，热变形导致的尺寸变化和在竖立时翘曲或扭曲的倾向，不管是制备嵌体蜡型、冠或全口义齿蜡型，这些会在使用中造成严重的问题。

表 14－4　牙科蜡的分类

模型	加工	印模
嵌体	装盒	矫正
铸造	多用途	咬合
蜡片	黏性	
预成形蜡材		
塑形用蜡		
基托蜡片		

在临床及技工室中制备各种修复体及器件过程中，加工用蜡主要用作辅助材料。加工用蜡可进行许

多能简化牙科修复体制作过程的工作，如制备义齿或焊接。

牙科使用蜡的最久远记录是在口腔内制取印模。因为用作印模材料的蜡组合物具有高流动性和延展性，当从倒凹区域取出时，蜡易于变形。因此，用蜡取印模仅限于口腔内无倒凹的无牙部分。最近，特制加成型硅橡胶和聚醚印模材料已经取代蜡作为咬合记录材料。

嵌体模型蜡

金嵌体、冠及桥单元是通过失蜡模型技术的铸造过程来制作的。首先制备重现所需金铸件外形和形状的蜡型。然后将雕刻好的蜡型包理于石膏－石英包埋材料中，形成附有连接包埋材料外面至蜡型的入口孔或铸道的模型，正如第十二章阐述的那样。随后通过加热和软化来去除蜡，然后通过在炉子内控制加热来进一步处理模型腔，以接纳熔化的金合金。

组成　嵌体蜡的主要成分是石蜡、微晶蜡、纯地蜡、巴西棕榈蜡、小烛树蜡及蜂蜡。例如，一种嵌体蜡含有 60% 石蜡、25% 巴西棕榈蜡、10% 纯地蜡及 5% 蜂蜡。因此，碳氢化合物蜡构成这一配方的主要部分。一些嵌体蜡又分为硬质、中等及软质蜡，这主要是指蜡的流动性。加入更多的巴西棕榈蜡或选择高熔点石蜡可降低流动性。令人感兴趣的是，硬质嵌体蜡所含巴西棕榈蜡百分含量可以比中等硬度嵌体蜡低，但是，由于在硬质蜡配方中选择了更高熔点的石蜡，硬质嵌体蜡的流动性低于中等硬度的蜡。少量的树脂，例如 1%，也影响嵌体蜡的流动性。通常嵌体蜡被制成长 7. 5cm、直径 0. 64cm 的深蓝色、绿色或紫色棒状或条状。一些制造商提供的蜡为小球样或圆锥体样，或装在小金属药膏盒内。

性能　所制金铸件的准确性和最终可用性很大程度上取决于蜡型的准确性和精细程度。在金铸造技术中能很好地发挥功用的蜡必须具备一定的、非常重要的物理性能。修订过的用于牙科嵌体蜡的 ANSI/ADA 4 号规范已对用于直接和间接蜡型制作技术的蜡进行了规定。这一规范对蜡的流动性要求的概述见表 14－5。因为蜡型将从包埋模型腔中熔化和汽化，因此首先要求无过量残余物存在于模型腔内，这些残余物是因蜡型烧除不完全所致。过量的残余物可导致嵌体边缘铸造不全。因此该规范规定了这些蜡的非挥发性残余物在 700℃燃烧温度时最大不超过 0. 10%。

表 14－5　牙科嵌体铸造蜡流动性要求(%)

	蜡的温度					
	30℃	37℃	40℃		45℃	
	最大	最大	最小	最大	最小	最大
Ⅰ型(软)	1. 0	—	50	—	70	90
Ⅱ型(硬)	—	1. 0	—	20	70	90

引自 Dental casting wax ISO 1561: 1995(E).

Ⅰ型（软）和Ⅱ型（硬）牙科嵌体铸造蜡已被修订的 ANSI/ADA 4 号规范确认。Ⅰ型蜡是用于间接技术的软质蜡。Ⅱ型蜡是用于口腔内直接形成蜡型的硬质蜡，其在 37℃下较低的流动性最大限度地减少了在从制备洞型中取出过程中蜡型发生变形的倾向。在低于及高于口腔温度下，Ⅰ型蜡的流动性大于Ⅱ型蜡。Ⅱ型蜡较低的流动性和软质Ⅰ型蜡雕刻的更容易性是与它们各自相关技术所需的理想的操作特性。

该规范还要求制造商给出有关蜡软化方法和为形成直接蜡型的预备操作温度的使用说明。这两种类型蜡软化时都应当不“起皮”，在蜡型雕刻操作中将蜡修成薄边缘时，它们不应当易碎或“起皮”。该规范对于Ⅱ型蜡的热膨胀数据不再作出要求。

流动性　当在口腔内直接形成蜡型时，必须将蜡加热至一定温度，此时蜡在压力下具有足够的流动性，以精细地再现制备洞型洞壁的细节。制造商推荐的、能满足制备直接蜡型的操作温度，不能高至会造成活髓牙结构的损害或造成患者不舒服的温度。因加热不充分造成的蜡流动性不够，会导致洞型细节缺乏和蜡型内应力过大。由于过度加热造成的流动性过大会使对蜡压紧变得困难，这时蜡缺乏块状物感。

表 14－5 所列数值代表了在不同温度下，当Ⅰ型和Ⅱ型蜡试样承受 19. 6N 载重 10min 的流动性的最小值和最大值。Ⅱ型蜡复制洞型细节所必须达到的温度通常略高于 45℃。从这些数据可见，硬质蜡的流动性在体温下不超过 1%。Ⅰ型蜡的流动性在这一温度下为 9% 左右。在这一温度下，当蜡型从牙齿上锥度适中的洞型中取出时，低流动性能使雕刻好的蜡型的变形减至最小。

热膨胀系数　图 14－10 中的曲线显示了Ⅰ型嵌体蜡的膨胀率从略低于口腔温度到略高于 45℃范围内是最大的。知道蜡的膨胀或收缩量能使我们判断出制作精确铸件所必须的补偿量。足以显示蜡从其操作温度到室温的热收缩的数据可能包装在嵌体蜡的每个包装内。一旦蜡型雕刻好，从牙齿洞型中取出并转移到技工室的过程中，可能带来温度的下降及随之的气收缩。从口腔温度到 24℃左右的室温，温度会下降 12℃～13℃，这会造成蜡 0.4%的线收缩，或者温度每变化 1℃，大约有 0.04%变化。

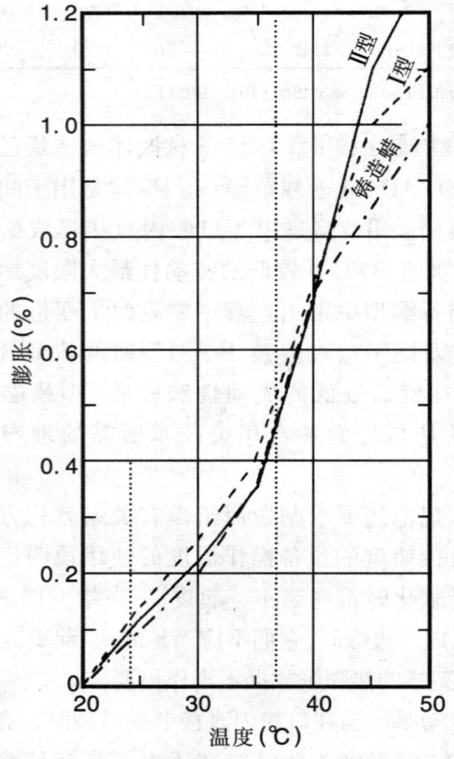

图 14－10　嵌体及铸造蜡从 20℃到 50℃的膨胀百分率，说明了从口腔温度到平均室温尺寸变化的百分率

蜡型的翘曲变形　嵌体模型蜡具有大的热膨胀系数，因此当使其不受限制地直立时，它倾向于发生翘曲或变形。当温度和放置时间增加时，这种变形一般会随之增加。蜡型的这种性能与蜡型制作过程中内部所产生的应力的释放有关。这一应力释放特性和翘曲变形存在于所有牙科蜡中，但在嵌体蜡型上特别麻烦，这是因为在嵌体铸件上必须保持关键的尺寸关系。

因为蜡型的翘曲变形与其成形及放置过程中的温度有关，因此必须了解与蜡型温度有关的规律。一般，蜡型充填及塑形时的温度越高，所制蜡型越不容易变形。这是容易理解的，因为造成蜡型变形的残余应力与原来塑形所需外力有关。可通过在使用前于 50℃至少均匀地加热 15min 来软化蜡，以将残余应力减至最小，这可以通过加热雕刻器具、加热代型及分次少量地向代型添加蜡来实现。

因为内部应力的释放和随之的翘曲变形与蜡型放置温度有关，因此在较高的放置温度下会产生更大的翘曲变形。较低的温度不能完全预防变形，但是，一般当放置温度保持最低时，变形量会减少。如果嵌体蜡型在包埋前需放置 30min 以上，应将它们放在冰箱内。虽然在这一温度下会发生一些变形，但变形量会低于一般室温。如果不发生翘曲变形，不推荐使用这种长时间的放置方法。使嵌体蜡型翘曲变形减至最小的最好方法是在完成塑形后立即包埋蜡型。冷藏过的蜡型包埋前应升温至室温。在连接铸道过程中，使用固体蜡铸道或充填有黏蜡的中空金属铸道可减小变形。如果蜡型被贮存，应重修边缘。蜡型制备时的温度、贮存的时间和条件以及包埋蜡型时的快慢是与制备蜡型技术相关的主要因素。

铸造蜡

活动义齿金属支架及其他类似结构的模型是由铸造蜡制成。这些蜡有片状，通常为 28 号和 30 号(0.40mm 及 0.32mm)厚度，或预成形状及块状。如图 14－11 所示，预成形状有长约 10cm 的各种规格的圆形、半圆形及半梨形捧状和丝状蜡材。虽然铸造

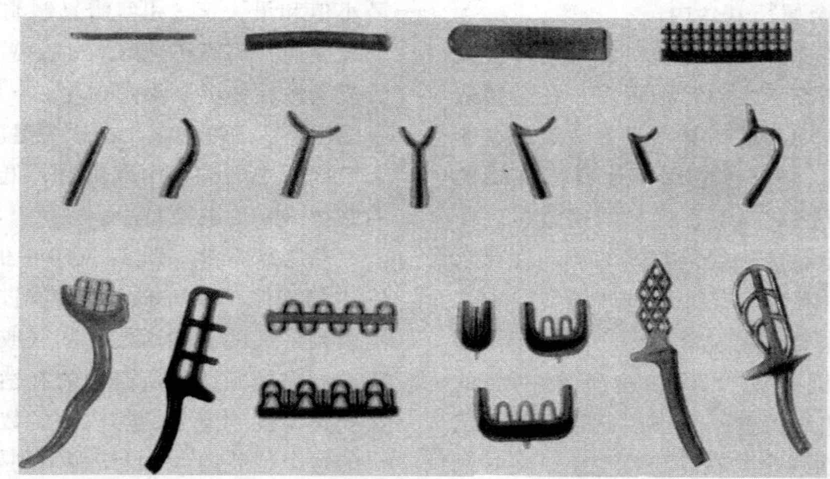

图 14－11　用于部分活动义齿金属支架的蜡型。预成的杆和网，上部；卡环，中间；固位型，底部

蜡在制作金属铸件模型上与嵌体蜡具有基本相同的目的,但它们的物理性能有所不同。这些蜡片及型材蜡的确切组成尚不清楚,但它们含有与嵌体蜡相似的成分,是由石蜡、纯地蜡、蜂蜡、树脂及其他蜡经不同的比例组合而成。

铸造蜡片用于建立部分活动义齿支架特定区域的最小厚度,如腭和舌杆,并用于制作舌杆的所需外形。正在制作蜡型的部分义齿支架见图 14－1 的中左。铸造蜡片所具有的物理性质和形式使其用于上颌全口义齿后堤印模的制取、检查咬合高点、制作人造石模型上𬌗架时𬌗记录蜡封片及许多其他用途。

物理特性　特定类型铸造蜡的蜡片及预成型材可能有一定程度的发黏,这有助于在蜡型组装过程中维持其在模型上的位置及相互间的位置。这种黏性不足于防止相对容易就位的位置发生改变,因此,当蜡处于最终位置时,应当用热蜡刀将其固定在耐火模型上。对于这些铸造蜡,ANSI/ADA 尚无有关规范,但已有相关的联邦规范,它包括了软化温度值、各种温度下的流动性数值、总体操作性能及其他特性。包含在 U－W－140 号联邦规范内的性能概括地列于表 14－6。一般地,最理想的特性包括一定的韧性和强度、真实规格尺寸、尺寸随温度变化的最小值及在包埋模型内完全气化的能力。

因为部分活动义齿支架的蜡型是在室温下在耐火材料模型(连模铸造模型)上制作,对于铸造蜡来说,不必具有体温下的低流动性。当类似于嵌体蜡那样测定时,此时铸造蜡的流动特性为:35℃下最大为 10%,在 38℃下最小为 60%。这些特性明显不同于嵌体蜡的流动率值,而后者符合 ANSI/ADA 4 号规范的要求。

对铸造蜡延展性的要求是高的。联邦规范要求,在 23℃下将铸造蜡折成 Z 形而不应断裂,而且在 40℃～45℃间易于塑形且易于适应。由于这些蜡相对高的延展性和流动性,在火焰上加热和加压以变为预成形状或片状铸造蜡,可轻易改变它们的厚度和外形。

因为这些材料像嵌体蜡那样是用于部分义齿铸造修复体的铸造蜡型,所以它们也必须在 500℃左右汽化,且除了碳之外再无其他残余物。这样模型腔会产生更为理想的铸件表面,因为表面将无外来物质。在某种程度上,模型蜡正被预成塑料模型所取代。

树脂模型材料

现在有低黏度和高黏度糊状和液体光固化树脂,用于制作金属铸造修复体或瓷嵌体、冠及桥和精密附着体的熔模(图 14－12)。糊状模型材料基于含有 40%～55%二甲基丙烯酸聚氨酯或以聚甲基丙烯酸甲酯为填料的二甲基丙烯酸聚氨酯齐聚物。液体则主要是二甲基丙烯酸脲烷酯。这些树脂含有樟脑醌引发剂。用于嵌体模型的自凝丙烯酸塑料将在第二十一章介绍。

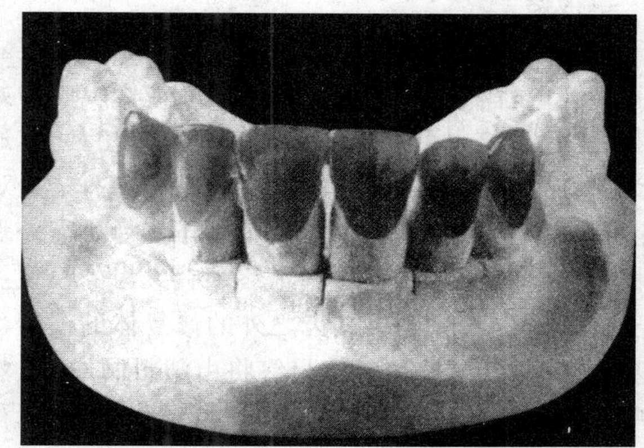

图 14－12　用光固化树脂模型材料雕刻的前牙冠

(Courtesy Heraeus Kulzer, GmbH, wehrheim, Germany.)

模型树脂具有比丙烯酸树脂低的聚合热和收缩,比蜡高的强度和抗流动性,良好的尺寸稳定性,且烧除后无残余物。光固化树脂和自凝丙烯酸树脂模型的平均边缘误差与全冠蜡型相似,但小于嵌体蜡模型(表 14－7)。二甲基丙烯酸树脂模型在烧除过程中不会使包埋材料出现裂缝,而丙烯酸树脂模型则可能出现。

石膏和树脂代型必须涂分离剂并填倒凹。分层

表 14－6　联邦规范对牙科铸造蜡的要求

蜡的类型	流动性	断裂点	操作特性
铸造蜡	35℃－最大, 10%	在(23±1)℃	在 40℃到 45℃柔韧且易于变形
A 类－28 号,粉红	38℃－最小, 60%	无断裂	轻压后可精确复制表面
B 类－30 号,绿			冷却时无脆性
C 类－预成形,蓝色			500℃气化,除碳外无残留膜

引自 U－W－140 号联邦规范,1948.

表 14－7　成形后 1 小时及 24 小时所测全冠及嵌体模型的平均边缘误差（μm）

模型材料	全冠	嵌体
嵌体蜡（Ⅱ型）	11	15
光固化树脂 A	10	8
光固化树脂 B	12	9
自凝丙烯酸树脂	15	7

引自 Iglesias A，Powers JM，Pierpont HP：J Prosthodont 5：201，1996.

涂模型树脂 3～5mm 厚，每层在高强度、光固化箱中单独固化 90s，或者使用手持式光固化灯，每个照射区域固化 20～40s。首先使用液体材料，以获得对代型紧密的适合性，最后用液体材料可获得光滑的表面。在 670℃～690℃之间烧除大约 45min 可完全烧除模型树脂。

基板蜡

基板蜡的名字来之于其用途，它用于制作建立重直距离的基板托、𬌗平面和全口义齿修复中初始蜡𬌗堤。这种蜡也可用于制作全口或部分托盘。它通常为粉红色，为义齿制作的初始阶段提供一些美观性能。牙齿排牙后，基板蜡是用于制作义齿所需外形的材料。结果，塑形蜡建立起最终塑料义齿的模型。用于正畸附件和除全口义齿之外的修复体的模型也由基板蜡制成，这些修复体最终将由塑料制成。虽然这些是基板蜡的主要功能，它也被广泛地用于牙科学的许多阶段，来检测口腔内各种咬合关系并将这种关系转移到机械咬合架上。

组成　在文献中可见少量的基板蜡的配方。基板蜡可含 70%～80% 石蜡基蜡或商业地蜡，以及少量其他蜡、树脂和添加剂，以获得基板蜡所需特别的性能。典型的组成可含有 80% 的地蜡、12% 的蜂蜡、2.5% 的巴西棕榈蜡、3% 的天然或合成树脂及 2.5% 的微晶蜡或合成蜡。典型基板蜡的差热分析和针入度曲线见图 14－13。

物理性能　基板蜡一般以 7.60×15.00×0.13cm 规格的粉红色或红色蜡片供应。制造商通常配制两种类型的蜡以满足不同的使用气候，这是因为蜡的流动性受到温度的极大影响。对基板蜡的要求列于表 14－8，该表概括了 ANSI/ADA 24 号（ISO 12163）规范的要求。表中包括了 3 型蜡：1 型是用于形成外形及贴面的软质蜡；2 型是硬质蜡，用于温带气候下在口腔内试戴的蜡型的制作；3 型是超硬质蜡，用于热带气候下在口腔内试戴的蜡型的制作。所列流动值是应用温度为 23℃、37℃及 45℃下的数值。在任何给定温度下，从 1 型到 3 型，其流动性最大值快速下降。对 3 型基板蜡的流动性要求与 2 型（硬质）嵌体蜡相当，但基板蜡在 45℃下流动性更小。

因为基板蜡既用于排人工牙，又用于基托的成形，因此，由于温度变化所造成的尺寸变化很重要。虽然对尺寸稳定性的要求没有嵌体蜡那样重要，但

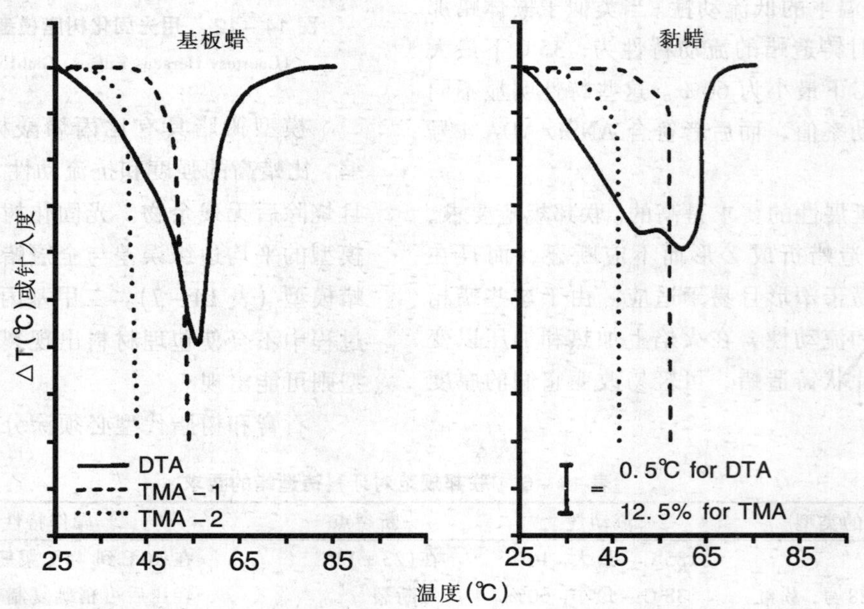

图 14－13　牙科基板蜡和黏蜡的差热分析和针入度曲线。TMA－1 和 TMA－2 的应力分别为 0.015MPa 及 0.25MPa

（引自 Powers JM，Craig RG：Thermomechanical analysis of dental waxes in the penetration mode. In Porter RS，Johnson JF，editors：Analytical calorimetry，vol 3，New York，1974，Plenum.）

表 14－8 对基板蜡的要求

	温度(℃)	流动率(%) 最小	流动率(%) 最大	操作要求
1 型—软质，用于形成外形及贴面	23	—	1.0	软化的蜡片易于黏成团，不起皮或黏手指
	37	5.0	90.0	对口腔组织无刺激性
	45	—	—	在 23℃下用锐器容易修整
2 型—硬质，口腔内模型，温和气候	23	—	0.6	轻轻喷光后呈现光滑、有光泽的表面
	37	—	10.0	在瓷牙或塑料牙上不会有残留物
	45	50.0	90.0	在热处理中其颜色无分离或渗入石膏中
3 型—超硬质，口腔内模型，热带气候	23	—	0.2	在贮存中不粘附其他蜡片或分离纸
	37	—	1.2	
	45	5.0	50.0	

引自 ISO 12163: 1999.

维持良好的牙齿关系是重要的。尽管规范中对蜡从熔化状态降至室温的收缩值未作要求，但是从 26℃到 40℃的线性热膨胀率应小于 0.8%。

表 14－8 概括了对基板蜡的操作要求。基板蜡应能在 23℃下容易地用锐器修整，而且轻轻喷光后呈现光滑的表面。这些蜡不应在瓷牙或塑料牙上留下任何残留物，而且在加工过程中，蜡中的着色剂不应分离出来或渗入塑料模型中。

在包围、裹住义齿人工牙的新基板蜡中存在着残余应力。这种应力来之于不同的冷却，如用热蜡刀大面积烫蜡及在低于最佳操作温度下机械地操作蜡。记住，时间和温度均影响这些残余应力的释放；制作好蜡型且上好殆架的义齿不应长时间地放置，特别是要经受升温环境时。这样的过程常常导致蜡型的变形和人工牙的移位。义齿蜡型完成后应尽快装盒，以最大限度地保持牙齿关系。

型盒蜡

为了从无牙牙弓印模制备石膏或人造石模型，首先围绕印模制备一个蜡型盒，然后向其中灌注新调和的石膏或人造石并振动。这种做型盒过程对某些其他类型的印模也是必要的。做型盒过程通常包括：首先用一个长且窄的蜡棍或蜡带环绕印模，应低于印模周边高度，随后用宽蜡带环绕，形成包绕整个印模的形式，见图 14－1 的上中。

牙科文献偶尔提及用于型盒蜡操作中的卡片蜡。卡片蜡是厂商用来固定瓷牙的原料蜡。尽管型盒蜡更易于接受，但术语卡片蜡和型盒蜡已被相互换用。

U－W－138 号联邦规范对型盒蜡的要求已在表 14－9 中总结，该规范规定这种蜡在 21℃时应具有柔性，在 35℃时应能保护形状。这广泛地规定了这种蜡的延展性和流动性的低温极限。因为印模可能由易于变形的黏弹性材料制成，那些在室温下易于适应印模的型盒蜡是理想的。从温度和做型盒过程中所产生的应力两者的角度来看，这一性能减少了使印模变形的可能性。一般型盒蜡应当略有黏性并具有足够的强度和韧性，以供方便地操作。

多用途蜡

总是渴望有一种易于操作、有黏接性的蜡。例如，一种用于水胶体的标准有孔托盘见于图 14－1 中部，用这种蜡可以将其改造成更理想的外形。这样做是为了防止印模材料下陷和扭曲变形。一种软质易塑形黏性蜡可用于桥体的舌侧，能在灌

表 14－9 联邦规范对牙科型盒蜡、多用途蜡和黏蜡的要求

蜡的类型	流动性	颜色	操作性能
型盒蜡	—	绿或黑	喷光后表面光滑、有光泽；21℃时柔软，35℃时能保持形状；用热蜡刀易于将其粘附在石膏上
多用途蜡	37.5℃—最小，65% —最大，80%	橙色或黑红	在 21℃至 24℃间柔软且有黏性；足够的粘附性以便成型
黏蜡	30℃—最大，5% 45℃—最小，90%	黑色或鲜艳的	熔化时有黏性；紧紧地粘附在一起；烧除后残留物不超过 0.2%；从 43℃降至 28℃，收缩率不超过 0.5%

引自 U－W－138 号联邦规范(1947)；U－W－156 号联邦规范(1948)；U－W－00149a(DSA－DM)号联邦规范(1966).

制唇侧石膏夹板时固定桥体。这些及其他任务都是用多用途蜡来进行的，这也证实了其名称的意义。

多用途蜡通常以暗红色或橙色的棒状及片状提供。正如表 14－9 对 U－W－156 号联邦规范要求概括的那样，多用途蜡的延展性和流动性是所有牙科蜡中最大的。在 21℃至 24℃的温度范围内，多用途蜡应易于塑形，这可以使它们在正常室温下易于操作和塑形。在 37.5℃下，这种蜡的流动性不应小于 65%，不应大于 80%。因为通常是在一层蜡的上面再添加一层蜡，因此该规范要求在 21℃～24℃间，层间应具有充分的黏结性。多用途蜡可能含有蜂蜡、石蜡油及其他各种性能的软质蜡。

黏蜡

用于牙科修复学合适的黏蜡是由蜡和树脂或其他添加剂的混合物组成。当熔化后并紧紧地黏附于其应用的表面时，这样的材料是黏性的。然而，在室温下该蜡是坚韧的，无黏性和脆性。在焊接及修理过程中受力变形时，黏蜡应当是断裂而不是流动。虽然这种蜡用于固定金属或树脂部件于临时的部位，但它主要用于牙科人造石和石膏。在图 14－1 的右下部位显示了在烤瓷贴面制作过程中，用黏蜡将石膏夹板黏附到人造石模型上的应用。

按照 U－W－00149a(DSA－DM) 号联邦规范，黏蜡应呈黑色或鲜艳颜色，以便容易地与浅色石膏材料相区别。总结于表 14－22 的规范也限制了黏蜡在 43℃和 28℃之间的收缩率为 0.5%。

文献中含有数种黏蜡的配方，包括高树脂含量的和低树脂含量的。除了松香和黄色蜂蜡这样的常用主要成分外，还含有着色剂和诸如达玛树胶这样的天然树脂。典型牙科黏蜡的差热分析和针入度曲线见图 14－13。

矫正印模蜡

矫正印模蜡用作原有印模表面的内衬面，以接触并记录软组织的细节。据称这种类型的印模材料可记录功能状态下的黏膜和其下的组织，在这种功能状态下，可移动的组织受压移位，可获得基托的功能性接触。矫正蜡由诸如石蜡、地蜡及蜂蜡这样的碳氢化合物蜡组成，也可含有金属粒子。对于矫正印模蜡尚无 ANSI/ADA 或联邦规范。通过在 37℃下针入测定，几种矫正蜡的流动性为 100%。一种典型矫正印模蜡的差热分析和针入度曲线见图 14－14。这些蜡在从口腔中取出过程中易于扭曲变形。

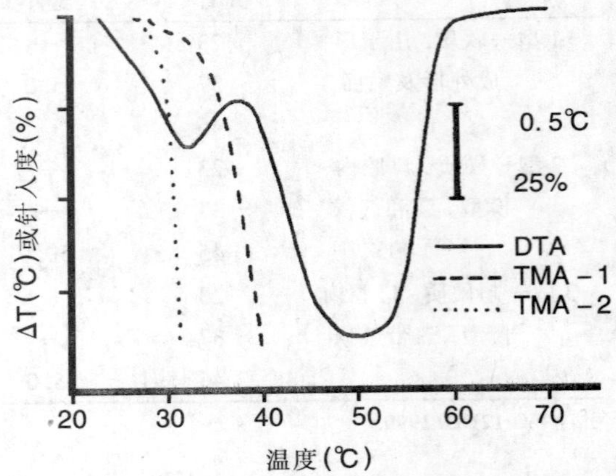

图 14－14　一种牙科矫正印模蜡的差热分析和针入度曲线。TMA－1 和 TMA－2 的应力分别为 0.015MPa 和 0.25MPa。观察到固态－固态转变温度低于 37℃

咬合记录蜡

咬合记录蜡用于准确地再现相对半颌的特定模型。用于铜成型代型的蜡咬合记录必须能再现邻接及粭关系。常用 28 号铸造蜡片或硬质基板蜡来进行咬合记录，但是标称为咬合蜡的蜡似乎由蜂蜡或诸如石蜡或地蜡的碳氢化合物组成。某些咬合蜡含有铝或铜颗粒。对于咬合蜡尚无 ANSI/ADA 或联邦规范。通过在 37℃下针入测定，几种咬合蜡的流动性为从 2.5% 到 22%，表明这些蜡在从口腔中取出过程中易于扭曲变形。

问题精选

问题 1

蜡型的包埋被延迟了一天，制成的金合金铸件戴上后不合适。造成这一问题的可能原因是什么？可以纠正吗？

答案 a

蜡型制作后内部总存在残余应力，在贮存期间会释放出来，为减少变形，应尽快包埋蜡型。

答案 b

在连接铸道或从模型上取下蜡型过程中会使蜡型变形。连接好铸道的蜡型可再戴到模型上，以检查适合性。

问题 2

将一个冷冻过的蜡型进行包埋，铸造出来的金合金铸件戴不上。可能的原因是什么？如何纠正？

答案

嵌体蜡具有大的热膨胀系数。对蜡型冷却或加热会导致不一致的尺寸变化。冷冻过的蜡型应使其温度恢复至室温，包埋前应重新修整边缘的适合性。

问题3

在镀银代型上制作的蜡型的内表面呈现为有皱纹的外观。什么原因造成这一问题？如何纠正这一问题？

答案

当熔化的蜡逐步滴加到冷的金属代型上时，紧贴代型的蜡快速凝固，而邻近的蜡凝固较为缓慢并将前面已凝固的蜡拉离代型，导致表面适合性差。应将金属代型在灯泡下加热至32℃左右或在制备蜡型时将代型放在加热垫上。另一措施是在颈部边缘使用软蜡。

问题4

全口义齿蜡型已完成并上到殆架上贮存过夜。第二天发现后牙不再接触。在贮存过程中发生了什么？如何纠正这一问题？

答案

蜡型的美观部分是在上殆架后进行的。用热蜡勺及酒精喷灯进行塑形，这造成其膨胀。在随后过夜中蜡型会收缩，使牙齿移位。可通过上蜡时不要在某一部位长时间加热或避免加热温度太高，使收缩降至最低。义齿蜡型应在完成后尽快装盒，以减少因蜡型内残余应力释放所致的蜡型变形。

问题5

当从口腔内取出印模时，形成上颌义齿印模后部腭封闭印模蜡的好几处部位被从橡胶印模材料上拉开。什么原因造成这一问题？如何纠正这一问题？

答案

印模蜡与聚硫橡胶和硅橡胶印模材料黏附力很差。可在将要应用印模蜡的印模材料部位涂一层很薄的黏蜡来预防分离。印模蜡能黏附到黏蜡上。

问题6

用基板蜡将破裂的义齿连接起来，然后装盒，最后用热固化丙烯酸树脂充填热处理。然而，修理的义齿戴上后不合适。什么原因造成这一问题？如何纠正这一问题？

答案

如果受到应力，基板蜡将会有些流动。被蜡黏附在一起的义齿碎片在修补过程中会相对移动。应当用黏蜡黏附修补的碎片。它是脆性的且只会断裂而不会变形，因此容易看出碎片是否移动。

参考书目

Anderson, JN: Applied dental materials, ed 5, Oxford, 1976, Blackwell Scientific.

Bennett H: Industrial waxes, vols 1 and 2, Brooklyn, NY, 1963, Chemical Publishing.

Coleman RL: Physical properties of dental materials, US Bureau of Standards, Research Paper No 32, *J Res Nat Bur Stand* 1: 867, 1928.

Council on Dental Materials, Instruments, and Equipment: Revised ANSI/ADA Specification No 4 for inlay wax, *J Am Dent Assoc* 108: 88, 1984.

Craig RG, Eick JD, Peyton FA: Properties of natural waxes used in dentistry, *J Dent Res* 44: 1308, 1965.

Craig RG, Eick JD, Peyton FA: Flow of binary and tertiary mixtures of waxes, *J Dent Res* 45: 397, 1966.

Craig RG, Eick JD, Peyton FA: Strength properties of waxes at various temperatures and their practical application, *J Dent Res* 46: 300, 1967.

Craig RG, Powers JM, Peyton FA: Differential thermal analysis of commercial and dental waxes, *J Dent Res* 46: 1090, 1967.

Craig RG, Powers JM, Peyton FA: Thermogravi-metric analysis of waxes, *J Dent Res* 50: 450, 1971.

Dirksen LC: Composition and properties of a wax for lower impressions, *J Am Dent Assoc* 26: 270, 1939.

Farah JW, Powers JM, editors: Bite registration materials, *Dent Advis* 15(4): 1, 1998.

Grajower R: A new method for determining the thermal expansion of dental waxes, *J Dent Res* 57: 659, 1978.

Grossman LI: Dental formulas and aids to dental practice, Philadelphia, 1952, Lea & Febiger.

Hollenback GM, Rhodes JE: A study of the behavior of pattern wax, *J South CalifState Dent Assoc* 27: 419, 1959.

Iglesias A, Powers JM, Pierpont HP: Accuracy of wax, autopolymerized, and light - polymerized resin pattern materials, *J Prosthodont* 5: 201, 1996.

Ito M, Yamagishi T, Oshida Y et al: Effect of selected physical properties of waxes on investments and casting shrinkage, *J Prosthet Dent* 75: 211, 1999.

Lasater RL: Control of wax distortion by manip ulation, *J Am Dent Assoc* 27: 518, 1940.

Ludwig FJ Jr: Modern instrumental wax analysis, *Soap & Chem spec* 42: 70, 1966.

Markley MR: The wax pattern, Dental Clinics of North America, Symposium on Dental Materials, Philadelphia, Nov 1958, Saunders.

Maves TW: Recent experiments demonstrating wax distortion on all wax patterns when heat is applied, *J Am Dent Assoc* 9: 606, 1932.

McCrorie JW: Dental modelling waxes A new approach to formulation, *Br Detnt J* 132: 189, 1972.

McCrorie JW: Corrective impression waxes, *Br DentJ* 152: 95, 1982.

Morrison JT, Duncanson MG Jr, Shillingburg HT Jr: wetting effects of surface treatments on inlay wax - investment combinations, *J Dent Res* 60: 1858, 1981.

Nelson EA: Practical applications of crowns and inlay casting technics, *J Am Dent Assoc* 27: 588, 1940.

Ohashi M, Paffenbarger GC: Melting, flow, and thermal expansion characteristics of some dental and commercial waxes, *J Am Dent Assoc* 72: 1141, 1966.

Ohashi M, Paffenbarger GC: Some flow characteristics at 37℃ of ternary wax mixtures that may have possible dental uses, *J Nihon Univ Sch Dent* 11: 109, 1969.

Phillips RW: *Skinner's science of dental materials*, ed 8, Philadelphia, 1982, Saunders.

Phillips RW, Biggs DH: Distortion of wax patterns as influenced by storage time, storage temperature, and temperature of wax manipulation, *J Am Dent Assoc* 41: 28, 1950.

Powers JM, Craig RG: Penetration of commercial and dental waxes, *J Dent Res* 53: 402, 1974.

Powers JM, Craig RG: Thermal analysis of dental impression waxes, *J Dent Res* 57: 37, 1978.

Powers JM, Craig RG, Peyton FA: Calorimetric analysis of commercial and dental waxes, *J Dent Res* 48: 1165, 1969.

Smith DC, Earnshaw R, McCrorie JW: Some properties of modelling and base plate waxes, *Br Dent J* 118: 437, 1965.

Taylor NO: Progress report. Research on dental materials: the research program; cooperative work on inlay casting technic, *J Am Dent Assoc* 18: 294, 1931.

Taylor NO, Paffenbarger GC: A survey of current inlay casting technics, *J Am Dent Assoc* 17: 2058, 1930.

Taylor PB: Inlay casting procedure - its evolution and the effect of manipulatory variables. In Anderson GM, *editor: Proceedings of the Dental Centenary Celebration*, Baltimore, 1940, Maryland State Dental Association.

US General Services Administration, Federal Supply Service, Federal Specification No U - W - 135, July 31, 1947, Wax, base plate, dental; No U - W - 138, May 12, 1947, Wax, boxing, dental; No U - W - 140, March 16, 1953, Wax, casting, dental; No U - W - 141a, Dec 6, 1956, Wax, dental (casting inlay); No U - W - 00149a (DSA - DM), Sept 9, 1966, Wax, sticky, dental; No U - W - 156, Aug 17, 1948, Wax, utility, dental.

Warth AH: *The chemistry and technology of waxes*, ed 2, New York, 1956, Reinhold.

Washburn KC: Inlay wax and its manipulation, *Ill DentJ* 16: 409, 1947.

第十五章 牙科贵金属合金和焊料

John C. Wataha

因为 1969 年美国政府提高了其对金价的支持，牙科贵金属合金因此取得了极大的发展。在这之前，美国超过 95% 的牙科固定义齿是由含至少 75% 重量的金及其他贵金属的合金所制成。然而，当金价从每盎司 35 美元涨至 1980 年代早期的 800 多美元时，替代性合金的快速发展促使了铸造牙科修复体费用的下降。这些替代性合金包括金含量减少的合金，也有不含金的合金和不含贵金属的合金。今天，在美国使用的大多数合金及其他国家使用的相当量的合金都是替代合金。1999 年，金属钯的价格从每盎司大约 100 美元大幅度涨至超过 350 美元，这一情况又促使人们发展新型铸造合金。

本章将集中讨论贵金属含量不低于 25% 的牙科铸造合金。此外，也将讨论锻造贵金属合金及焊料。25% 的限值有点武断，但它是 ADA 对可划归为贵金属合金的规定限值。贱金属合金将在第十六章讨论。本章的第一节将阐述划归为牙科贵金属合金的金属元素。随后的内容为牙科贵金属合金的物理和化学性能，包括铸造合金和锻造合金。最后将讨论贵金属焊料的组成和性能。有关铸造及焊接的技术将在第十七章讨论。

用于牙科合金的金属元素

对于牙齿修复体而言，由于没有哪种单一元素金属的性能是合适的，因此必须将不同的元素结合在一起，以制出牙科应用的、具有合适性能的合金。这些合金可用于诸如铸造合金的牙科修复，或者加工成线材或其他锻造型材。用于牙科合金的金属元素可分为两大类，即贵金属和贱金属。本章所涉及到的有关合金的原理已在第六章中进行了全面阐述。

贵金属

贵金属是具有良好金属表面，而且能在干燥空气中保持这种表面的元素。它们容易和硫反应而形成硫化物，但它们在加热、铸造、焊接及口腔使用过程中的抗氧化性、抗失泽及耐腐蚀性能是非常好的。贵金属有金、铂、钯、铱、铑、锇及钌(见表 15－1 及图 6－1)。这些金属可进一步分为两组。第 1 组包括钌、铑、钯，原子量在 100 左右，密度为 12～13 g/cm³。

表 15－1 牙科铸造合金中元素的性能

元素	符号	原子序数	原子量	密度(g/cc)	熔点(℃)	颜色	注释
贵金属							
钌	Ru	44	101.07	12.48	2 310.0	白色	晶粒细化剂，硬
铑	Rh	45	102.91	12.41	1 966.0	银白色	晶粒细化剂，软，延展
钯	Pd	46	106.42	12.02	1 554.0	白色	硬，有延展性
锇	Os	76	190.20	22.61	3 045.0	蓝白色	不用于口腔医学
铱	Ir	77	192.22	22.65	2 410.0	银白色	晶粒细化剂，很硬
铂	Pt	78	195.08	21.45	1 772.0	蓝白色	韧，延展性好
金	Au	79	196.97	19.32	1 064.4	黄色	延展性好，软，传导性好
贱金属							
镍	Ni	28	58.69	8.91	1 453.0	白色	硬
铜	Cu	29	63.55	8.92	1 083.4	略带红色	延展性、传导性好
锌	Zn	30	65.39	7.14	419.6	蓝白色	软、脆、氧化
镓	Ga	31	69.72	5.91	29.8	略灰的白色	低熔点
银	Ag	47	107.87	10.49	961.9		软、延展性、传导性好
锡	Sn	50	118.71	7.29	232.0	白色	软
铟	In	49	114.82	7.31	156.6	灰白色	软

第2组包括锇、铱、铂及金，原子量在190左右，密度为19~23g/cm³。每组中各元素的熔点随原子量的增加而降低。因此，钌的熔点为2 310℃，铑的熔点为1 966℃，钯的熔点为1 554℃。第2组的熔点范围从锇的3 045℃到金的1 064℃。有时将贵金属和银一起称为贵(重)金属。贵重(precious)一词源自这些金属在消费市场的交易价格。一些金属学家认为银是贵金属，但牙科学却并未将银看作贵金属，因为它在口腔中腐蚀相当厉害。因此在牙科学，(高)贵的(noble)和贵(重)的(precious)不是同义词。

金(Au)　纯金是软的、具有延展性的金属，它具有华丽的黄色并有强烈的金属光泽。虽然金是金属中延展性最好的金属，但其强度较低。金的密度有点取决于金属的条件，譬如是铸造的、滚压的还是拉拔成线材的。少量的杂质对金及其合金的力学性能有显著影响。加入不到0.2%的铅可使金变得极脆。少量的水银也有害处。因此其他牙科合金的碎屑，如技术合金或其他贱金属合金，包括银汞合金，均不应当混入用于牙齿修复体的金中。向纯金中加入钙可改进金箔修复体的力学性能。

任何温度的空气和水都不影响金或使其失泽。金不溶于硫酸、硝酸或盐酸中，然而，它易溶于盐酸与硝酸的混合溶液中（即王水：18%体积的硝酸和82%体积的盐酸），形成三氯化金($AuCl_3$)。金也可被其他少量化学物质所溶解，如氰化钾的溴或氯溶液。

因为金几乎与铅一样软，它必须与铜、银、铂及其他金属形成合金来提高硬度、耐久性和弹性，这些性能又是作为牙科合金、制币合金及珠宝合金所必须的(表15-2)。经过适当的提炼及纯化，可制成高纯度金。这样的高纯度纯金块(99.99%)可作为金箔的起始材料。

金箔是通过叫做锤打的过程而形成。将高纯金通过一系列滚压，然后碾压成厚0.0025mm左右的金带，这样的厚度与薄纸相当。将金带剪成小片，将每一片夹在书的两页之间，这样一层一层地夹起来，形成一个金箔夹。这种金箔夹可装200~250片金箔，然后用锤子击打金箔夹，直到金箔的厚度达到理想厚度，通常为0.00064mm。然后仔细称量金箔并使其退火。在制造金箔过程中，金的纯度是保持其凝聚特性的关键。

如果未受污染，金箔具有凝聚性，即在室温下它可以紧密结合在一起。这种凝聚特性使金箔可以用作牙科修复材料。如果操作适当，可将小片金箔塞入并压入牙齿洞型中，成为具有相当长寿命的修复体。如表15-2所示充填金箔的拉伸强度和硬度是纯金的两倍多。与铸造金相比，金箔的伸长率的下降是其加工硬化明显的证据（见第六章锻造合金)。正是工作硬化使其物理性能得到改进，从而使金成为口腔内一些部位可接受的修补材料，如果没有这样的性能改进，铸造金将缺乏足够的强度和硬度。近年来金箔修复体的应用已经下降，因为该材料需要较长的时间和熟练的技术来正确地充填，而且更加美观的(牙色)修补材料已研制出来替代金箔材料。

铂(Pt)　铂是一种蓝白色金属，质地坚韧，富有延展性，可制成薄片或拉成细丝。铂的硬度与铜相似。由于其高熔点、耐受口腔环境及较高的温度，纯铂在牙科学有许多应用。铂箔可作为烤瓷修复体烧制时的型片，因为它在高温下不氧化。铂箔具有比烤瓷更高温度的熔点，而且其热膨胀系数与烤瓷的很接近，足以防止温度变化过程中金属的扭曲或瓷的断裂(见第十八章)。铂已用作冠桥修复中的钉桩，而且合金可以铸造或焊接到钉桩上且不会造成损害。

铂可显著提高金的硬度弹性性能，而且一些牙科铸造合金及丝材含有高达8%的与其他金属结合的铂。铂是用于复杂冠桥修复体的精密附着体合金的主要成分，因为这些合金具有优良的耐磨性能和高熔点范围。高熔化范围是必要的，因为其他金合金要铸造到这些附着体上且不能造成附着体变形。铂

表15-2　铸造纯金、金合金及充填金箔的物理和力学性能

材　　料	密度 (g/cm³)	硬度(VHN/BHN) (kg/mm²)	拉伸强度 (MPa)	伸长率 (%)
24K铸造金	19.3	28(VHN)	105	30
22K铸造金	—	60(VHN)	240	22
币金	—	85(BHN)	395	30
典型金基铸造合金(70wt% Au)*	15.6	135/195(VHN)	425/525	30/12
充填金箔†	19.1	60(VHN)	250	12.8

*软化热处理/硬化热处理。

†引自 Rule RW: *J Am Dent Assoc* 24: 583, 1937.

会使黄色的金基金合金颜色变淡。

钯(Pd) 钯是一种比铂略暗的白色金属。其密度比铂及金的一半略大。钯在加热时具有吸收或保藏大量氢气的性能。用调节不适当的汽油火焰喷灯加热含有钯的合金时,这一性质可能不好。

牙科不使用纯钯,但广泛用于牙科合金中。钯可与金、银、铜、钴、锡、铟或镓形成牙科合金。过去,钯的价格还不到铂的一半，因为它能赋予牙科合金许多铂的性能，因而常作为铂的替代品。然而在2000年,由于市场短缺,钯的价格已高于铂,因而单就经济原因，钯就不能用来替代铂。金和钯容易形成合金,而且低至5%(wt)的钯含量就可使黄色的金基合金产生明显的发白。含钯量≧10%(wt)的钯金合金是白色的。钯和前面提到的其他元素形成的合金可作为黄色金合金的替代品，而且钯基合金的力学性能与许多传统金合金一样好,甚至更好。虽然许多钯基合金是白色的，诸如钯-铟-银等一些合金是黄色的。

铱(Ir)、钌(Ru)及铑(Rh) 铱和钌在牙科合金中作为晶粒细化剂使用，来保持晶粒细小，用量较少。合金的晶粒细小较好,因为这可以改进合金的力学性能及合金内部性能的均匀性。加入少至0.005%(50ppm)的铱就可有效地降低晶粒尺寸。钌具有相似的效应。这些元素细化晶粒的性能主要是因为它们具有极高的熔点。铱在2410℃熔化，钌在2310℃熔化。因此,这些元素在合金铸造过程中并不熔化,因而在合金冷却时它们起到成核中心的作用,形成细晶粒合金。

铑也具有高熔点，它已与铂一起用于制作热电偶用丝材的合金中。这些热电偶有助于测定用于制作牙科修复体的烤瓷炉内的温度。

锇(Os) 由于锇极昂贵且熔点特别高,因而不用于牙科铸造合金中。

贱金属

有多种贱金属能与贵金属合金化，形成具有适合于牙科修复性能的合金。用于牙科合金的贱金属包括银、铜、锌、铟、锡、镓及镍(见表15-1、图6-1)

银(Ag) 银是一种具有延展性的白色金属。它是已知热和电最好的导体，它比金强度大、硬度高，但较铜软。银的熔点为961.9℃，低于铜及金的熔点。在干净、干燥的空气中处于任何温度,银都不会变化,但它能与硫、氯、磷及含有这些元素的蒸气或它们的化合物结合。含有硫化物的食物会造成银严重失泽,因此在牙科不将银看作贵金属。熔化状态的纯银能结合相当量的氧气,使其难以铸造,这是因为凝固过程中氧气会挥发,使铸件内形成气泡,形成小凹及粗糙表面。在银中加入5%~10%的铜可减少这种现象,正因为如此,铸件是由合金组成而不是纯金属组成。这种元素的结合也用于银基牙科焊料上,以预防焊接过程中形成凹陷。

由于在口腔内会形成黑色硫化物，所以纯银不用于口腔修复。向含银合金中加入少量钯可防止该合金在口腔环境下快速腐蚀。高纯度银容易进行电铸成型且已成为形成代型的常用方法。

银与钯(见图15-1, D)和金(见图15-1, C)可形成一系列固溶体,因此,在金基及钯基牙科合金中常含有银。在金基合金中,银能有效地中和含有相当量铜的合金的铜红色。银也能通过固溶硬化机制硬化金基合金(见第六章)。最近的证据表明,一种位于晶界的富含银的薄层状致密析出物相也可能是硬化的原因。在钯基合金中,银在研制白色金合金时是重要的。虽然银溶于钯,但向这些合金中加入诸如铜或铟这样的其他元素，可形成多相并使腐蚀性增加。

铜(Cu) 铜是一种延展性金属,具有高的热及电传导性和红色特征。铜可与金(见图15-1, A)及钯(见图15-1, B)形成一系列固溶体,因此是贵金属牙科合金重要的成分。当加入金基合金时,铜赋予金的红色,并通过固溶或有序固溶机制硬化合金。金基合金中含铜量在大约40%~88%(重量)之间时会造成有序相形成。铜也常用于钯基合金,当含铜量在15%和55%之间时,此时它可通过固溶强化和有序相形成来降低合金熔点并提高合金强度。在金基和银基合金中,银和铜的比率必须小心平衡,因为银和铜是不混溶的。铜也是大多数牙科硬焊料的常见成分。

锌(Zn) 锌是一种在潮湿空气中易于失泽的蓝白色金属。在其纯态形式时,它是软且脆的金属,强度低。在空气中加热时,易于形成密度相对低的氧化物。这一氧化性能被牙科合金开发利用。虽然锌的加入量只有1%~2%(重量),当合金熔化时它起着去除氧的作用。因此锌被称为去氧剂。由于其密度低,因此所产生的氧化锌在铸造过程中位于密度较大的熔体之后,因此会从铸件中分离出来。如果存在太多的锌,将会显著地增加合金的脆性。

铟(In) 铟是一种熔点只有156.6℃的软的灰白色金属。铟不会被空气或水所腐蚀。在某些金基合金中，它用于替代锌，并且是某些贵金属烤瓷合金常用的微量成分。最近，已在钯－银合金中加入更大量(高达 30wt%)的铟，以赋予黄色。

锡 (Sn)　锡是一种软且有光泽的白色金属，在一般空气中不易腐蚀。一些金基合金含有有限的锡，通常含量小于 5wt%。锡也是金基牙科焊料中的成分。它与铂及钯结合能产生硬化效应，但也增加了脆性。

镓 (Ga)　镓是一种微带灰色的金属，在干燥空气中稳定，但在潮湿空气中会失泽。镓的熔点很低，只有 29.8℃，密度只有 5.91g/cm³。牙科不使用纯镓，用它作为一些金基和钯基牙科合金的成分使用，特别是烤瓷合金。镓的氧化物对于金－瓷结合是重要的。

镍 (Ni)　镍在金基和钯基牙科合金中的应用有限，但它在非贵金属牙科合金中是一种常用成分。镍的熔点为 1 453℃，密度为 8.91g/cm³。当以少量镍用于金基合金时，会使合金变白并增加其强度和硬度。在过去的 15 年中，镍基合金的用途不断增加。关于这些合金的更为广泛的讨论将在第十六章中进行。

金属的二元结合

虽然大多数铸造贵金属有三个或更多元素，但一些二元合金的性能很重要，因为这些二元结合构成了许多贵金属合金的大部分。因此了解这些二元合金的物理和操作性对于理解更复杂合金的行为很有用处。在贵金属合金中，六种二元结合很重要：Au-Cu、Pd-Cu、Au-Ag、Pd-Ag、Au-Pd 及 Au-Pt。这些二元系统的相图见图 15－1。相图是理解二元合金的物理和操作性能的有力工具。有关相图的理论阐述见第六章。

合金组成及温度　在图 15－1 的每一个相图中，横轴代表二元合金的组成。例如，在图 15－1 A 中，横轴代表了一系列金和铜的二元合金，它们的组成从含 0% 金(或 100% 铜)至含 100% 金。组成可以是原子百分数(at%)或重量百分数(wt%)。重量百分数组成表达了合金中每个元素的相对质量，原子百分数指出了合金中原子的相对数量。将重量百分数转化为原子百分数是一个简单的计算，反之亦然。注意，对图 15－1 所示的二元合金，原子百分数组成被显示在相图的底部，而重量百分数组成被显示在相图的顶部。二元合金的原子百分数组成和重量百分数组成可能相差很大。例如，对于图 15－1 A 所示的 Au-Cu 体系，当合金的金重量百分数为 50% 时，其原子百分数只有 25%。对于其他体系，如图 15－1 F 中 Au-Pt 体系，原子百分数组成和重量百分数组成仍有一定的差异。原子百分数组成和重量百分数组成的差异取决于有关元素的原子量。原子量差别越大，二元相图中原子百分数组成和重量百分数组成差别就越大。因为在合金制造时使用质量更方便，因此报告组成时最常见的是用重量百分数。然而，合金的物理及生物学性能与原子百分数组成最相关。因此，在选择和使用牙科贵金属铸造合金时，牢记原子百分数组成和重量百分数组成的差异很重要。那些含有较高重量百分数金的合金，实际上所含金原子百分数要低得多。

相图中值得注意的其他方面是液相线和固相线。图 15－1 的 y 轴表示为温度。如果温度在液相线(标记为 L)以上，合金将全部熔化。如果温度低于固相线(标记为 S)，合金为固体。如果温度位于液相线与固相线之间，合金将是部分熔化。注意，图 15－1 中液相线与固相线之间的距离因不同的体系而变化。例如，Ag－Au 体系(见图 15－1 C)的液相线和固相线的温差较小，而 Au-Pt 体系(见图 15－1 F)则大的多，对于 Au-Cu 体系(见图 15－1 A)，温差随组成变化较大。从操作角度来看，液－固范围最好窄一些，因为在铸造前总是希望合金保持液体状态尽可能短的时间。当合金处于液体状态时，合金容易受到氧化和污染。如果液－固线宽，表明合金在铸造后至少维持部分熔化较长时间。液相线的温度也重要，此温度在不同的合金及不同的组成变化比较大。例如，Au-Ag 体系的液相线温度从 962℃ 到 1 064℃ (见图 15－1 C)，但 Au-Pd 体系的液相线温度为 1 064℃ 到 1 554℃ (见图 15－1 E)。通常总是希望合金的液相线的温度低一点好，这样加热更容易，副反应发生的也较少，收缩的问题也小一些(见第十七章铸造及焊接步骤)。

贵金属的相结构　在图 15－1 的固相线以下区域对于合金的行为也是重要的。如果这一区域没有界限，则该二元体系是一系列的固溶体。这意味着两种元素在所有温度下及组成下完全互溶。Ag-Pd 体系(见图 15－1 D)和 Pd-Au 体系(见图 15－1 E)是固溶体系的例子。如果固相线以下区域包含虚线，则虚线以内存在有序固溶体。当合金中两元素在合金晶格结构上呈特定及规律地排列时，就是有序固溶体 (关于金属晶格结构的讨论见第六章)。这种情况不同于晶格结构上元素位置随机排列的固溶体。含有有序固溶体体系的例子有 Au-Cu 体系(见图

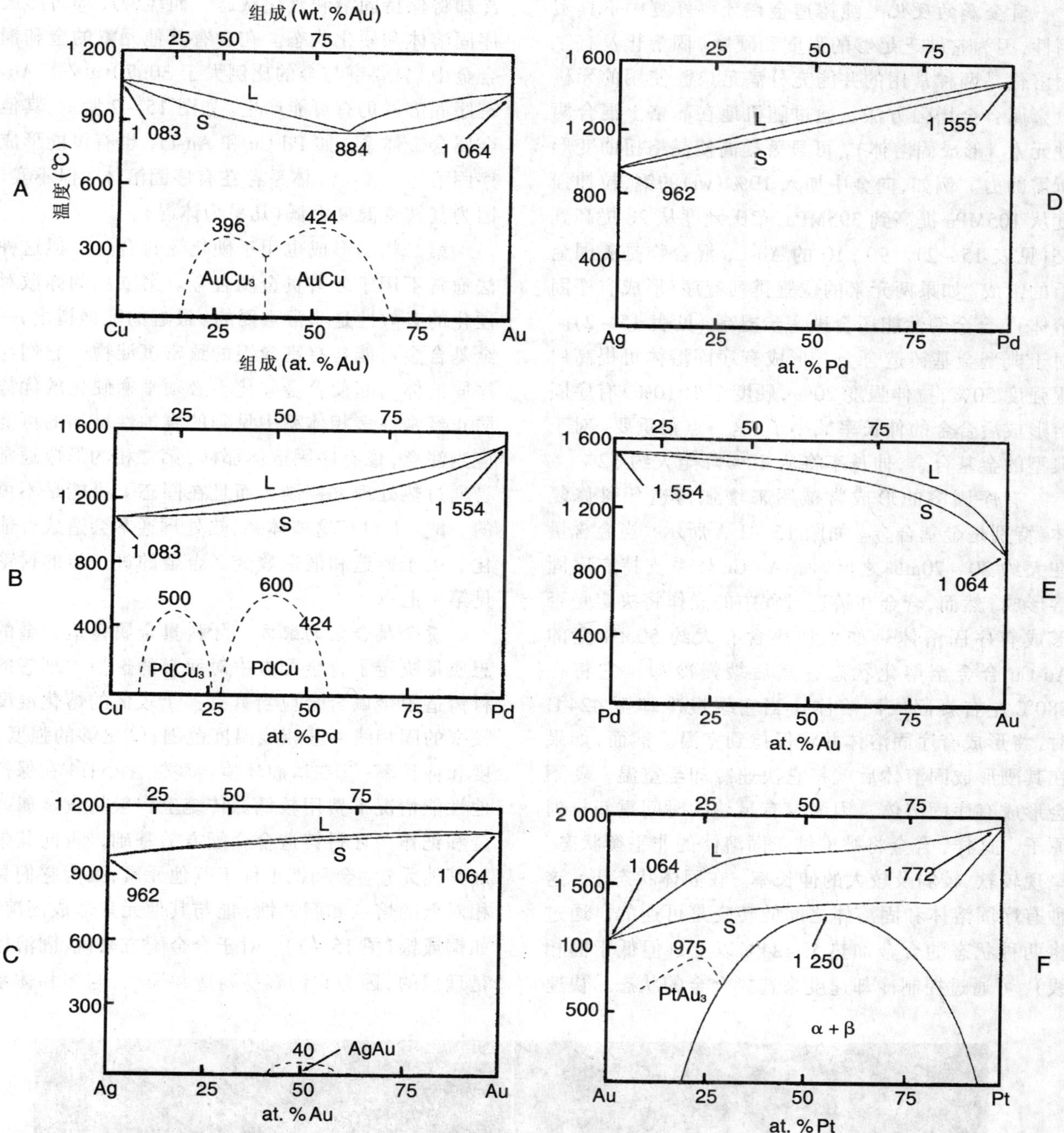

图 15-1　二元合金相图。A. 铜和金合金；B. 铜和钯合金；C. 银和金合金；D. 银和钯合金；E. 钯和金合金；F. 金和铂合金。原子百分数组成被显示在每幅相图的底部，重量百分数组成被显示在相图的顶部。L. 液态；S. 固态

(引自 Hansen M: Constitution of Binary alloy, New York, 1958, McGraw Hill.)

15-1 C)。注意，有序固溶体只在有限组成范围出现，因为元素间的比例必须正确，以支持晶格结构上元素的规律排列。如果固相线以下区域含有固相线，则表明有第二相存在。第二相是组成上与第一相明显不同的区域。在 Au-Pt 体系中（见图 15-1 F），第二相在铂的原子百分数为 20%~90% 时形成。如果温度低于这些组成内的相界线，合金中就会有两个相存在。第二相的存在很重要，因为它显著改变了合金的腐蚀性能。图 15-2 展示了单相及多相合金的电子显微镜照片。单相合金因其组成比较均匀而较少见到微结构。在多相合金中，不同的区域组成有明显的差异。这些区域对应于相图固相线以下不同的相。由于不同相间可发生电化学反应，因此多相合金的腐蚀可比单相合金的大。

贵金属的硬化 纯铸造金在牙科修复中不具实用性,因为它缺乏足够的强度和硬度。固溶化及有序固溶化是两种常用的并能充分满足口腔使用的牙科贵金属合金增强方法。通过随机地在晶格上混合两种元素(形成固溶体),可显著提高使晶格扭曲变形所需的力。例如,向金中加入10%(wt)的铜,拉伸强度从105MPa提高到395MPa,布氏硬度从28提高到85(见表15-2)。90:10的Au-Cu混合物是美国金币的组成。如果两元素的位置排列有序(形成有序固溶体),合金的性能还会进一步提高(见表15-2)。对于典型金基铸造合金,形成有序固溶体可提高屈服强度50%,拉伸强度20%,硬度至少10%。有序固溶形成后合金的伸长率减小了,这一点很重要。对于典型的金基合金,伸长率将从30%降至大约12%。

有序固溶的形成常被用来增强铸造牙科修复体,特别是金基合金。如图15-1 A所示,当金含量在大约20~70at%之间时,Au-Cu体系支持有序固溶形成。然而,合金在铸造过程中的操作将决定是否形成有序固溶体。如果加热含有大约50at%金的Au-Cu合金至熔化状态,然后缓慢冷却,它将在880℃左右凝固成固溶体。当它缓慢冷却至424℃时,将形成有序固溶体并将保持到室温。然而,如果在其刚形成固溶体后就将它快速冷却至室温,就不会形成有序固溶体,因为没有足够的时间重新排列原子。这样,合金将被冻结于固溶体的非平衡状态,呈现较软、较弱及较大的伸长率。在固体状态下,这种有序固溶体和固溶体之间的转变是可逆的。通过将两种状态的合金加热至424℃以上(但低于固相线),可通过控制冷却速度来选择合金的状态。快速冷却将保持固溶和软化状态,而缓慢冷却将形成有序固溶体和硬化状态。在含有其他元素的金和铜的合金中,只要铜与金的比例大于30:70(at%),Au-Cu有序固溶体仍有可能产生。如图15-2所示,其他贵金属合金体系,如Pd-Cu和Au-Pt,也有可能形成有序固溶体。Ag-Au体系存在有序固溶体,但不实用,因为其转变温度太低(几乎为体温)。

第二相的形成也用于硬化牙科合金,但这种方法通常不用于牙科贵金属合金。第二相的弥散对于硬化的有效性是非常重要的。最近的证据指出,一些金基合金可能含有富含银的致密沉淀物,它们与有序固溶体一起使合金硬化。必须平衡硬化的优势以防止经常在多相体系中见到的腐蚀性增加的可能。应当注意,像有序固溶体那样,第二相的形成通常不易通过热处理来控制,而且在固态下可能是不可逆的。事实上对于这些体系,热处理通常会造成性能劣化。关于铸造和锻造贱金属合金的进一步的讨论参见第十七章。

贵金属合金的配方 牙科贵金属铸造合金的理想质量决定了合金配方中对元素的选择。理想的牙科铸造贵金属合金应当具有:①较低的熔化温度和较窄的固相线-液相线温度范围;②足够的强度、硬度和伸长率;③在口腔环境内腐蚀性小;④在保持其他性能情况下费用较低。传统上一般将贵金属元素金和钯作为牙科铸造合金配方的基础,再向其中添加其他元素。金和钯更优于其他元素,因为它们具有相对低的熔点和腐蚀性,能与其他元素形成固溶体,如铜或银(图15-1)。对于合金配方来说,固溶体系是理想的,因为它们容易制造和操作,与多相体系相

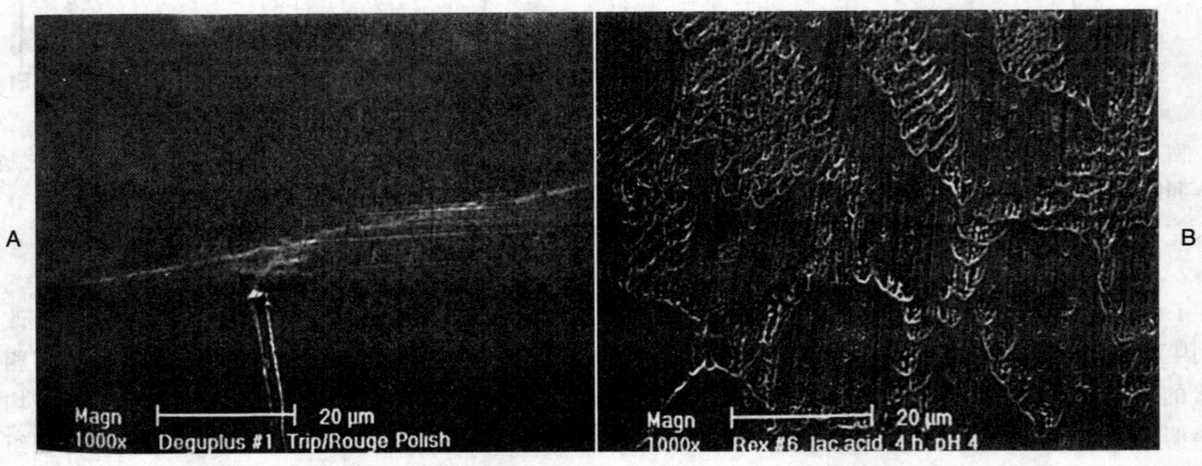

图15-2 单相合金(A)及多相合金(B)的电子显微镜照片。A. 由于合金几近均质,几乎见不到明显的微结构特征。只能见到在合金表面上因抛光而产生的一些划痕及碎屑;B. 可见丰富的微结构,反映出有好几个相的存在。每一个相具有不同的组成

比具有较低的腐蚀倾向，并且通过固溶化或有序固溶化硬化可提高强度。而且，图 15 - 1 所示体系一般具有窄的液相线 - 固相线温度范围。因此，这些元素的结合已被广泛用于牙科铸造贵金属合金配方中。

最初因害怕钯有生物毒害作用而研制出 Au - Pt 合金。除了不常发生的变态过敏反应外，尽管缺乏任何毒害作用存在的证据，但仍存在着这种担心。最近，由于钯的价格大幅上涨，因而不含钯的合金（Au - Pt 及一些其他体系）大受欢迎。通常不含钯的合金具有费用高及组成灵活性有限的缺点。如图 15 - 3 F 所示，向金中加入超过 20at% 的铂可形成多相合金。因此这些合金体系一般含有铂的浓度低于 20at%。因为 Au - Pt 体系的硬度对于口腔应用来说可能不够大，已使用加入 Zn 作为弥散相增硬剂。结果这些合金的腐蚀性可能比它们替代的 Au-Pd 合金要高。而且铂的价格明显高于金，至少与钯一样贵。

金基合金的开值及纯度　多年以来含金合金的金含量一直以开（k）为基础来表达，或叫做成色，而不是重量百分数。“开”专指合金中的金含量，1 开表示一整份的 1/24。这样 24 开表示纯金。合金的开用小写字母 k 表示，例如 18k 或 24k 金。

现在使用开来表示牙科合金的金含量已不太普遍了。经常可见列出金的重量百分数或用纯度来描述合金。成色也专指金含量，是指 1000 份合金中金的份数。24k 金与 100% 金或 1000 纯度（1000 纯）相同。纯度是对合金中金含量的精确测定，当要列出金含量的精确值时，通常优先测定该值。18k 金可标记为 750 纯，或当用小数体系时，可标记为 0.750 纯；这表明总量的 750/1000 是金。金的开、纯度和重量百分数的比较见表 15 - 3。纯度值和小数体系都被广泛应用，特别在牙科贵金属焊料上。由于非金基合金的引入，目前纯度体系有点不太重要了。述语“开”和“纯度”专指金含量，而不是指贵金属含量，强调这一点很重要。

铸造合金

类型及组成

最近几年牙科铸造合金的数量极剧增加。以前 ADA 第 5 号规范将这些合金划分为Ⅰ型至Ⅳ型，主要是根据合金中金和铂族金属含量来划分的。在原有的体系中，贵金属的含量（Ⅰ型至Ⅳ型）分别在 83% ~ 75% 范围内，且所有合金都是金基的。这种分类反映了那时牙科使用的合金。现在的 ADA 规范也以组成对合金进行分类，是以更具包容性的方式将合金分为三组：①高贵金属，贵金属含量≥60wt% 且金含量≥40wt%；② 贵金属，贵金属含量≥25wt%（并不专指金）；③ 贱金属主导，其贵金属含量 < 25wt%。因此新规范除了包含那些不含金但含大量钯的合金外，还包含了非贵金属合金。在现在的分类下，所有原来的合金类型都被看作高贵金属合金。新规范中用于界定的百分数具有一定的强制性，记住这一点很重要。

除了前面提到的组成分类外，现在的 ADA 第 5 号规范（ISO 1562）也使用Ⅰ型至Ⅳ型分类体系。然而，在现在的规范中，合金的类型（Ⅰ型至Ⅳ型）是由其屈服强度和伸长率来确定的（表 15 - 4）。据此，高贵金属合金根据其力学性能可以是Ⅰ型或Ⅳ型。这种情况有点令人费解，因为在原有的规范中，合金的类型与其组成捆绑在一起，而且所有合金实际上都是金基合金。在现有的体系中，根据修复体可能承受的应力大小而推荐每一类型合金在口腔中的用途。Ⅰ型合金具有较大的伸长率，因此容易擦亮，但只能承受较低的应力，用于诸如不承受咬合力的嵌体的制作。Ⅳ型合金用于临床涉及很大咬合应力的修复体，例如长桥、固定及活动部分义齿。

表 15 - 3　金合金中的开、纯度和重量百分数的比较

开	以开表示金含量	金的重量百分数	纯度	
			份/1 000	小数体系
24	24/24	100.0	1 000.00	1.000
22	22/24	91.7	916.66	0.916
20	20/24	83.3	833.33	0.833
18	18/24	75.0	750.00	0.750
16	16/24	66.7	666.66	0.666
14	14/24	58.3	583.33	0.583
9	9/24	37.5	374.99	0.375

虽然铸造合金的数量很多，仍有可能将 ADA 的每一类组成分为几组（表 15-5）。该表未列出以贱金属为主要成分的合金，但将在第十六章中讨论它们。这些分类仅仅是将各种用于配制铸造合金的策略汇总起来的方便方式。对于表 15-5 所示的每一类合金，有许多变异；所示组成为平均值，以作为代表。注意，合金的 wt% 和 at% 组成列于表 15-5(见本章前面的讨论)。为了简单化，下面的讨论均为 wt% 组成。大多数合金含有一些锌作为去氧剂以及铟或钌作为晶粒增强剂。一些这些组成被用于全铸造合金修复体和金-瓷修复体。

高贵金属合金有三组：Au-Ag-Pt 合金；金含量>70wt% 的 Au-Cu-Ag-Pd 合金（表 15-5 的 Au-Cu-Ag-Pd-Ⅰ)；及金含量在 50%~65% 左右的 Au-Cu-Ag-Pd 合金（Au-Cu-Ag-Pd-Ⅱ）。典型的 Au-Ag-Pt 合金含有 78wt% 的金及大致等量的银和铂。这些合金已用作铸造合金和烤瓷合金。典型的 Au-Cu-Ag-Pd-Ⅰ含有 75% 的金及大约 10wt% 的银和铜和 2%~3% 的钯。这些合金等同于原 ADA 组成分类中的Ⅲ型合金。典型的 Au-Cu-Ag-Pd-Ⅱ合金含金量<60wt%，并提高银含量来补充金含量的下降。这些合金偶尔含有略多一些的钯和略少一些的银。

有四组贵金属合金：Au-Cu-Ag-Pd 合金(表 15-5 的 Au-Cu-Ag-Pd-Ⅲ)、Au-Ag-Pd-In 合金、Pd-Cu-Ga 合金及 Ag-Pd 合金。典型的 Au-Cu-Ag-Pd-Ⅲ合金含金量为 40wt%。主要用银来补充金含量的减少，与 Au-Cu-Ag-Pd-Ⅱ相比，铜和钯的含量未变。Au-Ag-Pd-In 合金含金量只有 20wt%，并含有大约 40wt% 的银、20wt% 的钯和 15wt% 的铟。Pd-Cu-Ga 含有极少或不含金，含有 75wt% 的钯和大致等量的铜和镓。最后，Ag-Pd 合金不含金，但含 70wt% 的银和 25wt% 的钯。在 ADA 规范中，由于含有钯，因而将这些合金看作贵金属。

如表 15-5 所示，牙科铸造合金的重量百分含量(wt%)和原子数百分含量(at%)差别较大。例如，Au-Cu-Ag-Pd-Ⅰ合金含有 76% 重量百分数的金，然而，其原子数百分含量只有 57%。其他具有比金质量低的元素的原子数百分含量会增加。对于这些相同的合金，铜的重量百分含量为 10%，但其原子数百分含量为 24%。对于那些元素质量相似的合金，重量百分含量和原子数百分含量间的差异不明显。例如，在 Ag-Pd 合金中，重量百分含量和原子数百分含量是相似的。通常制造商在生产及销售中大多使用合金的重量百分含量。然而，合金的物理、化学及生物性能最好用原子数的百分含量来理解。

铸造合金的组成决定了它的色泽。一般如果钯含量 >10wt%，合金将呈白色。这样，表 15-5 中的 Pd-Cu-Ga 和 Ag-Pd 合金是白色的，而其他合金是黄色的。Au-Ag-Pd-In 合金是个例外，因为其钯含量 >20%，但仍呈淡黄色。这一合金的颜色是由合金中铟与钯的相互反应所致。在黄色合金中，其组成将影响其黄色色泽。一般铜会增加铜红色，银会减轻合金的

表 15-4　ANSI/ADA 第 5 号规范，牙科铸造合金的力学性能

合金类型	描述	用途	屈服强度(退火，MPa)	伸长率(退火，%)
Ⅰ	软	用于承受低应力的修复：一些嵌体。	<140	18
Ⅱ	中	用于承受中等应力的修复：嵌体和高嵌体。	140~200	18
Ⅲ	硬	用于承受高应力的修复：冠、厚贴面冠、短桥固定部分义齿。	201~340	12
Ⅳ	超硬	用于承受很大应力的修复：薄贴面冠、长桥固定部分义齿、活动部分义齿。	>340	10

表 15-5　牙科贵金属铸造合金的典型组成(wt%/at%)

合金类型	Ag	Au	Cu	Pd	Pt	Zn	其他
高贵金属							
Au-Ag-Pt	11.5/19.3	78.1/71.4	—	—	9.9/9.2	—	Ir(微量)
Au-Cu-Ag-Pd-Ⅰ	10.0/13.6	76.0/56.5	10.5/24.2	2.4/3.4	0.1/0.1	1.0/2.0	Ru(微量)
Au-Cu-Ag-Pd-Ⅱ	25.0/30.0	56.0/36.6	11.8/23.9	5.0/6.1	0.4/0.3	1.7/3.4	Ir(微量)
贵金属							
Au-Cu-Ag-Pd-Ⅲ	47.0/53.3	40.0/24.8	7.5/14.4	4.0/4.7	—	1.5/2.8	Ir(微量)
Au-Ag-Pd-In	38.7/36.1	20.0/10.3	—	21.0/33.3	—	3.8/5.8	In16.5
Pd-Cu-Ga	—	2.0/1.0	10./15.8	77.0/73.1	—	—	Ga7.0/10.1
Ag-Pd	70.0/69.0	—	—	25.0/25.0	—	2.0/3.3	In3/2.3

注：百分数加到一起可能正好不是 100.0，这是由于在计算原子百分数时化整误差所致。

红色和黄色。

晶粒大小

最近的一些研究揭示了各种微量元素对牙科铸造合金晶粒大小的影响。过去,许多合金具有相对粗的晶粒结构。现在,通过加入少量(0.005%或50ppm)的诸如铱和钌这样的元素,可产生晶粒细化的铸件(见图6-12)。向合金中加入这些元素的一种,据信可在整个合金中生成晶核。大多数生产商在现在的产品中使用晶粒增强技术。通过使铸件内晶粒细化,合金力学性能的拉伸强度和伸长率明显改进(30%),这也使不同铸件的性能一致化。然而,其他性能,如硬度和屈服强度,在晶粒增强后变化不大。

性能

熔化范围 牙科铸造合金没有熔点,只有熔化范围,这是因为它们是多个元素的结合,而非纯元素。对于合金的操作来说,固相线-液相线间熔化范围的大小很重要(见图15-1和表15-6)。固相线-液相线间的熔化范围应当较窄,以避免合金在铸造过程中过长时间地处于熔化状态。如果在铸造过程中合金过长时间地处于半熔化状态,那么合金氧化及污染的机会就会增加。表15-6中的大多数合金的固相线-液相线间的熔化范围在70℃或更小。Au-Ag-Pt, Pd-Cu-Ga和Ag-Pd合金的熔化范围较大,这就更难于铸造出没有问题的铸件。

合金的液相温度决定了烧除温度、包埋材料的类型及铸造过程中必须使用的热源。一般地,烧除温度必须低于液相线温度约500℃(详细内容见第十七章)。因此对于Au-Cu-Ag-Pd-Ⅰ合金,需要大约450℃~475℃烧除温度。如果烧除温度接近700℃,就不能使用石膏基包埋材料,因为硫酸钙将发生分解并使合金变脆。在温度接近或大于700℃时,需要使用磷酸盐包埋材料。如表15-6所示,石膏基包埋材料可用于Au-Cu-Ag-Pd-Ⅰ、Ⅱ、Ⅲ及Au-Ag-Pd-In合金,其他合金建议使用磷酸盐包埋材料。汽油喷枪足以用于液相温度低于1100℃合金的加热。高于这一温度,必须使用汽油-氧气喷枪或电流感应加热方法。再从表15-6可见,汽油-空气喷枪只适用于Au-Cu-Ag-Pd-Ⅰ、Ⅱ、Ⅲ及Au-Ag-Pd-In合金。

合金的组成决定了液相温度。如果合金含有较多的高熔点元素,则合金很有可能具有较高的液相温度。因此含有较多钯和铂的合金,由于这两种元素熔点高(见表15-1),因而将具有高液相温度。在表15-6中,这些情况包括在Pd-Cu-Ga、Ag-Pd及Au-Ag-Pt合金中。

对于焊接和有序固溶体相形成来说,固相温度是重要的,因为在这两个操作中,合金保持着外形。因此在焊接或硬化-软化热处理过程中,可能将合金只加热至发生熔化前的固相温度。在实际操作中,最好将加热温度限制在固相温度以下50℃,以避免局部熔化或铸件扭曲变形。

密度 在铸造过程中促使熔化的合金进入模型腔时,合金的密度是重要的。高密度合金一般能更快地促进并能更容易地完成铸造。在表15-6所示的合金中,所有的合金都具有容易铸造的密度。低密度合金(7~8g/cm³)主要见于贱金属合金中,它们有时存在这方面的铸造问题。表15-6所列高密度合金一般含有较多的诸如金或铂这样的较大密度的元素。这样Au-Ag-Pt合金和Au-Cu-Ag-Pd-Ⅰ合金位于

表15-6 几种类型的牙科贵金属铸造合金的物理和力学性能

合金	性能						
	固相温度(℃)	液相温度(℃)	颜色	密度(g/cm³)	0.2%屈服强度(软态/硬态)(MPa)	伸长率(软态/硬态)(%)	维氏硬度(软态/硬态)(kg/mm²)
高贵金属							
Au-Ag-Pt	1 045	1 140	黄色	18.4	420/470	15/9	175/195
Au-Cu-Ag-Pd-Ⅰ	910	965	黄色	15.6	270/400	30/12	135/195
Au-Cu-Ag-Pd-Ⅱ	870	920	黄色	13.8	350/600	30/10	175/260
贵金属							
Au-Cu-Ag-Pd-Ⅲ	865	925	黄色	12.4	325/520	27.5/10	125/215
Au-Ag-Pd-In	875	1 035	淡黄色	11.4	300/370	12/8	135/190
Pd-Cu-Ga	1 100	1 190	白色	10.6	1 145	8	425
Ag-Pd	1 020	1 100	白色	10.6	260/320	10/8	140/155

密度最大的铸造合金之列。

强度　可以通过测定屈服强度或拉伸强度来确定合金的强度。虽然拉伸强度代表了合金的最大强度，但在牙科应用中屈服强度更有用，因为是屈服应力使合金发生永久变形（见第四章）。因为一般是不希望牙科铸件出现永久变形，屈服强度就是牙科应用中合理实际的最大强度。不同种类合金的屈服强度见表 15－6。表中，由于有序固溶体形成所得的硬态与软态被列了出来。有几种合金，如 Au-Cu-Ag-Pd-Ⅰ、Ⅱ、Ⅲ，有序相的形成显著提高了屈服强度。例如，Au-Cu-Ag-Pd-Ⅱ的屈服强度随着有序相的形成从 350MPa 增至 600MPa。对于其他合金，如 Au-Ag-Pt 及 Ag-Pd 合金，屈服强度的增加在硬态更加温和。Pd-Cu-Ga 合金不支持有序相的形成，因为钯与铜的比例不在形成有序相所需的正确比例范围内（见表 15－5 和图 15－1 B）。

这些合金的屈服强度在 320～1 145MPa（硬态）范围内。最强的合金是 Pd-Cu-Ga 合金，屈服强度为 1 145MPa。其他合金的强度在 320～600MPa 范围内，这样的屈服强度足以承受牙科应用且一般与贱金属合金具有相同的强度范围，后者在 495～600MPa 范围。对于这些合金，通过向金或钯基合金中加入铜和银而产生的固溶强化作用是显著的。纯铸造金的拉伸强度为 105MPa（见表 15－2）。随着 10wt% 铜的加入，固溶强化使拉伸强度提高到 395MPa。再加入 10wt% 的银和 3wt% 的钯（Au-Cu-Ag-Pd-Ⅰ），拉伸强度提高的 450MPa 左右及硬态的 550MPa。

硬度　硬度是一个表示合金在咬合力下抵抗局部永久变形能力的好指标。虽然相互间关系复杂，但硬度仍与屈服强度有关，它在一定程度上表示了合金抛光的难易程度。高硬度的合金通常会具有较大的屈服强度，难以抛光。如表 15－6 所示，硬度值一般与屈服强度呈平行关系。在硬态，这些合金的硬度从 Ag-Pd 合金的 155kg/mm^2 到 Pd-Cu-Ga 合金的 425kg/mm^2。更典型地，贵金属铸造合金的硬度在 200kg/mm^2 左右。由于含有高浓度的银，而银是软金属，因此 Ag-Pd 合金实际上比较软。由于含有高浓度的 Pd，而 Pd 是硬金属，因此 Pd-Cu-Ga 合金实际上比较硬。大多数贵金属铸造合金的硬度低于牙釉质的硬度（343 kg/mm^2），而且一般低于贱金属的硬度。如果合金的硬度大于牙釉质，它可使修复体对殆牙釉质造成磨损。

伸长率　伸长率是合金延展性能的指标。对于冠、桥修复，合金较低的伸长率一般不是关键，因为该合金的永久变形一般不合乎需要。然而伸长率表示了该合金是否可以磨光。具有高伸长率的合金磨光时不会折裂。如表 15－6 所示，伸长率对合金的有序相结构存在与否很敏感。在硬态，伸长率会急剧下降。例如，对于 Au-Cu-Ag-Pd-Ⅱ合金，软态时伸长率为 30%，而硬态时只有 10%。在软态，牙科贵金属铸造合金的伸长率在 8%～30% 范围内。这些合金比贱金属合金的延展性好，后者的伸长率为 1%～2%（见第十六章）。

生物相容性　牙科贵金属合金的生物相容性与其他物理及化学性能同等重要。关于生物相容性原理的详细内容参见第五章，但是这里要提一下一些通用原理。牙科贵金属合金的生物相容性主要与这些合金所释放的元素有关（即它们的腐蚀）。因此这些合金释放到口腔内的元素主要影响毒性、变态反应及其他不良生物反应。具体到哪一种元素被释放、浓度大小及合金暴露在口腔组织中多长时间也显著地影响生物学反应。例如，锌的短期释放（大于 1～2d）并不造成多大的生物学问题，但长期释放（大于 2～3 年），可能产生明显效应。类似地，等量的锌、铜或银（等摩尔）的生物学效应明显不同，这是由于每种元素与组织的反应不一样。

不幸的是目前尚无法完全评价贵金属合金（或其他任何材料）的生物相容性，因为所释放的元素对组织的影响尚不完全清楚。然而，一般有几项原则适用于合金的生物相容性。从贵金属合金中释放的元素并不与合金的组成成比例，而是受到合金微结构中相的数量、类型和组成的影响。一般多相合金比单相合金能释放更多质量的物质。一些元素，如铜、锌、银、铬及镍本质上比诸如金、钯、铂及铟这样的金属更容易从牙科合金中释放出来。含有贵金属多的合金一般比含有贵金属少的或不含贵金属的合金释放的物质少。然而，唯一评价成分释放的方法是进行直接测定，因为对于刚才提到的每一条普遍性的规律都有例外。同样地，很难预测、甚至了解从合金中释放的成分，以及对合金的生物反应将是如何。因此，唯一可靠的方法是在离体下、在动物体上或者在人体直接测定生物反应（见第五章）。应用于口腔内的合金的结合使用可能会改变腐蚀性和生物相容性，记住这一点是重要的。

在使牙科医生及患者更了解所使用合金的组成的努力下，现已建立了一个合金鉴定程序。在这个程序下，每一种合金都有一个证书（图 15－3），上面列出了合金的所有组成、制造商、姓名及 ADA 组成分类(高贵金属、贵金属或贱金属)。当修复体从技工室送至牙科诊室时，在患者记录卡上附有该证书。这样,各方都知道所用材料的准确组成。如果修复之后有什么问题，例如，如果患者出现过敏反应，这些信息就很有用处。

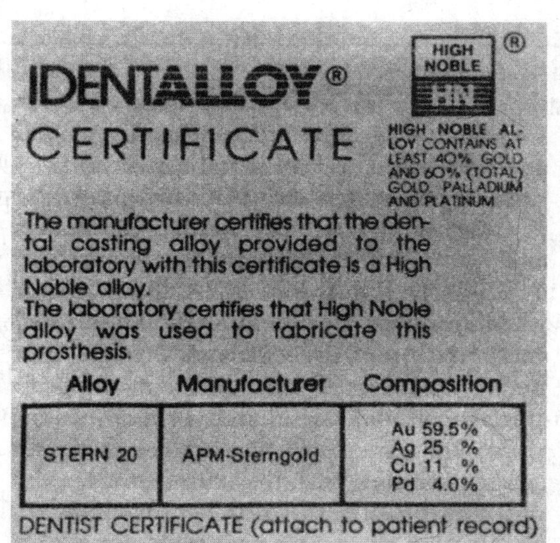
IDENTALLOY®
CERTIFICATE

HIGH NOBLE HN ®

HIGH NOBLE ALLOY CONTAINS AT LEAST 40% GOLD AND 60% (TOTAL) GOLD, PALLADIUM AND PLATINUM

The manufacturer certifies that the dental casting alloy provided to the laboratory with this certificate is a High Noble alloy.
The laboratory certifies that High Noble alloy was used to fabricate this prosthesis.

Alloy	Manufacturer	Composition
STERN 20	APM-Sterngold	Au 59.5% Ag 25 % Cu 11 % Pd 4.0%

DENTIST CERTIFICATE (attach to patient record)

图 15－3　合金鉴定证书示例，显示了合金名称、组成、制造商及 ADA 分类。该证书用于牙科医生记录用。技工室保存着该证书的复件。许多牙科医生在向患者交付修复体时,会告诉患者这些信息

用于金－瓷修复体的金基合金

用于金－瓷修复体的合金将在第十九章详细讨论。将瓷应用于金属上对所用金属提出了几项额外的要求。然而,本章主要关注用于金－瓷修复体的金属的组成、金属学及力学性能。目前已有几种烧结(不是铸造)合金系统用于金－瓷修复体上。这些系统使用金基高贵金属并遵循本章所描述的原则性框架来进行。

锻制合金

在牙科学中，通过加工及变形而成为预定形状的合金叫锻制合金。锻制型材是指已经加工变形后以备制作临床修复体的材料（图 15－4)。锻制合金的变形加工温度通常远低于其固相线温度，因此被称为冷加工。锻制型材可包括精密附着体、人工牙的支撑背及各种截面形状的线材。在牙科修复体上有两种锻制合金应用方式：首先可以将它们焊接到预先铸造好的修复体上，例如活动部分义齿上的锻制钢丝卡环；其次可通过嵌入铸造将它们包埋进铸造支架中，就像精密附着体嵌入冠、桥或部分义齿的固位体中一样。对锻造合金物理性能的要求将取决于所使用的技术及已存在的修复体合金的组成。

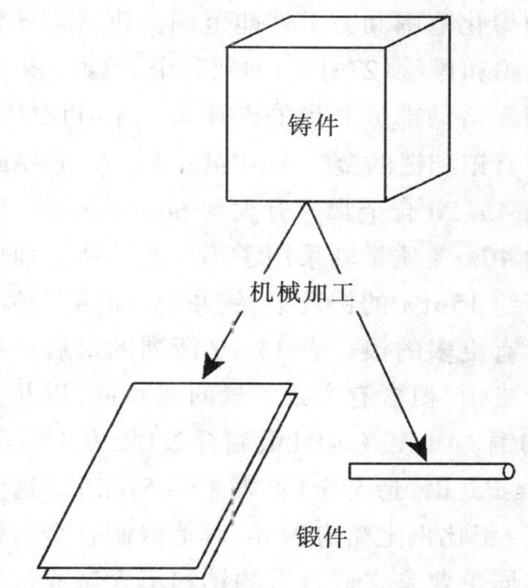

图 15－4　将铸造结构转变成锻造结构的机械加工过程示意。铸造和锻造型材的微结构和力学性能本质上不同(见第六章)

微结构

如第六章所指出的那样，锻制合金的微结合呈纤维状。这种纤维状结构是因对合金变形操作所致。与相应的铸造结构相比,在冷加工后，线材和其他锻制型材的拉伸强度和硬度有明显增加。这些性能的增加是由冷加工导致微结构呈相互纠缠的纤维状所致。

在热处理过程中,锻制型材将发生再结晶,除非操作格外小心(见图 6－18 和图 6－19)。在再结晶过程中，纤维状微结构转化为与铸造型材相似的粒状晶体结构。一般随着加热时间和温度的增加,再结晶的程度变得过大。例如，对于大多数牙科贵金属线材,焊接操作中短暂的加热过程,即使温度接近熔化温度,也不足以使线材发生大量再结晶。然而,加热时间延长至 30～60s 或更长时间，就可能造成再结晶。当然,这取决于加热时间、温度、合金组成及线材制造方式。再结晶导致力学性能的下降,下降程度与再结晶程度成比例。有几种再结晶能造成锻制型材在再结晶区域变脆。因此对锻制型材加工时,加热操作必须减至最小。

组成

按照现有 ADA 的定义,除了一种是贵金属合金外，其他用于锻制型材的所有合金都是高贵金属合

金(表15－7)。对于铸造合金,已使用好几种策略来配制具有适当性能的合金。表15－7中的组成并未包括所有能得到的锻制合金，而只是展示一些具有代表性的合金。这些组成被设计来提供适合于锻造合金应用的熔化范围和力学性能范围。Pt-Au-Pd合金主要含有铂和等量(27wt%)的钯和金。这些“PGP”合金广泛用作活动部分义齿的卡环丝。Au-Pt-Pd合金主要是含有铂和钯的金。Au-Pt-Cu-Ag、Au-Pt-Ag-Cu及Au-Ag-Cu-Pd合金都含有大约60wt%的金，但对于剩余的40wt%质量则采用了不同的策略。前两种合金含有约15wt%的铂及银、铜和钯,而第三种不含钯而是含有更多的银。表15－7所列的最后一种合金不含金或铂,但含有大致等量的钯和银,以及大约16wt%的铜。Au-Ag-Cu-Pd锻制合金(见表15－7)与Au-Cu-Ag-Pd-Ⅱ铸造合金(见表15－5)相似。这些合金只在金/银比例上略有差异。其他锻制合金与铸造合金的不同主要是它们含有的铂和不含铱或钌晶粒增强剂。加入铂可提高合金的熔化温度。没有必要进行晶粒增强，因为这些合金是要进行冷加工成形的。

表15－7　典型锻制合金的组成(wt%)

合　金	Ag	Au	Cu	Pd	Pt	其他
Pt－Au－Pd*	—	27	—	27	45	
Au－Pt－Pd	—	60	—	15	24	Ir 1.0
Au－Pt－Cu－Ag	8.5	60	10	5.5	16	
Au－Pt－Ag－Cu	14	63	9	—	14	
Au－Ag－Cu－Pd	18.5	63	12	5	—	Zn1.5
Pd－Ag－Cu*	39	—	16	43	1	

引自 Lyman T: Metals Handbook, vol 1, Properties and selection of metals, ed 8, Metals Park, Ohio, 1961, American Society for Metals.

性能

用于锻制修复体的合金性能见表15－8。这些合金的固相温度从Au-Ag-Cu-Pd的875℃到Pt-Au-Pd的1 500℃。如果要对锻制修复体进行包埋铸造或焊接,固相温度必须足够高,以保证在烧除或铸造操作过程中锻制修复体不会熔化或失去纤维状结构。所要求的固相温度将取决于连接的铸造金属、焊料及烧除、铸造温度。一般具有高固相温度的合金也具有较高的再结晶温度。由于铂和钯的含量高,所以这些合金大多数为白色。Au-Pt-Ag-Cu和Au-Ag-Cu-Pd合金例外,它们分别为浅黄色和黄色。屈服强度、伸长率和硬度是与锻制合金相关的性能（见表15－8)。一般锻制合金的屈服强度必须足够低,以便进行形状调整（如卡环或附着体)，但还要必须足够高,以保证在使用中不发生永久变形。而且伸长率也必须足以可以调整形状而不折裂。表15－8所列的三种锻制合金可通过有序相的形成而硬化。Au-Pt-Ag-Cu和Au-Ag-Cu-Pd合金可被Au-Cu有序相硬化,而Pt-Ag-Cu合金可被Pt-Cu有序相硬化。如铸造合金那样，有序相可显著提高合金的强度和硬度,降低伸长率。

焊料和焊接操作

常常需要将两个或更多的部件通过焊接或熔接过程连接在一起而形成一个牙齿修复体。术语焊接、熔接及铜焊在工业上有特定的意义。术语熔接用于描述两件金属直接接合在一起（一般不必加第三种金属，但并不是所有情况均如此)，亦即金属部件被加热到足够高的温度,以便它们能互相连接。如果两个金属部件是通过第三种金属的加入而连接在一起时，就使用术语焊接及铜焊，若此过程的温度低于425℃,这种操作称为焊接；如果温度高于425℃,该

表15－8　典型锻制合金的组成(wt%)

合　金	性能				
	固相线温度(℃)	颜色	0.2%屈服强度(软态/硬态)(MPa)	伸长率(软态/硬态)(%)	维氏硬度(软态/硬态)(kg/mm²)
Pt－Au－Pd*	1 500	白色	750	14	270
Au－Pt－Pd	1 400	白色	450	20	180
Au－Pt－Cu－Ag	1 045	白色	400	35	190
Au－Pt－Ag－Cu	935	浅黄色	450/700	30/10	190/285
Au－Ag－Cu－Pd	875	黄色	400/750	35/8	170/260
Pd－Ag－Cu*	1 060	白色	515/810	20/12	210/300

*引自 Lyman T: Metals Handbook, vol 1, Properties and selection of metals, ed 8, Metals Park, Ohio, 1961, American Society for Metals.

操作就是铜焊。在牙科，部件结合的温度高于425℃，所有这种操作应称为铜焊。然而，因为它被广泛地称为焊接，所以本章中也称之为焊接。

焊料的类型

一般可以将焊料分为两大组：软焊料和硬焊料。软焊料包括具有低熔点共晶型铅－锡合金，有时被称为"管道"焊料。软焊料有几个有趣的性能，包括大约260℃或更低的低温熔化范围，这使得它们可通过简单的方式来应用，如电烙铁。许多还有良好的操作或力学性能，这使得它们适合于工业应用。然而，软焊料缺乏耐腐蚀性，使得它们不适用于牙科。

硬焊料具有比软焊料高得多的熔化温度，并具有更高的硬度和强度。这些焊料的高熔化范围阻碍了用于铁的焊接。在工业上，使用特殊的熔化方法，如用气焰、炉子或其他特殊加热设备来加热。

牙科使用了两种类型的硬焊料。具有良好耐失泽及腐蚀的金基焊料广泛用于冠桥修复中。银基焊料通常用于正畸矫治器中。为了牙科应用，金基或银基焊料通常用特别设计的牙科气焰来熔化。偶尔也使用涉及电炉或其他加热设备的方法，但这是一些例外，并不常用。

使用两种牙科焊接技术来组装牙科器件。一种称为徒手焊接，通常用于焊接正畸或其他器件，另一种称为包埋焊接，主要用于焊接桥体及类似修复体。在徒手焊接中，被焊接的部分在加热及焊接时用手来使它们接触。一旦焊料流到位置上，立即停止加热并使焊件冷却。在包埋焊接中，用焊接包埋材料(类似于铸造包埋材料）将被焊接的部件固定起来，使它们在加热及焊接时紧密接触。这两种技术在关于正畸学、冠桥修复学及修复牙科学方面的教科书有详细的介绍。

选择焊料的基础 不管应用如何，在选择焊料时必须遵循一定的原则。理想的焊料应有诸如下列的一些性能：①在相对低的温度下容易流动；②熔化时具有充分的流动性而能自由流动；③强度与被焊结构相当；④具有可接受的颜色以形成不显眼的焊接头；⑤耐失泽及腐蚀；⑥在加热及应用过程中耐点蚀。没有一种牙科金基焊料具有所有这些性能，因此，制造商提供能适应一定范围的焊料和许多具有特殊性质的焊料。制造商一般会提供相关信息，指出其焊料适用于哪一种合金。焊料的性能明显地受到焊接操作过程中所用方法的影响。因此，必须严格按照推荐的方法进行，以获得最好的性能。

组成 牙科用金基焊料主要是金、银及铜的合金，还含有少量的锡、锌，有时加入磷来改善熔化温度和流动性。表15－9列出了各种金焊料的典型组成及其熔化温度。不同焊料的组成相互间差异较大。例如，金含量可从45%变化到81%(重量)，银从8%到30%，铜从7%到20%，锡或锌的含量几乎不变化。大多数焊料具有一定的铜/金比率，以支持金－铜有序相的形成。金含量减少的合金的熔化温度较低，但温度的降低量没有有时所相信的那样大。例如，当金含量降低大约16%时，焊料1和焊料4熔化温度的差别只有69℃。

表15－9 牙科金焊料的典型组成及其熔化温

焊料	纯度	组成(wt%) Au	Ag	Cu	Sn	Zn	熔化温度(℃)
1*	0.809	80.9	8.1	6.8	2.0	2.1	868
2†	0.800	80.0	3～8	8～12	2～3	2～4	746～871
3*	0.729	72.9	12.1	10.0	2.0	2.3	835
4*	0.650	65.0	16.3	13.1	1.7	3.9	799
5†	0.600	60.0	12～32	12～22	2～3	2～4	724～835
6†	0.450	45.0	30～35	15～20	2～3	2～4	691～816

* 引自 Coleman RI: Res Paper No 32, J Res Nat Bur Stand 1: 894, 1928.

† 引自 Lyman T: Metals Handbook, vol 1, Properties and selection of metals, ed 8, Metals Park, Ohio, 1961, American Society for Metals.

过去，焊料通常以开数来称呼。开数并没有表达出焊料的实际开数，而是指将要用焊料焊接的金合金的开数。这就允许标定为某一特定开数的焊料有一个广泛的组成范围或实际开数，因为焊料是用于某一明确开数的合金。例如，金含量从58.5%变化到65%（重量）的焊料可称为18K，因为它们用于18K合金铸件的焊接。18K合金的金含量应为75%，但焊料只含有58.5%到65%的金。这种体系导致很多混淆。近年来，已经使用纯度来描述各种焊料，如表15－9和15－10指出的数值。这样的表示法是合适的，因为它是具体的，而且当纯度变化时，也表示出了实际开数。

容易流动及自由流动性质 常用诸如容易流动或自由流动这样的述语来描述牙科金基焊料。虽然这些术语有时被互换，但它们是指焊接合金的两种不同的性质。容易流动的焊料是指具有相对低的熔化温度，熔化温度越低，越容易熔化并形成接合。然而，高纯与低纯金焊料的熔化温度之差大约为56℃，因此在这些焊料中，由较低熔化温度造成的流动差异是小的(见表15－9)。

焊料的熔化温度必须低于被焊合金，否则被焊

表 15－10　牙科金焊料的典型力学性能

焊料	纯度	拉伸强度（软/硬）(MPa)	比例极限（软/硬）(MPa)	伸长率（软/硬）(%)	BHN（软/硬）(kg/mm²)
1*	0.809	259	142	18	78
3*	0.729	248/483	166/424	7/ <1	103/180
4*	0.650	303/634	207/532	9/ <1	111/199
	0.730†	221/483	166/405	3/1	112/154
	0.650†	219/436	176/376	3/1	143/192

* 引自 Coleman RI: Res Paper No 32, J Res Nat Bur Stand 1: 902, 1928.

† 引自 Gabel AB, editor. American textbook of operative dentistry, ed 9, Philadelphia, 1954, Lea & Febiger, p. 546.

部件在操作过程中会熔化。前面关于铸造合金的讨论指出，铸造合金的最低凝固点值是 Au-Cu-Ag-Pd-Ⅱ及 -Ⅲ合金及 Au-Ag-Pd-In 合金，温度范围从 865℃～875℃（见表 15－6）。对于锻制合金，虽然大多数具有更高的凝固温度（见表 15－8），但最低凝固点值从 875℃～935℃。如表 15－9 指出的那样，大多数焊料的熔化温度低于铸造或锻制合金的凝固温度。这样，焊料甚至适用于最低熔化合金。一般地，焊料的熔化温度应当至少低于被焊合金熔化温度 56℃，以防止变形。

自由流动性质特指焊料在被焊件表面展开和自由流动的能力。这种性质与熔化焊料的表面张力密切相关。表面张力（和自由流动性质）控制着毛细管作用，后者造成熔化的焊料渗入被焊部件间细小的缝隙内。一般地，由于其较低的金含量以及诸如锌和锡这样少量的合金化金属的存在，在熔化状态下低纯度焊料比高纯度焊料更易流动。因此，焊接部件时最好用低纯度焊料，因为焊料能迅速且自由地流入可能的空隙中。扩展缓慢的焊料通常被描述为黏稠，即使充分地加热，它们也不易扩展。结果，如果通过过度加热来强迫焊料扩展，它们将趋向渗透或“烧透”被焊部件。很明显，容易流动和自由流动性质发生在一起，因为较低纯度的金焊料具有最低的熔化范围和最大的自由流动性。

力学性能　表 15－10 的数值说明了牙科焊料的典型力学性能。具有范围广的强度和硬度值。如前所述，使用与被焊部件强度相似的焊料最为理想。表 15－10 中，除了焊料 1 外，所有焊料易于通过形成有序相而硬化。焊料 1 不形成有序相，因为金/铜比率不合适（见表 15－9）。通过缓慢冷却焊料并使其形成有序相可使强度和硬度明显提高。

贵金属焊料的伸长率明显低于许多贵金属铸造合金（见表 15－10 及 15－6）。即使在软态，除了焊料 1 外，所有焊料的伸长率范围仅从 3% 到 9%。在硬态，伸长率大多数为 1%，这表明它很脆。一般对于大多数修复体而言，获得伴随有序相形成的更高的硬度和比例极限，比为了提高少量伸长率而牺牲这些性能更好。

颜色和耐失泽性　牙科贵金属焊料的颜色可以与铸造合金基本相同的方式从深黄变化至浅黄及白色。虽然与被焊部件颜色相匹配的能力是焊料的一项重要性质，在实践中形成不显眼的焊接接头并不困难。焊接接头在修复体上的部位和所用焊料的总量是明显影响颜色匹配的因素。

由于其金含量，高纯金焊料在口腔内可能比低纯金焊料更耐失泽、变色及腐蚀。然而，几乎没有证据或数据支持这一点，因为对于这样的结构尚没有很好的失泽及变色试验方法。常常推荐高纯金焊料以预防使用中出现失泽。然而，低纯金焊料（0.650 或更低）所具有的高流动性及力学性能在价值上可胜过其失泽增加的不利方面。实际上，低纯金焊料被广泛地用于没有严重变色倾向的牙科修复体的焊接。

生物相容性　关于牙科贵金属焊料生物相容性方面的信息极少。然而，管理焊料生物相容性的原则与管理合金的一样（见本章前面的讨论）。离体的证据表明，单纯测试焊料本身所得的生物学性，可能完全不同于将其与基底合金结合起来所得的生物相容性。当焊接到合适的基底合金上后，大多数的焊料似乎释放出更少的物质且在离体下具有更好的生物相容性，但有少数在基底合金上显示出更大的细胞毒性。基底合金的特性也起着作用，焊料的表面积、点隙存在与否及其他因素也有影响。这些结果说明，任何焊料的生物学可靠性应当用焊料－基底合金相结合来评价，而不是单纯用焊料本身。

凹陷的焊接接头　硬焊料在焊接后焊接接头有出现凹陷的倾向。尽管一些组成的焊料可能比其他焊料更易于出现凹陷，但一般而言，凹陷源于对焊料的不适当加热。当使用典型纯度的焊料时，在熔化焊料过程中过度加热或加热过程中使用不合适的焊媒，均可能导致焊料表面凹陷。

如果加热焊料温度太高或时间过长，焊料中低熔点的锡和锌可能会沸腾或氧化，并在焊料凝固时形成凹陷或孔隙。这些凹陷通常只是在打磨和抛光过程中变得明显。如果焊料加热不足以及焊媒用量过大或熔化不充分，它们可能被包裹在熔化的焊料内，抛光过程中它们被去除，从而形成凹陷。为避免这些原因造成的凹陷，应充分加热焊料至熔化温度，一旦焊料流入焊接处，应尽快停止加热。

焊接接头的微结构

对焊接良好的焊接接头显微镜观查表明，焊料并不与被焊部件过度地结合。当焊料充分地熔化但又不过热时，在焊料和被焊部件间就会形成轮廓分明的界面形式。当接头加热温度太高或时间太长，焊料和部件间就会发生元素扩散，其程度与时间和超过的温度成比例。研究表明焊接接头的扩散降低了接头的强度和质量。

图 15－5 显示了高贵金属铸造合金与一段用作活动部分义齿卡环的 Pt-Au-Pd 弓丝间的焊接接头的显微镜下观。样品已用酸进行了酸蚀，以揭示其微结构。弓丝具有锻制形式典型的纤维状结构，而合金具有铸造形式典型的粒状结构。焊料也具有正常的粒状结构，而且在焊料与弓丝间及焊料与铸造合金间存在清晰的边界，这表明焊接过程的温度或时间是适中的。

图 15－6 显示了一个令人不满意的焊接接头。弓丝与焊料间的边界不太清晰且较宽，这种较差的接合可能由不合适的熔化或不正确的加热所造成。焊料也没有理想地黏附铸造合金。然而，弓丝没有出现再结晶，合金的晶粒大小也未变化，这表明加热的时间和温度是适中的。过度加热也会引起合金间的扩散。弓丝的再结晶、铸造合金的晶粒长大及扩散都是不好的，因为它们会导致牙科器件成功发挥功能所必须的物理性能的丧失。

图 15－7 显示了过度加热弓丝的微结构。一些原来的纤维状结构仍存在，但弓丝的大部分已发生再结晶。图 15－7 所示弓丝部分离焊接接头 2mm。离焊接接头近的地方再结晶情况更严重，而且弓丝在使用中在接头附近断裂了。当有焊料存在下过度加热铸造结构时，焊料会扩散入合金，产生缺乏强度和延展性的新合金。过度加热也能造成器件大尺度的挠曲及变形。

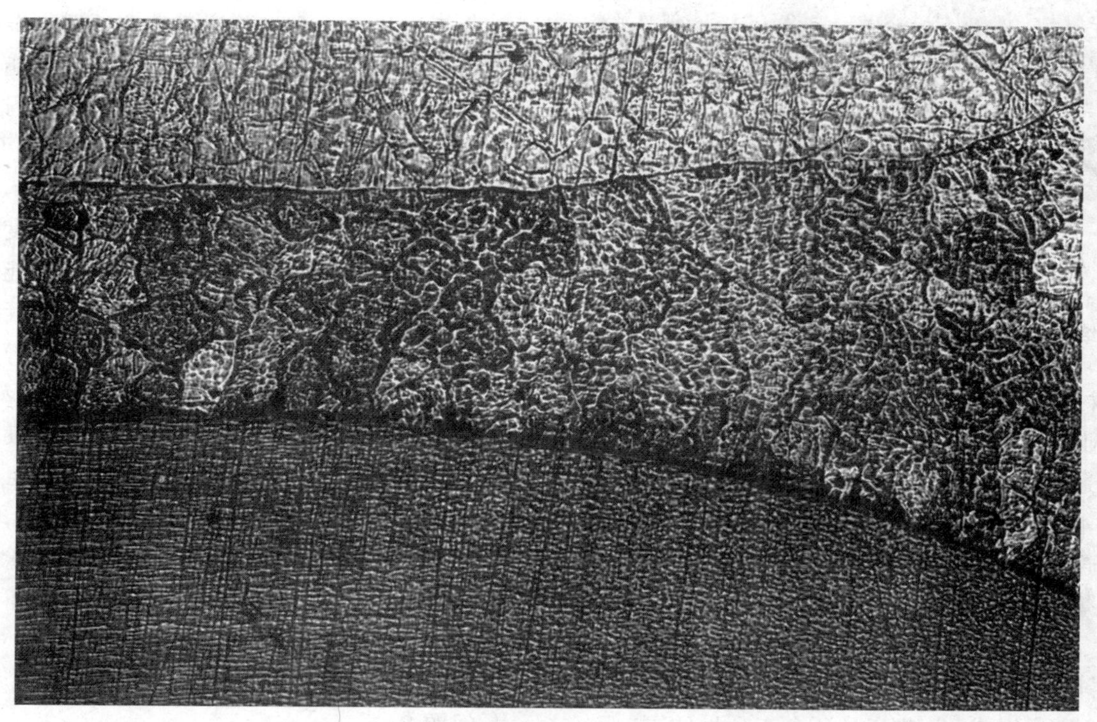

图 15－5　金基铸造合金和金基弓丝间形成的理想焊接接头。上，铸造合金的粒状微结构；下，弓丝的纤维状微结构；中，焊料的粒状微结构

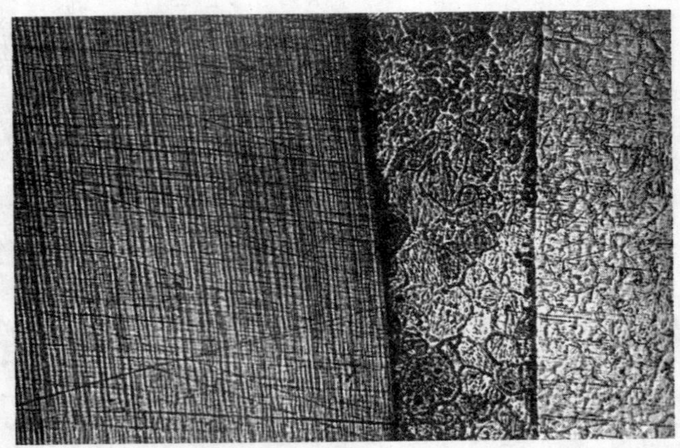

图 15－6　焊料（中）很好地附着在铸造合金（右）上，但它与弓丝（左）的附着不太令人满意

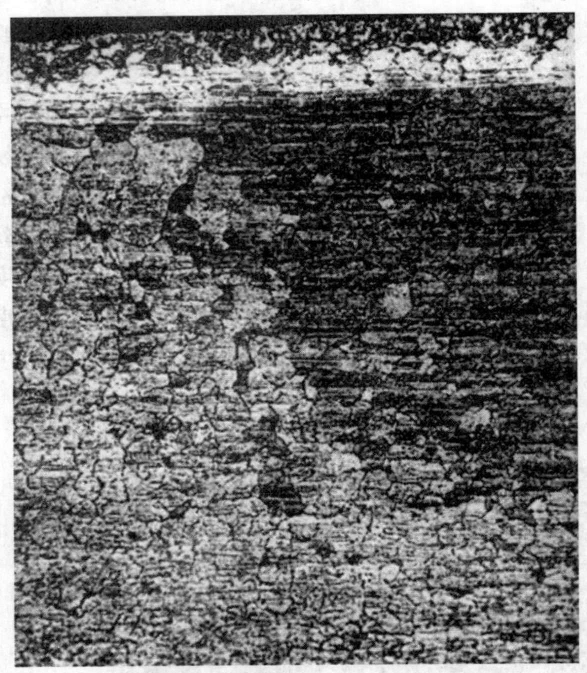

图 15－7　金弓丝因过度加热所形成的再结晶的证据。右，弓丝原来的纤维状结构；下及左，再结晶所形成的粒状结构。受热处为弓丝上离该结构 2mm 处

银焊料　由银基合金组成的硬焊料广泛地用于某些工业领域，但它们在牙科上的应用较局限。这些焊料通常也被称为银焊料。当需要用低熔点焊料焊接不锈钢或其他合金时可用银基焊料。正畸矫治器通常用银焊料焊接。一般银焊料耐失泽性没有金基焊料那样好，但两种类型焊料的强度相当。

银焊料由银（10%～80%）、铜（15%～30%）及锌（4%～35%）组成，某些产品还含有少量的镉、锡或磷，以进一步改良熔化温度。银－铜共晶的形成是银焊料低熔化范围和较高腐蚀率的原因。这些焊料的液相温度范围为 620℃～700℃，这略低于金基焊料。这一差异在焊接不锈钢时是重要的。

问题精选

问题 1

表 15－2 显示 24k 金的硬度和强度不足以用于牙科修复，而金箔也是 24k 金，但具有 3 倍的硬度和 2 倍多的拉伸强度。为什么？

答案

金箔的生产始于元素的铸造形式，然后经过大量的冷加工，直至其变得很薄。这样金箔具有锻制微结构并且因为有纤维样结构而呈现出优越的力学性能。将金箔压实以形成修复体时，进一步使其发生加工硬化。然而注意，金箔的伸长率不足原铸造 24K 金的一半。这样通过加工硬化强化金，但它也变得更脆。相对于它们的铸造合金，这一倾向对锻制金属来说是典型的。

问题 2

审视表 15－5 发现，大多数贵金属铸造合金都是基于金、钯及银，另有少量铜、铂和锌。为什么制造商选择这些元素作为牙科贵金属铸造合金？

答案

之所以选择金和钯作为贵金属铸造合金的主要元素，是因为它们赋予合金耐腐蚀性能且能与其他元素自由互溶（见图 15－1）。过去常常使用钯，因为它比金便宜并能保持合金的耐腐蚀性能。然而，近来钯的价格接近甚至超过金的价格。不过，加入钯可在不牺牲耐腐蚀性能的情况下提高强度和硬度。银是作为钯的便宜的替代元素使用的，但它不能提供钯那样的耐腐蚀性能，因为银不是贵金属，而且，不能与铜混溶。表 15－5 所列其他元素（铜、锌、镓、铱、钌及铟）作为主要元素是不合适的。铜、锌、镓及铟缺乏耐腐蚀性，铱和钌的熔点太高且非常昂贵。使用这些微量元素是因为它们能增强主要元素的性能。例如，铜能提供固溶硬化，锌是铸造过程的去氧剂，铱是晶粒细化剂。虽然铂是一种贵金属，但由于其价格高且不与金或钯混溶（见图 15－1），所以一般不作为主要元素。

问题 3

一种被制造商列为 11k 的合金含有 4.2% 的Pd、25% 的 Cu 及 25% 的 Ag（均为重量%）。在这一合金中金的原子百分含量是多少？开是基于原子百分含量还是重量百分含量？

答案

该合金含有25.9%的金原子百分含量。该结果由下式计算而得：11k合金含有11/24×100 = 45.8wt%的金。因此开(k)是基于重量百分含量。每一元素的重量百分含量除以各自的原子量，得到如下结果：Au 45.8/197 = 0.232；Cu 25/63.5 = 0.394；Ag 25/208 = 0.231；Pd 4.2/106.5 = 0.039。金的原子百分含量为0.232×100/(0.232+0.394+0.231+0.039) = 25.9原子百分含量。

问题4

审视表15－1中的元素，你认为哪一种元素可以作为晶粒细化剂的候选元素？为什么？(提示：回答这一问题之前，评价表15－6中大多数合金的熔化范围)

答案

因为表15－6显示，大多数贵金属和高贵金属铸造合金的液相线低于1200℃，任何晶粒细化剂的熔点应充分高于(> 500℃～600℃)此温度。在这一方面最好的元素是钌、铑、锇和铱。由于锇价格太昂贵，因此除了锇之外，其他均可应用。

问题5

一位牙科医生告诉技工室技术员，他想用Ⅲ型合金制作修复体。然而这位技术员问该牙科医生是要高贵金属合金还是贵金属合金。牙科医生认为技术员的问题是不必要的，因为Ⅲ合金已具有特定的组成。谁正确？

答案

在这种情况，技术员询问合金的组成是正确的。表15－4显示，Ⅲ型合金是一种适用于制作承受大应力的硬质合金，但Ⅲ型合金未指定组成。因此，有多种组成，包括贵金属或高贵金属合金，可以满足Ⅲ型合金的要求。因此技术员的询问是正确的。之所以造成这样的混乱，是因为过去对Ⅲ型合金的定义。过去金基合金的各类型具有特定的组成和物理性能。然而，当除了金基合金外，其他合金的使用日渐常见时，组成和性能便分开了。这一变化在牙科医生中仍然较为混乱。

问题6

在表15－5中，合金中元素的原子百分含量有时不同于相应的重量百分含量，而有时又相似。为什么？

答案

如果合金所含元素的原子量差别很大，那么原子百分含量与重量百分含量将差别显著。最重的元素的原子百分含量比其重量百分含量低，最轻的元素的原子百分含量比其重量百分含量高。如果合金所含元素的原子量差别不大，则各元素的原子百分含量和重量百分含量差别也不很大。因此，在表15－5中，Ag－Pd合金的原子百分含量和重量百分含量是相似的，因为合金主要由银、钯和铟组成，它们的原子量很接近（Ag = 107.9，Pd = 106.4，In = 114.8）。这些合金中的其他元素，如锌，改变不大，因为它是微量成分。如果锌在这一合金中含量很大，其原子百分含量和重量百分含量将显著不同，因为其原子量(Zn = 65.4)与其他成分差别很大。

问题7

由Au－Cu－Ag－Pd－Ⅰ合金组成的金冠在铸造后不小心被缓慢地冷至室温。因为冠处于硬态，因而将它置于400℃烘箱中保持20min，然后在水中淬冷。然而，该铸件仍然难以打磨。为什么？

答案

为了使硬态合金转变为软态，必须将其加热至424℃以上以促进其转化(见图15－1A相图)。这一组成的合金常常被加热至700℃以影响转变，这一温度超过了有序相的转变温度，但仍低于固相线。在这一温度下，合金转变为软态，然后快速淬冷以保持这种软态，防止有序相的形成。

问题8

一个由Ag－Pd组成的铸件产生不完整的边缘。为什么会产生这种情况？

答案

离心铸造是根据熔化合金的密度来产生流体静力学压力。低开合金的密度较低，需要铸造机发条上的更紧(转的更快更多)，以作为补偿。由于熔体表面形成更重的氧化物，因此低开合金的流动性很难判断。如果合金加热不足，则熔化的金属会在其到达模型的精细边缘部位前便冷却了。

问题9

仔细观察表15－9发现，贵金属牙科焊料的组成与许多贵金属合金相似。为什么会这样？

答案

因为焊料与合金紧密接触，而且不同金属在口腔内接触时腐蚀作用会增加，所以焊料的组成与贵金属合金相似很重要。然而，焊料的组成不能等同于合金，因为焊料的液相线温度必须低于基底合金。而且必然加入其他元素以确保良好的可流动性、流度及耐凹陷性。

参考书目

Anusavice KJ: *Phillips' science of dental materials*, ed 10, Philadelphia, 1996, W. B. Saunders Company.

Böning K, Walter M: Palladium alloys in prosthodontics: selected aspects, *Int Dent J* 40: 289, 1990.

Cartwright CB: Gold foil restorations, *Mich Dent Assoc J* 43: 231, 1961.

Corso PP, German RM, Simmons HD: Corrosion evaluation of gold – based dental alloys, *J Dent Res* 64: 854, 1985.

Council on Dental Materials, Instruments, and Equipment: Classification system for cast alloys, *J Am Dent Assoc* 109: 766, 1984.

Council on Dental Materials, Instruments, and Equipment: Revised ANSI/ADA Specification No. 5 for dental casting alloys, *J Am Dent Assoc* 118: 379, 1989.

Craig RG, Powers JM, Wataha JC: *Dental materials: properties and manipulations*, ed 7, St Louis, 2000, Mosby.

Federation Dentaire Internationale: Alternative casting alloys for fixed prosthodontics, *Int Dent J* 40: 54, 1990.

German RM, Wright DC, Gallant RF: In vitro tarnish measurement on fixed prosthodontic alloys, *J Prosthet Dent* 47: 399, 1982.

Gettleman L: Noble alloys in dentistry, *Current Opinion Dent* 2: 218, 1991.

Glantz PO: Intraoral behaviour and biocompatibility of gold versus non precious alloys, *J Biol Buccale* 12: 3, 1984.

Hodson JT: Compaction properties of various gold restorative materials, *J Am Acad Gold Foil Op* 12: 52, 1969.

Hollenback GM, Collard AW: An evaluation of the physical properties of cohesive gold, *J South Calif Dent Assoc* 29: 280, 1961.

Johansson BI, Lemons JE, Hao SQ: Corrosion of dental copper, nickel, and gold alloys in artificial saliva and saline solutions, *Dent Mater* 5: 324, 1989.

Keller JC, Lautenschlager EP: Metals and alloys. In Yon Return AF: *HandbooK of biomaterials evaluation*, New York, 1986, Macmillan.

Leinfelder KF: An evaluation of casting alloys used for restorative procedures. *J Am Dent Assoc* 128: 37, 1997.

Leinfelder KF, Price WG, Gurley WH: Low – gold alloys: a laboratory and clinical evaluation, *Quint Dent Technol* 5: 483, 1981.

Mahan J, Charbeneau GT: A study of certain mechanical properties and the density of condensed specimens made from various forms of pure gold, *J Am Acad Gold Foil P* 8: 6, 1965.

Malhotra ML: Dental gold casting alloys: a review, *Trends techniques Contemporary Dent Lab* 8: 73, 1991.

Malhotra ML: New generation of palladiumindium silver dental cast alloys: a review, *Trends Techniques Contemporary, Dent Lab* 9: 65, 1992.

Mezger PR, Stols ALH, Vrijhoef MMA et al: Metallurgical aspects and corrosion behavior of yellow low – gold alloys, *Dent Mater* 5: 350, 1989.

Moffa JP: Alternative dental casting alloys, *Dent Clin North Am* 27: 733, 1983.

Morris HF, Manz M, Stoffer W et al: Casting alloys: tine materials and the 'clinical effects,' *Adv, Dent Res* 6: 28, 1992.

Nielsen JP, Tuccillo JJ: Grain size in cast gold alloys, *J Dent Res* 45: 964, 1966.

O'Brien WJ: *Dental materials and their selection*, ed 2, Carol Stream, IL, 1997, Quintessence.

Richter WA, Cantwell KR: A study of cohesive gold, *J prosthet Dent* 15: 772, 1965.

Richter WA, Mahler DB: Physical properties vs clinical performance of pure gold restorations, *J Prosthet Dent* 29: 434, 1973.

Sarkar NK, Fuys RA Jr, Stanford JW: The chloride corrosion of low – gold casting alloys, *J Dent Res* 58: 568, 1979.

Shell JS, Hollenback GM: Tensile strength and elongation of pure gold, *J South CalifDent Assoc* 34: 219, 1966.

Stub JR, Eyer CS, Sarkar NK: Heat treatment, microstructure and corrosion of a low – gold casting alloy, *J Oral Rehabil* 13: 521, 1986.

Vermilyea SG, Cai Z, Brantley WA et al: Metallurgical structure and microhardness of four new palladium – based alloys, *J Prosthodont* 5: 288, 1996.

Wataha JC: Biocompatibility of dental casting alloys, *J Prosthet Dent* 83: 223, 2000.

Wendt SL: Nonprecious cast – metal alloys in dentistry, *Current Opinion Dent* 1: 222, 1991.

第十六章 铸造和锻造贱金属合金

George R. Baran

如下面大纲所列那样，贱金属合金广泛用于牙科的器具和器械。多年来，铸造钴铬和镍铬合金已用于制作部分义齿支架并几乎完全取代Ⅳ型金合金。铸造镍铬合金已用于制作冠和桥修复体。这些合金是作为Ⅲ型金合金的替换物研制出来的，在某些情况下可作为牙科烤瓷的基底结构。镍铬和钴铬合金已用于瓷熔附金属修复体，在第十九章将对这些合金进行更为详细的讨论。钛及钛合金用于铸造及锻造冠、桥、种植体、正畸弓丝及根管锉。不锈钢主要用于正畸弓丝、制作根管器械及预成冠。

铸造和锻造贱金属合金在牙科的应用概括如下：

铸造钴－铬合金

a. 部分义齿支架

b. 瓷－金属修复体(见第十九章)

铸造镍－铬合金

a. 部分义齿支架　b. 冠和桥

c. 瓷－金属修复体(见第十九章)

铸造钛及钛合金

a. 冠　b. 桥

c. 部分义齿　d. 种植体

锻造钛及钛合金

a. 种植体　b. 冠　c. 桥

锻造不锈钢

a. 根管器械

b. 正畸弓丝及托槽

c. 预成冠

锻造钴－铬－镍合金—正畸弓丝及根管锉

锻造镍－钛合金—正畸弓丝及根管锉

锻造β－钛合金—正畸弓丝

牙科合金的一般要求

作为替代牙科修复用金合金的金属和合金必须具有一定的最低基本特性：

1. 合金的化学性质对患者或操作者不应产生有害的或变态反应。

2. 修复体的化学性能在口腔液体内应具有耐腐蚀性且不易发生物理变化。

3. 诸如热传导性、熔化温度、热膨胀系数及强度这样的物理和力学性能应当令人满意，并满足一定的最低值且能随不同的产品而变化。

4. 用于制作和使用的专门技术对于一般牙科医生和熟练的技工人员是可行的。

5. 用于制作的金属、合金及辅助材料应当来源丰富、相对不贵且易于获得，即使在紧急时期也是如此。

上述对牙科金合金理想替代材料所列的要求使我们注意到，对每一合金的评价，需要综合它的化学、物理、力学及生物学性能。各项性能取决于材料种类、组成和加工因素。

本章将讨论铸造和锻造贱金属合金，包括钴－铬－镍合金、镍－铬－铟合金、市售纯钛、钛－铝－钒合金、不锈钢、镍－钛合金及钛－钼（β－钛）合金。讨论是基于加工、组成、结构和材料性能之间协调关系之上的。

钴－铬和镍－铬铸造合金

自从钴－铬铸造合金可用于铸造活动部分义齿以来，其受欢迎程度有增无减。据估计，早在1949年，有超过80%的部分义齿修复体是由钴－铬合金铸造而成。到1969年，在美国有超过87%的部分义齿修复体是由某种类型的贱金属合金铸造而成。目前，几乎所有的部分义齿的金属支架是由钴－铬合金或镍－铬合金制作。

ANSI/ADA 14号规范

按照ANSI/ADA 14号规范(ISO 6871)，铬的重量不应少于20%，钴、铬和镍的总重量不应少于85%。具有其他组成配方的合金也可被ADA所接受，只要合金能满意地符合毒性、过敏和腐蚀要求。组成成分极接近0.5%的元素必须在包装上注明，同时注明是否含有有害元素及其含量，以及推荐的材料加工方法。该规范也规定了最小伸长率(1.5%)、屈服强度(500MPa)和弹性模量(170GPa)。

该规范的一个重要特点是它制定了标准测试方法，这可用于比较不同研究的结果。

组成

目前用于部分义齿的铸造贱金属合金的主要元素为铬、钴和镍，三者总含量占大多数用于牙科修复合金的 82% ~92%。4 种市售牙科铸造合金的代表组成列于表 16－1，这 4 种合金包括用于瓷熔附金属修复的两种(位于右边)。铬、钴和镍占这些合金总重量的 85%，而它们对物理性能的影响是相当有限的。如本章所讨论的那样，这些合金的物理性能受到诸如碳、钼、铍、钨及铝这些微量合金元素的控制。

表 16－1　用于牙科的主要铸造贱金属合金的组成

元素	合金(wt%)			
	Vitallium†	Ticonium†	含铍镍－铬合金*	含硼镍－铬合金*
铬	30.0	17.0	11	20
钴	平衡	—	0.5	0.01
镍	—	平衡	平衡	平衡
钼	5.0	5.0	2	6
铝	—	5.0	2	—
铁	1.0	0.5	2	0.12
碳	0.5	0.1	0.02	0.02
铍	—	1.0	1.6	—
硅	0.6	0.5	0.5	4
镁	0.5	5.0	0.02	—
镓	—	—	—	—
硼	—	—	—	3

*用于瓷熔附金属修复体的合金。
† 数据引自 Asgar K: An overall study of partial denture, USPHS Research Grant DE－02017, NIH; and Baran G: The metallurgy of Ni－Cr alloys for fixed prosthodontics, J Prosthet Dent 50: 539, 1983.

各种合金元素的功用　铬对这些合金的耐失泽和腐蚀性负责。当合金中铬含量高于 30%，合金更难铸造，而且合金也会形成一种称为 σ 相的脆性相。因此，铸造贱金属合金铬含量不应超过 28% 或 29%。一般，在达到一定含量后，钴和镍是可以互换的元素。钴比镍更能提高合金的弹性模量、强度及硬度。

其他合金元素对这些合金性能的影响要明显的多。提高钴基合金硬度最有效的方法是增加其碳含量。大约 0.2% 的碳含量变化可使性能发生如此大的变化，以至于不再适用于牙科。例如，如果碳含量超过所需量的 0.2%，则合金变得太硬、太脆，不应再用于制作牙科修复体。反过来，碳含量降低 0.2%，将使合金的屈服强度和极限拉伸强度降至如此低，以至于也不再适用于牙科。而且，几乎所有这些合金中的元素，如铬、硅、钼、钴及镍，与碳反应形成碳化物，使合金的性能改变。注意，如表 16－1 所示，用于烤瓷的镍－铬合金含碳量明显少于用于部分义齿的合金。加入 3% ~6% 的钼产生了合金的强度。

镍－铬合金中的铝能形成镍和铝的化合物 (Ni_3Al)。这些化合物可显著地提高合金的极限强度和屈服强度。向镍基合金中加入少至 1% －2% 的铍可降低熔化温度大约 100℃。然而，最近的研究建议，这一浓度的铍会反过来影响延展性。耐腐蚀性也受到影响，因为腐蚀优先发生在 Ni－Be 共晶相，推测铍的释放量比一般含有 1% －2% 铍的合金释放量大。加入硅和镁是为了这些合金的流动性和可铸造性。氮也会导致这些铸造合金发脆，它不能被控制，除非在受控的空气中进行铸造，如在真空下或氩气中。当最终合金中的氮含量超过 0.1%，铸件就会失去一些延展性。目前已提出许多组成上的改进，以研制出更具延展性和更强的合金。具有相对宽的组成变化范围的不同合金在性能有显著的相似性，然而，如在后面讨论的那样，主要是微量元素碳、氮及氧影响铸造和最终铸件的性能。

铸造贱金属合金的微结构

任何物质的微结构都是控制性能的基本因素。换言之，材料物理性能的变化强烈地说明其微结构发生了某些变化。有时这些在微结构上的变化不能被常规方法所识别。钴－铬合金和镍－铬合金的结构均不简单，操作条件的轻微变化会导致它们微结构的改变。

在铸造条件下钴－铬合金的微结构是不均匀的，由奥氏体基质组成，该奥氏体由成核的枝状结构的钴和铬的固熔体构成。枝状区域为富钴区域，而枝状区域间区域可以是由富钴的 γ 相、富铬的 $M_{23}C_6$ 相 (M 为 Co、Cr 或 Mo)、M_7C_3 碳化物相和富铬及钼的 σ 相组成的四元混合物。枝状区域间的铸造孔隙也与这种结构有关。

铸造贱金属合金中存在的许多元素，如铬、钴和钼，是形成碳化物的元素。根据铸造贱金属合金的组成及其操作条件，可形成许多类型的碳化物。而且，这些碳化物的排列也非常依赖于操作条件。

一种市售钴－铬合金的微结构见图 16－1。在图16－1 A 中，碳化物沿晶界呈连续状。当金属完全熔化后并尽可能快地铸造时便得到这样的结构。在这种条件下，铸造合金伸长率较低，但表面较好且干净。图 16-1 B 所示为小岛一样的、不连续的球形碳化物。如果合金被加热至高于其熔化温度 100℃左右时，就会形成这样的结构，这会产生具有良好伸长率但表面很差的铸件，因为合金与包埋材料的反应增加了。由于表面太差，不能用于牙科。

图 16-1 C 显示了层状黑色的共析体区域。这一结构造成很低的伸长率，但是好的且干净的铸件。从这三个例子可清楚地看到，微结构能极大地影响物理和力学性能。镍-铬合金的微结构极大地依赖于合金的组成。如图 16-1 D 所示，含有铍的合金形成枝状区域间的 NiBe 相。事实上，在常规涉及酸蚀合金试样的金相加工过程中，NiBe 相被溶解了，图中所看到的是留下来的气孔。NiBe 相易于被酸侵蚀的特性已被树脂黏结固位体的发展所利用。固位体可选择区域地被酸蚀，然后用复合树脂样封固剂机械性地黏结固位体。

如图 16-1E 所示的那样，不含铍的合金具有复杂的多相微结构。分散于基质中的析出物包括复合碳化物，含有铍的合金还含有 Mo-Nb-Si 化合物。虽然由于合金表面氧化导致一些元素的丢失足以改变一些相的稳定性，而这些相随后又溶解于合金基质中，但所有这些析出物相对地不受到烤瓷烧制过程中合金所承受的热处理的影响。

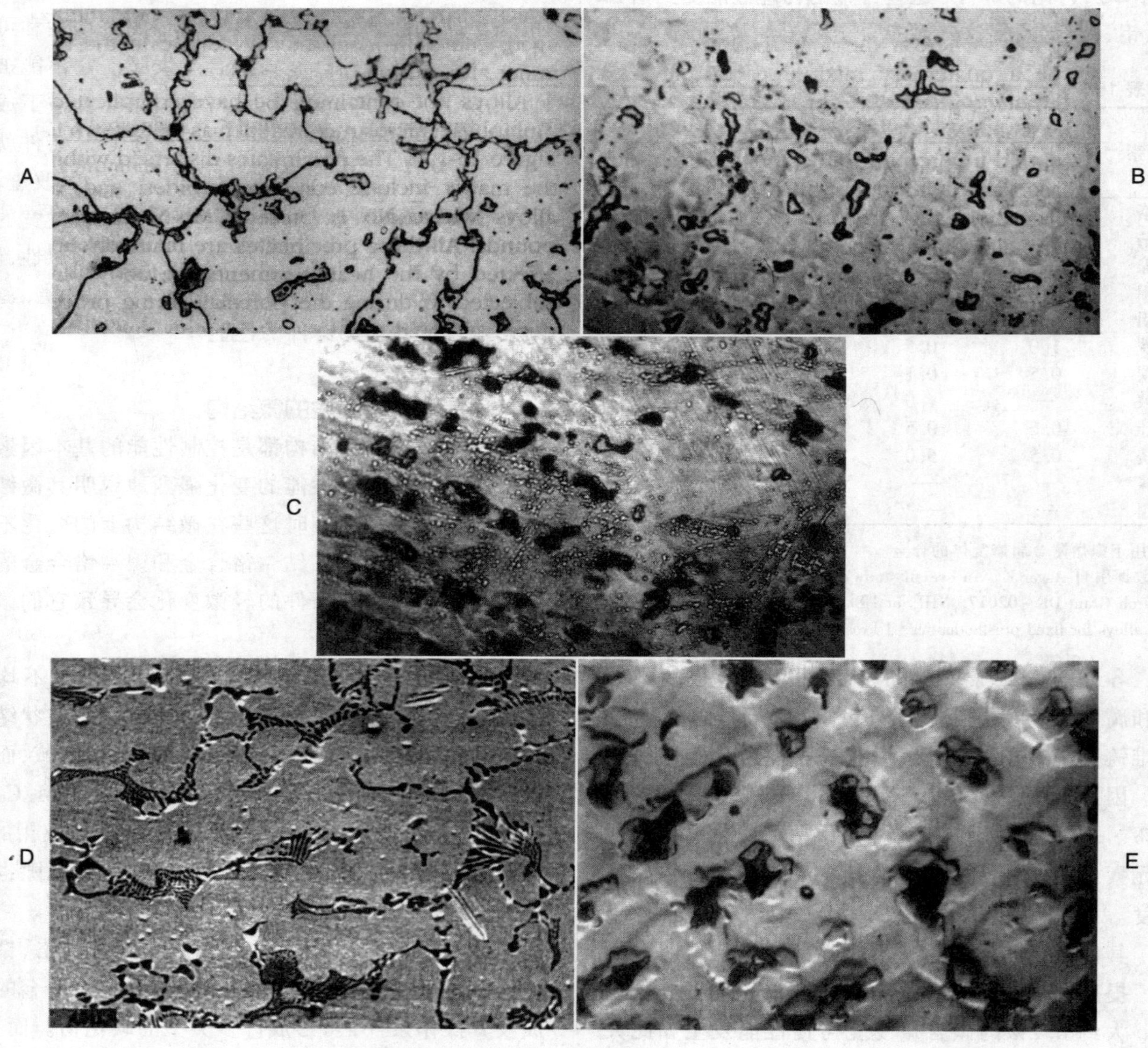

图 16-1　铸造钴-铬合金的微结构；A. 碳化物沿晶界呈连续状；B. 岛样结构为碳化物，它分散于整个区域；C. 黑色区域为共析体，质地呈层状；D. 含铍的镍-铬合金的微结构；E. 含硼及硅的镍-铬合金的微结构

(A, B 及 C 引自 Asgar K, Peyton FA: J Dent Res 40: 68, 1961; D 和 E, courtesy G Baran, Temple University.)

贱金属合金的热处理

早期用于部分义齿修复体的贱金属合金主要是钴－铬合金，相对简单些。将这些合金在1 000℃热处理1h，一点也不能改变它们的力学性能。然而，现在可以得到的用于部分义齿的贱金属合金更为复杂。目前，镍－铬合金和铁－铬合金及钴－铬合金都用于这一目的。

研究表明，钴基合金的许多热处理使屈服强度和伸长率都降低了。如果因某些原因必须对这些部分义齿进行焊接或熔接，应使用尽可能低的温度及尽可能短的加热时间。

在铸造Co－Cr－Mo合金中，粗晶的大小及枝晶间碳化物和σ相限制了铸造合金的强度和延展性。因为枝晶间相与延展性和耐腐蚀性降低有关，铸造Co－Cr－Mo合金在大约1 225℃发生典型的溶液退火。如果热处理和化学组成被很好地控制，这样的热处理会导致σ向$M_{23}C_6$转变，使屈服强度和延展性增加。一般地，据信这种合金的屈服和疲劳强度受到溶解原子C、Cr及Mo阻止移位性运动能力的控制。

缓慢地冷却至刚开始熔化的温度能提高延展性。降低碳含量也可提高延展性。然而，这些延展性的增加是以屈服强度为代价的。一般，过量的晶界碳化物降低了延展性，而结构中没有碳化物的晶界则显著地降低了屈服和拉伸强度。

物理性能

熔化温度　贱金属合金的熔化温度显著地不同于牙科铸造金合金。大多数贱金属合金在1 400℃至1 500℃熔化，相比之下，Ⅰ型和Ⅳ型铸造金合金的熔化范围为800℃～1 050℃。只有一种广泛使用的镍－铬合金（Ticonium）熔化温度低于1 300℃，在1 275℃熔化。加入1%至2%的铍，能使镍－铬合金的熔化温度降低100℃。在选择铸造设备和铸造技术的控制上，熔化温度是重要的。

密度　铸造贱金属合金的平均密度在7～8g/cm³之间，这大致为大多数牙科金合金密度的一半。密度对大体积上颌修复体具有一定的重要性，在这种情况下，重力对铸件造成的相应重量会在支持牙上施加额外的力量。因此，对于特定修复体，因选用较低密度的铸造贱金属合金而导致的重量减轻可被视为一项优点。

力学性能

列于表16－1的部分义齿合金的典型力学性能列于表16－2，同时还列出了经硬化热处理的Ⅳ型铸造金合金的代表性数值范围。

表16－2　部分义齿合金的力学性能

	屈服强度 0.2%变形量 (MPa)	拉伸强度 (MPa)	伸长率 (%)	弹性模量 (GPa)	维氏硬度 (kg/mm²)
铸造贱金属合金*					
Vitallium	644	870	1.5	218	380
Ticonium	710	807	2.4	186	340
硬化部分义齿金合金†	480～510	700～760	5～7	90～100	220～250

*数据引自Asgar K, Techow BO, Jacobson JM: J Prosthet Dent 23: 36, 1970; Morris HF, Asgar K: J Prosthet Dent 33: 36, 1975; Moffa JP, Lugassy AA, Guckes AD, Gettleman L: J Prosthet Dent 30: 424, 1973.

†数据引自Oilo G, Gierder NR: Acta Odontal Scand 41: 111, 1983.

屈服强度　屈服强度表示了修复体或修复体的部分，如卡环，何时发生永久变形。同样地，它是用于活动部分义齿合金的一项重要性能。据信，牙科合金用作部分义齿卡环时，至少应当具有415MPa的屈服强度，以抵抗永久变形。可从表16－2看到，牙科贱金属合金的屈服强度大于600MPa。

拉伸强度　与其他一些性能相比，如伸长率，铸造贱金属合金的极限拉伸强度较少受制样和试验条件变化的影响。表16－2表明，牙科铸造贱金属合金的极限拉伸强度大于800MPa。表16－2也表明，硬化处理的部分义齿金合金也可具有与铸造贱金属合金几乎相等的极限拉伸强度。

伸长率　作为修复体将呈现出的相对脆性或延展性的指标，合金的伸长率是重要的。因此，有许多时候，伸长率是比较活动部分义齿修复体用合金时的重要性能。正如在第四章阐述的那样，伸长率和极限拉伸强度的共同效应是材料韧性的指征。由于它们的韧性，具有高伸长率和拉伸强度的部分义齿铸造卡环在使用中不会像低伸长率合金那样经常断裂。

伸长率是对试验准备过程中准确测定和适当控

制极为敏感的一项性能。例如，试样中的少量微小孔隙能使伸长率降低许多，而它对屈服强度、弹性模量及拉伸强度的影响十分有限。因此可以推测，实际情况因铸件不同，伸长率会有类似的变化。在实践中，这已在某种程度上被证实，用同一种产品制作的某些铸件比其他铸件表现出更大的脆性倾向。这一观察表明，如果要获得可重复的结果，对熔化和铸造中变量的控制是极为重要的。

在钴－镍－铬合金中，虽然镍和钴是可以互换的，增加镍的含量并相应减少铬的含量一般会增加延展性和伸长率。通过在正常熔化温度下和加热不超过正常熔化温度 100℃以上的温度下铸造可获得高的伸长率值。通过精确及适当配比碳及钼含量可获得高的伸长率且不牺牲强度。

弹性模量　只要铸件的尺寸相同，则弹性模量越大，修复体的刚性也越大。一些牙科专业人士推荐使用设计良好且刚性的修复体，因为它在使用时能充分将外力分布于支持组织上。对于更大的弹性模量，可将修复体的尺寸设计的略小一些。从表 16－2 可见，贱金属合金的弹性模量大约是Ⅳ型铸造金合金的两倍。

硬度　如表 16－2 中的数值所指出的那样，铸造贱金属合金组成上的差异会对它们的硬度产生影响。一般情况下，铸造贱金属合金的硬度大约大于用于同一目的金合金的三分之一。

硬度是修复体抛光难易和使用中抵抗划痕能力的指标。与金合金相比，具有较高硬度的铸造贱金属合金需要使用特别的抛光设备，这可以被认为是一项缺点，但有经验的操作者可以毫无困难地完成抛光。通常使用电解抛光作为抛光操作的一部分，这可以减少机械抛光操作的时间和必要的努力。经过电解抛光过程，铸造贱金属合金重量会减少，但只有很少量的合金（数埃）被从表面去除。电解抛光的原理与电镀正相反，是以修复体作为阳极。电解抛光后会暴露出比铸造表面更为光滑的新表面，因为粗糙的区域比光滑的区域更容易被电解掉。铸造贱金属合金修复体在使用中能较好地保持其光滑。从修复体的组织承受面电解掉如此少量的合金，能产生干净、闪亮的表面，且不影响适合性。部分义齿的非组织承受侧可在高速抛光机上进一步抛光。

疲劳　当考虑这些修复体每天要取、戴时，用于部分义齿合金的耐疲劳性是重要的。在这些时候，卡环在基牙上就位或脱位过程中发生应变，因而合金经受着疲劳。钴－铬合金、钛及金合金之间的比较表明，钴－铬合金具有更好的耐疲劳性能，因为由它所制的卡环需要更多的循环次数才能断裂。任何可导致合金中孔隙或碳化物含量增加的过程将使耐疲劳性能下降。修复体中的焊接点通常含有夹杂物或孔隙，是修复体耐疲劳性能方面的薄弱部位。

腐蚀

最近对牙科铸造合金的研究主要集中在对腐蚀及释放的金属离子的潜在生物学效应方面。体外腐蚀试验已经评价了许多重要的影响因素，包括电解介质和人工唾液、合金组成、合金微结构及金属的表面状态。这些影响因素可导致释放物 2～4 个数量级的变化。金属的表面状态是影响腐蚀的一项极为重要的因素，因为表面的组成几乎总是不同于金属内部的组成。另一个重要的考虑因素是伴有磨耗的腐蚀。在咬合摩擦和腐蚀的共同作用过程中，诸如 Ni 和 Be 这样的金属离子的释放量可达到 Ni－Cr 合金单纯腐蚀时释放量的 3 倍。

冠和桥铸造合金

镍－铬合金可分为含铍或不含铍合金。大多数的合金含有 60%～80% 的镍，10%～27% 的铬及 2%～14% 的钼。相比之下，钴－铬合金含有 53%～67% 的钴、25%～32% 的铬及 2%～6% 的钼。那些含有铍的合金含有 1.6%～2.0% 的铍元素。它们也含有少量的铝、碳、钴、铜、铯、镓、铁、镁、钪、硅、锡、钛和锆。与镍（原子量为 59）及铬（原子量为 52）相比，铍的低原子量（大约为 9）导致它在这些合金中的原子百分含量大约为 11%。

这些合金的性能类似于表 16－2 所列的钴－铬合金的性能。冠和桥铸造合金具有比贵金属合金更大的硬度和弹性模量，而且它们更难于铸造和焊接。它们技术敏感性也较强，由于它们具有更大的凝固收缩，因而制备具有令人满意的适合性的修复体更为困难。

应当注意避免接触金属蒸汽、尘埃或含有铍和镍的磨屑。铍尘埃的安全标准为 $2\mu g/m^3$ 空气，这是按每天接触 8h 计。最小接触时间少于 30min 的允许最高限值为 $25\mu g/m^3$。生理反应可以从接触性皮炎到严重的肺炎。因此，在铸造、打磨和抛光这些含有铍的合金时，应当使用有效的局部通风和过滤系统。

镍的存在非常重要，因为它是公认的过敏源。据报道，女性对镍的过敏反应发生率为 5%～8%，是男性的5倍~10倍。然而，未见口腔内镍基修复体的存在和过敏之间有相关性的报告。无镍的钴－铬合金和其他无镍合金应当可用于有对镍发生过敏反应病史的患者。镍的安全标准为15μg/m³空气，这是按每周接触40h计。为了减少患者对含有镍或铍的金属尘埃的接触，口内打磨应使用高速抽吸系统。

铸造贱金属合金的其他应用

铸造钴－铬合金除了用于部分活动义齿外，还用于其他目的的器械。在骨折的外科修补中，这一类型合金已用于骨折固定板、螺丝、各种骨折用器械及夹板。用于各种目的的金属阻塞器和植入体是由铸造钴－铬合金制成的。钴－铬合金已广泛应用于外科，而且这些合金有众多的口腔外科的用途。可以将它们直接植入到骨结构中很长一段时间而无有害反应。这种有利的组织反应可归功于合金的低溶解性和流电作用，该金属是惰性的，不产生炎症反应。称为外科用Vitallium的产品被广泛地用于这一目的。目前用于口腔种植的主要金属是钛。

钛及钛合金

钛耐电化学降解，能产生良性生物反应，具有相对较轻及低的密度，弹性模量低且强度大，这使得钛基材料很吸引人而用于牙科学。钛能形成很稳定的埃数量级厚度的氧化物，并能在纳秒(10^{-9}s)数量级的时间内重新钝化。所形成的氧化物是其耐腐蚀性和生物相容性的基础。因此钛在牙科学被誉为“首选的材料”。

市售纯钛(Ti)被用作牙科种植体、表面涂层，最近还被用于冠、部分及全口义齿和正畸弓丝。好几种钛合金也被使用。在这些合金中，Ti－6Al－4V是应用最广的。钛和镍及钛和钼的锻制合金被用做正畸弓丝。述语钛(titanium)常用于包括所有类型的纯钛及钛合金。然而，应当注意的是，各种钛合金的加工、组成、结构及性能十分不同，而且还应注意，某一给定类型钛的锻造和铸造形式也存在差异。

市售纯钛

市售纯钛按其含氧量(0.18%~0.40%)和含铁量(0.20%~0.50%)的变化而分为4种级别。这些明显轻微的浓度差异对物理和力学性能有显著的影响。

在室温下，纯钛具有HCP晶格，将此结构记为α相。加热时会发生同素异形转变。在883℃，形成体心立方晶格(BCC)相，将此记为β相。以β相为主的结构比以α相为主的结构更为强硬，但脆性也更大。对于其他金属，加工和热处理的温度和时间决定了各相的量、比率及分布、整体组成和微结构。因此，铸造温度和冷却过程是确保铸件成功的关键因素。

纯钛的密度大约是许多其他贱金属的一半。其弹性模量(100GPa)也大约是其他贱金属的一半。其屈服和极限强度根据钛的级别分别在(170~480)MPa和(240~550)MPa范围内变化。

钛合金：概述

加入合金元素，通过改变β转化温度，既可稳定α相，又可稳定β相。例如，在Ti－6Al－4V中，铝是α稳定剂，它通过提高(α+β)向β转变的温度而扩展α相范围，而铜和钯及钒为β稳定剂，它通过降低(α+β)向β转变的温度而扩展β相范围。

一般，α－钛是可焊接的，但在室温下难于成形和加工。然而，β－钛在室温下具有延展性，因此用于正畸。(α+β)钛合金是强硬的且可成型，但难于焊接。热处理和热化学处理可细化铸造后的微结构并改善性能。

Ti－6Al－4V

在室温下Ti－6Al－4V是一种两相(α+β)合金。在大约975℃，发生同素异构相转变，使微结构向单一相BCCβ合金转变。热处理决定了α和β相的相对量和相的形态，并产生各种各样的微结构和一定范围的力学性能。微结构的变化取决于加工和热处理是在β转化温度之上还是在其之下以及冷却速度。

在700℃~950℃温度范围内锻造之后，在低于β－转变温度下(一般在700℃左右)进行热处理能产生具有细小等轴α晶粒的再结晶微结构(图16－2)。等轴微结构的特征为纵横向比接近相等的小的(3~10μm)圆形晶粒。Ti－6Al－4V外科植入体就是这一类微结构。

(α+β)钛合金的力学性能取决于α相的含量、大小、形状和结构及α/β界面的密度。已对Ti－6Al－4V的拉伸和疲劳性能进行了广泛的研究。具有小尺寸(<20μm)α晶粒、分散良好的β相及较小α/β界面面积的微结构，如在等轴微结构中，抵抗疲劳裂痕发生的效果最好，且具有大的循环疲劳强度(大约为500~700MPa)。具有更大α/β表面积和更

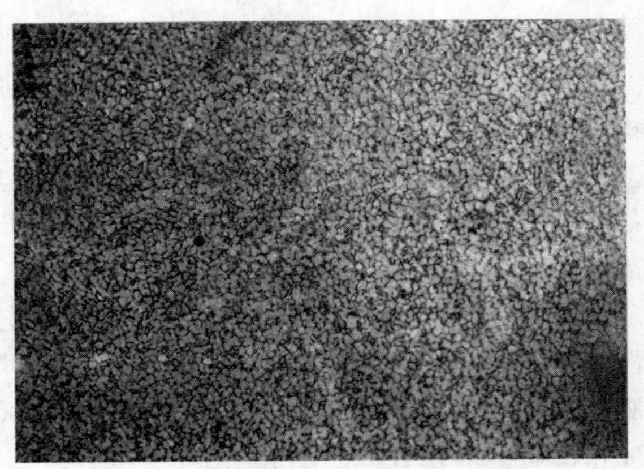

图 16－2　等轴 Ti－6Al－4V 的微结构(×200)。等轴微结构的特征为纵横比接近相等的小的圆形晶粒

大晶粒取向范围的层状微结构的疲劳强度（大约为 300MPa～500MPa）比等轴微结构的低。

铸钛

基于锻制钛种植体的属性、对其广泛的了解及临床应用的成功，使人们产生了对铸钛用于牙科修复体的兴趣。虽然铸钛历史有 50 年之久，但获得精密铸件也只是最近的事情。对于航天及医学制品，热等静压和特殊的打磨技术是常规应用的。然而，这些技术超出了大多数牙科技工室的技术能力和资金能力。

铸造钛基材料中的两个最重要的因素是钛的高熔点（纯钛≈1 700℃）和化学反应性。由于熔点高，需要特殊的熔化过程、冷却步骤、铸型材料和能防止金属污染的铸造设备。钛易于与诸如氢、氧及氮这样的气体反应，特别是在高温时(＞600℃)。因此，在高温下对钛的任何操作必须在控制良好的真空下进行。没有控制良好的真空，钛表面将被 α 外层所污染，这是一层富含氧且硬化的表面层，可厚达 100μm。这一厚度的表面层会降低强度和延展性，并且由于氧的脆化作用，会促使裂纹扩展。为克服这些因素所需的技术正是造成铸钛昂贵的原因。

由于钛对氢、氧及氮的高亲和性，因而不能使用常规坩埚和包埋材料。包埋材料必须含有比已经很稳定的氧化钛更为稳定的氧化物，而且还必须能够承受足以熔化钛的温度。如果不是这样，氧有可能扩散入熔化的金属中。像磷酸盐结合剂二氧化硅包埋材料和添加有痕量元素的磷酸盐包埋材料可达到此目的。已经表明，用氧化镁基包埋材料可导致内部出现孔隙。

由于钛的密度低，很难用常规离心力铸造机进行铸造。在最近的 10 年～15 年，已研制出结合了离心力、真空、压力和重力铸造的先进的铸造技术和先进的熔化技术（如电弧熔化）。这些先进的技术提高了铸造钛基材料在牙科技工室开展的可行性。

纯钛已用于铸造冠、部分义齿及全口义齿基板。钛合金的熔点低于纯钛。通过合金化钛，熔化温可降至与镍－铬合金和钴－铬合金相同温度。例如，Ti－Pd 和 Ti－Cu 合金的熔点为 1 350℃。较低的铸造温度也可以降低钛与氧及其他气体的反应性。已经铸造过二元及三元钛基合金。使用真空包埋－铸造技术已将 Ti－13Cu－4.5Ni 铸成冠和部分义齿。其他钛合金，如 Ti－6Al－4V、Ti－15V、Ti－20Cu、Ti－30Pd、Ti－Co 及 Ti－Cu 仍处于试验阶段，还没有进行任何大量临床研究。

铸钛材料的微结构类似于前面描述过的材料，为粗糙层状晶粒，这是由于缓慢冷却穿越 β 向 α 或 β 向(α＋β)转变温度所致(图 16－3)。

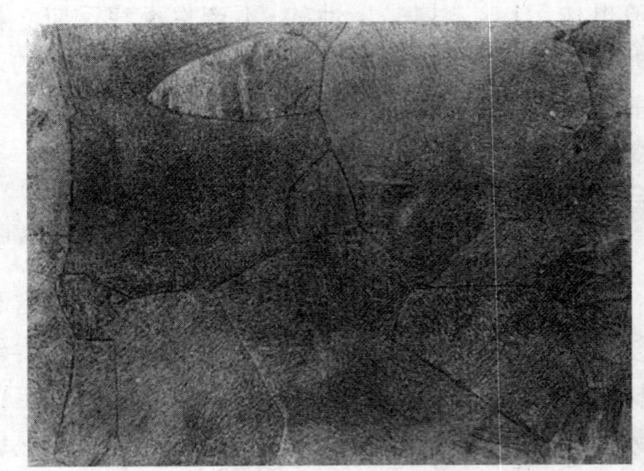

图 16－3　铸造 Ti－6Al－4V 的微结构

铸造纯钛的力学性能类似于Ⅲ型和Ⅳ型金合金，而铸造 Ti－6Al－4V 和 Ti－15V 的性能，除模量外，类似于镍－铬合金和钴－铬合金。由于粗糙且不均匀的微结构，铸钛的性能可能不均匀。

最近，通过与氢的暂时合金化，铸造 Ti－6Al－4V 的微结构得到了细化。所得微结构(图 16－4)可含有尺寸小于 1μm 的 α 晶粒，晶粒各轴向尺寸几近一致，晶粒边界不连续的 α，这些微结构属性可提高拉伸和疲劳强度。这些在微结构形式和结构的变化导致屈服强度（从 974MPa 提高到 1 119MPa）、极限强度(从 1 025MPa 提高到 1 152MPa)及疲劳强度(从 643MPa 提高到 669MPa)的显著提高，而层状结构及等轴微结构的相应值分别为 902MPa、994MPa、497MPa 和 914MPa、1 000MPa、590MPa。

已经用压力－真空铸造机对纯钛进行铸造。其他研究者已研制出一种在氩气环境中使用电弧熔化

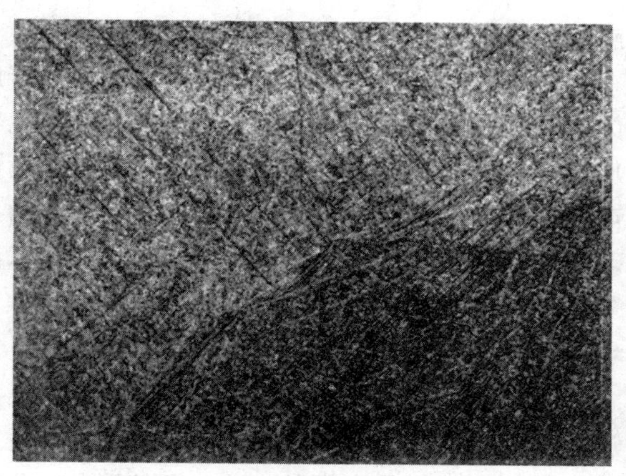

图 16-4 氢-合金-处理的 Ti-6Al-4V 微结构

钛的铸造机。熔化后进行在铜坩埚和磷酸盐结合剂二氧化硅包埋材料铸型间的加压铸造。这样的机器提供了相对无氧的环境，通过使用钨极弧，温度可达到 2 000℃。后一种铸造方式已被用于铸造纯钛冠和全口义齿基板。已在临床评价了这种方式铸造的冠，结果表明，虽然适合性低于银-钯合金，但它优于镍-铬合金。咬合调整不再比常规冠困难，而且变色、殆磨损及菌斑附着类似于其他金属。以这种方式铸造的全口义齿基板的临床效果并不那么好。

对随机选择的铸造冠的观察揭示，在表层内部及表面有粗糙的表层孔隙，深达 75μm。机械抛光不足以去除这些孔隙。经测定，有时内部的孔隙占截面的 30%，且易于观察到。铸件的表面也可因形成 α 外层而被污染。α 外层形成的原因可能有真空控制不良或铸型材料污染。为获得最终铸件的最佳功效，在打磨过程中必须去除表面层。然而，即使去除了 α 外层，内部的氧化层仍存在，并使最终修复体的力学性能受到影响。对这些铸件的进一步检查发现，边缘有多处微裂纹。一些裂纹长达 100μm。这样长的裂纹对于像钛这样的裂缝敏感材料是致命的。

如上所述，用于牙科目的的铸钛困难包括高熔点和高反应性、低铸造效率、铸型不合适的膨胀、铸造孔隙及难以打磨。从技术角度，钛是难以熔化、焊接、加工、打磨和调整的。铸钛需要昂贵的设备。与任何新材料和技术一样，必须研制出特殊的铸造技术，但这需要时间、精力及资金。

牙科种植体

牙科种植体的目的及潜在功能是修复口腔功能。为了在相当长的时间内充分满足这一要求，必须满足其他几项目标。种植体必须能够支撑咬合应力。此外，必须能将应力传递至相邻的骨组织。它们不但能传递应力，而且应力还必须处于“恰当的”的方向和大小，以便组织的生存性尽可能地保持在生理状态附近。传递应力的能力主要取决于获得界面固定。因此两项进一步的要求是：①术后在尽可能短的时间内获得界面稳定；②一旦短期稳定后，应尽可能长的时间内维持这种稳定。设计一种能满足所有上述目标的“最理想的”种植体，需要综合考虑材料、物理、化学、力学、生物学及经济方面的因素。

在分析种植体/组织系统中，三个方面是重要的：①个体组成，即种植材料和组织；②种植体及其分解产物对局部和全身组织的影响；③种植体和组织间的界面区域。关于种植体/组织界面的超微结构，虽然界面区域相对很薄(为埃数量级)，但这一区域的组成，即不均匀的金属氧化物、蛋白质层和结缔组织，对维持界面完整有重要的影响，了解这一点是重要的。而且，界面完整性取决于材料、力学、化学、表面、生物及局部环境因素，所有这些在在体情况下均随时间而变化。因此，种植成功与外科技术、组织愈合、患者的全身状况和牙科状况以及生物材料和生物力学方面的因素有密切的关系。

影响种植的物理和材料方面的因素可概括如下：①材料和材料的加工；②种植体/组织结合机制；③力学性能；④种植体设计；⑤受力类型；⑥组织性能；⑦应力分布；⑧最初的稳定性和增强骨融合的机理；⑨种植材料的生物相容性；⑩表面化学、力学及种植体与骨结合的能力。

种植材料和加工　一般用于种植的有两种基本材料——金属和陶瓷，或单独使用，或结合使用。金属类种植材料主要是钛基材料——纯钛或 Ti-6Al-4V。然而，必须注意，加工、组成、结构与金属本体性能及其表面氧化物性能之间的协同关系不仅仅是两种金属的问题。通过铸造、锻造和机械加工来形成成型的最终产品，会改变金属体的微结构、表面化学及性能。同样，通过等静压或烧结使陶瓷致密化或沉积及形成金属涂层可改变金属体及其表面的组成、结构和性能。因此，许多生产最终使用的牙科种植体的材料加工过程，对种植体的性能及功效有强烈的影响，这主要是通过温度和压力效应。

虽然钴基合金已实验性地用于牙科，但临床使用的金属牙科种植体几乎全是钛基合金。钛的品质，即耐腐蚀性和高强度，已在先前讨论过。

在牙科学中，最初使用陶瓷的理由是基于陶瓷比金属材料有相对更好的生物惰性。陶瓷是完全氧化的材料，因而化学性能稳定。因此，陶瓷不大可能产生比金属更不利的生物学反应，金属只是表面被氧化。最近，人们更为关注生物活性和生物可吸收陶瓷材料，这些材料不但促使形成正常组织，而且还可与骨组织形成紧密结合，甚至可被骨组织所替代。

种植体/组织附着机制　已经提出各种表面形态作为改进种植体/组织界面内聚性、使载荷传递最大化、使种植体与组织间的相对运动最小化、使纤维性溶合和松动最小化的方法，并延长种植体的寿命。螺纹种植体周围形成骨整合的概念表示有骨的表面生长情况。一种种植体固定的替代方法是基于骨组织向粗糙的或具有三维孔隙的表面层内生长。已经表明，这样的复合体系具有比其他类型固位更高的骨/金属剪切强度。提高界面剪切强度会使种植体向周围骨组织更好地传递应力，也使种植体和骨组织间的应力分布更均匀，种植体内的应力也较小。原则上，更强的界面结合能使种植体松动的倾向减少。从最小的种植体/组织剪切强度到最高的种植体/组织剪切强度的表面等级如下：光滑的、粗糙的、螺纹的、等离子喷涂的及多孔涂层的。

增强骨整合　由于在承受外力之前必须形成稳定的界面，因此，研究集中在可以加速组织向牙科种植体表面附着的材料和方法。已经应用于临床实践的材料方面的最新进展包括使用表面粗化的种植体和陶瓷涂层。其他更为实验性的技术包括电刺激、骨移植和使用生长因子。

生物活性材料的重要例子是生物活性陶瓷、玻璃陶瓷和磷酸钙陶瓷。生物活性玻璃和玻璃陶瓷的产品有 Bioglass、Ceravital 和玻璃陶瓷 A－W。Bioglass 是数种含有二氧化硅、磷酸盐、氧化钙和苏打的混合物的凝结体，而 Ceravital 含有与 Bioglass 不同的碱性氧化物浓度。玻璃陶瓷 A－W 含有结晶的羟基磷灰石和氟磷灰石 $[Ca_{10}(PO_4)_6(O, F_2)]$ 及 β－硅灰石 (SiO_2-CaO) 及 $MgO-CaO-SiO_2$ 玻璃基质。磷酸钙陶瓷是具有各种钙/磷比例的陶瓷材料，这取决于加工诱导的物理和化学变化。在它们当中，磷灰石陶瓷中是一种羟基磷灰石(HA)，它已被最广泛地进行了研究。

推动使用合成 HA 作为生物材料源于这种材料具有类似于被替代的骨和牙齿的矿物相。由于这种相似性，可期待更好的组织结合。生物陶瓷其他可觉察的优点包括低的热及电传导性、类似于骨的弹性性能、通过控制材料性能而获得的可控的体内降解速率及当它涂附于金属基底之上作为金属腐蚀产物屏障的可能性。

然而，加工诱导的相转变激发了材料体外溶解行为明显的变化，而不同的结构与组成会改变生物学反应。根据已知的生物活性陶瓷的化学组成及由此产生的纯 HA 很少被应用的事实，含义更广的术语磷酸钙陶瓷(CPC)已被提出来替代更具体的术语羟基磷灰石。每一种 CPC 由其独特的一系列化学和物理性能所限定。

HA、磷酸三钙和磷酸四钙的混合物可在等离子喷涂沉积过程中发生变化。对于 CPC 功能性重要的物理性能包括粉末颗粒大小、颗粒形状、孔隙形状、孔隙大小分布、比表面积、相的存在、晶体结构、晶体大小、晶粒大小、密度、涂层厚度、硬度及表面粗糙度。

通过将种植体拔出体外的试验结果表明，瓷/金属间的结合先于瓷/组织间结合而破坏，前者是体系中薄弱环节。因此，弱的瓷/金属间结合和经过一段时间功能性负载后界面的完整性是关注的理由。

表面状态和生物相容性　种植材料可被腐蚀或磨损，产生粒子状的碎片，碎片反过来导致局部和全身生物反应。金属比陶瓷更易发生电化学降解。因此，选择金属种植材料的基本标准是它能产生最小的生物反应。由于钛基材料钝态的氧化层，所以人体能很好地耐受这种材料。人体能耐受这种合金微量的主要元素成分及次要的合金化成分。然而，人体通常不能耐受大量的金属。因此，使种植材料的力学和化学降解最小是主要目的。

钛及其他种植金属在典型的生理环境中是处于钝态的，且不会发生钝态的降解。纯钛及 Ti－6Al－4V 在全程氧化状态及 pH 水平下具有杰出的耐腐蚀性能。极致密的氧化膜和钛表面能通过表面控制氧化动力学几乎瞬时可重新钝化这两项特点使钛具有这样好的耐腐蚀性能。钛分解产物的低溶解率和几近化学惰性使骨组织能充分生长并与钛形成骨整合。然而，即使在其钝化状态，钛也不是惰性的。二氧化钛的化学溶解会导致钛离子的释放。

为确保双重要求，有必要对种植体表面进行分析。首先，种植材料不能对局部组织、器官系统或器官功能产生不利影响。其次，体内环境不能使种植体降解并使其长期功能下降。因而在解释组织对种植体的生物反应和种植体对人体的反应时，种植体和周围组织的界面区域是最重要的部分。

任何种植体的成功取决于种植体本身和其表面性能、种植部位、手术过程中的组织创伤及种植体/

组织界面的动度。因此，种植学的表面分析在材料特性、确定加工过程中结构和组成的变化、确定生物诱导表面反应及分析环境对界面的影响方面有所帮助。

材料的表面在化学组成、形式及结构上不同于材料内部。这些差异起因于分子量分布、表面反应及污染。在这点上，界面化学主要取决于金属氧化物的性能，而金属本身则作用没有这么大。在金属性能和氧化物性能之间极少或没有相似性，但是，吸附及解吸附现象仍受到氧化层下面金属性能的影响。因此，在种植体表面分析和种植体/组织界面分析中，表面组成特征、结合状态及形式和功能都是重要的。

金属氧化物决定了种植体表面结合的细胞和蛋白质的类型。表面氧化物持续地受到氧气向内扩散、羟基形成及金属离子向外扩散的影响而改变。因此，单一氧化物化学定量关系并不存在。

小结　虽然关于牙科种植体的评价方法及何种标准最为重要尚未达成一致意见，但是临床评价已大致表明，牙科种植体种植5年后成功率约为75%。不管在材料合成及加工、外科技术及临床设计方面的发展，每年的临床失败率大约为2%～5%。牙科种植体失败的原因及目前存在的问题有：①源于缺乏早期骨整合的早期松动；②后期松动，或骨整合的丧失；③骨吸收；④感染；⑤种植体或连接体断裂；⑥涂层从种植体基体上脱开。最常见的失败机理是牙槽嵴吸收，导致进行性的牙周缺损，减少了支持组织的面积及最终种植体的松动。无菌性的失败通常大多因前面提到的多个因素累积的结果。

锻制钛的其他应用

基于锻制钛牙科种植体的临床经验，人们已经开始追求锻制钛冠及桥修复体。随着可再生产、高精度的机械加工技术的出现，如电火花蚀刻、激光焊接及微机械加工和计算机辅助设计和计算机辅助制造，锻制钛冠现在已成为可能。将来的应用可能包括部分义齿构件、其他精密构件、种植体支持修复体及正畸矫治器。

锻制不锈钢合金

钢是一种铁碳合金。述语不锈钢适用于含铬、镍、镁及可能的其他金属的铁碳合金，目的是改善性能并赋予钢不生锈的性质。这些合金在组成上不同于钴－铬合金、镍－铬合金及铸钛合金。通常不锈钢合金不用于铸造，而是以锻制形式应用于牙科，这是不锈钢区别于铸造贱金属合金的第二个方面。因此，这两种材料制作的修复体的类型也不相同。目前用于牙科最常见的不锈钢的应用是正畸器件和根管器械的制作，如根管锉和扩大针。不锈钢的一些特殊应用有临时间隙保持器、预制冠或其他放置在口腔中的器件，以及各种临床和技工室器械。

组成

有数种不锈钢的主要分类已被普遍接受。各类不锈钢称为铁素体、马氏体及奥氏体，它们具有不同的组成、性能及应用。铁素体不锈钢是用于制造器械或设备部件的铬钢，具有一定的耐失泽性能，这一类的不锈钢有广泛的组成，其中赋予不锈性能的主要元素铬的含量在15%～25%范围内。也含有诸如碳、硅及钼这样的元素，但限制在很小的范围内。

马氏体钢也主要是铬钢，但含铬量低一些（大约12%～18%）。这类钢在某种程度上可以通过热处理来硬化，它们具有中等的耐腐蚀性。它们主要用于制造器械，在有限的范围内可用于正畸矫治器的制作。

奥氏体钢是应用的最广泛牙科修复体用合金。用于牙科的最常见的奥氏体钢是18－8不锈钢，这样命名是因为它含有大约18%的铬和8%的镍。碳含量在0.08%和0.20%之间，钛、镁、硅、钼、铌及钽以微量存在，给予合金性能的重要改良。当然，剩余成分是铁。

合金元素的功能和耐化学性

不锈钢的耐腐蚀性很大程度上归功于合金中铬的存在，加入铁中的其他元素在产生耐腐蚀性上均没有铬那样有效。不加入铬的话，铁无法在口腔内使用，因为所形成的氧化铁或铁锈与铁本身结合松散。在纯铁中需要加入大约11%的铬才能产生耐腐蚀性，为了形成钢而加入碳，所需铬的比例也需提高。铬良好的耐腐蚀性是由于在表面形成了附着紧密的氧化物表层，它阻止了表面以下的金属发生进一步的反应。这种氧化物层的形成称为钝化。表面层是看不见的，即使在高倍镜下也是如此，但这层膜会提高金属的光泽性。钝化的程度受到许多因素影响，如合金的组成、热处理、表面条件、修复体内的应力及修复体所处的环境。因此，在牙科应用中，合金的不锈特性可因组装或调整过程中的过度加热而发生改变，使用可以改变修复体表面条件的磨料或反应性清洁剂，甚至长期较差的口腔卫生状况也可改变或失去不锈特性。

在一般使用的不锈钢合金中，奥氏体类型的18－8不锈钢具有最好的耐腐蚀和耐失泽性。在这些合金中，铬和镍与铁形成固溶体，从而产生抗腐蚀保护作用。在这些合金中，为了形成最佳的耐腐蚀性，铬的含量必须在13%和28%之间。如果铬含量小于13%，就不会形成附着性的氧化铬层。如果铬含量超过28%，在晶界就会形成碳化铬，使钢变脆。碳的含量也要严格控制，如果不严格控制，碳将与铬发生反应，形成晶界碳化铬，导致晶界铬的耗尽并在称为敏化的过程中使耐腐蚀性下降。钼可提高抗点隙腐蚀性。

加入少量的某些元素可防止合金中的碳及铁或铬间形成碳化物，因此常将这些元素称为稳定元素。一些称为稳定不锈钢的钢含有钛、铌或钽，这样，所形成的碳化物为碳化钽，而不是碳化铬。

如果表面洁净、光滑且抛光过，则不锈钢合金的耐化学性能将会提高。合金表面的凹凸不平会增加电化学作用。用金和银焊料对不锈钢进行焊接会使不锈钢不锈性能下降，这是由于不同金属间原电池的作用或不锈钢丝局部的、不适当的组成。

应力释放处理

热处理18－8合金并不能提高其性能，但是这种合金在调整或变形以形成修复体的过程中所经历的冷加工会产生应变硬化。高于650℃的热处理会导致显微结构的再结晶、组成的变化及碳化铬的形成，这三方面的变化会导致力学性能和耐腐蚀性的下降。

然而，可对用这些合金制作的修复体进行应力释放操作，以去除制作过程中冷加工的影响，提高延展性，或者对某些合金产生一定程度的硬化作用。如果要进行热处理，根据温度、修复体类型及要处理的合金，应在400℃～500℃温度间加热5～120s。对正畸器件的一般处理为450℃下处理1min。应当记住，温度超过650℃将使合金软化或退火，进一步的处理也不会恢复其性能。低温热处理操作的主要优点是：在变形及制作后能在整个修复体内建立均匀一致的性能，这可以降低使用中发生断裂的可能性。影响合金热处理及应力释放能力的因素包括合金的组成、加工历史（如制作过程）以及热处理的时间、温度和氛围。

不锈钢正畸弓丝

操作　不锈钢丝通过辊压或拉拔加工成锻制形式。锻制意思是通过固体材料变形而获得几乎最终的形状。用特制的正畸钳子和器械可将不锈钢丝容易地制作成矫治器。一旦矫治器制作好，应当将其在450℃热处理1min，以释放制作过程中形成的应力。

不锈钢器件的焊接需要技巧，而且必须使用合适的材料。硼砂焊媒效果不佳，成功的焊接接头需要使用含氟化物的焊媒。可以使用金和银焊料进行焊接。银焊料比大多数金焊料更易使用，并产生更强的焊接接头。银焊料还具有熔化温度（600℃～650℃）比大多数金焊料略低的优点，这降低了焊接过程中使不锈钢过热的危险，过热会使性能下降。

用金焊料焊接的接头邻近的弓丝的强度低于用银焊料焊接的弓丝。许多操作者因此使用银焊料焊接不锈钢，或者完全依靠点焊来组装矫治器。在一项研究中，使用标准正畸喷灯作为低成色金焊料的加热源，并使用氟化物类焊剂，当尽可能少地加热时，记录到的焊接点中心的温度为700℃，当应用最大的热量时，记录到的温度为800℃。离焊接点1mm处的温度为650℃，离焊接点3mm处的温度为635℃，离焊接点5mm处的弓丝温度只有440℃。这些研究表明，在焊接过程中形成了比预期更高的温度，这毫无疑问是与焊接头相邻的不锈钢强度下降的部分原因。

清洁和抛光不锈钢器件是烦人的操作，但这又成为焊接、热处理或在口腔内使用一段时间后所必需的。器件可放入热硝酸中，但这样会形成灰色缎子样表面，需要磨光或用细磨料机械磨刷，以恢复原有的光泽。一种电解抛光浴，也称为阳极抛光机，用来恢复不锈钢器件表面特性很有用，这与前面在铸造钴铬合金中提到的方法相同。

性能　用于正畸弓丝的ANSI/ADA 32号规范没有包含贵金属，它将弓丝分为I型（低弹性）和II型（高弹性）。对弯曲屈服强度及可弯曲次数的要求列于表16－3。

不锈钢弓丝拉伸、弯曲及扭转时的一些性能列于表16－4，并与镍－钛和β－钛弓丝进行了比较。在这3种弓丝中，不锈钢弓丝的屈服强度、弹性模量及弹性率值最大，而回弹性（屈服强度/弹性模量）最小。

处于标准规定和应力释放状态的两种规格不锈钢正畸弓丝的力学性能列于表16－5。0.36mm直

表 16－3 用于正畸弓丝（不含贵金属）的 ANSI/ADA 32 号规范的要求

	Ⅰ型－低弹性		Ⅱ型－高弹性
弯曲屈服强度，MPa	最小 1700	最大 2400	最小 2500
2.9 度偏移量，弯曲 90 度次数（最小）	0.30mm 直径	0.30～0.60mm 直径	0.64mm 直径
	15	10	5

表 16－4 正畸弓丝拉伸、弯曲及扭转时的性能

性能	18－8 不锈钢	镍－钛	β－钛
拉伸			
0.1% 屈服强度，MPa	1 200	343	960
弹性模量，GPa	134	28.4	68.6
回弹性（屈/弹），10^{-2}	0.89	1.40	1.22
弯曲			
2.9 度偏移的屈服强度，MPa	1 590	490	1 080
弹性模量，GPa	122	32.3	59.8
弹性率，mm－N/度	0.80	0.17	0.37
扭转			
弹性率，mm－N/度	0.078	0.020	0.035

引自 Drake SR，Wayne DM，powers JM，Asgar K：Am J Orthod 82：206，1982．数值为 0.43 × 0.64 mm 方形丝的数值。

表 16－5 18－8 不锈钢弓丝的力学性能

性能	直径 0.36mm		直径 0.56mm	
	公认的	应力释放的*	公认的	应力释放的*
比例极限†，MPa	1 200	1 380	1 060	912
屈服强度，0.1% 变形量†，MPa	1 680	1 950	1 490	1 640
拉伸强度，MPa	2 240	2 180	2 040	2 160
硬度（努氏），kg/mm^2	525	572	536	553
90 度冷弯次数	37	45	13	21

引自 Craig RG，editor：Dental Materials：a problem oriented approach．St Louis，1978，Mosby．
*在 482℃ 加热 3 分钟。
†拉伸测试结果。

径弓丝更高的比例极限和屈服强度反映了为制作这一直径弓丝冷加工的量比制作 0.56mm 直径弓丝的冷加工的量大。通过应力释放热处理，这些弓丝的性能（拉伸强度除外）得到了改善。

弯曲力矩对角偏转的曲线强烈地受 3 个因素影响：①弓丝的几何形状；②载荷相对于弓丝的方向，③弓丝的热学历史。具有正方形和长方形截面的不锈钢丝的弯曲力矩对角偏转的曲线见图 16－5。长方形弓丝的弯曲方向对弯曲力矩有重要影响，因为弓丝在较大尺寸方向上弯曲时刚性更大（上部曲线对中部曲线）。正方形弓丝在正方形方向上的曲线与对角线方向上的曲线（底部曲线）几乎相同。加热对圆形不锈钢丝的弯曲力矩－角偏转曲线的影响见图 16－6。即使短时间加热钢丝（15s）与标准钢丝相比，也会造成弯曲时刚性的下降和永久变形开始发生时角度的下降。提高温度也会导致再结晶并降低性能。

如果焊接时钢丝被过度加热或加热不够，则焊接或点焊会造成性能变差。点焊钢丝的截面见图 16－7。点焊的低温设置（加热不够）形成不充分的焊接，而高温设置（过度加热）会造成过度熔化及钢丝锻制结构的再结晶。

不锈钢根管器械

许多根管器械分为手用或机用器械。最常用的器械为 K 型根管锉和扩大针。这些是通过将不锈钢丝机械加工成金字塔形毛坯，断面可为方形或三角形，然后将毛坯拧成有螺旋切刃的形态。也介绍过断

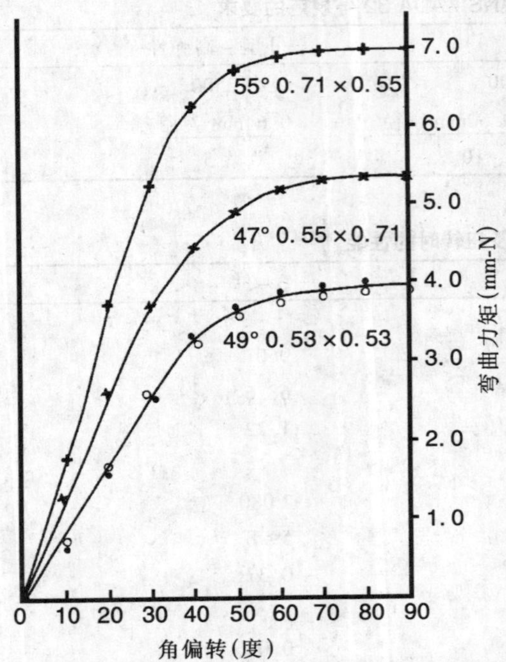

图 16-5　正方形和长方形 18-8 不锈钢丝的弯曲力矩-角偏转曲线。钢丝尺寸单位为 mm

(引自 Craig RG, editor: Dental Materials: a problem oriented approach. St Louis, 1978, Mosby.)

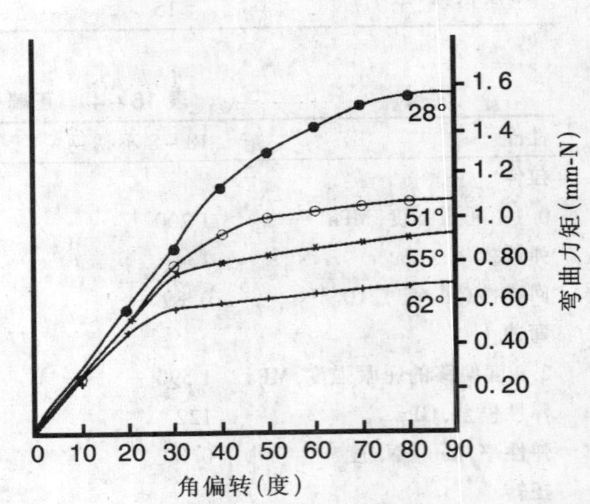

图 16-6　直径 0.46mm 18-8 不锈钢丝的弯曲力矩-角偏转曲线。●●●为标准状态，○○○、×××和+++分别为在 816℃下加热 15s、60s 及 120s

(引自 Craig RG, editor: Dental Materials: a problem oriented approach. St Louis, 1978, Mosby.)

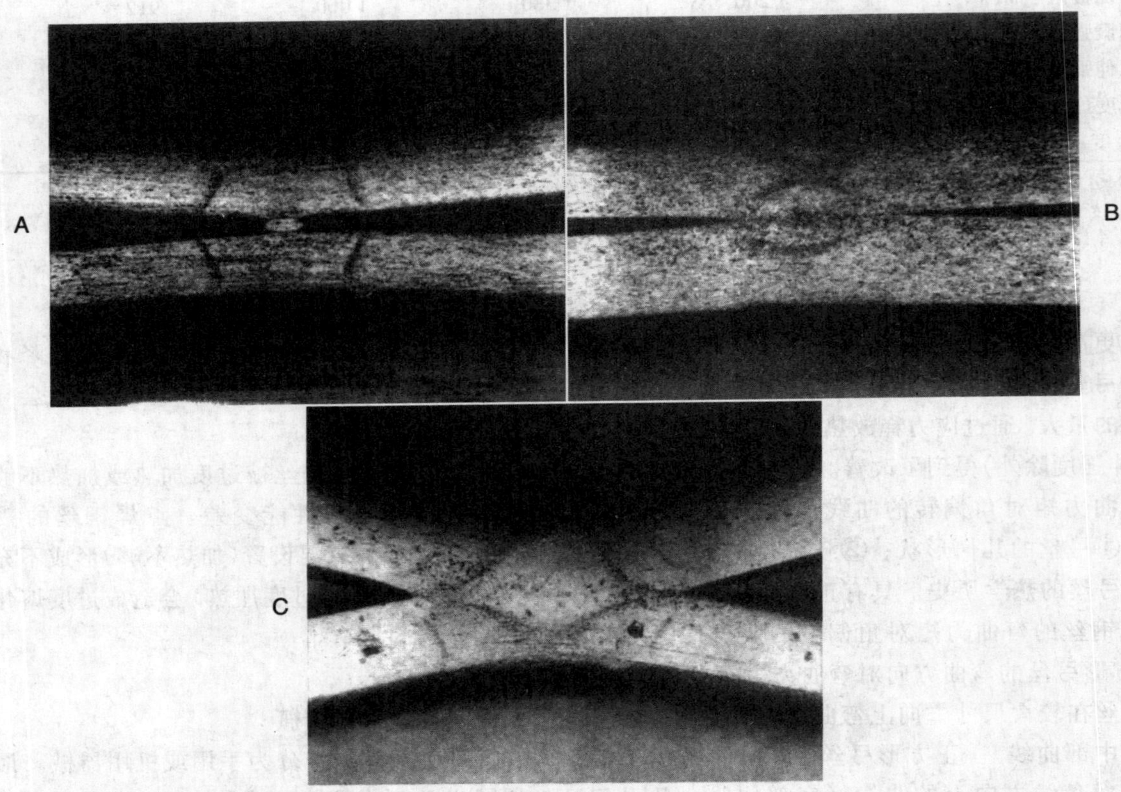

图 16-7　0.56mm 直径钢丝点焊后截面图。A. 低温设置，B. 中温设置，C. 高温设置

(引自 Craig RG, editor: Dental Materials: a problem oriented approach. St Louis, 1978, Mosby.)

面为菱形的锉。图 16－8 所示为 K 型锉的例子，即一种 K 型扩大针和菱形锉。

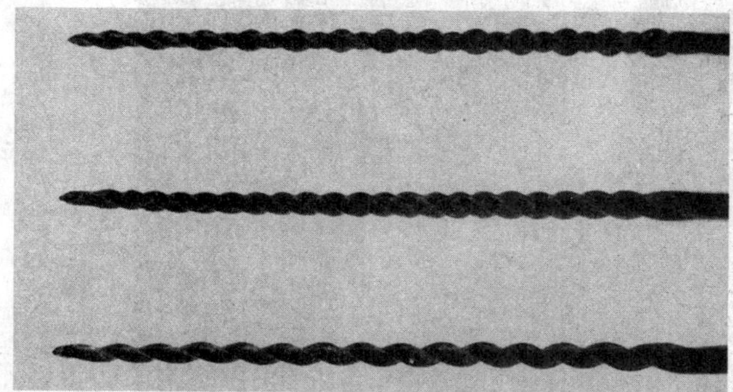

图 16－8 从上到下分别为菱形锉、K 型锉和 K 型扩大针

(Courtesy Corcoran JF, Ann Arbor, 1983, University of Michigan School of Dentistry.)

性能 根管极少是直的，因此，需要根管锉能够适应弯曲的通道，这样，锉的弯曲和扭转性能是重要的。与正畸弓丝相似，根管锉的力学性能取决于锉的几何形态、加力方向和材料组成。可通过图 16－9 所示的 K 型和菱形根管锉（10 号到 35 号）的弯曲力距－角偏转曲线来举例说明。在弯曲中，菱形根管锉的刚性比 K 型锉低，菱形锉因尺寸增加而刚性增加的程度较小且更均匀。

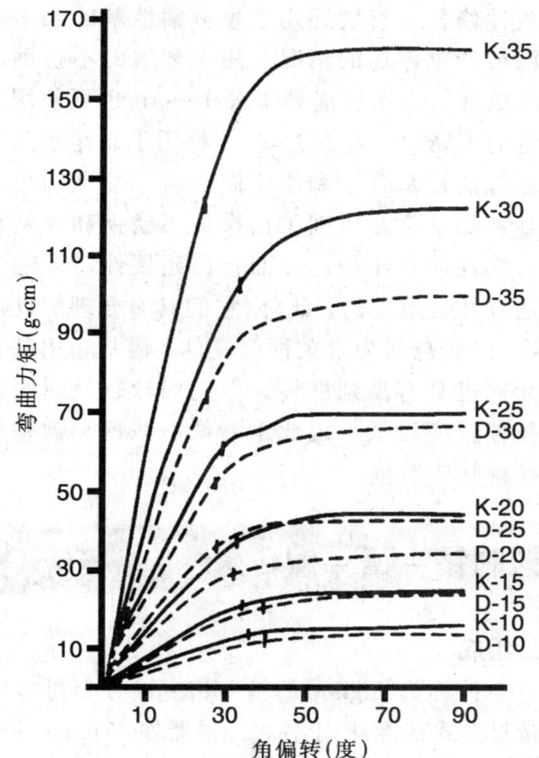

图 16－9 10 号到 35 号根管锉的弯曲力距－角偏转曲线。曲线上的竖直记号为弯曲 90°后发生永久变形

(引自 Dolan DW, Craig RG: J Endodont 8: 260, 1982.)

K 型和菱形根管锉的顺时针方向和反时针方向转动的扭转距－角转动曲线见图 16－10。在两个方向扭转时菱形锉的刚性也比 K 型锉低。如图 16－11 A 所示，两种类型的锉在反时针方向较小角度转动测试时，均发生损坏，因为反时针方向转动会增加扭转刚性，导致脆性断裂。顺时针转动造成器械的被解开，因此，在损坏前允许以柔软的方式更多地转动（图 16－11 B）。因此，当根管锉卡在根管内时，应提醒操作者反时针方向转动不能超过$\frac{1}{4}$圈。

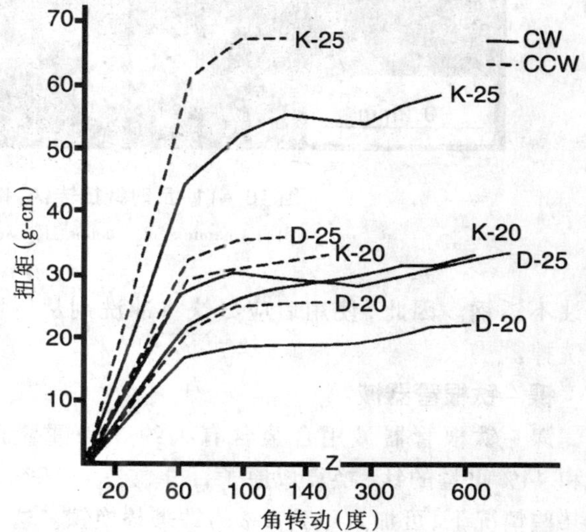

图 16－10 20 号～25 号根管锉的扭转距－角转动曲线。顺时针(CW)和反时针(CCW)转动

(引自 Dolan DW, Craig RG: J Endodont 8: 260, 1982.)

用于牙科根管锉和扩大针的 ANSI/ADA 28 号规范（ISO 3630－1）规定了各种尺寸根管锉和扩大针的几何形态、力距和角转动的最小值和弯曲时最大刚性值。力学性能测试是在顺时针方向进行的。没有要求进行反时针方向测试。当按照规范进行测试时，要求不锈钢器械能耐腐蚀。

ANSI/ADA 规范没有包括的一项性能是切割能力，但它在临床上是重要的。切割能力的测试需要制作模拟该器械切割动作的机器。实验中已使用过牙本质，但是，由于牙齿硬度的生物差异，因而，产生的数据有变化。为克服这一问题，一些研究者使用丙烯酸试样。单个锉的切割能力变化相当大，但使用不同动作次数的同一个锉的结果具有可再现性。锉的磨耗似乎并不影响其切割能力。干热消毒对不锈钢锉的切割能力无影响，但高压消毒会造成下降。诸如次氯酸钠、过氧化氢及 EDTA－尿素这样的根管冲洗剂会降低切割能力，而生理盐水不会造成切割能力下降。这些溶液，不包括生理盐水，在室温下也会

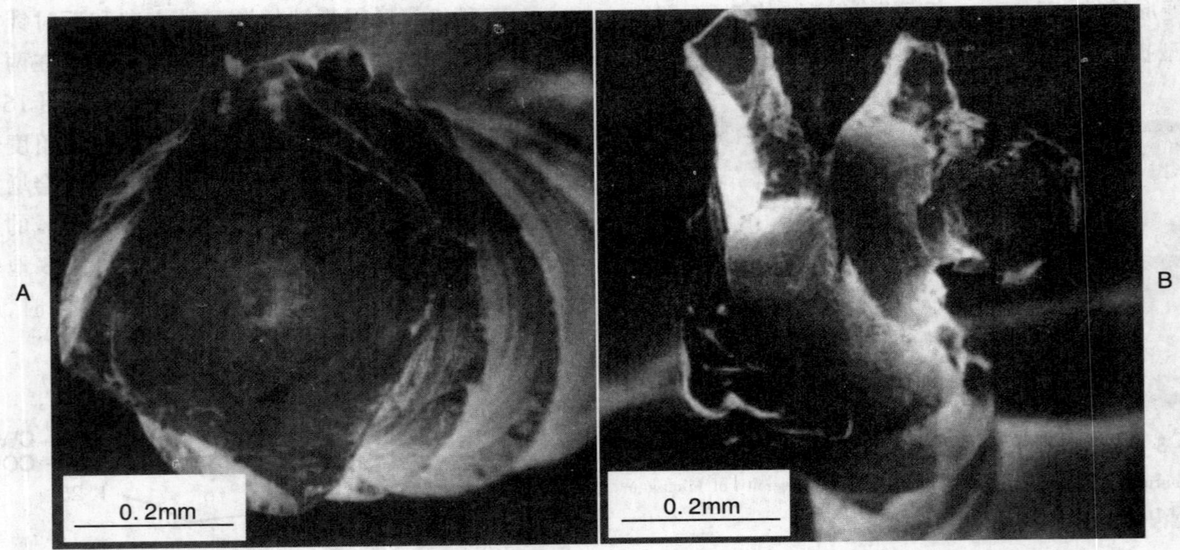

图 16－11 反时针扭转(A)和顺时针扭转(B)导致的 K 型锉断裂

(引自 Chemick LB, Jacobs JJ, Lautenschlager EP et al: J Endodont 2: 94, 1976.)

腐蚀不锈钢。因此，使用后应尽快将冲洗剂从器械上洗掉。

镍－钛根管器械

镍－钛根管器械用合金含有大约 56% 重量的镍和 44% 重量的钛，换算成原子百分数各为 50%。在某些情况下，可加入不到 2% 的钴来替换镍。这一应用的特别之处是这些合金的结构随根管预备过程中应力变化而从奥氏体（体心立方）变为马氏体（密排六方）。当器械在根管内应用时，即使因结构转变为马氏体而导致应变增加，但应力速率因进行性的形变而降低。注意，Ni－Ti 奥氏体的模量为 120GPa，而马氏体的为 50GPa，这一效应产生所谓的超弹性。当应力减少时，器械未发生永久变形而弹回并恢复为奥氏体相。

Ni－Ti 的超弹性允许根管锉发生 8% 的应变变形而能够完全恢复。而不锈钢器械的这一数值 < 1%。此外，Ni－Ti 合金比不锈钢具有更高的强度和更低的弹性模量，这些正是预备弯曲根管时的优点。研究也表明，Ni－Ti 和不锈钢根管锉在耐腐蚀性上无差异。

Ni－Ti 根管器械的这些经改进了的性能使得它们能有效地用作机械驱动旋转器械。尽管如此，Ni－Ti 器械仍可断裂。循环疲劳研究表明，锉的曲率半径是耐疲劳性中最重要的因素，随着曲率半径的减小（直径增加），会导致断裂时间的下降。断裂总是延展类型，这说明循环疲劳是损坏的主要原因。

Ni－Ti 根管器械的一个缺点是，由于它们具有超弹性，必须通过机械切削加工它们，而不能通过扭转带有锥度的线材毛坯来制造。因此器械的设计必须磨制成带锥度的 Ni－Ti 毛坯，因而增加了费用。

贱金属预制冠

不锈钢冠于 1950 年被引入并推荐用于乳牙的永久性修复，特别适用于患有猛性龋的儿童或牙冠已被严重破坏的情况。用于牙冠的不锈钢的大致组成及其力学性能列于表 16－6。也可使用经钛稳定的不锈钢。为了比较，一种用于制作永久性预制牙冠的镍基合金和用于制作暂时性预制牙冠的锡基和铝基合金也列了出来。不锈钢和镍基材料的力学性能是相似的，而且高延展性对牙冠的临床适合性是重要的。此外，它们具有合理的硬度和强度，因而被划为永久性修复体。锡基和铝基暂时性牙冠也具有高延展性，但它们较软且屈服强度和拉伸强度较低，因此不能像不锈钢和镍基牙冠那样耐临床磨损。

锻制钴－铬－镍合金

组成

一种称为 Elgiloy 的钴－铬－镍合金可以线材及带材形式获得，用于各种牙科器件。Elgiloy 主要由 40% 钴、20% 铬、15% 镍、7% 钼、2% 镁、0.4% 铍、0.15% 碳、15.4% 铁及 0.05% 的其他元素构成。特别令人感兴趣的事实是，铍可以降低合金熔点，有助

表 16-6 预制贱金属牙冠的力学性能

类型	0.2%屈服强度(MPa)	拉伸强度(MPa)	伸长率(%)	布氏硬度(kg/mm^2)
永久型				
不锈钢 17% -19% Cr, 9% -13% Ni 0.08% -0.12% C, 0.4% -0.6% Ti	248	593	55	154
镍基 76% Ni, 15.5% Cr, 8% Fe, 0.04% C, 0.35% Mn, 0.2% Si	207	519	42	210
暂时型				
锡基 96% Sn, 4% Ag	24.8	31.7	49	19
铝基 87% Al, 1.2% Mn, 10% Mg 0.7% Fe, 0.3% Si, 0.25% Cu	41.4	110	40	28

于制造。在组成上，该合金更像铸造贱金属合金，而不像不锈钢。

加工及操作

正畸弓丝以各种韧度(冷加工量)来提供：软的、延展的、半弹簧韧度及弹簧韧度。弓丝通常在延展条件下形成，这使它们容易变形并塑形成矫治器，然后进行热处理以提高强度。与用于释放不锈钢丝内应力的热处理相似，标准的热处理是在482℃下保持7min。低温热处理会造成相变化和应力释放。过度的热处理能造成材料脆化。

对 Elgiloy 的制作及焊接技术与用于不锈钢丝的相似。Elgiloy 弓丝应当用银焊料在含氟焊剂存在下进行焊接，也可用点焊焊接。

性能

标准的 Elgiloy 的性能与不锈钢丝的性能相似，然而，其性能可通过用于不锈钢丝应力释放的热处理(482℃ 7min)而稍加改进。弹簧韧度的 Elgiloy 丝的力学性能是：比例极限 1 610MPa，0.2%屈服强度 1 930MPa，拉伸强度 2 540MPa，维氏硬度值 $700kg/mm^2$。标准的和热处理状态的 0.36mm 和 0.46mm 丝材的 90°弯曲次数(直至失效)列于表 16-7。注意，回火、热处理及丝材的尺寸均影响这一性能。几种 Elgiloy 丝材的弯曲力距-角偏转曲线见图 16-12。丝材弯曲时的刚性是相似的，然而，发生永久变形的角度从软-韧度到弹簧-韧度型是增加的。90°弯曲后的永久变形从软-韧度到弹簧-韧度型是减小的。在482℃下热处理 7min 可提高发生永久变形的角度，但会降低永久变形。

表 16-7 钴-铬-镍(Elgiloy)丝材的冷弯

丝材类型	90度弯曲次数(直至断裂)		
	直径 0.46mm		直径 0.36mm
	标准的	热处理的*	标准的
软的	15	12	—
延展性的	13	9	—
半弹簧韧度	12	9	—
弹簧韧度	5	<1	11

引自 Craig RG, editor: Dental Materials: a problem oriented approach. St Louis, 1978, Mosby.

*在482℃热处理7min。

锻制镍-钛合金

一种称为 Nitinol 的锻制镍-钛合金于 1972 年作为用于正畸矫治器丝材被引入。Nitinol 具有高弹性、有限的可成形性及热记忆性的特点。

组成及形状记忆效应

工业用镍-钛合金含有 55% 的镍和 45% 的钛并具有温度转变范围(TTR)。在低于 TTR 温度时，合金可以塑性变形。当合金加热后温度从低于 TTR 升至高于 TTR，温度诱导会使晶体结构从马氏体向奥氏体转变，结果合金会返回其原来的形状。因此，镍钛合金被称为形状记忆合金。正畸用合金含有几个百分点的钴，以降低 TTR。在牙科，已研制出数种镍钛合金变种。组成的改变导致马氏体和奥氏体开始及结束温度的变化和力学性能的改变，只有那些奥氏体结束温度低于 37℃ 的钢丝具有超弹性。

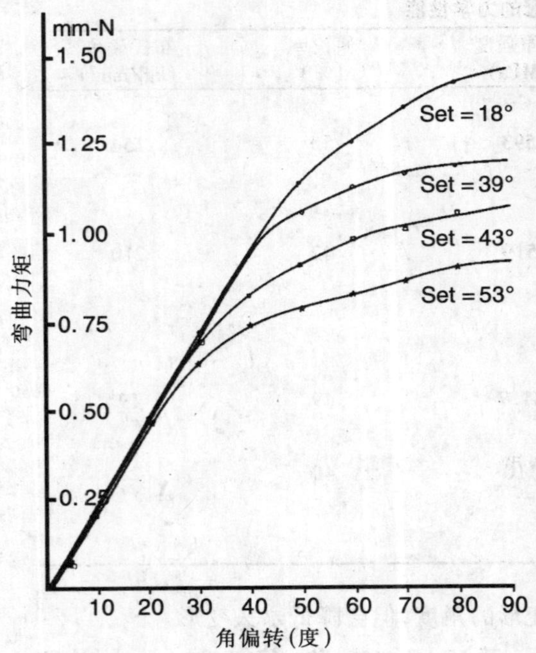

图 16-12　0.46mm 直径软的(***)、延展的(□□□)、在 482℃热处理 7min 的延展的(○○○)及弹簧韧度(●●●)类型的钴-铬-镍(Elgiloy)丝材的弯曲力距-角偏转曲线

(引自 Craig RG, editor: Dental Materials: a problem oriented approach. St Louis, 1978, Mosby.)

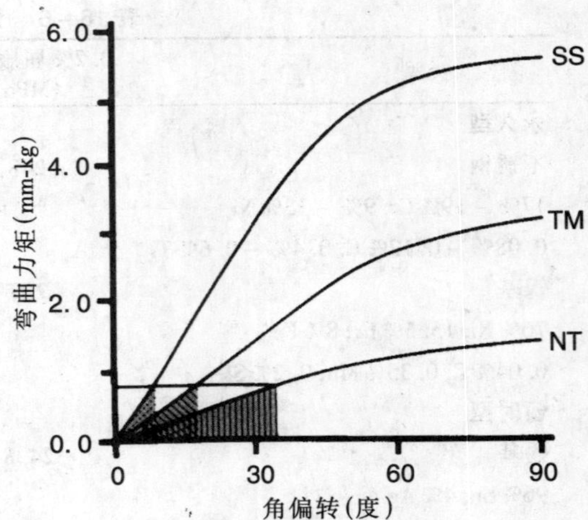

图 16-13　0.48mm×0.64mm 合金丝在比例极限以下的固定弯曲力距时所贮存的能量,SS 为不锈钢,TM 为β-钛,NT 为镍钛。贮存的能量等于各条曲线下的阴影面积。回弹率等于各条曲线的斜率

(引自 Drake SR, Wayne DM, Powers JM et al: Am J Orthod 82: 206, 1982.)

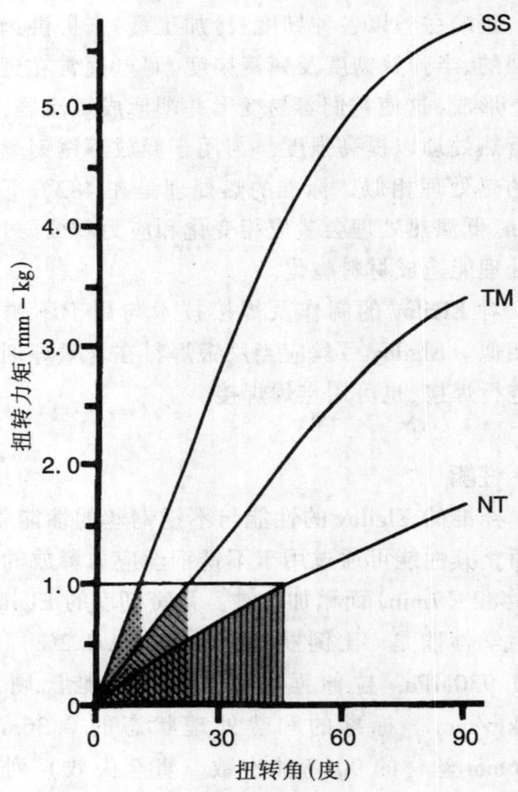

图 16-14　0.48mm×0.64mm 合金丝在比例极限以下的固定扭转力距时所贮存的能量,SS 为不锈钢,TM 为β-钛,NT 为镍钛。贮存的能量等于各条曲线下的阴影面积。回弹率等于各条曲线的斜率

(引自 Drake SR, Wayne DM, Powers JM et al: Am J Orthod 82: 206, 1982.)

性能和操作

表 16-4 比较了正畸用镍钛合金、不锈钢及β-钛合金的拉伸、弯曲及扭转的力学性能。镍钛合金具有最低的弹性模量和屈服强度,但回弹性最大(弹性变形最大)。如图 16-13 和图 16-14 所示,镍钛合金具有最小的弹性率,但在用作正畸弓丝的 3 种合金的弯曲及扭转中,其弹性最大。从临床角度,低弹性模量和高弹性意味着它可施加较小且持续的力,并可在更大的工作范围内进行。如果需要大挠度,如牙齿排列很差,则高回弹是重要的。Nitinol 弓丝需要特别的弯制技术,且不能弯成锐角或弯成完全的小环,因此该弓丝更适合用于具有预扭矩、预角度的托槽。该合金是脆性的,因此不能焊接或熔焊,因而弓丝只能机械地连接。

锻制β-钛合金

组成及微结构

钛-钼合金称为β-钛合金,1979 年被引入作为锻制正畸弓丝。如前所述,纯钛在低于 883℃温度下以密排六方晶格存在，高于此温度则变为体心立方晶格。这些结构分称为α-钛和β-钛。钛的β形式可通过与一定的元素合金化而保留至室温下。用于牙科的β-钛合金含有78%的钛、11.5%的钼、6%的锆及4%的锡，并以锻制丝形式提供。

操作

β-钛丝容易成形，也可焊接及熔接。通过电阻焊也可熔接。在适当熔接条件下，只发生极小冷加工微结构的变形。

性能

与不锈钢和Elgiloy弓丝相比，β-钛丝具有较小的力度、较低的弹性模量、较高的回弹性（最大弹性变形）、较低的屈服强度及良好的延展性、焊接性及耐腐蚀性。表16-4和图16-13及图16-14比较了β-钛合金、不锈钢和镍钛合金的拉伸、弯曲及扭转方面的力学性能。β-钛合金的屈服强度、弹性模量及回弹性介于不锈钢和Nitinol之间。它的可成形性和可焊接性优于Nitinol，而且它比不锈钢或Elgiloy弓丝具有更大的工作范围。

其他正畸弓形

最近正畸弓丝的进展有钛基合金（Ti-15V-3Cr-3Al-3Sn），据报道，其屈服强度/模量比率略大于β-钛。人们也对纤维增强热塑性塑料弓丝进行了研究。候选纤维有玻璃纤维和芳纶。候选树脂有聚碳酸酯和聚对苯二甲酸乙二醇酯。对于每一种树脂/纤维系统，都有一个加热或工作范围，在此范围内可对材料成形而不会使性能下降。这个温度范围主要与树脂基质的玻璃化转变温度（Tg）有关。为得到足够的软化，温度需要高于Tg。然而，更高的温度将导致结构变化和弯曲模量下降。

正畸弓丝小结

表16-4比较了不锈钢、镍钛合金和β-钛丝的拉伸、弯曲及扭转性能。在这3种弓丝中，不锈钢丝具有最大的屈服强度、弹性模量和弹性率及最低的回弹性（弹性挠度或屈服强度/弹性模量）。Elgiloy易于变形及塑形。镍钛合金具有最低的弹性模量和屈服强度，但回弹性最大。镍钛合金的弹性率最小，但在用于正畸弓丝的3种合金中，其弯曲及扭转回弹性最大，缺点是难于弯曲且不能焊接或热处理。β-钛具有中等的放力系统和较大的可成形性及焊接性。

一些其他合金

由于它们的特殊性能，某些合金具有适用于牙科器械及设备的许多价值。例如Monel铜-镍合金具有良好的物理性能和耐失泽或腐蚀性能，因而用于设备零件。由于难于操作，很少用它制作放于口腔内的器件。该合金大约含有28%的铜、68%的镍、2%的铁、1.5%的镁及0.2%的硅。

其他不锈钢在很小范围内也被使用。一种含有3% Al的钢可被热处理，并在锻制情况下使用。成形后在900℃热处理1h会使其性能提高。热处理形成了内聚的Ni_3Al析出物，它可以使晶格硬化。

已经研制出一种加有4%~6% Ti的实验性Co-Cr合金，据报告，它具有比单纯Co-Cr合金更好的耐疲劳性能。

另外一种最近研制的合金是具有金属间化合物结构的Zr-Pd-Ru合金。这种合金的韧性可以得到增强并具有良好的断裂韧性。据推测，可能也是应力诱导微结构的转变产生了良好的耐磨性。30Ni-30Cu-40Mn合金是一种实验性贱金属铸造合金。推测这种合金具有熔点低于1 000℃的优点，因而吸收氧的倾向也减少了。第二种合金化元素Al、In及Sn进一步降低了熔点，细化并减小了树枝状的微结构，增加了硬度和铸造准确性。第二种合金化元素也偏析到金属间化合物区域，导致耐腐蚀性能增加。

研制出令人满意的、用于牙科器件的金的替代物的可能性还远未消失。数量众多的新合金已被工程技术人员研制出来供使用，其中一些最终可被发现完全可以用于牙科。许多金属的可供量越来越多，如钛、钼、铌、钒及镓。这些金属及其合金，与铬、镍、钴、钛、不锈钢及各种铜、铝或镁合金一起，可研制出具有能满足各种牙科应用要求的物理和化学性质的合金。

问题精选

问题1

镍铬和钴铬合金的弹性模量值大约是金合金的

两倍，因此修复体在弯曲力方向上的厚度可以大致减半并且仍然具有相同的挠度。这种观点正确吗？

答案

不正确。虽然拉伸应力－应变曲线会使你坚信这一点，但应当记住，尽管梁的弯曲挠度正比于模量，但它与厚度的立方成反比。结果，与金合金梁相比，即使有两倍的弹性模量，镍－铬合金梁厚度减半也将急剧增加挠度。可见，可以使镍－铬合金梁厚度小量减少并同时保持金合金梁那样的相同刚性。

问题 2

在钴－铬合金部分义齿焊接过程中，火焰的温度变得很高，这对铸造支架的性能会产生怎样的影响？

答案

对支架的过度加热将导致屈服强度和伸长率的下降。这可因原子的迁移和碳化物的形成所致，并导致晶粒内铬的减少，造成腐蚀增加。

问题 3

为降低熔化温度，可用石膏基包埋材料包埋的镍铬合金含有高达 2% 的铍。一个标明含有 77% 镍、21% 铬及 2% 铍的合金将含有 2% 原子百分量的铍。这一说法正确吗？说明理由。

答案

不正确。所列值为重量百分含量。为获得原子百分含量，你必须首先用各自的原子序数去除每个元素的重量百分含量，将所得商加起来得到总商和。例如，每一个商除以总商和与 100 的积，就是原子百分含量。例如，77wt% Ni ÷ 59 = 1.305，21wt% Cr ÷ 52 = 0.404，2wt% Be ÷ 9 = 0.222。总商和为 1.931，Be 原子百分含量 = 0.222 ÷ 1.931 × 100 = 11.5at%。

问题 4

将一根奥氏体 18－8 不锈钢正畸弓丝弯曲并热处理 3min，但不小心被加热到 816℃，而不是推荐的 482℃。这对弓丝会有什么影响？

答案

将产生充分的再结晶和原来锻制弓丝的铁晶格内的碳原子发生沉淀，这将导致刚性和耐永久弯曲性能下降。推荐加热到 482℃，是为了释放弓丝弯曲过程中产生的应力，由于温度足够低，不会使刚性和耐弯曲性能下降。

问题 5

如果你希望选择一种具有最恒定的力，且牙齿移动后不需加力，你会选择 18－8 不锈钢丝、β 钛丝还是镍钛丝？为什么？

答案

根据弯曲及扭转力距－角偏转曲线，应当选择镍钛丝。这种弓丝在给定尺寸下具有最低的弹性率，但却有最高的回弹性，牙齿移动后它所加的力下降也最小。因此，人为加力间隔时间更长且能施加恒定的力量。

问题 6

使用根管不锈钢 K 型锉时，顺时针方向转动 90°后拔出。如果在根管内锉尖被卡住，为什么应小心，不要反时针转动太多？

答案

在制造过程中锉被扭转成形，如果锉尖在根管内被卡住，继续顺时针方向转动会使锉被解开，但反时针方向转动会使锉拧的更紧，可能导致脆性断裂，而不是韧性断裂。结果，这种器械在反时针方向转动时更易断裂，经常是转动至多 90°就断裂了。

问题 7

为什么含铍或含硼镍铬合金的碳含量仅为 0.02%，而 Ticonium 含 0.1% 的碳，Vitallium 含有 0.5% 的碳？

答案

Ticonium 和 Vitallium 用于部分义齿支架，因而需要加入碳来提高屈服强度，而含铍或含硼镍铬合金用于制作瓷熔附金属修复体的基底冠，这时高屈服强度并不那么重要，但需要具有一定的延展性。

参考书目

铸造贱金属合金

Asgar K, Allan FC: Microstructure and physical properties of alloy for partial denture cast－ings, *J Dent Res* 47: 189, 1968.

Asgar K, Peyton FA: Effect of casting conditions on some mechanical properties of cobalt－base alloys, *J Dent Res* 40: 73, 1961.

Asgar K, Peyton FA: Effect of microstru cture on the physical properties of cobalt－based al－loys, *JDent Res* 40: 63, 1961.

Asgar K, Peyton FA: Flow and fracture of den－tal alloys determined by a microbend tester, *J Dent Res*

41: 142, 1962.

Asgar K, Techow BO, Jacobson JM: A new al – loy for partial dentures, *J Prostbet Dent* 23: 36, 1970.

Baran GR: The metallurgy of Ni – Cr alloys for fixed prosthodontics. *J Prostbet Dent* 50: 639, 1983.

Bates JF: Studies related to the fracture of par – tfal dentures, Br Dent J 118: 532, 1965.

Bumgardner JD, Lucas LC: Surface an alysis of nickel – chromium dental alloys, *Dent Mater* 9: 252, 1993.

Ben – Ur Z, Patael H, Cardash HS et al: The frac – ture of cobalt – chromium alloy removable partial dentures, *Quint Internat* 17: 797, 1986.

Bergman M, Bergman B, Soremark R: Tissue accumulation of nickel released due to electrochemical corrosion of non – precious dental casting alloys, *J Oral Rehabil* 7: 325, 1980.

Brune D, Beltesbrekke H: Dust in dental labo – ratories: types and levels in specific opera – tions, *J Prosthet Dent* 43: 687, 1980.

Cecconi BT: Removable partial denture re – search and its clinical significance, *JProsthet Dent* 39 : 203, 1978.

Cecconi BT, Asgar K, Dootz ER: Fit of the re – movable partial denture base and its effect on abutment tooth movement, *J Prosthet Dent* 25: 515, 1971.

Cheng TP, Tsai WT, Chern Lin JH: The effect of beryllium on the corrosion resistance of nickel – chromium dental alloys, J Mater Sci Mater Med, 1: 211, 1990.

Council on Dental Materials, Instruments, and Equipment: Report on base metal alloys for crown and bridge applications: benefits and risks, *JAm dent Assoc* 111: 479, 1985.

Cunningham DM: Comparison of base metal al – loys and Type IV gold alloys for removable partial denture frameworks, *Dent Clin North Am* 17: 719, 1973.

Frank RP, Brudvik. JS, Nicholls JI: A comparison of the flexibility of wrought wire and cast circumferential clasps, *J Prostbet Dent* 49: 471, 1983.

Geis – Gerstorfer J, Passler K: Studies of the in – fluence of Be content on corrosion behav – iour and mechanical properties of Ni25Cr10Mo alloys, *Dent Mater* 9: 177, 1993.

Hinman RW, Lynde TA, Pelleu GB Jr et al: Fac – tors affecting airborne beryllium concentra – tions in dental space, *J Prosthet Dent* 33: 210, 1975.

Lucas LC, Lemons JE: Biodegradation of restor – ative metal systems, *Adv Dent Res* 65: 32, 1992.

Mohammed H, Asgar K: A new dental super al – loy system, I, II, III. *J DentRes* 52: 136, 145, 151, 1973.

Morris HF Asgar K: Physical properties and mi – crostructure of four new commercial partial denture alloys, *J Prosthet Dent* 33: 36, 1975.

Morris HE Asgar K, Rowe AP et al: The influ – ence of heat treatments on several types of base – metal removable partial denture alloys, *J Prosthet Dent* 41: 388, 1979.

Rowe AP, Bigelow WC, Asgar K: Effect of tan – talum addition to a cobalt – chromium – nickel base alloy, *J Dent Res* 53: 325, 1974.

Smith DC: Tissue reaction to noble and base metal alloys. In Smith DC, William DF, edi – tors: *Biocompatibility of dental materials*, vol 4, Boca Raton, FL, 1982, CRC Press.

Strandman E: Influence of different types of acetylene – oxygen flames on the carbon content of dental Co – Ct alloy, *Odontol Revy*, 27: 223, 1976.

Vallittu PK, Kokkonen M: Deflection fatigue of cobalt – chromium, titanium, and gold alloy cast denture clasps, *J Prosthet Dent* 74: 412, 1995.

Wakasa K, Yamaki M: Dental application of the 30Ni – 30Cu – 40Mn ternary alloy system, *J Mater Sci: Mater Med* 1: 44, 1990.

Wakasa K, Yamaki M: Corrosive properties in experimental Ni – Cu – Mn based alloy systems for dental purposes, *J Mater Sci: Mater Med* 1: 171, 1990.

Wakasa K, Yamaki M: Tensile behaviour in 30Ni – 30Cu – 30Mn based alloys for a den – tal application, *J Mater Sci*: Mater Med 2: 71, 1991.

Wataha JC, Craig RG, Hanks CT: The release of elements of dental casting alloys into cell – culture medium, *J Dent Res* 70: 1014, 1991.

Wataha JC, Craig RG, Hanks CT: The effects of cleaning on the kinetics of in vitro metal re – lease from dental casting alloys, *J Dent Res* 71 : 1417, 1992.

Waterstrat RM: New' alloys, *JAm Dent Assoc* 123: 33, 1992.

Yong T, De Long B, Goodkind RJ et al: Leach – ing of Ni, Cr and Be ions from base metal alloys in an artificial oral environment, *J Prosthet Dent* 68: 692, 1992.

锻造贱金属合金

Andreasen GF, Barrett RD: An evaluation of cobalt – substituted Nitinol wire in orthodontics, *Am J Orthod* 63: 462, 1973.

Andreasen GF, Brady PR: A use hypothesis for 55 Nitinol wire for orthodontics, *Angle Orthod* 42: 172, 1972.

Andreasen GF, Morrow RE: Laboratory and clinical analyses of Nitinol wire, *Am J Orthod* 73 : 142, 1978.

Andreasen GF, Bigelow H, Andrews JG: 55 Nitinol wire: force developed as a function of 'elastic memory,' *Aust DentJ* 24: 146, 1979.

Braff MH: A comparison between stainless steel crowns and multisurface amalgams in pri – mary molars, *J Dent Child* 46: 474, Nov – Dec 1975.

Brantley WA, Augat WS, Myers CL et al: Bending deformation studies of orthodontic wires, *J Dent Res* 57: 609, 1978.

Burstone CJ, Goldberg AJ: Beta titanium: a new orthodontic alloy, *Am J Orthod* 77: 121, 1980.

Chen R, Zhi YF, Arvy Stas MG: Advanced Chinese NiTi alloy wire and clinical observations, *Angle Orthod* 62: 15, 1992.

Council on Dental Materials, Instruments, and Equipment: New American Dental Association Specification No 32 for orthodontic wires not containing precious metals, *J Am Dent Assoc* 95: 1169, 1977.

Council on Dental Materials, Instruments, and Equipment: Status report on beta titanium orthodontic wires, *J Am Dent Assoc* 105: 684, 1982.

Dolan DW, Craig RG: Bending and torsion of endodontic files with rhombus cross sections, *J Endodont* 8: 260, 1982.

Drake SR, Wayne DM, Powers JM et al: Me – chanical properties of orthodontic wires in tension, bending, and torsion, *AmJ Orthod* 82: 206, 1982.

Goldberg J, Burstone CJ: An evaluation of beta titanium alloys for use in orthodontic appli – ances, *J Dent Res* 58: 593, 1979.

Goldberg AJ, Burstone CJ, Hadjinikolaoa I et al: Screening of matrices and fibers for rein – forced thermoplastics intended for dental applications, *J Biomed Mater Res* 28: 167, 1994.

HaïkeI Y, Serfaty R, Bateman G et al: Dynamic and cyclic fatigue of engine – driven rotary nickel – titanium endodontic instruments, *J Endodont* 25: 434, 1999.

Kapila S, Sachdeva R: Mechanical properties and clinical applications of orthodontic wires, *Am J Orthod Dentofac Orthop* 96: 100, 1989.

Kusy RP: Comparison of nickel – titanium and beta titanium wire sizes to conventional orthodontic arch wire materials, *Am J Orthod* 79: 625, 1981.

Neal RG, Craig RG, Powers JM: Cutting ability of K – type endodontic files, *J Endodont* 9: 52, 1983.

Neal RG, Craig RG, Powers JM: Effect of sterilization and irrigants on the cutting ability of stainless steel files, *J Endodont* 9: 93, 1983.

Newman JG, Brantley WA, Gorstein H: A study of the cutting efficiency of seven brands of endodontic files in linear motion, *J Endodont* 9: 316, 1983.

Parmiter OK: Wrought stainless steels. In ASM metals handbook, Cleveland, 1948, American Society for Metals. Patel AP, Goldberg AJ, Burstone CJ: The effect of thermoforming on the properties of fiber – reinfroced composite wires, *J Appl Biomat* 3 : 177, 1992.

Peterson DS, Jubach TS, Katora M: Scanning electron microscope study of stainless steel crown margins, *ASDC J Dent Child* 45: 376, Sept – Oct 1978.

Schwaninger B, Sarkar NK, Foster BE: Effect of long – term immersion corrosion on the flex – ural properties of Nitinol, *Am J Orthod* 82: 45, 1982.

Shastry CV, Goldberg AJ: The influence of drawing parameters on the mechanical properties of two betatitanium alloys, *J Dent Res* 62: 1092, 1983.

Stokes OW, Fiore PM, Barss JT et al: Corrosion in stainless – steel and nickel – titanium files, *J Endodont* 25: 17, 1999.

Thompson SA: An overview of nickel – titanium alloys

used in dentistry, *Internat Endodont J* 33: 297, 2000.

Waters NE: Superelastic nickel - titanium wires, BrJ Orthod 19: 319, 1992.

Wilkinson Jv Some metallurgical aspects of or - thodontic stainless steel, *Am J Orthod* 48: 192, 1962.

Wilson DF, Goldberg AJ: Alternative betatitanium alloys for orthodontic wires, *Dent Mater* 3: 337, 1987.

Yoneyama T, Doi H: Superelasticity and thermal behaviour of NiTi orthodontic archwires, *Dent Mater* 11: 1, 1992.

钛

Ducheyne P, Kohn D, Smith TS: Fatigue properties of cast and heat treated Ti - 6A1 - 4V alloy for anatomic hip prostheses, *Biomater* 8: 223, 1987.

Ida K, Togaya T, Tsutsumi S et al: Effect of magnesia investments on the dental casting of pure titanium or titanium alloys, *Dent MaterJ* 1: 8, 1982.

Ida K, Tani Y, Tsutsumi S et al: Clinical applica - tions of pure titanium crowns, *Dent MaterJ* 4: 191, 1985.

Kimura H, Izumi O, editors: Titanium *80 sci ence and technology*, Warrendale, Penn, 1980, The Metallurgical Society of AIME.

Kohn DH, Ducheyne P: A parametric study of the factors affecting the fatigue strength of porous coated Ti - 6A1 - 4V implant alloy, *J Biomed Mater Rea* 24: 1483, 1990.

Kohn DH, Ducheyne P: Microstructural refinement of beta - sintered and porous coated Ti - 6A1 - 4V by temporary alloying with hydrogen, *J Mater Sci* 26: 534, 1991.

Kohn DH, Ducheyne P: Tensile and fatigue strength of hydrogen treated Ti - 6A1 - 4V alloy, *J Mater Sci* 26: 328, 1991.

Lutjering G, Gysler A: Critical review - fatigue. In Lutjering G, Zwicker U, Bunk W, editors: *Titanium, science and technology*, Of - erursel, West Germany, 1985, Deutsche Gesellschaft Fur Metallkunde.

Margolin H, Williams JC, Chesnutt JC et al: A review of the fracture and fatigue behavior of Ti alloys. In Moser JB, Lin JHC, Taira M et al: Development of dental Pd - Ti alloys, *Dent Mater* 1: 37, 1985.

Okabe T, Hero H: The use of titanium in dentistry, *Cells and Mater* 5: 211, 1995.

Peters M, Gysler A, Lutjering G: Influence of microstructure on the fatigue behavior of Ti - 6A1 - 4V. In Kimura H, Izumi O, editors: *Ti - tanium 80 science and technology*, War - rendale, Penn, 1980, The Metallurgical Society of AIME.

Szurgot KC, Marker BC, Moser JB et al: The casting of titanium for removable partial dentures, Dent Mater Sci QDT Yearbook: 171, 1988.

Taira M, Moser JB, Greener EH: Studies of Ti alloys for dental castings, *Dent Mater* 5: 45, 1989.

Voitik AJ: Titanium dental castings, cold worked titanium restorations—yes or no? *Trends and Techniques* 8(10): 23, Dec, 1991.

Waterstrat RM: Comments on casting of Ti - 13Cu - 4.5Ni alloy, Pub No (NIH) 77 - 1227, DHEW, p 224, 1977.

Yamauchi M, Sakai M, Kawano J: Clinical appli - cation of pure titanium for cast plate den - tures, *Dent MaterJ* 7: 39, 1988.

种植体

Adell R, Lekholm U, Rockler B et al: A 15 - year study of osseointegrated implants in the treatment of the edentulous jaw, *Int J Oral Surg* 10: 387, 1981.

Albrektsson T, Branemark PI, Hansson HA et al: The interface zone of inorganic im - plants in vivo: titanium implants in bone, *Ann Biomed Engr* 11: 1, 1983.

Brånemark PI, Zarb GA, Albrektsson T: *Tissueintegrated prostbeses— osseointegration in clinical dentistry*, Chicago, 1987, Quintessence.

Brånemark PI, Hansson BO, Adell R et al: Os - seointegrated implants in the treatment of the edentulous jaw: experience from a 10 - year period, *Scand J Plast Reconstr Surg* ll(suppl 16): 1 - 132, 1977.

Brunski JB, Hipp JA: In vivo forces on endos - teal implants: a measurement system and biomechanical considerations, *J Prostbet Dent* 51: 82, 1984.

Brunski JB, Moccia AF, Pollack SR et al: The in -

fluence of functional use of endosseous dental implants on the tissue - implant inter - face. I. Histological aspects, *J Dent Res* 58: 1953, 1979.

Cook SD, Thomas KA, Kay JF et al: Hydroxyapatite - coated porous titanium for use as an orthopedic biologic at - tachment system, *Clin Orthop* 230: 303, 1988.

Deporter DA, Friedland B, Watson PA et al: A clinical and radiographic assessment of a porous - surfaced, titanium alloy dental im - plant system in dogs, *J Dent Res* 65: 1071, 1986.

Ducheyne P: Bioceramics: material characteris - tics versus in vivo behavior, *J Biomed Mater Res*; *Appl Biomater* 21(suppl A2): 219, Aug 1987.

Ducheyne P, Hench LL, Kagan A et al: The ef - fect of hydroxyapatite impregnation on skel - etal bonding of porous coated implants, *J Biomed Mater Res* 14: 225, 1980.

Healy KE, Ducheyne P: The mechanisms of passive dissolution of titanium in a model physiological environment, *J Biomed Mater Res* 26: 319, 1992.

Hench LL, Ethridge EC: *Biomaterials: an interfacial approach*, New York, 1982, Academic Press.

Hench LL, Splinter RJ, Allen WC et al: Bonding mechanisms at the interface of ceramic pros - thetic materials, *J Biomed Mater Res Symp* 2: 117, 1972.

Kasemo B: Biocompatibility of titanium implants: surface science aspects, *J Prosthet Dent* 49 : 832, 1983.

Koeneman J, Lemons J, Ducheyne P et al: Workshop on characterization of cal - cium phosphate materials, *J Appl Biomater* 1: 79, 1990.

Kohn DH: Overview of factors important in im - plant design, *J Oral Implantol* 18: 204, 1992.

Kohn DH: Structure - property relations of biomaterials for hard tissue replacement, in Wise DL, editor, *Encyclopedia of biomateri - als and bioengineering*, Matawan, NJ, 83, 1995, Marcel Dekker.

Lemons JE: Dental implant retrieval analyses, *J Dent Ed* 52: 748, 1988.

Luthy H, Strub JR, Scharer P: Analysis of plasma flame - sprayed coatings on endos - seous oral titanium implants exfoliated in man: preliminary results, *Int J Oral Maxillofac Imp* 2: 197, 1987.

Maniatopoulos C, Pilliar RM, Smith DC: Threaded versus porous - surfaced designs for implant stabilization in bone - endodontic implant model, *J Biomed Mater Res* 20: 1309, 1986.

National Institutes of Health Consensus Devel - opment Conference Statement on Dental Im - plants, June 13 - 15, 1988, *J Dent Ed* 52: 824, 1988.

Schnitman PA, Schulman LB: Dental implants: benefit and risk. In US Department Health and Human Services, publication no 81 - 1531, 1980.

第十七章 铸造及焊接过程

John C. Wataha

铸造就是将修复体蜡型转化为牙科合金复型的过程。铸造过程可用于制作诸如嵌体、高嵌体、冠、桥及活动部分义齿的牙科修复体。因为铸件必须满足严格的尺寸要求,因而铸造过程需严格控制。在牙科学,实际上所有的铸造均采用失蜡铸造技术。失蜡铸造技术已被使用了好几个世纪了,但直到 1907 年 W. H. Taggart 将该技术和铸造机引入后,才在牙科学中广泛应用。

焊接是用一种称为焊料的合金连接两个或两个以上铸件或锻件的方法。与铸造相似,牙科中的焊接必须确保焊件的尺寸保持较高的准确度。铸造及焊接技术所使用的许多技工室设备和材料是相同的。

本章将讨论铸造及焊接技术。这些技术使用好几种材料,这些材料将在其他章节中详细讨论。铸造用合金已在第十五章和第十六章中进行了介绍。代型及包埋材料已在第十三章中阐述,而蜡在第十四章中作了介绍。本章将主要集中介绍使用这些材料的技术,先概括介绍失蜡铸造过程,然后讨论这一过程的每一步:制作蜡型、连接铸道、包埋、蜡的烧除及铸造。最后将讨论牙科焊接的一些一般要求。铸造及焊接技术是复杂的,而且因不同的合金类型而变化较大,本章并不打算全面地讨论这些技术,为获取详细的知识,读者可参阅有关铸造及焊接技术方面的书籍。

铸造

失蜡技术

之所以称为失蜡技术,是因为在此技术中修复体的蜡型被耐火材料包埋,然后将蜡型烧除("失"),以及形成修复体阴模腔,最后将熔化的金属铸入其中。整个失蜡铸造过程见图 17-1。首先在待修复的牙齿代型上制作蜡型,有时也可在牙齿上直接制作蜡型。蜡型应与最终的修复体完全一样,包括秴、邻接关系及边缘适合性。一旦蜡型完成,连上铸道,铸道是用来将坩埚内熔化的金属浇铸入型腔的通道。下一步将蜡型及铸道用陶瓷材料包埋,然后加热包埋的蜡型,直到所有蜡型的残余物被烧除。烧除蜡型后,将熔化的金属浇铸入蜡型及铸道的阴模腔中。去除包埋材料后即得粗糙的铸件,然后浸洗除去表面氧化物。最后去除铸道,打磨抛光铸件,给患者戴用。如果所有步骤做得好,最终的修复体需要很少的修改就可使用。

失蜡技术中的尺寸变化 如果在铸造过程所使用的材料不收缩或膨胀,最终铸造修复体的尺寸与原来蜡型的尺寸相同。然而,在图 17-1 所示的大多数步骤中均发生尺寸变化,而且实践中最终修复体可能与蜡型的尺寸并不一样。这些尺寸变化的控制是复杂的,但可以概括为如下等式:

蜡的收缩 + 金属收缩 = 蜡的膨胀 + 凝固膨胀 + 吸湿性膨胀 + 热膨胀

这一等式平衡了收缩(等式左侧)与膨胀(等式右侧),这些均发生在铸造过程。如果最终修复体要适合于代型,则在铸造过程中的收缩与膨胀必须相等。

铸造过程中的收缩力来源有二:蜡和金属。尽管当蜡型在代型上时,代型在很大程度上限制了蜡型的收缩,但残余应力仍存在于蜡型中,当蜡型从代型上取下时,在包埋过程中残余应力会释放出来。而且,包埋是在低于蜡型制作温度之下进行时,由于蜡的热膨胀系数较大(见第十四章),蜡型将显著收缩。当熔化的金属凝固时会发生收缩,但这一收缩通常可通过更多金属的流入而得到补偿。然而一旦整个铸件达到合金的凝固温度后,随着温度降至室温,铸件将发生收缩。与蜡情况一样,金属在凝固后的收缩是由于金属的热膨胀系数造成的。当某一合金从凝固温度(1 300℃ ~1 400℃)冷却下来,其冷却收缩取决于合金的热膨胀系数,可达 2.5%。大多数合金的典型收缩范围为 1.25% ~2.5%。而且,因为此时铸件已是固体,唯一可能的补偿机制是铸造时铸腔尺寸应较原蜡型大 1.25% ~2.5%。如果要使铸件具有合适的尺寸,则蜡和金属的收缩必须用包埋材料的膨胀来补偿。图 17-2 显示由于合金的凝固收缩未能充分补偿导致铸件太小。

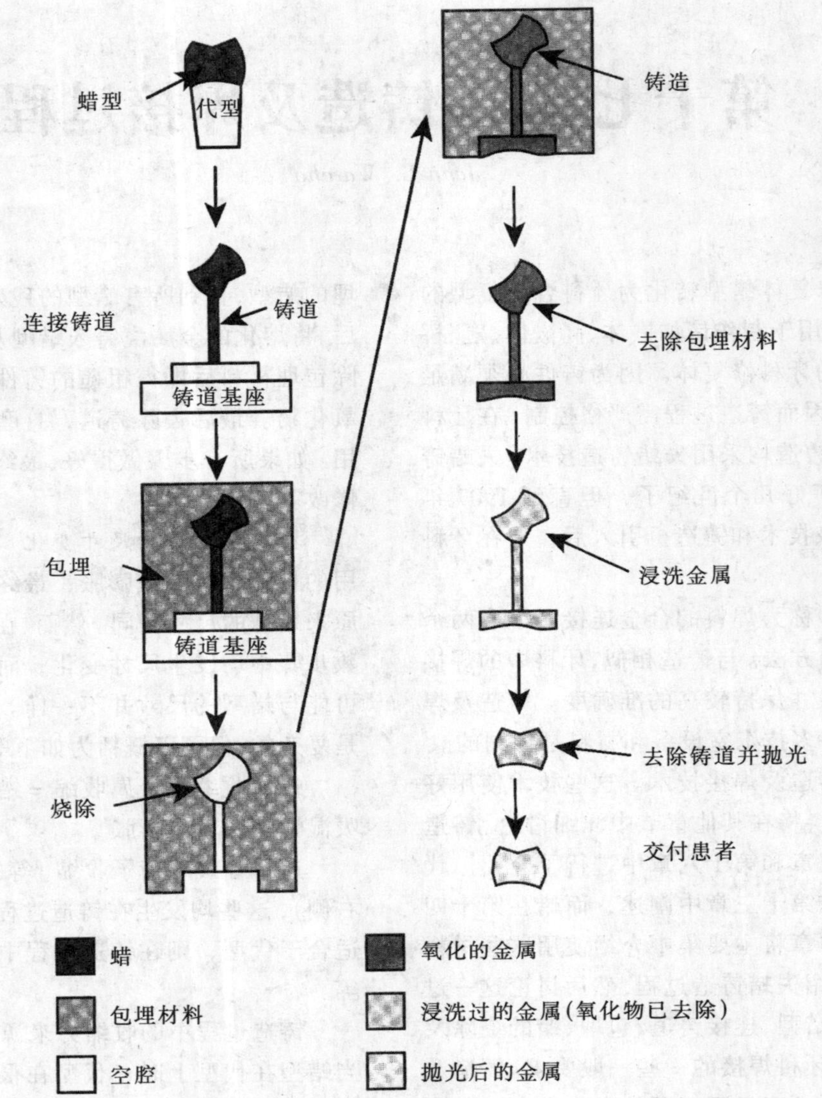

图 17－1　失蜡铸造过程。在代型(制备好的牙齿复制品)上制作最终修复体的蜡型。将铸道连接在蜡型上,然后将蜡型从代型上取下并连接到铸道基座上。包埋铸道及蜡型,然后去除铸道基座。将铸圈放入炉子内烧除蜡。将熔化的金属浇铸入蜡型阴模腔内。金属凝固后,去除包埋材料,浸洗铸件以去除氧化物。最后,去除铸道,抛光铸件,清洗后交付患者。注意铸道基座的角度应当圆滑

包埋材料膨胀的来源已列在前面提到的等式中，主要有两个：蜡型的膨胀或包埋材料本身的膨胀。包埋材料的膨胀可以是凝固膨胀、吸湿性膨胀或热膨胀,这些现象已在第十三章中详细讨论了。只要总膨胀量足以平衡前面所述金属的收缩，各种膨胀对总膨胀的相对贡献量并不重要。包埋前蜡型的膨胀理论上是可能的，但是由于残余应力的释放会使蜡型变形，因而是不可行的。因此,在收缩－膨胀等式中,收缩主要来自于铸件凝固后的冷却,这个收缩必须通过包埋材料合适的总膨胀量来补偿。

失蜡技术的准确性　尽管嵌体铸件 ±0.05% 公差是可接受的,但铸件应尽可能地准确。如果假设一般牙科嵌体铸件的线性尺寸为 4mm，该数值的 ±0.05% 只有 ±2μm，这说明如果对于同一牙齿制作的两铸件的差异均为 4μm,则它们的差距不明显。为了使这一尺寸形象化，想一下人头发的平均厚度大约为 40μm,因此牙科铸件的公差限值大约是人头发厚度的$\frac{1}{10}$。为了获得如此小公差限值的铸件,不但要对包埋材料设定严格的要求，也要对印模材料、蜡及代型材料设定严格的要求。无疑地,技术步骤和材料的正确操作同样重要。包埋材料的凝固膨胀、吸湿性膨胀和热膨胀可因产品不同而不同,不同包埋材料的应用技术也会有所不同。对于每一种产品而言,所得

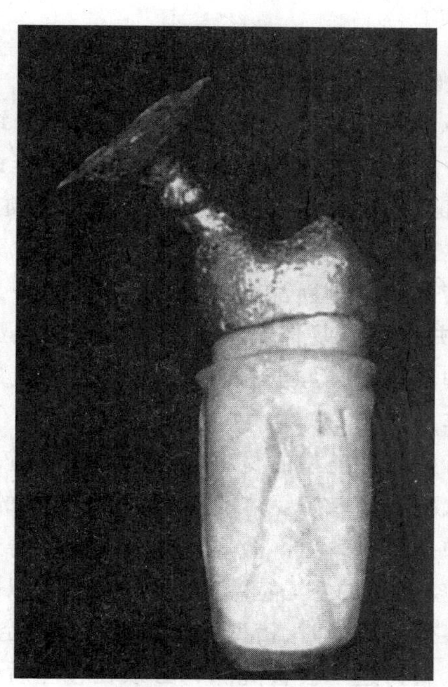

图 17-2 由于合金的凝固收缩未能充分补偿导致铸件太小，不能在牙齿上就位。如图所示，不合适的程度可能很大

(Courtesy Dr. Carl W. Fairhurst, Medical College of Georgia School of Dentistry.)

的每一种性能值在不同批次及不同铸次的材料中应当是一值的。

蜡型的制作

用蜡制作修复体是方便的，因为它仅涉及少数几种材料，不昂贵、制作快、可反复使用且能定制。然而蜡的性能，如热膨胀系数大、易于流动、存在残余应力，必须要牢记。这些性能已在第十四章作了详细介绍。不能满足这些性能将形成准确性差的铸件。有两个制备牙科修复体蜡型的基本方法：在直接方法中，是在口腔牙齿上直接制作蜡型。该方法只能用于小的嵌体修复体。在间接方法中，先制作牙齿代型，然后在代型上制作蜡型。间接方法可用于制作各种修复体。

直接法蜡型 正如在第十四章提到的那样，用于直接法蜡型的蜡必须充分加热以获得充分的流动性和可塑性，以便在加压下能再现洞壁的细节。在制作直接蜡型时需要对蜡充分地加压。另外，由于对组织可能造成损伤并对患者带来不适，而且蜡加热过度会因流动性过大而难于加压，因此应避免过度加热蜡。

当蜡被加热至适当的温度（大约 50℃～52℃）保持一段时间，先前制造及操作中产生的应力就会消散。应当使用具有适当稠度的无应力蜡片，以便在压力下形成的蜡型保持相对无应力状态。这样当蜡型随后从牙齿上取下时变形就很少。在充填入洞型前，在小型干热炉内很容易并有效地对蜡进行这样的加热及揉搓。在 Bunsen 炉火焰上过度加热蜡会使蜡的稠度不均匀，并使一部分蜡挥发而损失。虽然可将蜡放入合适温度的水中揉捏，但不要长期放在水中。水中加热时间过长，特别是在较高温度下，会导致蜡块变脆。

因为蜡的热传导率极低，从工作温度冷却至口腔温度过程很慢，因而需要较长时间。蜡的温度降至口腔温度会产生收缩，当在蜡上加压直到蜡的温度降至口腔温度时，蜡的收缩在某种程度上可被抵消，这是因为当蜡型从牙齿上取下时，在一定程度上压缩应力得到了释放。然而，这些应力的程度及分布因蜡型不同而不同。虽然这些诱导的应力不是理想的，但它们的存在是不可避免的。

因为在口腔内直接雕刻蜡型需要很高的技巧，任何能使操作更容易的性能都是令人渴望的。因此，ANSI/ADA 针对嵌体蜡的第 4 号规范（ISO1561）指出，蜡的颜色应与口腔软硬组织形成明显反差。蜡在软化时不应有起皮现象，将蜡雕刻成薄的边缘时蜡不应出现可察觉到的裂纹或起皮。在制作边缘及外形成形时，最好用充分加温的雕刻器械软化蜡，但不要熔化蜡。加温后的器械可使雕刻部位的蜡达到合适的工作温度，这样该区域诱导的应力较小。用冷的雕刻器械磨光或切断蜡型，会在蜡型中产生拉伸及压缩应力，而这对铸件最终适合性是有害的。

间接蜡型 当用间接方法制作蜡型时，需要使用已备牙齿及部分周围结构阳模的金属或人造石代型。使用代型可在口腔外制作蜡型。在代型上制作蜡型可允许对直接法制作蜡型所用蜡的类型和必须的步骤进行改变。间接法的方便性使得蜡的流动性能变得不太关键，因为蜡型可以在较低温度下从代型上很容易地取下。

一些技工室使用间隙涂料涂在人造石代型上，以便为最终封固水门汀预留空间。一般是将黏稠的间隙涂料液体刷到代型上，然后在涂蜡型分离剂和上蜡之前使其干燥。间隙涂层的厚度很难控制，一般为 10～30μm，与操作技术直接有关。间隙涂料不能用于补偿铸造过程中对材料不恰当的操作，也不能用于修复体的边缘部位。

当向人造石或一些金属代型上上蜡时，应使用一些蜡型分离剂，以便蜡型脱模。在口腔内就不必使用蜡型分离剂，因为唾液薄膜或牙本质小管的液体充当了分离剂。目前有许多液体可以防止蜡在代型上黏附太紧。这些液体可形成极薄的隔离膜。应避免过量使用分离剂，因为这会降低蜡型的准确性，并使金属铸件表面变差。

既可以通过用调拌刀逐次少量地熔化蜡来向代型上上蜡，也可以像直接法所建议的那样通过向代型上压蜡来上蜡。由于人造石代型是热不良导体，应用上述两种方法时，人造石代型的温度对适合性不太重要。同样地，当用压蜡法制作蜡型时，金属代型的温度并不重要。然而，当将熔化蜡向金属代型逐步上蜡时，温度就很重要了，因为蜡的凝固方式取决于金属代型的温度。

当熔化的蜡流向冷的金属代型时，由于来自熔化蜡的热量被快速地消散，与代型接触的蜡会快速凝固。而与空气接触的蜡则会保持熔融状态一段时间，当此处蜡凝固时，蜡就会收缩，使先前与金属代型接触而先凝固的蜡从代型上剥脱，如图 17－3 A 所示。相反，如果金属代型整个被加温至接近体温，蜡的凝固在整个蜡块上更加均匀，这样适合性会更好(如图 17－3 B)。可将代型放于电灯泡下加温或用雕刻器械在电热垫上适当加温。如在直接法蜡型那样，用加温的器械对间接法蜡型进行雕刻可以减少蜡中应力的形成。

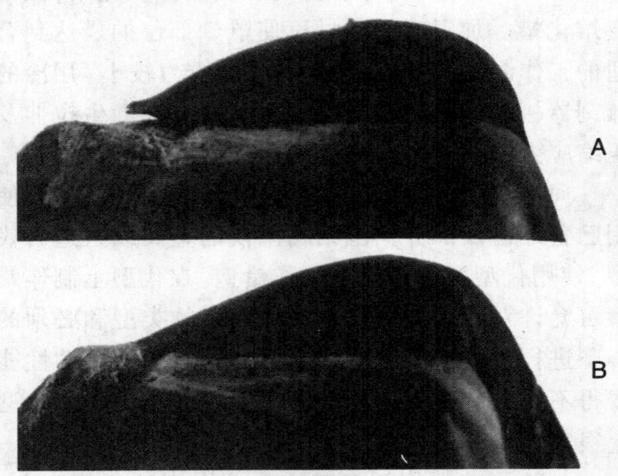

图 17－3　对蜡型不恰当的操作可造成蜡型明显变形。
A. 蜡冷却太快，残余应力释放，造成蜡从代型上剥离；
B. 适当的冷却速度及操作会使蜡型保持在代型上

由于蜡的基本物理性质，蜡型的变形是一种持续性危害。蜡的热膨胀系数不但是牙科材料中最大的之一，它还具有相对低的软化温度，这会造成蜡应力释放或流动发生。在制作任何蜡型时均容易诱导应力，事实上，不可能制作出完全无应力的蜡型。然而，具有蜡物理性能知识的操作者可通过恰当的操作过程使蜡型中的应力最小。

制作蜡型铸道

铸道的目的是为熔化金属提供一个到达蜡型烧除后所形成的阴模腔的通道。正确制作铸道的技术及铸道的设计是修复体成功铸造的关键。在制作铸道之前，一般要将蜡型从代型上取下片刻时间。在清洁代型并重新涂分离剂之后，将蜡型再戴到代型上，并修整修复体蜡型边缘。铸道的类型、数量、连接的部位、直径、长度及走向，均对铸造的成功起重要作用。

有好几种类型的材料可用来制作铸道，使用哪一种取决于铸造修复体的类型。对于较小的嵌体，可使用中空金属铸道。金属比相应大小蜡铸道的强度大。中空铸道的空心应事前用黏蜡充填，以防止在将铸道熔接到蜡型时，蜡型的蜡被吸入铸道空心中。当然，金属铸道不会被烧除，必须在包埋后小心地去除。圆蜡条是许多各种尺寸修复体的常用铸道材料。蜡具有不昂贵、容易操作、容易烧除及各种直径规格的优点。蜡铸道也容易设计成用于需要多个铸道及出口的复杂铸件。塑料铸道也用于铸造。塑料具有金属的刚性，此为优点，但仍可被烧除，但烧除时间比蜡长。

对于大多数常见冠及嵌体来说，单个铸道已足够了。然而，桥及活动部分义齿也许需要多个铸道的复杂组合（图 17－4)。直径小的铸道也可以连接到蜡型上，起排气口的作用，以便金属熔液顺利铸入。连成“Y”形的两个铸道也可用于一些相对较小的修复体，以防止容易变形蜡型的翘曲变形。Y 形铸道设计常用于近𬌗远(MOD)嵌体修复体。

铸道与蜡型的连接部位对于正确的铸造是极为重要的。一般地，如图 17－5 所示那样，铸道应连接到蜡型体积最大处。将铸道远离薄细的边缘可以使这些部位变形最小。在连接铸道时，连接处外形应外展圆钝，如图 17－5 B 中插图 x 所示。这可以使金属熔液更平稳地流入模型中，铸件在连接处的气泡也较少。另外，如图 17－5 B 插图 y 所示，铸道连接处外形不外展圆钝的话，将形成包埋材料尖锐的突出物，在铸造中该突出物会断裂而掉入铸件中。铸道的方向是另一个应考虑的因素。一般铸道方向应与边缘方向一致，这样铸造时可使金属液体流动时的紊乱流动减至最小，有利于蜡型边缘的铸造。最后一点，选择铸道的连接点，应注意修复体的外形会因连接铸道而发生改变。虽然铸造完成后还可对修复体外形磨改，但这样的磨改通常不易进行。

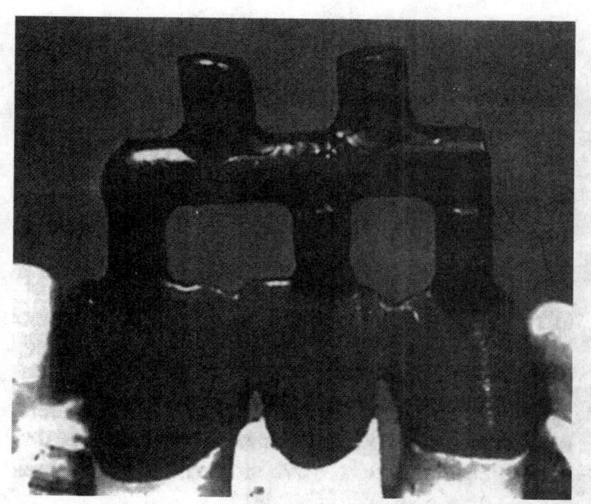

图 17－4 用于 3 单元固定部分义齿的复杂铸道设计图。修复体在底部（浅色蜡）。每一个单元均有一个连接到水平冒口道的铸道。两个大直径的铸道连接到水平冒口道上，为了促进铸液的紊流，有意使大铸道不与单元铸道一致。这样复杂的设计可确保熔化的金属使水平冒口道处变得更热，且最后冷却。注意水平冒口道与各单元铸道连接处是较宽且是外展的

(Courtesy Dr. Carl W. Fairhurst, Medical College of Georgia School of Dentistry.)

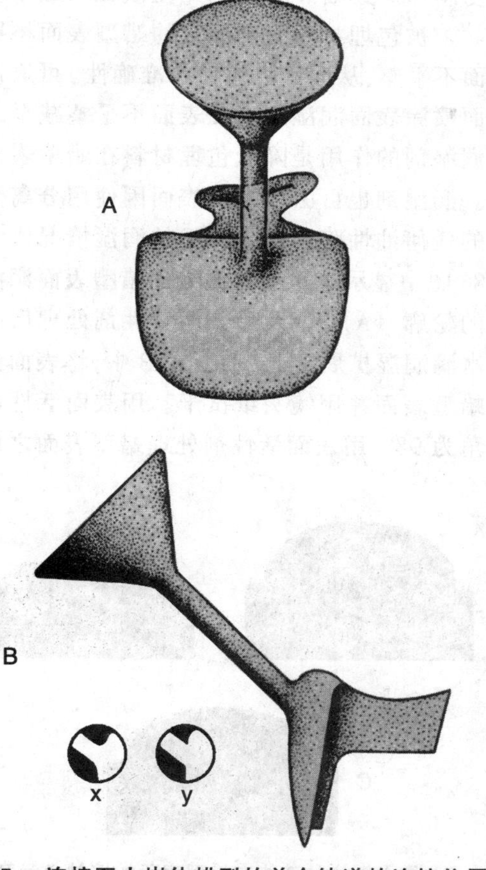

图 17－5 连接至小嵌体蜡型的单个铸道的连接位置及面积。位置(A)、直径、长度及铸道角度(B)是保证铸造中铸液正确凝固顺序的关键。另外，铸道与蜡型连接处是关键的。在图 x 中，铸道连接处外展圆钝，可避免铸液紊乱流动及包埋材料断裂的危险。在图 y 中，连接处尖锐的角度效果不好

铸道的直径与铸造机的压力、熔化金属的密度一起控制着熔化金属向模型腔的流速。较大的铸道直径及较高的熔化金属密度会加快熔化金属流入模型腔的速度。然而，在金属液体进入模型腔前，其中充满了各种气体，如果这些气体不从包埋材料的孔隙中溢出，则金属熔液就不可能完全充满型腔。正如第十三章所述那样，对包埋材料的一项要求就是它应有足够的孔隙以便气体溢出。因此，不但铸道直径和铸造机压力影响金属液体流入铸型腔的速度，而且气体从型腔中溢出的速度也有影响。铸造不全也可因铸道直径太小所致，此时，熔化金属液体在充满型腔之前在铸道处凝固。牙科铸件适当的铸道直径取决于蜡型大小，可在 6～12 号口径之间（分别为 4.1mm 及 2.0mm）。理论上，铸道直径应比铸件厚度大，然而，实际操作中可以略小于铸件厚度。

铸道长度对于确保良好的铸造同样重要。蜡型顶端离铸圈顶部应大约为 6mm(图 17－6)。该位置可提供足够厚度的包埋材料来容纳熔融金属并减少了气体溢出所需穿越的包埋材料的厚度。将蜡型放在靠近顶部的位置，可以确保铸件冷却速度比更靠近中心的铸道的冷却速度快。这样，铸道中的金属仍保持液态并不断流入铸件，直至铸件完全凝固。

一旦铸道连接到修复体上，将铸道的另一端连接到通常由硬橡胶制成的铸道基座上（见图 17－6）。与铸道连接到修复体蜡型一样，铸道与铸道基座的连接处应避免形成锐角，以确保金属熔液在铸造过程中流动光滑而无紊乱流动。锐角也易引起包埋材料在铸造时发生断裂，并将包埋材料碎片送至模型腔中。一旦铸道将蜡型连接到铸道基座后，就可以进行包埋了。

包埋蜡型

包埋是用称作包埋材料的材料将连有铸道的蜡型包埋起来的过程。包埋材料必须能耐受热和铸造力，还必须能精确地再现蜡型的大小和表面精细结构。在牙科，石膏基和磷酸盐基包埋材料是两类用于这一目的的材料，关于它们的组成、凝固反应及膨胀性能的详细内容见第十三章。连接铸道后的蜡型情况见图 17－6(左)。将蜡型放于铸圈中，然后将包埋材料小心地灌入铸圈内。

为了使包埋材料的凝固和吸湿性膨胀更均匀，允许包埋材料发生一些侧向膨胀。坚硬的铸圈并不允许包埋材料在凝固时发生侧向膨胀和吸湿性膨胀。为了解决这一侧向限制，可在铸圈内面衬一层石

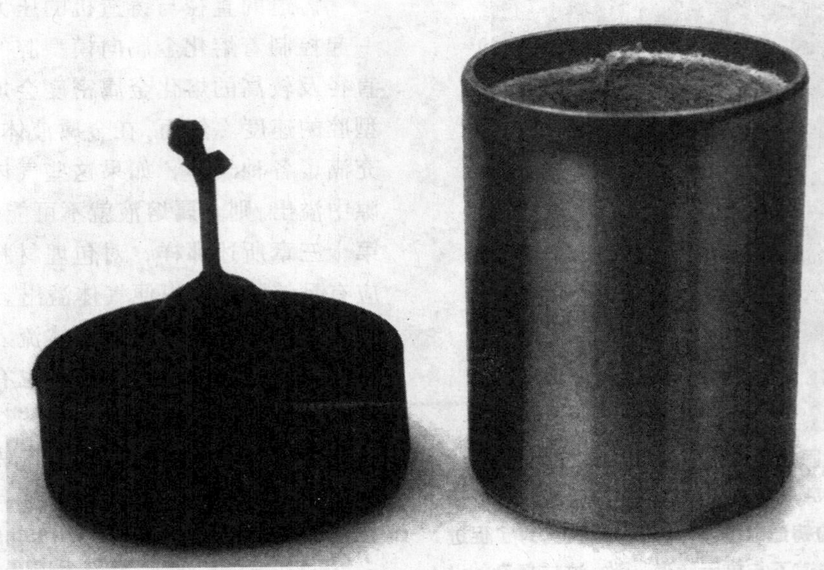

图 17-6　连接在单个铸道针上的嵌体修复体蜡型(左)。单个铸道针连接至铸道基座上。然后将衬有石棉纸的铸圈(右)放在铸道基座上,对蜡型进行包埋。包埋材料凝固后,在烧除蜡型之前将金属铸道针去除

棉纸。图 17-7 显示了铸道基座、蜡型、铸圈及衬的石棉纸情况。将石棉纸剪成适合大小衬在金属铸圈里面,并用手指将石棉纸压向铸圈。然后将衬有石棉纸的铸圈浸入水中,使石棉纸完全湿透,然后取出,轻轻摇晃铸圈,滴干多余水分。衬层浸湿后,不要再用手指触压衬层,因为这将降低包埋材料侧向膨胀所需衬层的缓冲效果。衬层两端应最好比铸圈短大约 3mm。当衬层两端相等地短于铸圈时,包埋材料就能固定到铸圈上,模型腔就能发生均匀的膨胀。

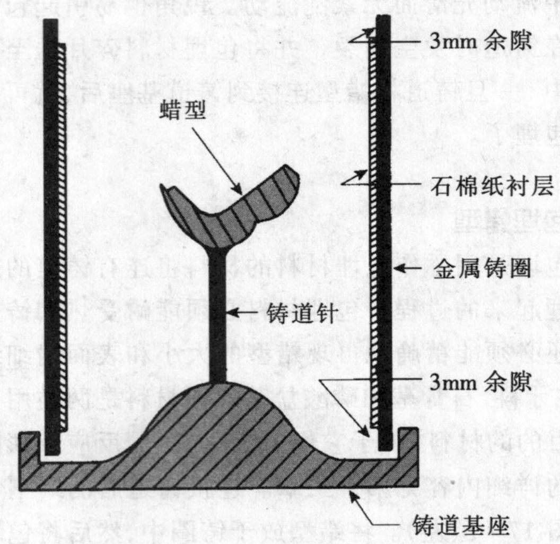

图 17-7　组装在一起的铸道-基座及金属铸圈横断面示意图。单个铸道将嵌体蜡型与铸道基座连在一起。在包埋后及烧除蜡之前去除金属铸道针。如果铸道是蜡制成的,就不必去除了。石棉纸衬层的两端比铸圈的底部和顶部均短 3mm,以便在烧除及铸造过程中固定包埋材料

在包埋过程中,水基石膏材料必须流入蜡型周围并复制每一处细节。然而,蜡型表面一般不易被水润湿。未被包埋材料完全润湿的蜡型表面将导致铸件表面不平整,从而破坏铸件的准确性。可通过在蜡型表面喷涂表面润湿剂来使表面不平整减至最小。表面润湿剂的作用是降低包埋材料在蜡型表面的接触角。润湿剂也可去除蜡型表面因使用分离介质而残留的任何油性膜。水在表面的润湿情况比较见图 17-8,图中显示了水滴在抛光的蜡型表面润湿扩展情况的轮廓 (A),以及用表面活性剂处理后同一表面上水滴润湿扩展情况(B)。在 B 中,将表面活性剂涂在蜡型表面并用镜头纸拭干。用表面活性剂之前接触角为 98°,用表面活性剂处理蜡型表面之后接触

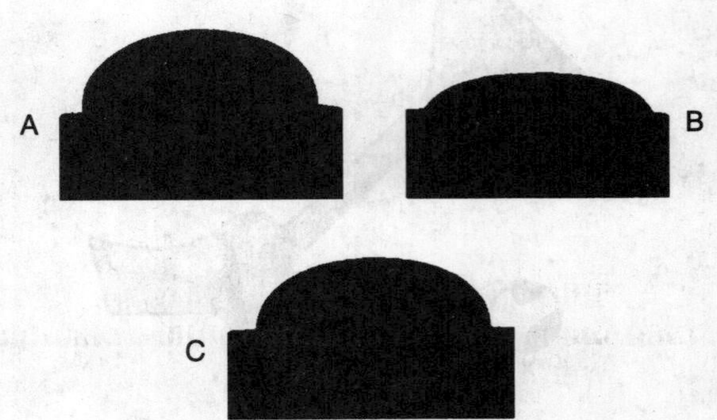

图 17-8　像水一样的液体在蜡型表面的接触角示意图。在图 A 中,水的接触角较大,不能很好地润湿蜡型;在图 B 中,应用了能降低接触角的润湿剂,改善了润湿;在图 C 中,由于润湿剂被冲掉,接触角又增大了。为达到成功的包埋,水基包埋材料必须充分润湿蜡型

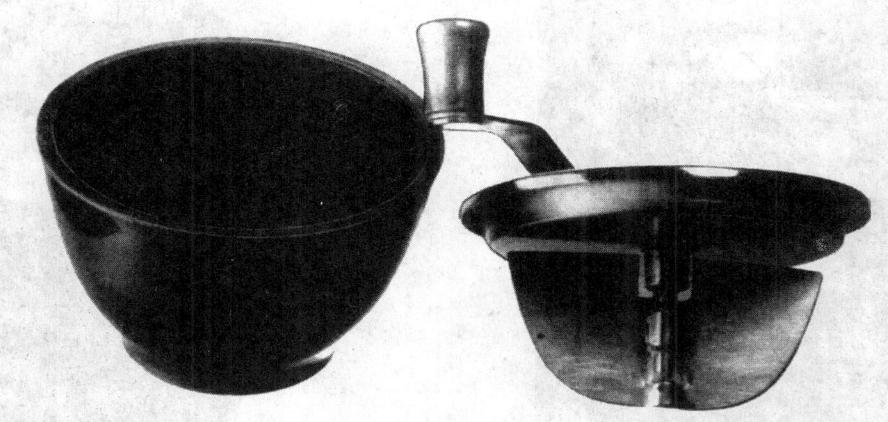

图 17－9 手工调和包埋材料的器具。将手工机械搅拌桨叶放入调和碗中混合包埋材料，然后将包埋材料灌入铸圈内

角为 61°。较小的接触角表明，经过处理的蜡型表面对水有一定的亲合性，这可以使包埋材料在蜡型表面更容易润湿扩散。由于表面活性剂易溶于水，涂表面活性剂后再用水冲洗蜡型会失去效果，如图 17－8 C 所示。用自来水冲洗图 17－8 B 所示的蜡型并拭干。此时接触角变为 91°，接近于原来未做任何处理的蜡型表面情况。

在从代型上取下之后，蜡型的变形与包埋前的温度及时间间隔长短有关。室温愈接近蜡的软化温度，蜡型内的应力愈容易释放出来。同样地，即使在室温下，包埋前蜡型直立放置愈久，发生的变形量愈大。因此，蜡型从代型上取下后应尽快包埋，而且在此期间不要使蜡型受热。任何情况下，包埋前蜡型直立放置时间不应超过 20～30min。一旦正确包埋及包埋材料凝固后，蜡型就不存在进一步变形的危险，即使在最终除蜡（烧除）阶段及铸造之前放置数小时也不会变形。

包埋技术　在蜡型包埋过程中，正确的包埋材料混合粉/液比、要求的调和搅拌次数及正确的包埋技术是获得可接受铸造结果的基础。有两种包埋蜡型的方法：手工调和包埋和真空调和包埋。两种方法均应严格遵循厂家说明，按规定的粉/液比调和粉与液。先加水，然后缓慢加入粉，以除去粉中的空气。用石膏调拌刀短时调和粉与液，直至粉剂完全润湿。

在手工调和中，将装有搅拌器的混合碗盖子盖在混合碗上（图 17－9）。盖子上有机械式搅拌器，通过手摇搅拌器而混合包埋材料，通常转动搅拌器 100 下。包埋材料的凝固速度取决于搅拌的次数，它也影响吸湿性膨胀。搅拌之后，将包埋材料放在振动器上，以去除搅拌中产生的一些气泡，并使搅拌碗四周的包埋材料聚拢。用手拿着连有铸道及蜡型的铸道基座，然后用毛刷蘸着包埋材料涂于蜡型表面。在涂包埋材料时，应将包埋材料集中到毛刷的尖端，以防止在蜡型表面形成气泡。而且，为避免蜡型变形，毛刷本身不应接触蜡型。涂抹完成后，用手指紧握基座并使手的小姆指侧接触振动器，轻轻振动蜡型。这样可以使包埋于蜡型周围的微小气泡释放出来。

在用包埋材料涂抹蜡型之后，将调和好的包埋材料灌入铸圈中，这时将铸圈略微倾斜，以便包埋材料从铸圈一侧内壁流入铸圈。这样可以将气泡带入至铸圈内或蜡型周围的可能性减少至最小。通常操作者一手持铸道基座及铸圈，并使手轻轻靠在振动器上，另一只手将包埋材料灌入铸圈中。铸圈灌满后，用石膏调拌刀边缘抹平铸圈顶部，然后将其放置一边待包埋材料完全凝固，通常需要 45～60min 的时间。当使用磷酸盐包埋材料时，铸圈应略微超充填，铸圈顶部也不要抹平，只需待其凝固即可。包埋材料凝固后，用石膏打磨机磨去过多的包埋材料。这一步骤很有必要，因为包埋材料表面较致密无孔，必须将其磨除以增进包埋材料的透气性，便于气体在铸造过程中从模型腔中溢出。

在真空包埋中，需要使用特殊的设备。牙科广泛使用的真空搅拌机如图 17－10 所示。使用这种设备，粉与水（或特别液体）在真空下混合，并可使混合物在真空下流入铸圈内及蜡型周围。虽然真空包埋并不能去除包埋材料中所有的气泡，但气泡含量通常已减少至足以获得光滑铸件表面的水平。与手工包埋相比，真空包埋通常可获得表面改进的铸件。这两种方法的差异程度很大程度上取决于手工包埋时的细心程度。不论是手工包埋还是真空包埋，在烧除蜡型之前，都应使包埋材料在空气中硬化。

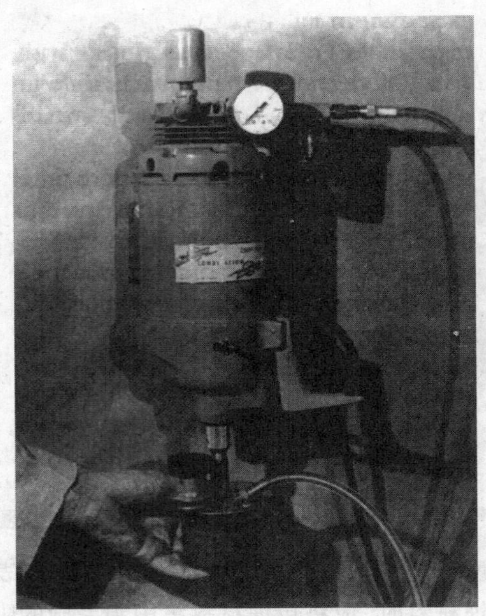

图 17-10　电动真空包埋机照片。将包埋材料的粉与液加入混合碗中并用调拌刀搅拌以确保粉剂润湿。然后将抽真空的管子连接到混合碗上及电动机的顶部。打开电源，将混合碗安装在混合器的底部，并使混合桨叶在碗内搅拌旋转。搅拌10～15s后，将混合碗倒置，使包埋材料缓慢地流入铸圈中。混合器右侧突出的控制杆可以产生振动。另外，混合完成后可以将混合器从混合碗中取出，然后手工灌注包埋材料

蜡型的烧除

蜡型包埋后通常将其放置45～60min，使包埋材料凝固。然后将金属铸圈直接放入烧除炉内开始烧除蜡型。如前所述，包埋材料必须抵抗铸造过程中金属液体进入热型腔时的冲击力。这些力是相当大的。当熔化的金属进入模型腔时，金属铸圈将支持包埋材料（图 17-11）。尽管有铸圈支持，仍然有必要正确地调和包埋材料并使其完全凝固，以获得充足的强度。

在烧除过程中，模型被放入炉内以彻底烧除蜡型，从而形成一阴模腔供金属铸造。在除蜡过程中包埋材料发生热膨胀，这对补偿铸造收缩是必要的。虽然蜡在相对较低的温度下熔化，但其完全烧除的温度要高得多。如果烧除不彻底，小片蜡的残余物会残存在模型腔微细的边缘处，影响完整铸件的形成。当熔化的金属液进入铸道口时，会挤压模型腔内的空气，使其从包埋材料内的空隙处溢出，这样模型腔才能充满金属铸液。这一过程发生在不到1s的时间内。在模型腔内存在任何外来物质，都会在铸液凝固前减缓甚至可能阻止空气或其他气体从模型腔内溢出。结果，铸件可能不完整或边缘不平整，发生这样

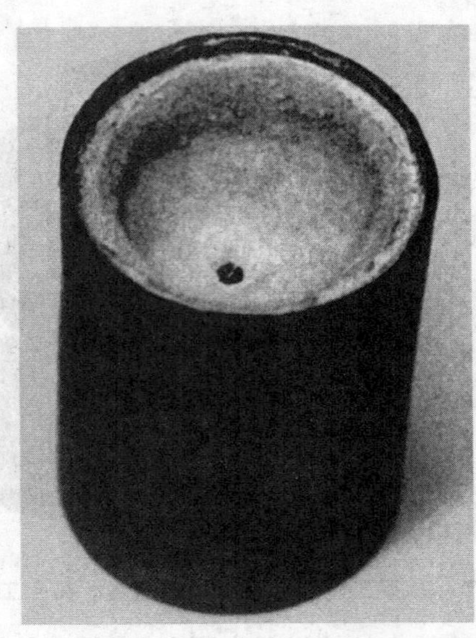

图 17-11　灌注好包埋材料但未烧除的铸圈。在包埋材料中间可见蜡铸道形成的黑色圆点。图中铸圈已反转过来，铸道基座已除去。铸圈已准备烧除

的情况后需重新制作蜡型，包埋后重铸。

因为蜡是有机材料，它由碳、氢、氧及氮组成。当加热至较高温度时，任何有机材料都会分解并生成二氧化碳（CO_2）、水（H_2O）或二氧化氮（NO_2），所有这些均为气体，很容易消除。然而，这些气体的形成依赖于充足氧的存在、较高的炉子温度及合适的铸圈加热时间。如果模型腔内氧气不够、炉子温度不够高或蜡型加热时间过短，蜡与氧的反应就不充分。将包埋好的铸圈放入炉腔温度设定为500℃的炉子内，并放置不同时间（如图 17-12 所示）。铸圈在炉子内

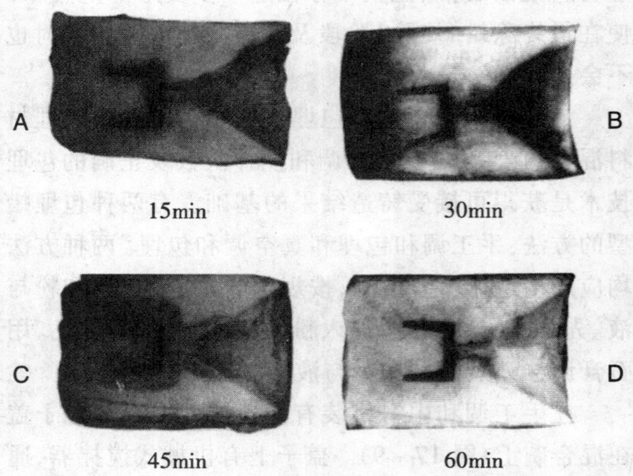

图 17-12　包埋后蜡型烧除时间对碳残留物存在的影响。每一个模型均放入从室温下开始加温的炉子内，烧除温度设定为500℃，加热时间如图所示（A至D），然后剖开以检查内部情况。注意即使加热45min后，图C模型腔周围仍有碳残余物形成的黑灰色区域

保持时间越长，模型腔中碳残余物消除的越好。在这4种条件下所铸的铸件表明，图 17－12 A 和 B 所示的条件下铸件不完整，部分未铸出。对于图 17－12 C 所示的条件，依赖于蜡的总用量、炉子内同一时间内铸圈的数量及其他类似变量，铸件既可能铸的不完整（如图中的 A 和 B），也可能看起来完整但边缘短一些且圆钝。这样的结果表明，由于有碳沉积，气体从模型腔内溢出太慢，熔化的金属液体在铸件边缘周围的气体溢出之前就凝固了。对于所有这 3 种条件，铸件的表面为黑色，且不能通过常规浸洗（去氧化）去除。这种黑色表明铸件表面被一层微细碳残余物所覆盖，浸洗液中的酸对溶解或去除碳颗粒是无效的。在如图 17－12 D 所示的条件下制作的铸件具有尖锐的边缘，而且浸洗后呈现典型的黄色。这些实验表明了充分烧除时间的重要性。

一种令人满意的消除蜡型的方法是先将模型铸道口朝下放入炉子内，这样大多数的蜡以液体流出而消除。然后将铸圈翻转过来，使铸道口朝上。这样的位置可以使炉内的空气很容易地进入型腔内环流，与蜡反应，形成气体而不是影响型腔通气的碳微粒。模型温度越低且蜡型越大，则模型在炉内烧除的时间越长。对于 500℃的炉温和较大的蜡型，模型在炉内应保持大约 1h，前一半时间铸道口朝下，后一半时间铸道口朝上。如果炉内放置了不止一个铸圈，烧除的时间应更长。一般的规则是，在 500℃烧除温度下，每多加一个铸圈，需要延长烧除时间 5min。炉温为 600℃～700℃时，较短的时间就可足以完全烧除蜡型。

包埋材料是热的不良导体，这导致了模型内核与外部之间的温差。虽然这一温差在烧除的初期相对较大，但随着时间的延长而逐渐减小，铸造时已内外相等。如果将模型放入热炉子内或炉子加热速度太快，则模型内、外温差甚至更大。暴露在较高温度时，模型的外部比内部膨胀的更大一些。这种膨胀在加热时可导致模型开裂。由于含有方石英的包埋材料热膨胀较大，这一温差也许特别重要。为获得最好的结果，这一类型的包埋材料应当放入室温下的炉子内并使炉子缓慢加热。这些温差不影响含石英的包埋材料，可能是因为它们的热膨胀速率比方石英包埋材料低。

当蜡型完全烧除且模型达到铸造温度时，用适当的方法熔化金合金并在模型从烧除炉子内取出后立即铸入模型腔内。然而，因为在烧除过程中包埋材料的膨胀基本上是不可逆的（见第十三章），因而包埋材料在铸造之前不得冷却。如果铸造前模型冷却了，唯一的办法是丢弃模型，重新制作蜡型。

铸造

铸造机 牙科铸造机有好几种类型。所有铸造机均采用离心力或气压来促使熔化金属进入模型腔内。不同的铸造机均是对这种方法做以不同的改良形成的。合金及铸造的修复体的类型极大地影响着对铸造机和熔化技术的选择。

有各种离心铸造机可供选择。一些铸造机模型旋转的平面与机器安装的台面相平行，而其他机器旋转面与台面垂直。一些铸造机是弹簧驱动的，而其他的是电动的。一些铸造机上装有电加热器，在旋转铸造前可用来熔化金属。另外一些铸造机上装有耐火坩埚，铸造前用火焰熔化合金。每一种铸造机均依靠施加在熔化金属的离心力来充分地将熔化金属铸入模型腔内（图 17－13）。至于这两种铸造机哪一种铸造质量更好，目前尚不清楚。离心铸造机的主要优点是设计和操作简单，可以在同一台机器上铸造大的和小的铸件。典型的离心铸造机见图 17－14。

对于气压型机器，既可用压缩空气，也可用其他气体，如二氧化碳、氮气，迫使熔化的金属进入铸腔。压缩空气是通过一个适当的阀门机构作用于熔化金属的。这类型铸造机只适用制作较小的铸件。

离心型和气压型铸造机均可连接真空系统，后者有助于熔化金属注入铸腔内。对于某些铸件，附加真空有好处，但一般来说，附加真空并不会提高铸件质量。

熔化合金 为了铸造金属修复体，需要合适的火焰或其他加热设备来熔化合金。有各种设备用于这一操作。加热牙科合金最常见的方法是汽油喷灯。恰当地调节喷灯，可以形成足以熔化牙科合金的温度，即 870℃～1 000℃。迅速完成熔化操作也取决于恰当地调节喷灯火焰。调节不良的火焰会延长熔化时间，并因过度氧化或气体夹杂而损害合金。不应使用小而不规则形状的火焰来熔化中等量或大量的合金。好的喷灯火焰应是温度最高、对熔化操作最有效的火焰。

文献中有许多关于熔化金属及合金的恰当火焰的描述。一种检查并说明火焰情况的实用方法是用火焰熔化一片大约硬币大小的铜片，铜片放在焊接垫块上。调节喷灯，使火焰适合于铸造，然后将火焰对准铜片。如果加热时铜片变得明亮，则火焰调节正确。如果铜片变暗或暗红色，说明发生氧化，加热是

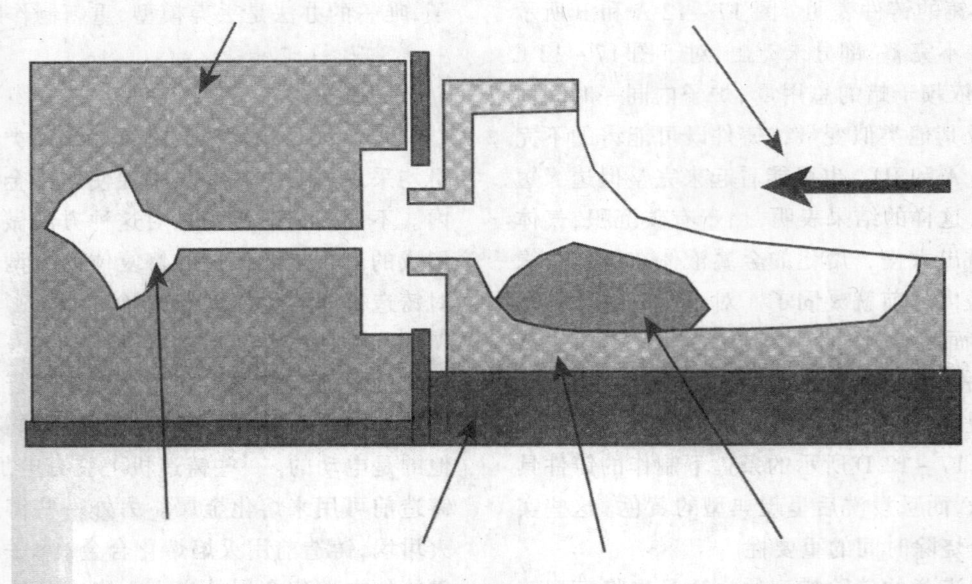

图 17-13 离心铸造机中熔化合金用的陶瓷坩埚与铸圈的关系示意图。坩埚与铸圈均放置在铸造机上。金属一旦熔化，在旋转离心力的快速驱动下，金属液体流入铸圈的阴模腔中。金属液体的流动过程不到 1s。氧化层及助熔剂密度较小，流动过程中作为熔渣滞留在最后

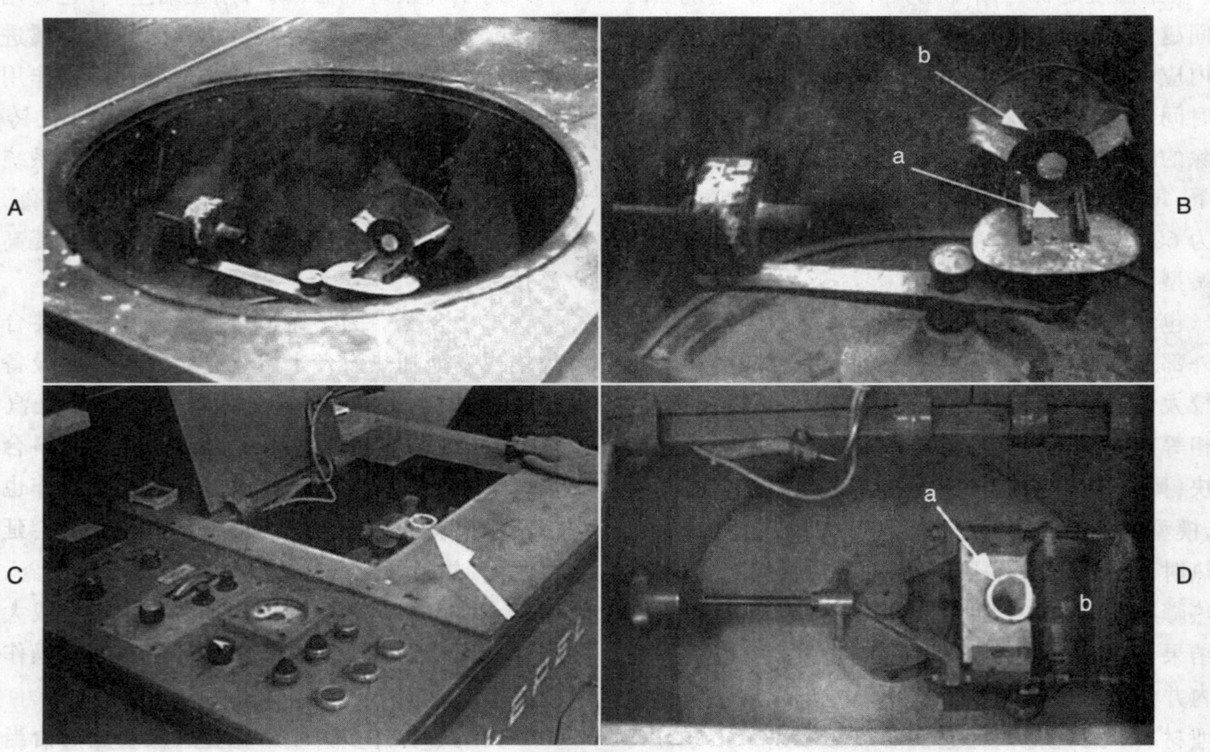

图 17-14 离心铸造机图片。图 A 中，通过弹簧力的作用产生旋转运动而形成离心力，用火焰熔化金属。铸造机能很好地保护操作者，防止铸造过程中任何金属飞溅物伤人。图 B 是图 A 所示铸造机的近景。坩埚（未显示）放在坩埚鞍架（a）上，铸圈放在铸圈鞍架（b）上（见图 17-13）。旋转铸造臂的配重在左侧，当铸造机快速旋转以产生离心力来驱使金属液体从坩埚进入铸圈时，它用于平衡旋转臂。图 C 为感应铸造机。这种机器中，金属是通过电熔化，不需要火焰。在铸造凹中可见坩埚（箭头）。图 D 是图 C 所示铸造机的局部放大。可见坩埚（a），铸圈（未显示）放在 b 处。通过电动驱动旋转臂转动，配重位于左侧

无效的。操作者应当作必要的调节以避免这样的情况。

调节良好的火焰由清晰的几个部分组成，包括内层及外层焰或具有不同颜色强度的部分。例如，火焰内层，明确地说是浅蓝色中心焰，通常作为加热最有效的部分，因为它是氧化作用最小的火焰。虽然不合适的火焰是合金中贱金属氧化的最常见原因，如果火焰离熔化金属太近、太远或只对一侧或另一侧，或者火焰在金属表面上来回移动或忽近、忽远，即便火焰调节的合适也会造成氧化。金属铜上可见的快速氧化及无效的加热在贵金属及高贵金属合金上并不明显，但知道这种情况且经验丰富的操作者可观察出来。可以使用将天然气和氧气或某些瓶装气(如乙炔气及氧气)混合使用的改良型喷灯。天然气和氧气混合主要用于熔化制作烤瓷修复体的合金。乙炔气和氧气的混合主要用于熔化熔点较高的钴铬合金，这种合金用于制作可摘部分义齿。

一些技工室在铸造时使用各种类型的电热熔机来熔化金属。使用这一设备的优点是不像喷灯那样需要较多的技巧。然而，许多电热熔机没有限制性控制，因此操作者必须判定铸造合金的恰当条件。电热熔机既可以通过感应加热，也可以通过电阻产热加热。通过熔化金属感应加热的电热熔机加热速度比喷灯加热快得多，如果加热时不注意观察，合金很容易被过度加热。用电子监控器指示合适的温度很有用处。与喷灯相比，电阻热式电热熔机需要花费更长时间来完成熔化和铸造。略为延长加热时间并不会提高合金熔化温度，也不会造成任何严重问题。

无论所用熔化金属的方法及铸造机的类型如何，铸造时应切记以下几点：①合金应尽可能快速地加热以完成熔化（金属熔化温度以上）；②应当通过恰当调节喷灯（或其他方法）及覆盖少量助熔剂于合金表面来加热合金，防止合金氧化；③应当施加充分的力量来迫使充分熔化的金属进入模型腔内。最后，在熔化金属进入模型腔之后，应使铸造机继续旋转，以使金属凝固时受到持续的压力。这一压力有利于铸件边缘的完整。虽然这些操作的每一步需要细心和专一，但也不难掌握。

特殊铸造情况

铸造瓷熔附金属合金 由于用于瓷熔附金属修复体的合金具有高熔化温度的特点，必须使用特殊的包埋材料和铸造设备。硫酸钙基包埋材料及传统的熔化设备不适合于大多数现有合金，因为这些合金的熔点范围太高。一般磷酸盐基包埋材料和汽油－氧气喷枪适用于这一类型合金。磷酸盐基包埋材料比石膏基包埋材料更强、更密实(见第十三章)。虽然使用这些特殊合金及包埋材料的技术并不复杂或精细，但应当忠实地遵循厂商推荐的技术，以便获得令人满意的表面质量和铸件的适合性。

因为用于瓷熔附金属铸造的磷酸盐基包埋材料是致密的，应对蜡型连接铸道的方式给予特别的关注。恰当的铸道应有利于气体在熔化金属完全凝固之前从模型腔中溢出。铸造这些合金所用的铸道杆（水平冒口道）的类型见图 17－4。对于这一类型铸道，铸道杆位于模型内侧，作为一个金属液贮库，有助于保持合金熔化状态更长时间，以便获得铸造完全的铸件。对于单个单元，可缩短该杆或使用球体。注意，对于正常铸道连接方法，应以减少熔化金属紊乱流动的方式进行。然而，对于连接杆－铸道方法，应当以增加熔化金属紊乱流动的方式进行，以便接近铸道的包埋材料保持较高温度，这样可以使合金更长时间地保持熔化状态。杆型铸道的主要缺点是铸造时需要用较大量的合金，因此杆型铸道不用于具有低熔点范围的合金及石膏基包埋材料的铸造。

如果杆型铸道用于离心铸造机，应将铸圈放于铸造机上，以使铸道杆是垂直的。连接浇铸口与横杆间的铸道应低于杆顶部 1～2mm。这样，当横杆铸道内顶部的合金凝固时，低于顶部 1～2mm 处的合金仍保持熔化，并有可能使合金从浇铸口流向横杆处。从横杆连接到蜡型的铸道应连接到蜡型最高部位。离心铸造机往往使熔化的合金径直(离心力的作用结果)和朝下(重力作用)流动。如果连接浇铸口至横杆的铸道或连接横杆至铸造桥的铸道位于横杆或桥体中部，极可能造成铸造不良。以这样的方法连接铸道，熔化的合金在被迫使抵抗重力向上流动以充满横杆和桥体的上部之前，一定充满横杆及模型腔位置较低部分。连接横杆及桥体的三单元的正确的方法见图 17－4。

在瓷熔附金属合金的包埋及铸造过程中的其他步骤包括真空包埋、烧除蜡、汽油－氧气火焰或其他高温熔化设备及具有充分铸造压力的离心铸造。对于这些合金的特定技术可能需要特殊的焊料，对于某些合金和焊料，需要熟练的操纵，而这需要从广泛的实施中才能获得。

铸造钴铬及镍铬合金和部分义齿支架 后牙冠常用贱金属合金铸造，但是，由于它们熔化温度高，必须使用磷酸盐包埋材料。同样，由于它们较高的凝固温度，为获得良好适合性的铸件，必须对它们较大的收缩进行补偿。可以通过如下方式获得额外的补偿：①制备蜡型前在代型上涂间隙涂料，边缘区域除外；②在铸圈里面衬两层石棉纸，使包埋材料的凝固膨胀更有效。

以贱金属铸造相对大的部分义齿支架的方法不同于诸如牙冠之类的简单修复体的铸造，虽然两者在操作上大致相似。在铸造部分义齿结构时，以合适的耐火材料模型作为蜡型制作的支持结构。这样做是因为蜡型太大，不能自由直立，在包埋和铸造过程中必须有支撑。这种耐火材料模型是通过复制人造石主模型而制备的，通常用第十二章所述的琼脂复模材料来复制。图 17－15 A 显示了灌注复模材料前放有主模型的复模型盒。图 17－15 B 显示复制的印

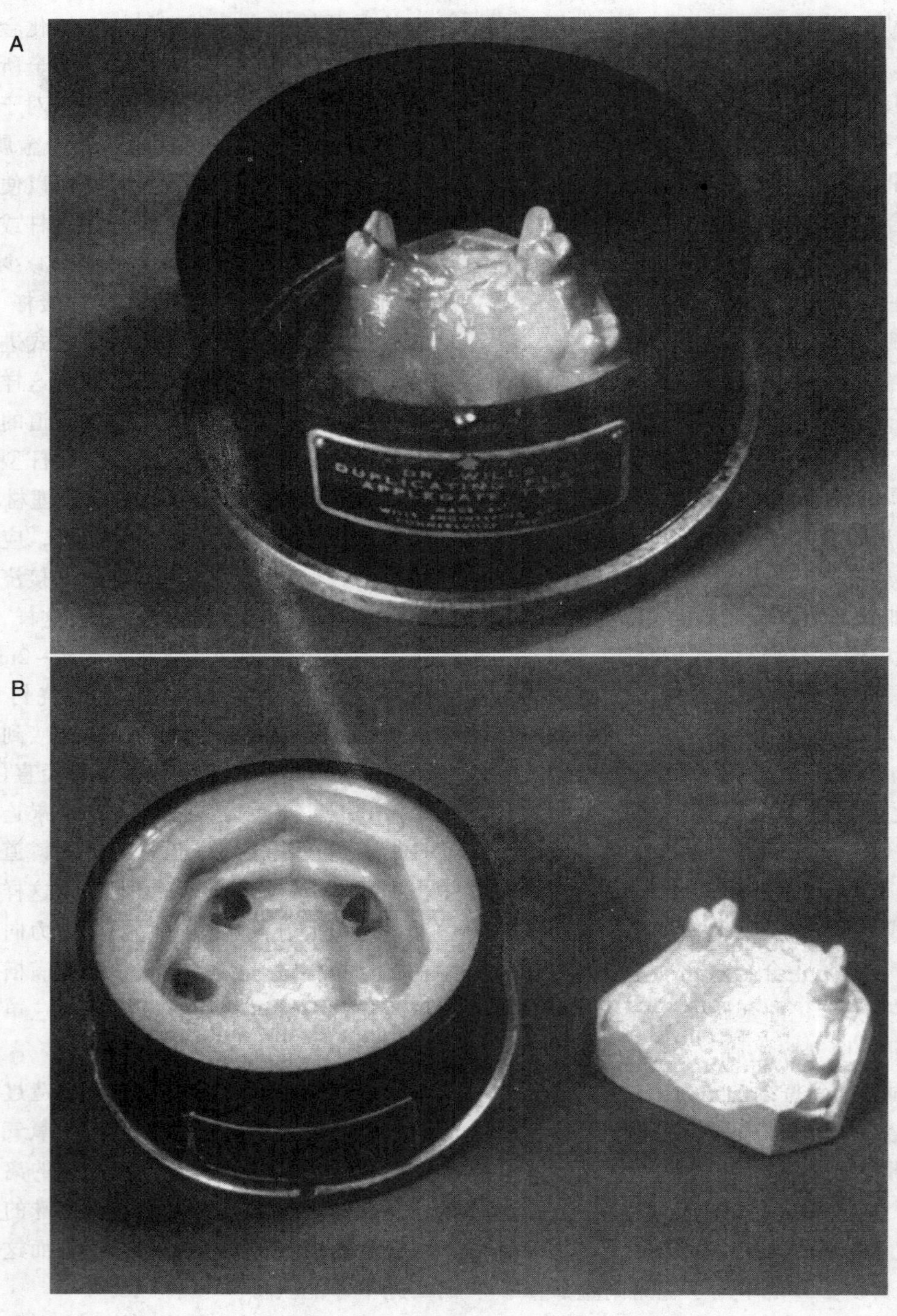

图 17－15　用于制备耐火模型的复模型盒，在耐火模型上制作部分义齿支架蜡型并铸造。图 A 中，型盒内已放好石膏主模型并准备用琼脂复模材料包埋。图 B 中，琼脂已凝固，原有石膏模型已移去，将要灌注耐火材料到模型腔内以翻制耐火模型

(Courtesy Dootz ER, Ann Arbor, 1995, University of Michigan School of Dentistry.)

模及由此印模灌制的已取出的耐火材料模型。

一旦制备好耐火材料模型，就可在模型上制作部分义齿支架蜡型并连同模型一起包埋。图 17－16 A 显示了耐火模型上的蜡型。注意蜡型的铸道连接至铸件的基板处。蜡型制备好后，将带有蜡型的耐火模型包埋在如图 17－16 B 所示的铸圈中，图中铸道冒口形成器已被去除。当铸造低熔点合金（熔点 < 1 300℃）时，应使用石膏基包埋材料，当铸造高熔点合金（熔点 > 1 300℃）时，应使用磷酸盐包埋材料或硅酸乙酯包埋材料。包埋的蜡型被烧除且包埋材料加热至铸造温度过程中伴随有热膨胀。对于任何铸件，凝固膨胀和热膨胀之和可补偿贱金属的铸造收缩。铸造修复体见图 17－17。

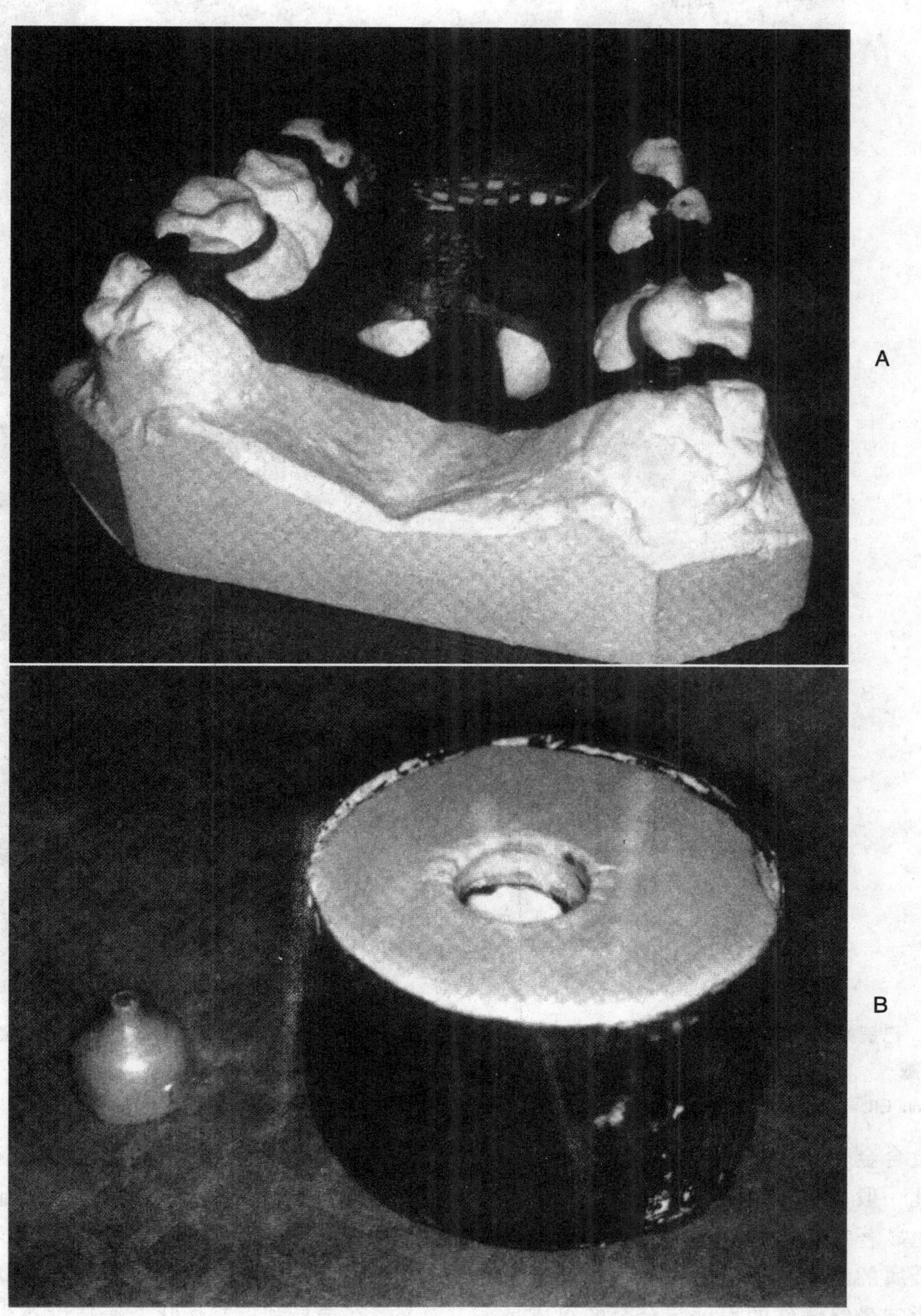

图 17－16　在图 A 中，已在耐火模型上制作好部分义齿支架蜡型。连接蜡型的铸道穿过模型底部的孔洞。图 B 中，已对蜡型和耐火模型进行了包埋，铸道冒口形成器已被移除。蜡型已准备烧除和铸造

（Courtesy Dootz ER, Ann Arbor, 1995, University of Michigan School of Dentistry.）

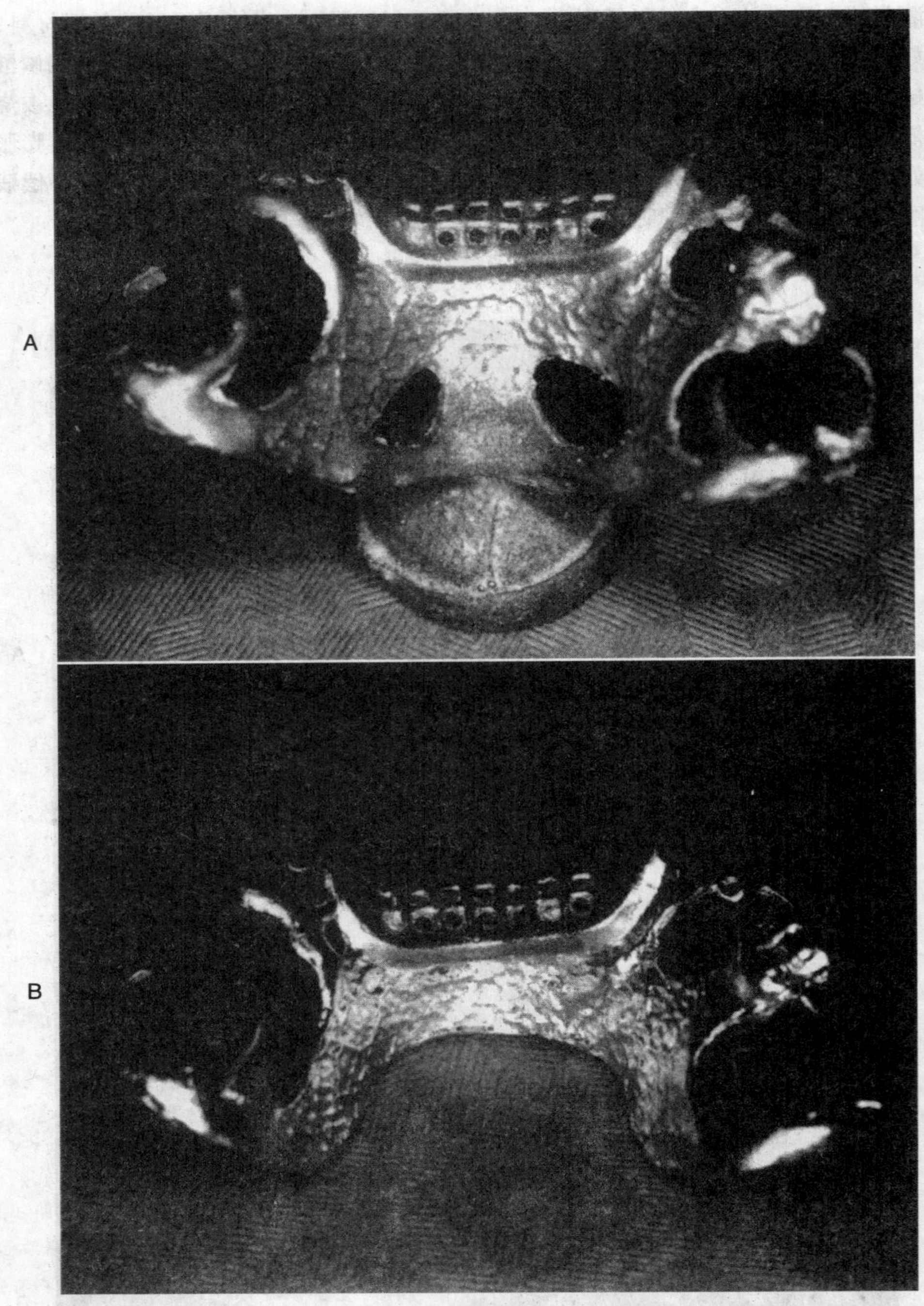

图 17 – 17　A. 已铸好且从包埋材料和耐火模型上取下的部分义齿支架。在图片底部可见将铸造冒口；B. 冒口已被切除，支架已抛光，准备试戴

(Courtesy Dootz ER, Ann Arbor, 1995, University of Michigan School of Dentistry.)

因为微量合金化元素碳、氮和氧会影响贱金属的性能，因此一般认为使用不同的铸造条件可导致铸件性能发生显著的变化（见第十六章）。诸如模型温度、熔化金属的温度及铸道的大小和布局这样的可变因素，影响最终铸件的程度与合金的组成是一样的。因此，一般认为 Co – Cr 和 Ni – Cr 合金具有技术敏感性。产生这一技术敏感性的其他原因是，即使合金中只含有少量的碳，合金中几乎所有的元素，如铬、硅、钼、钴及镍，均与碳反应形成碳化物。根据模型及金属铸造温度、冷却速度及其他技术可变因素，这些元素的任何一种均可形成碳化物，从而改变合金的性能。因此，铸造中仔细地控制操作变量是重要的。在选择和控制熔化及铸造设备中，以及选择用于贱金属合金铸造的技术和模型设备时，合金的熔化温度是一项重要因素。只有熔化温度低于 1 300℃ 的贱金属合金可以使用石膏基包埋材料。当需要柔韧的部分义齿卡环时，将低熔点镍铬合金铸入型腔内包埋有锻制铂－金－钯丝的方法可达到此目的。由于它们较高的熔点，其他铸造贱金属合金不能用传统的熔化金基合金的喷枪火焰来熔化。因此，有必要研制特殊的电或感应熔化设备，或用不太常用的氧－乙炔火焰来熔化合金。对熟练的操作人员而言，两种方法均可接受。

不管熔化合金所用的方法如何，如果熔化操作不正确，有可能对贱金属合金铸件的性能造成损害。如图 17－18 所示，两个贱金属合金铸造的铸道浇注口，其中一个是好的且无缺陷，另一个有一些气孔且表面粗糙。由过度加热所致的更严重的损害和所产生的多孔性及表面与模型材料的反应是常见的。具有较差表面特征的铸件通常具有较低的物理性能。在控制最终修复体性能方面，对与铸造操作有关的因素进行恰当控制有可能比改变组成或选择不同的产品更重要。

当将任何贱金属铸入为高熔合金设计的模型时，可能会碰到低熔合金铸造时不常遇到的特定问题。其中一个问题是在铸造过程中模型中卷入的气体。为获得足够的强度及抗热震性能，一些用于铸造贱金属合金的包埋材料缺乏足够的孔隙以使气体在熔化的金属进入时从模型腔中快速溢出。因此，气体可能卷入模型腔中，并产生小气泡和铸造缺陷。这样卷入的气体对钴－铬合金铸件的影响可在图 17－19 中清晰地看到。图 A 显示了铸件的整体观，可见在关键区域缺陷的位置。图 B 所示的缺陷区域的局部放大观揭示在铸造时一个大的气泡被卷入熔化的金属中。在气体扩散溢出前金属发生了凝固。提高铸造时合金的温度有助于克服这一问题。已提出许多其他方法来克服这样的缺陷，例如对模型表面扎穿排气小孔以使气体快速溢出。这样的方法可用于制

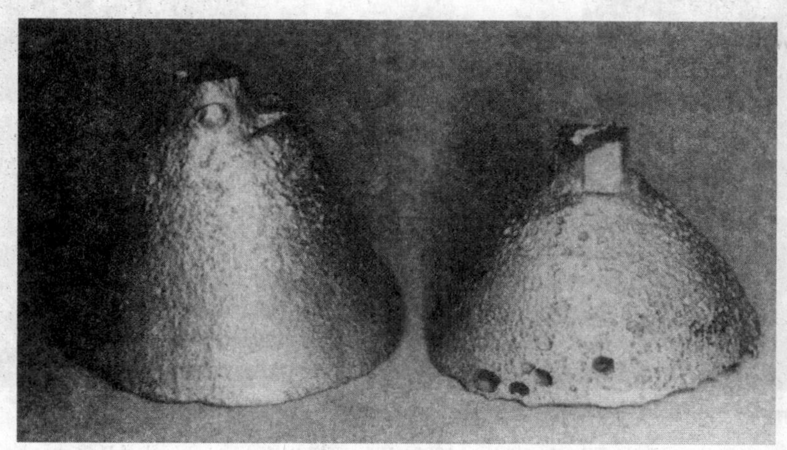

图 17－18　贱金属合金铸道浇注口，左侧为正确加热的铸件，右侧为略为过度加热的铸件。过度加热会造成合金严重夹杂气孔

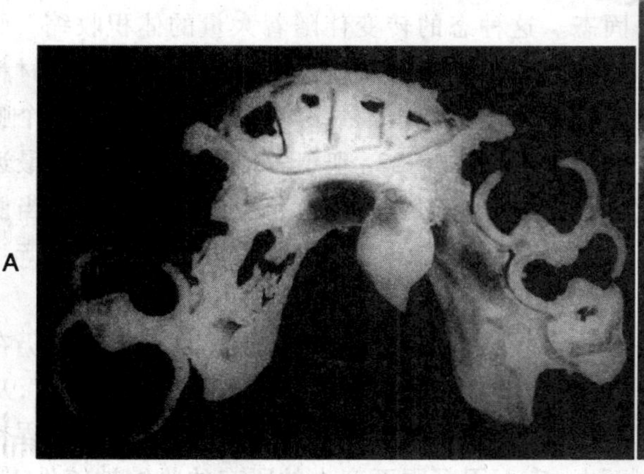

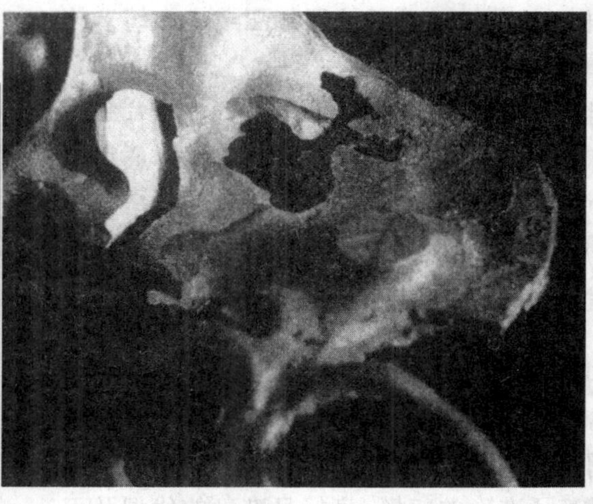

图 17－19　有因铸造技术差所致缺陷的可摘部分义齿支架照片。A. 在支架的主连接体上有一个孔洞(左侧中部区域)；B. 图 A 的局部放大照片，可见缺陷是因金属太冷及模型中气体卷入所致

备铸造试验杆件，以便对其进行标准测试。制作精制的铸道和模型上的排气孔，再加上蜡残余物的完全烧除和金属的正确加热，这样会减少这种类型缺陷。

当恰当设计并铸造时，就可以铸造出合格的贱金属合金可摘部分义齿修复体。图 17 – 20 所示为这一类型支架的典型修复体，即带有丙烯酸基托材料和人工牙的可摘部分义齿。许多临床研究已对卡环材料的选择以及为使修复体稳定并使修复体和余留牙齿获得支持的正确设计进行了研究。这样修复体的设计机制是临床修复过程中的一个重要方面，并取决于铸造合金合适的物理性能。

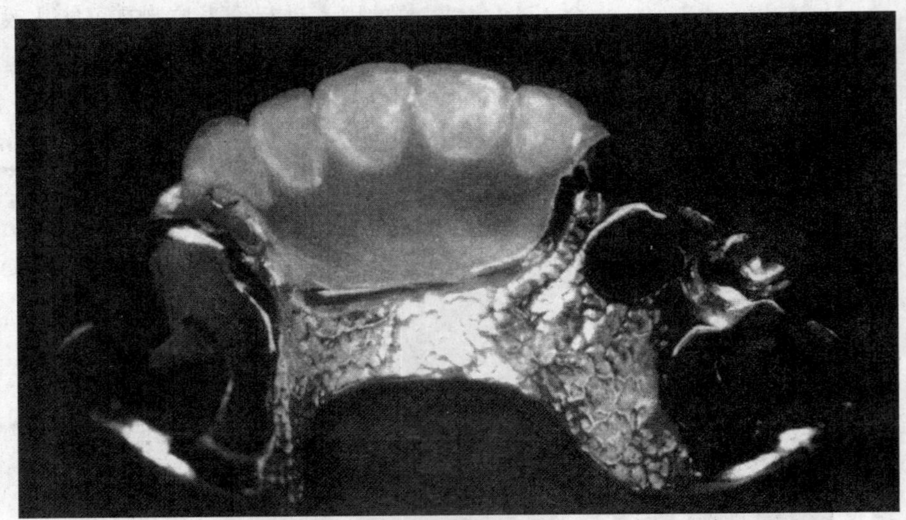

图 17 – 20　人工牙通过丙烯酸义齿基托材料连接到部分义齿支架上

(Courtesy Dootz ER, Ann Arbor, 1995, University of Michigan School of Dentistry.)

铸钛　用于牙科时，钛有许多理想的性能，但与普通牙科铸造合金相比，它难以铸造，这是因为它需要相对复杂且昂贵的设备。铸钛时有两个问题，一是熔点高，二是熔化的钛极易被污染。商品纯钛的熔点为 1 671℃，而其他牙科铸造合金的熔化温度低于 1 500℃。当钛处于熔化状态时极易吸收好几种气体。如果吸收了氢、氧及氮，其力学性能将大受影响。为防止吸收气体，需要在保护性氩气中或真空中进行铸钛。为获得高的熔化温度，需在石墨或水冷铜坩埚中用电弧熔化。铸造系统用加压或离心铸造技术迫使金属进入模型腔中。

铸钛的铸件设计类似于其他常见的牙科合金。如前所述，首先要制备蜡型并连接铸道，但只能选用更耐高温的包埋材料。磷酸盐包埋材料和硅镁包埋材料均可铸出良好的铸件，而且铸件的尺寸是在贱金属部分义齿及冠铸件可接受的尺寸范围内。

铸造中的问题

除非铸造中的每一步操作均正确，否则铸造修复体可能不能在基牙上准确地就位。当然，正确的洞型设计、对基牙准确的印模、良好且准确的代型及正确的制备蜡型和包埋都是获得合格修复体的重要步骤。一些常见铸造中的问题将在下面段落及图 17 – 21 中阐述。关于铸造中存在问题的完整阐述超出了本章的范围，其详细内容可参阅关于铸造及冶金学方面的书籍。

金属的不正确凝固会造成许多铸造问题。正如在本章前面所讨论的那样，蜡型及金属的收缩是通过包埋材料的各种膨胀来补偿的。然而，由于①合金从液态向固态的转变②固体金属的热膨胀系数所导的金属收缩分两阶段发生。当熔化的金属冷却时，温度最终达到凝固范围，使合金从液态转变为固态。这种态的转变伴随着大量的体积收缩，而这只能通过正确的铸造技术来补偿，因为包埋材料的膨胀并不能完全抵消这样大的收缩。没有这个膨胀的结果见图 17 – 22。理想的情况是离浇铸口最远的合金应最先凝固，而铸道和浇铸口的合金应当能补充蜡型其他部位，以补偿那些部位因凝固而产生的收缩。

只要剩余的合金处于熔化状态且铸造机仍在旋转，熔化的合金将流向铸件中正在凝固的部位，从而补偿收缩。然后紧邻的一层开始凝固，这一过程持续下去，直至因凝固而产生的所有的收缩被铸件、铸道及浇铸口中尚处于熔化的金属所补偿。如果凝固不

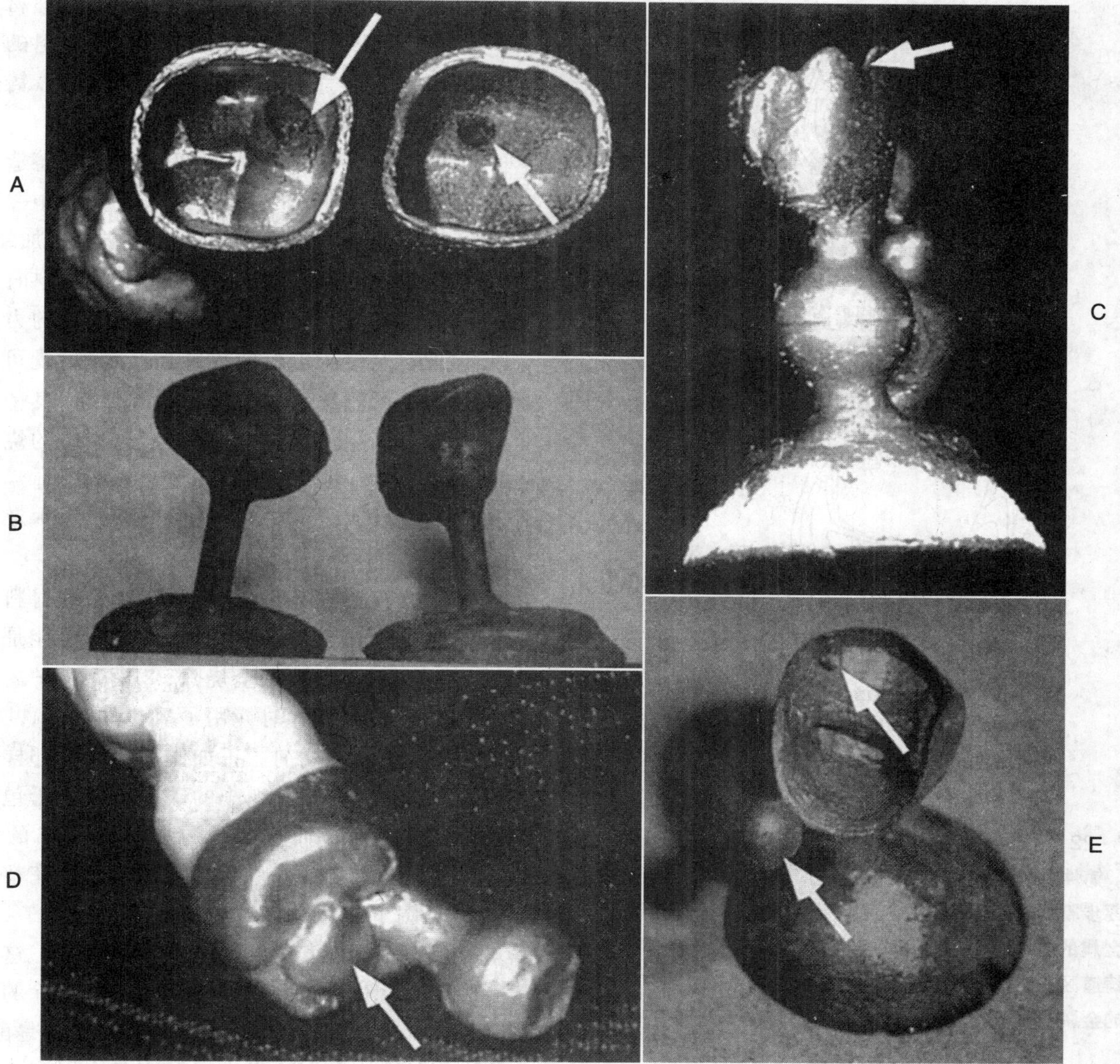

图 17－21　各种常见铸造问题照片。A. 牙冠中可见的退缩性孔隙；B. 由于蜡烧除不全所致的铸件发黑，黑色层是由碳微粒在合金表层形成，不能通过浸洗来去除；C. 边缘铸造不全（箭头）及边缘圆钝，这种缺陷可因金属加热不恰当、包埋材料缺中乏足够的孔隙或铸造压力不够所致；D. 铸件外部的孔隙性气泡（箭头）是因包埋时气泡卷入所致；E，因包埋过程中气体卷入而造成的铸件边缘及内部的气泡（箭头）。边缘及内部的气泡很难处理，可能需重新铸造

(Courtesy Dr, Carl W. Fairhurst, Medical College of Georgia School of Dentistry.)

是以这样的系统方式进行，并且铸道中的部分合金先于铸件中的合金而凝固，就会出现称为缩孔的现象，如图 17－21 A 及图 17－22 B 所示。包埋材料的膨胀并不能补偿这些孔隙。

不恰当的铸道设计也能造成缩孔。如图 17－22 所示，熔化的金属可以通过单个铸道进入模型腔中。由于熔化了的合金温度较高，包埋全冠蜡型的冠腔部位的包埋材料因此温度升高，并且它能使这一区域的合金保持熔化状态比其他区域更长一点时间。因此，如果铸道中的合金先于冠腔区域合金而凝固，则冠腔区域熔化的合金会流向铸道区域，以补偿那里合金的收缩。当冠腔区域熔化的合金凝固并收缩时，已无金属液体可补充。结果，在铸道以下会出现大的缩孔，因为缩孔的原因是合金凝固顺序不当。下面段落的预防性措施有助于防止缩孔。

可使用 Y 形铸道而不用单个铸道。在这种情况下，只有一半熔化的金属通过 Y 形铸道的每个分支进入模型腔，所以铸道以下的包埋材料的温度不会上升那么高。然而，Y 形铸道的两个臂必须充分分开，以防两臂之间的包埋材料被过度加热，造成缩孔。如果已经使用 Y 形铸道，可增加每个分支的直径或多用(1～2)g 的金合金，这可以使铸道及浇铸口内

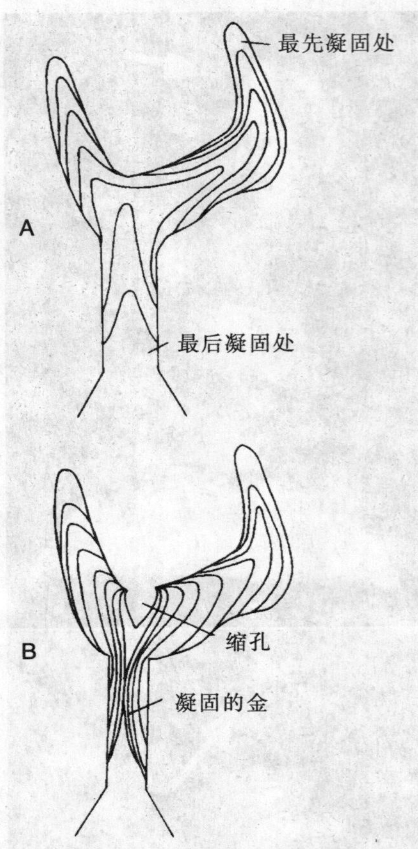

图 17－22　A. 合金在一个全铸造冠包埋模型中正确的凝固顺序。铸件的边缘应首先凝固而浇铸口最后凝固。当金属由远及近逐步凝固时，这样的顺序可以使尚保持熔化的金属补偿已凝固金属的收缩。B. 不正确的凝固顺序，它将导致缩陷性孔隙。铸道区的金属在牙冠尖区域的金属凝固之前就凝固了，牙冠内的金属不得不流向正在收缩的合金，造成冠部缩孔

的合金保持熔化状态更长时间，并能更好地流向正在凝固的合金处。

另一个防止缩孔的可行方法是将模型温度从许多包埋材料及技术所用的 500℃ 提高到 650℃ 或 700℃度。使用更高的模型温度，铸道周围包埋材料与全冠冠腔区域的包埋材料的温度差异就会减小。这种减小有助于冠腔处熔化的合金先于铸道处的合金而凝固。研究表明，当凝固温度为 940℃ 的金合金加热至 1 040℃ 并铸入 500℃ 的模型内时，离铸道 1mm 的包埋材料的温度只达到 585℃，而离冠腔区域 1mm 的包埋材料的温度高达 900℃。这样合金的凝固温度与冠腔处包埋材料的温差只有 40℃，而与铸道附近包埋材料的温差为 355℃。因此，熔化的合金在铸道处温度降低比冠腔处快，铸道处合金凝固的更快。当模型温度从 500℃ 增至 700℃，离冠腔 1mm 处的包埋材料的温度从 900℃ 增至 906℃～910℃，而铸道附近包埋材料的温度从 585℃ 增至 800℃。这样合金的凝固温度与冠腔处包埋材料的温差为 30℃～35℃，而与铸道周围包埋材料的温度差为 140℃。换言之，铸造前提高模型温度，铸造后模型不同部位的温差就减小了。

通过提高熔化合金的温度或使离心铸造机多转一段时间来迫使合金更完全地进入模型中并不有助于消除缩孔。事实上，这种策略可能会增加缩孔，这是因为当合金以较高的速度流过包埋材料时，局部包埋材料的温度会升高。合金进入模型的力量较大时，包埋材料发生裂折的可能性会增加，既可能是热震引起，也可能是力学性能失效所引起。其他许多因素也可造成不良铸件，这些因素包括蜡的烧除不彻底、合金过热、铸造压力不足、型腔内气体溢出不充分及不正确的连接铸道，这些问题已在本章其他部分述及。

其它铸造问题　对于硫酸钙基包埋材料，当去除包埋材料后铸件呈黑色时，其原因可能是下面中的某一条：①蜡未被完全烧除；②模型在炉内置留时间过长；③熔化合金时使用了氧化性火焰，④包埋材料中未含任何去氧剂。正如先前提到的那样，当蜡未完全烧除时，非常细小的碳颗粒覆盖于包埋材料模型腔的表面，而这些地方是气体溢出的通道所在。当熔化的金属进入时，铸件可以是完整的但呈黑色（见图 17－21 B），或者不完整（见图 17－21 C），这取决于沉积在模型腔壁上碳量的多少。这种情况下的黑色是不能通过常规浸洗作用来去除的，这一点将在本章后面阐述，因为大多数浸洗液是酸性的，而且大多数酸在去除贵金属及高贵金属表面碳方面是无效的。

然而，如果金铸件的黑色可通过常规浸洗步骤而去除，则这种黑色主要是由于铸造过程中铜的氧化而形成。大多数铸造包埋材料含有一些还原剂，在熔化的合金进入模型腔时提供还原性气氛，如果包埋材料模型在炉内置留时间过长，所有的去氧剂将会分解并消失。这样，当熔化的合金进入模型腔时，铜的氧化就不能预防了，铸件便呈黑色。一些包埋材料常规地形成黑色铸件，这是因为厂家未加任何去氧剂。同样，如果用氧化性火焰熔化合金，铸件也会变黑。由于合金中一些元素氧化所致铸件变黑，则容易清洗，可通过常规浸洗步骤而恢复原来的颜色。

铸造压力不足或合金加热不够通常会导致铸件边缘圆钝化（见图 17－21 C）。圆钝的边缘是因合金在模型腔内的气体溢出之前就凝固所致。正如先前

提到的那样，铸圈顶部包埋材料过厚或磷酸盐包埋材料的光滑表面层未去除可造成模型腔内气体溢出过慢。然而，当合金进入模型腔时压力不足也会造成铸件边缘圆钝。这种情况可因加热不充分的合金所致，这时合金太黏稠或不能保持液态足够长的时间，以便气体溢出并达到模型的边境区域。另一方面，当铸造机发条上的不够时，作用在熔化合金的力不足以迫使合金在凝固前进入模型腔内，从而造成边缘圆钝。

最后，包埋错误可造成铸造不良，而这只在铸造过程完成之后可见。最常见的问题也许是在包埋过程中气体卷入包埋材料(见图 17－21 D，E)。这些气泡可出现在铸件的外部或内部。如果它们出现在外部(见图 17－21 D)，理论上可去除它们，但通常需花费大量时间和金钱(损失金属)。然而，铸件的适合性不受影响。如果气泡出现在铸件边缘或内部（见图 17－21 E)，要成功去除它们是非常难的，通常需要重新铸造。

清洗及浸洗合金

牙科合金的表面氧化或其他污染是令人讨厌的事情。可以通过适当地调节合金加热的方法及在合金熔化时加入适量的助熔剂，能使大多数合金中贱金属氧化减至最低或避免（见本章后面关于助熔剂的讨论）。不管这些预防措施如何，当炽热的金属进入模型腔时，一些合金往往与模型内的气体结合、与包埋材料中的成分反应或在金属的表面物理性地包裹模型的颗粒而受到污染。大多数铸造的、焊接的或其他加热的牙科金属修复体的表面是通过将其放入适当溶液中加热、机械抛光或其他处理而清洗，以恢复正常的表面状况。

可以通过浸洗来去除表面失泽及氧化。可以将贵金属及高贵金属铸件放入 50% 硫酸溶液中加热来清洗（图 17－23)。今天，大多数商业可获得的浸洗液并不是由常规的无机酸溶液所制成，加热煮沸时不释放有毒气体(如硫酸那样)。在这些情况下，将被清洗的铸件放入合适的装有浸洗液的瓷缸中并轻轻加热，但不要加热至沸腾。加热一会儿后，当氧化层减少时合金表面通常会变得明亮。当加热完成后，可将酸液从瓷缸中倒入原来的容器，然后用水彻底冲洗铸件。使用一定时间后，需要用新鲜浸洗液替换原来的浸洗液，以防止造成污染。

关于浸洗有几个重要点。对于当今铸造合金组成的多样性来说，应当准确地遵循厂家浸洗说明，因

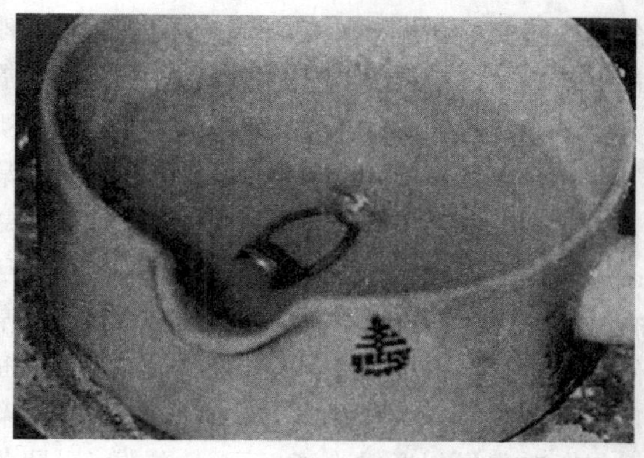

图 17－23　浸洗一合金。铸造之后，将合金(连有铸道)放入加热的浸洗液内数秒钟。浸洗液将减小铸造中形成的氧化层。然而，浸洗并不能消除因碳沉积(见图 17－21 B)而造成的合金的黑色。可通过比较已浸入的表面与尚未浸入的表面来观察浸洗液的效应

(Courtesy Dr, Carl W. Fairhurst, Medical College of Georgia School of Dentistry.)

为所有的浸洗液并不与所有的合金相容。而且，应避免将热的发红的铸件扔入浸洗液中。这样的做法可能会改变合金的相结构或使薄铸件翘曲变形，而且飞溅的酸对操作者有危险。最后，不要用钢制或不锈钢制钳子来从浸洗液中取出铸件。浸洗液会溶蚀钳子并使其成分进入铸件中。推荐使用涂覆橡胶或聚四氟乙烯的钳子。

焊接技术

对焊接的一般建议

有关牙科焊接的详细内容在涉及牙科学其他领域的教科书中有充分的阐述。这里强调手工操作及包埋技术的一般原则。为获得成功的焊接，焊接技术和焊料选择均是重要的。用于铸造的许多材料和技术也适用于焊接。

牙科焊料的提供形式是多种多样的，如条状、棒状、丝样或块状，每一种能方便地用于特定的操作。薄带状是一种应用方便的形式，而大约为 1mm 见方的焊料对于焊接嵌体或冠的邻接区域很方便。棒状焊料通常用于焊接两边缘对接的接缝处，这可使它们比光滑形式更好地固定焊剂。同样，熔化时，对接缝形式不会像光滑形式那样容易退缩成圆球。选择特定形式取决于进行的操作，每一形状焊料都有各种成色供选择。

适当地应用焊剂可预防焊料及部分被焊金属的氧化。焊剂溶解表面氧化物并使熔化的焊料在被焊

接金属表面润湿和流动。用于焊接金合金的焊剂是硼砂与硼酸混合物,添加有氟化物。焊剂过多与焊剂过少一样不好。可参阅本章最后关于焊剂的讨论。

小心并熟练地使用焊接火焰是获得高质量焊接接头的重要因素。推荐使用集中的、不太大的、尖尖的火焰对位于局部区域的焊料进行最终加热,但较大的、较分散的"刷"型火焰可用于最初加热。在焊剂熔化并在被焊接表面形成均匀薄层之前,不应将火焰直接应用于将要焊接的部分。太快速地用热火焰烧焊剂会造成焊剂形成小滴,而不是薄膜。一旦火焰对准将焊接的部位,在焊接完成前不应将火焰移开。火焰的还原焰会在焊接点周围形成保护性包围层。操作应在可能的最短时间内完成,以避免合金中贱金属成分氧化并防止合金结构的损害。

焊接过程中的过度加热将造成:①焊料出现小凹陷;②薄的地方烧穿;③由于焊料向其他合金中的扩散或纤维状微结构的丧失导致强度丧失。加热不足将造成未熔化焊剂附着所形成的凹陷及焊料不能流向并附着在所有表面。焊料在表面的良好润湿对于各部件良好的焊接来说是必需的。未能充分加热的焊料有"成球形"倾向并不能适当地扩散。过度加热与加热不够,均能形成较弱的焊接点。因此,恰当及小心的加热及焊料的助熔都是必须的。

有时焊料的流动需要限制在修复体的一些部位之外,例如修复体的边缘或船沟。可以用抗焊剂材料来防止焊料流入这些区域,应在应用焊剂或焊料之前在这些表面上涂抗焊剂材料。焊料不会流向石墨污染的表面,因此软铅笔是一种有效的抗焊剂材料。其他材料,如红铁粉(氧化铁)或白垩粉(碳酸钙)乙醇悬浮液及水悬浮液,是长时间加热或高温加热的有效抗焊剂材料,但这些加热会烧除石墨。

被焊接部件间的距离能影响最终修复体的准确性。如果部件接触过紧,加热时部件会膨胀而相互推压,如果部件间距离太远,在焊料凝固时部件间又倾向被牵拉到一起。在使用包埋-焊接技术时,被焊部件间的间隙在十分之一毫米尺度之内最合适。这样的间隙厚度可用典型的间隙卡来估计。在试图手工焊接正畸用钢丝或其他修复体时,焊接部件距离可更近一些。焊接接口形状及修复体的用途将最终决定被焊部件的合适距离。

不管一些公认的原则如何,焊接是一门手艺。加热的时间和类型、焊料的形状及类型的选择、被焊接部位的形状及焊剂的应用并不总能通过规则来阐明。基本上,操作者的经验在成功的焊接操作中起了重要的作用。

红外线焊接

红外线加热器不是使用火焰来加热,它可用来进行牙科焊接。该加热器使用1 000瓦石英-碘-钨灯的光线进行焊接,灯泡安装在镀金的椭圆形反射镜的主焦点上。被焊材料放在反射镜的第二焦点上,反射的红外线的能量被聚焦。这种设备实物见图17-24,它可用于瓷熔附金属桥体合金的高温焊接。使用这种设备的主要问题是如何将光的焦点中心对准焊接部位。红外线的能量必须聚集在牙冠,而不是焊料本身。未能聚焦牙冠上所焊部位会导致多孔状的冷焊接。

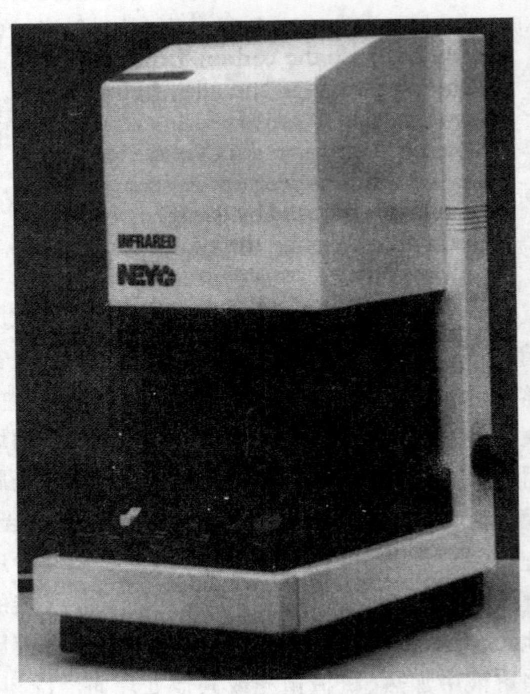

图17-24 用聚焦光束进行焊接的红外线焊接机。修复体放置于机器的下半部,红外线聚焦在焊接部位

铸造和焊接用焊剂

焊剂是施于熔化金属表面以主要防止高温金属氧化的物质。此外,焊剂可溶解金属加热过程中所形成的氧化物,所形成的氧化物溶液或其他焊剂中的外来物质构成了熔渣。焊剂也有助于焊料的自由流动,并有助于焊料在金属表面润湿和扩散。为使焊剂有效作用,焊剂的熔化温度必须低于加热金属的熔化温度,且不应被烧除或汽化。

贵金属和高贵金属合金

硼砂或四硼酸钠 [$(Na_2B_4)_7 \cdot 10H_2O$] 可溶解发生在贵金属和高贵金属合金上的金属氧化物，因此它在牙科学中常用作焊剂。无水四硼酸钠称为硼砂玻璃，可直接用其干粉。熔化时，硼砂玻璃转变为清亮、黏稠、加热不易挥发的液体。加入硼酸或其他盐，可使其更具流动性，这样有助于焊剂在炽热的金属表面上扩展。硼酸不像硼砂那样有时单独使用，它不单独用作焊剂。无水硼砂玻璃优于一般有结晶水的硼砂，后者加热时会释放水蒸气，结果会在炽热金属表面冒出许多水泡，而不能形成一层有效的表面覆盖层。

焊剂有多种形式，以适合于焊接或铸造操作中的特定应用。液体焊剂主要是硼砂及硼酸的水溶液，用于正畸矫治器及桥体结构的焊接中，在这些焊接中只需要很少一点焊剂。可用这些成分的饱和溶液或低浓度溶液，可向一些液体焊剂中加入少量的诸如碳酸钾或氯化氨之类的其他盐。焊剂也可是膏状的，通过向矿物脂（如凡士林）中加入$\frac{1}{3}$量的硼砂及其他化学添加剂而配成。膏状焊剂适用于需要大量焊剂的焊接操作中，并可直接涂布于特定区域。粉状焊剂一般用于铸造熔化金属中，用时轻轻地撒在金属表面。粉状焊剂可含有极细的木炭或其他成分，其余为硼砂和硼酸，这些配料可通过产生称之为还原性焊剂而提供额外的保护。木炭不仅有助于防止金属表面氧化物的形成，而且还能减少已经形成的氧化物。粉状焊剂可含有少量极细的石英粉，它可使熔化的焊剂保持在炽热的金属表面。

含铬合金

当焊接不锈钢或铸造含铬钴基合金时，需用特殊的焊剂，因为硼砂或硼酸单独并不能溶解氧化铬。通常用于这些焊接的焊剂含有大约 50% ~60% 氟化钾或其他氟化物、25% ~35% 的硼酸、6% ~8% 的硼砂玻璃及 8% ~10% 的碳酸钾或碳酸钠。硼酸与氟化物的等量混合物用少量水研磨后可形成焊接膏，它在这样的焊接中是有效的焊剂。也有其他类似的组成。用于这些的膏剂不应含有矿物脂，因为加热后有碳形成，碳能改变被焊接或铸造合金的性能。

焊接时选择合适的焊剂是重要的。焊剂的选择取决于被焊或铸造合金的类型，而不是所用焊剂的类型。如果合金含有铬，例如用于正畸的不锈钢丝或用于部分义齿的钴铬合金，不论使用金基或银基焊料，合适的焊剂是氟化物焊剂。如果焊接贵金属或高贵金属合金，不管所用焊料如何，合适的焊剂是硼砂焊剂。

指导焊剂使用的原则是在加热过程中不要向金属涂抹过多或过少的焊剂。当焊剂太少时，它会被烧完，因而是无效的；当焊剂太多时，它可能被包裹入熔化的金属中，造成金属内部的缺陷。

问题精选

问题 1

将一个包埋好的铸圈从炉子内取出并准备熔化和铸造合金，在铸造合金前有数分钟的延迟。结果铸件戴不上。造成这一问题的可能原因是什么？如何纠正？

答案

当将铸圈从炉内取出并放到铸造机上时，包埋材料会快速冷却并收缩。多延迟 1min 铸造，一般会产生明显收缩，足以导致铸件适合性变差。推荐的方法是在将铸圈从炉内取出前，预先将金合金放入铸造机的坩埚内熔化，然后迅速铸造。不推荐重新加热铸圈，因为大多数包埋材料的收缩不是完全可逆的。包埋材料的过度冷却具有在快速冷却过程中发生断裂的危险。

问题 2

一个就位不良的铸件具有凹凸不平的内、外表面。这些凹凸不平的表面是如何产生的？怎样才可能避免？

答案 a

包埋过程中气泡已附着在蜡型上，因而在铸件上产生瘤子样小结。去除它们可能会改变铸件的适合性。为避免气泡，应在蜡型表面涂一层润湿剂，而且应在真空下调和包埋材料并包埋蜡型。

答案 b

调和时加入太多的水会使铸件表面粗糙。应准确量取包埋材料的粉和液。

答案 c

当熔化的金属铸入模型腔时，铸道的位置及方向影响熔化金属的湍流。对模型腔壁的磨损会产生局部的粗糙。将铸道连在蜡型体积最大处，连接处应成喇叭口状，而且铸道应指向边缘。

答案 d

在 650℃ 以上长时间对石膏基包埋材料进行加

热会造成包埋材料分解，导致铸件表面粗糙。当蜡型烧除后应迅速完成包埋。

答案 e

磷酸盐包埋材料反应副产物是小水滴，这些水滴可附着在蜡型上并导致铸件上形成突起的缺陷。可通过准确量取包埋材料和液体溶液并在规定的时间内完成调和及各个步骤来预防。

问题 3

通过重新加热包埋铸圈制作一个全冠铸件，在前一天，铸圈已被加热至蜡型烧除温度，因不能完成后续步骤而使其冷却。最后所制作的冠戴不上。造成这一问题的原因是什么？如何纠正？

答案

当包埋材料被加热后再冷却时，包埋材料中的结合剂和耐火材料发生不可逆的化学和物理变化。重新加热时，模型的尺寸变化将小于正常情况。因此，所得铸件可能太小。如果包埋材料已被加热，但不能尽快完成铸造，应重新包埋新蜡型并铸造。

问题 4

某焊接头有大量的气孔。什么原因？如何避免？

答案

焊接头的气孔通常与焊料熔化过程中加热过度或加焊剂不充分有关。应仔细清洁焊接面并充分涂焊剂。应使用火焰的还原焰，而且只需将焊料加热至能充分流动即可。

问题 5

在焊接操作过程中，铸件的精细边缘被熔化。造成这一问题的原因是什么？如何避免？

答案 a

如果保护铸件边缘的焊接包埋材料层太薄或呈多孔状，则耐火材料不能成为有效的热保护层。应将包埋材料仔细地覆盖于𬌗面和近轴壁上，以保护铸件边缘。

答案 b

如果高水/粉比调和焊接包埋材料，包埋材料的强度将很低。加热过程中包埋材料会开裂，使边缘暴露于焊接操作中。应准确量取包埋材料的粉和液。

答案 c

长时间过度加热包埋材料也可将热量传递至包埋料下的冠边缘，造成它们熔化。应先在炉子内加热至适当温度，然后正确地使用火焰的还原焰，迅速熔化焊料。

问题 6

在焊接操作过程中，焊料的流动性似乎很好，但焊接后的冠不能再戴到代型或牙齿上。发生了什么问题？

答案 a

如果焊料流到冠边缘上或流入冠内，就会影响冠在代型或牙齿上充分就位。可以通过在不希望焊料流动的部位涂抗焊媒剂来预防这种情况。正确使用焊接包埋材料也可一定程度上保护边缘。

答案 b

如果冠被加热至过高温度，那么可发生冠下陷或其他变形，导致冠不能就位。因此，所选焊料的熔化温度至少应低于冠的 50℃。而且，应当只将焊料和牙冠加热到焊料熔化温度即可。

问题 7

在全冠蜡型的体积最大处连接一单根铸道。铸造后，发现在金冠髓底有气孔。造成这一问题的可能原因是什么？下次铸造时如何避免？

答案

通常将这些孔隙称为退缩性孔隙，是由合金不恰当的冷却造成熔化的合金不能补充正在凝固的合金所致。有好几种情况可造成这一问题：①铸道直径太小或铸道太长，使合金在冠内凝固前便在铸道内凝固，应当使用较短且直径更大的铸道。②单个铸道的方向指向髓室底，使这一部位的包埋材料变得比周围包埋材料热的多。这种情况，再加上包埋材料的热传导性很差，可使这一部位的合金在铸道已凝固后仍保持熔化状态。铸道的方向应指向修复体边缘，而且应使用 Y 形铸道以分散合金的流动，使其更均匀。在铸造前提高高温包埋材料的温度可降低由于熔化金属影响所致包埋材料的温度差异。③与蜡型大小相比，铸道冒口处合金量太少，另外，合金充满型腔前铸道及冒口处的合金凝固也会造成铸件出现孔隙。

问题 8

用氧－乙炔火焰熔化部分义齿用钴铬合金，然而，由于调节火焰出了问题，使得合金加热时间延长至常规的 3 倍长。那么铸造的支架可能会出现什么问题？

答案

用该火焰长时间加热合金可能会增加铸造合金

的碳含量。在这种情况下,合金含有几种可形成碳化物的元素,它们的沉淀会增加合金的脆性并使伸长率下降。因此铸造部分义齿的卡环在微小调整过程中易于断裂。

问题 9

在制作部分义齿支架时,需将低熔镍铬合金(含铍)铸入包埋有铂-金-钯(PGP)丝的型腔内。使用的是石膏基包埋材料,但在将包埋材料加热至铸造温度后,合金的铸造被推迟了 4h。之后,当弯曲 PGP 丝以形成卡环时,它发生脆性断裂。造成脆性断裂的原因是什么?如何预防?

答案

低熔镍铬合金在远高于金基合金熔化温度的温度熔化,这一温度略低于 1 300℃(金基合金熔化温度为 900℃~1 100℃)。因此应使用特殊的石膏基包埋材料,它含有草酸、草酸盐、碳酸盐及碳,在加热过程中的不同温度下,这些化合物会释放出 CO_2,并使模型腔充满 CO_2,以去除任何硫酸钙结合剂的二氧化硫。一旦推迟铸造,这些 CO_2 源会被用完,二氧化硫将与 PGP 反应,造成材料变脆。如果石膏基包埋材料不含这些保护性化学物,即使不推迟铸造,也会造成材料发脆。将镍铬合金铸入包埋有 PGP 丝的型腔时,应在包埋材料达到合适温度后迅速进行。

问题 10

在制作部分义齿支架时,为什么有必要为人造石主模型制作一个包埋材料复模?

答案

大的蜡型太软,不能像冠和桥那样脱离模型操作并连接铸道。因此,必须在复模上制作蜡型,蜡型最终成为包埋材料复模的一部分。如果使用人造石模型(主模),它不能耐受烧除及铸造过程中的高温,其在加热过程中的分解产物会使合金发脆。另外,模型在铸造后将被破坏掉,这样就没有模型用来添加部分义齿的丙烯酸树脂部分。因而需要制作称为耐火模型的复模,在这个模型上制作蜡型并一齐包埋。铸造后,将金属支架戴到主模上进行下一步的制作。

参考文献

Anusavice KJ, editor: *phillips' science off dental materials*, Philadelphia, 1996, WB Saunders.

Asgar K: Casting restorations. In Clark, JW, edi-tor: *Clinical dentistry*, vol 4, New York, 1976, Harper and Row.

Craig RG, Powers JM, Wataha JC: *Dental materials: properties and manipulation*, ed 7, St Louis, 2000, Mosby.

Dootz ER: Technology of casting and soldering alloys for metal-ceramic applications, *Ce-ramic Eng Sci Proc* 6: 84, 1985.

Mackert JR: An expert system for analysis of casting failures, *Int J Prosthodont* 1: 268, 1988.

O' Brien WJ, editor: *Dental materials and their selection*, ed 2, Carol Stream, IL, 1997, Quintessence.

Tuccillo JJ, Nielsen JP: Sprue design for cast gold alloys, *Dent lab Rev* 39: 14 (June), 14 (July), 1964.

Wagner AW: Causes and cures for porosities in dental casting, *Quint Dent Technol* 3: 57, 1979.

第十八章　陶　瓷

Isabelle L. Denry

术语“陶瓷”用来定义通过高温烧结而获得所需性能的非金属材料。术语烤瓷是指陶瓷材料的一类，主要由高岭土、石英及长石组成，也是在高温下烧制而成。用于瓷－金属修复的牙科陶瓷属于这一类，并且通常被称为牙科烤瓷。

牙科陶瓷的加工技术在很大程度上归属于那些直接从其他领域学到此技术的人们。瓷修复的技工室部分通常在商业性牙科技工室里，由熟练的技术员按照牙科医生提供的牙齿形状和颜色在专门的设备上制作。人工义齿用牙齿的制造商也雇用熟练的技术员和技工来生产瓷牙应用中所必需的许多形式、类型及色泽的瓷牙。

历史背景

陶瓷最早应用于牙科是在1700年代晚期。在1900年代早期研制出了烤瓷罩冠。它们由长石或铝瓷在铂箔上烤制而成，可看作是全瓷冠的祖先。然而，由于它们强度低，烤瓷罩冠仅局限于前牙。在1960年代，基底合金与罩面瓷之间热膨胀（和收缩）匹配很差的状况（这常常在冷却时导致失败和瓷崩裂），推动了含白榴石长石质烤瓷的发展。通过在制造阶段混合定量的高膨胀性白榴石与长石玻璃解决了这个问题。这使得长石质烤瓷热膨胀系数的调节达到很窄的范围。这一发明导致了瓷－金属可靠性的巨大改进，并使瓷材料结合到金属支架上。在冷却过程中，金属支架的冷收缩略大于罩面瓷，这使界面处的瓷处于受压状态。因为瓷的压缩强度大于拉伸强度，这一特点有利于增强瓷的抗碎裂性能。

20世纪末见证了数种用于制作全瓷牙科修复体的创新性体系的出现。首先是铸造玻璃陶瓷系统，在该系统中，先用失蜡技术铸造修复体，然后热处理，以促进其向玻璃陶瓷转化。由于加工困难和断裂发生率高，这种可铸造系统后来被放弃。在过去的十五年内，同时研制出了粉浆浇铸、热压及机械加工陶瓷。每年都有用于全瓷修复的新材料出现，这说明陶瓷在牙科受欢迎的程度不断增加。

牙科陶瓷的分类

牙科陶瓷可按其熔融温度、应用、制作技术或晶相来分类（表18－1）。

表18－1　牙科陶瓷材料的分类

	制作	晶相
全瓷	机械加工	氧化铝（Al_2O_3） 长石（$KAlSi_3O_8$） 云母（$KMg_{2.5}Si_4O_{10}F_2$）
	粉浆浇铸	氧化铝（Al_2O_3） 尖晶石（$MgAl_2O_4$）
	热压	白榴石（$KAlSi_2O_6$） 二硅酸锂（$Li_2Si_2O_5$）
	烧结	氧化铝（Al_2O_3） 白榴石（$KAlSi_2O_6$）
瓷－金属	烧结	白榴石（$KAlSi_2O_6$）
义齿牙	制造	长石

熔融温度

高熔陶瓷的熔融温度范围为1 315℃～1 370℃，中熔陶瓷的熔融温度范围为1 090℃～1 260℃，低熔陶瓷的熔融温度范围为870℃～1 060℃。这一分类可追溯到20世纪40年代早期。这种分类在早期牙科陶瓷组成物中应用更广，这些陶瓷属于三元瓷组合物。术语三元是指其组成有三种主要成分：石英（或燧石）、长石和黏土（或高岭土）。熔融温度取决于这3种成分的相对含量。有趣的是，这些温度范围因不同的教科书而不同，且不连续。这与初期烧制陶瓷材料控制温度所用的陶瓷测温锥的组成有关。将这些测温锥放于炉子内，当设定温度到达时，测温锥在自身重量作用下发生弯曲。中熔及高熔陶瓷用于义齿牙。用于陶瓷－金属或全瓷修复的牙科陶瓷属于低或中熔陶瓷。最近已引入烧结温度低于870℃的超低熔牙科陶瓷。

制造商通常用化学物质或低熔化温度的助熔剂（氧化硼或碱性碳酸盐）改良中熔及低熔烤瓷粉。将它们一起熔化（预熔化），然后凝固成粉状形式。加入助熔剂会使熔化范围更窄并增加陶瓷在修补过程中或添加、着色或上釉时塌陷的倾向。然而，预熔化并再研磨能提高粉子的均匀性，这一点有利于随后的操作及熔化。低烧烤温度在瓷熔接到金属过程中具有明显的优点，因为在较低温度范围内瓷和金属的热膨胀系数的差异能更好地相容。

高熔烤瓷具有优越的强度、不溶解性、半透明性及在反复烧烤过程中能维持形态的准确性。然后，最近对低熔烤瓷的试验表明，它们基本上与高熔烤瓷一样强韧，而且溶解性和半透明性也是合适的。因此，高熔烤瓷的主要操作优点是其具有可修补、添加、着色或上釉而不变形的能力。

应用

陶瓷在牙科有 3 个主要应用：①用于金属冠和固定部分义齿；②当美观需要优先考虑时，全瓷冠、嵌体、高嵌体及贴面更合适；③陶瓷义齿牙。

制作技术

制作技术的分类概括于表 8－1。牙科陶瓷最常用的制作技术之一是烧结。烧结是加热陶瓷并使其致密化的过程。当达到烧结温度时，通过黏性流动而发生致密化。陶瓷是通过烧结而烧制到金属上，而全瓷材料涉及更广泛的加工技术，包括加热过程、机械加工和粉浆浇铸技术。

晶相

不论它们应用或制作技术如何，烧制之后牙科陶瓷由两个相构成：晶相和环绕它的玻璃相（玻璃质）。根据存在的晶相的性质和量，牙科陶瓷的力学性能和光学性能变化很大。增加玻璃相的含量会降低抗裂纹扩展性，但会提高半透明性。为获得更好的力学性能，用于全瓷修复的材料含有大量的晶相（35%～90%）。表 18－1 列出了牙科陶瓷内的各种晶相。

瓷－金属修复体

瓷－金属修复体由铸造金属支架（或核）和熔附其上至少两层的陶瓷组成。应用的第一层是遮色层，它由富含遮色氧化物的陶瓷组成。其作用是遮住氧化的金属支架的黑色，以获得合适的美观性。作为第一层，它也要形成金－瓷结合。下一步是牙本质瓷和釉质瓷（大多为半透明的）的成形，以获得类似于天然牙的美观外观。遮色瓷、牙本质瓷和釉质瓷有各种色泽。瓷粉成形或塑形后，在烤瓷炉内对瓷－金属冠进行烧结。

图 18－1 显示了一个瓷－金属修复体，图 18－2 显示了一个三单元瓷－金属固定部分义齿。在由熟练的技工制作时，这些修复体可具有优秀的美观性，并且由于有金属支架而有良好的强度。用于铸造下部结构的合金通常是含有锡和铟的金基合金。最初研制出金－钯、银－钯及镍－铬合金作为较低费用的替代品。然而，由于最近钯的价格急剧上涨，含钯合金已被归入高费用合金替代品。

饰面瓷热膨胀系数应略小于合金的热膨胀系数，以确保瓷在冷却后受到轻度的压缩。这一点将使瓷－金属修复体具有更好的耐裂纹扩展性能，瓷金

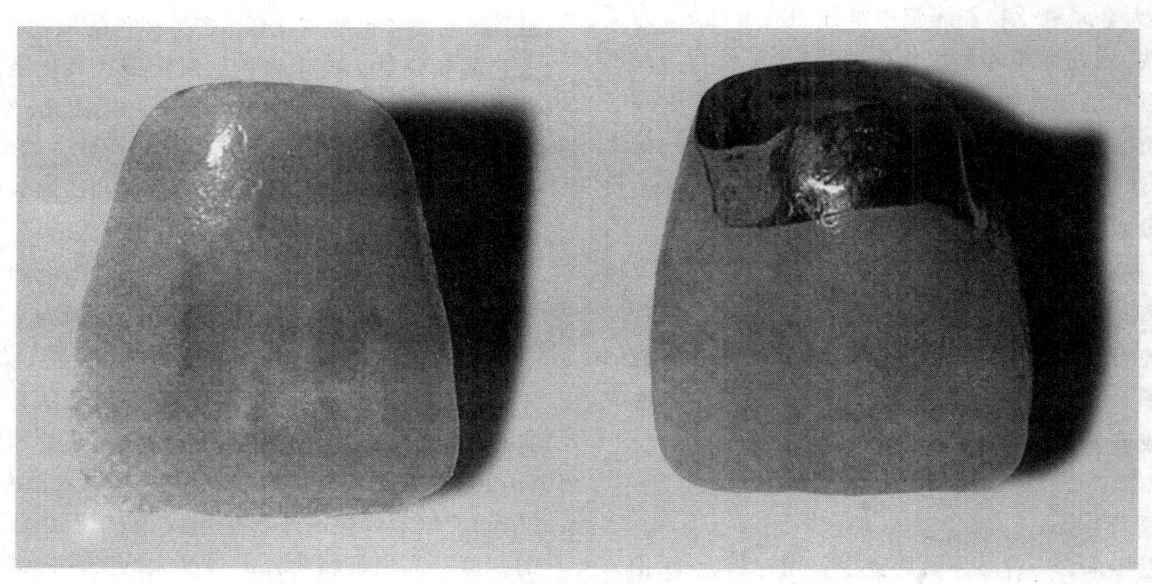

图 18－1 瓷－金属修复体的舌面及唇面观

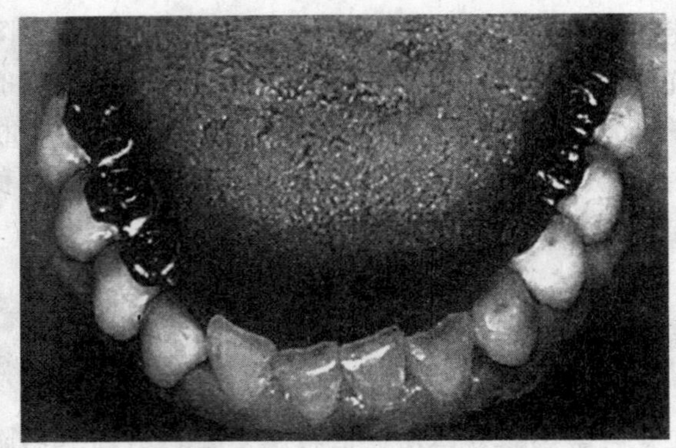

图 18－2　瓷－金属固定部分义齿

(Courtsey Dr. Julie A. Holloway.)

属系统将在第十九章中详细论述。

组成和制造

组成

任何瓷的质量取决于其成分的选择、各种成分的正确比例及烧制过程的控制。由于对颜色、无脆性的韧性、不溶性及半透明性的严格要求，以及所需要的强度和热膨胀特性，制造牙科烤瓷时只使用最纯的成分。在许多情况下，制造商必需配制具有折中性能的产品。

长石是牙科烤瓷中的主要原料，在矿物状态下，它是晶体物且是具有位于灰色和粉红色之间不定色的不透明材料。化学上它是硅酸铝钾，组成为 $K_2O\cdot Al_2O_3\cdot 6SiO_2$。根据其纯度，长石的熔化温度在 1 125℃～1 170℃之间变化。

铁和云母是长石中常见的杂质。去除铁特别重要，因为金属氧化物在烤瓷中是强烈的着色剂。为了去除铁，用钢锤粉碎每片长石，只选择那些均匀浅色的长石片用于烤瓷。将这些长石片放入磨子中研磨成细粉。通过筛除粗颗粒来严格控制最终的颗粒大小，用浮选技术来去除过细的颗粒。然后使干燥的粉子缓慢通过一振动斜面，斜面上装有一系列突出的横档，横档由感应磁体制成。这样，残余的铁污染物被分离并去除，制造出的长石就可使用了。

纯石英晶体可用于牙科陶瓷，并磨成尽可能细的粉子。可加入石英，在加热过程中石英可为其他成分形成玻璃样的支架，赋予瓷的稳定性。

制造

近年来，长石质牙科烤瓷主要用钾长石 ($K_2O\cdot Al_2O_3\cdot 6SiO_2$) 及少量石英 ($SiO_2$) 制成。在制造过程中，磨碎的各成分被充分地混合在一起。加入助熔剂碱金属碳酸盐，然后将混合物放入大坩埚中加热至 1 200℃以上。如图 18－3 所示，在高温下，长石分解形成具有无定形结构的玻璃相和由白榴石 ($KAlSi_2O_6$ 或 $K_2O\cdot Al_2O_3\cdot 4SiO_2$) 构成的晶相。四方晶系白榴石的晶体结构见图 18－4。

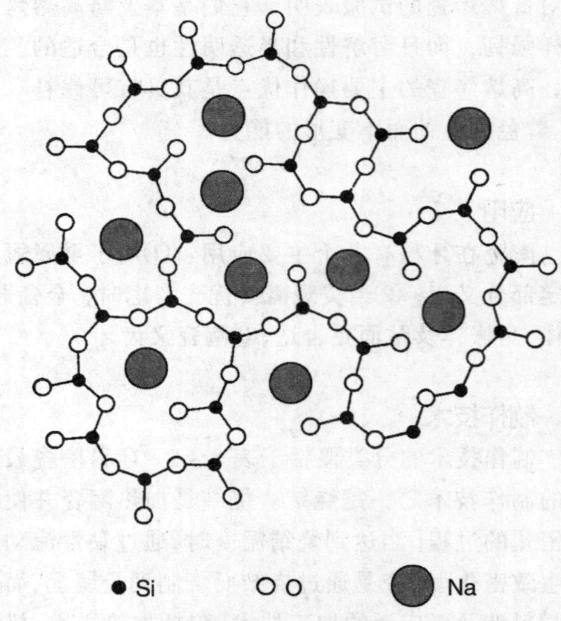

图 18－3　硅酸钠玻璃的二维结构

(改自 Warren BE, Biscoe J: J Am Ceram Soc 21: 259, 1938.)

然后将白榴石和玻璃相的混合物以极快的速度在水中冷却(淬冷)，使熔合物碎裂成小块。所得的小块料称为玻璃料。然后将其球磨至具有合适粒度分布的粉，加入少量着色颜料，以获得模仿天然牙所必需的精细色泽。金属颜料包括产生黄－棕色的氧化钛、产生淡紫色的氧化镁、产生棕色的氧化铁、产生蓝色的氧化钴、产生绿色的氧化铜或氧化铬及产生棕色的氧化镍。过去用氧化铀来产生荧光，然而，由于有少量的放射性，目前用镧系氧化物（如氧化铈）作为替代物用于这一目的。用锡、钛和锆的氧化物作为遮色剂。

制造过程完成后，长石质牙科烤瓷由两个相组成，一个是玻璃相，另一个是晶相(或矿物)。在制造过程中形成的玻璃相具有典型的玻璃性能，如脆性、不定向的断裂模式、半透明性及在流动状态下具有高表面张力。晶相是白榴石，它是具有高热膨胀系数 ($>20\times10^{-6}/℃$) 的硅酸铝钾盐，其加入量 (10%～20%) 控制着烤瓷的热膨胀系数。白榴石也赋予烤瓷的强度，高白榴石烤瓷的强度大约是低白榴石烤瓷的两倍。传统长石质烤瓷的显微结构见图 18－5，图

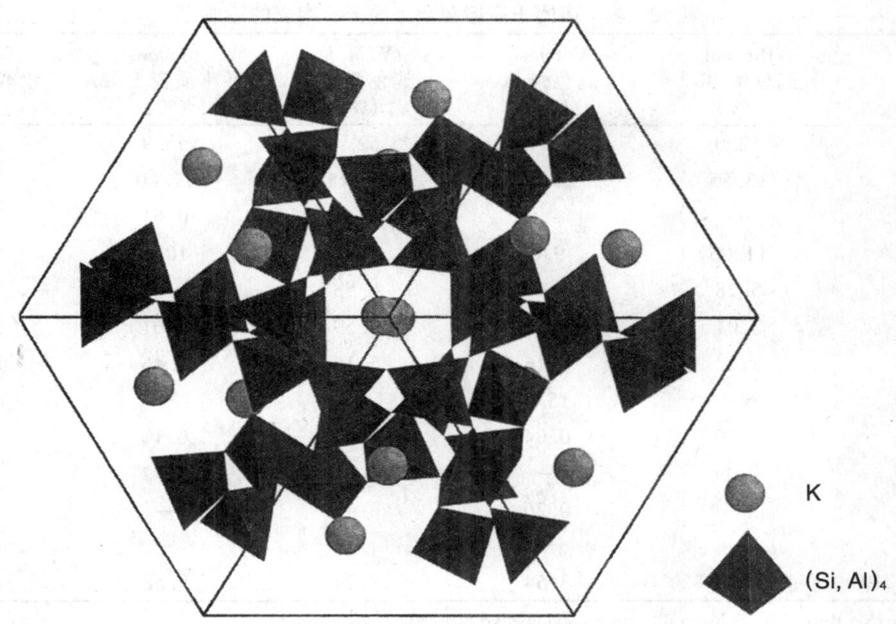

图 18－4　白榴石的三维结构($KAlSi_2O_6$)

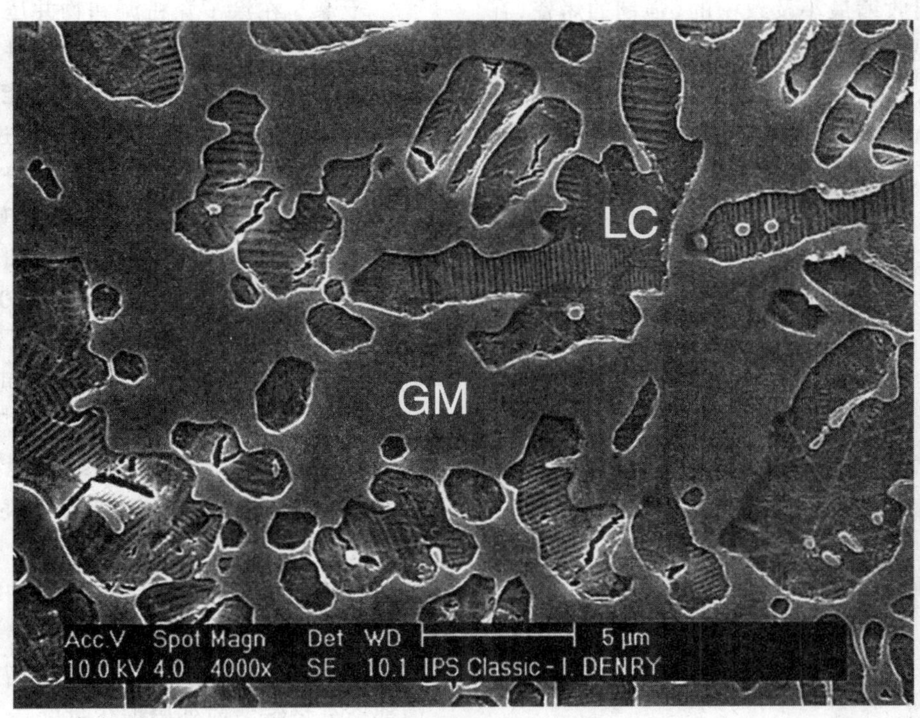

图 18－5　显示了用于瓷－金属修复体的长石质烤瓷显微结构的扫描电镜照片。GM: 玻璃基质,LC: 白榴石晶体

中玻璃相已被稍微蚀刻了,以便显示白榴石晶体。

遮色及牙本质烤瓷粉的典型组成见表 18－2。

加工

制作令人满意的烤瓷修复体需要格外注意操作原理和各个细节。

瓷粉的涂塑和压紧　牙齿预备后，制取弹性印模,然后用合适的代型材料灌制工作模型或代型。制作蜡支架并在美观部位回切 1mm，为烤瓷预留足够的空间。通过失蜡法铸造支架。支架上所有的尖锐角需要磨圆钝，以避免应力集中和已烧结烤瓷的边缘效应。仔细清洁金属支架后，涂一薄层遮色瓷并进行烧烤。选择用于体部或牙本质部分的牙本质瓷粉,与塑形液(主要是蒸馏水)混合,形成乳脂状的稠度,然

表 18－2　熔附于高熔合金上的牙科陶瓷的组成

化合物	Biodent 遮色瓷 BG2 (%)	Ceramco 遮色瓷 60 (%)	V. M. K 遮色瓷 131 (%)	Biodent 牙本质瓷 BD27 (%)	Ceramco 牙本质瓷 T69 (%)
SiO_2	52.0	55.0	52.4	56.9	62.2
Al_2O_3	13.55	11.65	15.15	11.80	13.40
CaO	—	—	—	0.61	0.98
K_2O	11.05	9.6	9.9	10.0	11.3
Na_2O	5.28	4.75	6.58	5.42	5.37
TiO_2	3.01	—	2.59	0.61	—
ZrO_2	3.22	0.16	5.16	1.46	0.34
SnO_2	6.4	15.0	4.9	—	0.5
Rb_2O	0.09	0.04	0.08	0.10	0.06
BaO	1.09	—	—	3.52	—
ZnO	—	0.26	—	—	—
UO_2	—	—	—	—	—
B_2O_3, CO_2 和 H_2O	4.31	3.54	3.24	9.58	5.85

引自 Nally JN, Meyer JM: Schweiz Monatsschr Zabnbeilkd 80: 250, 1970.

而涂在遮色层上面，塑形时应略大一些，以补偿收缩。为了制作出收缩最小及致密的、强韧的烤瓷，在这一步骤，对瓷粉进行充分的压紧是重要的。可使用各种压紧的方法。振动法将过量水分驱赶至表面特别有效。用调刀将湿的瓷粉调和物进行涂塑并轻轻振动至瓷粉沉积在一起。然后用干净的棉纸或吸收介质吸除水分。瓷－金属冠的剖面见图 18－6 右。

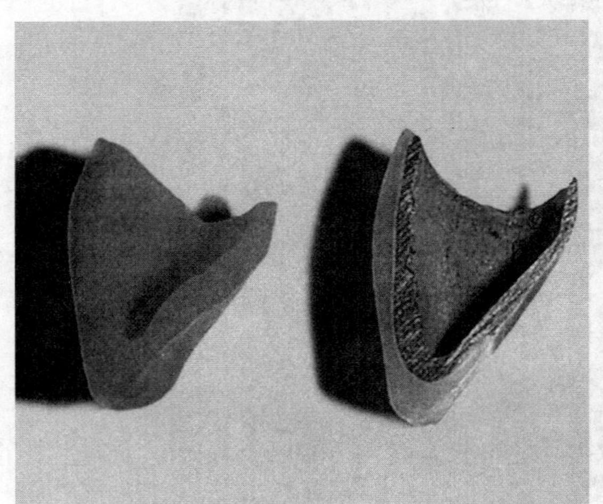

图 18－6　瓷－金属冠的剖面显微照片（右），全瓷冠的剖面观(左)

其他的压紧方法有调刀刮抹法和笔积法。调刀刮抹法是用合适的调刀抹平潮湿的瓷粉，直至过量水被压至表面,然后用棉纸吸去水分。笔积法或毛细管吸引法通过干瓷粉的毛细管吸引作用来去除过多的水分。用毛笔蘸干瓷粉涂于湿瓷粉块上的小区域,当水分被吸至干区域时，湿瓷粉颗粒被紧紧地拉紧。每添加一次湿瓷粉调和物时,在其对面放置一些干瓷粉,这一过程可重复进行。

干燥　在涂了瓷粉调和物并压紧后，将修复体置于打开的且已预热的烤瓷炉前进行干燥。干燥阶段很重要，一般持续 5～8min，它能确保将瓷粉调和物内的残留过量水分去除。在干燥过程中,水分向表面扩散并挥发。如果干燥过快,水分挥发速度超过扩散速度,那么尚未烧结的烤瓷会出现自发性碎裂。将堆塑物放入炉内，残留的自由水和结合水在加热的不同阶段被去除,直至温度达到 480℃。

烘烤/烧结　烤瓷修复体既可通过单独温度控制,又可通过控制温度和特定的时间来烧制。在第一种方法中,炉子的温度以恒定速度升温,直至达到特定的温度。在第二种方法中，先以某给定的速度升温,直至达到某一温度并维持一段时间,直到所需的反应完成。

两种方法都可获得令人满意的结果，但时间和温度方法一般更为常用，因为它易于制备出均匀的修复体。烤瓷是热的不良导体,因而过快的加热会使内部充分烧结之前外层熔化过度。

随着温度的升高,瓷粉颗粒通过烧结而熔合。烧结是导致瓷粉颗粒熔合并形成连续性块状物的过程。在这一致密化过程中,早期阶段的体积变化(ΔV)与烤瓷的表面张力(γ)、黏稠度(η)、颗粒半径(r)及烧结时间(t)有关,如下式所示：

$$\frac{\Delta V}{V_0}=\frac{9\gamma}{4\eta r}t$$

由上式可知,黏稠度越低和颗粒越细,致密化率就越大。在瓷－金属修复体制作中需要至少三次烧结：一次是烧结遮色瓷；一次是烧结牙本质和釉质部分；另外一次是烧结上色及釉瓷。然而，由于与烧结过程有关的收缩，瓷粉塑形时必须要大一些。因此，只有有经验的操作者可只在三次烧烤下完成烤瓷修复体。

在第二次烧烤过程中，将体积放大约 13% 的牙本质和釉质部分加热成素坯（素瓷）。这一温度低于烤瓷烧结温度 56℃。实际上所有收缩发生在这一烧烤阶段。

气泡（气孔）的存在已成为牙科烤瓷制作中的老问题。图 18－7 展示了在空气中烧结后气孔发生的程度。所示试样已打磨并抛光过，图中圆黑点是气孔的横切面。据计算，空气中烧结的烤瓷，气孔含量多达 6.3%。这不但导致在打磨烤瓷冠时表面粗糙且有凹陷，而且对烤瓷的强度和光学性能产生更为不利的影响。

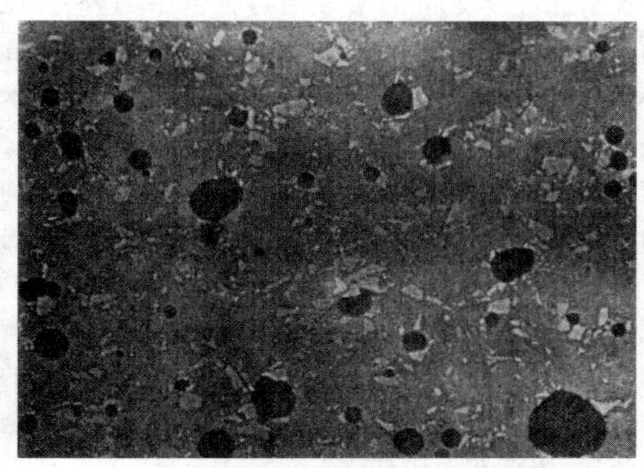

图 18－7　空气中烧结的烤瓷的显微照片，显示有多孔性

(Courtesy Semmelman JO, Yorl, Pa, 1959, Dentsply Internationl.)

气孔是因烧结过程中气体的陷入所造成。在表面张力及随温度升高所致的膨胀影响下，颗粒间的孔隙变成圆形。用于瓷－金属修复体的烤瓷是在真空下烧制的。当烤瓷炉门关闭后，炉内压力降至 0.1 大气压。升高温度直至到达烧结温度，然后释放真空，炉内压力回到 1 个大气压。压力从 0.1 增加到 1 个大气压有助于压紧并关闭残留的孔隙。这些是在烧结温度下黏稠流动所致。如图 18－8 所示，结果形成致密的、相对不含气孔的烤瓷。研究表明，真空下烧结可降低气孔量至空气中烧结烤瓷的 0.56%～5.6%。真空烧结改进了半透明性并降低了长石质瓷的表面粗糙度，而且能提高冲击强度约 50%。

另一种方法使用扩散原理来确保熔结瓷密度的增加。在烧结（致密化）阶段，可将诸如氦气这样的可扩散气体以低压通入炉内。氦气（不是空气）会陷入间隙内，由于其分子直径小于烤瓷晶格，它会在烤瓷收缩的压力下向外扩散。

图 18－8　真空烧结的烤瓷的显微照片，显示有极少的气孔

(Courtesy Semmelman JO, Yorl, Pa, 1959, Dentsply Internationl.)

在这些经过改进的烧制方法出现之前，质地细腻和半透明不可能同时获得。只有使用粗瓷粉才能获得最好的半透明性，粗瓷粉只含少量大气孔，但这样也会产生不希望的颗粒样外观。细粒度瓷粉会产生更好的质地，但由于大量的小孔隙会增加不透明度。真空烧结可使瓷－金属修复体获得细腻的质地和半透明性，然而，另一项性能却丧失了。人牙釉质具有称为荧光性的特殊光学性能，即在反射光下观看时，散射效应会使其看起来带有蓝色，在透射光下观看时具有橙色。对颜料粒度和光散射的研究已使制备具有部分荧光性且能与天然牙充分相似的修复体成为可能。

上釉　在瓷清洁和必要的着色后，将其放回炉内进行最后的上釉烧烤。一般上釉阶段时间很短，当达到上釉温度时，瓷釉在烤瓷表面发生黏稠流动，形成一薄层玻璃膜（釉）。应避免过度上釉，因为这样会使修复体呈现不自然的闪亮外观，并造成外形损失和色泽改变。上釉的温度及时间因所用瓷粉的类型和牌子不同而变化。

冷却　一般认为，在瓷－金属修复体制作中，冷却阶段是一个关键阶段，应避免极端的冷却速度（太快或太慢）。瓷外层太快的冷却可导致表面出现裂纹或碎裂，该现象也称为热震。非常缓慢的冷却（如随炉冷却）以及多次烧制，可诱导额外白榴石的形成，从而增加了陶瓷的热膨胀系数总量，这样也会造成表面裂纹或碎裂。缓慢的冷却较好，在烧制完成后尽快地将烧制的修复体移出并置于玻璃罩之下，以防止气流吹拂或可能脏物的污染。

全瓷修复体

用于全瓷修复体的材料使用各种晶相作为增强剂，晶相体积含量达90%。晶体相的性质、含量及颗粒大小分布直接影响材料的力学性能和光学性能。晶相与玻璃基质折射率的匹配对于控制烤瓷的半透明性是重要的因素。

如前面提到的那样，有好几种制备全瓷冠的方法：烧结、热压、粉浆浇铸及机械加工。图18－6，左，显示了一个全瓷冠的横截面。

烧结全瓷材料

主要有两种类型的全瓷材料用于烧结技术：铝基瓷和白榴石增强瓷。

铝基瓷 铝核瓷是通过晶相分散来增强的典型例子。氧化铝具有高弹性模量（350GPa）和高断裂韧性（$3.5\sim4MPa\cdot m^{0.5}$）。它在具有类似热膨胀系数的玻璃基质中的分散能显著地增强这种冠核。据推测，与含白榴石瓷相比，氧化铝和玻璃基质间牢固的结合是强度增加的原因。第一种铝核瓷含有40%～50%重量的氧化铝。这种核是在铂箔上烧制的，然后用膨胀匹配的烤瓷饰面。现在直接将铝核瓷烧制在耐火代型上。铝核瓷的弯曲强度大约为138MPa，剪切强度为145MPa。

白榴石增强长石质烤瓷 含有体积含量高达45%的四方晶系白榴石的长石质烤瓷可以用于制作全瓷烧结修复体。白榴石是增强相；较大含量的白榴石（与用于瓷－金属修复的传统长石质烤瓷相比）能产生较高的弯曲强度（104MPa）和压缩强度。材料中大量的白榴石也造成较大的热膨胀系数。此外，较大的热收缩会使白榴石（$22\sim25)\times10^{-6}/℃$和玻璃基质（$8\times10^{-6}/℃$）间失去匹配，导致冷却时白榴石晶体周围的玻璃基质形成切线压应力。这些应力起到了裂纹挡板的作用，可提高脆弱玻璃相的抗裂纹扩展能力。

氧化镁基核烤瓷 已经研制出高膨胀氧化镁核材料，这种材料与用于瓷金属修复体的牙本质瓷相符合。未上釉的氧化镁核瓷的弯曲强度（131MPa）是传统长石质烤瓷（70MPa）的两倍，其平均热膨胀系数为$14.5\times10^{-6}/℃$。这种核材料的主要优点是可在技工室内用更广泛易得的瓷－金属修复用烤瓷来对其饰面。上釉可显著增强氧化镁核材料，这样可将其表面置于残余压应力之下，断裂发生时必须先克服该压应力。

烧结全瓷修复正在逐渐地被热压全瓷修复所取代，后者简化了加工过程。

热压全瓷材料 热压依靠在高温下施加外来压力来烧结并塑形陶瓷。热压也称为高温注射模塑。它在牙科学中用于制作全瓷冠、嵌体、高嵌体、贴面，最近还用于固定部分义齿。热压一般有助于避免形成大孔隙并促进晶相在玻璃基质内充分地分散。许多瓷系统的力学性能得到最优化，并具有高密度和小晶体尺寸。

白榴石基 有用于热压的白榴石基瓷。白榴石（$KAlSi_2O_6$或$K_2O\cdot Al_2O_3\cdot4SiO_2$）是作为增强相使用的，含量为35%～55%。通过失蜡技术在1150℃～1180℃之间将瓷块压入（在0.3～0.4MPa压力下）耐火模型内（图18－9）。在特殊设计的自动加压炉内保持此温度20min。瓷块有各种色泽。这些热压瓷的最终显微结构由分散于玻璃基质中的1～5μm大小的白榴石晶体组成（图18－10，A）。有两种技术可用：着色技术和涉及到应用饰面烤瓷的分层技术。这两种技术所制的烤瓷复合结构可产生相当的平均弯曲强度值。为了确保与饰面瓷一致的热膨胀系数，用于饰面技术的该材料的热膨胀系数（$14.9\times10^{-6}/℃$）低于用于着色技术的材料（$18\times10^{-6}/℃$）。这些陶瓷的弯曲强度（120MPa）大约是传统长石质烤瓷的两倍。主要缺点是设备的初次投资大，以及与其他全瓷系统比，强度相对较低。

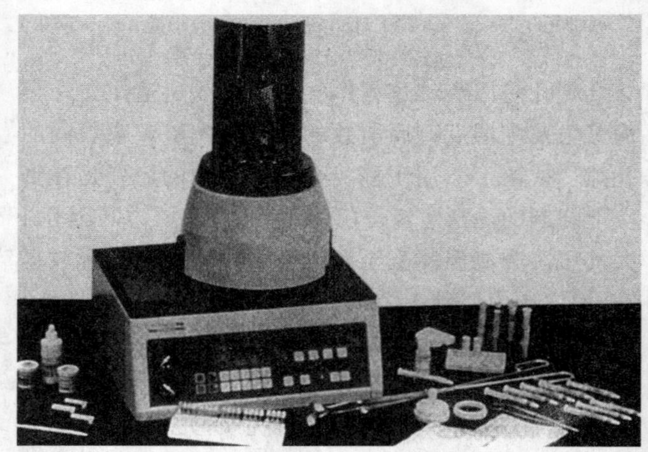

图18－9 用于全瓷修复的Empress高温注射模塑系统

（Courtesy Ivoclar Inc., Amherst, NY, 1995.）

二硅酸锂基 近年来，已有用于热压成形的新型全瓷材料。这些材料含有二硅酸锂作为主晶相。它们在890℃～920℃温度范围内进行热压，使用的设

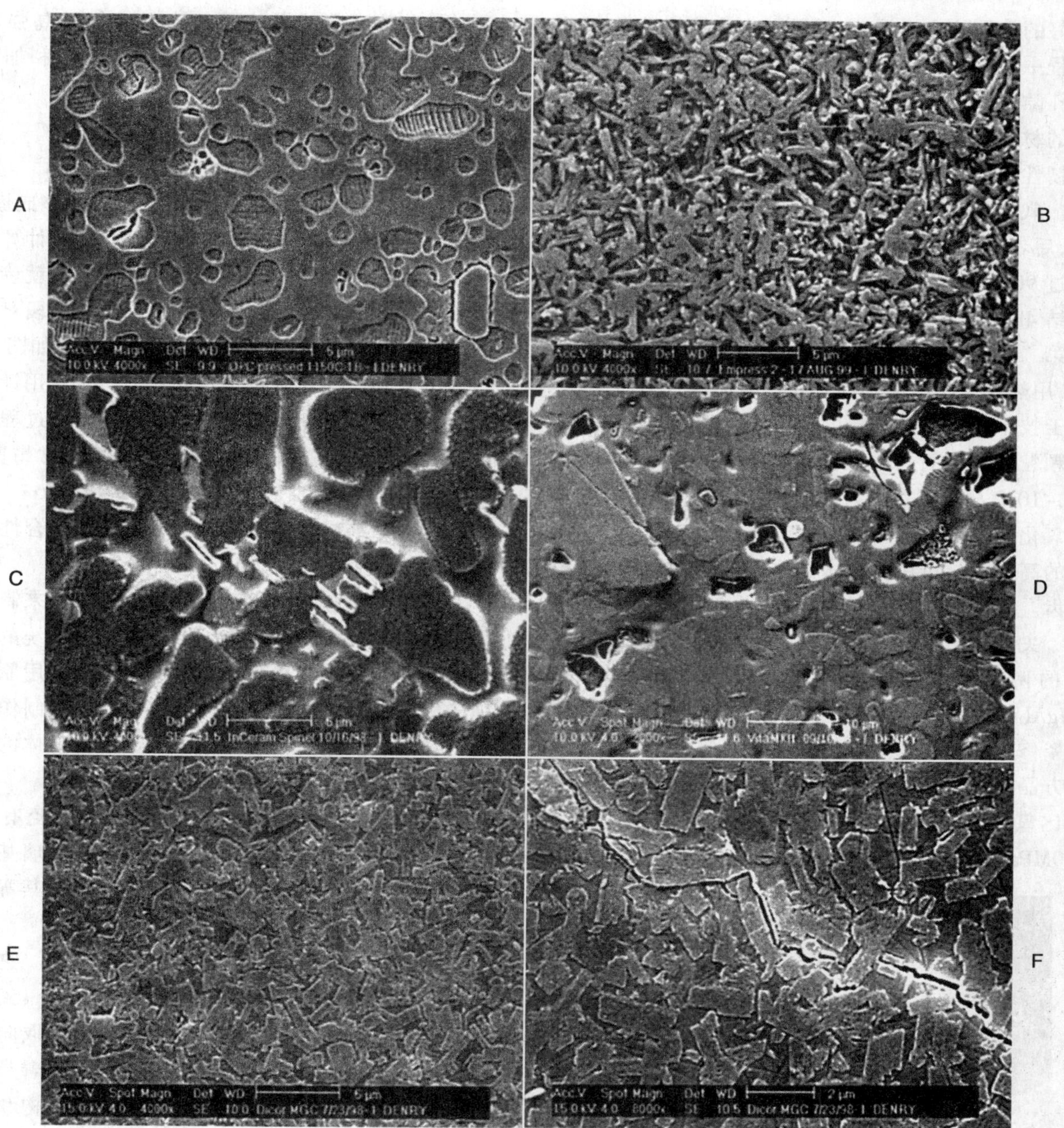

图 18－10　显示选定全瓷材料显微结构的扫描电镜照片（表面经抛光和蚀刻过）。A. 白榴石增强可压瓷；B. 二硅酸锂可压瓷；C. 氧化铝－尖晶石粉浆铸瓷；D. 长石基可切屑瓷；E. 云母基可切屑瓷；F. 云母基可切屑玻璃陶瓷中的晶体/裂纹界面

备与白榴石基瓷用的一样。然后在热压成形的修复体上涂上与热膨胀相匹配的玻璃层。最终显微结构由分散于玻璃基质中的60%左右的伸长的二硅酸锂晶体（0.5～5μm长）组成（图 18－10，B）。含二硅酸锂瓷的主要优点是它们具有优越的弯曲强度（350MPa）和断裂韧性（3.2MPa·$m^{0.5}$），这些性能扩展了它们的应用。在理论上可以用这些材料制作固定部分义齿。然而，关于这一点目前尚无长期的临床数据。

热压瓷的优点包括白榴石增强材料的良好美观性、二硅酸锂基材料的高强度（但较大的不透明性）以及能够使用人们熟悉的失蜡技术。该方法的加工时间较短，边缘准确性也在可接受范围内。

粉浆浇铸全瓷材料

粉浆浇铸是将瓷粉水浆体涂压到耐火代型上。耐火代型的多孔性可通过毛细管作用从粉浆中吸收水分，从而有助于粉浆的压紧。然后连耐火代型一起在高温下烧结。通常耐火代型比压紧的粉浆收缩大，这样在烧制后修复体易于从代型上取下。然后向烧结好的多孔核渗入玻璃，这是一个独特的过程，在此过程中，在高温下熔化的玻璃在毛细管作用下被吸入孔隙中。与传统长石质烤瓷相比，通过粉浆浇铸加工的材料具有较少的孔隙、很少的加工缺陷和较高的韧性。

氧化铝基　氧化铝基粉浆涂塑于石膏耐火代型上，后者在烧制过程中会收缩。粉浆中的氧化铝含量超过 90%，粒度在 0.5～3.5μm 之间。在 1 100℃下烧结 4h 后，形成多孔的氧化铝基壳，然后用含镧玻璃第二次在 1 150℃下高温渗透 4h。去除过量玻璃后，用热膨胀匹配的饰面瓷对修复体进行饰面。这一加工技术在牙科是独特的，由于有紧密堆积的氧化铝颗粒和较少的孔隙，它能形成高强度的材料。图 18－10 C 显示了这一材料的显微结构。这种粉浆浇铸氧化铝材料的弯曲强度大约为 450MPa。由于这种核的高强度，可用此技术制作短跨度前牙固定部分义齿。

尖晶石基和氧化锆基　最近研制出用于这种技术的两种改良陶瓷组合物。一种以镁尖晶石（$MgAl_2O_4$）作为主晶相并含有微量 α－氧化铝，这种陶瓷修复体的半透明性得到改善。第二种材料含有四方晶系氧化锆或氧化铝。尖晶石基材料的断裂模量比氧化铝的低，而氧化锆基材料的弯曲强度在 600MPa 左右。

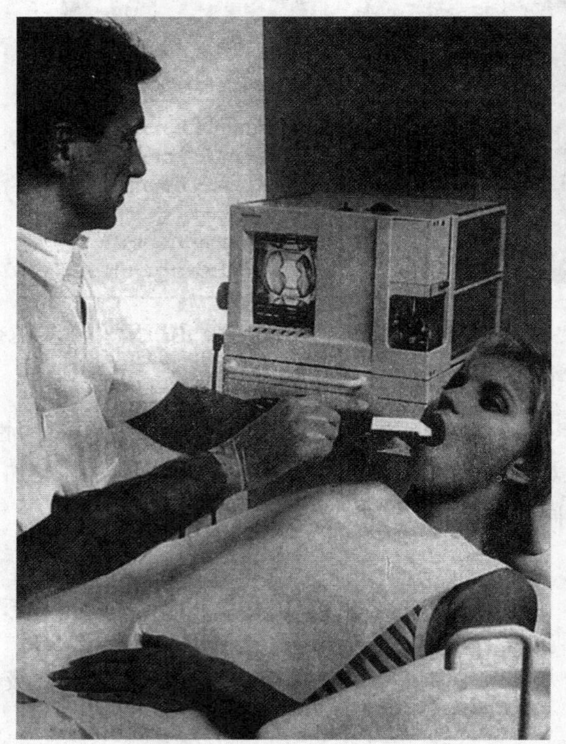

图 18－11　用于瓷嵌体制作的 Cerec 椅旁 CAD/CAM 系统

（Courtesy Siemens Corp., Bad Soligman, Germany, 1995.）

粉浆浇铸陶瓷的主要优点是它们的高强度。缺点有高度不透明（尖晶石基材料例外）和加工时间长。

可切削全瓷材料

可切削陶瓷可用特殊的设备磨切来形成嵌体、高嵌体和贴面。一种系统使用 CAD/CAM（计算机辅助设计/计算机辅助制造）技术，可在一次就诊时间里制作修复体。在预备牙齿后，通过光学手段对预备的牙齿进行扫描并用计算机对图像处理。如图 18－11 所示，用计算机辅助设计修复体。然后用计算机控制的铣床铣切瓷块来制作修复体。铣切过程只需数分钟。虽然方便，但 CAD/CAM 系统非常昂贵，而且其边缘准确性也较差，其值为 100～150μm。用树脂水门汀黏结修复体能有助于补偿边缘适合性差的一些问题。

可切屑陶瓷的另一个系统是用靠模铣来制作嵌体、高嵌体和贴面。在这一系统中，先在传统的人造石代型上制作一个硬质树脂模型。然后使用原理类似于配钥匙机的缩放仪样设备，按照手工制作的模型的样子铣削瓷块。同样，这样加工的修复体的边缘准确性也是问题，而且设备费用很高。

目前可供这些系统使用的可切削陶瓷有好几种。一种含有钾长石作为主晶相分散于玻璃基质中（图 18－10, D）。这种材料有好几种色泽。其弯曲强度位于中等水平（105MPa）。

用于这一系统的也有云母基玻璃陶瓷。它们的显微结构由分散于玻璃基质中的云母晶体（50%～60%体积）组成。云母晶体被拉长并随机取向（图 18－10, E）。由于云母的晶体结构，裂纹沿着晶体而被折向，如图 18－10, F 所示。这种显微结构和云母晶体的解理性能赋予这类玻璃陶瓷良好的可加工性能和 230MPa 左右的弯曲强度。

可用靠模铣系统来切削预烧结粉浆浇铸氧化铝瓷块，制作冠和固定部分义齿的复制修复体。对这种氧化铝复制修复体进一步渗透玻璃，使最终边缘准确性在 50μm 以内。

更为新的系统包括一个用来制作冠的工业 CAD/CAM 过程。通过机械扫描的方法对代型扫描并将数据送至工作站，在那里用数控铣床铣出一个放大的代型。放大对于补偿烧结收缩是必要的。然后将氧化铝粉压至代型上，在非常高的温度（>1 550℃）烧结前用铣床铣切外形。进一步用热膨胀匹配的铝瓷对胚体进行饰面。

正如前面提到的那样，在制作牙科陶瓷修复体中，机械加工的主要优点是它可在一次就诊里完成修复。但刚才提到的最新系统不是这样，其修复体是在技工室内制作的。高额的设备费用、加工所致较差的边缘准确性（与金修复体相比）以及所用陶瓷材料的高度不透明构成了这一技术的主要缺点。氧化铝基瓷系统除外，强度仍是关注点。

陶瓷在修复牙科学中的一般应用

陶瓷可能是匹配复杂人牙外观的最佳材料。它们被用于瓷－金属冠、固定部分义齿、全瓷修复体和用于制作义齿牙。然而，瓷是脆性的，受拉时易碎，且最终产品的质量，以强度和美观而言，对技术很敏感。

瓷－金属冠和固定部分义齿

全瓷广泛用作瓷－金属冠和固定部分义齿的饰面材料。这一成就是由于它与金属的热膨胀系数达到成功的匹配并获得充分结合的结果。经过表面上釉后，所形成的修复体颜色稳定、与组织友好、生物相容、耐化学物质并具有低的热扩散率。瓷－金属修复体也被广泛应用，其10年失败率比大多数全瓷冠系统要低。应当注意，目前尚无有关最新全瓷系统寿命的数据。

全瓷冠、嵌体、高嵌体和贴面

自从1900年以来，陶瓷已被用来制作壳冠。那时使用的是长石质烤瓷。氧化铝增强陶瓷是以后引入的，以改善力学性能。在过去的20年中，已引入许多制作全瓷修复体的新材料和技术。它们包括粉浆浇铸、切削及热压全瓷材料。这些新材料和技术拓宽了全瓷材料的应用范围，而且在某些情况下使得加工更容易。

作为后牙复合树脂替代物，瓷嵌体和高嵌体正在变得越来越受欢迎。它们比后牙复合树脂具有更好的耐磨性，因此更加耐久。然而，调𬌗也更加困难，如果不充分抛光的话，能导致对颌牙磨损。瓷嵌体的边缘裂隙大于金嵌体或高嵌体。当预料有大咬合力时，不要使用这些材料。

瓷美容贴面（贴面片）是黏结到预备牙齿唇面的一层烤瓷，以覆盖难看的部位（图18－12）。瓷贴面是定制的并在牙科技工室内制作。最初瓷贴面由长

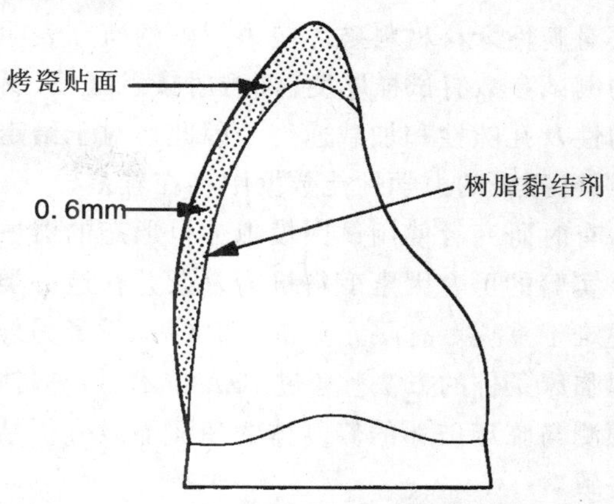

图18－12 黏接到牙齿唇面的烤瓷贴面示意图

（引自 Craig RG, Powers JM, Wataha JC: Dental materials: properties and manipulation, ed 7, St Louis, 2000, Mosby）

石质烤瓷制作并烧结。目前，大多数瓷贴面通过热压技术用白榴石增强陶瓷或二硅酸锂陶瓷制作。为获得充足的黏结，用磷酸酸蚀牙釉质，并用稀释的氢氟酸酸蚀瓷贴面的黏结面，然后用硅烷偶联剂处理。使用特别配制用于黏结的复合树脂来黏结贴面。

牙科陶瓷的力学和热学性能

牙科陶瓷的性能取决于其组成、显微结构及缺陷密度。增强晶相的性质和含量决定了材料的强度和抗裂纹扩展性及其光学性能。

陶瓷是脆性的并至少含有两类缺陷：制作缺陷和表面裂纹。

制作缺陷是在加工过程中形成的，由压紧阶段的夹杂物或烧结过程中产生的孔隙组成。出现夹杂物通常与金属支架不充分的清洁或使用不干净的器械所致。临床破坏的玻璃陶瓷修复体内部的孔隙已被认为是断裂的起始点。长石质烤瓷冷却时也会产生微裂纹，而且可归因于白榴石晶体和玻璃基质间冷收缩的不匹配，或者如果烤瓷冷却过快可归因于热震。

表面裂纹是因切削或打磨所诱发。自然裂纹平均大小为20～50μm。通常，瓷的破坏起因于最严重的缺陷。

牙科陶瓷在潮湿的环境（咀嚼）内反复（循环）承受载荷，这种状况是已存在的缺陷或裂纹扩展的理想条件。这一现象称为裂纹缓慢增长，可导致陶瓷修复体存活率严重下降。

测试方法

有许多测试方法来评价陶瓷的力学性能。测试

方法对脆性牙科材料破坏应力影响的研究表明，重要的测试参数有试样厚度、加载时接触区域、材料的均匀性及孔隙性和加载速度。因此，对于给定的材料，在已报告的力学性能数据中存在着差异。

有时研究者使用试图模拟牙科形态的器械。然而，实验的可变因素变得极为复杂并在这一类型试验中难于重现。有限元分析（FEA）提供了另外一个模拟临床条件的方法。通过 FEA 技术对瓷嵌体破坏的预测与临床破坏的修复体的断面显微分析结果完全一致。

断面显微观察已经成为玻璃和陶瓷的破坏分析技术。它已被认为是牙科学中强有力的分析工具。可用断面显微观察来确定临床破坏的全瓷冠的在体破坏应力。

比较性数据

一些牙科陶瓷的弯曲强度概括于表 18－3。用于瓷金属修复体的长石质烤瓷的平均弯曲强度为 70MPa。然而，这一数值低于全瓷材料；因为瓷金属修复体有金属支架支持，它们的寿命通常较高。

表 18－3　一些牙科陶瓷的弯曲强度

加工技术	晶相	弯曲强度(MPa)
烧结瓷－金属	白榴石	70
烧结全瓷	白榴石	104
烧结全瓷	氧化铝	139
热压全瓷	白榴石	121
热压全瓷	二硅酸锂	350
粉浆浇铸全瓷	氧化铝	446
粉浆浇铸全瓷	尖晶石－氧化铝	378
粉浆浇铸全瓷	氧化锆－氧化铝	604
可切削全瓷	氟云母	229
可切削全瓷	长石	122

引自 Seghi R, Sorensen J: Int J Prosthodont 8(3): 239－246, 1995; Seghi RR, Daher T, Caputo A: Dent Mater 6(3): 181－184, 1990.

在目前现有全瓷材料中，粉浆浇铸陶瓷具有最大的数值（378～604MPa），其次是二硅酸锂热压陶瓷(350MPa)。白榴石增强热压陶瓷大约为 100MPa。在可切削陶瓷中，云母基材料具有最高的弯曲强度值。如前面提到的那样，陶瓷材料中存在的晶相的性质和数量极大地影响最终产品的力学性能。

长石质烤瓷的弯曲强度介于 62MPa 和 90MPa 之间，剪切强度为 110MPa，直径拉伸强度为 34MPa。压缩强度为 172MPa 左右，努氏硬度为 $460kg/mm^2$。

断裂韧性也是陶瓷的一项重要性能，它是测定材料在断裂前吸收能量的指标。传统长石质烤瓷的断裂韧性与钠玻璃($0.78MPa \cdot m^{0.5}$)很相似。白榴石增强和云母基瓷的断裂韧性大约是钠玻璃的 2 倍，是二硅酸锂陶瓷玻璃质的 4 倍。

牙科陶瓷的弹性系数很重要，因为在计算弯曲强度和断裂韧性值时均需要它。牙科陶瓷的泊松比介于 0.21 和 0.26 之间。长石质烤瓷的弹性模量为 69GPa，可切削陶瓷则介于 62GPa 和 72GPa 之间，而二硅酸锂热压陶瓷可达 110GPa。

陶瓷的收缩量取决于平均孔隙大小，它直接与粒度分布有关。粒度分布较宽的瓷粉具有较小的孔隙，产生更大的毛细压力，导致更大的收缩。据报告，长石质烤瓷烧制时的线收缩，低熔烤瓷（瓷－金属）为 14%，高熔烤瓷(陶瓷牙)为 11.5%。过度上釉的低熔和高熔烤瓷具有较大的收缩率，体积收缩呈现更大的差异，达 8%。有几项研究表明，低熔烤瓷的体积收缩为 32%～37%，高熔烤瓷则为 28%～34%。中熔烤瓷的收缩值介于高熔和低熔之间。正如本章前面指出的那样，在烤瓷修复体成形时，需要对压紧和烧结进行精密的控制，以补偿这样的收缩。烤瓷最厚处的尺寸变化最大。

除了用已烧结陶瓷块和热压陶瓷制作的可切削陶瓷外，对其他全瓷材料来说，收缩仍是个问题。用于全瓷核冠的饰面瓷，在瓷堆塑成形过程中应格外注意补偿其收缩。

完全烧结的长石质烤瓷的密度大约为 $2.45g/cm^3$ 并随材料内孔隙而变化。全瓷材料的密度取决于其晶相的含量，在 $2.4g/cm^3$ 和 $2.5g/cm^3$ 之间。

长石质烤瓷的热性能方面，其热导率为 0.0030 $cal/s/cm^2(℃/cm)$，扩散率为 $0.64mm^2/s$，在25℃到500℃之间的线热膨胀系数为 $12.0 \times 10^{-6}/℃$。而氧化铝瓷和二硅酸锂陶瓷相应的热膨胀系数大约为 $10 \times 10^{-6}/℃$，白榴石增强陶瓷的线热膨胀系数为 $14 \sim 18 \times 10^{-6}/℃$。

牙科陶瓷的光学性能

在修复天然牙齿缺损时，比色是一关键问题。陶瓷在结构上部分是无定形的，并不与晶体牙釉质完全相似。结果，牙齿组织和烤瓷反射和吸收各种光线的方式不同，而且从某个角度观察修复体与从正面观察可能不同。黏固用材料是影响全瓷修复体最终外观的重要因素。由于不透明，铝全瓷修复体可用各种封固剂来黏固，但不能用树脂改性玻璃离子水门汀（与断裂有关）。然而，诸如白榴石增强热压冠或贴面或切削的嵌体或贴面这样的更透明的修复体，通常需要使用透明的树脂封固剂，它有各种色泽。

市售预混合牙科烤瓷粉的色泽为黄色至黄红色范围。因为天然牙的颜色范围比一套预混合瓷粉的范围大得多，因此也提供有修饰瓷粉，供调节颜色用。这些修饰瓷粉是着色深的瓷粉，通常提供有蓝色、黄色、粉红、橙色、棕色及灰色。在堆塑成形牙冠过程中，牙科技工可向遮色瓷及体瓷内添加修饰瓷粉。最表层染色是另一种改变牙科烤瓷冠颜色的方法，涉及应用着色深的釉层。表层染色的主要不足是耐久性较差（由于溶解之故）和半透明度降低。

半透明性是牙科烤瓷另一项关键性能。遮色瓷、牙本质瓷（体瓷）及釉质（切端）瓷的半透明度有很大的不同。遮色瓷的半透明度极低，这样可以遮挡金属基底表面。如表 18－4 所示，牙本质瓷的半透明度介于 18% 和 38% 之间。釉瓷的半透明度最大，在 45%～50% 范围内。用于全瓷修复体的材料的半透明度随增强晶相的性质而变。氧化铝基瓷是不透明的，而白榴石增强瓷透明性更好。尖晶石基瓷的半透明度可与二硅酸锂基瓷相比，且介于氧化铝基瓷与白榴石增强瓷之间。

因为牙釉质在紫外光下具有荧光性，因此向瓷中加入二氧化铀以产生荧光性。然而，尽管铀的放射性很低，但仍可探测到，因此新配方中添加有稀土氧化物（如氧化铯）来产生荧光性。

表 18－4 1mm 厚牙本质瓷光透过率

色泽	Ceramco	Vita	Neydium	Will－Ceram	Steeles
59	29.97	22.66	31.93	26.06	27.23
62	27.85	—	—	27.88	—
65	23.31	20.39	35.39	33.50	22.10
67	26.32	18.04	23.58	19.03	23.42
91	31.81	—	38.41	—	—

改之于 Brodbelt RHW, O'Brien WJ, Fan PL: J Dent Res 59:70, 1980.

因为烤瓷冠的外层是半透明的，因此外观色泽受到内层遮色瓷或核瓷反射的影响。从内层、遮色瓷表面反射的光线和透过体瓷的光线混合后产生烤瓷的颜色。体瓷层的厚度决定了给定遮色瓷下烤瓷的颜色。如果体瓷和遮色瓷的颜色相同，这一厚度效应可减至最小。

义齿瓷牙的性能

义齿瓷牙是市售的已制造好的人工牙，其组成和性能使它们有别于用于固定修复体的烤瓷。质量优异的单个或全套人工牙有各种颜色和形态，有许多制造商生产瓷牙。它们已被用于全口义齿。前牙装有一个或两个镀金钉，以提供与义齿基托的结合固位。后牙的盖嵴面中心有横向的圆洞，以便与义齿基托形成机械固位。典型的一套瓷牙见图 18－13。

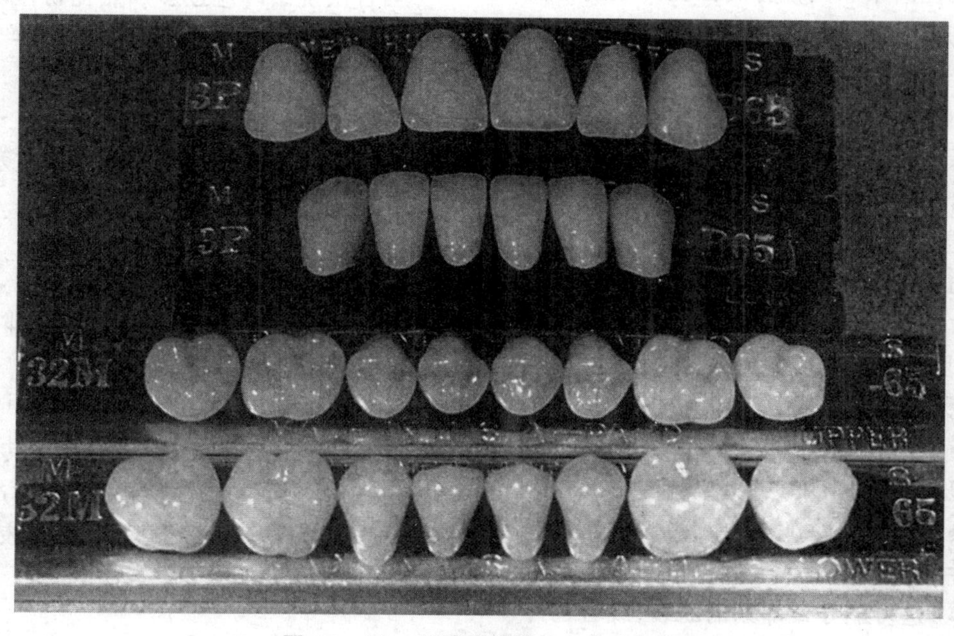

图 18－13 制造商提供的一套全口瓷牙

义齿瓷牙的陶瓷组成属于三元瓷组成(石英、黏土、高岭土)。瓷牙是在对半模内成形,真空烧结,然后缓慢冷却以防开裂。

义齿瓷牙的主要优点是它们具有优越的美观性,耐磨及卓越的颜色稳定性。缺点是𬌗调整后表面难以抛光,并且导致对颌牙磨损明显。

通过与塑料牙相应的性能比较(如果有可能,可与天然牙比较),也许才能更好地看出义齿瓷牙的物理性能。然而,这些性能通常根本上是不同的,不能用相同的设备来检测或量化比较。瓷牙与塑料牙和天然牙齿结构硬度值的比较见表 4-16。

从这些数值可明显看出,这两种标准牙齿替代材料的硬度完全不同。瓷比釉质硬,而最好的塑料牙比牙本质软。

至于耐磨性能,临床已证实牙科烤瓷的耐磨性等于或略高于天然牙齿结构。目前,一般认为临床磨耗数据是唯一具有真实意义的测定结果。在此基础上,估计瓷牙的耐磨性是塑料牙的 10~20 倍。

瓷耐受溶剂作用,已知氢氟酸对其有重要影响。交联的塑料相对来说耐裂纹性并不受相当量的一般溶剂的影响。然而,它们可被许多有机溶剂软化致一定的程度。

水漂白和阳光对瓷无影响,但反复的干燥和浸水循环可造成塑料牙发白和失去色泽。持续暴露于紫外光下可造成略为发黄。当溶剂软化塑料时,有机颜料可渗入外层并造成变色。

毫无疑问,牙科塑料的弯曲强度优于牙科烤瓷。固位钉的固位效果和固位钉周围瓷的强度是瓷牙基本强度的决定因素。对于大多数使用条件,固位是充足的。

塑料的高冲击强度赋予其一定的优点。真空烧结已提高牙科烤瓷的断裂韧性达 50% 左右,但这并不能消除因突然冲击而发生断裂的可能性。

在尺寸稳定性或保持形态方面,塑料比瓷要差。塑料优异的强度表现为它具有缓冲咀嚼冲击力并避免脆性所致的断裂上。不幸的是,在每次屈服后,塑料不能恢复其原有的形态,并且尺寸的损失会累积,这一损失称为流变。像牙釉质一样,瓷是不能冷流变的。

在排牙过程中通常需要"点"磨义齿瓷牙或在火焰中短暂地加热它们。在这一过程中,过度加热可造成小区域膨胀并且体积膨胀太大,以至于不能与牙齿其他部位相容。这可能导致即刻的断裂,或者也许只在牙齿上产生裂纹,但在随后的使用中会发生破坏。因此,在所有打磨操作中建议润湿牙齿,以避免快速的加热或冷却。

瓷牙和塑料牙都能充分地耐受一般牙科操作中所产生的热。塑料牙能耐受大约 200℃ 的温度,如果缓慢加热,则瓷牙在超过 1 100℃ 时也不受影响。

一种对瓷牙和塑料牙性能直接且更复杂的比较将在第二十一章"牙科塑料性能"中讨论。

问题精选

问题 1

某种烤瓷一般在 982℃ 上釉,现发现需在 1 010℃ 上釉,请解释。

答案 a

烤瓷炉的高温计需要定期校准,通常用烤瓷炉制造商提供的银片进行。

答案 b

如果瓷粉粒度变化,烧结和上釉的温度也发生变化。在使用前摇动瓷粉以防颗粒沉淀很重要。

问题 2

烤瓷冠因过多的孔隙发生断裂。如何避免孔隙?

答案 a

在调和瓷粉时不要过多地搅拌,因为这样会卷入气泡。

答案 b

当首次烧结时应逐步加热瓷粉,以排除瓷粉间的水分且不产生蒸汽。快速的加热会产生蒸汽,蒸汽能产生孔隙。

答案 c

没有正确地设置烤瓷炉内的真空水平。空气中烧结不能充分排除孔隙。

问题 3

一患者烤瓷牙修复体的对颌牙釉质磨损严重,请解释。

答案

牙科烤瓷比牙釉质硬,且能造成其磨损。具有金属舌侧面的瓷熔附金属前牙冠修复体产生的磨损较少。然而,因为瓷冠已经黏固,如果是夜磨牙患者,可使用咬合夹板。

问题 4

饰面瓷烧结后，热压白榴石增强牙冠发生断裂，请解释。

答案 a

使用了不适当的核材料。既有适用于上色技术的热压瓷块，也有适用于饰面技术的瓷块。这些瓷块具有不同的热膨胀系数。如果用饰面瓷对核材料进行着色，则两材料的热膨胀系数不匹配，可导致冷却时断裂或开裂。

答案 b

使用了不合适的饰面瓷；例如，使用了热膨胀系数不匹配的氧化铝饰面瓷。

问题 5

热压、全瓷冠压铸不全。请解释压铸不全的可能原因。

答案 a

由于温度校准不正确，使得未达到压铸温度。应定期校准热压铸炉。如果未达到热压铸温度，瓷块的黏度太大，不能完全压入冠模。

答案 b

热压铸炉内的气压太低。充分压铸的理想压力至少为 65psi。

答案 c

当需要两块瓷块时，只使用了一块。在压铸前应称量蜡型，以确保压铸时有足够的材料。

问题 6

在干燥阶段，瓷－金属冠上的瓷发生断裂，请解释。

答案 a

未能遵守推荐的干燥时间，或者加热速度太快。

答案 b

瓷浆未能充分压紧。

问题 7

瓷－金属冠表面有一些黑色夹杂物。这些缺陷的可能原因是什么？

答案 a

这些夹杂物是在支架打磨时产生的金属夹杂物。由于打磨后清洗不充分，未将它们清除。

答案 b

使用了脏器械来调和瓷粉，或用脏毛刷来上瓷所致。

答案 c

在烤瓷制备或应用过程中，使用了金属器械。

参考书目

Anusavice KJ, Gray A, Shen C: Influence of initial flaw size on crack growth in airtempered porcelain, *J Dent Res* 70: 131, 1991.

Asaoka K, Nuwayama N, Tesk JA: Influence of tempering method on residual stress in den－tal porcelain, *J Dent Res* 71: 1623, 1992.

Baran GR, O'Brien WJ, Tien TY: Colored emis－sion of rare earth ions in a potassium feld－spar glass, *J Dent Res* 56: 1323, 1977.

Barreiro MM, Riesgo O, Vicente EE: Phase identification in dental porcelains for ceramo－metallic restorations, *Dent Mater* 5: 51, 1989

Brodbelt RHW, O'Brien WJ, Fan PL: Translu－cency of dental porcelain, *J Dent Res* 59: 70, 1980.

Denry IL, Rosenstiel SF, Holloway JA et al: En－hanced chemical strengthening of felds－pathic dental porcelain, *J Dent Res* 72: 1429, 1993.

Dong JK, Luthy H, Wohlwend A et al: Heat－pressed ceramics: technology and strength, *Int J Prosthodont* 5: 9, 1992.

Gray HS: The porcelain jacket crown, NZ Dent J 59: 283, 1963.

Hodson JT: Some physical properties of three dental porcelains, *J Prosthet Dent* 9: 235, 1959.

Johnston WM, O' Brien WJ: Color analysis of dental modifying porcelains, *J Dent Res* 60 (Spec Issue A): 441, 1981.

Jones DW, Wilson HJ: Some properties of den－tal ceramics, *J Oral Rehabil* 2: 379, 1975.

Kelly JR, Giordano R, Pober R et al: Fracture surface analysis of dental ceramics: clini－cally failed restorations, *Int J Prosthodont* 3: 430, 1990.

Kelly JR, Nishimura I, Campbell SD: Ceramics in dentistry: historical roots and current perspectives, *J Prosthet Dent* 75: 18, 1996.

Kelly JR, Tesk JA, Sorensen JA: Failure of allceramic fixed partial dentures in vitro and in vivo: Analysis and modeling, *J Dent Res* 74: 1253, 1995.

Kingery WD, Bowen HK, Uhlmann DR: Intro－duction to ceramics, (ed 2) New York, 1976, John Wiley & Sons.

Kulp PR, Lee PW, Fox JE: Impact test for dental porcelain, *J Dent Res* 40: 1136, 1961.

Kurzeja R, O' Brien wJ: The fluorescence of porcelain containing cerium, *J Dent Res* 60 (Spec Issue A): 435, 1981.

Leone EF, Fairhurst CW: Bond strength and mechanical properties of dental porcelain enamel, *J Prosthet Dent* 18: 155, 1967.

Mackert JRJ, Rueggeberg FA, Lockwood PE et al: Isothermal anneal effect on microcrack density around leucite particles in dental porcelains, *J Dent Res* 73: 1221, 1994.

Mackert JR Jr, Twiggs SW, Evans - Williams AL: Isothermal anneal effect on leucite content in dental porcelains, *J Dent Res* 74: 1259, 1995.

McLaren EA, Sorensen JA: High - strength alu - mina crowns and fixed partial dentures generated by copy - milling technology, *Quint Dent Technol* 18: 31, 1995.

McLean JW: A higher strength porcelain for crown and bridge work, *Br DentJ* 119: 268, 1965.

McLean JW: The alumina reinforced porcelain jacket crown, *J Am Dent Assoc* 75: 621, 1967.

McLean JW, Hughes TH: The reinforcement of dental porcelain with ceramic oxides, *Br DentJ* 119: 251, 1965.

Meyer JM, O' Brien WJ, Yu R: Sintering of den - tal porcelain enamels, *J Dent Res* 55: 696, 1976.

Milleding P, Örtengren V, Karlsson S: Ceramic inlay systems: some clinical aspects, *J Oral Rehabil* 22: 571, 1995.

Mora GE O'Brien WJ: Thermal shock resistance of core reinforced all - ceramic crown sys - tems, *J Biomed Mater Res* 28: 189, 1994.

Morena R, Lockwood PE, Fairhurst CW: Frac - ture toughness of commercial dental porce - lains, *Dent Mater* 2: 58 - 62, 1986.

O'Brien WJ: Ceramics, Dent Clin North Am 29: 851, 1985.

O' Brien WJ: Recent developments in materials and processes for ceramic crowns, *J Am Dent Assoc* 110: 547, 1985.

O' Brien WJ, Craig RG, editors: *Proceedings of conference on recent developments in den - tal ceramics*; Ceramic Eng and Sci Proc, Columbus, Ohio, 1985, American Ceramic Society.

O' Brien WJ, Johnston WJ, Fanian F: Filtering ef - fects of body porcelain on opaque color modifiers, *J Dent Res*, IADR Abstracts 61: 330, 1982.

O' Brien WJ, Nelson D, Lorey RE: The assess - ment of chroma sensitivity to porcelain pigments, *J Prosthet Dent* 49: 63, 1983.

PichéPW, O'Brien WJ, Groh CL et al: Leucite content of selected dental porcelains, *J Biomed Mater Res* 28: 603, 1994.

Preston JD, Bergen SF: *Color science and den - tal art*, St Louis, 1980, Mosby.

Pröbster L, Diehl J: Slip - casting alumina ceram - ics for crown and bridge restorations, *Quint Iht* 23: 25, 1992.

Rekow ED: A review of the developments in dental CAD/CAM systems, *Curr Opin Dent* 2: 25, 1992.

Seghi R, Sorensen J: Relative fiexural strength of six new ceramic materials. *Int J Prosth - odont* 8(3): 239 - 246, 1995.

Sherrill CA, Jr, O' Brien WJ: The transverse strength of aluminous and feldspathic porce - lains, *J Dent Res* 53: 683, 1974.

Smith BB: Esthetic restoration of anterior teeth, with emphasis on rapid fabrication of fired porcelain units, *J Am Acad Gold Foil Oper* 6: 6, 1963.

Smith BB: Porcelain inlays for the general practitioner, *Dent Clin North Am* 191, Mar. 1967.

Thompson JY, Anusavice KJ, Naman A et al: Fracture surface characterization of clini - cally failed all - ceramic crowns, *J Dent Res* 73(12): 1824 - 1832, 1994.

Thompson JY, Anusavice KJ: Effect of surface etching on the flexure strength and fracture toughness of Dicor disks contain - ing controlled flaws, *J Dent Res* 73: 505, 1994.

Vaidyanathan TK, Vaidyanathan J, Prasad A: Properties of a new dental porcelain. *Scanning Microscopy* 3: 1023 - 1033, 1989.

Vines RF, Semmelman JO: Densification of den - tal porcelain, *J Dent Res* 36: 950, 1957.

Wagner WC, O' Brien wJ, Mora GP: Fracture surface analysis of a glaze – strengthened magnesia core material, *Int J Prosthodont* 5: 475 – 478, 1992.

Weinstein M, Katz S, Weinstein AB: Fused porcelain – to – metal teeth. US Patent No. 3, 052, 982, September 11, 1962.

Wozniak WT, Moore BK, Smith E: Fluorescence spectra of dental porcelain, *J Dent Res* 55(Spec Issue B): B186, 1976.

Yamada HN: *Dental porcelain, the state of the art* – 1977, Los Angeles, 1977, University of Southern California.

第十九章 瓷－金属系统

Robert G. Craig

全瓷前牙修复体看起来非常自然。但这些修复体使用的瓷较脆，在高拉伸应力下易于断裂。相反，全金属修复体很强韧，但是从美观角度，只适合于后牙修复。幸运的是，可以将陶瓷材料的美观性与金属的强韧性结合起来，形成既具有自然牙齿样外观，又具有良好力学性能的修复体。结果，它们作为后牙修复体比全瓷冠更加成功。瓷－金属前牙冠的断面见图 19－1。铸造金属冠核形成基底，瓷可以熔附于其上。用于这些修复体的瓷是烤瓷，更常见的名称是瓷熔附金属修复体。这些瓷－金属修复体很受欢迎，而且目前用于制作大多数的冠和桥修复体。

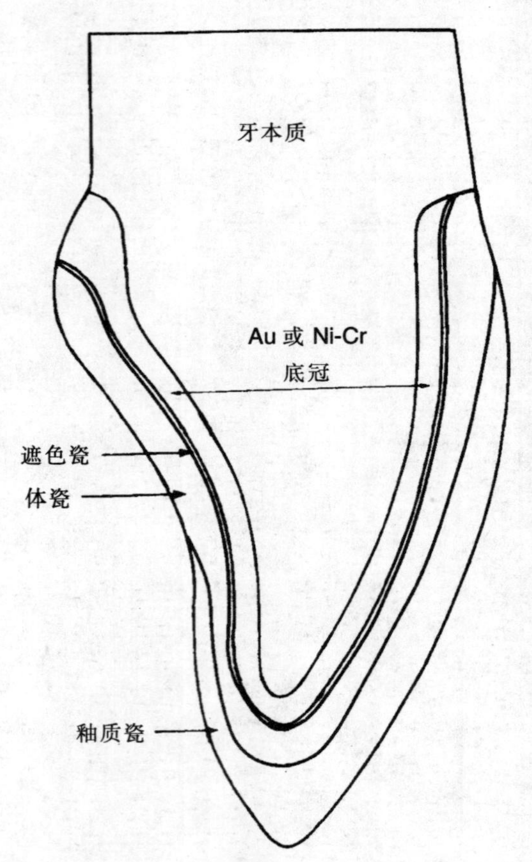

图 19－1 显示金合金或贱金属冠核、遮色体层（牙本质）及釉质瓷层的瓷－金属冠的断面

对瓷－金属系统的要求

1. 金属的熔化温度高。熔化温度必须充分地比瓷和用于连接桥体的焊料的温度高（> 100℃）。

2. 瓷的熔化温度低。熔化温度必须比用于全瓷修复的瓷核低，以保证基底核不发生变形。

3. 当以粉浆应用时，应容易润湿合金，防止在界面形成气孔。一般地，接触角应为 60°或更小。

4. 瓷和金属间必须具有良好的结合，并通过瓷与金属表面的金属氧化物（图 19－2）的相互作用和金属冠核的粗化形成结合。

5. 瓷与金属的热膨胀系数应相容，以使在制作过程中瓷不开裂。该系统设计成金属的热膨胀系数略高于瓷的热膨胀系数，这样在冷却过程中，瓷受到的是压力（瓷耐压而不耐拉）（图 19－3）。

6. 合金冠核具有充分的刚性和强度。对于固定桥和后牙冠来说，这一要求特别重要。合金的高刚性通过减少变形和应变而减小瓷中的应力。在固定桥的邻接区域，高强度是必须的。

7. 必须具有较高的抗挠曲性。合金冠核相对较薄，在烧烤瓷的过程中不应发生变形，否则修复体的适合性将受到影响。

8. 即使合金的熔化温度较高，也需要金属冠核铸件准确性好。

9. 修复体的合理设计是关键。牙齿的预备应为合金预留适当的厚度（见第 5 条），也应为瓷提供能形成适当厚度的足够空间，以使形成美观的修复体。在某些情况下，瓷－金属修复体具有超过全瓷修复体的优势，因为瓷－金属修复体为了获得合适的厚度需要切割较少的牙齿结构。然而，对于小而低的前牙，全瓷修复体具有美观方面的优点，因为对于瓷－金属修复体，很难去除足以为冠核和美观性瓷饰面层提供空间的牙齿结构。肩台的几何外形应为浅圆角形或者为一斜面，以为瓷提供足够的体积并避免该部位断裂。如果修复体没有完全被瓷覆盖（例如金属骀面），则瓷－金属结合部位应尽可能远离与对颌牙接触的部位。

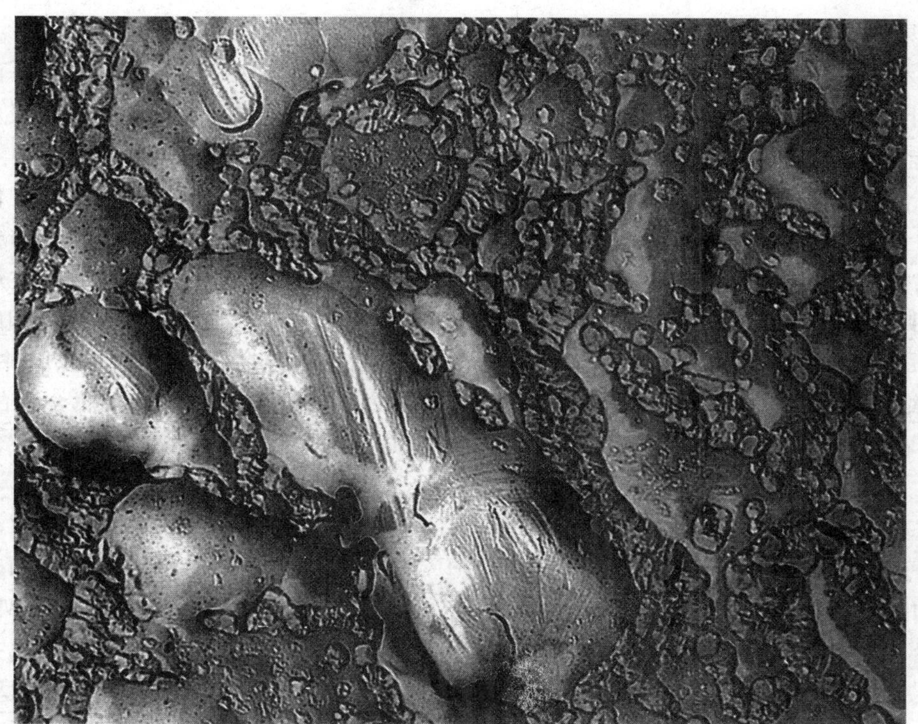

图 19－2　复制的 Au－Pt－Pd 合金氧化的表面的电子显微镜照片（×8000）

（引自 Kelly M, Asgar K, O'Brien WJ: J Biomed Mater Res 3: 403, 1969.）

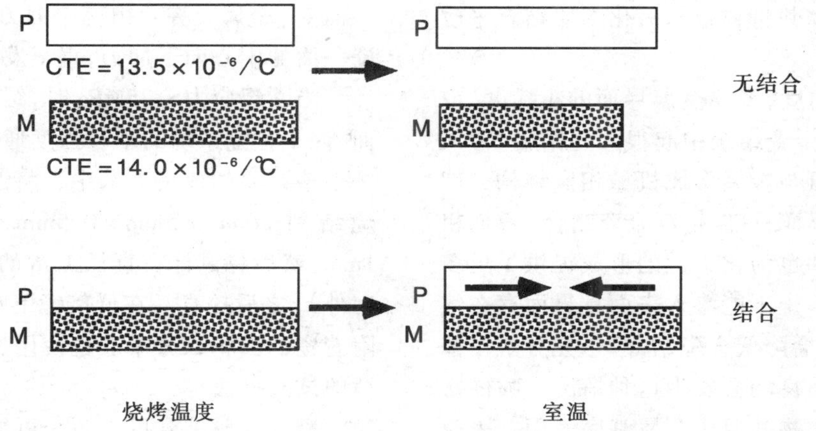

图 19－3　在烧烤温度和在室温下瓷－金属结合示意图，金属的热膨胀系数比瓷大 0.5×10^{-6}/℃，这样可使瓷在室温下受到压缩

（引自 Craig RG, Powers JM, Wataha JC: Dental materials: properties and manipulation, ed 7, St Louis, 2000, Mosby.）

瓷－金属结合

瓷和金属的结合强度也许是最重要的要求，因而应给予特别的关注。一般该结合是通过金属表面氧化物和瓷里的氧化物间扩散形成的化学吸附的结果。这些氧化物是瓷在金属表面润湿及瓷烧结过程中形成的。这些修复体最常见的力学破坏是瓷从金属上脱落。许多因素影响金－瓷结合，形成牢固的化学键、两材料间的机械嵌合及残余应力。此外，如前面提到的那样，瓷必须润湿并熔附到金属表面上，形成均匀无孔的界面。对于金属种植体表面的瓷涂层来说，这些因素也是重要的。

金瓷间有许多牢固化学键，并有能将两材料结合在一起的勾突固位作用，这样的金瓷界面能明显产生牢固的结合。然而，形成具有牢固化学键金瓷界面的方法尚未开发出来。但是已证明金属表面氧化物的形成促成了牢固结合的形成。抗氧化的贵金属必须含有其他更易被氧化的元素，如铟和锡，以形成表面氧化物。加入这些更易被氧化的元素后，金瓷结合得到了改善。上瓷前对金属基底核进行常规“除气”或预氧化操作，能形成改进结合的表面氧化物。

贱金属合金含有诸如镍、铬和铍这样的元素，它们在除气过程中易于形成氧化物，但必须小心以避免形成太厚的氧化物层。制造商会详细说明形成最佳氧化物的条件并通常指出氧化物的颜色。富含 NiO 的氧化物倾向于呈现暗灰色，而富含 Cr_2O_3 的则为淡绿色。在烧结过程中，这些氧化物溶于陶瓷中并可使瓷变色，或在修复体近龈缘较薄的瓷层处可以看出此颜色。

在瓷熔化过程中氧化物不能完全被溶解，因此氧化物－合金界面可能是力学破坏的部位。对于形成富含 Cr_2O_3 氧化物层的某些合金，情况更是如此，它们与合金黏附不牢。这些合金通常需要在其表面涂黏结剂，以改良所形成氧化物的类型。

含有铍的合金通常形成黏附牢固的氧化物。BeO 是一种生长缓慢的氧化物，它不从合金表面分层出来。可向合金中加入诸如钇这样的稀土元素，这样可通过形成氧化物并将合金与氧化物层结合来改善黏附。

从理论和实践角度，瓷－金属界面的粗糙度，或一般所说的形貌，在金瓷结合中起很大的作用。渗入粗糙金属表面的瓷可与金属形成机械相嵌结构，就像维可牢尼龙搭扣那样，可以提高金瓷结合。界面粗糙所致的表面积增加也为化学键的形成提供了更多的地方。然而，如果瓷不能渗入表面且界面存在气孔，则粗糙的表面又会降低金瓷结合；未充分烧结瓷或瓷在金属上润湿不良均会发生这种情况。喷砂常用于去除过多的氧化物并粗化金属基底表面，来改善瓷的结合。

金属和瓷之间的高残余应力可导致结合失败。如果金属和瓷具有不同的热膨胀系数，在冷却过程中，两种材料将以不同的速率收缩，在金瓷界面会形成强大的残余应力。如果这些应力足够大，修复体上的瓷就会开裂或从金属上脱落。即使应力不是很大，也不立刻造成破坏，但它仍能使结合下降。为避免这些问题，瓷和金属应具有很接近的热膨胀系数。大多数瓷的热膨胀系数为 $(13\sim14)\times10^{-6}/℃$，金属的热膨胀系数为 $(13.5\sim14.5)\times10^{-6}/℃$。金属和瓷在热膨胀系数上存在 $0.5\times10^{-6}/℃$ 的差异，这造成在冷却过程中金属的收缩略大于陶瓷。这种状况使瓷承受轻度的残余压缩，使瓷对外加拉力不太敏感。

对于形成良好瓷－金属结合而言，润湿是重要的。在烧结过程中，瓷必须在金属表面润湿并流动。瓷和金属间的接触角是对润湿的测定，在某种程度上也是对形成结合质量的测定。熔化的瓷对合金表面的润湿说明金属表面原子与瓷的相互反应。较低的接触角说明润湿良好。瓷在金类烤瓷合金上的接触角大约为 60°。加热后含有锡和铟的贵金属合金表面有氧化物存在，它们扩散入瓷中并与瓷反应。一种 Au－Pt－Pd 占 98% 的贵金属合金的氧化物表面高倍放大照片见图 19－2。

瓷－金属结合的评价

已经使用许多试验来确定瓷和金属间的结合强度，然而，目前尚无理想的试验。此外，不同试验所得数据通常不可比。一种已经建立起来的结合强度试验是平面剪切试验。其他常用试验是弯曲试验。弯曲试验需要将瓷层烧结到金属带或金属片上。以可控制的方法使覆盖有瓷的金属片弯曲，直至瓷断裂脱落。在 3 点弯曲试验中，将瓷烧结到长方形金属片的一面上。金属－瓷片由两个刀刃支撑，然后在试样有瓷一面的中心向下加力，直至发生瓷的断裂。

当断裂应力 > 25MPa 时，结合强度就足够了。然而，许多金瓷系统的结合强度通常为 40～60MPa。在一个该试验的改良方法中，将遮色瓷和体瓷涂于并烧结到 20mm×5mm×0.5mm 合金片上，瓷厚约 1mm。然后将试样在直径 1cm 的圆棒上弯曲（有瓷面向外），之后拉直。在低倍镜下观察表面并报告仍然附着瓷的面积百分率。也使用过基于拉伸和扭转载荷的试验方法。

瓷－金属结合可在三个可能部位的任何一处发生破坏（图 19－4）。了解断裂部位可提供大量的信息。测试时，最高强度的金属－瓷试样将在瓷里发生断裂（见图 19－4，C），在一些经过适当制备过并烧结上瓷的合金上可见到此类型破坏。使用推压剪切试验测试这些高强度试样所得强度最大，大约与瓷的剪切强度一样。常常观察到穿过氧化物的断裂（见图19－4，B）和金属－金属氧化物的断裂（见图 19－4，A），且结合较差。如果存在过厚的氧化物层，贱金属合金常常在氧化物内断裂（图 19－5）。难于形成表面氧化物的金属，可观察到如纯金或铂的界面破坏。

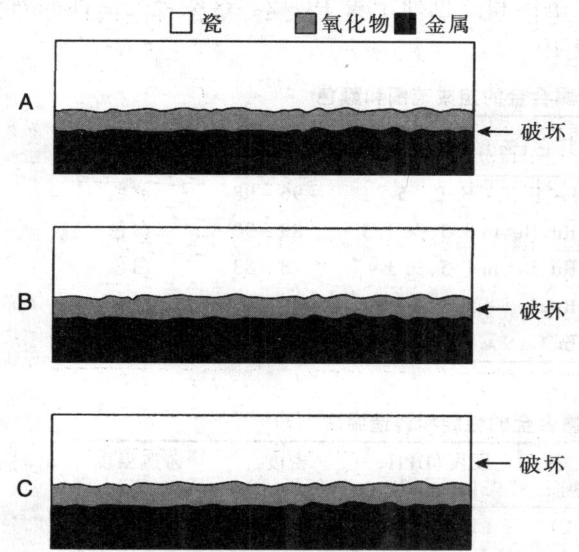

图 19－4 在瓷－金属系统中观察到的三种结合破坏类型示意图。A. 金属－金属氧化物；B. 金属氧化物－金属氧化物；C. 瓷－瓷。注意：各层的尺寸并未按比例绘制

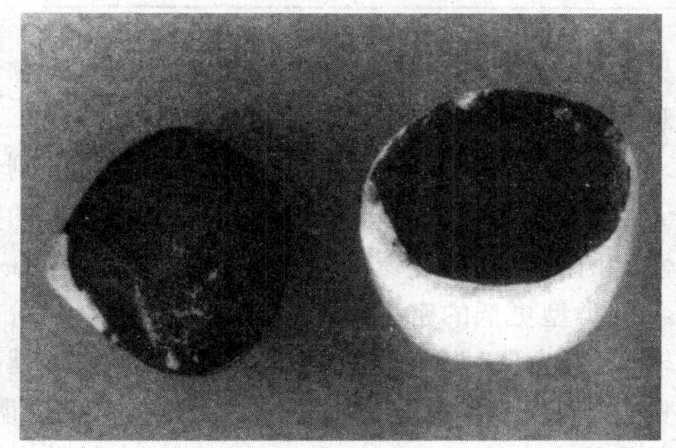

图 19－5 通过镍基瓷－金属冠金属氧化物层的结合破坏

（引自 O' Brien WJ, in Yamada H, editor: Dental porcelain: the state of the art－1977, Los Angeles, 1977, University of Southern Califomia.）

用于瓷－金属修复体的瓷

用于瓷熔附金属修复体的瓷必须满足 5 个要求：①它们必须模拟自然牙的外观；②它们必须在相对较低的温度下熔结；③它们必须具有与用于瓷－金属结合的合金相匹配的热膨胀系数；④它们必须耐受口腔环境；⑤它们必须不能过度磨耗对颌牙。必须精心配制瓷以满足这些要求。这些瓷由无定形玻璃基质和其中的晶相组成。它们主要含有 SiO_2、Al_2O_3、Na_2O 和 K_2O(表 19－1)。瓷中也加有遮色剂(TiO_2、ZrO_2、SnO_2)和各种热稳定颜料。由于它们的组成，它们可被看成是一种玻璃。为了与牙齿外观相匹配，可加入少量诸如稀土氧化物（CeO_2）这样的荧光颜料。陶瓷的性质，连同它们的玻璃基质和晶体相，能产生很像牙齿那样的半透明性，而颜料和遮色剂控制着修复体的颜色和半透明性。瓷以细粉形式提供。

表 19－1 用于瓷－金属修复体的瓷的主要成分的组成范围

成分	遮色瓷粉(%)	牙本质(体)瓷粉(%)
SiO_2	55～59	57～62
Al_2O_3	9～15	11～16
Na_2O	5～7	4～9
K_2O	9～11	10～14
TiO_2	0～3	0～0.6
ZrO_2	0～5	0.1～1.5
SnO_2	5～15	0～0.5
RbO	0～0.1	0～0.1
CeO_2	—	0～3
颜料	—	微量

在研制用于瓷－金属结合的瓷中，一项主要的突破是配制具有足够高热膨胀系数的产品，以与牙科合金匹配。通过加入氧化钾和称为白榴石($KAlSi_2O_6$)的高膨胀相的形成，可以形成较高的膨胀。高膨胀相提高了瓷的热膨胀，这样它可与牙科合金匹配。

这些材料具有其他更好地适用于瓷－金属修复体的性能。它们可在比其他陶瓷材料低的温度下熔化，降低了金属冠核变形的可能。玻璃基质中的氧化钠和氧化钾可将熔化温度降至 930℃～980℃；低熔陶瓷具有羟基，而且更多的 Na_2O 能将熔化温度降至低达 660℃。这些陶瓷不会腐蚀，而且耐受口腔环境中的唾液。然而，由于它们的高硬度，它们可造成对颌牙磨损，如果由于不正确的制作而使瓷表面粗糙或在口腔环境中变粗糙，对颌牙的磨损更显著。更新型的产品对天然牙的磨损较少。这些新型陶瓷的压缩强度也较大，这允许它们用于修复体殆面。与金属结合的瓷的拉伸强度为 35MPa，压缩强度为 860MPa，剪切强度为 120MPa，弯曲强度为 60MPa。

用于瓷－金属修复体的合金

按开发时间顺序排列，用于瓷－金属修复体的合金有 Au－Pt－Pd、Ni－Cr、Co－Cr、Au－Pd－Ag、Pd－Ag、Au－Pd、Pd－Cu 及 Ti。

贵金属合金的组成和性能

用于瓷-金属修复体的5种类型贵金属合金的组成范围和颜色列于表19-2。这些合金的性能列于表19-3。

表19-2 用于瓷-金属修复体的贵金属合金的组成范围和颜色

类型	Au(%)	Pt(%)	Pd(%)	Ag(%)	Cu(%)	其它(%)	贵金属总含量(%)	颜色
Au-Pt-Pd	84~86	4~10	5~7	0~2	—	Fe、In、Re、Sn 2~5	96~98	黄色
Au-Pd	45~52	—	38~45	0	—	Ru、Re、In 8.5、Ga 1.5	89~90	白色
Au-Pd-Ag	51~52	—	26~31	14~16	—	Ru、Re、In 1.5、Sn 3~7	78~83	白色
Pd-Ag	—	—	53~88	30~37	—	Ru、In 1~5、Sn 4~8	49~62	白色
Pd-Cu	0~2	—	74~49	—	10~15	In、Ga 9	76~81	白色

表19-3 用于瓷-金属修复体的贵金属合金的性能和铸造温度

类型	极限拉伸强度(MPa)	0.2%屈服强度(MPa)	弹性模量(GPa)	伸长率(%)	硬度(DPH, kg/mm²)	密度(g/cm³)	铸造温度(℃)
Au-Pt-Pd	480~500	400~420	81~96	3~10	175~180	17.4~18.6	1150
Au-Pd	700~730	550~575	100~117	8~16	210~230	13.5~13.7	1 320~1 330
Au-Pd-Ag	650~680	475~525	100~113	8~18	210~230	13.6~13.8	1 320~1 350
Pd-Ag	550~730	400~525	95~117	10~14	185~235	10.7~11.1	1 310~1 350
Pd-Cu	690~1300	550~1 100	94~97	8~15	350~400	10.6~10.7	1 170~1 190

Au-Pt-Pd型 这些合金贵金属含量很高，主要是含有铂和钯的金，以增加熔点范围。高贵金属含量赋予良好的耐腐蚀性能。也含有铟，锡和铁，以便为瓷-金属结合提供氧化物。加入的铼是一种晶粒细化剂。Au-Pt-Pd合金的硬化源于固溶硬化和$FePt_3$沉积物的形成。最佳硬化热处理是在550℃下处理30min，但在实施中，硬化热处理是在瓷烧结过程中发生的。在这些合金铸造过程中，一些贱金属元素会流失，因此推荐在回收使用铸造合金时，应加入50%新合金。新合金将提供足够的贱金属元素，以便有充分的氧化层和硬化效果。

由表19-3可见，这些合金具有高刚性（弹性模量）、强度及硬度和合理的伸长率。然而，它们的耐熔垂性较低。由于贵金属含量大且密度高，这些合金价格很高，它们是以重量为基础出售，但使用时是以体积为基础。这些合金的铸造温度合适，尽管相当容易焊接，但必须小心，因为焊接温度只低于合金熔点50℃左右。最后，虽有含有相当量的Pt和Pd，这些合金仍然为黄色，上瓷以后这类合金可产生比白色合金更为令人满意的美观效果。

Au-Pd型 这种高贵金属类型的金含量降低了，但钯含量提高了，且仍具有良好的耐腐蚀性能。这些合金不含铂或铁，因而是固溶硬化而无沉淀硬化。为了金瓷结合它们含有铟，加入的镓可降低熔化温度，加入的铼可细化晶粒，加入的钌可提高铸造性。尽管含金量大约为50%，由于含钯量高，这些合金呈白色（一些人称其为灰色）而非黄色。这一颜色为制备美观修复体造成更多的困难。

这型合金比Au-Pt-Pd类型的强度更高，刚性更大，硬度也更大，并具有较高的伸长率（更大的延展性）和铸造温度（更易于焊接）。它们具有比Au-Pt-Pd类型更低的密度，而且在刚开发出来时价格也较低，因为那时Pd比Au便宜。随着Pd比Au越来越贵，它们也不再具有价格优势。密度的降低表明，由于促使合金进入铸圈的力量的下降，在铸造过程中应更加小心。然而，这些合金容易铸造，而且由于铸造温度较高，焊接也较容易。

Au-Pd-Ag型 该合金含钯量比Au-Pd类型少，钯的减少由加入的银补充。然而，它们仍具有良好的耐腐蚀性能。同样，为了与瓷结合，加入了In和Sn，加入的钌可改善铸造性，加入的铼可细化晶粒。硬化源于固溶硬化。如表19-3所示，Au-Pd-Ag类型的性能类似于Au-Pd类型。

Pd-Ag型 该合金所含的贵金属含量最低，它们不含金，含有中等含量的银。为了瓷-金结合，它们含有In和Sn，加入的钌可改善铸造性。它们的性能类似于Au-Pd-Ag类型，只是它们的密度较小（~11g/cm³ 对 14g/cm³）。它们被开发出来时金的价格大约为每盎斯800美元，而且钯的价格较低，但现在这种情况已不存在。一些与这些高银合金一起使用的瓷会产生称为“泛绿”的现象，实际上是颜色向黄色漂移。在某种程度上将这一问题归因于污染和技术所致。

Pd - Cu 类型　这些合金含铂量很高，含有 10% ~15% 的 Cu。为了金瓷结合它们含有铟，加入的镓可降低铸造温度。这些合金具有高强度和硬度，中等的刚性和伸长率以及低密度。然而，它们具有较低的耐熔垂性并形成暗色氧化物。像除了 Au - Pt - Pd 类型以外的其他类型一样，它们是白色合金。

贱金属合金的组成和类型

用于瓷 - 金属修复体的贱金属合金 Ni - Cr、Co - Cr 和 Ti 的组成范围列于表 19 - 4，它们的典型性能列于表 19 - 5。在这些表中，组成和性能的变化范围较大。

Ni - Cr 类型　铬可赋予耐失泽及耐腐蚀性能，

表 19 - 4　用于瓷 - 金属修复体的贱金属合金的组成范围(wt%)

类型	Ni	Cr	Co	Ti	Mo	Al	V	Fe	Be	Ga	Mn	Nb	W	B	Ru
Ni - Cr	69 - 77	13 - 16	—	—	4 - 14	0 - 4	—	0 - 1	0 - 2	0 - 2	0 - 1	—	—	—	—
Co - Cr	—	15 - 25	55 - 58	—	0 - 4	0 - 2	—	0 - 1	—	0 - 7	—	0 - 3	0 - 5	0 - 1	0 - 6
Ti	—	—	—	90 - 100	—	0 - 6	0 - 4	0 - 0. 3	—	—	—	—	—	—	—

表 19 - 5　用于瓷 - 金属修复体的贱金属合金的性能

类型	极限拉伸强度(MPa)	0. 2% 屈服强度(MPa)	弹性模量(GPa)	伸长率(%)	硬度(DPH, kg/mm²)	密度(g/cm³)	铸造温度(℃)
Ni - Cr	400 - 1 000	255 - 730	150 - 210	8 - 20	210 - 380	7. 5 - 7. 7	1 300 - 1 450
Co - Cr	520 - 820	460 - 640	145 - 220	6 - 15	330 - 465	7. 5 - 7. 6	1 350 - 1 450
Ti	240 - 890	170 - 830	103 - 114	10 - 20	125 - 350	4. 4 - 4. 5	1 760 - 1 860

而含有 Al 和 Ti 的合金是通过形成 Ni_3Al 或 Ti_3Al 内聚沉淀物来获得强化。加入 Mo 可降低热膨胀系数，加入 Be 可改善铸造性能(通过降低熔点)和硬化。注意，由于 Be、Ni 及 Cr 的原子量不同，2wt% 含量大致等于 6at% 的含量。使用 Be 会造成一些毒性问题和在高温时的表面氧化。

这些合金比贵金属合金硬，但通常屈服强度较低。它们也具有较高的弹性模量，由此可希望制作较薄的冠核和支架。它们具有低得多的密度($7 \sim 8g/cm^3$)和较高的铸造温度。有时，充分的铸造补偿是一个问题，正如冠核的适合性一样。

Co - Cr 类型　铬同样可赋予耐失泽及耐腐蚀性能。不像 Co - Cr 部分义齿合金，这些用于瓷金属修复体的合金是通过固溶硬化来强化的，而不是形成碳化物。Mo 有助于降低热膨胀系数，钌可改善铸造性能。它们比贵金属合金和 Ni - Cr 合金更强硬，并具有与 Ni - Cr 合金大致相同的密度和铸造温度。这些合金的铸造和焊接比贵金属合金更困难，获得高度准确铸件也比贵金属合金难。

Ti 类型　纯 Ti 和 Ti - 6Al - 4V 合金用于瓷 - 金属修复体，可能会变得越来越重要，但它们存在加工困难问题，因为它们的铸造温度高达 1 760℃ ~1 860℃，而且它们易于氧化。然而，更新的技术，如机械复制和电火花蚀刻来制作冠核，可增加这些金属的使用。

总而言之，贵金属合金具有良好的耐腐蚀性能，但只有 Au - Pt - Pd 合金具有理想的黄色。其他类型均为白色（灰色），难以用瓷来遮色。Au - Pd、Au - Pd - Ag 和 Pd - Ag 类型具有优秀的力学性能和高熔化温度，又易于铸造和焊接。然而，Pd - Ag 类型已造成瓷变色问题。Pd - Cu 类型的特点是可形成暗的氧化物，这可造成瓷遮色难问题。虽然一些 Ni - Cr 合金的屈服强度较低，但 Ni - Cr 和 Co - Cr 类型因具有高硬度和高弹性模量而引人瞩目。它们也因为高铸造温度而引人瞩目。一般地，Ti 类型的力学性能比其他贱金属合金低，但密度明显较低，而铸造温度较高。所有合金可获得良好的金瓷结合，但瓷与一些贱金属合金的结合对技术更敏感。

瓷 - 金属修复体的制作

用于瓷 - 金属修复体的金属冠核的加工过程与全金属冠桥极为相似。一个明显的不同是与金属的回收使用有关。正如前面提到的那样，当金属熔化并铸造的时候，某些合金元素会流失，特别是那些易于形成氧化物的元素。而这些元素对于贵金属合金的结合是重要的。为了节省金属，通常要重新熔化铸件的一些部分。每重新熔化一次，这些易氧化的元素就会损失一些。因此，每次应加入一定量的新合金（通常加入一半），以补充损失的合金元素。

在上瓷之前，对于形成良好的金瓷结合来说，金属冠核表面的处理是至关重要的。这些处理用于粗化冠核表面并形成氧化物。可通过用细磨料（25～50 μm 氧化铝）喷砂进行，在某些情况下这可以使结合强度大幅增加。在大多数情况下，金属核冠是在空气中或在部分真空中热处理以形成表面氧化物来改善结合的。在某些钯合金中，热处理不但形成表面氧化物，而且还形成从表面渗入金属内的内部氧化物并有效地粗化表面，从而改善金瓷结合。一些贱金属合金易于形成过厚的表面氧化物，这会导致金瓷结合的下降（见图 19－5）。对于这些合金，冠核热处理后，喷砂去除过厚的氧化物以获得更高的金瓷结合。如果不进行这一过程，可能发生穿过氧化物层的破坏。

瓷的应用与第十八章描述的相似。然而，有几项重要的考虑。对于瓷－金属修复体来说，第一层瓷特别重要，因为它必须遮盖金属，必须使用特殊的遮色瓷（见表 19－1）。上了遮色瓷层并烧结牙本质（或体）瓷后，应上颜料和荧光氧化物并烧结。牙本质瓷含有很少的遮色氧化物（如 SnO_2 和 ZnO_2）。最后，一旦建立正确的外形，就可上透明瓷层并烧结。瓷－合金相容性是另一个重要的考虑点。正如前面指出的那样，热膨胀系数必须匹配，而且瓷的烧结温度必须足够低，以保证合金不会塌陷变形。制造商通常会提供相容性方面的资料。钛合金需要特殊的瓷粉，其瓷操作过程与其他合金的相似。

设计对瓷－金属修复体的影响

因为瓷不耐拉力且断裂前能承受的应变很小，因此合金冠核必须是刚性的，以减少瓷的变形。然而，你可能希望核冠尽可能地薄，为遮盖金属颜色的瓷留出空间，保证瓷外形不会过大，这一考虑对那些白色（灰色）合金来说的确是正确的。这可能会导致这样的结论：Ni－Cr 或 Co－Cr 合金优于贵金属合金，因为它们的模量（刚性）大 1.5 倍～2 倍，因而冠核厚度可以减半。然而，对修复体加载弯曲载荷时，弯曲公式表明，形变量仅是模量的一次方的函数，而它是厚度三次方的函数。由此可见，对于典型的瓷－金属修复体，由于它们较高的模量，贱金属核冠的厚度只能减少 7%。这样，贱金属合金的高模量的优势就被减小了。

当冠核全部用瓷覆盖时，冠的肩台应为浅圆角形。与刃缘肩台形态相比，这种设计可为瓷提供空间并减少断裂。更容易制备的边缘是斜面缘，它能为瓷提供充足的空间并与浅圆肩台形一样耐折裂。在任何情况下，应避免瓷出现锐角形态。

当冠核部分被瓷覆盖时，如需要金属𬌗面，瓷金属结合所处的位置很关键。由于瓷和金属模量的差别很大，当修复体承复载荷时，界面就会产生应力。可通过将金－瓷结合点尽可能地远离上下牙咬合接触点来减小这些应力。

在瓷－金属桥的设计中，冠和桥体间邻接区域的形状是至关重要的。连接处的𬌗龈向长度应在临床许可的情况下尽可能地长。因为形变是随该长度的立方而减小的，该长度更长将使瓷的变形减小。应当记住，桥不是均匀的梁，承受载荷时，最大的挠曲变形发生在断面最薄处，即邻接区域。

问题精选

问题 1

在口腔内的金－瓷冠的瓷从金属基底上断裂脱落。可能是什么因素导致这样的破坏？如何避免？

答案 a

上瓷前合金表面污染可能是原因性因素。金属表面的杂质，如来自石磨头有机粉末或手指的油脂，会妨碍瓷的良好润湿，而且在瓷－金属界面处会产生气泡。为避免这一问题，应当使用玻璃化的石磨头，保护金属表面不受磨屑污染，而且不要用手指接触金属。

答案 b

遮色瓷烧结不足可能是一个因素。当遮色瓷未被加热至其熔化点时，瓷就不会完全熔化到金属表面。对遮色瓷使用合适的烧结技术可消除这一问题。

答案 c

另一个造成断裂的原因可能是金属基底厚度不合适。对于防止金瓷结合破坏来说，均匀的金属厚度是非常重要的。最小允许厚度为 0.4mm。更薄的金属基底不能防止瓷的断裂。

答案 d

合金的重新使用可造成金属基底断裂。当用铸道冒口铸造新的金属基底时，锡或铟的含量会下降或完全缺失，那么金属与瓷的结合就变得很弱。用新的合金铸造金属基底是理想的，但可将 50% 新合金（最好为 75%）与 25%～50% 回收合金结合使用，对金－瓷结合不会产生影响。

问题 2

当将瓷－金属修复体从炉内取出时，发现瓷有开裂。哪些因素会造成这一后果？如何避免？

答案 a

瓷和金属的不恰当选择将造成这样的开裂。制造商生产的瓷通常具有特殊的特性，以匹配特别合金的热性能。当试图用另一种金属与该瓷一起使用时，热膨胀的不匹配可能足以造成开裂。应当只使用制造商推荐的合金和瓷粉。

答案 b

另一个因素可能是瓷的过度上釉或过度烧结。过度上釉或过度烧结的瓷不再与合金充分匹配。在上釉前应磨平表面的不平整处，以防过度上釉。

答案 c

瓷烧结完成后，让瓷－金属修复体随炉冷却时，瓷层会产生裂纹。绝不能让瓷随炉冷却，因为缓慢的冷却会使瓷的某些物理性能发生变化，使瓷与金属不再匹配

答案 d

当用冷器械触摸炽热的瓷时，热震会使瓷产生裂纹。

问题 3

金－瓷固定修复体完成后，颜色看起来太灰。什么原因可造成这样的灰暗色瓷？如何避免？

答案 a

当遮色瓷层太薄或遮色不全时，体瓷的半透明性将使灰色的冠核透显出来。应对遮色瓷层进行检查，看是否有灰色区域，如果有，则应再上遮色瓷。通常推荐上两薄层遮色瓷并分开烧结。

答案 b

在遮色瓷烧结中，当遮色瓷已烧结至成熟时，在第三次或第四次烧结后，瓷可能变得太釉化并失去其一些遮色性质，因此会使金属透过遮色瓷层而显现出来，产生灰色。应仔细遵循制造商提出的烧结遮色瓷的技术。

答案 c

当使用已被含有贱金属的合金污染的坩埚时，可能会导致灰色。为避免这一问题，不要使用已用于铸造任何其他合金的坩埚。只能使用没有瓷衬里或助熔剂的干净坩埚来铸造用于金－瓷修复体的合金。

答案 d

非贵金属合金可能会污染炉子。炉子污染的另一个来源是气化杂质的形成，经常用于除气或焊接操作时，会出现这种情况。当污染在炉子内积累后，在此炉内烧结会使瓷变灰暗。为避免这一问题，应当经常清洁烤瓷炉。

问题 4

将金－瓷修复体黏固到口腔内，在就位时发现瓷有崩瓷现象。这一问题的原因是什么？

答案

瓷的主要问题是在没有断裂的情况下，瓷不耐受弯曲。当在薄或柔软的基底结构上烧结瓷后，在应力下金属的变形会使瓷发生超过其极限的变形，这样就会造成瓷层崩瓷。用于制作瓷－金属修复体或器件的合金基底应当具有足够的体积并具有足够高的刚性，以抵抗咀嚼应力而不产生过大的变形。

问题 5

在一下颌小前牙上为冠做基牙预备，该情况允许为金属冠核留出的空间很少。选择 Ni－Cr 合金制作冠核，因为据报告其刚性是贵金属的两倍。由于具有更大的刚性，因此冠核厚度被减半。在随后的使用过程中，瓷发生断裂，为什么？

答案

以更高的模量为由将冠核的厚度减半是错误的。在冠核弯曲变形过程中，冠核的厚度比模量重要的多。如果没有为冠核留出充分的空间且在不使瓷形态过大的情况下，不可能获得正常厚度冠核的理想瓷色泽，此时应考虑使用全瓷冠。

参考书目

Anthony DH, Burnett AP, Smith DL et al: Shear test for measuring bonding in cast gold alloy－porcelain composites, *J Dent Res* 49: 27, 1970.

Anusavice KJ, Dehoff PH, Fairhurst CW: Comparative evaluation of ceramic－metal bond tests using finite element stress analysis, *J Dent Res* 59: 608, 1980.

Anusavice KJ, Ringle RD, Fairhurst CW: Bonding mechanism evidence in a ceramic nonprecious alloy system, *J Biomed Mater Res* 11: 701, 1977.

Anusavice KJ, Ringle RD, Fairhurst CW: Identification of fracture zones in porcelain - veneered - to - metal bond test specimens by ESCA analysis, *J Prosthet Dent* 42: 417, 1979.

Anusavice KJ, Ringle RD, Morse PK et al: A thermal shock test for porcelain metal sys - tems, *J Dent Res* 60: 1686, 1981.

Baran GR: Phase changes in base metal alloys along metal - porcelain interfaces, *J Dent Res* 58: 2095, 1979.

Baran GR: Oxide compounds on Ni - Cr alloys, *J Dent Res* 63: 1332, 1984.

Baran GR, Meraner M, Farrell P: Transient oxidation of multiphase Ni - Cr base alloys, *Oxides of Metals* 29: 409, 1988.

Baran GR, Woodland EC: Forming of cast precious metal alloys, *J Dent Res* 60: 1767, 1981

Bartolotti RL, Moffa JP: Creep rate of porcelain bonding alloys as a function of temperature *J Dent Res* 59: 2062, 1980.

Council on Dental Materials and Devices: HoW to avoid problems with porcelain - fused - to - metal restorations, *J Am Dent Assoc* 95: 818, 1977.

Dent RJ, Preston JD, Moffa JP et al: Effect of oxidation on ceramometal bond strength, *J Prosthet Dent* 47: 59, 1982.

Donachie MJ Jr, editor: *Titanium, a technical guide*, Metals Park, OH, 1988, ASM International.

Dorsch P, Ingersoll C: A review of proposed standards for metal - ceramic restorations, Ivoclar - Vivadent Report, Ivoclar AG, Schoer Liechtenstein, Feb 4, 1988.

Duncan JD: Casting accuracy of nickel - chromium alloys: marginal discrepancies, *J Dent Res* 59: 1164, 1980.

Duncan JD: The casting accuracy of nickel - chromium alloys for fixed prostheses, *J Pros thet Dent* 47: 63, 1982.

Duncanson MG Jr: Nonprecious metal alloys for fixed restorative dentistry, *Dent Clin North Am* 20: 422, 1976.

Eden GT, Franklin OM, Powell JM et al: Fit of porcelain fused - to - metal crown and bridge casting, *J Dent Res* 58: 2360, 1979.

Fairhurst CW, Anusavice KJ, Hashinger DT et al: Thermal expansion of dental alloys and porcelains, *J Biomed Mater Res* 14: 435, 1980.

Farah JW, Craig RG: Distribution of stresses in porcelain - fused - to - metal and porcelain jacket crowns, *J Dent Res* 54: 255, 1975.

Faucher RR, Nicholls JI: Distortion related to margin design in porcelain - fused - to - metal restorations, *J Prosthet Dent* 43: 149, 1980.

German RM: Hardening reactions in a high - gold content ceramo - metal alloy, *J Dent Res* 59: 1960, 1980.

Huget EF, Dvivedi N, Cosner HE Jr: Characterization of gold - palladium - silver and palladium - silver for ceramic - metal restora - tion, *J Prostbet Dent* 36: 58, 1976.

Huget EF, Dvivedi N, Cosner HE Jr: Properties of two nickel - chromium crown and bridge alloys for porcelain veneering, *J Am Dent Assoc* 94: 87, 1977.

Jones DW: Coatings of ceramics on metals. In Ducheyne P, Lemons JE, editors: *Bio - ceramics: materials characteristics versus in vivo behavior*, vol 523, New York, 1988, New York Academy of Science.

Könönen M, Kivilahti J: Bonding of low - fusing dental porcelain to commercially pure tita - nium, *J Biomed Mater Res* 28: 1027, 1994.

Lautenschlager EP Greener EH, Elkington WE: Microprobe analysis of gold - porcelain bond - ing, *J Dent Res* 48: 1206, 1969.

Lenz J, Schwarz S, Schwickerath H et al: Bond strength of metal - ceramics systems in three - point flexure bond test, *J Appl Biomater* 6: 55, 1955.

Lubovich RP, Goodkind RJ: Bond strength stud - ies of precious, semiprecious, and non - precious ceramic - metal alloys with two porcelains, *J Prosthet Dent* 37: 288, 1977.

Mackert JR Jr, Twiggs SW, Evans - Williams AL: Isothermal anneal effect on leucite content in dental porcelains, *J Dent Res* 74: 1259, 1995.

Malhotra ML, Maickel LB: Shear bond strength of porcelain - fused - to - alloys of varying noble metal contents, *J Prosthet Dent* 44: 405, 1980.

Meyer JM, Payan J, Nally JM: Evaluation of alternative alloys to precious ceramic alloys, *J Oral Rehahil*

6: 291, 1979.

O' Brien WJ: Ceramics, *Dent Clin North Am* 29: 851, 1985.

Ohno H, Kanzawa I, Kawashima I et al: Structure of high－temperature oxidation zones of gold alloys for metal－porcelain bonding containing small amounts of In and Sn, *J Dent Res* 62: 774, 1983.

Ringle RD, Fairhurst CW, Anusavice KJ: Micro－structures in non－precious alloys near the porcelain－metal interaction zone, *J Dent Res* 58: 1987, 1979.

Saxton PL: Post soldering of non－precious alloys, *J Prosthet Dent* 43: 592, 1980.

Shell JS, Nielsen JP: Study of the bond between gold alloys and porcelain, *J Dent Res* 41: 1424, 1962.

Smith DL, Burnett AP, Brooks MS, Anthony DH: Iron－platinum hardening in casting golds for use with porcelain, *J Dent Res* 49: 283, 1970.

Valega TM, editor: Alternatives to gold alloys in dentistry, proceedings of a conference held at NIH, January 1977, Bethesda, MD, DHEW Publication No (NIH) 77－1227.

Vermilyea SG, Huget EF, Vilca JM: Observations on gold－palladium－silver and gold－palladium alloys, *J Prostbet Dent* 44: 294, 1980.

第二十章 水门汀

John M. Powers

多年以来,口腔医学使用过各种水门汀,目的主要有二:一是单独应用或与其他材料合用而作为垫底充填修复材料;二是将其他修复体或器件黏固在口腔内某一固定位置。此外,某些特殊水门汀还有一些特殊修复目的,如根管充填、正畸黏固、牙周敷料及口腔外科方面。

当将牙科水门汀的性能与其他修复材料相比较时,如银汞合金、复合树脂、金或陶瓷,水门汀具有较差的强度、溶解性及耐口腔环境性,因此,将水门汀用于暴露于口腔环境的修复受到相当的限制。

磷酸锌水门汀、玻璃离子水门汀及氧化锌丁香油水门汀可用于深洞基底,以隔绝对牙髓可能的化学或热刺激。金属、陶瓷或复合树脂充填修复材料可以充足的厚度及与洞壁的黏结而充填其上。氧化锌丁香油水门汀的安抚作用使它具有多种用途。玻璃离子体、杂化离子体及复合体所具有的释氟性能及黏结性能使它们可用作基底材料和黏固材料。由于其强度及对酸蚀牙釉质及牙本质的良好黏结性,树脂水门汀用于黏固正畸托槽、全瓷贴面、冠、嵌体及树脂黏结桥。

下面是基于它们的主要化学成分及应用而对牙科水门汀的分类:

玻璃及杂化离子体水门汀

V类洞修复(见第八章)

金属修复体的黏固

正畸带环的黏固

高强度基底

临时性修复

聚羧酸锌水门汀

金属修复体的黏固

正畸带环的黏固

高强度基底

磷酸锌水门汀

金属修复体的黏固

正畸带环的黏固

高强度基底

临时性修复

氧化锌丁香油水门汀

低强度及高强度基底

临时性修复

修复体的暂时性及永久性黏固

非丁香油氧化锌水门汀

修复体的暂时性黏固

根管充填封闭

牙周敷料

外科敷料

氢氧化钙水门汀

低强度基底

复合体

黏结传统冠、桥

正畸托槽的黏固

高强度基底

复合树脂及黏结性树脂

黏结传统冠、桥

黏结瓷贴面、嵌体、高嵌体*

间接复合树脂修复体的黏固*

黏结桩、核*

黏结马利兰桥*

临时修复体的黏固

正畸托槽的黏固

高强度基底

*与黏结剂配合使用

目前有10种水门汀可供使用。虽然专业人员对于每种水门汀的用途及所有水门汀应用的必要性存在争议,但这些水门汀仍然提供给牙科专业,并且主要用于上面所列的用途。

磷酸锌水门汀

磷酸锌水门汀是传统的、用于金属冠、桥修复体黏固用水门汀。为粉、液型，粉与液混合后相互发生化学反应形成具有良好物理性能的固体。

组成

粉剂　磷酸锌水门汀粉剂的主要成分是氧化锌、氧化镁、二氧化硅及三氧化铋，有些产品还含有一些可改善操作特性及最终性能的其他微量成分。磷酸锌水门汀的典型组成见表 20－1。氧化镁的一般用量为 10%，主要用以降低原料煅烧温度。二氧化硅是一种惰性填料，虽然三氧化铋有助于改进水门汀调和物的光滑性，但加入过多会使凝固时间延长。一些产品的粉剂中加有氟化鞣酸，赋予材料释氟性。

加热粉剂各成分至 1 000℃～1 300℃并保持 4～8h 或更长时间，使材料熔融或烧结成块，然后将其粉碎、磨细、过筛。粉剂的烧结程度、颗粒细度及组成决定了粉剂与液剂的反应性。

液剂　磷酸锌水门汀的液剂是含有铝、锌或其他成分的正磷酸水溶液。尽管酸原液含有 85% 的磷酸，是一种黏性液体，但水门汀所用液剂含有大约$\frac{1}{3}$的水（表 20－1）。磷酸被铝、锌部分中和，从而调节了液剂的反应活性。降低反应性可使粉、液调和物光滑、细腻、容易操作。液剂一般通过部分中和或缓冲及稀释进行调节，以便与粉剂调和后有合适的凝固时间及力学性能。

表 20－1　磷酸锌水门汀粉剂及液剂的典型组成

组成	质量分数（%）
粉剂	
ZnO	90.2
MgO	8.2
SiO_2	1.4
Bi_2O_3	0.1
其他（BaO、Ba_2SO_4、CaO）	0.1
液剂	
H_3PO_4（游离酸）	38.2
H_3PO_4（与铝、锌结合的酸）	16.2
Al	2.5
Zn	7.1
H_2O	36.0

引自 Paffenbarger GC, Sweeney WT, Issacs A: J Am Dent Assoc 20: 1960, 1933.

凝固反应

当过量的粉剂与液剂开始混合时，粉剂被液剂润湿并开始发生反应。碱性颗粒的表面被酸溶解，产生放热反应。

凝固的磷酸锌水门汀基本上是水化的磷酸锌无定形网络，它包裹着未反应完的氧化锌颗粒，这种无定形结构是多孔的。没有证据表明粉剂中的氧化镁能与磷酸反应。虽然凝固过程中没有磷酸盐晶体参与，但在过量水分存在下，反应后有磷锌矿晶体生成，即 $Zn_3(PO_4)_2 \cdot 4H_2O$。

用法

磷酸锌水门汀的粉剂与液剂的反应方式使得可以在较大范围内确定操作特性和凝固后的性能。在冷调拌玻璃板上（约 21℃）将适量粉剂加入到液剂中，可得到所需稠度的水门汀。操作应按一定的要求进行。

调拌板　经过适度冷却并有一定厚度的玻璃调拌板可以吸收反应中产生的热量。如果反应太快，在材料凝固前就没有充分的工作时间。调拌板的温度应足够低，以便有效地降低调和物的温度，但不能低于露点（如冷冻玻璃调拌板）。当室内湿度允许，需要 18℃～24℃。当玻璃板的温度低于露点，空气中的水分会凝结在玻璃板上，这将稀释液剂，缩短凝固时间。玻璃板的冷却能力及不凝结水气能力极大地影响对磷酸锌水门汀凝固速度的充分控制。

粉/液比　磷酸锌水门汀的粉、液调和比在很大程度上决定了水门汀调和物的性能。略增加粉、液比，可提高水门汀的性能，所以在调和时，在保证调和物一定稠度下，应尽可能地多加粉剂。

液剂的保存　当磷酸锌水门汀的液剂暴露在潮湿大气中时，它会吸引水分；暴露在干燥空气中，它会挥发水分。加入水会加快它与粉剂的反应速度，导致凝固时间缩短。液剂若因水分挥发，则凝固时间会延长，因此，液剂在不使用时应盖紧盖子。聚乙烯挤压瓶使用时不需打开瓶盖，可以减少水分的挥发或吸收水分。

调和过程　先向液剂中加入小份粉剂，可将产热降至最小，热量也容易散发。在已冷却的较大面积的调拌板上调和水门汀，反应所产生的热量最容易散发。用窄长的不锈钢调刀在调拌板上大面积摊开调和，可以调节调和物温度和凝固时间。

在粉剂被液剂中和过程中，调和部位的温度与调和时间成反比，因此，如果一次将大量粉剂加入液剂中进行调和，而不是将粉剂分次加入液剂中大面积摊开充分调和，调和部位的温度将会变得较高。温度的升高会加速反应，使得难于控制调和物稠度。此时，调和物的稠度已快速接近初凝稠度，而不是理想条件下较大粉、液比的稠度。

在调和过程的中期，可向溶剂内加入大量粉剂，以使调和物饱和。此时，由于最先加入的少量粉剂的中和作用，未反应酸的量已减少。释放的热量同样会减少，可以在冷却的调拌板上充分散热。

最后，再加入少量粉剂，最终的稠度也不会超过所期望的稠度。这种从头到尾分次逐步加粉的过程，先使液剂缓慢中和，以控制反应，直至得到临界稠度。

根据不同的产品，需要 60～90s 的调和时间得到合适的磷酸锌水门汀调和物。当调和时间过度延长，调和物会最终变差，这是由于已开始形成的基质及其包裹的未反应完的颗粒被过度延长的调和所破坏。

调拌板的冷却方法 以正常调和法调和的调和物具有充分的工作时间和凝固时间来黏固嵌体和冠。然而，在黏固正畸带环时，正常调和的调和物工作时间仍较短，一次调和只能黏固几个带环。而凝固时间对临床方便性来说又太长。冷却调拌板可以克服这些问题。

在此法中，调拌板被冷却至 6℃或冷冻至零下10℃。将其拿到室温下时，不必采取任何措施来防止调拌板上结露水。在冷却的调拌板上将粉剂逐份加入至液剂，直至所需稠度。用此法可以比用常温调拌板多加 50%～75% 的粉剂。用冷冻调拌板调和的水门汀的压缩强度和直径抗张强度并不比用常温调拌板调和的水门汀大，然而，由于有冷凝的露水混入，用冷冻调拌板限制了提高粉、液调和比。用冷冻调拌板和用室温调拌板的水门汀的溶解性无差异。

用冷冻调拌板法的优点是材料在调拌板上有充分延长的工作时间和放入口腔后有较短的凝固时间。这种方法已被推荐用于多钉桥的黏固。

特性

磷酸锌水门汀在凝固过程中及凝固后具有一定的性能。一些更重要的性能已列入 ANSI/ADA 96 号关于水基水门汀的标准中，这些要求概括地列于表 20－2。

典型磷酸锌水门汀及其他封固材料的一些性能列于表 20－3 和 20－4 中。

表 20－2 牙科水基水门汀性能要求

水门汀	最大膜厚度(μm)	净凝固时间(min)	压缩强度(MPa)	最大酸蚀(mm/小时)	不透明性($C_{0.70}$)	酸溶性砷含量(mg/kg)	酸溶性铅含量(mg/kg)
玻璃离子水门汀(粘固)	25	2.5～8.0	70	0.05	—	2	100
磷酸锌水门汀(粘固)	25	2.5～8.0	70	0.1	—	2	100
聚羧酸锌水门汀(粘固)	25	2.5～8.0	70	2.0	—	2	100
玻璃离子水门汀(垫底)	—	2.5～6.0	70	0.05	—	2	100
磷酸锌水门汀(垫底)	—	2.5～6.0	70	0.1	—	2	100
聚羧酸锌水门汀(垫底)	—	2.5～6.0	70	2.0	—	2	100
玻璃离子水门汀(修复)	—	2.5～6.0	130	0.05	0.35～0.90	2	100

由 ANSI/ADA96 号关于水基水门汀标准改进而来。

稠度和膜厚度 磷酸锌水门汀调和时的理想稠度取决于材料特定用途及操作的方便性，如凝固时间。一般使用两种规定稠度，即嵌体就位或封固稠度和垫基底稠度。磷酸锌水门汀的第三种稠度介于封固和垫基底稠度之间，用于黏固正畸带环，称为带环就位稠度。

磷酸锌水门汀的嵌体就位稠度用于黏固金属修复体。虽然未凝固的磷酸锌水门汀有点黏性，但其凝固后的黏固作用是牙齿和修复体表面间粗糙外形所形成的相互嵌合作用。图 20－1 所示照片说明了金合金铸造修复体与牙本质及牙釉质间的嵌合作用。金合金铸造修复体和牙本质间略为分开，但被水门汀机械嵌合在一起。

磷酸锌水门汀的膜厚度极大地决定了铸造修复体在牙齿上的就位情况。膜厚度也影响黏固强度。ANSI/ADA 96 号标准对用于精密修复体就位的水门汀做出了规定，其最大膜厚度为 25μm。稠度越大，膜厚度越厚（见图 20－2），修复体就位越不完全。经充分调和、无颗粒的水门汀的最终膜厚度首先取决于粉剂的粒度，其次取决于液剂中粉的浓度，即水门汀的稠度。膜厚度也随黏固过程中施加在修复体

表 20-3 黏固用水门汀的力学性能*

	压缩强度(MPa)	拉伸强度(MPa)	弹性模量(GPa)	牙本质黏结强度(MPa)
最终黏固用水门汀				
黏接性树脂	52~224	37~41	1.2~10.7	11~24(用黏结剂)
复合体	100	—	3.6	18~24(用黏结剂)
复合树脂	180~265	34~37	4.4~6.5	18~30(用黏结剂)
玻璃离子体	93~226	4.2~5.3	3.5~6.4	3~5
杂化离子体	85~226	13~24	2.5~7.8	10~12(不用黏结剂) 14~20(用黏结剂)
氧化锌丁香油水门汀(Ⅱ型)				
EBA-铝	64	6.9	5.4	0
聚合物改性	37	3.8	2.7	0
磷酸锌水门汀	93~133	3.1~4.5	9.3~13.4	0
聚羧酸锌水门汀	57~99	3.6~6.3	4.0~4.7	2.1
暂时黏固用水门汀				
非丁香油氧化锌水门汀	2.7~4.8	0.39~0.94	—	0
复合树脂	25~70	—	—	0
氧化锌丁香油水门汀(Ⅰ型)	2.0~14	0.32~2.1	0.22	0

*凝固 24 小时测定。

表 20-4 粘固用水门汀物理性能

水门汀	水中溶解性(%,24 小时)	37℃凝固时间(100%湿度,min)	膜厚度(μm)
复合体	低	3	
复合树脂	0.13	4~5	13~20
玻璃离子体	0.4~0.15	6~8	22~24
杂化离子体	0,07~0.4	5.5~6.0	10~22
氧化锌丁香油水门汀			
聚合物改性	0.08	9	25
EBA-铝	0.02~0.04	7~9	25~35
聚羧酸锌水门汀	<0.05	7~9	25~48
磷酸锌水门汀	最大 0.2	5~9	最大 25

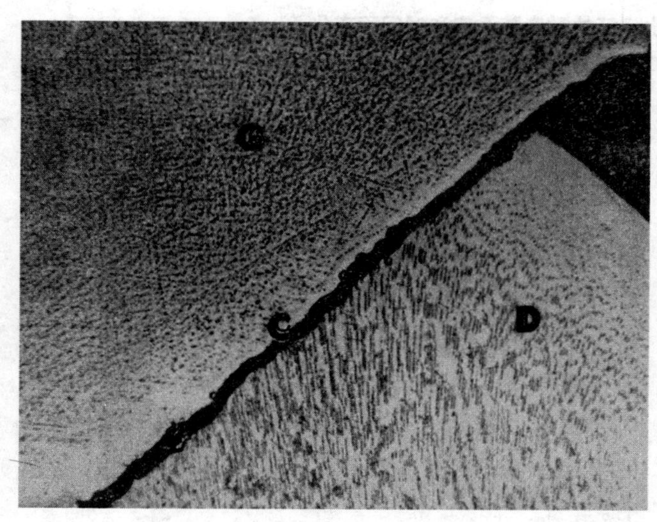

图 20-1 金嵌体与牙齿间的水门汀膜,G-金嵌体; C-水门汀; D-牙本质

上的力的大小及方式而变化。被黏固修复体的类型则影响黏固过程中水门汀从修复体边缘溢出的难易度。全冠铸造修复体存在最大的问题是如何充分溢出水门汀。

由此可见,在黏固铸造修复体时,所用磷酸锌水门汀的稠度是关键。增加粉液比会增加调和物的稠度。当稠度大于嵌体就位所需稠度时,铸造修复体就位时难于挤压出多余水门汀,嵌体或冠便难于完全就位。操作者必须在每次调和后快接近调和末期时测试一下调和物,最终稠度应是流动的,当调刀蘸取少量水门汀并离开调和物 2~3cm 时,调和物应可拉出丝而不断裂。

稠厚的、面团样磷酸锌水门汀用于垫在薄牙本质上,以隔绝热及化学刺激,以及作为高强度基底。

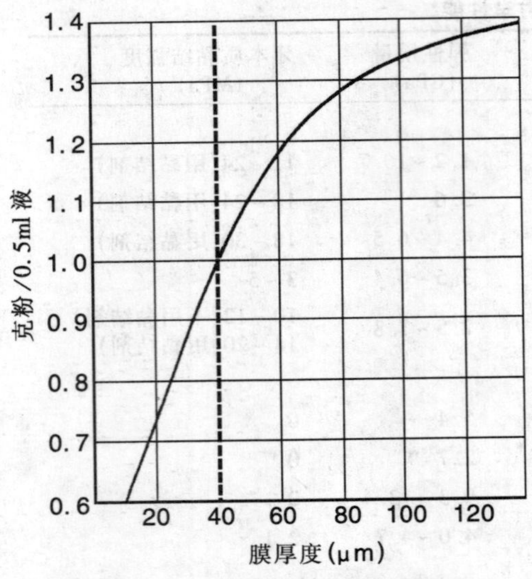

图 20-2 粉/液比与膜厚度的关系

此稠度的水门汀调和物也可作为相当耐久的临时性充填修复材料。此时,水门汀在相当长时间内受到唾液溶解、咀嚼磨损及其他因素影响。当粉、液比大于黏固嵌体或带环时的粉、液比时,其稠度便适合于垫底及充填。

黏度 水门汀的稠度可以用测定来量化。磷酸锌水门汀调和物嵌体用稠度在18°、20°及25℃下的初黏度见图20-3。温度稍有升高,黏度便有少量但明显的增加。调和完毕后2min时的黏度也可见于图中。在所有情况下,在此时间间隔内,黏度明显增加,而且温度越高,黏度越大。聚羧酸锌水门汀调和物的黏度也列于图中。黏度的快速增加表明修复体应当在水门汀调和好就立即黏固,以便充分利用此时水门汀的低黏度。延迟黏固会使膜厚度增加许多,导致修复体就位不良。

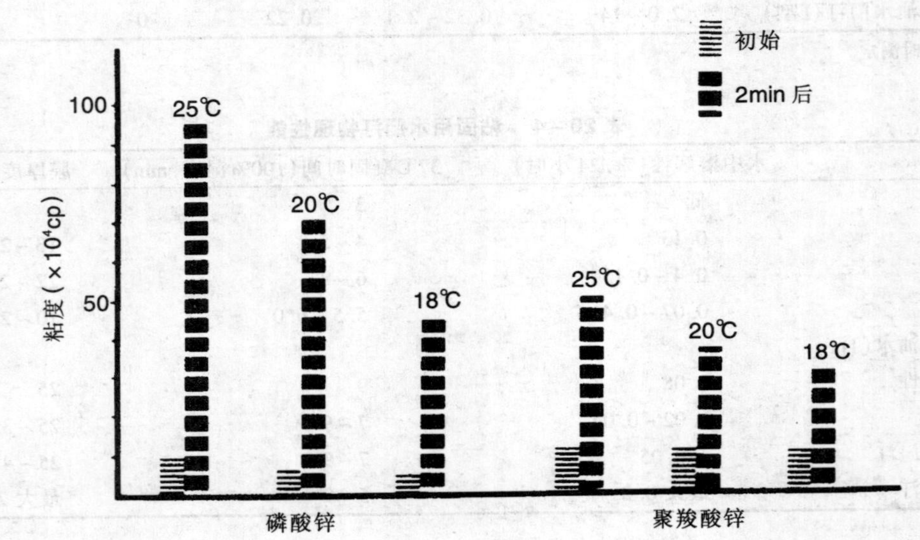

图 20-3 磷酸锌水门汀和聚羧酸锌水门汀的黏度随温度和时间而变化

(改自 Vermilyea SG, Powers JM, Craig RG: J Dent Res 56: 762, 1977.)

凝固时间 与水门汀黏度同样重要的性能是凝固时间。在调和水门汀后,应有充足的时间以就位和最终调整铸造修复体边缘、就位和调整一列正畸带环、或者对基底或暂时性修复体修形。充足的工作时间用适当的净凝固时间来表示,ANSI/ADA 96号标准规定,基于黏固嵌体所需的稠度,在37℃体温下,净工作时间在2.5~8min之间。在最初60~90s用于调和粉剂与液体,所以净凝固时间是指调和完毕至开始凝固间的时间。某种品牌的磷酸锌水门汀在口腔温度下,其凝固时间随粉、液比增加而变化的情况见图20-4。

带环就位稠度的凝固时间和基底料稠度的凝固时间略为缩短,这是由于加入粉剂较多、稠度较大之故。

好几种因素影响着磷酸锌水门汀的凝固速度。由厂家和操作者控制的因素列于表20-5和表20-6。虽然厂家已先行调节了凝固时间,不恰当地调和粉、液会极大地改变凝固时间。任何会加快反应速度的因素都会缩短凝固时间。

强度 磷酸锌水门汀的强度受最初粉剂与液剂的组成、粉/液比、调和方式及在黏固时操作的影响。

ANSI/ADA 96号标准规定,标准嵌体就位稠度24h最小压缩强度为70MPa。磷酸锌水门汀的压缩

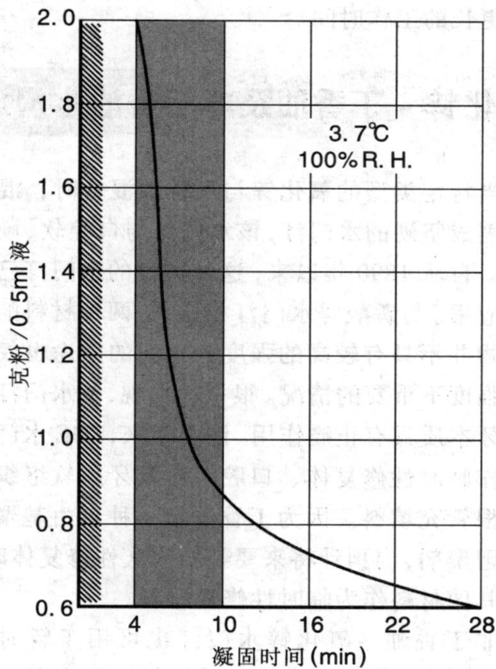

图 20－4　粉液比对凝固时间的影响

表 20－5　影响磷酸锌水门汀凝固速度的因素

厂家控制的因素	操作者控制的因素
粉剂的组成	粉/液比
粉剂的烧结程度	调和时加粉速度
粉剂的粒度	调和温度
液剂的缓冲	调拌方式
液剂中水含量	水分污染或液剂失水

强度增加很快，嵌体就位稠度的水门汀 1h 后至少达到其最终强度的$\frac{2}{3}$。

恰当的调和技术可在确保水门汀需要的稠度下提高粉/液比，以提高水门汀的压缩强度。通过恰当调和而得到的垫底稠度的水门汀可以提供高于嵌体就位稠度强度的水门汀。然而，当粉/液比达最大时，再多加粉剂并不能提高水门汀的强度，反而会使强度下降，这是由于有未结合粉末的存在。因此，粉剂应当最终通过充分混合加入到调和物中。

溶解性和崩解　未完全凝固的水门汀过早地与水接触会使接触面溶解及析出。即使凝固良好的水门汀，如与水分长期接触，也会侵蚀水门汀，使可溶性成分析出。ANSI/ADA 96 号标准规定，当水门汀受喷嘴喷出的乳酸侵蚀时，侵蚀速率不能大于 0.1mm/h。即使是充填修复用水门汀，在口腔内经过一段时间后，也呈现相当的溶失，由此可见，磷酸锌水门汀只是一种暂时性充填修复材料。口腔内的磨损、磨蚀及食物残渣都会加速磷酸锌水门汀的崩解。提高粉、液比，可以显著提高磷酸锌水门汀的耐溶解性和耐崩解性。与调和较稀的相比，较稠的水门汀具有较低的水溶性和崩解性。

耐受磨蚀及口腔内化学性侵蚀与在蒸馏水中的被动耐水溶解性及崩解性间的差异，造成了磷酸锌水门汀和其他水门汀临床效果的差异。一项临床研究表明缺乏这种相关性，在该研究中，在口腔内所测定水门汀的溶解性大小的顺序（从小到大）为：玻璃离子体、磷酸锌水门汀、乙氧基苯甲酸增强型氧化锌丁香油水门汀、聚羧酸锌水门汀。实验室蒸馏水中所测结果表明，玻璃离子水门汀水溶性最大，聚羧酸锌水门汀、氧化锌丁香油水门汀及磷酸锌水门汀溶解性最小。

ANSI/ADA 96 号标准规定，酸溶性砷和铅含量最大值分别为 2mg/kg、100mg/kg。

尺寸稳定性　磷酸锌水门汀凝固时体积发生收缩。正确调和水门汀并凝固后，与水接触时，由于吸水的原因，水门汀最初会发生轻微体积膨胀，随后发生体积收缩，7d 后的收缩率为 0.04%～0.06%。

酸性　在水门汀凝固过程中，氧化锌粉与磷酸水溶液的反应伴随着 pH 值的变化（图 20－5）。在调和的初期，调和物的 pH 值会迅速升高。标准调和物的 pH 值会在调和开始后 3min 内升至 4.2，1h 后升至 6 左右，48h 后接近中性。

研究表明，磷酸锌水门汀充填入牙齿时的酸性

表 20－6　操作变量对磷酸锌水门汀性能的影响

操作变量	性能				
	压缩强度	膜厚度	溶解性	酸性	凝固时间
减小粉液比	降低	降低	增加	增加	延长
加快粉加入速度	降低	增加	增加	增加	缩短
提高调和温度	降低	增加	增加	增加	缩短
水分污染	降低	增加	增加	增加	缩短

引自 Craig RG, Powers JM, Wataha JC: Dental materials: properties and manipulation, ed 7, St Louis, 2000, Mosby

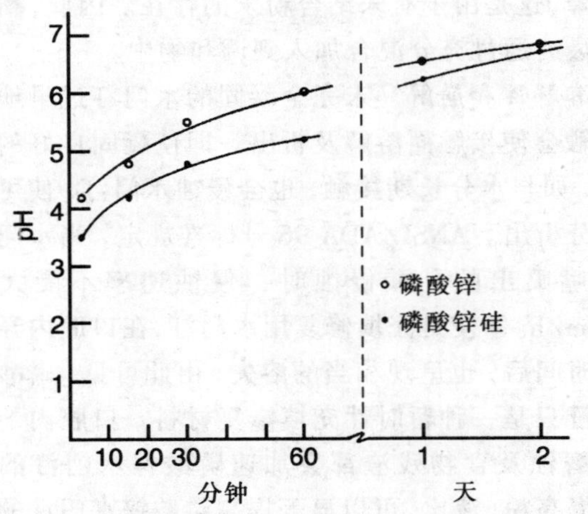

图 20-5　浸于水中的水门汀表面的 pH 值。注：磷酸锌硅水门汀已经不再使用

（改自 Norman RD, Swartz ML, Phillips RW: J Dent Res 45: 136, 1966）

可能刺激牙髓发生反应，特别是当水门汀与牙髓间的牙本质很薄时。对于正常、健康的牙齿，牙髓反应是完全可逆的，而那些因创伤而压力增大的牙髓则可能是不可逆的，会造成牙髓坏死。在使用磷酸锌水门汀时，深洞情况下应实施预防措施，以保护紧邻的牙髓组织免受该水门汀初期酸性的进一步的刺激。这些预防措施包括使用树脂成膜性洞衬剂、氢氧化钙和氧化锌悬浮液、氧化锌丁香油或氢氧化钙基底以及最近的牙本质黏结剂。

在去除由磷酸锌水门汀黏固的正畸带环后，偶尔观察到明显的脱钙现象，这极可能是由于带环与牙齿间的封固材料出现溶失，形成有利于细菌活动环境所致。

热及电的传导性　磷酸锌水门汀的一项主要用途是作为金属类修复体下的绝缘基底。最近的研究表明，作为基底材料，虽然该水门汀不比牙本质更为有效，但仍是有效的热绝缘体。尽管潮湿的存在对水门汀的热传导性没有明显的影响，在临床情况下的潮湿极大地降低了该材料良好的电绝缘性能。

应用

磷酸锌水门汀通常用于封固永久性金属修复体和作为基底。其他的应用包括正畸带环的黏固及用作临时性修复体。

正畸带环的黏固　多年来磷酸锌水门汀已被用于黏固正畸带环到牙齿上。黏固正畸带环用的稠度介于封固与基底料稠度之间某一稠度。很明显，最重要的是工作时间。通过使用冷冻调拌板的方法可获得更长的工作时间。

氧化锌－丁香油及非丁香油水门汀

当特定类型的氧化锌与丁香油混合时，混合物可凝固成坚硬的水门汀，该水门汀与口腔软、硬组织相容。自从 1890 年以来，这种类型的水门汀已被广泛地应用。与磷酸锌水门汀相比，这两种材料的简单混合物并不具有较高的强度，它们的用途也仅局限用于强度不重要的情况。很早就发现，该水门汀对暴露的牙本质具有止痛作用。许多年来，ZOE 水门汀已被用作临时性修复体、口腔手术及牙周软组织的敷料及根管充填料。因为丁香油是一种自由基聚合材料的阻聚剂，当预计将来要黏结永久性修复体时，应选择其他材料作为临时性修复材料。

非丁香油－氧化锌水门汀也可用于暂时性黏固。这些水门汀适用于对丁香油敏感的患者。

组成

表 20-7 列出了作为临时性充填材料的 ZOE 水门汀的典型配方。粉剂主要是氧化锌，加有白松香以减小凝固水门汀的脆性，硬脂酸锌是增塑剂，加入醋酸锌可改进水门汀的强度。液剂为添加有增塑剂橄榄油的丁香油。两种组成的变化可以增强用作封固目的水门汀的强度：一种是向粉剂中加入甲基丙烯酸甲酯聚合物；另一种是向粉剂中加入氧化铝（Al_2O_3），向液剂中加入乙氧基苯甲酸（EBA）。

表 20-7　氧化锌丁香油暂时充填水门汀的典型配方

成分	重量（%）
粉剂	
氧化锌	69.0
白松香	29.3
硬脂酸锌	1.0
醋酸锌	0.7
液剂	
丁香油	85.0
橄榄油	15.0

引自 Wallace DA, Hansen HL: J Am Dent Assoc 26: 1536, 1933.

典型的聚合物增强型水门汀粉剂中含有 80% 的氧化锌和 20% 的聚甲基丙烯酸甲酯，液剂中含有丁香油。这些水门汀的强度足以用于固定修复体的最终黏固，并且也用作水门汀基底和临时性修复。典型的 EBA－氧化铝增强 ZOE 水门汀粉剂中含有 70wt% 的氧化锌和 30% 的氧化铝。在某些情况下，可

水门汀的产品—传统的和治疗用封闭剂。

组成和凝固　如表 20－9 所总结的那样，传统封闭剂大体上是基于 Grossman 或 Rickert 的配方。凝固反应发生在氧化锌和丁香油之间。树脂改进了调和特性，但使凝固迟缓。通过加入钡或铋盐或银粉，可改进不透射线性能。传统封闭剂是与牙胶尖一起使用的。

表 20－9　典型氧化锌－丁香油根管封闭剂的组成

Rickert 配方		Grossman 配方		治疗用配方
粉	%	**粉**	%	**粉**
氧化锌	41＊	氧化锌	42	氧化锌
银	30	氢化松香	27	次碳酸铋
白松香	17	次碳酸铋	15	碘仿
麝香草酚碘	12	硫酸钡	15	松香
		无水硼酸钠	1	
液		**液**		**液**
丁香油	78	丁香油	100	丁香油
加拿大香脂	22			木馏油
				麝香草酚

＊重量百分率。

治疗用封闭剂通常不与固体类根管充填材料一起使用，它含有诸如碘、多聚甲醛或三聚甲醛，这些都具有治疗价值。这些封闭剂的使用存在着争议。

ANSI/ADA 57 号规范(ISO 6876)包括了用于牙齿根管治疗以封闭根管孔隙的材料。规定的物理性能包括工作时间、流动性、膜厚度、凝固时间、凝固过程中的尺寸变化、溶解性及射线阻射性。表 20－10 概括了这些要求。

黏度　封闭剂渗入不规则及辅助根管内的能力被称为流动性，尽管黏度是一个更正确的术语。在混合过程中(剪切稀化的例子)，几个不同的测试已表明黏度有下降现象。黏度值的范围从 8～680 000cp。

凝固时间　水门汀的凝固时间是通过针入试验测定的，在口腔温度下其范围从 15min～12h。封闭剂在口腔温度下凝固得比在室温下快得多。

膜厚度　按照 ANSI/ADA 57 号规范测得的膜厚度受到黏度、凝固时间及水门汀中填料颗粒粒度的影响。较小的膜厚度值对牙胶尖的充填是较为理想的。根据测试方法，膜厚度值从 80～500μm。

表 20－10　Ⅱ型及Ⅲ型根管充填材料的规定要求

工作时间	最小流动性(mm)	最大膜厚度(μm)	凝固时间	30 天时最大线性尺寸变化(%)	最大溶解率(%)	最小射线阻射性(mm, 铝)
制造商标称值的±10%	20	50	制造商标称值的±10%	收聚 1.0 膨胀 0.1	3.0	3.0

引自用于根管封闭材料的 ANSI/ADA 57 号规范，1993。

压缩强度　封闭剂的强度是其支持被根管清洗弱化的牙齿结构的能力和其耐久性的指征。其压缩强度值在 8～50MPa 范围内。

溶解性　根管封闭剂的溶解性是一项不理想的性能，因为溶解过程可造成封闭剂释放出成分，这些成分可能生物不相容。在水中测定溶解性，其典型值范围为 0.1%～3.5%。

射线阻射性　应当具有射线阻射性，而且已经规定了等同于 3mm 铝板的最小值。各种封闭剂的透过射线值范围从 0.1～0.98，牙胶尖为 0.78。这些是阻射性更强材料的相对较低值。

尺寸变化　大多数根管封闭剂由于凝固而收缩。这种收缩影响封闭剂和牙齿或固体尖间结合的完整性。在毛细管中 90d 后的体积损失量为 －0.7%～－5.0%。

生物学性能　通过 HeLa 细胞、人皮肤成纤维细胞及牛牙髓组织以及在狗、猴和鼠身上的根管充填，及在胫骨上的植入和在动物皮下结缔组织的植入等离体及在体试验对这些性能进行了研究。传统 ZOE 封闭剂一般会产生轻到中度反应，而几种治疗性能封闭剂产生严重反应。

组织处理　在对牙龈组织的处理中所提出的特殊要求需要 ZOE 水门汀有另一个变种。这一组水门汀以两种方式应用：①机械地替换软组织；②手术后包扎软组织。当这些水门汀用作机械性组织填塞物时，将稀稠度调和物加入棉花纤维中，再放入龈沟中。作为一种外科敷料，这一制剂使患者在进食时感到更为舒适，抑制手术组织的疼痛，促进上皮生长，且有助于防止肉芽组织过度生长。

这些 ZOE 外科水门汀的凝固时间必须相当长，以便混合大量的材料并允许充分地放置敷料并修形。通常这些材料中不加入促进剂。一旦材料放入口腔内，潮湿及温度的增加会加快凝固反应。当调和至合适的稠度时，水门汀必须足够软，以便放置和轻压修形，且还要足够坚韧以保持所需的形式。

这些配方一般含有较大量的矿物质、花生油或杏仁油，以增加塑性。常常加入棉花纤维来增加强度和耐久性。除了正常成分（氧化锌、松香及丁香油）外，也常加入鞣酸作为止血剂并加速凝固反应。也可加入芳香油及着色剂以改进敷料的味道和色泽。已有将氯乙啶加入作为抗菌剂使用的例子。

聚丙烯酸锌水门汀

组成

聚丙烯酸锌水门汀（或聚羧酸锌水门汀）以粉液型或与水混合的单粉剂型形式提供。液剂是聚丙烯酸水溶液，分子式如下：

$$
\begin{array}{cccc}
-CH_2- & CH- & CH_2- & CH- \\
 & | & & | \\
 & C=O & & C=O \\
 & | & & | \\
 & O & & O \\
 & | & & | \\
 & H & & H
\end{array}
$$

大多数市售的液剂为32%～42%的聚丙烯酸水溶液，分子量为25 000～50 000。制造商通过改变聚合物的分子量或通过加入氢氧化钠来调节pH值而控制水门汀液剂的黏度。加入依康酸及酒石酸可稳定液剂，但这在较长的贮存期时会发生凝胶。

水门汀粉剂主要是氧化锌和氧化镁，它们经过烧结并粉碎，以降低氧化锌的活性。水调型水门汀粉剂的氧化物颗粒表面包覆有15%～18%的聚丙烯酸。

凝固反应

凝固的水门汀是由聚丙烯酸锌离子凝胶基质包埋未反应的氧化锌颗粒构成。凝胶是通过静电相互反应结合到聚阴离子链上而不是更强的特异性离子键。基质看起来是多孔状的。冷的环境会迟缓凝固反应，热的环境会加速反应。

操作

聚丙烯酸以液剂出现的水门汀的常用粉/液混合比为1:1～2:1。黏固用稠度的水调型水门汀的粉/液比为5:1。与磷酸锌水门汀相比，该水门汀的稠度呈乳脂状。调和的水门汀具有假塑性，即稠度随着剪切速率的增加而下降，或换言之，流动性随着调和速度的增加或调和时力量的增加而增加。调和物正确的稠度应是黏稠的，用调刀提起时，在其自身重量作用下能自己流下。

在调和之前量取液剂，以防水分挥发而使液剂变稠。在非吸收性表面上调和，如玻璃板或经过处理的纸，可使所取液剂全部地参与反应并利于调和。在30～60s内混合水门汀，调和时每次加入一半的粉剂，以获得最长的工作时间（通常为2.5～6min）。通过在冷却至4℃的玻璃板上进行调和，可将工作时间延长至10～15min。通过这一技术，混合后的水门汀的强度不受影响。一些制造商提供有可在机械混合机上混合的胶囊包装的粉-液体系。

聚丙烯酸盐水门汀用于黏固金属嵌体及牙冠和做基底料。将水门汀置于隔离于干燥区域的干净的洞壁上，只有当调和好的水门汀表面有光泽时才能使用；一旦表面失去光泽，该水门汀已可拉成丝状，因而膜厚度变得很大，以至于不能使铸件完全就位。

性能

ANSI/ADA 96号规范 该规范规定了凝固时间、膜厚度、酸蚀及砷和铅的最大值，以及聚丙烯酸锌的压缩强度的最小值。表20-2概括了这些要求。

黏稠度 温度对聚丙烯酸锌水门汀的初始黏稠度及混合后2min时的黏稠度的影响见图20-3。当温度从18℃升至25℃时，与磷酸锌水门汀调和物相比，虽然黏稠度比初始黏稠度大，但初始黏稠度基本上不受温度影响。调和后2min时聚丙烯酸锌水门汀的黏稠度在所有温度下均有所增加，然而，稠度的增加明显地低于用来比较的磷酸锌水门汀调和物。因此聚丙烯酸锌水门汀的初始黏稠度大于磷酸锌水门汀，然而延迟2min黏固，则情况会反过来。

凝固时间 凝固时间测定的是水门汀具有足够的硬度以抵抗标准压头压入的时间。净凝固时间应在2.5～8min内，以便于对修复体进行最终的抛光。如表20-4所示，聚丙烯酸锌水门汀通常在调和开始后的7～9min内凝固。

膜厚度 膜厚度试验可排除那些具有过大粉末颗粒或较短工作时间的材料，因为用聚丙烯酸锌水门汀黏固的铸件可能不能完全就位。聚丙烯酸盐水门汀的膜厚度略大于磷酸锌水门汀，但仍在临床要求的范围内，见表20-4。

强度 压缩强度试验排除了压缩强度低于70MPa的材料。临床研究表明，这一强度或更大强度的水门汀能令人满意地黏固铸件并具有良好的适合性。

用于封固的聚丙烯酸盐的24h压缩强度低于磷酸锌水门汀的强度，前者为57～99MPa，后者为98～133MPa，然而，聚丙烯酸盐水门汀的拉伸强度约大于磷酸锌水门汀强度的40%。较高的拉伸强度可能受到试验方法的影响。在直径压缩试验中，聚丙烯酸锌水门汀试样在破坏前会发生一点变形，变形导致试样在破坏前能记录到比发生脆性破坏时更大的载荷。聚丙烯酸锌水门汀的弹性模量大约是封固稠度磷酸锌水门汀的$\frac{1}{3}$。

黏结强度 聚丙烯酸盐水门汀的一项有趣的特点是其对牙釉质和牙本质的黏结，这应归功于聚合物分子的羧酸基团对钙离子的螯合能力。已报告的对牙釉质的黏结强度为3.4～13MPa，对牙本质的黏结强度为2.1MPa。然而，良好的黏结需要干净的牙面。聚丙烯酸盐对金铸造合金的黏结同样地高度依赖于表面的制备。为获得最佳黏结，必须对金合金表面进行喷砂或电解蚀刻。然而，临床研究并未证明用聚丙烯酸盐水门汀黏固冠及桥后固位性有改进。

由于聚丙烯酸盐水门汀对釉质有黏结性，因而有一段时间用该水门汀来直接黏结正畸托槽。现在则是用复合树脂水门汀来黏结。

溶解性和分解性 溶解性和分解性试验可排除那些能过度溶于蒸馏水中的材料。在蒸馏水中的溶解性并不总是与体内溶解性相关。典型聚丙烯酸锌水门汀水中1天的溶解率为0.12%～0.25%。一种水门汀在水中浸泡时间从1天延长至1个月，溶解率从0.25%增至0.60%。ANSI/ADA 96规范规定，聚丙烯酸锌水门汀最大酸蚀率为2.0mm/hr。

尺寸稳定性 在37℃凝固时，聚丙烯酸锌水门汀具有线性收缩。收缩量从1天湿试样的1%到14天干试样的6%。这些收缩比磷酸锌水门汀的更为明显且更早。

酸性 在刚开始调和时，聚丙烯酸锌水门汀的酸性略大于磷酸锌水门汀，但游离出来的酸很微弱，而且高分子量的聚合物分子向牙髓组织的渗透也很小。虽然在聚丙烯酸盐水门汀下形成的修复性牙本质更为显著，但对聚丙烯酸盐水门汀的组织学反应似乎类似于ZOE水门汀。

应用

聚丙烯酸锌水门汀主要用作永久性金属修复体的封固和用作基底料。这些水门汀也已用于正畸带环的黏固。

玻璃离子水门汀

组成

玻璃离子水门汀以粉液剂型和水调单粉剂型形式供应。有几种产品是胶囊包装的。液剂通常为丙烯酸/衣康酸之比为2:1的共聚物（平均分子量为10 000）的47.5%的水溶液。衣康酸可降低液剂的黏稠度并阻止因分子间氢键所造成的凝胶形成，液剂中的D(+)酒石酸(5%，光活性异构体)是一种促进剂，能促进玻璃粉中的离子析出。

玻璃离子水门汀的粉剂是氟铝硅酸钙玻璃粉，具有如下分子式：

$SiO_2 - Al_2O_3 - CaF_2 - Na_3AlF_6 - AlPO_4$

玻璃粉的标称组成列于表20-11。其最大粒度介于13μm和19μm之间。该粉剂是一种可析出离子的玻璃粉，当Si/Al原子比小于2:1时，易于受到酸的侵蚀。向某些粉剂中加入钡玻璃或氧化锌可赋予射线阻射性。

表20-11 玻璃离子水门汀粉剂用氟铝硅酸钙玻璃的标称组成

成　分	wt%
SiO_2	29.0
Al_2O_3	16.6
CaF_2	34.3
Na_3AlF_6	5.0
AlF_3	5.3
$AlPO_4$	9.8

引自 Prosser HJ, Richards CP, Wilson AD: J Biomed Mater Res 16: 431, 1982.

在一些产品中，聚丙烯酸包覆在粉剂表面。这些产品的液剂可以是水或酒石酸稀的水溶液。

凝固反应

凝固反应是酸性聚电解质和铝硅酸盐玻璃间的酸碱反应，如下所示。

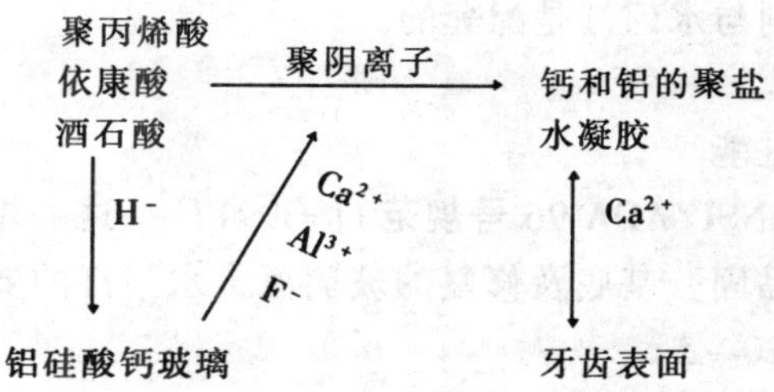

聚酸侵蚀玻璃粉以释放阳离子和氟离子。这些离子可能是金属氟化物复合物，能与聚阴离子反应形成盐凝胶基质。不像聚丙烯酸锌基质，Al^{3+}离子似乎被原位结合，形成阻止流动的基质，在最初凝固反应的3h内，钙离子与聚羧酸链反应。随后，3价的铝离子至少持续反应48h。20%～30%之间的玻璃因质子攻击而分解。氟离子和磷酸盐离子形成不溶性盐及复合物。钠离子形成硅凝胶。完全凝固的水门汀的结构是由被离子桥交联的聚阴离子基质中的硅凝胶包裹玻璃粉而形成的复合物。在基质内是含有氟化物晶体的硅凝胶小颗粒。

玻璃离子水门汀在凝固过程中可与牙釉质和牙本质形成化学性黏结。黏结机制似乎涉及与牙釉质或牙本质表面钙及/或磷酸盐离子的离子间反应。只要清洁过程不会去除过量的钙离子，则与清洁过的表面的黏结更为有效。用酸蚀剂处理牙本质，然后用三氯化铁稀溶液处理，能改进黏结。清洁剂可去除牙本质的玷污层，而铁离子沉积在表面，增强了水门汀和牙本质间的离子反应。

操作

与较为黏稠的聚羧酸溶液混合的玻璃离子水门汀的粉/液比为1.3∶1～1.35∶1，而与水或水的稠度相似的液体混合的水门汀的粉/液比为3.3∶1～3.4∶1。取粉和液于纸质或玻璃调拌板上，将粉分成两等份，在加入第2份之前用刚性调刀向液剂中加入第1份。调和时间为30～60s。胶囊包装的产品一般在混合机上混合10s，然后直接充填入牙齿进行修复。水门汀必须立即使用，因为室温下(23℃)混合后的工作时间大约是2min。可通过在冷却过的玻璃板(3℃)上混合而获得长达9min的工作时间，但是，由于观察到压缩强度和弹性模量有下降现象，因而不推荐使用该技术。一旦调和物表面结皮或稠度明显增加，则不能再使用了。

玻璃离子水门汀在凝固过程中对接触水很敏感。操作区域必须完全隔离。一旦水门汀达到初凝(大约7min)，需要用保护性涂膜剂涂覆水门汀边缘，涂膜剂与水门汀是配套的。

性能

ANSI/ADA 96号规范(ISO9917)　这一规范对用作黏固、基底及修复的玻璃离子水门汀的要求列于表20-2。

膜厚度　玻璃离子水门汀的膜厚度类似于或小于磷酸锌水门汀(见表20-4)，适用于黏固。

凝固时间　玻璃离子水门汀在开始混合后6～8min内凝固。当水门汀在经冷却的调拌板上调和时，可降慢凝固速度，但这一技术对强度有不利影响。

强度　玻璃离子水门汀24h压缩强度为90～230MPa，大于磷酸锌水门汀。其拉伸强度值与磷酸锌水门汀相似。不像聚丙烯酸锌水门汀，玻璃离子水门汀在直径压缩试验时呈脆性破坏。玻璃离子水门汀的弹性模量小于磷酸锌水门汀，但大于聚丙烯酸锌水门汀。通过玻璃粉颗粒和聚合物链间结合的离子性质而使玻璃离子水门汀的刚性得到提高。

与聚丙烯酸锌水门汀不同，玻璃离子水门汀的压缩强度在凝固后1天至1年间是逐渐增加的。用作充填材料的玻璃离子水门汀在这一段时间，强度从160MPa增至280MPa。当水门汀在其贮存期早期隔绝潮湿时，玻璃离子水门汀强度增加的速度更快。

黏结强度　报告的玻璃离子水门汀黏结牙本质的黏结拉伸强度值界于1MPa和3MPa之间。玻璃离子水门汀对牙本质的黏结强度略低于聚丙烯酸锌水门汀，可能是由于玻璃离子水门汀凝固时对水敏感的原因。通过用酸蚀剂处理牙本质，然后应用$FeCl_3$稀溶液，可提高黏结强度。玻璃离子水门汀与牙釉质、不锈钢、镀有氧化锡的铂及金合金黏结良好。

溶解性　玻璃离子水门汀在水中测定的溶解率值明显大于其他水门汀(见表20-4)。然而，当在酸中(0.001N乳酸)测定这些水门汀时，与磷酸锌水门汀和聚丙烯酸锌水门汀相比，玻璃离子水门汀的溶解率是低的。根据酸中测定的溶解率的排序与临床评价结果有较好的相关性。

ANSI/ADA 96号规范规定了酸蚀率最大值为0.05mm/hr。该规范也对酸溶性砷含量及铅含量规定了限值(见表20-2)。

生物学性能　已通过组织培养和动物试验对玻璃离子水门汀进行了生物学评价。培养细胞对玻璃离子水门汀的反应小于对ZOE水门汀或磷酸锌水门汀的反应。在猴体内进行的试验表明，牙髓组织对玻璃离子水门汀的反应和对ZOE水门汀的反应无差异，这些反应均为轻度。

封固用玻璃离子水门汀可造成较长时间的牙齿过敏，程度从轻度到重度。已提出微渗漏是可能原因，但最近的研究表明，在用玻璃离子水门汀黏固牙冠后56d，细菌记数并未增加。由于氟离子的释放，这些水门汀可能具有抑菌或杀菌作用。在使用玻璃离子水门汀时,良好的隔离似乎是必须的。推荐采用恰当的粉/液比,在与牙髓接近的部位应使用氢氧化钙垫底。

应用

玻璃离子水门汀主要用于永久性黏固、垫底及作为V类洞的充填材料(见第八章)。已对该材料用于窝沟及点隙封闭剂和及根管封闭剂进行了评价。该水门汀对潮湿及干燥的敏感会降低在上述后两种用途的应用。由于它们释放氟离子,使牙釉质的脱矿减至最小,所以玻璃离子水门汀在临床上可用于正畸带环的黏固。

杂化离子体水门汀

自凝及光固化杂化离子体(或树脂改性玻璃离子体)可用于黏固。杂化离子体修复材料已在第八章中阐述。

组成

一种自凝杂化离子体水门汀的粉剂含有射线阻射的氟铝硅酸钙玻璃和微胶囊化的过硫酸钾和抗坏血酸引发体系。液剂是带有甲基丙烯酸酯基侧链的聚羧酸水溶液。它还含有甲基丙烯酸 β-羟乙酯(HEMA)和酒石酸。另外一种自凝水门汀的粉剂含有氟铝硅酸盐和硼硅玻璃的混合物。其液剂是一种含有羧酸基和乙烯基的复合单体,羧酸基能与玻璃发生酸碱反应,乙烯基能通过化学引发而聚合。一种光固化杂化离子体水门汀的粉剂含有氟铝硅酸盐玻璃,液剂中含有丙烯酸和马来酸的共聚物、HEMA、水、樟脑醌和引发剂。

凝固反应

杂化离子体水门汀的凝固一般归因于酸碱玻璃离子体反应和甲基丙烯酸酯基侧基的自凝或光固化聚合反应。然而,一些水门汀只能光固化。

操作

在量取前应抖松粉剂。将液剂小瓶倒置于调拌垫的上方挤出适量液剂。某一种产品的粉/液比为1.6g的粉比1.0g的液,需在30s内将粉剂加入到液剂中以获得奶油冻样稠度。工作时间为2.5min。将该水门汀应用于干净、吹干但未脱水的牙齿上。一些产品推荐使用表面处理剂以提高对牙本质的黏结。该材料不需要用表面保护性涂膜。HEMA是已知的接触性过敏原,因此,推荐使用保护性手套和非接触性技术。

性能

ANSI/ADA 96号规范(ISO 9917, 第2部分)规定了通过多种反应凝固的水基光引发水门汀的要求,这些反应包括通过酸碱反应和聚合反应(Ⅰ型)以及仅通过光引发固化(Ⅱ型)。用作衬垫和基底及修复用材料的性能列于表20-12。

杂化离子体水门汀的压缩强度和拉伸强度与玻璃离子水门汀相似(见表20-3)。其断裂韧性高于其他水基水门汀,但低于复合树脂。对潮湿牙本质的黏结强度为10~14MPa,比大多数水基水门汀高得多。当用乳酸酸蚀法测定时,杂化离子体水门汀具有很低的溶解率。该水门汀吸水性大于树脂水门汀。用杂化离子体水门汀黏固的瓷修复体不易破裂。最近,一些杂化离子体水门汀已被改进而具有更低的吸水

表20-12 规范对光引发牙科水基水门汀的要求

性 能	基底和衬垫材料	修复用材料
对环境光线的敏感性	暴露30s无变化	
凝固时间w/o活化辐射(Ⅰ型材料)	小于60min	
初硬化时间(Ⅰ型材料)	不小于制造商标称值	
固化深度	不小于1mm;在制造商标称值的0.5mm范围内	
弯曲强度	≥10MPa	≥20MPa
射线阻射性	如果制造商声称有射线阻射性,至少与等厚的铝相同,并且低于标称值不超过0.5mm	
遮色性	不适用	0.35~0.90
色泽	不适用	与比色板相符
颜色稳定性	不适用	7d后变色不超过轻度

改之用于牙科水基水门汀的ANSI/ADA 96号规范—第2部分:光引发水门汀。Ⅰ型水门汀是光固化的,但在引发光缺乏下也可凝固;Ⅱ型水门汀需要光引发。

性。氟离子释放及再充氟方面的性能与玻璃离子水门汀相似。早期的 pH 值大约为 3.5 并逐渐升高。临床经验表明该材料有最小的术后敏感性。

应用

自凝杂化离子体水门汀用于瓷熔附金属冠、桥、金属嵌体、高嵌体及冠的永久性黏固；桩的黏固；以及正畸附件的黏固。其他应用包括用于银汞合金的黏结性衬垫、基底，临时性修复及特定瓷修复体的黏固。光固化杂化离子体水门汀主要用于衬垫和基底。关于光固化杂化离子体的修复应用已在第八章中进行了讨论。一种光固化产品被推荐用于正畸托槽和带环的直接黏结。

复合体

复合体水门汀是最新的树脂基水门汀，适用于铸造金属冠和桥、瓷熔附金属冠、桥和铸造金嵌体和高嵌体的黏固。除一些例外，全瓷冠、嵌体、高嵌体及贴面的黏固属于该水门汀的禁忌范围。该水门汀不应用作桩核或充填材料。复合体也称为聚酸改性复合树脂。最近，一种复合体水门汀被应用于正畸黏结。

组成

水门汀的粉剂含有氟铝硅酸锶玻璃、氟化钠及自凝和光固化引发剂。液剂中含有可聚合的甲基丙烯酸酯/羧酸单体、多功能丙烯酸酯/磷酸酯单体、二丙烯酸酯单体及水。

凝固反应

凝固是自凝和光固化聚合的结果。一旦该水门汀与口腔唾液接触，酸碱反应便发生。羧酸基团赋予水门汀黏结能力。

操作

吹干将要黏固的牙齿，并不要使其脱水。粉/液比为 2 勺粉对 2 滴液。量取粉剂之前摇动瓶子。在 30s 内快速混合粉与液。将调和物只放入牙冠，然后使其就位。1min 后达到凝胶态，此时用牙线和刮刀去除过量的水门汀。光照固化暴露的边缘，以稳定修复体。混合开始后 3min 开始凝固。一旦凝固，复合体水门汀很硬。

性能

复合体水门汀具有高的固位率、黏结强度、压缩强度、弯曲强度及断裂韧性（见表 20-3）。该水门汀的水溶性低，并能持续释放氟。

复合树脂和黏结性树脂

基于复合树脂的水门汀已被用于牙冠、传统性桥及树脂黏结桥的黏固；用于将美容陶瓷修复体及技工室加工的复合树脂修复体黏结到牙齿上；用于将正畸托槽直接黏结到酸蚀过的牙釉质上。近来，已研制出用于临时修复体黏固用的复合树脂水门汀。

用于聚合物基充填、修复及封固材料的 ISO 4049（ANSI/ADA 27 号）标准阐述了下述三种复合树脂水门汀的分类：

1 类—自凝固化材料。

2 类—光固化材料。

3 类—双重固化材料。

基于 ISO 4049 的性能要求可概括如下：

1、2、3 类：膜厚度，最大—50μm。

1、3 类：工作时间，最小—60s。

1、3 类：凝固时间，最大—10min。

2 类：固化深度，最小—0.5mm（遮色的），1.5mm（其他）。

1、2、3 类：吸水值，最大—40μg/mm^3。

1、2、3 类：溶解值，最大—7.5μg/mm^3。

金属冠和桥、树脂黏接桥及临时修复体的黏固

自 1952 年以来，基于甲基丙烯酸甲酯的合成树脂水门汀已被用于嵌体、冠及附件的黏固。在 1970 年代早期，一种复合树脂水门汀被引入用于冠和桥的黏固。

组成及凝固反应 自凝复合树脂水门汀通常为双糊剂体系。主要成分是用低分子量二甲基丙烯酸酯单体稀释的二丙烯酸酯齐聚物。其他主要成分是硅烷处理的二氧化硅或玻璃粉。所用引发剂-促进剂系统是过氧化物-胺。

一种黏结性树脂水门汀是自凝粉液型系统，含有甲基丙烯酰氧乙基苯基磷酸酯或 4-甲基丙烯酰氧乙基偏苯三酸酐酯（4-META）。4-META 水门汀配制成甲基丙烯酸甲酯单体和丙烯酸树脂填料，通过三丁基硼引发聚合。另一种黏结性树脂水门汀是一种双糊剂的磷酸酯水门汀，含有 Bis-GMA 树脂

和硅烷处理的石英填料。磷酸酯分子对氧很敏感，因此提供有一种凝胶覆盖在修复体的边缘，直至凝固。磷酸酯的磷酸基能与牙齿或金属氧化物反应。4－META和磷酸酯水门汀的双键能与其他可能的双健反应。树脂水门汀的凝固起因于碳－碳双键的自凝或光固化聚合。

性能 复合树脂水门汀和黏结性树脂水门汀的一些性能列于表20－3及20－4。黏结性树脂水门汀和传统树脂黏结桥水门汀黏结强度的比较列于表20－13。黏结性树脂水门汀对喷砂处理过的Ni－Cr－Be及Ⅳ型金合金具有优越的黏结性。用于临时修复体黏固的复合树脂水门汀的压缩强度（25～70MPa）显著低于用于永久黏固的复合树脂水门汀（180～265MPa）。

表20－13 黏结性和传统树脂黏结桥水门汀对各种基底物的粘结强度

基底物	黏结强度(MPa)	
	黏结性树脂水门汀	传统树脂水门汀
牙本质(未酸蚀)	4.1	0.0
牙釉质(酸蚀)	15.0	10.0
Ni-Cr-Be合金		
喷砂	24.0	14.1
电解蚀刻	27.4	25.2
Ⅳ型金合金		
喷砂	22.0	9.4
镀锡	25.5	12.8

引自 Powers JM, Watanabe F, Lorey RE: In vitro evaluation of prosthodontic adhesives. In Gettleman L, Vrijhoef Mma, Uchiyama Y: Adhesive Prosthodontics－adhesive cements and techniques, Nijmegen, 1986, Academy of Dental Materials; and Watanabe F, Powers JM, Lorey RE: J Dent Res 67:479, 1988.

应用 与黏结剂联用的黏结性树脂水门汀和复合树脂水门汀用于黏固桩核。已报告，在离体牙上用4－META树脂水门汀黏固二氧化硅处理的桩的黏结强度为14MPa。树脂黏结桥的应用在80年代后期急剧减少。

美容性修复体的黏结

在80年代后期，全瓷牙色冠、贴面、嵌体及高嵌体变得流行。双重固化复合树脂水门汀是黏结铸造或CAD/CAM制作的瓷修复体或技工室加工的复合树脂嵌体的理想材料。光固化复合树脂水门汀用于黏结薄瓷贴面很有用处，这种情况下获得充分的固化深度不成问题。

组成 复合树脂水门汀是超微填料或混合填料复合树脂，主要由Bis－GMA或二甲基丙烯酸聚氨酯树脂和超微二氧化硅或玻璃填料（20%～75%）或它们两者组成。双重固化水门汀以基质糊剂－催化糊剂形式出现，应用前必须调和。光固化复合树脂是在樟脑醌－胺体系存在下光引发而聚合。它们提供了广泛的色泽、着色及不透光的选择范围。

操作 需要用黏结剂将树脂水门汀黏结到牙齿结构上，因而各种表面制备（喷砂）及处理（硅烷处理或化学软化）被用来预备瓷或技工室制作的复合树脂修复体。根据离体研究，复合树脂水门汀能很好地黏结已固化复合树脂嵌体。

性能 已报告的双重固化及光固化复合树脂水门汀的压缩强度为180～265MPa（见表20－3）。已主观地测定了黏稠度，并从低至高排列了它们。黏固带孔冠的膜厚度范围为13～20μm。用于后牙的水门汀具有射线阻射性。

树脂－金属黏结

通过使用硅涂层可改进复合树脂对桥体金属支架及丙烯酸义齿树脂对部分义齿支架的黏结。目前，有三种方法可将二氧化硅应用至贵金属或贱金属合金上：一种是使用丙烷火焰将热解二氧化硅应用至金属上；另一种方法使用炉内加热或陶瓷喷砂处理来覆盖修复体。复合树脂对硅涂覆的Au－Pd或Ni－Cr－Be合金的黏结强度范围在16～22MPa范围内。对贵金属进行硅涂覆可不必对这些合金镀锡就可提高复合树脂的黏结。当用硅涂覆来处理合金或用黏结性树脂水门汀作底涂时，义齿丙烯酸树脂对Ni－Cr－Be合金的黏结强度范围在7～23MPa内。近来，使用基于硫代硫酸盐的液体底涂剂来处理合金。最近，基于硫代磷酸盐化学组合物的金属底涂剂已被用于树脂－金属黏结的处理。

正畸托槽的黏结

在60年代后期，评价了用于正畸托槽（无带环）直接黏结的树脂水门汀。酸蚀釉质的出现在70年代中期显著地增加了该技术受欢迎的程度。现在复合树脂水门汀已完全代替了丙烯酸树脂水门汀，用于正畸黏结。复合树脂水门汀被用于金属、塑料或陶瓷正畸托槽的黏结。

组成和固化 复合树脂水门汀由经低分子量二甲基丙烯酸酯单体稀释的各种二丙烯酸酯齐聚物和二氧化硅、玻璃或胶体二氧化硅填料组成。高填料含量水门汀通常含有硅烷处理的无机填料（超过

60wt%)。略含填料的水门汀含有28%的胶体二氧化硅。这些复合树脂水门汀引发剂-促进剂体系取决于聚合引发模式。胺固化体系包括传统的双糊剂产品和一步法产品。光固化体系是通过可见光聚合的。

操作 复合树脂水门汀用于直接及间接黏结的成功程度取决于充分的隔湿和釉质的酸蚀。酸蚀技术是用磷酸溶液酸蚀牙齿15~60s，然后冲洗并吹干。如果釉质被污染,需要再次酸蚀。酸蚀釉质已在第十章详细地进行了讨论。一种市售的自酸蚀底涂剂可用以替代磷酸酸蚀用于正畸对釉质的黏结。

双糊剂型复合树脂水门汀在涂于牙釉质和托槽底面之前需要混合20~30s。在塑料托槽底面,通常必须使用含有溶剂的甲基丙烯酸甲酯单体类底涂剂。有时在酸蚀釉质上先涂上不含填料的二丙烯酸酯配成的封闭剂。双糊剂型水门汀混合后数分钟开始凝固。

一步法(非调和)水门汀不需混合。它是用一种液体底涂剂涂在酸蚀釉质上的,将糊剂涂于托槽底面。塑料托槽要用托槽底涂剂。当托槽就位于涂底涂剂的牙齿上时,聚合便被引发。已研究了膜厚度对这些水门汀聚合的影响。一般地,随着一步法水门汀厚度的增加,拉伸黏结强度会下降。树脂聚合不完全会导致黏结失败。如果底涂剂暴露在模拟的口腔环境1min或更长时间，一步法水门汀的黏结强度会下降,在涂底涂剂后应尽快涂基质糊剂。

光固化复合树脂水门汀是一种单糊剂系统，不必混合。将树脂涂于牙齿和托槽底面,然后用光源照射固化。可用封闭剂黏结到牙齿上,对于黏结塑料托槽可能需要底涂剂。最近,高强度可见光光源和氩激光光源已被用于正畸中,以节省时间。

性能 用于正畸黏结的复合树脂水门汀的二项重要性能是美观性和对牙齿结构及托槽的黏结强度。

复合树脂水门汀颜色的变化可因染色或有色反应产物的形成而变化。加速老化或接触茶染剂后,该水门汀变暗且颜色饱和度增加。接触茶染剂比老化试验造成更大的颜色变化。

如果充分地隔湿且遵循操作技术，则在临床上复合树脂水门汀对牙齿结构的黏结强度看起来是足够的。对牙齿结构的黏结源于树脂基质向酸蚀釉质表面的渗入。

对正畸托槽的黏结取决于托槽类型(金属、塑料或陶瓷)及水门汀类型(杂化离子体、高填料含量复合树脂或略含填料的复合树脂)，如表20-14所示。黏结破坏通常发生在水门汀-托槽界面,或有时在水门汀内或托槽内。对塑料托槽的黏结似乎是化学性的,而对金属及陶瓷托槽的黏结是机械性的。在水门汀-金属托槽界面的黏结失败起始于金属托槽底面应力集中区域，如焊接点或损坏的网(图20-6)。在实验室测试中,塑料托槽的羽部易于断裂,而不是脱落。水门汀-陶瓷托槽的界面破坏受到渗入托槽底面固位区域树脂量的影响。

表20-14 水门汀和托槽类型对直接黏结水门汀黏结强度的影响

水门汀类型	黏结强度(MPa) 托槽类型		
	贱金属	陶瓷	塑料
杂化离子体	2.9~4.2	5.8~7.4	1.4~4.5
略含填料的复合树脂	8.8	4.6	8.3*
高填料含量复合树脂	13.0	5.1	8.1

引自 Buzzitta VAJ, Hallgren SE, Powers JM: Am J Orthod 81: 87, 1982; de Pulido LG, Powers JM: Am J Orthod 83: 124, 1983; and Blalock KA, Powers JM: Am J Orthod Dentofac Orthop 107:596, 1995.

*涂有托槽底涂剂

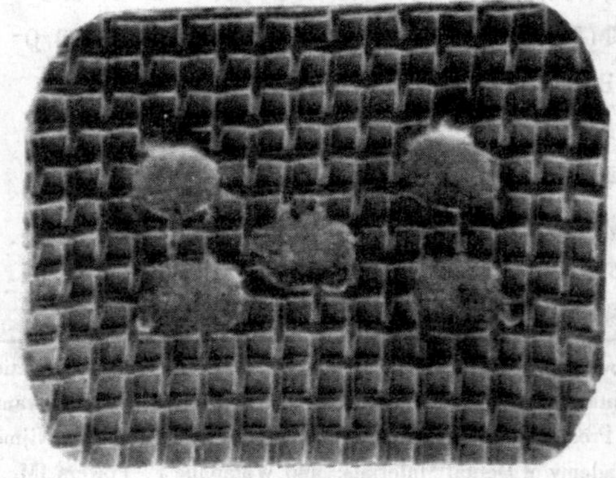

图20-6 点焊造成的直接黏结金属网底面损坏的扫描电镜照片

(引自 Dickinson PT, Powers JM: Am J Orthod 78:630, 1980.)

已经测试了用诸如硅烷处理、蚀刻及活化等表面处理方法处理经改进了的金属托槽底面，包括光刻及制作沟槽的底面。对沟槽底面蚀刻能有效提高黏结强度。对新型铝及玻璃陶瓷托槽的研究表明,可获得高的黏结强度。大多数临床失败归因于陶瓷托槽羽部的断裂。

已经评价了通过热处理、化学处理及绿石打磨对金属托槽底面的翻新。翻新会造成数种复合树脂水门汀对网状金属托槽底面黏结强度下降20%~56%。

护洞漆

护洞漆用来提供一个阻挡来自水门汀或其他修复材料的刺激通过的屏障，以减少修复体－牙齿界面间口腔唾液渗入至其下的牙本质。在新充填的修复体之下的牙本质表面涂护洞漆，有助于减少术后牙齿敏感。护洞漆正迅速地被黏结剂所取代。

组成

护洞漆是含一种或多种树脂的溶液，这些树脂可以是天然树胶、合成树脂或松香。柯巴脂和硝化纤维素分别是天然树脂和合成树脂的典型例子。可用于溶解这些材料的溶剂是氯仿、乙醇、丙酮、苯、甲苯、醋酸乙酯和醋酸戊酯。还可加入诸如氯丁醇、麝香草酚及丁香油这样的药用试剂。当护洞漆涂于预备好的牙面上时，挥发性溶剂快速挥发，留下一薄层树脂膜。向护洞漆内加入氟化物并不那么有效。

操作

通常使用铁丝一端的小棉签或根管扩大针来涂护洞漆。用蘸有少量护洞漆的小棉签涂薄薄一层，轻轻用气枪吹干，注意不要使涂膜形成褶折。在刚干的表面再涂一层，涂两薄层比涂一厚层更有效。为防止污染护洞漆，每次涂时应当使用新棉签。用后应立即盖紧护洞漆溶液，以减少溶剂的损失。大多数护洞漆提供有单独包装的纯溶剂，可加入该溶剂使护洞漆不变稠。向瓶内加入溶剂，以补充挥发的溶剂，并使瓶内的液面至少保持在瓶中一半的位置。溶剂最终会耗尽，此时应购买新的产品。溶剂也可用于除去牙齿外表面的护洞漆。

性能

护洞漆能减少但不能阻止磷酸锌水门汀的成分渗入其下牙本质。效果的差异和只能减少但不能阻止酸通过的原因，可能归于有机溶剂挥发过程中在护洞漆涂膜上形成的小针眼样微孔。通过连续多涂几薄层护洞漆，有可能形成更为密实无孔的涂膜，这一技术比只涂一厚层更为有效。

树脂类护洞漆的薄涂膜能明显减少金属修复体边缘及壁周围的渗漏。虽然护洞漆的作用不完全清楚，但可以设想，护洞漆降低了窝洞边缘周围液体的渗入，从而使术后敏感减至最少。这些护洞漆被用于预备过的洞壁及边缘。当复合树脂修复材料与树脂涂膜接触时，树脂涂膜的完整性被破坏。这些树脂材料所含的单体会溶解涂膜。

由于涂膜厚度不够厚，因此护洞漆既不具有力学强度，也不能提供热绝缘作用。已测定的各种不同市售护洞漆的涂膜厚度在 1～40μm 之间。护洞漆在牙本质上的接触角在 53°～106°范围内。通过改进护洞漆在牙齿表面涂布技术，可提高护洞漆涂膜的完整性。

应用

护洞漆适用于：①牙本质表面，以减少来自磷酸锌水门汀酸的渗入；②牙釉质和牙本质壁上，以减少金属修复体周围口腔唾液的渗入。护洞漆似乎也能阻止牙科银汞合金有色腐蚀产物向牙本质的渗入。护洞漆不用于复合树脂之下，因为黏结剂能有效地封闭牙本质小管。在使用磷酸锌水门汀垫底时，需要将护洞漆涂于与牙髓相通的小管所在的洞壁上。当低强度垫底材料具有治疗作用时，或当水门汀基底材料本身对牙髓刺激很小时，在其下的牙本质上不要使用护洞漆。在这些情况下，可将护洞漆用于水门汀基底之上。

洞衬剂

像护洞漆那样，洞衬剂是用于提供阻止来自于水门汀或其他修复材料刺激的屏障，并减少刚切割牙本质的敏感性。与护洞漆不同的是，洞衬剂可提供某些对牙齿有治疗作用的益处。然而，洞衬剂并不像氢氧化钙盖髓剂那样能凝固。

组成

洞衬剂是氢氧化钙在诸如甲乙酮或乙醇这样的有机溶剂中的悬浮液，或者在甲基纤维素水溶液中的悬浮液。甲基纤维素起到增稠剂的作用。洞衬剂也可含有丙烯酸珠状聚合物或硫酸钡。某些洞衬剂中已加入诸如单氟磷酸钙这样的氟化物。一旦熔剂挥发，洞衬剂能在预备的牙面上形成一层薄膜。

操作

洞衬剂在稠度上呈流动状，容易在牙本质表面流动和涂布。溶剂挥发后留下一层能保护其下牙髓的薄膜。一些产品声称与复合树脂修复材料合用时，具有更好的涂膜完整性和牙髓保护作用。

性能

与护洞漆相似，洞衬剂既不具有力学强度，也不能提供显著的绝热作用。氢氧化钙洞衬剂是可溶的，不应用于修复体边缘。

已经向某些洞衬剂中加入氟化物，以减少永久性修复体周围发生继发龋的可能性，或减少牙齿敏感。氟化物产生这两个目的的有效性将取决于氟化物通过其溶解而到达牙釉质和牙本质的有效性。虽然某种材料离体的研究表明牙齿组织的溶解性下降，但临床研究尚未证实其有效性。然而，这样的一项研究已经证明，当使用含有单氟磷酸钙的洞衬剂时，在复合树脂－牙齿组织界面未观察到细菌。

低强度基底料

低强度（低刚性）基底料是双糊剂型氢氧化钙或ZOE水门汀，这些水门汀调和后能凝固成硬块。这些水门汀通常被称为垫底料、中间基底料或盖髓剂（仅对氢氧化钙产品）。玻璃离子体、杂化离子体及复合体基底将在高强度基底料一节讨论。

组成与凝固化学

氢氧化钙基底料　典型产品的基质糊剂由混合于水杨酸乙二醇酯中的钨酸钙、磷酸三钙及氧化锌组成。催化糊剂由混合于乙基对甲苯磺酰胺中的氢氧化钙、氧化锌及硬脂酸锌组成。引起凝固的成分是氢氧化钙和水杨酸酯，它们反应形成无定形的二水杨酸钙盐。诸如钨酸钙或硫酸钡这样的填料可提供射线阻射性。

光固化氢氧化钙基底料由分散于二甲基丙烯酸聚氨酯树脂中的氢氧化钙和硫酸钡组成。

氧化锌－丁香油基底料　这些基底料是如ANSI/ADA 30号规范所述的未改良的（Ⅳ型）ZOE水门汀。它们通常为双糊剂型，其中氧化锌和丁香油分别与惰性油和填料配合。混合时调和物可凝固成硬块。潮湿和升高温度可加速凝固反应。

操作

氢氧化钙基底料和ZOE低强度基底料以双糊剂形式提供。挤出等长不同颜色的糊剂于纸垫上，然后混合至均一颜色。

性能

氢氧化钙水门汀用于深洞垫底或直接盖髓。氢氧化钙的抗菌作用使这些水门汀在涉及龋坏牙本质的间接盖髓过程中很有用处。ZOE水门汀用于深洞，以阻止酸的渗入并降低可能对牙髓造成的不适。氢氧化钙和低强度ZOE基底料通常与高强度基底料一起用于牙齿修复中。已研制出含有氢氧化钙的根管封闭剂。

氢氧化钙基底料　这些基底料的重要性能是力学和热学性能、溶解性和pH。与高强度基底料相比，氢氧化钙（自凝）基底料的拉伸强度和压缩强度或弹性模量较低（表20－15）。虽然凝固时间在2.5～5.5min范围内变化，但这些水门汀的压缩强度在24h内持续增加。对于一组5种市售产品来说，压缩

表20－15　低强度及高强度水门汀基底料的力学性能

	压缩强度（MPa）	拉伸强度（MPa）	弹性模量（GPa）
低强度（低刚性）基底料			
氢氧化钙（光固化）	96	38	—
氢氧化钙（自凝）	12～26	1	0.4
玻璃离子体（光固化）	90～110	11～14	3.0～4.0
玻璃离子体（自凝）	40～175	—	1.8～2.8
氧化锌丁香油（Ⅲ型）	5.5	0.41	0.3
高强度（高刚性）基底料			
玻璃离子体	70～210	3.9～8.3	3.7～9.0
杂化离子体	150～200	20～40	8～20
聚合物增强氧化锌丁香油（Ⅳ型）	38	3.4	2.1
磷酸锌	130～160	8	22
聚丙烯酸锌	80	16	5.0

强度从 10min 的 6.5～14.3MPa 到 24h 的 9.8～26.8MPa。氢氧化钙基底料的低弹性模量使它们的用途仅限于非承受力的部位。应当由健康牙本质或高强度基底料提供承力支持。然而，氢氧化钙基底料足以承受银汞合金的充填压力。

如果衬垫厚度足够，氢氧化钙基底料可提供一些热绝缘作用。不提倡垫底厚度大于 0.5mm。实践中应当通过在其上垫一层高强度基底料来提供热保护。

已在几种溶剂中测定了不同浸泡时间氢氧化钙基底料的溶解性。对于一组 5 种市售产品来说，在 37℃蒸馏水中浸泡 24h 的溶解率为 0.4%～7.8%；在 35%磷酸中浸泡 60s 的溶解率为 0.1%～6.2%；在乙醚中浸泡 10s 的溶解率为 0.3%～1%。一种在水中及酸中耐溶解的产品，在接触乙醚时会分解。氢氧化钙基底料需要具有一定的溶解性来达到其治疗性能，但溶解率最佳值尚不知道。很明显，在氢氧化钙基底料存在时，使用酸蚀技术及护洞漆必须格外小心。经过很长时间后，一些氢氧化钙产品似乎会从窝洞内“消失”。这种溶解的原因尚不清楚，但一些产品已改变配方，以减少此问题。

已测得市售产品的 pH 值在 9.2 和 11.7 之间。超过形成二水杨酸钙所需量的自由氢氧化钙可刺激相邻的牙髓形成继发性牙本质，并表现出抗菌活性。

据报告，一种光固化氢氧化钙基底料具有 11.9 的表面 pH 值、在酸中较低的溶解率（<0.5%）、在水中较低的 24h 溶解率（<1.0%）及较高的压缩强度（80MPa）。双糊剂型氢氧化钙基底料显示有抗菌活性，而光固化型则没有。

氧化锌－丁香油基底料

ANSI/ADA 30 号规范（ISO 3107）对氧化锌丁香油垫底料的要求列于表 20－8。表 20－15 比较了这种水门汀与氢氧化钙基底料及高强度基底料的力学性能。ZOE 产品比凝固后的氢氧化钙糊剂的强度和刚性要弱一些。因为基底料应用时较薄，它几乎不能提供绝热效果。丁香油对牙髓具有安抚（镇痛）作用。充填复合树脂时不要使用该基底料，因为丁香油可影响黏结剂和复合树脂的聚合。

高强度基底料

高强度基底料用于提供对牙髓的热保护及对修复体的力学支持。该基底料通常由垫底材料或磷酸锌、聚丙烯酸锌、玻璃离子体、杂化离子体或复合体水门汀的次要稠度（高粉/液比）制备而来。也可使用聚合物增强 ZOE 基底料。

近来，自凝及光固化玻璃离子体和杂化离子体水门汀可作为低强度和高强度基底料。如表 20－15 所示，低强度基底料一般比高强度基底料更容易流动且刚性更小。光固化玻璃离子体是水基水门汀，但具有独特的凝固化学反应，包括羧酸根离子与玻璃粉之间的酸碱反应和光引发的二甲基丙烯酸齐聚物的聚合。大多数光固化垫底材料是预混合好的糊剂或手调的粉－液体系，但一种最新的光固化垫底材料是胶囊包装的。用作基底料的杂化离子体的组成和凝固反应与那些在本章前面讨论过的封固用水门汀相同。

性能

表 20－15 比较了 5 类高强度基底料的拉伸强度、压缩强度和弹性模量。这些水门汀的次要稠度比主要稠度（黏固）（见表 20－3）所得的强度和弹性模量值要大。磷酸锌水门汀是 5 种类型中刚性最大的，而聚合物改性 ZOE 水门汀（Ⅲ型）具有最低的性能。如表 20－2 所列，ANSI/ADA 96 号规范规定了磷酸锌、聚丙烯酸锌和玻璃离子体基底料的净凝固时间、最小压缩强度和酸蚀损失及酸溶性砷和铅的最大值。

已通过第四章中介绍的应力分析技术研究了水门汀基底料支持功能性修复体的能力。基底料的厚度和弹性模量影响基底料和修复体的挠曲。基底料和修复材料间模量的不匹配可在水门汀－修复体界面引起拉伸应力，造成两种材料的失效。研究推荐，磷酸锌基底料用于支持银汞合金修复体，而磷酸锌、玻璃离子体或聚丙烯酸锌可用于支持Ⅰ类复合树脂修复体。

玻璃离子体垫底水门汀和基底料具有独特的黏结牙本质的能力。所测拉伸黏结强度为 2.0～4.9MPa。也可以酸蚀这些水门汀以产生对复合树脂修复体额外的固位力（即所谓的三明治技术）。玻璃离子体垫底水门汀及基底料能释放氟离子，并且具有射线阻射性。

牙科水门汀的热传导性及扩散性（见表 3－4 及 3－6）与牙釉质和牙本质的相似。因此，如果使用的厚度足够（>0.5mm），则水门汀基底料可提供热保护作用。

问题精选

问题 1

一个临时性丙烯酸树脂冠很难去除，去除时发现它是软的。造成这一问题的原因是什么？如何解决？

答案

使用增强 ZOE 水门汀会使丙烯酸树脂临时冠的去除变得困难，因为丁香油会软化丙烯酸树脂。因此，黏固丙烯酸树脂冠时推荐使用低强度、无丁香油氧化锌水门汀或暂时性树脂水门汀。

问题 2

如果要临时黏固具有常规固位型的低金合金桥，应当推荐使用哪一种水门汀？

答案

为了将来容易去除和最终黏固对桥体的清洁，建议使用低强度 ZOE 水门汀。

问题 3

如果要永久黏固具有常规固位形的低金含量 MOD 嵌体，应当推荐使用哪一种水门汀？不要使用哪一种？

答案 a

玻璃离子体、杂化离子体和聚丙烯酸水门汀具有足够的强度且不溶于口腔唾液，适合于这一应用。

答案 b

与其他水门汀相比，EBA－ZOE 水门汀强度太低且更易溶于口腔唾液，因而一般不推荐用于最终黏固。

问题 4

一个金合金铸件在黏固前能充分就位，当用磷酸锌水门汀黏固时却不能完全就位。什么因素可造成就位困难？如何纠正？

答案

磷酸锌水门汀膜厚度过厚可源于：①调和温度过高；②粉／液比太大；③调和时有水污染；④玻璃调拌板的温度低于露点；⑤调和完至黏固间的时间太长；⑥在使铸件黏固就位前就将水门汀涂于牙齿上。

问题 5

一位临床医生在再现聚羧酸锌水门汀调和物稠度时遇到困难。调和物太稠。这一问题的可能原因是什么？如何纠正？

答案 a

聚羧酸锌水门汀（无水型除外）的液剂非常黏稠且难以准确滴取，应倒置垂直地手持液剂小瓶向调拌板上滴液剂，挤出的液滴应均匀一致。

答案 b

液剂水分因蒸发损失后会提高粉／液比。应在调和前滴取液剂并使用耐水调拌板。

答案 c

调和温度高于 23℃ 或过度调和会形成太稠的调和物。使用冷却过的调拌板并严格遵循推荐的调和时间，以得到更为一致的调和物。

问题 6

在充填磷酸锌水门汀基底料至一个范围大的窝洞过程中，调和物开始变干且易碎，而且不能很好地黏附洞壁。什么因素可能与这种稠度变化有关？如何改进稠度？

答案 a

反应产生的热会加速磷酸锌水门汀的凝固反应，因而造成工作时间缩短。用分批加入粉剂并在冷却过的调拌板上大面积调和水门汀，可减少温度的上升并获得更长的操作时间。

答案 b

当调和物接近第二阶段稠度时，加入太多的粉剂会缩短工作时间并造成水门汀基底料强度太低且易碎，因为能将粉剂结合在一起的基质不足。完成调和后，当调和在粉剂中蘸上一薄层粉时，基底料应略为发黏。

问题 7

适当调和的磷酸锌水门汀基底料在充填时被唾液污染。污染会造成任何不良影响吗？

答案

是的，由于唾液会稀释酸且基质从正在凝固的水门汀基底料中析出，会形成软的、易碎的表面。

问题 8

在酸蚀过程中，当酸与氢氧化钙基底接触后，基底料似乎分解了。有没有用于复合树脂并耐受酸蚀的基底料？

答案 a

有。有耐酸的、含有二水杨酸酯的氢氧化钙基底料。

答案 b

玻璃离子体基底被酸蚀后能提高基底与复合树脂的黏结效果。

答案 c

使用杂化离子体水门汀。它对复合树脂的黏结不受酸蚀影响。

问题 9

当将银汞合金充填到 ZOE 基底上时，水门汀有时会碎裂且碎片会进入银汞合金内。需要更厚的 ZOE 基底还是不同的水门汀基底，以提供更好的支持？

答案 a

ZOE 基底是一种低刚性材料。增加其厚度将导致其支持性更差，而不是更好。应使低强度基底的厚度小于 0.5mm。

答案 b

应当在 ZOE 基底之上再垫一层刚性更好的水门汀基底，如磷酸锌水门汀，为银汞合金的压紧和来自咬合的力量提供额外的支持。

问题 10

一种糊剂 - 底涂剂（一步法）复合树脂正畸水门汀在凝固后不久即黏结失败。复合树脂仍然在牙齿上和金属托槽上，如何解释这一结果？如何纠正这一问题？

答案 a

如果托槽上涂的糊剂太厚，则一步法复合树脂水门汀的黏结强度会很低。底涂剂不能扩散入太厚的糊剂层，这会造成水门汀聚合不充分。应当确保水门汀糊剂厚度小于 0.25mm。

答案 b

在放置托槽前，如果一步法水门汀的釉质底涂剂在口腔湿热环境待的太长时间，会造成水门汀的内聚强度下降。应在涂底涂剂后的 1min 内黏固托槽。

参考书目

概述

American Dental Association Council on Scien - tific Affairs: Products of excellence, *J Am Dent Assoc* (suppl 129: 1, 1998.

Barakat MM, Powers JM: In vitro bond strength of cements to treated teeth, *Aust Dent J* 31: 415, 1986.

Craig RG, Peyton FA: Thermal conductivity of tooth structure, dental cements, and amal - gam, *J Dent Res* 40: 411, 1961.

Craig RG, Peyton FA, Johnson DW: Compressive properties of enamel, dental cements, and gold, *J Dent Res* 40: 936, 1961.

Dennison JB, Powers JM: A review of dental cements used for permanent retention of restorations. I. Composition and manipula - tion, *Mich Dent Assoc J* 56: 116, 1974.

McCabe JF, Wilson HJ: The use of differential scanning calorimetry for the evaluation of dental materials. I. Cements. cavity lin - ing materials and anterior restorative materi - als, *J Oral Rehabil* 7: 103, 1980.

Mesu FP: Degradation of luting cements measured in vitro, *J Dent Res* 61: 655, 1982.

Mitchem JC, Gronas DG: Clinical evaluation of cement solubility, *J Prosthet Dent* 40: 453, 1978.

Myers ML, Staffanou RS, Hembree JH Jr et al: Marginal leakage of contemporary cement - ing agents, *J Prosthet Dent* 50: 513, 1983.

Norman RD, Swartz ML, Phillips RW: Studies on film thickness, solubility, and marginal leakage of dental cements, *J Dent Res* 42: 950, 1963.

Norman RD, Swartz ML, Phillips RW: Direct pH determinations of setting cements. I. A test method and the effects of storage time and media, *J Dent Res* 45: 136, 1966.

Norman RD, Swartz ML, Phillips RW: Direct pH determinations of setting cements. II. The effects of prolonged storage time, powder/liquid ratio, temperature, and dentin, *J Dent Res* 45: 1214, 1966.

Oilo G, Espevik S: Stress/strain behavior of some dental luting cements, *Acta Odon - tol Scand* 36: 45, 1978.

Osborne JW, Swartz ML, Goodacre CJ et al: A method for assessing the clinical solubility and disintegration of luting cements, *J Prosthet Dent* 40: 413, 1978.

Paddon JM, Wilson AD: Stress relaxation studies on dental materials. I. Dental cements, *J Dent* 4: 183, 1976.

Phillips LJ, Schnell RJ, Phillips RW: Measure - ment

of electric conductivity of dental cement. III. Effect of increased contact area and thickness; values for resin, calcium hy - droxide, zinc oxide - eugenol, *J Dent Res* 34: 597, 1955.

Powers JM, Craig RG: A review of the composition and properties of endodontic filling materials, *Mich Dent Assoc J* 61: 523, 1979.

Powers JM, Farah JW, Craig RG: Modulus of elasticity and strength properties of dental cements, *J Am Dent Assoc* 92: 588, 1976.

Richter WA, Ueno H: Clinical evaluation of dental cement durability, *J Prostbet Dent* 33: 294, 1975.

Tanizaki K, Inoue K: Effect of tannin - fluoride preparation on the reduction of secondary caries, *J Osaka Univ Dent Sch* 19: 129, 1979.

Vermilyea S, Powers JM, Craig RG: Rotational viscometry of a zinc phosphate and a zinc polyacrylate cement, *J Dent Res* 56: 762, 1977.

Walls AW, McCabe JF, Murray JJ: An erosion test for dental cements, *J Dent Res* 64: 1100, 1985.

Watts DC, Smith R: Thermal diffusion in some polyelectrolyte dental cements: the effects of powder/liquid ratio, *J Oral Rehabil* 11: 285, 1984.

Wilson AD: The chemistry of dental cements, Chem Soc Rev 7: 265, 1978.

磷酸锌水门汀

Crisp S, Jennings MA, Wilson AD: A study of temperature changes occurring in the setting dental cements, *J Oral Rehabil* 5: 139, 1978.

Kendziar GM, Leinfelder KF, Hershey HG: The effect of cold temperature mixing on the properties of zinc phosphate cement, *Angle Orthod* 46: 345, 1976.

Mitchem JC, Gronas DG: Clinical evaluation of cement solubility, *J Prosthet Dent* 40: 453, 1978.

Muhler JC (Indiana Univ Foundation, Bloo - mington, Ind): Dental cement. Canadian Pat - ent 912, 026 (C1 6 - 36), Oct 17, 1972; *Appl July* 20, 1970, 23 pp.

Servais GE, Cartz L: Structure of zinc phosphate dental cement, *J Dent Res* 50: 613, 1971.

Wilson AD: Specification test for the solubility and disintegration of dental cements: a critical evaluation, *J Dent Res* 55: 721, 1976.

氧化锌丁香油水门汀

Brauer GM: A review of zinc oxide - eugenol type filling materials and cements, *Rev Belg Med Dent* 20: 323, 1965.

Brauer GM, McLaughlin R, Huget EF: Alumi - num oxide as a reinforcing agent for zinc oxide - eugenol - o - ethoxy - benzoic acid ce - ments, *J Dent Res* 47: 622, 1968.

Civjan S, Brauer GM: Physical properties of ce - ments, based on zinc oxide, hydrogenated rosin, o - ethoxybenzoic acid, and euge - nol, *J Dent Res* 43: 281, 1964.

Civjan S, Brauer GM: Clinical behavior of o - ethoxy - benzoic acid - eugenol - oxide ce - ments, *J Dent Res* 44: 80, 1965.

Civjan S, Huget EF, Wolfhard G et al: Character - ization of zinc oxide - - eugenol cements rein - forced with acrylic resin, *J Dent Res* 51: 107, 1972.

E1 - Tahawi HM, Craig RG: Thermal analysis of zinc oxide - eugenol cements during setting, *J Dent Res* 50: 430, 1971.

Farah JW, Powers JM, editors: Temporary ce - ments, Dent Advis 15(9): 1, 1998.

Gilson TD, Myers GE: Clinical studies of dental cements. I. Five zinc oxide - eugenol ce - ments, *J Dent Res* 47: 737, 1968.

Gilson TD, Myers GE: Clinical studies of dental cements. II. Further investigation of two zinc oxide - eugenol cements for temporary res - torations, *J Dent Res* 48: 366, 1969.

Gilson TD, Myers GE: Clinical studies of dental cements. III. Seven zinc oxide - eugenol ce - ments used for temporarily cementing completed restorations, *J Dent Res* 49: 14, 1970.

Gilson TD, Myers GE: Clinical studies of dental cements. IV. A preliminary study of a zinc oxide - eugenol cement for final cementation, *J Dent Res* 49: 75, 1970.

Grossman LI: Physical properties of root canal cements, *J Endodont* 2: 166, 1976.

Harvey W, Petch NJ: Acceleration of the setting of zinc oxide cements, *Br Dent J* 80: l, 1946.

Higginbotham TL: A comparative study of the physical properties of five commonly used root canal sealers,

Oral Surg Oral Med Oral Pathol 24: 89, 1967.

McComb D, Smith DC: Comparison of physical properties of polycarboxylate-based and conventional root canal sealers, *J Endodont* 2: 228, 1976.

Molnar EJ, Skinner EW: Study of zinc oxiderosin cements. I. Some variables which affect the hardening time, *J Am Dent Assoc* 29: 744, 1942.

Nielsen TH: Sealing ability of chelate root fill-ing cements. Part I. Device for measuring linear changes of setting chelate cements, *J Endodont* 6: 731, 1980.

Powers JM, Craig RG: A review of the composi-tion and properties of endodontic filling materials, *Mich Dent Assoc J* 61: 523, 1979.

Silvey RG, Myers GE: Clinical studies of dental cements. V. Recall evaluation of restorations cemented with a zinc oxide-eugenol ce-ment and a zinc phosphate cement, *J Dent Res* 55: 289, 1976.

Silvey RG, Myers GE: Clinical studies of dental cements. VI. A study of zinc phosphate, EBA reinforced zinc oxide-eugenol and polyacrylic acid cements as luting agents in fixed prostheses, *J Dent Res* 56: 1215, 1977.

Silvey RG, Myers GE: Clinical studies of dental cements. VII. A study of bridge retainers luted with three different dental cements, *J Dent Res* 57: 703, 1978.

Vermilyea SG, Huget EF, DeSimon LB: Extrusion rheometry of fluid materials, *J Dent Res* 58: 1691, 1979.

Wilson AD, Mesley RJ: Chemical nature of ce-menting matrixes of cements formed from zinc oxide and 2-ethoxy benzoic acideugenol liquids, *J Dent Res* 53: 146, 1974.

聚羧酸锌水门汀

Ady AB, Fairhurst CW: Bond strength of two types of cements to gold casting alloy, *J Prosthet Dent* 29: 217, 1973.

Bertenshaw BW, Combe EC: Studies on polycarboxylate and related cements. I. Analysis of cement liquids, *J Dent* 1: 13, 1972.

Bertenshaw BW, Combe EC: Studies on polycarboxylate and related cements. II. Analysis of cement powders, *J Dent* 1: 65, 1972.

Brannstrom M, Nyborg H: Pulpal reaction to polycarboxylate and zinc phosphate ce-ments used with inlays in deep cavity prepa-rations, *JAm Dent Assoc* 94: 308, 1977.

Chamberlain BB, Powers JM: Physical and me-chanical properties of three zinc polyacrylate dental cements, *Mich Dent Assoc J* 58: 494, 1976.

Crisp S, Lewis BG, Wilson AD: Zinc polycarboxylate cements: a chemical study of ero-sion and its relationship to molecular structure, *J Dent Res* 55: 299, 1976.

Crisp S, Prosser HJ, Wilson AD: An infra-red spectroscopic study of cement formation between metal oxides and aqueous solutions of poly(acrylic acid), *J Mater Sci* 11: 36, 1976.

Jendresen MD, Trowbridge HO: Biological and physical properties of a zinc polycar-boxylate cement, *J Prosthet Dent* 28: 264, 1972.

Jurecic A (Pennwalt Corporation): Acrylic acid copolymers in dental cements, *Canadian Pat* 909, 414, Sept 5, 1972.

McLean JW: Polycarboxylate cements five years' experience in general practice, *Br Dent J* 132: 9, 1972.

Mizrahi E, Smith DC: The bond strength of a zinc polycarboxylate cement, *Br Dent J* 127: 410, 1969.

Oilo G: Linear dimensional changes during setting of two polycarboxylate cements, *J Oral Rehabil* 3: 161, 1976.

Plant CB: The effect of polycarboxylate cement on the dental pulp-a study, *Br Dent J* 129: 424, 1970.

Powers JM, Johnson ZG, Craig RG: Physical and mechanical properties of zinc polyacrylate dental cements, *J Am Dent Assoc* 88: 380, 1974.

Smith DC: A new dental cement, *Br DentJ* 125: 381, 1968.

Truelove EL, Mitchell DG, Phillips RW: Biologic evaluation of a carboxylate cement, *J Dent Res* 50: 166, 1971.

玻璃离子体和杂化离子体水门汀

Barry TI, Clinton DJ, Wilson AD: The structure of a glass-ionomer cement and its relationship to the setting process, *J Dent Res* 58: 1072, 1979.

Berry EA III: The clinical uses of glass ionomer cements (vol. 4, Chap. 20A). In Hardin JF, *Clark's clinical dentistry*, Philadelphia, 1993, J. B. Lippincott.

Berry EA III, Powers JM: Bond strength of glass ionomers to coronal and radicular dentin, *Oper Dent* 19: 122, 1994.

Council on Dental Materials, Instruments, and Equipment: Biocompatibility and postopera - tive sensitivity, *J Am Dent Assoc* 116: 767, 1988.

Crisp S, Kent BE, Lewis BG et al: Glass ionomer cement formulations. II. The synthesis of novel polycarboxylic acids, *J Dent Res* 59: 1055, 1980.

Crisp S, Lewis BG, Wilson AD: Characterization of glass - ionomer cements. I. Long term hardness and compressive strength, *J Dent* 4: 162, 1976.

Crisp S, Lewis BG, Wilson AD: Characterization of glass - ionomer cements. 5. The effect of the tartaric acid concentration in the liquid component, *J Dent* 7: 304, 1979.

Crisp S, Lewis BG, Wilson AD: Characterization of glass - ionomer cements. 6. A study of ero - sion and water absorption in both neutral and acidic media, *J Dent* 8: 68, 1980.

Crisp S, Pringuer MA, Wardleworth D et al: Reactions in glass ionomer cements. II. An in - frared spectroscopic study, *J Dent Res* 53: 1414, 1974.

Crisp S, Wilson AD: Reactions in glass ionomer cements. I. Decomposition of the powder, *J Dent Res* 53: 1408, 1974.

Crisp S, Wilson AD: Reactions in glass ionomer cements. III. The precipitation reaction, *J Dent Res* 53: 1420, 1974.

Finger W: Evaluation of glass ionomer luting cements, *Scand J Dent Res* 91: 143, 1983.

Fitzgerald M, Heys RJ, Heys DR et al: An evaluation of a glass ionomer luting agent: bacterial leakage, *J Am Dent Assoc* 114: 783, 1987.

Forss H: Release of fluoride and other elements from light - cured glass ionomers in neutral and acidic conditions, *J Dent Res* 72: 1257, 1993.

Forsten L: Fluoride release from a glass ionorner cement, *Scand J Dent Res* 85: 503, 1977.

Friedl K - H, Powers JM, Hiller K - A: Influence of different factors on bond strength of hybrid ionomers, *Oper Dent* 20: 74, 1995.

Hunt PR, editor: The Next Generation; Pro - ceedings of the 2nd International Sympo - sium on Glass Ionomers. Philadelphia, PA, 1994.

Johnson GH, Herbert AH, Powers JM: Changes in properties of glass - ionomer luting ce - ments with time, *Oper Dent* 13: 191, 1988.

Kawahara H, Imanishi Y, Oshima H: Biological evaluation on glass ionomer cement, *J Dent Res* 58: 1080, 1979.

Maldonado A, Swartz ML, Phillips RW: An in vi - tro study of certain properties of a glass ionomer cement, *J Am Dent Assoc* 96: 785, 1978.

Mitra SB, Li MY, Culler SR: Setting reaction of Vitrebond light cure glass - ionomer liner/base, 130. In Watts DC, Setcos JC: Proceed - ings of the Conference on Setting Mecha - nisms of Dental Materials, *Trans Academy Dent Mater* 5(2): 175, 1992.

Negm MM, Beech DR, Grant AA: An evaluation of mechanical and adhesive properties of polycarboxylate and glass ionomer cements, *J Oral Rehabil* 9: 161, 1982.

Nicholson JW: The setting of glass - polyalkenoate ("glass - ionomer") cements, 113. In Watts DC, Setcos JC: Proceedings of the Conference on Setting Mechanisms of Dental Materials, *Trans Acad Dent Mater* 5(2), 1992.

Oilo G: Bond strength of new ionomer ce - ments to dentin, *Scand J Dent Res* 89: 344, 1981.

Prosser HJ, Richards CP, Wilson AD: NMR spec - troscopy of dental materials. II. The role of tartaric acid in glass - ionomer cements, *Biomed Mater Res J* 16: 431, 1982.

Ryan MD, Powers JM, Johnson GH: Properties of glass ionomer luting cements, *Mich Dent Assoc J* 67: 17, 1985.

Shalabi HS, Asmussen E, Jorgensen KD: In - creased bonding of a glass - ionomer cement to dentin by means of $FeCl_3$, *Scand J Dent Res* 89: 348, 1981.

Wilson AD: Resin - modified glass - ionomer ce - ments, *Int J Prosthodont* 3: 425, 1990.

Wilson AD, Crisp S, McLean JW: Experimental luting

agents based on the glass ionomer cements, *Br Dent J* 142: 117, 1977.

Wilson AD, Crisp S, Prosser HJ et al: Aluminosilicate glasses for polyelectrolyte cements, *I& EC Prod Res & Develop* 19: 263, 1980.

树脂黏结剂

Balderamos LP, O' Keefe KL, Powers JM: Color accuracy of resin cements and try－in paste, *Int J Prosthodont* 10: 111, 1997.

Blackman R, Barghi N, Duke E: Influence of ceramic thickness on the polymerization of light－cured resin cement, *J Prosthet Dent* 63: 295, 1990.

Blalock KA, Powers JM: Retention capacity of the bracket bases of new esthetic orthodontic brackets, *Am J Orthod Dentofac Orthop* 107: 596, 1995.

Buzzitta VAM, Hallgren SE, Powers JM: Bond strength of orthodontic direct－bonding cement－bracket systems as studied in vitro, *Am J Orthod* 81 : 87, 1982.

Chan KC, Boyer DB: Curing light－activated composite cement through porcelain, *J Dent Res* 68: 476, 1989.

Cochran D, O' Keefe KL, Turner DT et al: Bond strength of orthodontic composite cement to treated porcelain, *Am J Orthod Dentofac Orthop* 111: 297, 1997.

DeSchepper EJ, Tate WH, Powers JM: Bond strength of resin cements to microfilled com－posites, *Am J Dent* 6: 235, 1993.

Dickinson PT, Powers JM: Evaluation of fourteen direct－bonding orthodontic bases, *Am J Orthod* 78: 630, 1980.

Evans LB, Powers JM: Factors affecting in vitro bond strength of no－mix orthodontic cements, *Am J Orthod* 87: 508, 1985.

Farah JW, Powers JM, editors: Esthetic resin ce－ments, *Dent Advis* 17(3): 1, 2000.

Faust JB, Grego GN, Fan PL et al: Penetration coefficient, tensile strength, and bond strength of thirteen direct bonding ortho－dontic cements, *Am J Orthod* 73: 512, 1978.

Jordan RE, Suzuki M, Sills PS et al: Temporary fixed partial dentures fabricated by means of the acid－etch resin technique: a report of 86 cases followed for up to three years, *J Am Dent Assoc* 96: 994, 1978.

Livaditis GJ, Thompson VP: Etched castings: an improved retentive mechanism for resin－bonded retainers, *J Prosthet Dent* 47: 52, 1982.

Mennemeyer VA, Neuman P, Powers JM: Bonding of hybrid ionomers and resin cements to modified orthodontic band materials, *Am J Orthod Dentofac Orthop* 115: 143, 1999.

Miller BH, Nakajima H, Powers JM et al: Bond strength between cements and metals used for endodontic posts, *Dent Mater* 14: 312, 1998.

Noie F, O' Keefe KL, Powers JM: Color stability of resin cements after accelerated aging, *Int J Prosthodont* 8: 51, 1995.

O'Keefe KL, Miller BH, Powers JM: In vitro ten－sile bond strength of adhesive cements to new post materials, *Int J Prosthodont* 13: 47, 2000.

O' Keefe K, Powers JM: Light－cured resin cements for cementation of esthetic restora－tions, *J Esthet Dent* 2: 129, 1990.

O' Keefe K, Powers JM, McGuckin RS et al: In vitro bond strength of silica－coated metal posts in roots of teeth, *Int J Prosthodont* 5: 373, 1992.

Powers JM: Adhesive Resin Cements, *Shigaku* 79: 1140, 1991.

Powers JM, Kim H－B, Turner DS: Orthodontic adhesives and bond strength testing, *Semin Orthod* 3: 147, 1997.

de Pulido LG, Powers JM: Bond strength of or－thodontic direct－bonding cement－plastic bracket systems in vitro, *Am J Orthod* 83: 124, 1983.

Rabchinsky DS, Powers JM: Color stability and stain resistance of direct－bonding orthodontic cements, *Am J Orthod* 76: 170, 1979.

Rochette AL: Attachment of a splint to enamel of lower anterior teeth, *J Prosthet Dent* 30: 418, 1973.

Siomka LV, Powers JM: In vitro bond strength of treated direct－bonding metal bases, *Am J Orthod* 88: 133, 1985.

Tate WH, DeSchepper EJ, Powers JM: Bond strength of resin cements to a hybrid composite, *Am J Dent* 6: 195, 1993.

Wright WL, Powers JM: In vitro tensile bond strength of reconditioned brackets, *Am J Orthod* 87: 247, 1985.

护洞漆、衬垫材料和基底料

Bryant RW, Wing G: A simulated clinical ap - praisal of base materials for amalgam res - torations, *Aust DentJ* 21: 322, 1976.

Chong WF, Swartz ML, Phillips RW: Displacement of cement bases by areal gain condensation, *J Am Dent Assoc* 74: 97, 1967.

Costa CAS, Mesas AN, Hebling J: Pulp response to direct capping with an adhesive system, *Am J Dent* 13: 81, 2000.

Farah JW, Hood JAA, Craig RG: Effects of ce - ment bases on the stresses in amalgam res - torations, *J Dent Res* 54: 10, 1975.

Farah JW, Powers JM, Dennison JB et al: Effects of cement bases on the stresses and deflec - tions in composite restorations, *J Dent Res* 55: 115, 1976.

Fisher FJ: The effect of three proprietary lining mate-rials on micro - organisms in carious dentin, *Br Dent J* 143: 231, 1977.

Gordon SM: Gum copal solution for cavity lin - ing and varnish, *J Am Dent Assoc* 23: 2374, 1936.

Gourley JM, Rose DE: Comparison of three cavity base materials under amalgam res - torations, *J Can Dent Assoc* 38: 406, 1972.

Hilton TJ: Cavity sealers, liners, and bases: Cur - rent philosophies and indications for use, *Oper Dent* 21: 134, 1996.

Leinfelder KF: Changing restorative traditions: The use of bases and liners, *J Am Dent Assoc* 125 : 65, 1994.

McComb D: Comparison of physical properties of com-mercial calcium hydroxide lining ce - ments, *J Am Dent Assoc* 107: 610, 1983.

Plant GC, Wilson HJ: Early strengths of lining mate-rials, *Br Dent J* 129: 269, 1970.

Soremark R, Hedin M, Rojmyr R: Studies on in - corporation of fluoride in a cavity liner (var - nish), *Odontol Rev* 20: 189, 1969.

Swartz ML, Phillips RW, Norman RD et al: Role of cavity varnishes and bases in the penetration of ce-ment constituents through tooth structure, *J Prosthet Dent* 16: 963, 1966.

第二十一章　聚合物在口腔修复上的应用

Andrew Koran Ⅲ

聚甲基丙烯酸甲酯聚合物是在 1937 年作为义齿基托材料被引入的。在此之前，使用过硬橡皮、硝化纤维素、酚醛树脂、乙烯塑料及烤瓷作为基托材料。丙烯酸树脂在口腔专业受到广泛接受，到 1964 年，98% 的义齿基托是由甲基丙烯酸甲酯聚合物或共聚物制成。从那时起，研制出的其他聚合物有乙烯丙烯酸、聚苯乙烯、环氧树脂、尼龙、苯乙烯、聚碳酸酯、聚硫、不饱和聚酯、聚氨酯、乙烯 - 醋酸乙烯聚合物、亲水性聚丙烯酸酯、硅橡胶、光固化二甲基丙烯酸聚氨酯、橡胶增强丙烯酸树脂及丁二烯增强丙烯酸树脂。

丙烯酸树脂在口腔修复学上有广泛的应用，如人造牙、基托修理材料、冠桥修复罩面、印模托盘、记录基底板、暂时冠及腭裂阻塞器。

义齿基托材料的性能

下面所列是对临床可接受义齿基托材料性能的要求：

1. 强度和耐久性。
2. 令人满意的热性能。
3. 加工过程的准确性和尺寸稳定性。
4. 化学稳定性(未加工的及加工过的)。
5. 不溶于唾液且吸收唾液少。
6. 无味及气味。
7. 生物相容。
8. 自然色泽。
9. 颜色稳定。
10. 与塑料、金属及烤瓷能黏结。
11. 容易制作和修理。
12. 价格适中。

市售的许多材料可满足上述要求。目前广泛应用的义齿是由热固化聚甲基丙烯酸甲酯及橡胶增韧聚甲基丙烯酸甲酯制成。基托断裂现象仍然存在，但通常与患者使用不当有关。考虑到功能性应力、口腔环境及预期使用期限，义齿基托材料的表现还是相当好的。

物理形式和组成

义齿基托塑料通常以粉 - 液型或凝胶形式提供。粉 - 液型可含有表 21 - 1 所列的成分。

表 21 - 1　丙烯酸义齿基托粉剂和液剂的主要成分

粉	液
丙烯酸聚合物(或共聚物)粉	单体
引发剂	阻聚剂
颜料	促进剂
遮色剂	交联剂
增塑剂	
有色有机纤维	增塑剂
粉状无机物	

粉剂　大多数市售材料含有聚甲基丙烯酸甲酯，用少量的甲基丙烯酸乙酯、丁酯或其他烷基酯改性的聚合物的耐冲击断裂性能较好。粉剂中还含有引发剂，如过氧化苯甲酰(分子结构见下面)或偶氮二异丁腈，以引发粉液混合后液体的聚合。

$$C_6H_5-\overset{O}{\overset{\|}{C}}-O-O-\overset{O}{\overset{\|}{C}}-C_6H_5$$

可在粉剂中加入过氧化物引发剂或在制造粉剂后残留在粉剂中，其含量为 0.5% ~1.5%。

纯聚合物，如聚甲基丙烯酸甲酯，是透明且可染色的粉状物。用于获得各种组织样色调的颜料是诸如硫化银、硫化镉、硒化镉、氧化铁或炭黑类化合物，由于已证明镉盐有毒，使用它作颜料令人不安。在合成聚合物粉剂时就可以将这些颜料加入聚合物中，也可以在聚合粉制好后，通过机械混合将颜料混入其中，见图 21 - 1。一般采用后一种方法，用这种材料制作的义齿，颜料分布并不非常均匀，呈现出极微细的斑点状，与自然状况相似。偶尔使用染料，由于染料在口腔唾液中有从塑料中析出的倾向，颜色会逐渐变浅，因而它一般并不那么令人满意。除了着色剂外，还使用氧化锌或氧化钛作为遮色剂，其中氧化钛最为有效。将有色合成尼龙或丙烯酸纤维加入材料中，通常用于模拟口腔黏膜的微小血管。

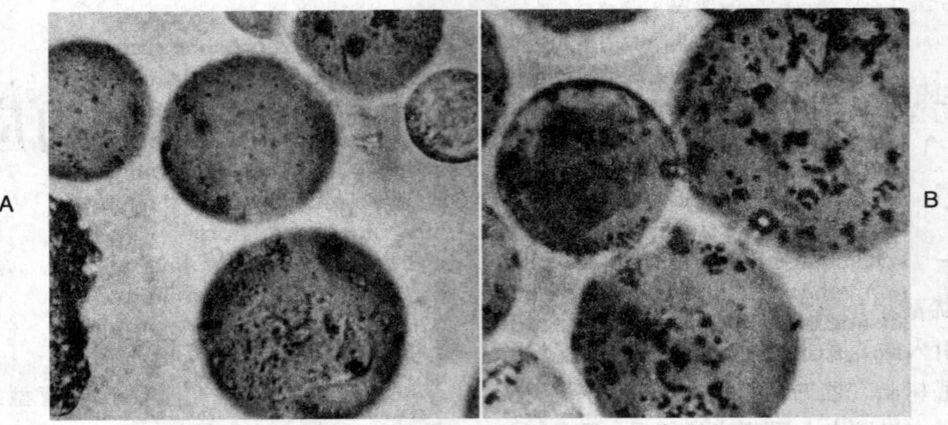

图 21-1 A. 包裹在聚合物粉内部的颜料；B. 颜料与聚合物机械混合后（×450）

(Courtesy The LD Caulk Co. Milford, Del, 1959.)

诸如邻苯二甲酸二丁酯这样的增塑剂可加入到粉剂或液剂中。诸如玻璃纤维及粉或硅酸锆这样的无机粉被加入塑料中。这些粉通常要用不饱和三乙氧基硅烷这样的偶联剂来处理，以改进润湿以及无机粉与塑料的结合。已有在牙科塑料中添加氧化铝、碳化硅、氮化硼晶须及碳纤维的研究报道。添加玻璃纤维和氧化铝晶须可增加刚性，降低热膨胀系数以及改进热的扩散。聚乙烯编织纱及聚酰胺纤维也被用于增强丙烯酸聚合物。

大多数的义齿基托在X线检查时是透射的。已有患者在创伤过程中吞入断裂的义齿或暂时丙烯酸冠的碎片，而且对碎片很难定位。少数义齿基托材料含有重金属（如钡）的化合物或添加不透射线的玻璃填料来改善射线阻射性。添加这些化合物达20%（重量），以产生足够的射线阻射性，但这会降低材料的强度，并使义齿的色泽改变。然而，一项对市售不透射线聚合物的3年临床研究表明，义齿表现良好并保持射线阻射能力。其他可产生射线阻射性的添加物包括10%~15%的铋或铀盐和35%的二甲基丙烯酸锆酯。最近，一种不透射线的三元共聚物被合成出来，它含有[2′,3′,5′-三碘苄基]-甲基丙烯酸乙酯、甲基丙烯酸甲酯及甲基丙烯酸β-羟乙酯。这种甲基丙烯酸酯三元共聚物可用作不透射线的义齿基托材料。研究表明，可以制出具有美观性能的不透射线塑料，该材料无细胞毒性和致突变性，具有适合于口腔修复的合理性能。将来，必须对不透射线的义齿基托材料的操作性能、横向挠曲及吸水率的改进做出努力。

液剂 粉液型丙烯酸树脂的液剂成分是甲基丙烯酸甲酯，但它可通过加入其他单体而改性。因为这些单体可被热、光或微量氧所聚合，因而需要加入阻聚剂以确保液剂具有充足的有效期。最常用的阻聚剂是如下所示的氢醌，其用量为0.003%~0.1%。

$$HO-C_6H_4-OH$$

当用化学促进剂而不是通过加热来加速过氧化物分解时，可以使单体在室温下聚合。促进剂是加入到液剂中的，这些促进剂是叔胺、磺酸或更稳定的磺酸盐。常用的胺是N,N-二甲基对甲苯胺和N,N-二羟乙基对甲苯胺。

$$CH_3-C_6H_4-N(CH_2CH_2OH)_2$$

这种材料被称为自凝、室温固化树脂。灌注型义齿树脂属于这一类型。

有时加入增塑剂以便形成柔软的、更加富有弹性的聚合物。增塑剂通常是分子量相对小的酯，例如邻苯二甲酸二丁酯。

$$C_6H_4(COO-CH_2CH_2CH_2CH_3)_2$$

增塑剂分子并不参与聚合反应，但能影响聚合物分子间的相互作用。这使增塑的聚合物比纯聚合物柔软。使用增塑剂的缺点之一是它们会逐渐地从塑料中析出而进入口腔唾液，导致义齿基托变硬。通过在甲基丙烯酸甲酯中添加诸如甲基丙烯酸丁酯、甲基丙烯酸辛酯这样的高级酯，也会使聚合物增塑。这些酯聚合后形成更柔软的塑料。这种内增塑剂不会析出到口腔唾液中，而且材料持续保持柔软。

如果需要交联聚合物，诸如二甲基丙烯酸乙二醇酯这样的有机化合物可加入到单体中。

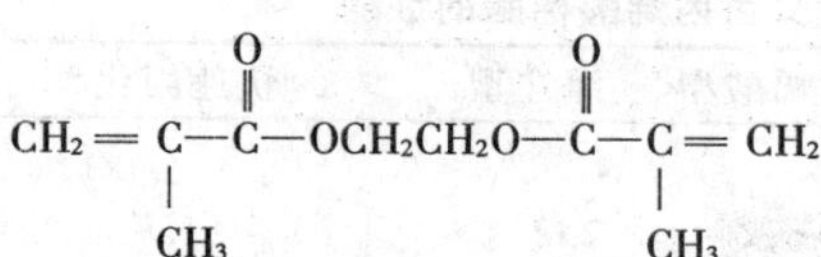

交联剂的特点是分子两端具有反应性烯键，可将聚合物长分子连接到一起。使用交联剂可赋予更好的抗表面微裂纹性，即抗银纹性，降低溶解性和吸水性。交联剂的加入量为2%～14%，但它对丙烯酸塑料的拉伸强度、弯曲性能或硬度影响较小，尽管由诸如洛氏表面硬度压头压出的压痕的回复已有所改进。

凝胶型 以凝胶形式提供诸如乙烯丙烯酸树脂义齿基托塑料也是可能的。这些凝胶通常含有与粉-液型相同的成分，只是粉和液已经混合形成胶体并压成厚片状。凝胶内不能使用化学促进剂，因为引发剂、促进剂和单体将紧密接触。凝胶的贮存温度和阻聚剂含量对材料的有效期有显著影响。贮存于冰箱中，其有效期大约为两年。

其他基托材料

几种改性聚甲基丙烯酸甲酯材料已被用于制作义齿基托。这些包括灌注型义齿树脂、亲水性聚丙烯酸酯、高冲击强度树脂、快速热聚合丙烯酸酯及光引发材料。

灌注型义齿树脂 灌注型义齿树脂的化学组成与室温固化聚甲基丙烯酸甲酯材料相似。主要差异是聚合物粉的粒度。灌注型义齿树脂通常又称为流动树脂，其颗粒更小，当与单体混合时，产生的糊状调和物流动性大。迅速将调和物灌入琼脂水胶体或改良石膏阴模腔内，在压力下聚合。离心灌注和注射灌注是灌注树脂至阴模腔的两大技术。

高冲击强度材料 已出现具有更好冲击强度的义齿基托材料。这些聚合物是丁苯橡胶增强材料。甲基丙烯酸甲酯接枝到橡胶微粒上，以与丙烯酸基质形成黏结。这些材料以粉液形式提供，加工方法与其他热凝甲基丙烯酸甲酯材料相同。

快速热聚合树脂 牙科医生和技工总是希望有更快和更好的加工方法。快速热聚合树脂就是在这种想法下出现。这些材料是混合型丙烯酸树脂，它可以在装盒后立即投入沸水中聚合。配方中含有化学固化和热固化的引发剂，以便快速聚合而不产生气泡。将义齿放入沸水后煮沸20min。在冷却至室温后，从型盒中取出义齿，使用常规方法修整、抛光。

光引发义齿基托树脂 这种义齿基托材料由二甲基丙烯酸氨基甲酸酯树脂基质、丙烯酸共聚物、超微填料及光引发体系组成。以预混合好的、稠度为腻子状的片材提供。当这种义齿基托材料还是柔软时将其压入模型。可在光固化箱中固化无牙齿的义齿基托并用作记录基托。然后在人工牙上粘附一些未固化的基托材料，就位在基托上，修整解剖外形。然后在光固化箱中用波长为400～500nm的蓝光光照固化。在光固化箱中，义齿边旋转边受到光照射，以使受光均匀。各种配方的光引发丙烯酸树脂被用于口腔修复中。

用于义齿基托树脂的ANSI/ADA 12号规范(ISO 1567)

用于评价义齿基托塑料的范围、要求及步骤列于ANSI/ADA 12号规范。该规范包括了丙烯酸、乙烯及苯乙烯聚合物或共聚物，以及这些聚合物的混合物。义齿基托树脂可以是热固化的或自凝固化的。

该规范列举了许多针对未加工材料的一般要求。液剂应像水那样清亮，不含外来杂质，粉剂、可塑性片或预固化片应无诸如污点及绒毛类杂质。规范进一步规定：①当按制造商说明制作后应得到令人满意的义齿；②义齿基托应无气泡及表面缺陷；③固化后的塑料经抛光后应有高光泽；④加工好的义齿对正常、健康人应无毒；⑤颜色应与标定的相符合；⑥塑料应是透明的；⑦固化的塑料不应显示任何气泡或空隙。

特殊要求是：①在达到合适稠度后的5min内，材料应很容易从玻璃调和杯壁上完全分开，材料应具有适当的流动性能，当在材料表面放一面积为$50mm^2$、厚5mm的板，板上加有5000g的载重时，材料应当能被压入直径0.75mm的孔至少0.5mm深(该实验在用于灌注型塑料时需改良)；②在浸入37℃水中7d后吸水值不应大于$0.8mg/cm^2$；③吸水试样干燥至恒重时，其溶解值不应大于$0.04mg/cm^2$；④当暴露特定紫外光24h后，塑料不应有轻微的颜色变化；⑤横向挠曲应在关于横向挠度讨论中规定的限度内。

各种塑料的性能见表21-2。尽管所列数据为各类材料的典型值，但不同的产品可有相当的差异。

牙科塑料性能

强度性能

传统热固化丙烯酸树脂仍然是目前使用的最主

表 21－2　按照 ANSI/ADA 12 号规范测定的各种类型义齿丙烯酸树脂的性能

性　能	传统型	橡胶改性型	乙烯型	光引发丙烯酸型*	灌注型	快速固化型
横向挠度(mm)						
3 500g	2.0	2.4	1.8	1.9	2.2	1.7
5 000g	4.1	5.0	3.8	3.6	断裂	3.5
吸水值(mg/cm^2)	0.60	0.55	0.50	0.64	0.50	0.64
溶解值(mg/cm^2)	0.02	0.02	0.02	0.01	0.01	0.02
颜色变化	无	轻微	轻微	轻微	轻微－中等	轻微

(数据由 Dentsply International 提供。)

表 21－3　义齿基托的强度特性

性　能	聚甲基丙烯酸甲酯	乙烯－丙烯酸聚合物
拉伸强度(MPa)	48.3～62.1	51.7
压缩强度(MPa)	75.9	70.0～75.9
伸长率(%)	1～2	7～10
弹性模量(GPa)	3.8	2.8
比例极限(MPa)	26.2	29.0
冲击强度，Izod(kg m/cm 带缺口)	0.011	0.023
横向挠度(mm)		
3 500g	2.0	1.9
5 000g	4.0	3.9
疲劳强度(在 17.2MPa 下循环)	1.5×10^6	1×10^6
压入后的恢复率(%)		
干	89	86
湿	88	84
KHN(kg/mm^2)		
干	17	16
湿	15	15

表 21－4　新义齿树脂的力学性能

材　料	加工条件	努氏硬度(kg/mm^2)	洛氏压痕(μm)	洛氏恢复(%)	弯曲强度(MPa)	弯曲模量(GPa)	冲击强度(J/m)
20min 固化 PMMA	100℃，20min	15～17	70～74	74～78	79～86	1.3～1.6	12～15
光固化树脂	光照固化 10min	18	73	72	80	2.1	13
橡胶增强 PMMA	74℃，9hr	14	79	73	78	1.1	31
自凝 PMMA	45℃，0.14MPa	16	73	76	84	1.6	15
微波固化 PMMA	3min，500W	17	74	75	92	1.7	14

引自 Smith LT, Powers JM, Ladd D: Int J Prosthodont 5: 315, 1992.

要的义齿基托材料。这些材料强度较低，韧性尚可，冲击时较脆，抗疲劳失效性能还可以。聚甲基丙烯酸甲酯和乙烯－丙烯酸聚合物的性能见表 21－3。较新的义齿基托材料的一些性能见表 21－4。

拉伸及压缩强度　表 21－3 揭示了聚甲基丙烯酸甲酯和乙烯－丙烯酸聚合物的微小差异。这两种塑料具有足以用作全口及部分义齿的拉伸及压缩强度。这些材料断裂通常是由于义齿偶然掉落在地面上或者是制作中有瑕疵造成的。应用中低强度循环应力所产生的弯曲疲劳也会引起断裂。

伸长率　伸长率与极限强度一起可表示塑料的韧性。应力－应变曲线下的面积越大，材料的韧性越好。具有适当拉伸强度及伸长率相结合的材料为韧性材料，而伸长率较低的材料为脆性材料。韧性材料的例子有聚氯乙烯或聚乙烯，而聚甲基丙烯酸甲酯是更脆的材料。

乙烯－丙烯酸聚合物的伸长率值明显大于聚甲基丙烯酸甲酯，而且如所预料的那样，乙烯－丙烯酸聚合物韧性更好，断裂前能承受更大的变形。

弹性模量　对于乙烯－丙烯酸聚合物，在承受给定的应力下能产生更大的应变或弹性变形，反应了其较低的弹性模量值(2.8GPa)。而聚甲基丙烯酸甲酯的弹性模量为3.8GPa。由乙烯-丙烯酸聚合物制作的义齿在咀嚼压力下能发生比聚甲基丙烯酸甲酯更大的弹性变形。几种较新义齿基托材料的弹性模量见表21-4。与用于基托的金属相比，所有塑料的弹性模量都很低。

比例极限 牙科塑料是否具有真实的比例极限还存在问题，因为它们在小应力下能发生永久变形，结果，所得比例极限是所加应力速度的函数。尽管具有这种特点，在标准条件下测定比例极限是重要的。具有较低比例极限的塑料在受到低应力时就开始发生永久变形。如果伸长率相当高，在断裂前会发生相当大的永久变形。如果比例极限较大，需要较大的应力才能发生永久变形。义齿材料应具有足够大的比例极限，以确保咀嚼过程中的应力不导致永久变形。永久变形可导致固位丧失或包围在义齿中的牙齿松动。表21-3所列聚甲基丙烯酸甲酯和乙烯-丙烯酸聚合物的比例极限值大致相同，因而估计由这些材料所制作的义齿的尺寸稳定性也是相似的。

冲击强度 冲击强度是对材料受到突然打击而断裂时所吸收能量的测定。乙烯-丙烯酸聚合物的冲击强度大约是聚甲基丙烯酸甲酯的两倍（见表21-3)，这表明乙烯-丙烯酸聚合物受到冲击时吸收了更多的能量，具有更大的抗断裂性能。

虽然加入增塑剂可增加塑料的冲击强度，但也伴随着硬度、比例极限、弹性模量及压缩强度的下降。理想的情况是义齿基托塑料具有充足的冲击强度，以防止偶然掉落时义齿发生断裂，但也不影响材料的其他性能。

几种义齿基托材料的冲击强度列于表21-4和表21-5。所有试验的相对冲击强度有一定的差异。然而，橡胶增强丙烯酸塑料的冲击强度在所有情况下均较大。当表面有缺陷时，材料的抗冲击性能就会显著下降。

表21-5 义齿基托塑料的冲击强度

材 料	Charpy 冲击强度*(J)	Hounsfield 冲击试验†($Nm\times10^{-4}$)
传统热固化丙烯酸塑料	0.26	455
乙烯-丙烯酸聚合物	0.20	578
橡胶增强丙烯酸塑料	0.58	1063
亲水性丙烯酸塑料	0.18	NA

*引自 Soni PM, Powers JM, Craig RG: J Mich Dent Assoc 59: 418, 1977.
†引自 Stafford GD, Bates JE, Hugger R, Handley RW: J Dent 8: 292, 1980.
NA，未测。

弯曲强度及挠度 在评价义齿塑料时，使用弯曲强度的广泛程度远大于使用拉伸和压缩强度的程度，因为该试验更能代表临床受力情况。如图21-2所示，通过在试样中部施加不断增加的载荷直至试样断裂来测定弯曲强度。记录3 500g和5 000g载荷下塑料试样中部的挠度毫米值。因此，弯曲强度是拉伸和压缩强度的综合反应，并包含一些比例极限和弹性模量的因素。表21-4所列数据显示了各种义齿基托材料的弯曲强度在78~92MPa范围内。

弯曲挠度试验还用于评价义齿基托树脂。要求试样中部在1 500~3 500g载荷下的挠度不大于2.5mm，在1 500~5 000g载荷下的挠度在2.0~5.5mm之间。所有试样在37℃水中测定，测定前试样在37℃水中贮存2d。

几种类型材料的弯曲挠度比较见表21-2。注意，灌注型树脂在测定中发生断裂，快速热聚合丙烯

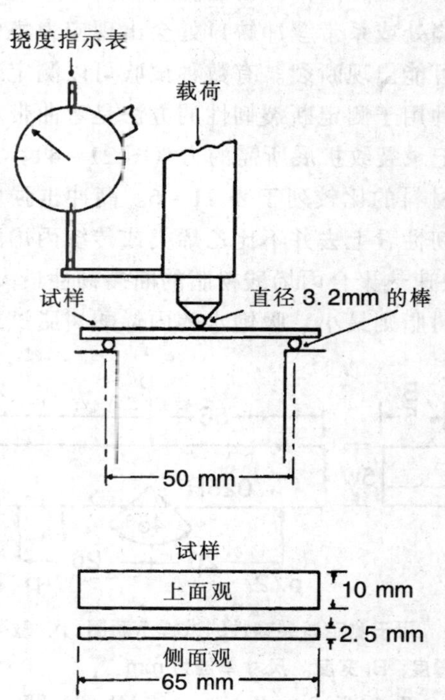

图21-2 用于测定弯曲挠度和强度的设备的简化示意图

酸树脂柔韧性比其他材料略差。

疲劳强度　义齿在咀嚼过程中承受大量较小的循环应力的作用，因此，义齿塑料的疲劳性能是重要的。疲劳强度表明了在一定的循环应力下，义齿发生失效前的循环次数。聚甲基丙烯酸甲酯和乙烯－丙烯酸聚合物在 17.2MPa 应力作用下的疲劳强度分别为 1.5×10^6 和 1×10^6。因为目前的义齿基托塑料在使用中表现良好，在 17.2MPa 应力作用下能循环 1×10^6 次，显然具有足够的疲劳强度。

在文献中有许多用于义齿基托树脂的弯曲疲劳试验。这些试验之一的结果见图 21－3。在试验机上，试样在 3650g 载荷下每分钟弯曲 342 次。橡胶增强丙烯酸塑料的弯曲疲劳强度优于其他材料，灌注型丙烯酸塑料数值最低。

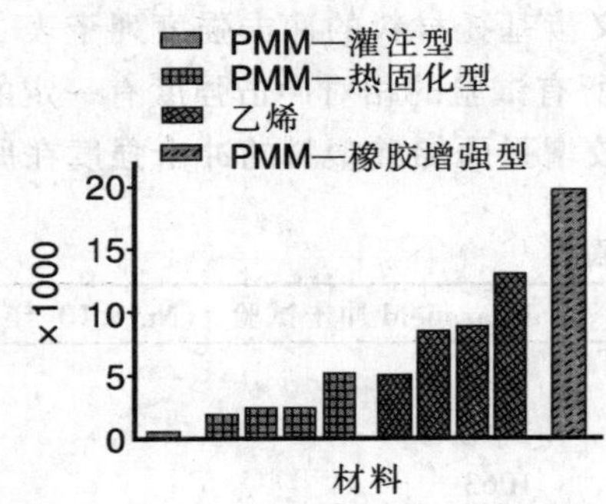

图 21－3　各种义齿基托材料的弯曲疲劳

（引自 Johnson EP: J Prosthet Dent 46: 478, 1981.）

断裂韧性　因为义齿基托的几何形状复杂，在表面缺陷处或系带缓冲缺口处会出现应力集中，因此义齿可能出现断裂。有数种试验可以测定断裂韧性。一种用于测定断裂韧性的方法是弯曲带缺口的试样并记录裂纹扩展所需的力（图 21－4）。几种义齿基托材料的比较列于表 21－6。高冲击强度树脂的断裂韧性看上去并不比乙烯类或传统丙烯酸树脂的好。快速热聚合丙烯酸树脂的断裂韧性最大，灌注型义齿树脂则最小。吸饱水的丙烯酸树脂试样的断

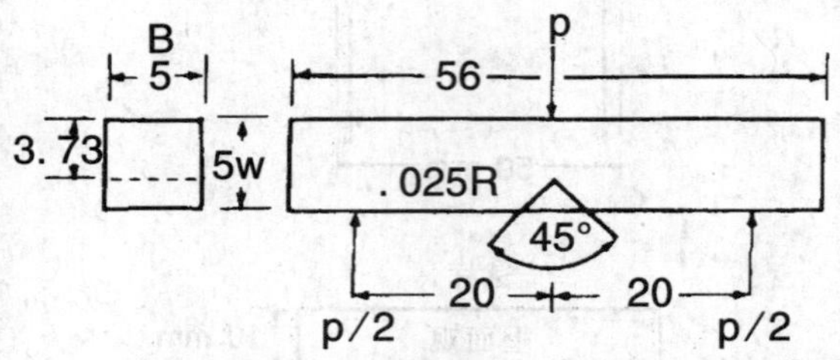

图 21－4　用于测定断裂韧性的试样示意图。p，载荷；R，半径；W，厚度；B，宽度。尺寸单位为 mm

（引自 Stafford GD, Bates JF, Huggett R, Handley RW: J Dent 8: 292, 1980.）

表 21－6　义齿基托塑料的断裂韧性

材　料	$MN/m^{-3/2}$
高冲击强度树脂	2.0
快速热聚合丙烯酸树脂	3.0
传统丙烯酸树脂	2.3
灌注型丙烯酸树脂	1.5

引自 Stafford GD, Bates JF, Huggett R, Handley RW: J Dent 8: 292, 1980.

裂韧性比干燥试样的大。

压缩蠕变　当义齿基托树脂置于载荷下，它会随时间而变形。热固化材料的压缩蠕变最小。化学固化丙烯酸树脂，不论是面团状的还是灌注型的，其压缩蠕变较大。在较小的应力水平下，交联剂的类型和加入量对蠕变没有大的影响。然而，在高应力水平，蠕变值随交联剂加入量的增加而降低。对于热固化材料，当温度从 37℃ 增加到 50℃ 时，破坏模式从脆性破坏变为塑性破坏。对于自凝丙烯酸树脂，材料在两种温度下均为塑性破坏模式。

压入后的恢复　塑料在浸水并达到平衡后的压入恢复一般低于干燥状态下的压入恢复。直径 1.27mm 的钢球在 30kg 载荷下加压 10min 后压入的恢复率列于表 21－3。恢复时间为 10min。干燥试样的恢复率为 86%～89%，湿试样的恢复率为 84%～88%。几种新型产品的结果见表 21－4。

已经使用改良 Wallace 硬度试验机测定义齿基托聚合物的硬度、蠕变和恢复以及循环载荷的作用。结果揭示了义齿基托聚合物的黏弹性。也可以使用扭转摆来评价义齿基托树脂的黏弹性。这些试验在评价游离单体、增塑剂及交联程度的影响方面很有用处。

硬度　义齿基托塑料的努氏硬度值较低（见表 21－3 和 21－4），表明这些材料容易被划伤及磨损。交联的聚甲基丙烯酸甲酯只比常规聚甲基丙烯酸甲酯（大约 $1kg/mm^2$）略硬一些。在塑料内加入填料可改变耐磨性能，但塑料的硬度并未改变。在通过磨刷来抛光、表面喷光及清洗义齿基托时应牢记这一点。

耐磨性　已经通过将试样在 0.26MPa 应力下和有水情况下在 600 号碳化硅砂纸上磨 1h，测定材料的损失来评价义齿基托树脂的耐磨性（表 21－7）。所有材料具有相似的磨损特性。然而，乙烯－丙烯酸聚合物耐磨性最好，而灌注型丙烯酸树脂则最差。

表 21-7 义齿基托塑料的耐磨性

材料	材料损失量($mm \times 10^{-3}$)
传统丙烯酸树脂	595
橡胶增强丙烯酸树脂	588
乙烯丙烯酸树脂	499
快速热固化丙烯酸树脂	530
灌注型丙烯酸树脂	611

热性能

塑料的热性能是重要的，因为塑料通常在74℃时加工，而且使用中与热、冷食物及饮料接触。如果使用化学促进剂而不是热聚合，材料仍然经受聚合反应所产生的热。

热传导率 牙科塑料热及电传导率很差。与金、钴合金相比，甚至与牙本质相比，各种塑料的热传导率较低（表 21-8），前者的热传导率分别为 0.7、0.16 及 1.3×10^{-3}cal/s/cm^2(℃/cm)。较低的热传导率使得塑料义齿基托成为口腔内冷、热食物与口腔组织间的隔热物。已经表明，在聚甲基丙烯酸甲酯中加入刚玉晶须可以提高热传导率。

比热容 比热容是指1g塑料温度上升1℃所吸收的热量，它是与热传导率密切相关的热性能。虽然不明显，但仍然可以看出，对于特定材料而言，热传导率与其比热容和密度的比率是一常数，它表示了热量扰动在塑料内传播的速率。该比率越高，即扩散率越高，热传导速率越大。聚甲基丙烯酸甲酯和乙烯-丙烯酸聚合物的比热容是相似的，而且各自的热传导率差别不是很大，因此，塑料的扩散率大致是相等的，为 0.123mm^2/sec。

表 21-8 义齿基托塑料的热性能

性 能	聚甲基丙烯酸甲酯	乙烯-丙烯酸聚合物
热传导率(cal/sec/cm^2)(℃/cm)	5.7×10^{-4}	2.2×10^{-4}
比热容(cal/℃/g)	0.35	0.20~0.28
热膨胀系数(/℃)	81×10^{-6}	71×10^{-6}
热变形温度(℃)	71~91	54~77

热膨胀系数 从热处理温度降至室温或口腔温度所产生的温度变化说明了热膨胀系数的重要性。与其他牙科材料相比，塑料具有相对较高的热膨胀系数($71 \sim 81 \times 10^{-6}$/℃)。金、银汞合金及牙齿结构的热膨胀系数分别为 14.4×10^{-6}/℃，$(22 \sim 28) \times 10^{-6}$/℃，$11.4 \times 10^{-6}$/℃。添加诸如玻璃类的填料可以减小热膨胀系数，但热膨胀系数的减小并不与填料含量呈线性函数关系。热膨胀对于义齿基托的适合性是重要的。很明显，在室温下与模型适合性好的义齿并不一定表示在口腔内适合性就好。

热变形温度 热变形温度是用于测定塑料抵抗由热造成的尺寸变形的能力。通过测定，试样在承受 1.8MPa 的横向弯曲应力下，产生 0.25mm 挠度的温度即为热变形温度。这一温度已经足够高了，除了义齿修理时，一般不注意此温度。乙烯丙烯酸聚合物的热变形温度为 54℃~77℃，聚甲基丙烯酸甲酯的热变形温度为 71℃~91℃。这一温度说明，在用化学固化或光固化材料修理义齿时，修理温度应保持较低水平。

当塑料或聚合物受热时，会从玻璃态或脆性状态向橡胶态转变。这一转变的温度称为玻璃化温度(Tg)。在这一温度之上，分子可以运动，而低于此温度下，分子不能运动，因此，塑料在 Tg 以上时容易变形。

义齿塑料的其他性能

密度 密度，即1立方厘米材料的重量克数(g/cm^3)，会随塑料不同而变化，这是因为分子量不一样。义齿基托塑料的密度在 1.16~1.36g/cm^3 范围内(表 21-9)，只略大于水的密度。

聚合收缩 甲基丙烯酸甲酯单体在20℃时的密度只有 0.945g/cm^3，而聚甲基丙烯酸甲酯的密度为 1.16~1.18g/cm^3。密度的增加是由于单体在聚合过程中有大约21%的体积缩小。因为用于制作牙科聚甲基丙烯酸甲酯和乙烯-丙烯酸聚合物的粉液比通常为3:1，自由体积收缩大约为6%。光引发义齿基托材料的聚合收缩较小，为3%，这是因为所用的齐聚物分子量较大。应当指出的是，文献中报告的线性收缩值一般比按照自由体积收缩预期的小得多(表 21-10)，这是因为部分聚合发生在塑料已变为固体之后，因而在塑料内形成内应力而不是完全的收缩。理想的塑料应没有聚合收缩，但模型在从降温至室温过程中仍有温度下降造成的尺寸变化。

尺寸稳定性和准确性 在加工及使用过程中，义齿的尺寸稳定性对义齿的适合性及患者的满意度来说是重要的。一般如果义齿加工正确，各种义齿基

表 21-9 义齿基托塑料的其他性能

性能	聚甲基丙烯酸甲酯	乙烯-丙烯酸聚合物
密度(g/cm^3)	1.16~1.18	1.21~1.36
聚合收缩(v%)	6*	6*
尺寸稳定性	好	好
吸水值(mg/cm^2, ADA 试验)	0.69	0.26
水溶解值(mg/cm^2)	0.02	0.01
耐弱酸性	好	极好
有机溶剂的影响	溶于丙酮、酯、芳香及氯化烃。	溶于丙酮、酯,在芳香烃中可溶胀。
易加工性	好	好
与金属和瓷的黏接	差	差
与丙烯酸树脂的黏接	好	好
可着色性	好	好
颜色稳定性	轻微发黄	轻度发黄
口味或气味	无	无
组织相容性	好	好
有效期	粉、液型的很好,凝胶型的一般。	凝胶型的一般

*粉液比大约为 3:1 时单体的聚合收缩。

表 21-10 上颌义齿基托后部的聚合收缩

材 料	收缩(%)
传统丙烯酸树脂	0.43
高冲击强度丙烯酸树脂	0.12
乙烯丙烯酸树脂	0.33
快速热聚合丙烯酸树脂	0.97
灌注型丙烯酸树脂	0.48

引自 Stafford GD, Bates JF, Huggett R, Handley RW: J Dent 8: 292, 1980.

托塑料的原有适合性和尺寸稳定性是好的。然而,在义齿打磨抛光过程中产热过度会很容易地使义齿内部应力释放,导致义齿变形。

研究表明,通过面团模塑成型的化学固化义齿基托的尺寸稳定性为-0.1%,比热固化义齿基托的尺寸稳定性(-0.4%)更准确。用化学固化灌注型树脂在45℃及压力下加工或用微波固化树脂加工的义齿的准确性最好。光固化树脂的准确性比传统热固化树脂的更好。过去,注射成型义齿的准确性比填压成型材料的好。最近的研究表明,通过新型注射成型方法加工的义齿的准确性要比标准填压成型的好。与传统填压成型丙烯酸树脂相比,注射成型丙烯酸树脂义齿的咬合垂直距离增加很小。

在另一项研究中,6种不同的义齿基托材料分别用热、光或微波固化。从型盒中取出义齿基托,打磨、抛光。贮存于蒸馏水中42d,以使其吸水,之后,将义齿放回到石膏模型上,测定5个部位的适合程度并排序。用微波固化的、45℃低热固化(自凝树脂)的或光固化的义齿基托的适合性好于在74℃固化的(传统树脂)或在100℃固化的(快速热固化树脂)义齿基托。

在二维方向上评价时,一般报道的义齿基托的尺寸稳定性 <1%。在一项研究中,从前牙到后牙选择了6个测试点来测定上颌义齿的准确性。对于所有研究材料,义齿前牙处的准确性好于上腭中部(一般 <100μm),越往义齿后牙部位,准确性越差。在最近的一项关于几种产品的三维稳定性研究中,义齿前部的尺寸改变在0.2%~8.1%范围内,侧面的尺寸改变在0.2%~9%范围内。在与牙弓横切向上尺寸变化最大。

文献中有许多关于义齿基托树脂准确性文章的结果相互冲突。然而,令人感到鼓舞的是尺寸准确性正在受到重视,而且一些新材料看来优于老产品。

吸水性和溶解性 吸水同样能改变丙烯酸义齿的尺寸。这种尺寸变化大多数是可逆的,而且塑料在交替浸入水和干燥过程中可以经受许多次的膨胀和收缩。然而患者应避免将义齿反复润湿和干燥,因为这会导致义齿不可逆的扭曲变形。由于添加剂的存在,同一类型义齿塑料的吸水值可能差异较大。聚甲基丙烯酸甲酯具有相对高的吸水值(0.69mg/cm^2),乙烯-丙烯酸聚合物吸水值较小(0.26mg/cm^2)。塑料试样的厚度及聚合物的类型影响其在24h后是否达到吸水平衡。

温度也影响材料的吸水速率,因为温度的增加会提高水的扩散系数,但吸水平衡时的吸水值并不发生改变。

义齿塑料的吸水值可按以下方法测定：将一直径50mm、厚0.5mm的干燥塑料圆片浸于37℃蒸馏水中7d，之后确定增加的水含量，计算出每平方厘米表面积所吸收水分的克数。之后将同一试样放入干燥器中干燥至恒重，然后再称重以确定每平方厘米表面积损失重量的克数，以此确定塑料的溶解值。义齿塑料的吸水值应不大于0.8mg/cm²,溶解值应不大于0.04mg/cm²(见表21－2)。

耐酸、碱及有机溶剂性能　义齿塑料耐受含有弱酸或弱碱水溶液的能力极强。义齿塑料相当耐有机溶剂，其中聚甲基丙烯酸甲酯优于乙烯－丙烯酸聚合物,但两者均可溶于芳香烃、酮及酯。酒精会造成某些义齿塑料出现银纹,且具有增塑剂功能,能降低玻璃化温度。因此,不要使用含有酒精的溶液来清洗或贮存义齿。在义齿基托塑料中添加有二甲基丙烯酸乙二醇酯作为交联剂，对义齿的吸水性影响很小,但明显地改进了耐溶剂性能。

易加工性　比较各种类型义齿塑料的易加工性是有难度的。一般使用合适的设备和设施,所有的义齿塑料均具有满意的加工性能。

黏结性能　义齿塑料对未处理的烤瓷或金属的黏结较差,因此,瓷牙或金属－塑料联合基托应设计成瓷或金属具有机械固位型的结构。研究表明,由于塑料基托与瓷牙间缺乏黏结，会在结合界面处形成窝藏口腔微生物的地方，使得保持义齿清洁更加困难。使用塑料牙可避免这一问题,塑料牙可与义齿基托材料形成黏结，或通过有机硅烷处理瓷牙也可以避免这一问题。硅烷偶联剂,即γ－甲基丙烯酰氧丙基三甲氧基硅烷，会在瓷牙和塑料表面之间产生黏结。许多研究证明,单独或联合使用下列成分可有效地在义齿基托塑料与部分义齿合金或钛之间形成黏结:喷砂、金属腐蚀、硅烷偶联剂、4－META黏结树脂以及诸如甲基丙烯酰氧癸基二氢磷酸酯这样的有机底涂剂。

美观性能　义齿塑料的美观性能包括可着色性、颜色稳定性及味道和气味。塑料着色能力和它们与有色合成纤维的相容性都是好的。测色系统已被用于比较义齿基托树脂的实际颜色与牙龈的颜色，结果表明，很少有市售的产品的颜色能与其腰复组织的颜色真正相匹配。颜色稳定试验要求将试样暴露在紫外光源下24h,与原有试样相比,不能产生轻微程度以上的颜色改变。一项研究调查了光引发义齿塑料的耐色素附着性能。只要加工适当,现有的义齿产品无味道和气味。

组织相容性　组织相容性或皮肤对义齿塑料成分或加工好的义齿的过敏反应已成为关注的对象。可以肯定的是，完全聚合的聚甲基丙烯酸甲酯或乙烯－丙烯酸聚合物很少引起过敏反应，但甲基丙烯酸甲酯单体或单体中的其他微量成分可引起过敏反应。用化学促进剂引发甲基丙烯酸甲酯聚合而制作的义齿中，可能含有足以引起对甲基丙烯酸甲酯敏感的患者发生过敏反应的甲基丙烯酸甲酯残留单体。这一反应会随残留单体从塑料中析出而消失。对热固化义齿基托塑料过敏现象也存在，但比自凝塑料少得多。而且,残留单体被认为是致敏源,严格遵循生产商推荐的加工说明可以使残留单体减至最少。当知道患者有过敏反应时,适当延长义齿的热处理时间(如将8h延长至24h),可能很有帮助。将热固化聚甲基丙烯酸甲酯在70℃水浴中保持7h,然后煮沸后再保持1h，也可以显著减少残留单体含量。煮沸对热处理义齿的尺寸准确性影响轻微。乙烯－丙烯酸聚合物或光引发义齿基托材料可以作为对甲基丙烯酸甲酯单体过敏患者的替代材料。

在一项研究中，使用表皮斑纹试验评价了53位戴义齿且患有口腔烧灼综合征的患者对义齿基托塑料中各种成分的表皮斑纹试验过敏反应。大约15位患者皮肤试验表明,他们对下列成分之一或更多呈阳性反应:N，N－二甲基对甲苯胺、氢醌、甲醛、甲基丙烯酸甲酯、对苯乙撑二胺以及几种金属化合物。颜料也具有毒性。有一例报告,患者对义齿有广泛的系统反应。应用斑纹试验表明，有患者对生产商提供的纯颜料有阳性反应，但对未着色的丙烯酸树脂无反应。

增塑剂用于降低聚甲基丙烯酸甲酯的玻璃化温度,产生韧性更好的、脆性更小的材料。此外,使用增塑剂会降低吸水性,这是因为增塑剂是疏水的。有证据表明,增塑剂会填充丙烯酸塑料中的微孔隙。这一微孔隙概念也与吸水有关,随着时间的延长,微孔隙处的水分会取代增塑剂。在义齿软衬材料中通常增塑剂的用量较大。不幸的是一些增塑剂,特别是邻苯二甲酸酯类,有一定的毒性,含有这些材料的产品应当对其生物相容性进行评价。随着对与健康有关的产品安全性的关注，将会对义齿基托材料的组织相容性给予更大的关注。

在义齿基托表面生长的白色念珠菌是许多患者关注的问题。这一微生物与义齿性口炎有关。一项离体研究表明，氯乙啶葡萄糖酯能有效地消除这种微生物。氯乙啶可明显地粘附在丙烯酸树脂表面至少两周。用制霉菌素处理丙烯酸树脂，然后干燥，能产生相似的效果。使用酚类消毒剂能造成义齿基托树脂表面损害，因而不推荐使用。

除了白色念珠菌外，许多其他微生物可粘附于义齿基托塑料上，如口腔链球菌、牙龈炎细菌、中间型拟杆菌及血链球菌。微生物在粗糙表面比在高度抛光的表面粘附的更多。

有效期　义齿基托塑料的有效期，或室温下贮存时间变化较大。以粉、液型形式包装的丙烯酸塑料具有极好的有效期，因为粉剂的有效期几乎是无限的，而液剂中含有氢醌阻聚剂，可充分防止单体聚合。凝胶形式的乙烯－丙烯酸聚合物中的单体与聚合物直接接触，必须贮存于冰箱中（2℃），以获得1年~2年的保存期限。光引发义齿基托材料的保存期限尚未见报道。

总结　幸运的是目前市售的许多种类义齿基托材料可制出令人满意的义齿。不同的患者有不同的要求，可根据加工设施条件选择使用材料。在每一类材料中，不同的产品间也会有显著性差异。明智的方法是选择符合 ANSI/ADA 第 12 号规范的材料。

义齿基托塑料的操作及加工

如前面所提及那样，义齿基托塑料有好几种形式。用于将这些材料加工成全口或部分义齿的技术将在随后简单介绍。

关于口腔修复学方面的教科书阐述了印模技术、灌注人造石模型、排牙、制作义齿蜡型、装盒、除蜡及在石膏模型上涂分离剂。在石膏模型上已排好人工牙的义齿蜡型见图 21－5，含有上颌瓷牙且准备充填塑料胶料的型盒见图 21－6。

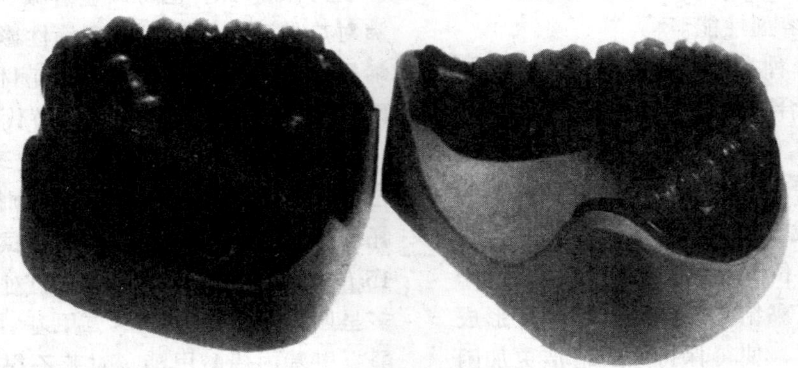

图 21－5　石膏模型上的上颌及下颌义齿蜡型

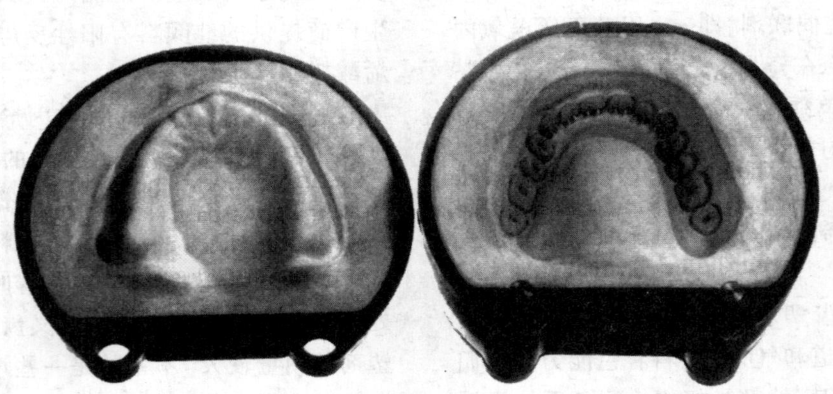

图 21－6　含有上颌瓷牙且准备充填塑料胶料的型盒

热固化义齿基托塑料

用于加工热固化义齿基托塑料的一般方法包括量取及混合聚合物粉和液体单体，然后让单体与聚合物在一密闭容器中发生物理反应，直到形成面团状胶料。充填胶料前，在石膏模型表面涂一层藻酸盐分离剂并使其干燥。然后将胶料充填入含有人工牙的义齿模型中，之后，合上型盒进行缓慢加压，直至无胶料溢出，材料表面会有光泽。通过加热和加压来完成聚合，持续加热和加压直至聚合完全。然后将型盒水冷至室温，取出义齿，打磨、抛光。

聚合物＋过氧化物引发剂＋单体＋阻聚剂＋热→聚合物＋热
粉剂　　　液剂　　(外部)　　(反应)

上面的简化反应式概括了热固化粉液型丙烯酸树脂中的反应。粉剂中含有聚合物和引发剂，液剂单体中含有阻聚剂，粉、液体积调和比大约为3：1。

调和比　必须要有足够的液体来完全润湿聚合物粉。用不锈钢调刀来调和粉与液，然后在反应的第一阶段将其置于密闭的容器中，以免单体挥发而损失。粉剂中不完全润湿部分会由于塑料在热处理中聚合不完全而导致义齿表面出现白条纹或泛白。应小心避免吸入单体蒸汽。动物研究表明，单体会影响呼吸、心血管功能及血压。

聚合物－单体调和物在持续存放的情况下会经历几个明显的稠度变化，这一变化可以从质地上描述为：砂样的、拉丝的或黏的、面团状或腻子样、橡胶样或弹性的、硬的。当调和物是面团状时，它具有充填型盒理想的质地。不同的产品到达面团状所需时间及在面团状时持续的时间变化较大，通过聚合物/单体调和物的黏度模型可以表示这些阶段或稠度(图21－7)。Nf代表最终黏度，nf/2是该黏度的一半。义齿基托塑料的粉、液调和物从调和开始至到达充填稠度的时间应小于40min，到达充填稠度时，调和物应能容易地从调和玻璃皿壁上干净地分开。到达充填稠度后5min时，将6～10g的调和物置于有直径0.75mm孔的铜板上，然后上压5 000g的载荷，压入洞中的面团状调和物的深度应不小于0.5mm。如果材料符合该项要求，就会有充分的时间进行试压及最终的压盒。在上述各个不同稠度阶段，很少有聚合发生，反应的本质是物理性的。该反应除了对聚合物颗粒的润湿外，还包括聚合物在单体中一定程度的溶解和聚合物对单体某种程度的吸收。对于传统丙烯酸塑料来说，在型盒被加热至70℃之前不会有聚合发生。如果调和物中单体过多，聚合收缩就会较大，到达充填稠度所需时间更长，义齿中也容易出现气泡。如果单体过少，聚合物润湿不足，很难形成面团状调和物，最终义齿的质量将会打折扣。

填胶　粉－液调和物应在面团状期充填型盒(图21－8A)。如果在湿砂期和黏丝期充填，聚合物粉粒间单体太多，调和物黏度太低，以至于不能很好充填，并很容易流出型盒。过早填胶还导致义齿基托中产生小孔隙。如果在橡胶期至坚硬期填胶，材料因黏度太大而不能在型盒加压时很好的流动，致使型盒就位不彻底。延迟填胶将导致义齿细微结构的丧

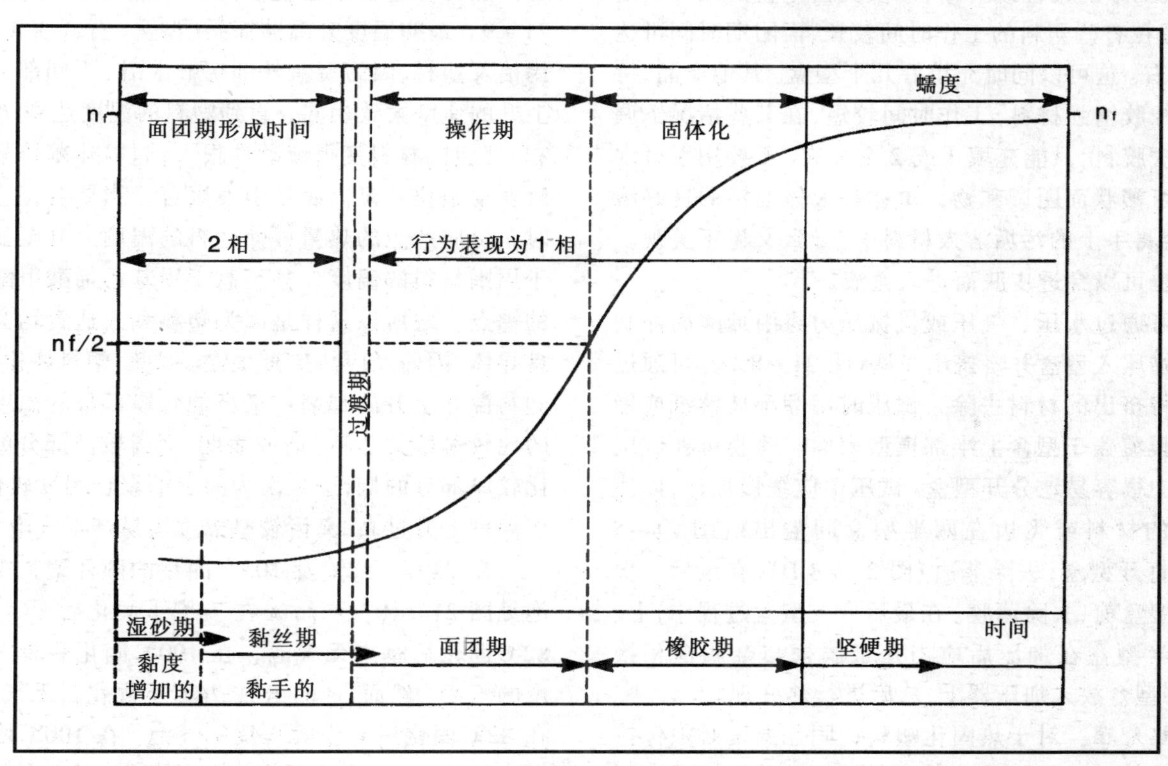

图21－7　粉和液调和后聚合前丙烯酸树脂流变学的各阶段。Nf代表最终黏度，nf/2是该黏度的一半

(引自Mutlu G, Huggett R, Harrison P, Goodwin JW, Hughes RW: Dent Mater 6: 288, 1990.)

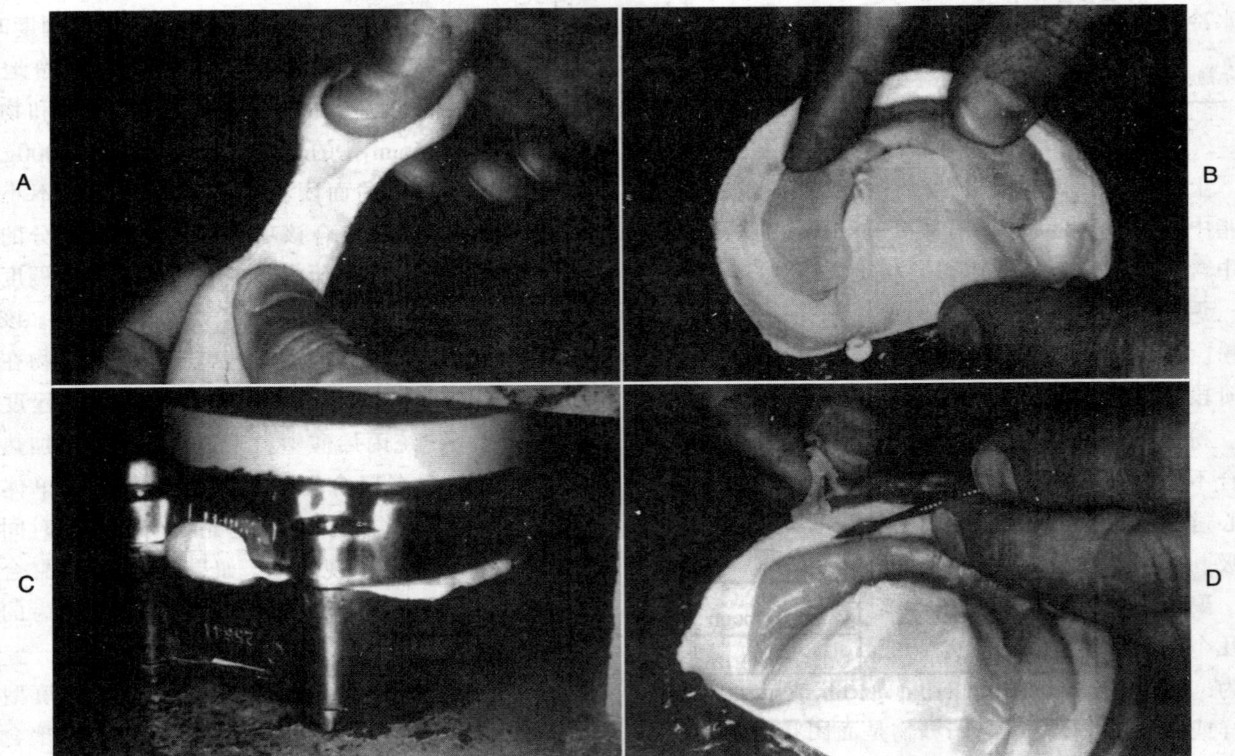

图 21-8 A. 面团期的粉液型丙烯酸义齿基托材料；B. 将过量的胶料充填入模型腔内；C. 型盒加压后过量的材料从上、下两半型盒间溢出；D. 去除菲边

(引自 Craig RG, Powers JM, Wataha JC: Dental materials: properties and manipulation, ed 7, St Louis, 2000, Mosby.)

失、人工牙的移位或折断，以及义齿垂直向尺寸的增加。现在有些塑料的工作时间较长，面团期时间可达1h左右。这可以同时充填好几个型盒。其他产品，特别是橡胶增强材料，工作时间较短，在某些情况下调和1次胶料，只能充填1或2个义齿。不要用手过度揉捏可塑状面团调和物。单体是人体油污的良好溶剂，会将手上的污垢溶入材料中，导致义齿不美观。单体也可以穿透皮肤而进入血液。

可通过水压、气压或机械压力将丙烯酸面团状混合物压入型盒并略挤出一些(图 21-8 B)，可通过试压将挤出的材料去除，试压时用潮湿玻璃纸或聚乙烯膜覆盖于型盒上半部模型表面。薄膜可在试压过程中很容易地分开型盒。试压中应缓慢加压，以使过量的材料或飞边在两半型盒间溢出（图 21-8 C)。打开型盒，去除菲边(图 21-8 D)，在最后一次合上型盒前，去除薄膜。在最后合上型盒过程中，上、下两半型盒在加压后应当是金属框与金属框相接触，将型盒放入加压器上，然后进行热处理。

热处理 对于热固化塑料，固化温度必须保持在74℃左右，因为聚合反应是剧烈放热的。反应所产生的热量与外部所加热量一起使材料达到聚合温度。热处理过程中型盒不同部位的温度示意图见图 21-9。最初温度升温顺序是：型盒、石膏或人造石、锡箔及塑料，因为型盒外部接触水浴。不同部分温度上升的速度大致相同，直到塑料的温度达到70℃左右。此时，材料变得流动性很大，过氧化苯甲酰的分解速度很快，足以满足引发聚合。当聚合反应进行时，反应产生的热量可使塑料的温度上升至显著高于周围材料的温度，甚至高于甲基丙烯酸甲酯单体的沸点。之所以这样是因为塑料和人造石均为热不良导体，因而反应热扩散很慢。因此，塑料体积越大，塑料温度上升的越高。义齿的较厚部分的温度上升的比较薄部分的高。研究表明，义齿较薄部分的强度比较厚部分的低，这是因为前者的聚合程度较低。由于温度上升过高，义齿较厚部位极易产生气泡。

在74℃、82℃及100℃固化的两种塑料中的气泡见图 21-10。产品A在74℃下固化后无气泡，在82℃固化后基本无气泡，在100℃固化后有中等程度的气泡。然而，产品B在74℃下固化后无气泡，但在82℃固化后有中等程度的气泡，在100℃固化后有大量的气泡。在大量研究的基础上，对大多数产品来说，令人满意的热处理温度在71℃～77℃之间，

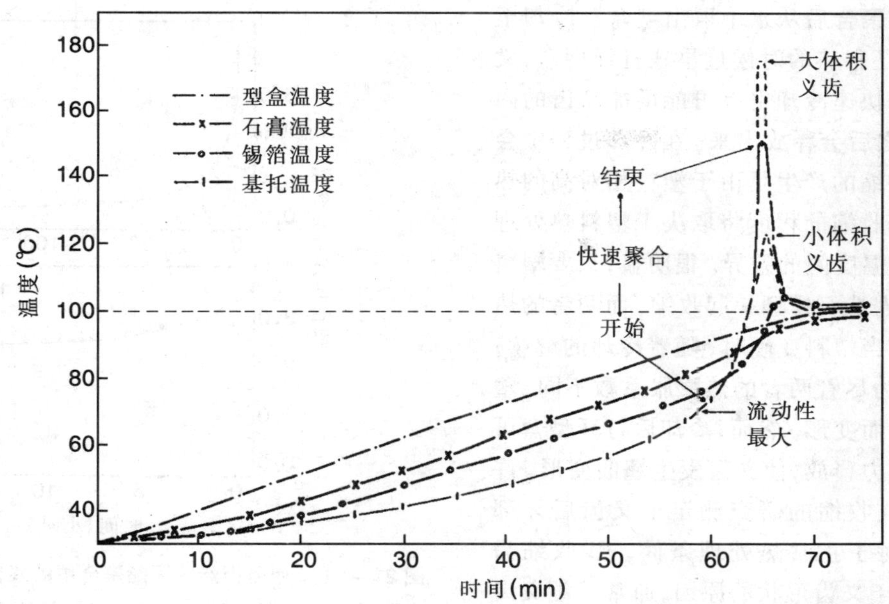

图 21-9 热处理过程中型盒不同部位的温度示意图

(引自 Tylman SD: J Am Dent Assoc 29: 1845, 1942.)

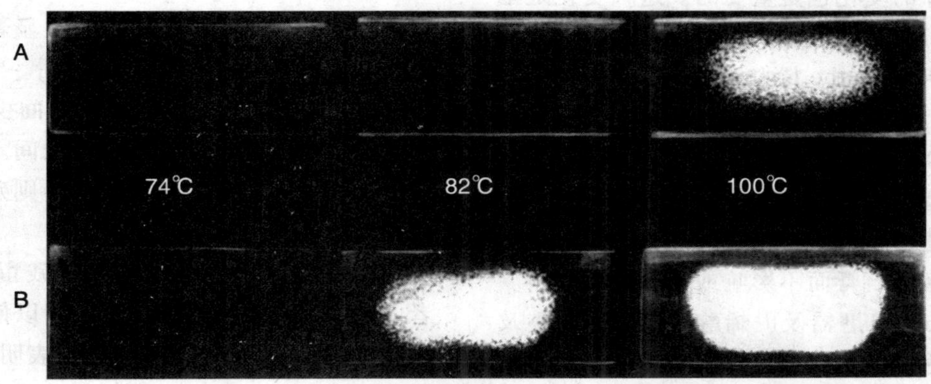

图 21-10 热处理温度对两种丙烯酸牙科塑料气泡的影响

(引自 Peyton FD: J Am Dent Assoc 40: 525, 1950.)

虽然如图 21-10 所示那样，某些产品可在较高温度下热处理而无很大的困难。一种令人满意的热处理过程是将塑料在 74℃水浴中恒温 8h 或更长时间。更长的固化时间，如过夜，不会使义齿性能变差。另一个令人满意的热处理方法是先加热至 74℃并保持 1.5h，然后将水浴温度升至沸腾并保持 1h。

图 21-10 所示试样中的气泡位于中部，由于试样周边的热量易散发至周围人造石中，因而温度较低，不易产生气泡。因为塑料的热导性差，不利于热量的散发，因而试样中部经历了较高的温度。因此，义齿较厚部位的表面之下可能存在气泡，而且对于着色的材料可能不会注意到这一点，但打磨或抛光后会暴露较深的气泡。

在热处理过程中，如果加压不够也会产生气泡，但气泡的分布不同于图 21-10 所示。压力不够所产生的气泡是均匀地分布于材料中的，而不是集中于试样中部。

其他与丙烯酸面团状调和物在 74℃以上快速加热有关的问题有：产生内应力、开盒后义齿发生翘曲变形及人工牙颈部周围出现裂缝或裂纹。因快速加热所产生的高内应力与随后所释放的聚合热相结合，造成义齿变形，使义齿基托适合性变差。

已经使用过其他各种加热聚合方法，包括蒸汽加热、电热板干加热、烘箱空气干加热、远红外加热、感应或电介质加热及微波辐射加热。各种热处理的研究结果表明，如果有合适的温度控制和压力，与水浴法相比，这些方法中的任何一种均可获得同样令人满意的临床效果。

开盒及磨光 聚合后从水中取出型盒，冷却至室温。如果在塑料还很热的时候过早地打开型盒，义齿就会发生变形。快速冷却也有可能增加义齿的内应力，该内应力在之后会释放出来。在冷却过程中会发生热收缩。热收缩的产生是由于塑料相对高的热膨胀系数。这种热收缩的程度将取决于塑料热处理温度与室温或口腔温度间的差异。很明显，只要塑料是软的，它就会与人造石模型一起收缩，而两者的热膨胀系数不一样。当塑料变硬时，随着冷却的继续，应力随之产生，因为尽管两者的热膨胀系数不同，塑料被迫随石膏模型而变形。然而，冷却后打开型盒可使义齿中的一些应力释放，使义齿发生翘曲变形。许多关于义齿基托线收缩的研究测定了义齿后牙部位，结果表明，对于正常热处理条件，线收缩为 0.3% ~0.5%。由于义齿形状的原因，通常下颌义齿比上颌义齿收缩更大。

通过在殆架上的测定，义齿在热处理过程中导致的垂直向尺寸的变化也是重要的。这种变化是型盒压力、型盒温度、面团状调和物的稠度及人造石模型的强度变化所造成的。其中在型盒上所加压力可能是最重要的因素。如果采取适当的预防措施，垂直开殆可控制在 0.5mm，而不是报道的 2~5mm。

冷却后从型盒中取出义齿，剔除石膏。粘附在塑料上的石膏可通过喷植物壳粉来去除，该方法用磨碎的胡桃壳来磨去石膏而不影响或很少影响塑料。开盒后，用 Arbor 打磨器及丙烯酸磨头打磨修整及抛光。应当使用湿的抛光布轮和浮石粉糊及水来抛光，以免加热塑料，导致义齿出现可测到的翘曲变形。已使用氧化锡进行最终的抛光。然而，已经证实氧化锡为生物有害物质，使用时应当小心。抛光后义齿应放入水中贮存。

残留单体 在聚合过程中，残留单体量先是快速下降，然后下降较慢。在 70℃和 100℃热处理后义齿塑料中的残留单体量呈现出与热处理时间及方式的函数关系（图 21-11）。在刚开始时单体含量为 26.2%，70℃1h 后降至 6.6%，100℃1h 后降至 0.31%，4h 后残留单体分别为 4.0% 和 0.29%。在 70℃大约需要 168h 才能使残留单体量降至 100℃1h 的水平。这一结果支持在热处理中最终使用 1h 的煮沸处理，就像前面提到的那样。然而，大多数的聚合完成前不要将热处理温度升至沸腾，否则可能导致气泡产生。

化学固化义齿基托塑料的残留单体含量最大，热处理后短期为 1% ~4%。在较高温度下（至 50℃）及无氧的条件下贮存义齿数天可显著降低残留单体含量。然而，这一方法可能不实用。当快速热固化义齿基托材料在沸水中的热处理时间少于 1h 时，其残留单体含量显著，在 1% ~3% 之间。如果将它们在 70℃下保持 7h，然后再煮沸 3h，则残留单体含量可低于 0.4%。

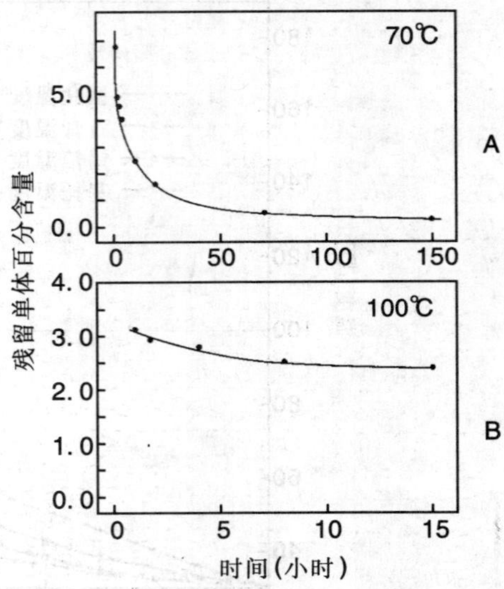

图 21-11 甲基丙烯酸甲酯聚合中的残留单体浓度，A. 义齿塑料在 70℃热处理，B. 在 100℃热处理，残留单体量与热处理时间及方式呈函数关系

（引自 Smith DC: Br Dent J 105: 86, 1858.）

如果热处理的材料用于对残留单体敏感的患者，则应在沸水中多煮一段时间以使残留单体含量降至可接受的水平。因为有证据表明，残留单体生物相容性差，应当作出各种努力以消除残留单体或将其减少至非常低的水平。

尺寸变化 当义齿贮存在水中或与唾液接触时会发生尺寸变化。相当多的研究报告表明，在义齿热处理及贮存过程中会发生尺寸变化。报告最一致的结果是义齿后牙区域。一般贮存于水中的热固化义齿在这一区域呈现 0.1% ~0.2% 的线性膨胀，该膨胀能部分地（但不是完全地）补偿 0.3% ~0.5% 的热处理收缩。线性尺寸净变化为收缩 0.1% ~0.4%。水中膨胀的主要部分发生在戴入口腔后第一个月，两个月后变化就不明显了。

在比较由 5 种不同产品制作的上颌义齿的适合性中，在贮存于 37℃水中 42d 后将义齿就位在它们各自的模型上。通过一组经过训练的评价者对义齿的适合性进行评价并将它们的适合性按从好到差的顺序排序。通过测定腭部义齿基托与模型间空隙来确定相对适合性。一种橡胶改性丙烯酸树脂的适合性最差，而另一种的适合性与传统丙烯酸树脂的相似。乙烯改性的义齿基托和丙烯酸羟乙酯树脂义齿基托的适合性最好。由于与吸水值无相关性，因此对这些材料来说，与吸收性相比，义齿基托的适合性可能与玻璃化温度更有关系。

人们总是关注 0.1% ~0.4% 的净收缩率在临床上意味着什么？在制作全口义齿的许多步骤会造成尺寸不准确，例如取印模、灌注石膏模型、制作义齿蜡型及包埋蜡型。口腔组织显然能适应义齿的这些小的尺寸变化。

注射成型义齿基托树脂 一些厂家已重新推出注射成型义齿基托树脂和设备，并受到欢迎。装盒及煮蜡与模压成型相似。对于注射成型，需要在义齿与型盒外面开孔以形成一中空浇铸道，该浇铸道可以用蜡型制成并经煮蜡后形成，高压注射筒与型盒的开孔相连。当材料达到合适的稠度时，在压力下将材料注入模型腔内。在聚合过程中仍然保持注压，因而当材料聚合收缩时，可有一些材料补充进入型盒。有几项研究表明，用这一技术可提高尺寸准确性。注射成型也用于微波固化型和灌注型树脂。

化学固化丙烯酸义齿塑料—模压成型

聚合物 + 过氧化物引发剂 + 单体 + 阻聚剂 + 胺促进剂 → 聚合物 + 热

粉剂（聚合物 + 过氧化物引发剂）　液剂（单体 + 阻聚剂 + 胺促进剂）　(反应)

化学固化牙科塑料通常称为自凝树脂、室温固化树脂或自动聚合树脂，与热固化牙科塑料相似。如上面简化反应式所示那样（与上一节关于热固化义齿基托塑料的反应式相对应），主要不同是通过化合物(如 N, N－二羟乙基对甲苯胺)而不是热来加速聚合反应的。

在室温下胺促进剂与过氧化物引发剂反应，产生足够的自由基引发聚合反应。除了引发阶段外，聚合反应与热固化义齿塑料相同。反应是放热的，而且聚合会产生体积收缩，但塑料不会达到热固化义齿塑料那样高的温度。

操作与加工 化学固化塑料模压成型的一般过程与热固化义齿塑料大致相同，只是前者在型盒最终加压后在室温下或在压力容器温热水浴中聚合。

当聚合物－单体的调和物达到面团期时充填入模型腔内。试压几次并去除菲边。注意，在面团状胶料变硬之前进行试压和最后一次加压，以免型盒不能充分闭合。化学固化材料在粉、液调和后不久即开始聚合，并比热固化义齿塑料更快速地经过不同的稠度阶段。其达到充填稠度的平均时间只有 5min，而热固化义齿塑料则需要 15min。因此用一次调和的材料充填几个型盒并使型盒完全闭合比较困难。将材料各成分及调和皿事先放入冰箱中冷却，可以延长材料的工作时间。

性能 充填型盒后，型盒应保持紧闭和压力下至少 2.5h，以确保聚合。与热固化塑料相比，化学固化型不能达到相同的聚合度。更多的残留单体起到增塑剂的作用，导致较大的横向弯曲挠度值和较低的弯曲强度。然而，在水中浸泡 15d 后，化学固化丙烯酸塑料几乎与热固化的一样硬。在室温固化后 2.5h，如果将型盒煮沸 0.5 ~ 1h，可得到与热固化型相比拟的性能，残留单体含量也大为减少。

化学固化塑料义齿各部位的峰值温度没有热固化型那么高。化学固化的上颌义齿在从型盒取出后，其后牙部位的线收缩率大约为 0.3%，而热固化型上颌义齿为 0.5%。正如热固化义齿那样，用化学固化义齿塑料制作的下颌义齿的尺寸变化比相应的上颌义齿更大。由于在固化过程中义齿中残余应力较小，化学固化型义齿的尺寸变化较小，当固化时的温度在 20℃ ~25℃之间而不是 37℃时，化学固化义齿塑料产生较小的收缩，这一点证实了上面的推断。当化学固化义齿放入水中时，可观测到两侧磨牙间的距离增加。1 个月之后，这种膨胀量达到 0.3% 左右，可大致补偿 0.3% 的聚合收缩。延长贮存期至 9 个月会产生 0.4% 的总膨胀量，此时，与主模型相比，义齿的净尺寸变化为 +0.1%。应当注意，化学固化丙烯酸树脂的吸水值在 0.5 ~ 0.7mg/cm^2 之间，大约与热固化型相同。然而化学固化型的溶解值为 0.05 mg/cm^2，而热固化型的为 0.02 mg/cm^2。化学固化丙烯酸树脂的溶解值较大的原因是其中的残留单体析出所致。

在这些研究的基础上可以得出如下结论：在使用几个月后，化学固化丙烯酸树脂义齿的尺寸一般略增大 0.1% 左右，而热固化丙烯酸树脂义齿则缩小 0.3% ~4%。

除了强度、吸水性、溶解性及尺寸变化外，也要考虑化学固化义齿基托的颜色稳定性。少量胺促进剂的存在会造成颜色稳定性方面的问题。这些胺氧化后产生有色物质，因此，尽管自该材料问世以来，已对它进行了无数的改进，但化学固化丙烯酸树脂的颜色稳定性仍可能不如热固化丙烯酸树脂那么好。目前市场上有好几个符合 ANSI/ADA 12 号规范中颜色稳定性试验的产品。诸如有机磺酸的引发剂可以用来改进颜色稳定性，但是这些化合物有一定的缺点，例如化学稳定性。

流动性树脂丙烯酸义齿塑料

流动性树脂技术利用了聚合物－单体混合物早期稠度阶段的流动性和聚合物粉剂的较小颗粒。大得多的单体/聚合物比率也会产生流动性很好的混合物。聚合物与单体混合，然后灌入型盒中的模型腔内，不需要试压。这一步骤有利于制作部分义齿的鞍基，而这很难进行试压，但要求塑料在支架周围充分流动。它不需要热固化丙烯酸树脂那样的较昂贵的设备。制造商声称用此技术制作义齿需要的时间要少的多。技工室调查中并未证实这一点。

这一技术需要使用琼酯或藻酸盐水胶体或更不常用的软人造石或硅橡胶模型。水胶体中存在的水不会影响聚合物与单体混合物的聚合。该技术涉及义齿蜡型水胶体凝胶模型的制备，如图 21－12 A 所示。凝胶形成后，模型(包括义齿蜡型)被取出。将蜡从模型上和人工牙上去除，再将人工牙塞入模型腔内(图 21－12 B)。在涂藻酸盐分离剂并干燥后，将石膏模型重新就位于阴模腔中。在义齿型盒的侧面打 2 个或 3 个圆孔，通过该圆孔打穿凝胶，直至模型的后部。将化学固化丙烯酸树脂调和物通过这些孔道之一灌入蜡型去除后形成的模型腔内（图 21－12 C)。其他孔道用于溢出丙烯酸树脂调和物，以确保模型腔充分充满。灌注之后，将型盒放入装有热水的压力容器中，加 0.1～0.2MPa 的压力。聚合只需要 30～45min。固化后能很容易地将凝胶从义齿上去除，所得义齿看起来就像图 21－12 D 那样干净。由于聚合收缩较大，通过该技术制作的义齿准确性略差于通过在人造石模型上制作的热固化义齿。与热固化树脂相比，灌注型丙烯酸树脂的冲击强度和疲劳强度较低，蠕变值较高，横向弯曲强度较小，吸水值较低，溶解值较大。该技术是引人关注的，因为水胶体模型腔容易制备，加工时间也相当短，可以使用琼酯水胶体，不存在人工牙破裂问题。

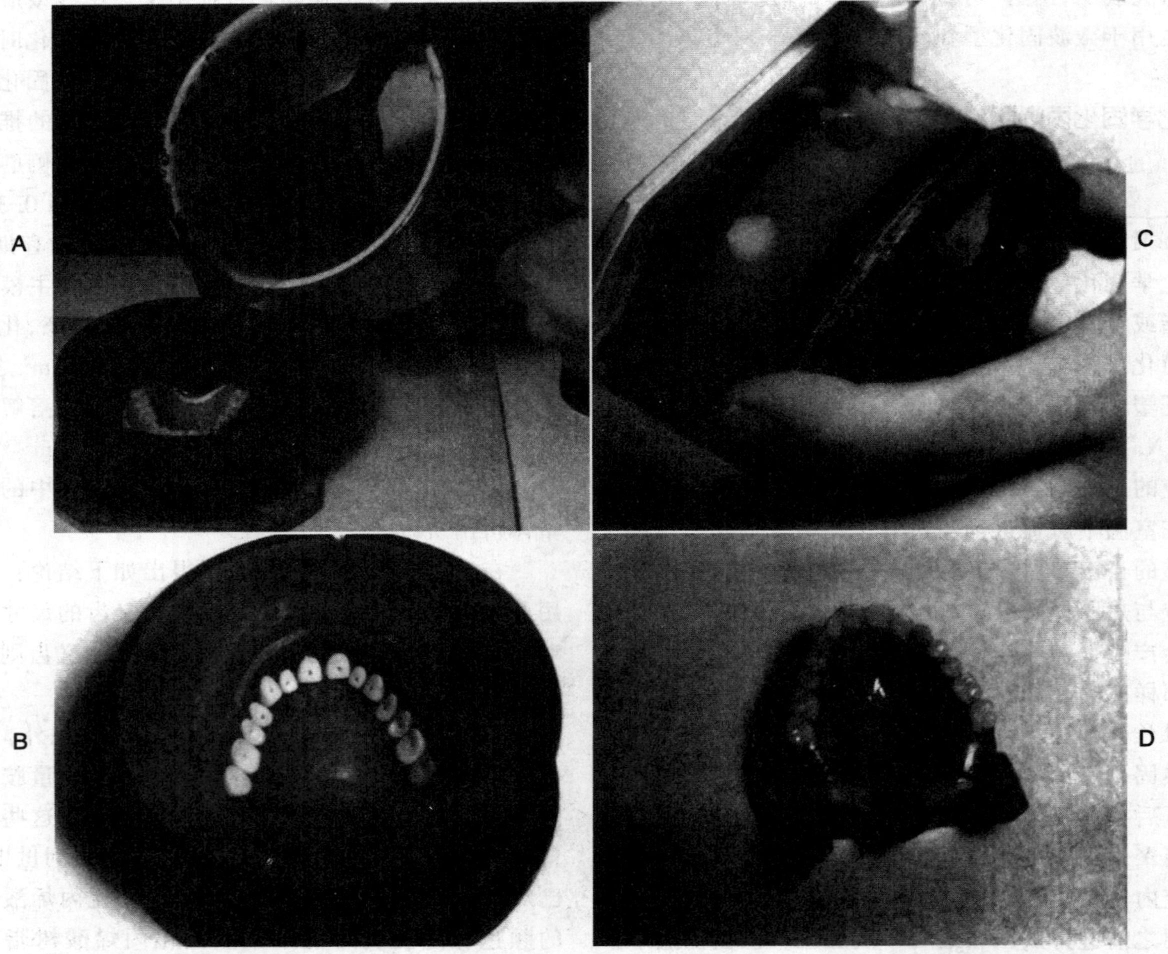

图 21－12　化学固化丙烯酸义齿基托材料的灌注成型技术。A. 琼酯模型腔的灌注；B. 人工牙就位后的琼酯模型腔；C. 将粉、液调和物灌入琼酯模型腔内；D. 加工后的义齿外观

市售流动性树脂的表观黏度变化相当大。图 21－13 说明了 6 种不同流动性树脂的表观黏度在恒定剪切速率下（转速）随时间而急剧地增加。它说明了粉、液调和后不久达到较低黏度时灌注的重要性。在评价流动性树脂义齿材料时，流动性树脂的表观黏度看来是重要的。

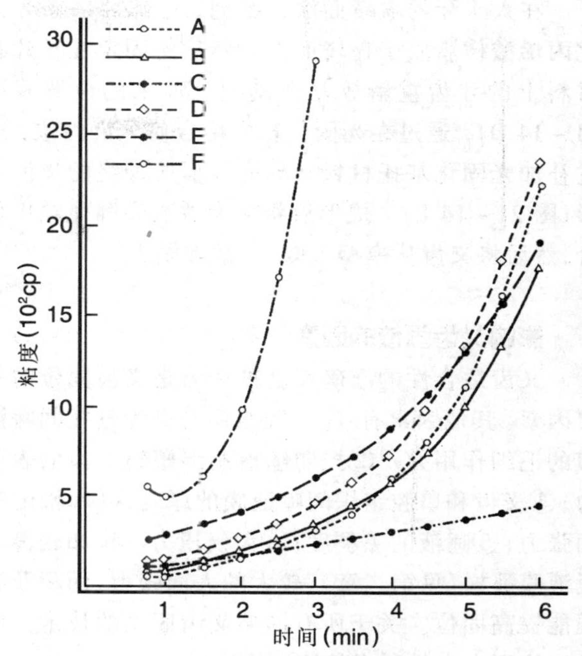

图 21－13 6 种流动性树脂在 10 转/min 下的黏度

（引自 Vermilyea SG, Powers JM, Koran A: J Dent Res 57: 227, 1978.）

光固化义齿塑料

与其他加工方式相比，义齿的光固化是一种新方法。义齿蜡型在口腔内试戴完成后，将一长条光固化丙烯酸树脂放在人工牙的𬌗面并压扁为长片状，同时在主模型上形成 3 个参照区域（图 21－14 A）。对长片状材料光照固化 10min，然后将人工牙从蜡型上取下。取下牙齿很容易，因为在高光强灯泡照射加热后蜡变得较软。将固定在长片状材料上的人工牙及模型放入沸水中以去除残余的蜡（图 21－14 B）。

在主模型上涂分离剂后，将一片光固化义齿基托材料压向模型表面，并修整边缘（图 21－14 C）。然后将基托放入光固化箱中光照固化。

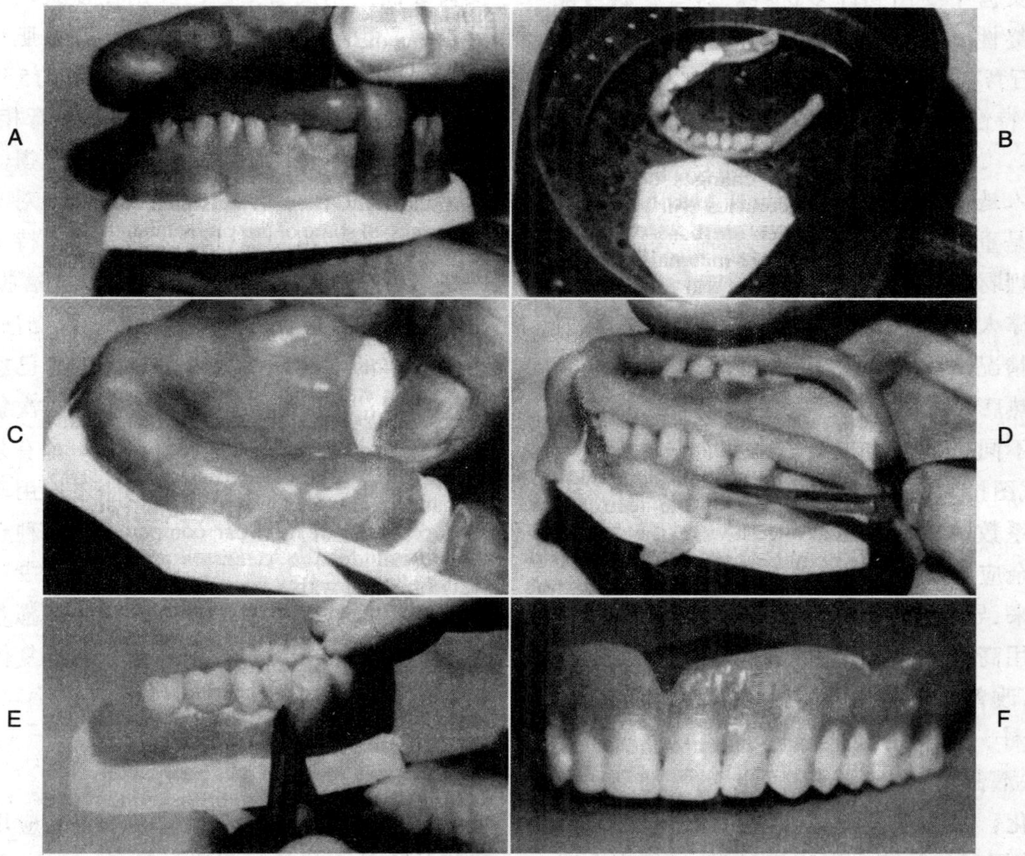

图 21－14 光固化义齿基托的加工。A. 用一长条光固化丙烯酸树脂将义齿人工牙从蜡型上取下；B. 去除人工牙和主模型上的残蜡；C. 将光固化义齿基托材料压向主模型；D. 将人工牙重新就位在主模型上并对义齿的解剖外形部分进行成形；E. 在放入光固化箱进行聚合前，最终调整义齿的解剖外形部分；F. 完成的光固化丙烯酸义齿

（Courtesy Dentsply International, York, Pa, 1987.）

在人工牙的盖嵴面涂黏结剂，之后将一条光固化丙烯酸树脂放于盖嵴面上。然后将固定在长片状材料上的牙齿重新放置在模型上原来的位置（图21-14 D），通过在光固化箱中聚合使牙齿固位，通过补加光固化基托材料并刻形以形成最终的义齿外形(图21-14 E)。成形后将义齿放入光固化箱中聚合，然后将义齿从模型上取下，常规抛光。

影响义齿固位的因素

义齿适合性的准确程度被认为是义齿固位的重要因素。其他因素有：①口腔组织与义齿基托间唾液膜的毛细作用力；②控制唾液润湿塑料义齿的表面力；③义齿和口腔组织间唾液膜的厚度；④唾液的表面张力；⑤唾液的黏稠度；⑥大气压力。正如较薄的唾液膜那样（见第二章），较大的表面张力、面积及润湿能提高固位。关于所有影响义齿固位的技术方面的讨论不在本教科书范围之内。

辅助材料对义齿塑料的影响

在制作义齿中要用到许多材料。这些材料可能对义齿的最终性能和功能产生影响。这样材料的例子有：牙科石膏和人造石、印模材料、蜡、模型分离剂、人工牙、特性材料、金属插件、修补及重衬材料、义齿清洁剂。

石膏和人造石　用于包埋义齿蜡型的石膏或人造石的强度是重要的。因为由于调和稀或混合不均匀会导致包埋材料强度下降，不能在充填义齿模型腔时充分支撑人工牙。由于牙齿移动，完成后的义齿可能有错𬌗情况。另一个使用人造石模型的问题是模型石膏的热膨胀系数（或冷收缩系数）与人造石和义齿塑料的不同。聚合反应后，塑料和包埋材料冷却至室温，并试图按它们各自的热膨胀系数收缩。只有不同热膨胀系数的人造石模型冷却时会使丙烯酸塑料中产生残余应力。在加工的义齿开盒后，这些应力可能释放出来，导致变形或产生裂纹。一项研究建议在终印模使用高膨胀牙科人造石，以补偿义齿基托塑料的收缩，改善义齿的准确性。

印模材料　当使用藻酸盐印模材料制取印模时，应当尽快灌制模型，这一点是重要的。如果印模发生尺寸变化，就会在最终义齿基托的适合性上反映出来。当使用氧化锌丁香油印模材料时，模型中残留的丁香油作为阻聚剂会影响塑料的聚合。

蜡　在沸水中除蜡过程中，人工牙牙冠部位的蜡也被去除，这可能造成牙齿移位，形成咬合不良，或在型腔加压时导致人工牙破裂。更常见的问题是在煮蜡后人工牙的牙龈部位有蜡膜存在，阻碍了义齿基托与牙齿的粘附。在煮烫蜡的水中加入清洁剂，然后用清洁的沸水冲洗可避免这一问题。

模型分离剂　锡箔是过去多年中最常用的分离介质。然而，锡箔操作困难，因而开发了许多锡箔替代品。可使用诸如水玻璃、油酸钙、藻酸钠或藻酸铝溶液等材料。普通藻酸盐分离剂中含有大约2%的藻酸钠及少量的甘油、乙醇、磷酸钠及防腐剂。在涂分离剂时，应注意不要将分离剂涂在塑料牙上，因为这会影响义齿基托和牙齿间的黏结。

特性材料　各种材料被用来对义齿进行特性化。这类材料包括有色合成纤维、颜料、染料及透明塑料粉。这些材料具有改善义齿美观的作用，同时对义齿强度或其他性能无潜在影响。例如，加入有色丙烯酸纤维以模拟口腔黏膜血管并不会显著改变义齿塑料的吸水性或强度。关于某些用于义齿基托材料着色的颜料毒性的关注是可以理解的。

义齿清洁剂　义齿清洁剂及清洁方法可能造成义齿表面划伤或磨损。已经用往复式软毛牙刷对各种市售义齿清洁糊剂、一种实验糊剂、肥皂及水对义齿丙烯酸的磨损进行了测定。图21-15所示结果是引人注目的。与市售义齿清洁剂和牙膏相比，使用水或肥皂与水不会产生或产生极少的磨损。用很软毛的牙刷（与用于牙周治疗的牙刷相似）对义齿进行日常刷洗但不使用摩擦性清洁剂，在保持义齿清洁方面是非常有效的，而且一点也不会磨损义齿或牙齿。大多数浸泡型义齿清洁剂在去除黏液素、色斑及粘附不牢的食物残渣方面是有效的。已经证明一些浸泡型清洁剂是有效的消毒剂。含有次氯酸盐及玻璃态磷酸盐（Calgon）的水溶液是一种有效的义齿清洁剂，且不会造成牙科塑料或偶尔使用于人工瓷牙上的金属固位钉的退色。已经推荐一种在半玻璃杯水中含有1茶匙次氯酸盐（如Clorox）、2茶匙Calgon的溶液用于过夜浸泡塑料义齿。并不推荐这种清洁剂用于含有钴-铬或镍-铬合金的修复体，因为含氯溶液会使这些金属变暗。

修补材料

塑料在口腔修复学上的一项重要应用是对破损义齿的修补。修补材料通常是粉、液型丙烯酸塑料，与用于义齿基托的相似，且通常是热固化型的或化学固化型的。光固化丙烯酸也是一种快速而有效的修补材料。依据下列因素选择材料：①修补所需时间

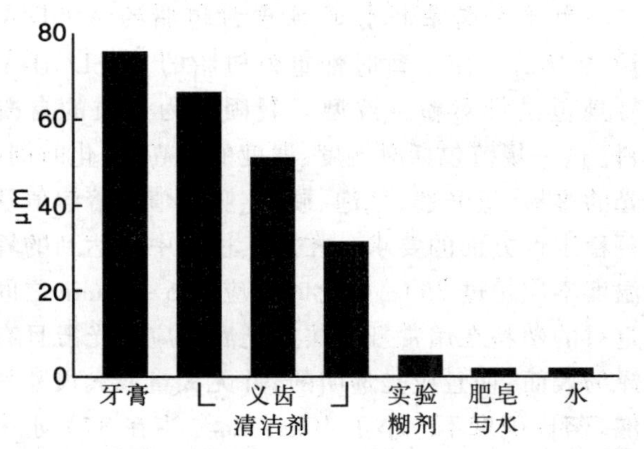

图 21-15 义齿基托塑料在各种介质中的磨损，柱状图表示磨刷 60000 次后磨损的厚度

（引自 Heath JR, Davenport Jc, Jones Pa: J Oral Rehabil 10: 159, 1983.）

长短；②可获得的修补材料的横向强度；③在修补中保持尺寸准确性的程度。

一种用于修补的技术需要用黏蜡将破裂的义齿碎片固定或黏固起来，然后在义齿组织面灌注人造石模型，再将义齿及模型装盒。除蜡后用牙钻磨开裂缝处，以便给修补塑料留下合理的空间，用单体或按单体/聚合物 4:1 比例的调和物涂在打磨面上。将丙烯酸面团状调和物充填入修补区域，然后固化、冷却、开盒、抛光。

如果使用热固化丙烯酸树脂，义齿需要完全装盒，修补材料最好在不超过 74℃ ~77℃的温度下热处理 8h 或更长时间。这一过程可使义齿基托尺寸变化减到最小。

使用化学固化丙烯酸树脂时，使用类似的方式，但不需要装盒就可进行修补。灌制模型后，磨宽断裂缝，之后将丙烯酸树脂涂塑在缺损处。然后将义齿放入压力容器中，在加气压下聚合。用光固化丙烯酸树脂修补的方式与此相似。在将面团状丙烯酸树脂充填入缺损处后，在光固化箱中固化。用黏结剂可提高修补的强度。

使用化学固化和光固化丙烯酸树脂修补义齿，不需要装盒，而且过程快捷，患者可以立即取，而且还能保持尺寸准确性，因为聚合过程中产热不多，不会出现应力释放而造成翘曲变形现象。然而，在修补区域，化学固化丙烯酸树脂的横向强度比热固化丙烯酸树脂低。一般热固化修补区域的横向强度大约是原塑料的 80%，而化学固化修补区域的横向强度大约只有原塑料的 60%。光固化丙烯酸树脂受水贮存的影响，其横向强度比化学固化修补塑料还更低。不论所用修补塑料的类型，应当修整修补区域边缘的形状，并使尖角圆钝，以避免较大的应力集中。将单体涂于这些打磨过的边缘，软化塑料以便在修补材料和义齿间获得化学性黏结。

在室温下用化学固化修补材料而不装盒及加压，会使修补区域含有小气泡。修补区域中心部位聚合进行的很快，但表面由于氧的阻聚作用聚合较慢。当修补在水中及 0.2MPa 压力和 30℃下进行时，气泡大为减少。在空气中或压力下聚合的试样的残留单体含量大约为 3%。

报道的在 73.5℃温度下聚合的热固化材料修补的上颌义齿磨牙区域的净尺寸变化为 +0.3%，而化学固化的为 +0.2%。也有报道用化学固化塑料修补义齿的适合性更好。这也许是翘曲变形更少或义齿尺寸略微增大之故。已经对义齿破裂前及修补后的轮廓进行了研究，结果表明，用化学固化修补材料修补原来用热固化或化学固化丙烯酸树脂制作的义齿时，可获得更好的尺寸再现。用热固化修补材料修补化学固化丙烯酸树脂制作的义齿时，所得结果更好。当用热固化修补材料修补热固化丙烯酸树脂制作的义齿时，尺寸再现不太令人满意。如果导致义齿破裂的原因未消除，如咬合不良、适合性差，或两者兼而有之，不论用何种修补材料，修补最终会失败。

用于自凝义齿修补树脂的 ANSI/ADA 13 号规范

ANSI/ADA 13 号规范规定了对化学固化修补塑料或自凝修补塑料的要求。规范包括了自凝粉-液型塑料，该塑料既可以是粉红色的，也可以是无色透明的。这些材料必须满足对义齿基托塑料的要求，但有两项除外。第一项是应按义齿基托规范进行可塑性试验，只是应在达到合适可塑性后的 3min 开始进行，而不是 5min。这一变化适应了凝固更快的修补材料。

第二项是载荷在 1 500 ~2 500g 之间时横向弯曲挠度不应大于 1.5mm，载荷在 1 500 ~4 000g 之间时横向弯曲挠度不应小于 1.0mm，也不应大于 4.5mm。这一横向弯曲挠度要求很难与化学固化义齿基托塑料的试验相比，因为所加载荷不同，所以挠度限值也不一样。然而，修补材料的挠度限值范围似乎更宽一些。

一般化学固化修补材料的颜色稳定性很难过关。

义齿的重衬及换基托

当患者刚戴义齿时，义齿的适合性可能是满意的。然而，由于软组织外形的变化和其下骨的吸收，义齿会逐渐地失去固位。如果义齿的𬌗关系和垂直距离没有大的改变，通过重衬或垫底，义齿可重新获得固位。

重衬　重衬是将一薄层塑料加在义齿组织面上，以获得对承受义齿黏膜的适合性的改善。这可通过如下方式来达到：①用义齿做托盘，制取承受义齿的黏膜印模，然后将义齿装盒，去除印模材料，再充填胶料，最后固化新衬的材料；②用重衬材料对已有义齿进行直接取印模式的重衬。

有两种不同类型的重衬材料可供使用，一种是永久性的，另一种是暂时的。前者可以是热固化的，也可以是化学固化的或光固化的丙烯酸树脂。重衬过程既可以通过型盒法进行，也可以在光固化箱中进行，这取决于所用材料的类型。永久性重衬材料与永久性义齿基托材料完全相同。

义齿重衬中遇到的问题与义齿修补中的一样：①重衬塑料和义齿塑料间应有良好的化学性黏结；②重衬后义齿应具有令人满意的强度；③不应出现因重衬所至翘曲变形和尺寸变化；④为了患者的便利，重衬所花时间应尽可能地短。对于热固化重衬材料，用单体溶胀重衬区域表面，然后在材料达到面团期不久，充填丙烯酸树脂，以便在两材料间形成化学性黏结。聚合应在74℃～77℃间进行，以防止翘曲变形。化学固化重衬材料具有翘曲变形小的优点，因为其聚合过程中峰值温度较低。

光固化材料直接用于义齿，以记录组织表面。在义齿表面放置材料前应使用黏结剂。在光固化箱内进行光照固化。光固化丙烯酸树脂可使整个重衬过程在30～45min内完成。

暂时性重衬塑料是在口腔内直接使用，并使用化学固化系统。由于具有多孔性、容易附着色素或藏匿微生物，因此认为这些材料是暂时性的。此外，大多数这些材料颜色不稳定。暂时性重衬材料在口腔温度下聚合，而且反应是放热的，峰值聚合温度为59℃～79℃，且持续6～11min。一般较低的温度对应较长的时间。79℃的峰值温度可造成组织损伤。为避免组织灼伤，通常在口腔中保持几分钟后就将义齿从口腔中取出，在冷水中冷却，然后再戴入口腔。除了放热外，单体与口腔组织的直接接触会产生灼烧感。然而，暂时性重衬塑料不会造成义齿有任何临床意义的翘曲变形。

用于义齿基托暂时性重衬树脂的ANSI/ADA 17号规范　用于暂时性重衬树脂的ANSI/ADA 17号规范是针对粉－液型、凝固后为硬质的自凝塑料。这一规范包括对稠度、温度的升高、硬化时间、抛光的难易、透光性、气泡、硬度、吸水值和溶解值及颜色稳定性方面的要求。在加工过程中所达到的峰值温度不应超过75℃，硬化时间应在6～15min之间。重衬的塑料在用常规方法抛光后，应有光滑且有光泽的表面，而且应是透明的，并无大量或大尺寸的气泡。努氏硬度不应小于10kg/mm^2。当在37℃水中贮存24h后，溶解值和吸水值应分别小于0.07mg/cm^{2}及0.7 mg/cm^2。因此，对于暂时性重衬材料的硬度及水溶解值的要求不像对义齿基托塑料那样严。然而，暂时性重衬塑料必须通过针对义齿塑料的颜色稳定性试验，这一试验要求试样在暴露24h后，颜色应无超过轻微改变以上的变色。这一要求也许难于满足，因为许多产品在暴露紫外光时呈现出可觉察的颜色改变。

换基托　换基托是指在保持牙齿间空间关系的情况下，更换整个义齿基托的一种技术。以义齿取印模，然后灌注模型。装盒后，除了人工牙周围的基托外，其他所有基托均被去除。然而用新丙烯酸树脂按标准方法进行加工。最终制成在原有位置上保留有原人工牙但却有新基托的新义齿。

组织调整剂　组织调整剂是柔软弹性体材料，用于处理义齿承受部位已受刺激的黏膜。它们在椅旁混合，然后放到义齿上，再送入患者口腔就位。这些材料会顺应残留牙槽嵴的解剖外形，并在位凝胶化，而且在使用后仍会继续缓慢流动。它们只适合于短期应用，而且每3d应更换一次。有些材料能阻碍口腔细菌菌落的生长，这将促进发炎组织的愈合。

组织调整剂由粉、液组成，粉剂主要是聚甲基丙烯酸乙酯，液剂为芳香酯－乙醇（含量达30%）混合物。组织调整剂是很柔软的弹性体，混合后24h的邵氏A硬度值为13～49。由于乙醇的析出，24h后重量损失为4.9%～9.3%。这些材料容易变形，材料凝固后，当施加200g/mm^{2}的应力并持续15min后，压缩量为原长的60%～83%。当应力去除后，能恢复22%～48%。当无应变的试样置于增湿器中24h后，它们会逐渐塌陷或在自身的重量下缩短。在数天内，组织调整剂会由于乙醇的析出而变硬。

组织调整剂配制成具有特定的黏弹性。一些组织调整剂的黏度列于表21－11。所列数值是在混合

表 21-11 混合后 2 小时时组织调整剂的黏弹性

材料	液粉比	黏度(10^6 泊)	
		(20℃)	(37.4℃)
A	1.03	2.00	1.20
B	0.98	7.40	4.90
C	0.97	2.73	1.30
D	0.98	5.75	1.87
E	0.89	6.75	3.78
F	1.03 0.8	2.70 5.80	1.23 2.455
G	1.04 0.77	0.187 3.98	0.029 —
H	1.15	0.78	—
I	1.01	1.16	2.66
J	0.92	1.47	—

引自 Braden M: J Dent Res 49:496, 1970.

后 2h 及在延长的静载荷下所得。在类似于周而复始的咀嚼力的循环载荷下，这些材料呈现出弹性行为，特别是当频率超过 1Hz 时。

使组织调整剂有效的性能是：①黏性行为，它可以使材料适应受到刺激的义齿承托黏膜达数天；②黏弹性和弹性行为，它可以缓冲周期性的咀嚼力和夜磨牙力。材料的黏弹性受聚合物粉剂的分子量和粉/液比的影响。

已有人提出，材料最初流动取决于载荷作用时间、材料的体积以及义齿就位时所加压力。一项流变学研究表明，不同的产品应在开始调和后不同时间戴入口腔就位，因为它们的黏度或凝胶时间可能不同。凝胶时间与聚合物粉剂的分子量及粒度、乙醇含量及所用增塑剂有关。

一项对由聚甲基丙烯酸乙酯粉剂及邻苯二甲酸二丁酯/羟乙酸丁酯-乙醇液剂组成的组织调整剂的黏弹性的评价表明，弹性模量、松弛时间和瞬时模量随时间增加而增加。在所有情况下，黏度系数的增加速度大于弹性模量。这证实了在描述组织调整剂的黏弹性时，顺应性的测定和 Maxwell 模型最有用处。已经使用黏弹性的有限元分析来评价有软衬垫的模拟义齿在功能过程中所造成的应力集中，结果表明软衬垫的黏性流动受到载荷及作用于义齿上的载荷作用时间的影响。它也影响支持组织中的应力分布。

软性或弹性义齿衬垫 柔性或增塑的丙烯酸、乙烯聚合物及共聚物，以及天然橡胶和硅橡胶产品，已经被用作义齿衬垫。如前面提到的那样，建议将这些软衬材料用于受义齿压迫且黏膜有刺激症状的、有严重倒凹区域的或有先天或后天腭部缺陷的患者。据报道，一些产品具有抑制白色念珠菌生长的效果，而其他产品似乎支持微生物的生长。理想的性能应当是：①与义齿基托黏结强度高；②在加工过程中及之后，软衬垫尺寸稳定；③具有永久柔软性或弹性；④吸水值低；⑤颜色稳定；⑥加工容易；⑦生物相容。软衬材料可在口腔内固化或在技工室进行加工成形。

口腔内固化的软衬垫 传统口腔内固化的软衬垫用于改善旧义齿的舒适性和适合性，直至重做义齿或对义齿进行永久重衬。戴用数周后，它们可能开始变得粘附很多脏物，并从义齿上剥脱。它们是在椅旁调和使用，将调和物放于义齿上，然后戴入患者口腔内就位，直至其聚合，这一过程通常需要数分钟。一般使用 3 种类型的材料。

1. 粉-聚甲基丙烯酸乙酯和过氧化物；液-芳香酯、乙醇和叔胺。

2. 粉-聚甲基丙烯酸乙酯、增塑剂（如羟乙酸乙酯）及过氧化物；液-甲基丙烯酸甲酯和叔胺。

3. 加成型硅橡胶。

这些材料的生物相容性很有意义，因为体内、外研究表明，组织调整剂和椅旁软衬垫会析出显著量的乙醇和邻苯二甲酸酯。

技工室加工型软衬垫 技工室加工型软衬垫用于因为磨牙症或健康较差而戴义齿所致口腔慢性溃疡的患者，已经使用带有加速计的冲击试验对软衬垫的缓冲作用进行了评价。与义齿基托塑料相比，所测试的 4 个软衬垫均能减小冲击力。虽然这些材料完全满足了需要，但它们在使用中一般不会保持长时间。1 年的寿命被认为是较好的。这些材料容易从义齿基托剥脱下来，或者变得具有多孔性，并有难闻气味。它们在技二室里以类似于加工义齿的方式进行加工制作。有几种加成型硅橡胶弹性体材料，既可以在口腔内直接衬垫，也可以在技工室间接衬垫。义齿软衬垫的磨光通常较困难，因为这些材料是软的。有几种技工室加工软衬垫材料可以购得，包括增塑的丙烯酸树脂、增塑的乙烯-丙烯酸树脂、高温硫化和室温硫化硅橡胶、亲水性丙烯酸树脂及聚膦腈。各种市售增塑的丙烯酸树脂和硅橡胶的组成见表 21-12 和表 21-13。

4 种技工室加工软衬垫材料在加工后 24h 的几项力学性能见表 21-14。这些材料的性能数值范围较宽，这一点很难解释，因为没有针对技工室加工软衬材料的 ANSI/ADA 规范。例如，增塑的丙烯酸树脂也可能具有很高的抗撕裂强度和高的邵氏 A 硬

表 21－12　增塑的丙烯酸树脂软衬材料的组成

材料	聚合物	单体	增塑剂	增塑剂含量(%)
A	聚甲基丙烯酸乙酯	甲基丙烯酸甲酯	邻苯二甲酸丁酯羟乙酸丁酯	31.2
B	聚甲基丙烯酸乙酯	甲基丙烯酸丁酯	邻苯二甲酸丁酯羟乙酸丁酯	24.9
C	聚甲基丙烯酸甲酯	甲基丙烯酸甲酯	邻苯二甲酸丁酯羟乙酸丁酯	58.8
D	聚甲基丙烯酸乙酯	甲基丙烯酸甲酯	邻苯二甲酸二丁酯	36.2
E	聚甲基丙烯酸乙酯	甲基丙烯酸乙酯	2－乙基己基联苯磷酸酯	39.0

引自 Wright RS: J Dent 9: 210, 1981.

表 21－13　硅橡胶软衬材料的组成

材料	聚合物	交联剂	催化剂	填料含量	粘接剂
A	α,ω－端二羟基聚二甲基硅氧烷	三乙酰氧基硅烷	二月桂酸二丁基锡	34.5	硅聚合物＋溶剂
B	α,ω－端二羟基聚二甲基硅氧烷	正硅酸乙酯	二月桂酸二丁基锡	16.5	硅聚合物＋溶剂
C	α,ω－端二羟基聚二甲基硅氧烷	四乙酰氧基硅烷	辛酸亚锡	42.6	硅聚合物＋溶剂
D	α,ω－端二羟基聚二甲基硅氧烷	甲基三乙酰氧基硅烷	湿气	11.35	硅聚合物＋溶剂
E	α,ω－端二羟基聚二甲基硅氧烷	丙烯酰氧烷基硅烷	热＋过氧化苯甲酰	21.5	KH－570

引自 Wright RS: J Dent 9: 210, 1981.

表 21－14　技工室加工软衬垫材料的性能

材料	拉伸强度(MPa)	伸长率(%)	邵氏 A 硬度	抗撕裂性(N/cm)
增塑的聚甲基丙烯酸甲酯	0.8～8.3	150～300	30～95	29～260
增塑的乙烯－丙烯酸树脂	2.0～3.6	250～280	35～55	49～110
硅橡胶	2.4～4.3	325～340	25～45	49～69
聚膦腈	3.6	240	50	88

引自 Dootz ER, Koran A, Craig RG: J Prosthet Dent 67: 707, 1992.

度。因为软衬材料一般被认为对组织较亲合，撕裂强度的提高会被硬度所抵消。相反，硅橡胶可以有较低的邵氏 A 硬度和较低的撕裂强度。许多这类材料随着时间延长，硬度会增加，它们的物理和力学性能也会受到在水中长期贮存或在口腔环境中长期使用的影响。

软衬材料的水溶解性和吸水性是复杂的。置于水中时，增塑剂和其他成分会随时间延长逐渐析出，并吸收水分，直至达到平衡。吸收的水分会破坏软衬对丙烯酸义齿基托的黏结，特别当扩散速度较快时。在 1 周时，因不同的产品，吸水值会从 0.2mg/cm^2 到 5.6 mg/cm^2，溶解值从 0.03 mg/cm^2 到 0.40 mg/cm^2。理想的技工室加工软衬材料应当不含可溶性成分和较低的吸水值。

技工室加工软衬材料适用于较长期应用。在某些病例中已经观察到有霉菌，即白色念珠菌，其他微生物可在软衬垫表面及内部生长，导致软衬垫表面粗糙及硬化。已建议用抗菌剂来消除这一问题。也已证明某些软衬垫因加速老化而发生颜色变化。

表 21－14 所列材料的黏结强度见表 21－15。材料在 2 相拉伸试验中进行测定。使用两种测试条件，将软衬材料衬垫到已聚合的和未聚合的丙烯酸树脂上，所得结果变化较大。在两种试验条件下，聚膦腈显示较高的黏结强度。令人惊讶的是，对于 4 种材料中的 3 种而言，对已聚合的丙烯酸树脂的黏结强度高于对未聚合的树脂。大多数制造商推荐同时对软衬材料和义齿基托丙烯酸树脂进行热处理，以提高黏结强度。只有增塑的乙烯－丙烯酸树脂在与未聚合的义齿树脂同时热处理时，才得到较高的黏结强度。最近，已引入能显著提高数种加成型硅橡胶产品与义齿基托塑料黏结强度的黏结剂。

测定动态黏弹性是评价弹性体随时间变化的弹性行为的有效手段。在一项评价增塑的丙烯酸树脂、氟弹性体、热硫化硅橡胶及自硫化加成型硅橡胶中，丙烯酸树脂和氟弹性体呈现出黏弹性行为，而硅橡胶则为弹性行为。硅橡胶随时间变化比其他材料更稳定。

白色念珠菌和其他微生物持续挑战短期和长期义齿软衬材料的应用，研究人员和制造商还没有研制出一种不支持微生物生长的材料。目前，只有良好的口腔和义齿卫生，以及使用抗菌剂，才能有效地减少这一问题。不幸的是，许多短期和长期弹性义齿衬

表 21－15 技工室加工软衬材料的粘结强度

材 料	衬垫到未聚合的 PMMA 上(MPa)	衬垫到已聚合的 PMMA 上(MPa)
增塑的聚甲基丙烯酸甲酯	0.5～1.3	1.1～1.7
增塑的乙烯－丙烯酸树脂	2.6	1.1
硅橡胶	0.8～1.4	1.0～1.8
聚膦腈	2.0	2.5

引自 Kawano F, Dootz ER, Koran A, Craig RG: J Prosthet Dent 68:367, 1992.

垫材料含有较多的增塑剂，其中许多材料的生物相容性有问题。当含有邻苯二甲酸酯的聚合物片放入仓鼠的颊囊时，邻苯二甲酸酯会造成上皮的改变。潜在的癌前变化是引起关注的原因，因为从典型软衬垫中析出的增塑剂的量可在大于环境和食物摄入量的10倍～40倍。即便这样的增塑剂的量也是低的，应当考虑义齿软衬垫表现出来的生物相容性。

软衬垫在义齿修复学上占有重要的地位，但是，在认为它们具有永久性之前，需要改进它们的强度，提高与义齿基托的黏结强度以及赋予它们抗微生物生长的能力。

义齿用牙齿

塑料牙由类似于义齿塑料的丙烯酸树脂和改性丙烯酸材料制成。用不同的颜料来生产具有各种色调的塑料牙，通常使用交联剂来改变强度和防止裂纹。塑料牙是以不同颜色的材料层压而制成，颜色向切端或殆面方向逐渐变浅，而切端或殆面部分呈现透明样。牙齿龈端或体部不必像切端或殆面部位那样高度交联。这样做可以改善塑料牙与义齿基托间的化学黏结。可加入填料以提高耐磨性。最近，使用复合材料作为义齿牙齿材料已令一些人感兴趣，而且已经推出了新的、改进了的牙齿材料，该材料的耐磨性似乎得到了提高。

正如在牙科塑料物理性能讨论中指出的那样，聚甲基丙烯酸甲酯用于塑料牙具有令人满意的化学性能。它无毒，不溶于唾液，但在一定程度上溶于酮和芳香碳氢化合物中。当与其他修复材料或人牙釉质和牙本质相比时，其力学性能中的压缩强度(76MPa)、耐磨性、弹性模量(2 700MPa)、弹性极限(55MPa)和硬度(18～20kg/mm^2)是较低的。

对塑料牙优点的讨论必然会涉及塑料牙与瓷牙的总体比较，其中的许多比较列于表 21－16。某些性能可依据特定的目的和看问题的角度而列入缺点或优点中。例如，塑料牙较软且耐磨性较差这两点可列入缺点中，因为这样的牙容易磨损，因此义齿的殆和垂直距离容易改变；另一方面，耐磨性较差也可看作是优点，因为塑料牙容易磨改和抛光，在使用中容易自我调节。与塑料牙相比，瓷牙的坚硬是一优点，而由此造成的脆性是一缺点，而塑料牙则是坚韧的。

瓷牙与塑料牙主要差别是塑料牙较软但比瓷牙韧性好。其他差异是塑料牙弹性模量低、耐冷流动性低、耐磨性差及冲击强度高。塑料牙和瓷牙都不溶于唾液。瓷牙耐受诸如酮和芳香碳氢化合物那样的溶剂，而这些溶剂会与未交联的塑料牙发生反应。由聚甲基丙烯酸甲酯组成的塑料牙放置于水中会有小量的尺寸变化。如所预期的那样，乙烯－丙烯酸牙齿的

表 21－16 塑料牙与瓷牙的性能比较

塑料牙	瓷 牙
高弹性	很脆
坚韧	易碎
软—耐磨性较差	硬—耐磨性好
不溶于唾液—有一定的尺寸变化	口腔唾液中呈惰性—无尺寸变化
热变形温度低，在压力下有冷流动现象。	热变形温度高，在咀嚼压力下不发生永久变形。
与义齿基托塑料粘接好	与义齿基托塑料粘接差*，主要通过机械固位。
自然美观	自然美观
自然感觉—咀嚼无声	咀嚼时可能出现咔哒声
容易磨改和抛光	打磨会去除表面釉层
如果不交联，会出现裂纹和漂白	偶尔会裂开

*如果硅烷处理，就不是这样。

尺寸变化没有全丙烯酸牙齿那样大。贮存于水中后，瓷牙无尺寸变化，而且在口腔中受力后无永久变形。

对于义齿牙齿，在有水或唾液下，丙烯酸树脂对丙烯酸树脂的摩擦系数低于瓷对瓷的摩擦系数。然而，当瓷试样与丙烯酸塑料试样相对磨时，摩擦系数最小。

图 21－16 中所示的丙烯酸义齿牙的摩擦行为是来自两家制造商的中切牙。在蒸馏水中，在各种载荷下，测定作用于滑过牙齿的金刚石滑块的切向力。还测定磨划轨迹的宽度。一般在较低切向力值下的磨划轨迹的宽度较小，较高的切向力值会产生较宽的磨划轨迹和更严重的表面失效。牙齿唇面的釉质表面比牙本质表面更能抵制压入和表面损害，牙本质表面是通过将塑料牙盖嵴区磨除 1mm 来制出的。

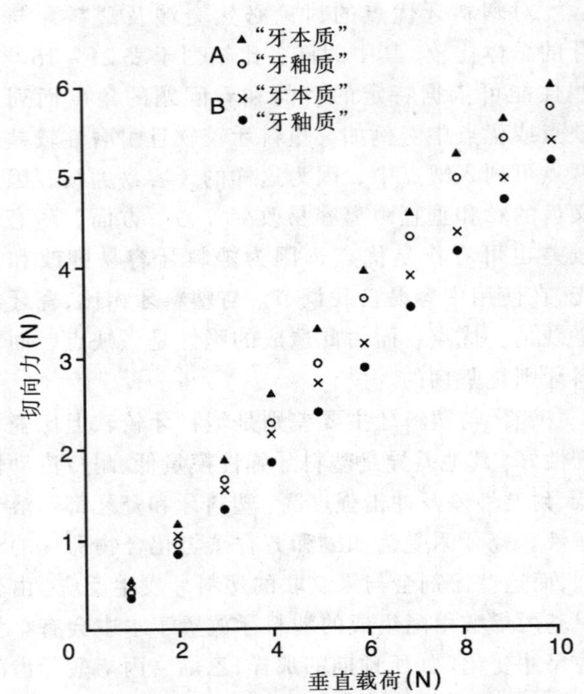

图 21－16　一金刚石滑块在两家制造商的丙烯酸牙齿(A 和 B)的"釉质"和"牙本质"表面的切向力与垂直载荷

(引自 Raptis CM, Powers JM, Fan PL: J Dent Res 60: 908, 1981.)

虽然交联的塑料牙的热变形温度已有相当的提高，但塑料牙的热变形温度仍较低。在制作义齿蜡型过程中，注意不要用火焰加热塑料牙。瓷牙的热变形温度很高，然而，突然的温度变化会造成牙齿开裂或断裂。正如前面指出的那样，塑料牙在低于其弹性极限的应力下，存在冷流动现象或永久变形，因此，它们的尺寸在使用过程中会轻微变化。塑料牙是一种与义齿基托相似的材料，可以与基托形成化学性黏结。塑料牙与化学固化丙烯酸树脂的黏结强度较低，塑料牙盖嵴面的机械固位形在提高机械固位力上很有用处。高度交联的丙烯酸义齿牙可以用 4－甲基丙烯酰氧乙基偏苯三酸酐酯来处理，以提高对义齿基托塑料的黏结。一种含有这一化合物的黏结剂也可用于黏结丙烯酸树脂到镍－铬合金及钴－铬合金义齿基托或部分义齿上。这使得丙烯酸后牙腭部封闭可加接金属基托，也可以在必要时对金属基托义齿重衬。

瓷牙通常以机械固位方式与义齿基托结合。已表明用硅烷偶联剂（如 γ－甲基丙烯酰氧丙基三甲氧基硅烷）处理瓷牙，可使瓷牙与义齿基托材料形成化学性黏结。当测定黏结拉伸强度时，断裂是在瓷牙而不是在黏结界面。因为交联的丙烯酸塑料牙与义齿基托形成化学黏结较困难，因此牙齿上一般要有机械固位形。塑料牙、瓷牙和义齿基托间形成化学黏结具有可以防止牙齿周围形成毛细管样间隙的优点，该小间隙很难清洁，微生物也容易在其中生长。

两种类型的人工牙均具有逼真的外观，瓷牙在相互接触时所发出的咔哒声，大约是塑料牙与瓷牙或塑料牙与塑料牙的 3 倍左右。单个牙齿的替换过程和塑料牙的特征化比瓷牙容易的多。此外，塑料牙可以很容易地打磨和抛光，而打磨瓷牙会磨掉其表面的釉质，使抛光更加困难。瓷牙不能用于对颌有天然牙或金修复体处，因为会造成对颌牙过度磨损。

塑料牙与瓷牙间的选择，在很大程度上取决于牙科医生和患者的偏爱。最近几年，塑料牙比瓷牙更受欢迎。塑料牙用于对颌牙为天然牙或金修复体，以及牙槽嵴条件差或空间有限的患者。瓷牙可用于牙槽嵴条件好、空间充足以及上颌、下颌均为义齿的患者。虽然有一个关于塑料牙的 ANSI/ADA 规范，但没有关于瓷牙的规范。

用于合成塑料牙的 ANSI/ADA 15 号规范

ANSI/ADA 15 号规范提出了塑料牙应具备的性能。在此仅列出该规范的摘要，因为列出了大量的要求。

1. 牙齿的尺寸：尺寸误差应在厂商标称尺寸的 5% 以内。

2. 颜色和配合：同一厂商生产的、代表某一色调的整套前牙、后牙之间以及与比色板间，不应出现可觉察的颜色差异。

3. 无生物危害性：参照 ISO 10993－1 医疗器械的生物学评价。

4. 表面磨光：使用中无玷污出现。

5. 磨光的保持：在热处理及再热处理后，牙齿应该能够抛光而恢复至原来的状态。

6. 再抛光：牙齿应能够打磨和再抛光至原有的外观。

7. 与义齿基托聚合物的黏结质量：牙齿应能与热固化义齿基托材料黏结。

8. 颜色稳定性：暴露过的牙齿不应有可觉察的颜色改变。

9. 耐漂白、变形及裂纹性：按要求测试时，无牙齿漂白或变形。

10. 尺寸稳定性：按要求测试时，牙齿的尺寸变化应在其原来近－远中尺寸的2%以内。

颌面材料

颌面材料用于矫正因肿瘤手术、事故或先天畸形所致的面部缺损。鼻子、耳朵、眼睛及眼眶，或头颈部的任何部位均可用此材料修复(图21－17)。

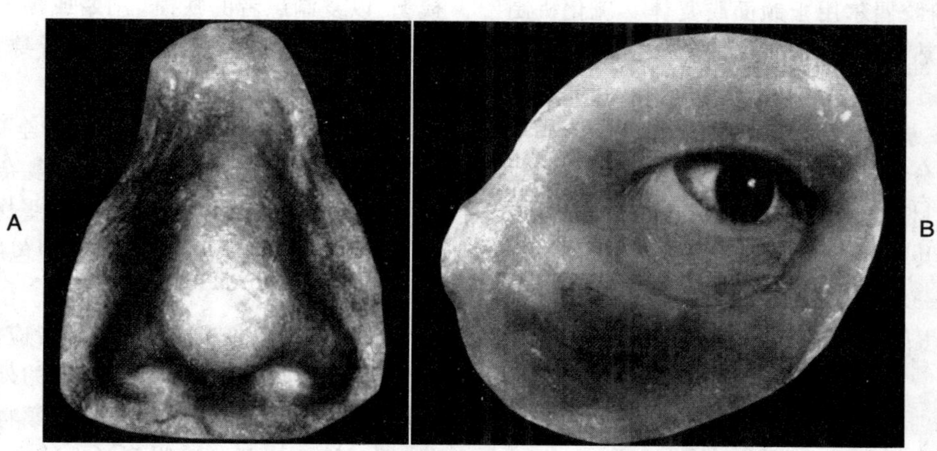

图21－17　颌面部赝复体。A. 鼻子　B. 眼睛及眼眶

(引自 Craig RG, editor: Dental Materials. A promble－oriented approach, St Louis, 1978, Mosby.)

$$\mathrm{O{=}C{=}N{-}R{-}N{=}C{=}O + OH{\sim}OH \xrightarrow{\text{引发剂}}}$$

二异氰酸酯　　　　聚醚

$$\mathrm{O{=}C{=}N{-}R{-}\overset{H}{\overset{|}{N}}{-}\overset{O}{\overset{\|}{C}}{-}O{\sim}O{-}\overset{O}{\overset{\|}{C}}{-}\overset{H}{\overset{|}{N}}{-}R{-}\overset{H}{\overset{|}{N}}{-}\overset{O}{\overset{\|}{C}}{-}O{-}}$$

聚氨酸

颌面部赝复体很难制作，而且其使用寿命相对较短，为6个月至几年。由于其固有的静、动态性能问题及颜色退变而造成该材料失效。赝复体制作起来很昂贵，许多患者承担不起，不能经常更换它。

几种用于颌面赝复的材料，在操作难易及物理性能上变化较大。

聚甲基丙烯酸甲酯

聚甲基丙烯酸甲酯曾经广泛地用于颌面赝复，而且现在偶尔仍然用于制作人工面部。适当着色后，该赝复体看起来十分逼真。这种材料的主要缺点是质硬且较重，面部活动时也不会弯曲变形，也无皮肤感。聚甲基丙烯酸甲酯一般用人造石模型成形，在热处理后开盒取出赝复体时，人造石模型就会被破坏。

增塑的聚氯乙烯

聚氯乙烯已广泛用于颌面部赝复，但它已被更新且性能更好的材料所代替。聚氯乙烯是一种硬性塑料，玻璃化温度高于室温。用于颌面部赝复时，需要加入增塑剂以便在室温下具有弹性。加入聚氯乙烯的其他成分包括用于提高强度的交联剂及改善颜色稳定性的紫外线吸收剂。材料在热处理过程中并没有发生化学反应。该类产品的形式为悬浮于溶剂中的细分散聚氯乙烯微粒。当材料加热到临界温度以上时，聚氯乙烯将溶于溶剂中。当混合物冷却后，弹性体便形成了。增塑的聚氯乙烯在150℃进行热处理，而且一般使用金属模子。

聚氨酯

聚氨酯用作颌面材料。如上面的反应式所示，二异氰酸酯与多羟基化合物在引发剂存在下直接发生加成反应而形成聚氨酯。异佛尔酮聚氨酯已用于颌面材料。

该反应必须在干燥环境下进行，否则将产生二氧化碳，形成多孔状弹性体。二异氰酸酯毒性很大，操作时必须格外小心。100℃的加工温度是可以的，可以使用人造石模型。

热硫化硅橡胶

热硫化硅橡胶偶尔用于颌面赝复体。硫化机制为加成反应。热硫化硅橡胶的成分为含有大约0.5%乙烯基侧链的聚二甲基乙烯基硅氧烷共聚物、引发剂2, 4－二氯过氧化苯甲酰和气相二氧化硅填料。引发剂受热分解后产生自由基，使共聚物交联成三维结构，导致材料硫化。硫化温度为220℃，使用金属模子。所用共聚物为高黏度橡胶状固体。用棍磨向共聚物中加入颜料。虽然这种材料很难着色和加工，但所得结果很好。

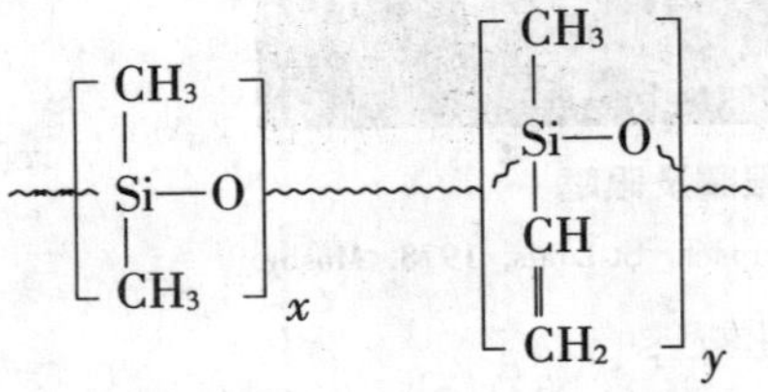

$$\left[-\mathrm{Si}(\mathrm{CH_3})_2-\mathrm{O}- \right]_x \left[-\mathrm{Si}(\mathrm{CH_3})(\mathrm{CH{=}CH_2})-\mathrm{O}- \right]_y$$

聚二甲基乙烯基硅氧烷

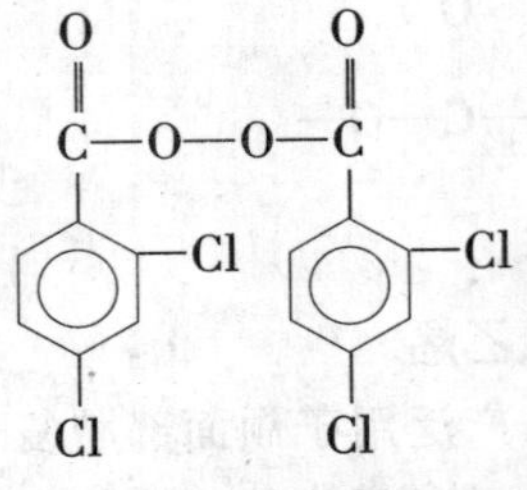

$$\mathrm{(2,4\text{-}Cl_2C_6H_3)-C(=O)-O-O-C(=O)-(2,4\text{-}Cl_2C_6H_3)}$$

2, 4－二氯过氧化苯甲酰

室温硫化硅橡胶

由于良好的物理性能及加工性能，室温硫化(RTV) 硅橡胶已经成为受欢迎的颌面材料，现在该材料比其他任何材料应用的都要多。该材料具有良好的物理和力学性能，容易着色和加工，可以使用人造石模型。这种材料的物理和力学性能还在不断地稳步提高。它们受到加速老化的影响，但并未达到影响其用作颌面材料的程度。这些室温硫化硅橡胶与加成型硅橡胶印模材料相似，均由含有乙烯基和氢的硅烷氧组成，用氯铂酸作催化剂。

其他弹性体

已经评价了几种用作颌面材料的弹性体材料：脂肪族聚氨酯、氯化聚乙烯、甲基苯基硅橡胶、有机磷腈酯、丁苯橡胶、丁二烯－丙烯腈共聚物及硅橡胶－PMMA 嵌段共聚物。

赝复体的制作

大多数赝复材料制作赝复体的方法是相似的。用藻酸盐印模材料对有关部位进行取印模。灌制主模型，以复制患者的缺损。用蜡或黏土在主模型上雕刻人工部分（如鼻子），然后在患者身上试戴，看是否其外形符合美观要求。

将蜡型进行装盒包埋，过程与全口义齿相似。常常使用义齿型盒。当赝复体十分复杂时（如眼和眼眶），需要制作三或四瓣模型。有些材料需要金属模型，这是因为加工温度很高。蜡型包埋后，用沸水浴除蜡。

此时模型已经准备就绪。患者应当到场，以便向弹性体中添加颜料，配制出逼真的外观和与患者皮肤匹配的颜色。一般使用干矿物颜料或美术油基颜料。通过调和少量的颜料到弹性体中来调配颜色。一些临床人员用颜色卡片与相应预先调配好的配方来配皮肤色。当颜色配比完成后，将弹性体压入模型腔，然后按厂商说明书进行热处理。

热处理后，将赝复体从模型中取出，去除菲边。然后将赝复体进行试戴。表面着色一般可使赝复体具有更加逼真的色泽。通常用医用级硅橡胶黏结剂作为赝复体表面着色剂的载体将颜料黏结附着到赝复体上。当没有机械倒凹用于固位时，患者可以使用黏结剂来使赝复体保持在位。

物理性能

比较受欢迎的颌面材料的动态和静态性能见表21－17。所列数据都是每一类市售产品的代表性数据。热硫化硅橡胶的拉伸强度最大，为5.87MPa，聚氨酯最低，为0.83 MPa。其他材料的拉伸强度低于热硫化硅橡胶的30%。拉伸强度是重要的，因为当患者取下赝复体时，施加了较大的拉伸力，特别在薄的部位。

三种材料的最大拉伸百分率是相似的，为422%～445%。增塑的聚氯乙烯的伸长率较低，为215%。知道伸长率是有用的，因为面部不同部位对弹性体需要被拉伸多长以符合面部的运动有不同的要求。

表 21－17 颌面材料的动态和静态性能

材 料	极限拉伸强度(MPa)	最大伸长率(%)	Y形撕裂能量(dyn/cm×10⁶)	动态模量(MPa)
增塑的聚氯乙烯	3.99	215	4.3	4.32
聚氨酯	0.83	422	6.7	3.46
热硫化硅橡胶	5.87	441	未撕裂但伸长，与拉伸伸长一样	4.66
RTV 硅橡胶	4.20	445	未撕裂但伸长，与拉伸伸长一样	2.12

对于颌面材料，抗撕裂性能很重要，因为在患者取下它们时可能会被撕裂。在抗撕裂试验中，将弹性体材料制成Y形薄片。缓慢撕开试验分叉部分，记录持续撕开所需的能量。热硫化硅橡胶和RTV硅橡胶具有优秀的抗撕裂性能，因为它们的试样并不被撕裂，而像拉伸试验那样只是伸长。增塑的聚氯乙烯和聚氨酯具有良好的抗撕裂性能，撕裂强度分别为 4.3×10^6dyn/cm 和 6.7×10^6dyn/cm。

对颌面材料的评价不仅涉及静态性能，而且也涉及动态性能，因为弹性体的应力－应变曲线是非线性的。由于这些材料的应力－应变性能的非线性，它们在高的和低的加载速度时的功能不一样。动态弹性模量是指：在正常的应力－应变曲线上某一指定点处，以给定频率对材料施加小幅循环变形时应力－应变的比率，或者是应力－应变曲线上对应于给定频率的某一点处的斜率。

以实践的观点看，具有高动态模量的材料是相当刚性的材料，而具有低动态模量的材料更加柔软。在上表中，热硫化硅橡胶动态模量最大，为4.66MPa，RTV硅橡胶动态模量最低，为2.12MPa。

在过去的几年中，关于未着色的和着色的颌面弹性体加速老化后的物理性能，有许多重要的研究。也对新型弹性体作为颌面材料进行了评价。令人高兴地看到，人们现在又对经常被忽视的生物材料领域感兴趣了。

已经做出许多努力来改进颌面材料的应力－应变性能，以适合于活体面部组织。将医用级硅橡胶黏结剂以各种比率与RTV硅橡胶配合使用，可以控制弹性体的性能。人类面部组织和各种不同比率的硅橡胶弹性体的应力－应变曲线见图21－18。这些曲线表明，有可能配制与面部组织弹性模量相匹配的硅橡胶。

在过去几年，在颌面材料领域已取得重要进展。一些新材料有可能制成逼真的、能使用更长时间的颌面赝复体。

塑料饰面在冠桥中的应用

在瓷熔附金属冠出现前、丙烯酸饰面是唯一可用的牙冠饰面材料。现在瓷贴面在大多数情况下已代替丙烯酸饰面。用于饰面时，丙烯酸材料在组成上和性能上与最好的义齿牙相似。

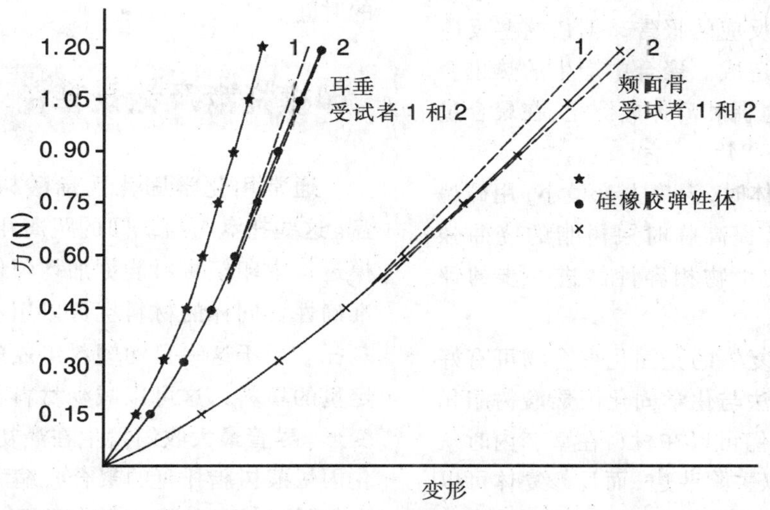

图 21－18 人面部组织和各种不同硅橡胶弹性体的应力－应变性能

(引自 Farah JW, Robinson JC, Hood JAA, Koran A, Craig RG: J Oral Rehabil 15: 277, 1988.)

暂时性冠桥修复材料

化学固化塑料已成为广泛应用的暂时性修复材料。由于制作容易，而且美观，它们的应用已使铝冠和聚碳酸酯冠的使用减少。它们与化学固化义齿基托塑料相似，而且有数种颜色可供选择，以使大致上与患者牙齿匹配。在一项广泛应用的技术中，将一薄聚苯乙烯片加热，然后将其放于患者牙齿的湿模型上进行真空成形，该模型是在牙齿预备前制取的。修剪塑料薄片以使最终的薄片型套能包括预备的牙齿和与该牙齿紧邻的牙齿。如果要制作桥体，在真空成形前，可将塑料牙用蜡固定到模型上，这样真空成形后所得塑料片套中就预留暂时冠桥的桥体空间。在为牙冠预备牙齿后，制取最终印模，用前面做好的薄聚苯乙烯片套制作暂时性修复体。为预备的牙齿涂分离剂，调和粉液型化学固化塑料，将调和物放入薄塑料型套的修复部位。现在也有自动混合注射管包装的化学固化暂时性树脂，可以将材料直接注入到薄塑料型套内。当丙烯酸树脂达到面团期时，将型套连同丙烯酸树脂一起放在预备的牙齿上就位。然后要求患者咬合至正中𬌗位。在聚合过程中，可将暂时性修复体取下放入水中冷却几次，以控制产热，然后再戴入口腔内。在修复体仍然有点弹性时，将其从口腔取出，使其在室温下继续聚合。然后修剪修复体，抛光，最后用暂时性水门汀将其黏固到牙齿上。所制修复体模拟了预备前的牙齿，并较为美观。一般只需要稍微调一下𬌗，因为聚合过程中牙齿是相互接触的。在选择材料时，应当考虑不同产品的准确性。聚合收缩可造成边缘张开。在牙科文献中有一些对暂时性冠桥塑料发生过敏反应的报告，据信这些反应是由单体或胺促进剂所造成。聚合中产生的热也会对牙齿造成危害。用热电偶和离体牙测定，在聚合过程中，髓腔温度在 40℃ ~84℃。

当由外面冷却修复体时，温度上升最小，用硅烷处理的玻璃纤维可显著提高临时冠树脂的挠曲强度。但需要对该材料的生物相容性做进一步的评价。

用于制作暂时性修复体的光固化聚合物可有好几种牙齿颜色。使用方法与化学固化丙烯酸树脂相似，但还有几点优点。它们可以在材料在型套内时从口腔中取出，固化前可以去除菲边，而且修复体可以反复试戴几次，以确保容易就位。最终的固化是在光固化箱中进行，过程与光固化义齿基托相同。光固化材料能快速固化并能精确制作暂时性修复体，而且材料配方中无甲基丙烯酸甲酯单体，因而减少了发生过敏反应的可能。

光固化及化学固化复合树脂作为暂时性修复材料也正在得到广泛应用。这一类材料的全面介绍见第九章。

𬌗夹板

在治疗颞颌关节疼痛或过度磨牙的患者中使用𬌗夹板已成为常规步骤。通过与制作义齿相同的技术制作这些夹板。在患者牙齿模型（通常在上颌）上制作夹板蜡型。然后将模型及蜡型装盒，然后煮蜡冲盒。冷却后，在模型表面涂蜡型分离剂并使其干燥。将透明的热固化丙烯酸树脂充填入模型腔中，再进行热处理。调和丙烯酸树脂，待其达到面团期时充填。也可用化学固化丙烯酸树脂，但不常用。丙烯酸𬌗夹板的性能与热固化义齿材料相似。最近，已推出透明的光固化丙烯酸树脂，该材料简化了𬌗夹板的制作过程。主要优点是可快速制作且不需装盒。

嵌体模型

化学固化丙烯酸树脂可用于制作嵌体模型和直接桩核。市售产品着色鲜艳，具有良好的尺寸稳定性，而且使用方便。通过将粉液调和物逐层涂在代型或牙齿上并让其聚合而制成模型。聚合之后，用牙钻及打磨头进行磨改。如有必要，可在模型上添加蜡来完善模型。丙烯酸树脂模型在烘烤烧除时需要较长的时间。

印模托盘及记录基托

通常用化学固化丙烯酸树脂制作个别印模托盘。这些托盘与组织间的距离几近恒定，使得在取印模过程中印模材料能更加均匀地分布，从而改善了准确性。同样的材料也可以用于制作修复用的记录基托。用于这一目的的塑料组成的主要不同是加有一定量的填料，这可以减少材料在凝固过程中的挠曲变形。尽管最大收缩发生在最初的 24h 内，但化学固化丙烯酸树脂托盘的聚合收缩可持续 7d 之久。5 种市售托盘材料的尺寸变化见图 21 – 19。显著的收缩发生在聚合最初。这些产品在达到尺寸变化的 90%

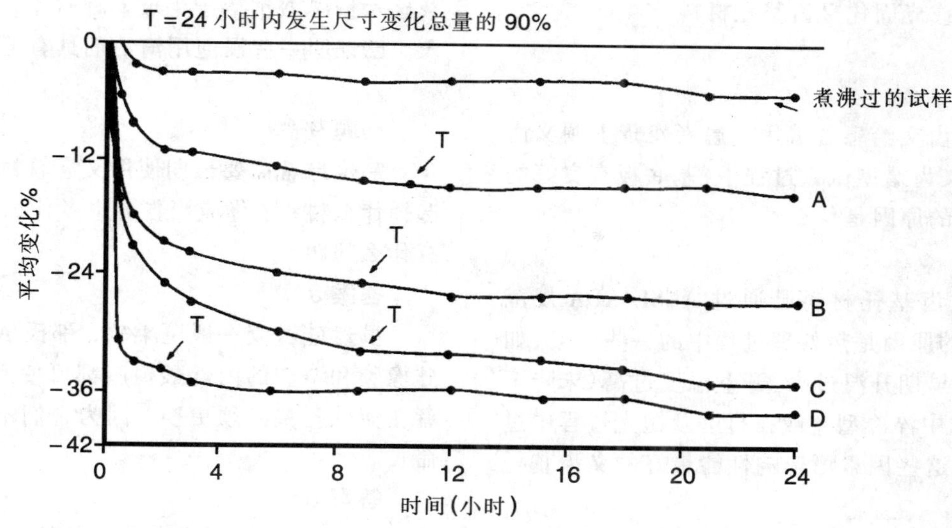

图 21-19 5 种托盘材料在 24 小时内的尺寸变化

(引自 Pagniano RP, Schied RC, Clowson RL, Dagefoerde Ro, Zardiackas LD: J Prosthet Dent 47: 280, 1982.)

时所需时间差别较大。虽然最大收缩小于 0.4%,如果要使尺寸变化最小,根据产品,化学固化丙烯酸树脂印模托盘应静置 2~9h。在实际操作中,许多牙科医生让技工室制作印模托盘,制作好后至使用时的时间应当充足。如果在制作后不久就使用,使用前应将托盘煮沸 5min,然后冷却至室温。

真空成形聚苯乙烯也用于制作印模托盘和基底板。这种材料在技工中心用的较多,因为可快速制作托盘和记录基托。这种托盘需小心使用,因为它们比丙烯酸树脂托盘更柔软,加热后也容易变形。预制的印模托盘很受牙科医生欢迎。这些有手柄的托盘随制造商的不同而变化较大。带手柄的托盘不像大多数个别托盘那样刚硬,必须小心使用,以免变形。

光固化托盘材料已变得十分流行并具有许多优点。它们与光固化义齿基托材料相似,但颜色不同。这种托盘强度好,容易制作,不含甲基丙烯酸甲酯,在光固化箱中固化时的聚合收缩可忽略。制作后不久即可使用,因为聚合后尺寸变化无临床意义。

问题精选

问题 1

一位患者以前戴了几个义齿,结果都断裂了,这次又要镶牙。这种情况对你选择义齿基托材料有何影响?

答案

应选择橡胶增强丙烯酸树脂,因为这种义齿材料具有优越的冲击强度和弯曲疲劳强度。如果需要最大强度,也可选用金属基底板。

问题 2

技工室加工出来的义齿基托内有明显的气泡。为什么会发生这样的情况?哪些部位最容易产生气泡?为什么?

答案

有好几种情况可产生气泡。最常见的原因是热处理温度超过 74℃。其他原因有型盒加压不充分、调和物中单体过多及在到达面团期前充填型盒。气孔几乎总是出现在丙烯酸基托厚的地方,因为聚合反应是放热的,较厚处热量不易快速扩散。

问题 3

一位要镶牙患者的上颌无牙,下颌口为天然牙列。应当使用丙烯酸塑料牙还是陶瓷牙?为什么?

答案

如果对颌牙为天然牙或补过的牙,总是选择丙烯酸树脂牙。瓷牙会造成对颌牙快速磨损。

问题 4

一位患者对义齿基托材料有过敏史。在为该患者制作新义齿时,怎样降低变态反应发生的可能性?

答案

残留单体几乎总是义齿基托材料产生变态反应和毒性反应的根源。为将残留单体量降至很低的水平,在热处理完后应再煮沸 1h。另一个选择是选用丙烯酸乙烯类或光固化义齿基托材料。

问题 5

将一副义齿交给患者戴用，患者发现上颌义齿无固力，但在义齿蜡型试戴过程中，基底板有良好的固位力。可能的原因是什么？

答案

假设某义齿基托材料已通过 ANSI/ADA 规范试验，最可能的原因是热处理过程中的一些因素，如热处理太快且早期升温过高、开盒温度过高（未降至室温）、在冷水中淬冷型盒或在打磨及抛光过程中过度加热义齿。这些因素可影响性能最好的义齿基托材料的准确性。

问题 6

一个做好的义齿从技工室送回，发现有好几处牙齿相邻区域因材料不够而缺如。可能的原因有哪些？

答案

可能的原因是未在面团期充填胶料。由于黏度较低，即使有充分的充填压力，材料也会在挤入模型腔各个部位之前被挤出来。相反，如果材料已达到橡皮期，材料太硬以至于不能充满模型腔。

问题 7

一位患者因牙齿的舌尖折裂紧急就诊。你想为患者制作金冠并准备预备牙齿，你让助手在你备牙时为患者制作一个取终印模的个别托盘。就托盘尺寸准确性来说，应当考虑哪些方面？

答案

自凝树脂托盘在制作好后最初数小时会持续发生尺寸变化。在聚合完成之前使用托盘可影响印模的准确性。为排除这一问题可采取两项措施：①让助手短暂煮沸托盘，促使聚合完成；②使用光固化托盘材料，这种托盘在加工后无显著尺寸变化。

问题 8

一位患者因使用具有磨损性清洁剂和牙刷对义齿进行侵蚀性清洗，造成义齿解剖形态部位过度磨损。在你为患者制作好新义齿后，就义齿清洁方面你应给患者哪些指导说明？

答案

常规清洗义齿应使用软毛牙刷和肥皂（无磨料洗手用肥皂）及水。患者也可以偶尔将义齿浸入市售清洁剂内，或将 1 茶匙次氯酸盐（如次氯酸钠）及 2 茶匙六偏磷酸钠溶于半玻璃杯水中，然后将义齿浸入。已证明一些浸泡用清洁剂具有消毒作用。

问题 9

一位患者需要长期使用义齿软衬垫。(a)你应当选择什么材料？你应当告诉患者什么？(b)这些材料有什么问题？

答案 a

虽然硅橡胶一般更柔软，邵氏 A 硬度值低，但硅橡胶和增塑的丙烯酸树脂都可使用。应当告诉患者任何软衬垫必须更换，因为它们不像义齿那样寿命长。

答案 b

微生物，特别是白色念珠菌的生长，对义齿基托黏结差，撕裂强度低，一般被认为是与这些材料有关的缺点。

问题 10

一位患者要求进行颌面赝复，赝复范围包括口腔附近可动的组织。在这种情况下，如何改进硅橡胶颌面赝复材料以获得更好的弹性？

答案

医用级硅橡胶黏结剂可与室温硫化（RTV）硅橡胶基胶以任何比例混合使用，以控制弹性性能。通过选择适当的比例，硅橡胶弹性体的应力－应变曲线可与人面部组织相匹配，这一点在赝复体紧贴可动组织时最重要。

参考书目

义齿基托材料

Andreopoulos AG, Polyzois GL, Demetriou PP: Repairs with visible light－curing denture base materials, *Quint Int* 22: 703, 1991.

Arab J, Newton JP, Lloyd CH: The effect of an elevated level of residual monomer on the whitening of a denture base and its physical properties, *J Dent* 17: 189, 1989.

Arima T, Murata H, Hamada T: The effects of cross－linking agents on the water sorption and solubility characteristics of denture base resin, *J Oral Rehabil* 23: 476, 1996.

Barclay SC, Forsyth A, Felix DH et al: Case report－－hypersensitivity to denture mate－rials, *Br Dent J*

187: 350, 1999.

Benzina A, Kruft MB, van der Veen FH et al: A versatile three – iodine molecular building block leading to new radiopaque polymeric biomaterials, *J Biomed Mater Res* 32: 459, 1996.

Berg E, Gjerdet NR: The effects of pressure and curing temperature on porosity of two chemically activated acrylics, *Dent Mater* 1: 204, 1985.

Blanchet LJ, Bowman DC, McReynolds HD: Ef – fects of methyl methacrylate monomer vapors on respiration and circulation in unanesthetized rats, *J Prosthet Dent* 48: 344, 1982.

Chandler HH, Bowen RL, Paffenbarger GC: Physical properties of a radiopaque denture base material, *J Biomed. Mater Res* 5: 335, 1971.

Clark RL: Dynamic mechanical thermal analysis of dental polymers. I. Heat cured poly (methyl methacrylate) – based materials, *Biomater* 10: 494, 1989.

Craig RG: Denture materials and acrylic base materials, *Curt Opin Dent* 1: 235, 1991.

Dar – Odeh NS, Harrison A, Abu – Hammad O: An evaluation of self – cured and visible light – cured denture base materials when used as a denture base repair material, *J Oral Rehabil* 24: 755, 1997.

Davy KW, Anseau MR, Berry C: Iodinated methacrylate copolymers as X – ray opaque denture base acrylics, *J Dent* 25: 499, 1997.

Donovan TE, Hurst RG, Campagni WV: Physi – cal properties of acrylic resin polymerized by four different techniques, *J Prosthet Dent* 54: 522, 1985.

Ellsworth K: Fatigue failure in denture base polymers, *J Prosthet Dent* 21: 257, 1969.

Firtell DN, Harman LC: Porosity in boilable acrylic resin, *J Prosthet Dent* 49: 133, 1983.

Fletcher AM, Purnaveja S, Amin WM et al: The level of residual monomer in self – curing denture – base materials, *J Dent Res* 62: 118, 1983.

Grant AA, Atkinson HF: Comparison between dimensional accuracy of dentures produced with pour – type resin and with heatprocessed materials, *J Prosthet Dent* 26: 296, 1971.

Hargreaves AS: Equilibrium water uptake and denture base resin behavior, *J Dent* 6: 342, 1978.

Hargreaves AS: The effects of cyclic stress on dental polymethylmethacrylate, *J Oral Rehabil* 10: 137, 1983.

Harrison WM, Stansbury BE: The effect of joint surface contours on the transverse strength of repaired acrylic resin, *J Prosthet Dent* 23: 464, 1970.

Heath JR, Davenport JC, Jones PA: The abra – sion of acrylic resin by cleaning pastes, *J Oral Rehabil* 10: 159, 1983.

Hill RG: The crosslinking agent ethylene glycol dimethacrylate content of the currently available denture base resins, *J Dent Res* 60: 725, 1981.

Hill RG, Bates JF, Lewis TT et al: Fracture toughness of acrylic denture base, *Biomater* 4: 112, 1983.

Huggett R, Brooks SC, Bates JF: The effect of different curing cycles on the dimensional accuracy of acrylic resin denture base mate – rials, *Quint Dent Technol* 8: 81, 1984.

Jagger RG, Huggett R: The effect of crosslinking on sorption properties of a denture base material, *Dent Mater* 6: 276, 1990.

Jagger DC, Harrison A, Jandt KD: The reinforcement of dentures, *J Oral Rehabil* 26: 185, 1999.

Kalachandra S, Turner DT: Water sorption of poly (methyl methacrylate). III. Effects of plasticizers, *Polymer* 28: 1749, 1987.

Kalachandra S, Turner DT: Water sorption of plasticized denture acrylic lining materials, *Dent Mater* 5: 161, 1989.

Khan Z, von – Fraunhofer JA, Razavi R: The staining characteristics, transverse strength, and microhardness of a visible light – cured denture base material, *J Prosthet Dent* 57: 384, 1987.

Koda T, Tsuchiya H, Yamauchi M et al: Highperformance liquid chromatographic esti – mation of eluates from denture base polymers, *J Dent* 17: 84, 1989.

Lamb DJ, Ellis B, Priestly D: The effects of pro – cessing variables on levels of residual mono – met in autopolymerizing dental acrylic resin, *J Dent* 11: 80, 1983.

Latta GH Jr, Bowles WF, Conkin JE: Threedimensional stability of new denture base resin systems, *J Prosthet* Dent 63: 654, 1990.

Lorton L, Phillips RW: Heat – released stress in acrylic

dentures, *J Prosthet Dent* 42: 23, 1979.

Ma T, Johnson GH, Gordon GE: Effects of chemical disinfectants on the surface charac - teristics and color of denture resins, *J Pros - thet Dent* 77: 197, 1997.

May KB, Van Putten MC, Bow DA et al: 4 - META polymethyl methacrylate shear bond strength to titanium, *Oper Dent* 22: 37, 1997.

Messersmith PB, Obrez A, Lindberg S: New acrylic resin composite with improved thermal diffusivity, *J Prostbet Dent* 79: 278, 1998.

Mutlu G, Huggett R, Harrison A et al: Rheology of acrylic denture base polymers, *Dent Mater* 6: 288, 1990.

NaBadalung DP, Powers JM, Connelly ME: Comparison of bond strengths of three denture base resins to treated nickel - chromium - beryllium alloy, *J Prosthet Dent* 80: 354, 1998.

Nogueira SS, Ogle RE, Davis EL: Comparison of accuracy between compression - and injection - molded complete dentures, *J Prosthet Dent* 82: 291, 1999.

Ohkubo C, Watanabe I, Hosoi T et al: Shear bond strengths of polymethyl methacrylate to cast titanium and cobalt - chromium frame - works using five metal primers, *J Prosthet Dent* 83: 50, 2000.

Oysaed H, Ruyter IE: Creep studies of multi - phase acrylic systems, *J Biomed Mater Rea* 23: 719, 1989.

Phoenix RD: Introduction of a denture injection system for use with microwaveable acrylic resins, *J Prosthodont* 6: 286, 1997.

Polyzois GL, Karkazis HC, Zissis AJ: Dimensional stability of dentures processed in boilable acrylic resins: a comparative study, *J Prosthet Dent* 57: 639, 1987.

Powers JM, Koran A: Color of denture resins, *J Dent Res* 56: 754, 1977.

Price CA, Earnshaw R: Impact testing of a polysulphone denture base polymer, *Aust Dent J* 29: 398, 1984.

Rawls HR, Granier RJ, Staid J et al: Thermome - chanical investigation of poly (methyl - methacryate) containing an organobismuth radiopacifying additive, *J Biomed Mater Res* 31: 339, 1996.

Rawls HR, Starr J, Kasten FH et al: I. Radi - opaque acrylic resins containing misci - ble heavy - metal compounds, *Dent Mater* 6: 250, 1990.

Robinson JG, McCabe JF: Impact strength of acrylic resin denture base materials with surface defects, *Dent Mater* 9: 355, 1993.

Rodford RA: Further development and evaluation of high - impact - strength denture base materials, *J Dent* 18: 151, 1990.

Ruyter IE, Espevik S: Compressive creep of denture base polymers, *Acta Odont Scand* 38: 169, 1980.

Ruyter IE, Svendsen SA: Flexural properties of denture base polymers, *J Prosthet Dent* 43: 95, 1980.

Smith LT, Powers JM: Relative fit of new denture resins polymerized by heat, light and microwave energy, *Am J Dent* 5: 140, 1992.

Smith LT, Powers JM, Ladd D: Mechanical properties of new denture resins polymerized by visible light, heat and microwave energy, *Int J Prosthodont* 5: 315, 1992.

Soni PM, Powers JM, Craig RG: Physical and mechanical properties of acrylic and modified acrylic denture resins, *Mich Dent AssocJ* 59: 418, 1977.

Stafford GD, Huggett R, Causton BE: Fracture toughness of denture base acrylics; *J Biomed Mater Res* 14: 359, 1980.

Strohaver RA: Comparison of changes in vertical dimension between compression and injection molded complete dentures, *J Prosthet Dent* 62: 716, 1989.

Sykora O, Sutow EJ: Posterior palatal seal ad - aptation: influence of a high expansion stone, *J Oral Rehabil* 23: 342, 1996.

Teraoka F, Takahashi J: Controlled polymeriza - tion system for fabricating precise dentures, *J Prosthet Dent* 83: 514, 2000.

Vallittu PK: A review of fiber - reinforced denture base resins, *J Prosthodont* 5: 270, 1996.

Vallittu PK: Some aspects of the tensile strength of unidirectional glass fibre - polymethyl methacrylate composite used in dentures, *J Oral Rehabi* 125: 100, 1998.

Vermilyea SG, Powers JM, Koran A: The reological properties of fluid denture base res - ins, *J Dent Res* 57: 227, 1978.

Wang X, Powers JM, Connelly ME: Color stabil - ity

of heat activated and chemically activated fluid resin acrylics, *J Prosthodont* 5: 266, 1996.

Wollff EM: The effect of cross – linking agents on acrylic resins, *Aust Dent J* 7: 439, 1962.

义齿衬垫材料

Amin WM, Fletcher AM, Ritchie GM: The nature of the interface between polymethyl – methacrylate denture base materials and soft lining materials, *J Dent* 9: 336, 1981.

Braden M: Tissue conditioners. I. Composition and structure, *J Dent Res* 49: 145, 1970.

Braden M: Tissue conditioners. II. Rheologic properties, *J Dent Res* 49: 496, 1970.

Braden M, Wright PS: Water sorption and water solubility of soft lining materials for acrylic dentures, *J Dent Res* 62: 764, 1983.

Dootz ER, Koran A, Craig RG: Comparison of the physical properties of eleven soft dental liners, *J Prosthet Dent* 67: 707, 1992.

Duran RL, Powers JM, Craig RG: Visco – elastic and dynamic properties of soft liners and tissue conditioners, *J Dent Res* 58: 1801, 1979.

E1 – Hadary A, Drummond JL: Comparative study of water sorption, solubility, and tensile bond strength of two sof lining materials, *J Prosthet Dent* 83: 356, 2000.

Graham BS, Jones DW, Sutow EJ: An in vivo and in vitro study of the loss of plasticizer from soft polymer – gel materials, *J Dent Res* 70: 870, 1991.

Graham BS, Jones DW, Sutow EJ: Clinical implications of resilient denture lining material research. II. Gelation and flow properties of tissue conditioners, *J Prostbet Dent* 65: 413 1991.

Harsanyi BB, Foong WC, Howell RE et al: Hamster cheek – pouch testing of dental soft polymers, *J Dent Res* 70: 991, 1991.

Hayakawa I, Hirano S, Kobayashi S et al: The creep behavior of denture – supporting tissues and soft lining materials, *Int J Prostbodont* 7: 339, 1994.

Iwanaga H, Murakami S, Murata H et al: Factors influencing gelation time of tissue conditioners, *J Oral Rehabil* 22: 225, 1995.

Jones DW, Sutow EJ, Hall GC et al: Dental soft polymers: plasticizer composition and leachability, *Dent Mater* 4: 1, 1988.

Kawano F, Dootz ER, Koran A et al: Bond strength of soft denture liners to denture base resin, *J Prostbet Dent* 68: 368, 1992.

Kawano F, Dootz ER, Koran A et al: Sorption and solubility of 12 soft denture liners, *J Prostbet Dent* 72: 393, 1994.

Kawano F, Dootz ER, Koran A et al: Bond strength of six soft denture liners processed against polymerized and unpolymerized poly(methyl meth – acrylate), *Int J Prosthodont* 10: 178, 1997.

Kawano F, Ohguri T, Koran A et al: Influence of lining design of three processed soft denture liners on cushioning effect, *J Oral Rehabi* 126: 962, 1999.

McCabe JF: A polyvinylsiloxane denture soft lining material, *J Dent* 26: 521, 1998.

Murata H, Shigeto N, Hamada T: Viscoelastic properties of tissue conditioners: stress relaxation test Maxwell model analogy, *J Oral Rehabil* 17: 365, 1990.

Murata H, Hamada T, Taguchi N et al: Visco – elastic properties of tissue conditioners – influence of molecular weight of polymer powders and powder/liquid ratio and the clinical implications, *J Oral Rehabil* 25: 621, 1998.

Murata H, Taguchi N, Hamada T et al: Dynamic viscoelastic properties and the age changes of long – term soft denture liners, *Biomater* 21: 1422, 2000.

Nikawa H, Jin c, Hamada T, Murata H: Interactions between thermal cycled resilient denture lining materials, salivary and serum pellicles and Candida albicans in vitro. Part I. Effects on fungal growth, *J Oral Rebabil* 27: 41, 2000.

Nikawa H, Yamamoto T, Hamada T: Effect of components of resilient denture – lining ma – terials on the growth, acid production and colonization of Candida albicans, *J Oral Re – habil* 22: 817, 1995.

Razavi R, Kahn Z, von Fraunhoffer JA: The bond strength of a visible light – cured re – line resin to acrylic resin denture base mate – rial, *J Prosthet Dent* 63: 485, 1990.

Shotwell JL, Razzoog ME, Koran A: Color sta – bility of long – term soft denture liners, *J Prostbet Dent*

68: 836, 1992.

Wright PS: Characterization of the rupture properties of denture soft lining materials, *J Dent Res* 59: 614, 1980.

Wright PS: The effect of soft lining materials on the growth of Candida albicans, *J Dent* 8: 144, 1980.

Wright PS: Composition and properties of soft lining materials for acrylic dentures, *J Dent* 9: 210, 1981.

义齿用牙齿

Cunningham JL, Benington IC: An investigation of the variables which may affect the bond between plastic teeth and denture base resin, *J Dent* 27: 129, 1999.

Ekfeldt WA, Ivanhoe JR, Adrian ED: Wear mechanism of resin and porcelain denture teeth, *Acta Odont Scand* 47: 391, 1989.

Huggett R, John G, Jagger RG et al: Strength of the acrylic denture base tooth bond, *Br Dent J* 153: 187, 1982.

Koran A, Craig RG, Tillitson EW: Coefficient of friction of prosthetic tooth materials, *J Pros - thet Dent* 27: 269, 1972.

Ogle RE, Davis EL: Clinical wear study of three commercially available artificial tooth materi - als: Thirty month results, *J Prosthet Dent* 79: 145, 1998.

Raptis CM, Powers JM, Fan PL: Frictional be - havior and surface failure of acrylic denture teeth, *J Dent Res* 60: 908, 1981.

Suzuki S, Sakoh M, Shiba A: Adhesive bonding of denture base to plastic denture teeth, *J Biomed Mater Res* 24: 1094, 1990.

颌面修复材料

Chalian VA, Drane JB, Standish SM: Maxillofacial prosthetics, *Baltimore*, 1971, Williams & Wilkins.

Craig RG, Koran A, Yu R: Color stability of elastomers for maxillofacial appliances, *J Dent Res* 57: 866, 1978.

Craig RG, Koran A, Yu R: Elastomers for maxillofacial applications, *Biomater* 1: 112, 1980.

Dootz ER, Koran A, Craig RG: Physical properties of three maxillofacial materials as a function of accelerated aging, *J Prosthet Dent* 71: 379, 1994.

Haug SP, Moore BK, Andres CJ: Color stability and colorant effect on maxillofacial elastomers. Part II: weathering effect on physical properties, *J Prosthet Dent* 81: 423, 1999.

Hulterstrom AK, Ruyter IE: Changes in appearance of silicone elastomers for maxillofacial prostheses as a result of aging, *Int J Prosthodont* 12: 498, 1999.

Koran A, Craig RG: Dynamic properties of maxillofacial prostheses, *J Dent Res* 54: 1216, 1975.

Kouyoumdjian J, Chalian VA, Moore BK: A comparison of the physical properties of a room temperature vulcanizing silicone modified and unmodified, *J Prosthet Dent* 53: 388, 1985.

Lai JH, Hodges JS: Effects of processing parameters on physical properties of the silicone maxillofacial prosthetic materials, *Dent Mater* 15: 450, 1999.

Parker S, Braden M: Soft prosthesis materials based on powdered elastomers, *Biomater* 11: 482, 1990.

Polyzois GL: Color stability of facial silicone prosthetic polymers after outdoor weath - ering, *J Prosthet Dent* 82: 447, 1999.

Polyzois GL: Mechanical properties of 2 new addition - vulcanizing silicone prosthetic elastomers, *Int J Prosthodont* 12: 359, 1999.

Turner GE, Fisher TE, Castleberry DJ et al: In - trinsic color of isophorone polyurethane for maxillofacial prosthetics, *J Prosthet Dent* 51: 673, 1984.

暂时性固定部分义齿材料

Chung K, Lin T, Wang F: Flexural strength of a provisional resin material with fibre addition, *J Oral Rehabil* 25: 214, 1998.

Grajower R, Shaharbani S, Kaufman E: Temperature rise in pulp chamber during fabrication of temporary self - curing resin crowns, *J Prosthet Dent* 41: 535, 1979.

Ireland, MF, Dixon DL, Breeding LC et al: In vitro mechanical property comparison of four resins used for fabrication of provisional fixed restorations, *J Prosthet Dent* 80: 158, 1998.

Lepe X, Bales DJ, Johnson GH: Retention of provisional crowns fabricated from two materials with the use of four temporary cements, *J Prosthet Dent* 81: 469, 1999.

Lui JL: Hypersensitivity to a temporary crown and

bridge material, *J Dent* 7: 22, 1979.

Robinson FB, Hovijitra S: Marginal fit of direct temporary crowns, *J Prosthet Dent* 47: 390, 1982.

托盘材料

Carrotte PV, Johnson A, Winstanley RB: The influence of the impression tray on the accuracy of impressions for crown and bridge work - - an investigation and review, *Br Dent J* 185: 580, 1998.

Goldfogel M, Harvey WL, Winter D: Dimen - sional change of acrylic resin tray materi - als, *J Prosthet Dent* 54: 284, 1985.

Martinez LJ, yon Fraunhofer JA: The effects of custom try material on the accuracy of mas - ter casts, *J Prosthodont* 7: 106, 1998.

Millstein P, Maya A, Segura C. Determining the accuracy of stock and custom tray impression/casts, *J Oral Rehabil* 25: 645, 1998.

Pagniano RP, Scheid RC, Clowson RL et al: Lin - ear dimensional change of acrylic resins used in the fabrication of custom trays, *J Prosthet Dent* 47: 279, 1982.

附　录

重量和尺寸表

长度

1 毫米(mm) =0.001 米 = 0.03937 英寸(in)
1 厘米(cm) =0.01 米 = 0.3937 英寸(in)
1 米(m) =39.37 英寸(in)
1 码(yd) = 0.9144 米(m) = 36 英寸(in)
1 英寸(in) = 2.54 厘米(cm) =25.4 毫米 mm
1 微米(μm) = 0.001 毫米(mm) = 0.00003937 英寸(in)
1 微米(μmm) = 10 000 埃(Å)
1 埃(Å) = 0.1 纳米(nm) = 3.937×10^{-9} 英寸(in)
1 纳米(nm) = 0.001 微米(μmm) = 10 埃(Å)

重量

1 毫克(mg) = 0.001 克(g) = 0.015 格令(gr)
1 克(g) = 0.0022 磅(lb) = 15.432 格令(gr)
1 克(g) = 0.035 盎司(oz)
1 盎司(oz) = 28.35 克(g)
1 千克(kg) = 1000 克(g) = 2.2046 磅(lb)
1 磅(lb) = 453.59 克(g) = 16 盎司(oz)
1 本尼威特(dwt)(金衡) = 1.555 克(g) = 24 格令(gr)
1 格令(gr) = 0.0648 克(g)
1 牛顿(N) = 0.2248 磅(lb) = 0.102 千克(kg) =100 000 达因(d)
1 达因(d) = 0.00102 克(g)

容积(液体)

1 毫升(ml) = 1 立方厘米(cm^3) = 0.0021 品脱
1 升(l) = 1 000 立方厘米(cm^3) = 1.057 夸脱(qt)
1 夸脱(qt) = 0.946 升(l) = 32 盎司(oz)
1 盎司(oz) = 29.6 毫升(ml)
1 立方英尺(cu ft) = 28.32 升(l)

面积

平方英寸(in^2)	平方英尺(ft^2)	平方毫米(mm^2)	平方厘米(cm^2)
1	0.00694	645.16	6.4516
144	1	92,903	929.03
0.00155	0.000011	1	0.01
0.155	0.0011	100	1

体积

立方英寸(in^3)	立方毫米(mm^3)	立方厘米(cm^3)
1	16,387	16.387
0.0000610	1	0.001
0.0610	1000	1

注：1ml (或 cc) 4℃蒸馏水重 1g

换算表

换算因数(长度)

	mm	cm	in
1埃(Å)	0.0000001	0.00000001	0.000000003937
1纳米(nm)	0.000001	0.0000001	0.00000003937
1微米(μm)	0.001	0.0001	0.00003937

换算因数(单位面积的力)

将千克每平方厘米(kg/cm^2)转换为英磅每平方英寸(lb/in^2),应乘以14.223 ($1kg/cm^2 = 14.223\ lb/in^2$)。

将千克每平方厘米 (kg/cm^2) 转换为兆帕 (MPa), 应乘以0.0981($1kg/cm^2 = 0.0981MPa$)。$1\ MN/m^2 = 1$ MPa。

将千克每平方毫米(kg/mm^2)转换为千兆帕(GPa), 应乘以0.00981。

将英磅每平方英寸(lb/in^2) 转换为兆帕(MPa), 应乘以0.00689。

将兆牛顿每平方米(MN/m^2) 转换为英磅每平方英寸(lb/in^2),应乘以145 ($1\ MN/m^2 = 145\ lb/in^2$)。

将兆牛顿每平方米(MN/m^2) 转换为千兆帕(GPa), 应除以1000。

热单位的转换

华氏温度(℉) = 9/5 摄氏温度 + 32°

摄氏温度(℃) = 5/9 华氏温度 - 32°, 或 (℃ × 1.8) + 32 = ℉, (℉ - 32°)/1.8 = ℃

换算因数(其他)

1英尺 - 磅(ft - lb) = 13,826 克 - 厘米 = 1.356 牛顿 - 米。

1弧度 = 57.3 度

1瓦特 = 14.3 卡/分钟

指数向十进位数的转换

指数表示	十进位数表示	指数表示	十进位数表示
1×10^{-5}(或 10^{-5})	0.00001	1×10^{1}	10
1×10^{-3}	0.001	1×10^{4}	10 000
1×10^{-1}	0.1	1×10^{7}(或 10^{7})	10 000 000
1×10^{0}(或 10^{0})	1		

金衡、英常衡和公制重量比较表

格令(gr)	金衡本尼威特(Troydwt)	金盎司(Troyoz)	常衡盎司(oz)	常衡磅(lb)	克
1	1.042	0.002	0.00228	0.00014	0.065
24	1	0.05	0.0548	0.0034	1.555
480	20	1	1.097	0.0686	31.10
437.5	18.23	0.91	1	0.063	28.35
7000	291.67	14.58	16	1	453.59
15.43	0.64	0.032	0.035	0.0022	1